ENCYCLOPÉDIE PRATIQUE

DES

Médecines douces

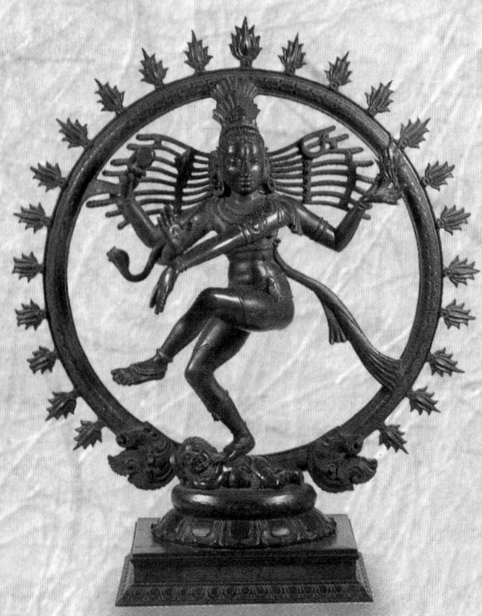

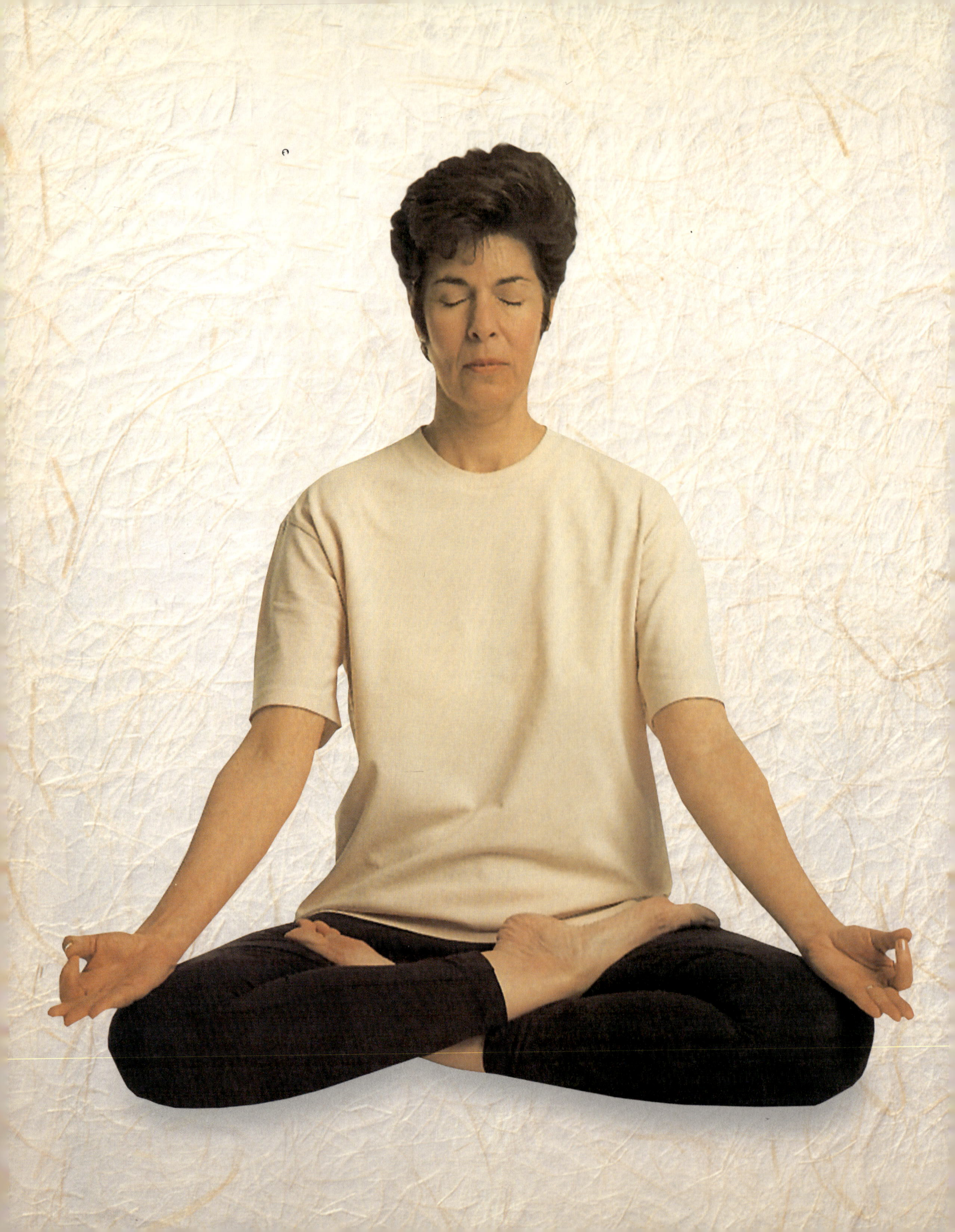

ENCYCLOPÉDIE PRATIQUE

DES

Médecines douces

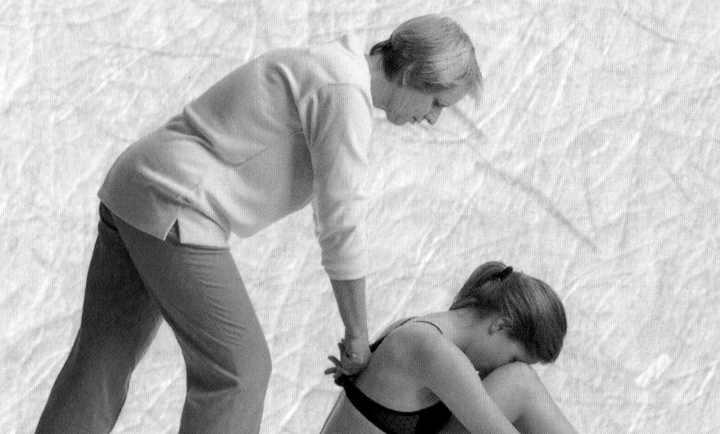

sous la direction du docteur
C. Norman Shealy

KÖNEMANN

Titre original : *The Complete Illustrated Encyclopedia of Alternative Healing Therapies*

Direction artistique : Terry Jeavons
Direction éditoriale : Fiona Biggs
Maquette : Kevin Knight
Photographies : Guy Ryecart, Jan Parson
Dessins : Gill Bridgewater, Amanda Cameron, Michael Courtney, Jerry Fowler, Kim Glass

NOTE DE L'ÉDITEUR
Les informations contenues dans ce livre ne sauraient remplacer un avis autorisé. Avant toute automédication consultez un praticien ou un thérapeute qualifié.

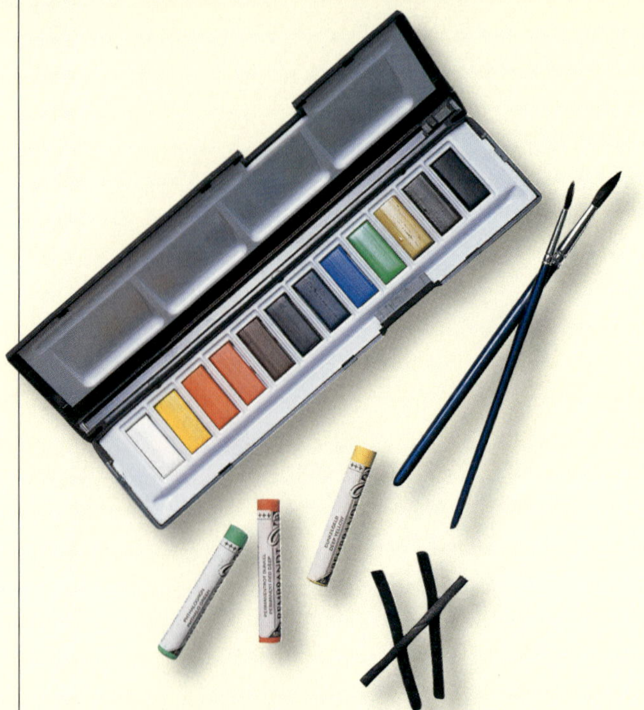

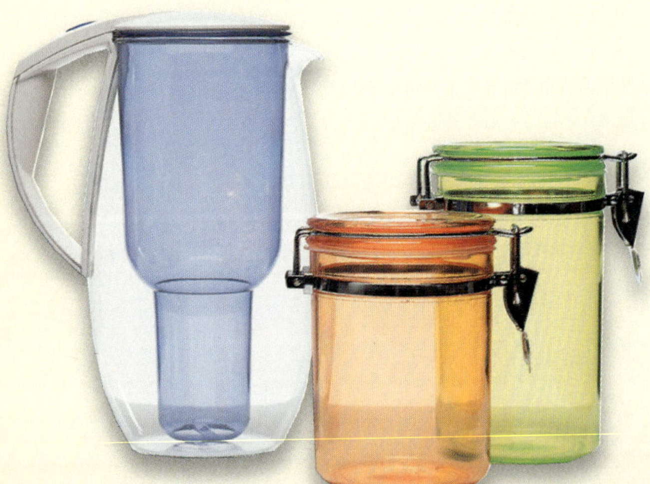

ISBN 3-8290-5602-8
10 9 8 7 6 5 4 3 2 1

Traduction :
Ghislaine Tamisier-Roux (avant-propos, introduction et première partie),
Carole Coen (deuxième partie),
Anne Le Bot (troisième partie),
Manuel Boghossian (quatrième partie)

Révision et réalisation :
mot.tiff, Paris

Correction :
Catherine Roussey

Consultant médical :
Docteur René Gentils

Fabrication :
Ursula Schümer

Impression :
G. Canale & C.S.p.A.,
Borgaro Torinese, Italie

Reliure:
Partenaires-Livres®,
Malesherbes, France

Remerciements

Crédits photographiques :

AKG : 61 hd, 74 bg, 186 hg, 200 hg, 246 cg
Association for Applied Psychophysiology
and Biofeedback : 213 bc et hd
Bridgeman : 78 hg, 194 cg, 204 bd, 230 cg, 231 hd, 334 hd
British Chiropractic Association : 118 bg
Camera Press : 63 c, 86 hd
Center for Reiki Training : 74 hc
Colour Library Images : 243 bd
CRCS Publications : 64
Fortean : 188 cg, 194 hc, 205 cg, 247 hd
General Osteopathic Council : 106 bd
Sally and Richard Greenhill Photo Library : 116 hd
Hulton Getty Picture Library : 106 cg, 190 hg, 154 bg, 172 hd,
192 hd, 196 cg, 214 hg, 218 cg, 218 bg, 224 cg
The Hutchison Library : 42 cg
Images Colour Library : 76 hd, 95 cd, 175 bd, 257 hd, 260 bg : en
haut et en bas, 331 hc, 337 bd, 338 cd (troisième en partant du haut)
Imperial War Museum : 236 cg
Ingham Publishing, Inc. : 66
London Flotation Center : 94/95
Leila Malcolm, Feldenkrais Practitioner : 142 bd
Marion Chace Foundation : 226 bg
Science Photo Library : 72 hd, 108 hg, 121 bd, 132 cg, 172 bg,
212 c, 234 hd, 272 tc, 321 hg, 328 tc, 338 cd (en bas), 340 cd,
346 c, 347 hd, 349 cd, 353 hd
Still National Osteopathic Museum, Kirksville, MO : 106 bg
Stock Market : 208 bg, 261 bd, 325 bg, 332 c, 357 bg
The Theosophical Society in America : 88 cg
Tony Stone Images : 44, 46, 47 b, 85 bd, 88 d, 93 hd, 95 hd, 143 bd,
158 hc, 160 cg, 164 hd, 166 bg, 171 hg, 173 bd, 176 bg, 179 bg,
187 hg, 200 bd, 210 bg, 214 bg, 215 bg, 216 bg, 224 bg, 237 hg,
240 c, 241 cg, 244 bd, 258 bd, 281 hd, 286 hd, 295 bg, 307 bg,
322 bd, 323 cd, 339 hd
Tony Stone Worldwide : 52 hd
Trager Institute : 154 hc
Trip : 48 h, 78 hd, 226 bd, 257 hg, 264 hd

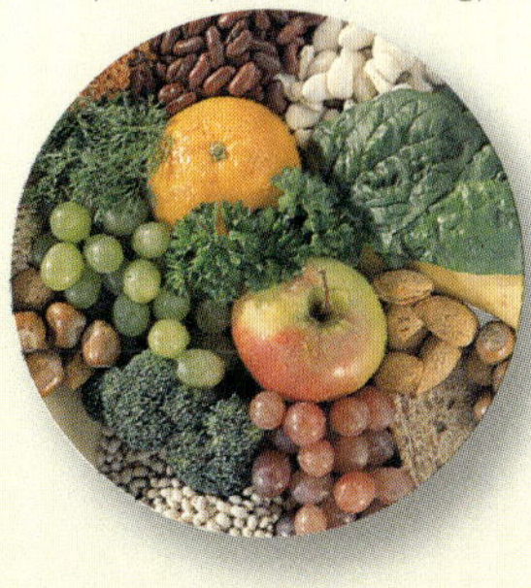

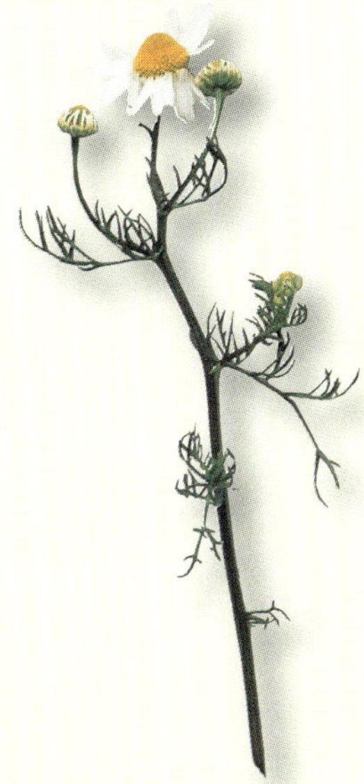

Remerciements particuliers à :
Paul Bailey – Méthode Bowen
Roberta Blyton – Thérapie cranio-sacrée
Ron Cavedaschi – Kinésiologie
Amanda Clarke – Ostéopathie
Paul Cohen – Zero Balancing
Deborah et Simon Fielding
Wendy Griffith – Massage métamorphique
Helle Henriksen – Chiropractie
Elaine Liechti – Shiatsu
Stewart Mitchell – Massage
Annie Morrison – Sonothérapie
Pru Rankin-Smith – Rolfing
Tracy Silver – Reiki
William Wheen – Méthode McTimoney
Tom Williams – Taï-chi-chuan
pour l'iconographie et les textes

Maria Anderson, Mary Armstrong, Gavin Bates, Clare Bayes, Sarah Bragginton, Adam Carne, Yana Casquero, Rob Chappell, Guy Corber, Ben Davis, Gemma Davis, Maggie de Freitas, Linda Fleischmann, Anette Gerlin, Louise Gorst, Sally Hardy, Sam Hollingdale, Justin Huckle, Pat Infanti, John Lane, Linda Langton, Mette Lauritzen, Lisa McRory, Carol Passmore, Sharon Rashand, Emma Richardson, Isaac Richardson, Caron Riley, Michelle Sawyer, Jacob Scott, Francesca Selkirk, Flo Snook, Wendy Stevens, Phillippa Vaughan
pour leur concours photographique

et enfin à :
La clinique Wilbury
pour les indications thérapeutiques

SOMMAIRE

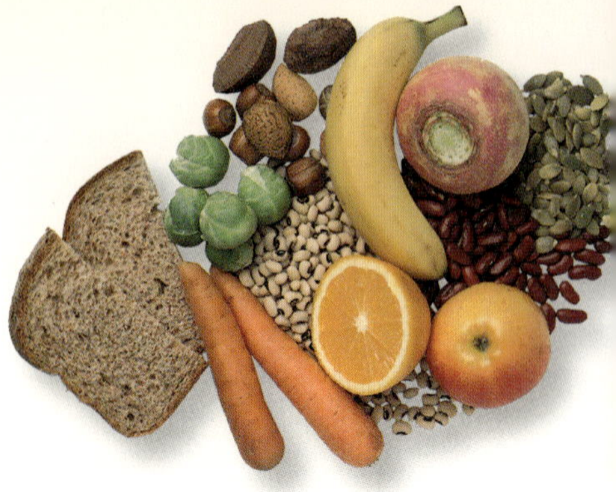

1

PREMIÈRE PARTIE

LES THÉRAPIES ÉNERGÉTIQUES

2

DEUXIÈME PARTIE

LES THÉRAPIES MANUELLES

3

TROISIÈME PARTIE

LES THÉRAPIES PSYCHIQUES ET SPIRITUELLES

4

QUATRIÈME PARTIE

LES AFFECTIONS COURANTES

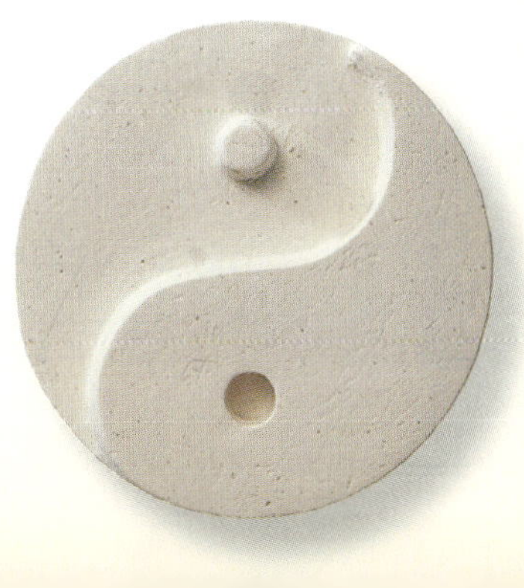

AVANT-PROPOS

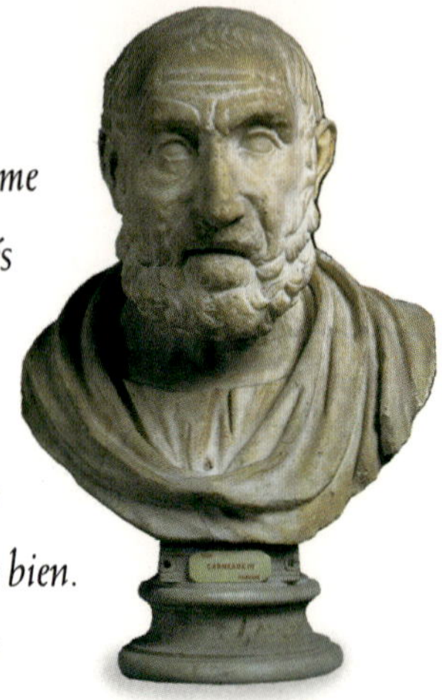

CI-DESSUS *Un grand nombre de thérapies trouvent leur origine dans l'Antiquité gréco-latine.*

Quel plaisir de découvrir une encyclopédie des médecines douces aussi complète et merveilleusement illustrée ! Pour quelqu'un qui comme moi travaille depuis des années dans ce domaine, l'enthousiasme croissant du public pour les médecines naturelles n'a rien d'étonnant. Nous sommes en effet entourés de forces vitales dont la richesse et la complexité ne se laissent pas expliquer de façon simple. Nous sommes nombreux à être instinctivement réceptifs à ces forces et tentés de vouloir rejeter les développements de plus en plus inquiétants de la science médicale. Nous savons tous que notre corps est capable de se soigner par lui-même dans une certaine mesure et que la complexité des techniques et des protocoles médicaux font parfois plus de mal que de bien.

En ce qui concerne les thérapies manuelles comme la chiropractie et l'ostéopathie, qui connaissent toutes deux un succès croissant depuis plusieurs décennies, il apparaît clairement que la médecine classique n'a aucune alternative satisfaisante à proposer aux patients. Des problèmes qui, dans un cadre médical classique, nécessiteraient peut-être une intervention chirurgicale, avec les risques que cela comporte en matière d'anesthésie et d'infection, peuvent souvent être traités en quelques séances, facilement, proprement et efficacement par un chiropracteur qualifié. Nous savons tous aussi que le mental joue un rôle fondamental dans la guérison. L'une des grandes trouvailles du XXe siècle, la thérapie cognitive, s'avère par exemple très utile pour soulager les patients et éliminer les troubles liés au stress.

L'intérêt suscité par les médecines douces a littéralement explosé au cours des vingt dernières années, et cette tendance est de toute évidence appelée à durer. En outre, nous cherchons de plus en plus à utiliser les forces vives qui nous entourent pour nous soigner tant sur le plan physique, que psychique et spirituel.

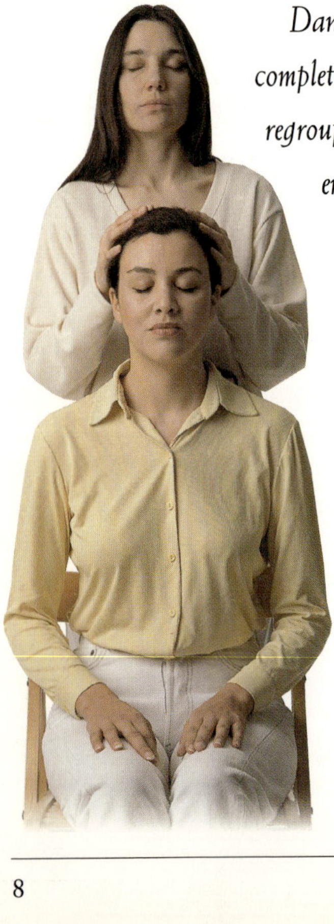

À GAUCHE
Des disciplines encore confidentielles, comme le reiki, connaissent un succès croissant.

*Dans ce contexte, l'*Encyclopédie pratique des médecines douces *est l'ouvrage de référence fiable et complet dont nous avions besoin à l'aube de ce troisième millénaire. Il analyse en profondeur les différentes approches regroupées sous les termes génériques de thérapies énergétiques et manuelles ; de l'acupuncture au do-in en passant par la chiropractie et l'approche Trager. Fidèle à la philosophie des médecines douces, ce livre traite également et de façon substantielle des thérapies intervenant sur le psychisme, telles que la psychothérapie, la thérapie cognitive, le travail sur le rêve et présente également différentes thérapies qui, à l'instar de la musicothérapie, stimulent l'esprit en même temps que le corps.*

Si vous souhaitez vous familiariser avec ces disciplines, cette encyclopédie est l'ouvrage qu'il vous faut. Vous y découvrirez l'historique et les principes fondamentaux de chacune des thérapies, la meilleure façon de trouver un spécialiste, le déroulement d'une consultation et enfin d'excellents conseils pour pouvoir mettre ces thérapies en pratique chez vous.

Nos forces vitales sont complexes, changeantes, d'une richesse difficile à appréhender. Ce livre merveilleux nous invite à en percer les secrets.

DOCTEUR NORMAN SHEALY

INTRODUCTION

Les médecines douces suscitent depuis quelques années un intérêt croissant. De nombreuses raisons expliquent ce phénomène dont la prise de conscience des limites de la médecine traditionnelle. Les patients revendiquent en outre le désir de jouer un rôle plus actif dans l'amélioration et la prise en charge de leur état de santé et de leur bien-être. Au début du XXIe siècle, nombreux sont ceux qui en sont ainsi venus à admettre que des idées et des principes thérapeutiques qualifiés autrefois d'irrecevables ou de non-scientifiques pouvaient apporter un éclairage précieux sur les causes d'une maladie.

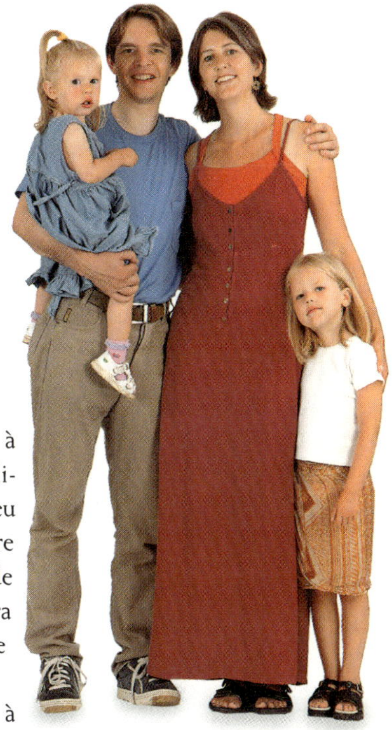

CI-DESSUS *Il arrive que tous les membres d'une famille soient traités ensemble, dans le cadre d'une thérapie familiale par exemple.*

Les thérapies fondées sur les médecines traditionnelles ou qui s'en inspirent, proposent une approche totalement différente de la maladie, de sa prévention et de son traitement. Par ailleurs, les patients acceptent de moins en moins facilement le principe selon lequel à chaque mal correspondrait son médicament ; non seulement parce que ce principe ne se vérifie pas toujours, mais aussi parce qu'ils se sentent davantage responsables de leur santé et refusent d'être les sujets passifs de la médecine orthodoxe. En outre, les médecines douces ne se contentent pas de lutter contre les symptômes, elles permettent aussi de rechercher les origines possibles de la maladie. Ainsi, si elles sont utiles lorsque l'on est effectivement malade, elles peuvent également jouer un rôle préventif en évitant l'apparition de la maladie ou la réapparition des symptômes.

Cette approche présente une analogie avec les théories diététiques modernes. La plupart des gens savent maintenant que les régimes amaigrissants à court terme sont voués à l'échec si l'on reprend ses habitudes alimentaires une fois les kilos superflus perdus. La seule façon de conserver un poids idéal est d'adopter définitivement une alimentation équilibrée. De la même façon, les médecines douces ne proposent pas un traitement ponctuel, mais une approche différente de la santé motivant souvent l'adoption de nouveaux principes qu'il convient d'intégrer à son mode de vie. Un traitement peut s'avérer utile pour traiter une maladie particulière, mais la philosophie des médecines douces se veut plus ambitieuse. Les thérapeutes veulent en effet vous aider à atteindre un état de santé optimal et à le conserver. Il ne s'agit donc pas simplement de supprimer les symptômes, mais aussi d'atteindre un véritable bien-être à la fois physique, psychologique et spirituel.

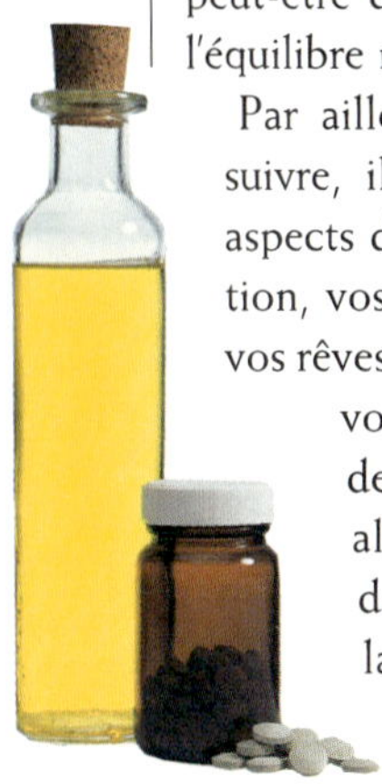

CI-DESSUS *Les huiles essentielles et les remèdes homéopathiques complètent souvent certains traitements alternatifs.*

Aussi serez-vous sans doute surpris lors de votre première consultation. À l'instar des médecins orthodoxes, le thérapeute souhaitera connaître la nature de vos symptômes, mais il vous posera bien d'autres questions relatives à votre mode de vie, à votre personnalité et à vos antécédents. En outre, s'il vous examine, il utilisera sans doute des méthodes qui vous paraîtront peu familières. La façon de déterminer la source de votre mal-être risque aussi de vous étonner : s'il s'inspire de la médecine orientale par exemple, il vous parlera peut-être de « force vitale », de « restauration de l'équilibre naturel » et d'« harmonie ».

Par ailleurs, avant de décider du traitement à suivre, il étudiera peut-être avec attention certains aspects de votre mode de vie comme votre alimentation, vos réactions psychologiques et émotionnelles, vos rêves, votre état de tension physique et mentale et votre niveau de stress. Ce qui nous amène à aborder un autre aspect important des thérapies alternatives : celles-ci s'intéressant en effet davantage à l'individu qu'aux symptômes ou à la maladie, un patient qui présenterait des symptômes similaires aux vôtres se verra prescrire un traitement différent. On parle souvent à ce propos d'approche « holistique », ce qui signifie que le thérapeute considère l'affection, son traitement et sa prévention en fonction de l'individu unique qui se trouve en face de lui.

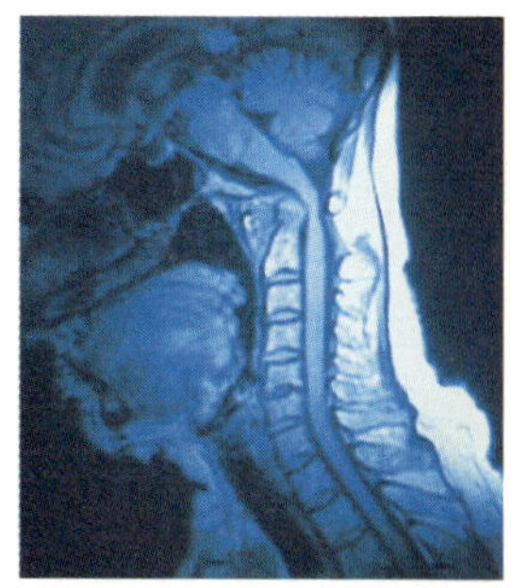

CI-DESSUS *Les chiropracteurs ont parfois recours à des techniques connues, comme la radiologie.*

Cela ne signifie pas pour autant que toutes les médecines douces se ressemblent. Elles diffèrent non seulement par la philosophie qui les sous-tend, mais aussi par leurs méthodes et leurs objectifs. Ces divergences sont en partie historiques : certaines thérapies s'inspirent de médecines traditionnelles, notamment chinoise et indienne, souvent dérivées de pratiques millénaires. D'autres sont d'inspiration traditionnelle, mais ont incorporé des éléments modernes. Certaines enfin sont relativement récentes et s'appuient sur des présupposés théoriques inconnus des thérapeutes des siècles passés.

Par ailleurs, la façon dont les médecines douces sont classées dans les trois chapitres suivants reflète d'autres différences non négligeables, bien qu'il existe des

CI-DESSOUS *De la médecine ayurvédique à l'aromathérapie, de nombreuses thérapies tirent parti des vertus médicinales des plantes.*

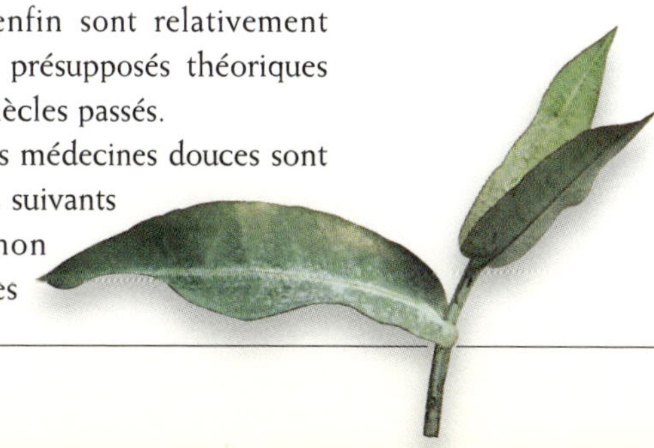

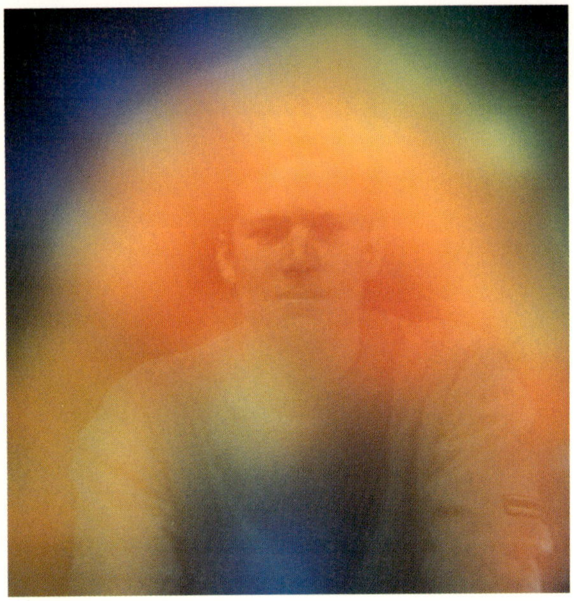

CI-DESSUS *Certains thérapeutes vous soigneront en s'efforçant d'intervenir sur votre aura, la masse énergétique qui enveloppe toute forme de vie.*

d'autres différences non négligeables, bien qu'il existe des recoupements inévitables entre thérapies énergétiques, manuelles et spirituelles. En outre, dans chaque catégorie, certaines thérapies ont essentiellement pour but de traiter la maladie et ses symptômes, tandis que d'autres ont une ambition plus pédagogique et visent davantage la prévention que la guérison. La médecine occidentale découvre depuis peu les liens qui unissent le corps à l'esprit ; relation que les thérapeutes alternatifs connaissent depuis longtemps. Les psychothérapeutes ne sont pas les seules à reconnaître l'importance des facteurs psychologiques et émotionnels dans le processus de guérison. La plupart des disciplines dont il est question dans cet ouvrage sont d'ailleurs fondées sur le principe de l'indissociabilité de ces éléments. Lorsque l'on traite des symptômes physiques par une thérapie manuelle ou énergétique, on fait souvent appel à des techniques conçues pour soulager le stress, la tension, l'anxiété, la dépression et les troubles émotionnels. Si les méthodes mises en œuvre pour y parvenir diffèrent souvent, l'objectif final consiste généralement à rétablir l'équilibre intérieur. On vous invitera donc à adopter, en cours de traitement, les principes inhérents à la thérapie que vous aurez choisie, mais vous serez également encouragé à les appliquer en dehors des séances.

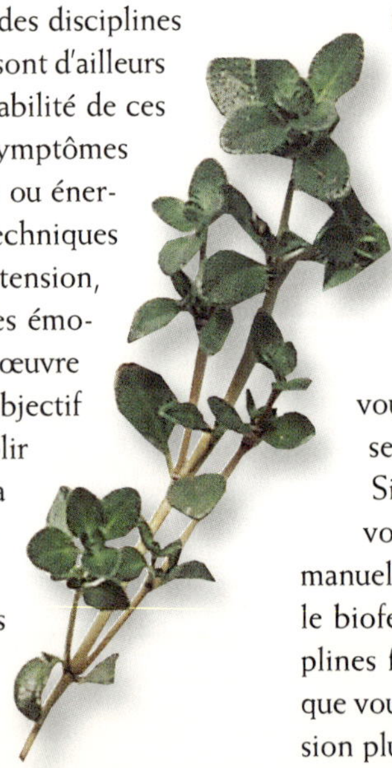

Certaines thérapies demandent plus d'efforts que d'autres. Vous pouvez par exemple profiter des bienfaits des massages et de l'aromathérapie en vous contentant d'assister aux séances, mais bien des médecines douces exigent une participation plus active et un certain engagement. La plus exigeante est sans doute la psychanalyse, qui implique souvent deux séances hebdomadaires pendant plusieurs années, mais des thérapies plus courtes, l'apprentissage de la technique Alexander par exemple, exigent une participation et une pratique régulières. Dans le cadre de certaines thérapies comme la méditation, le Hellerwork ou la visualisation, on vous donnera peut-être des exercices à faire chez vous, tandis qu'un système comme la médecine ayurvédique sera moins efficace si vous n'êtes pas décidé à conformer votre style de vie à ses principes. Si vous le souhaitez, vous pouvez pratiquer le yoga ou le Taï-chi-chuan toute votre vie durant, sachant que plus vous vous montrerez persévérant, plus vous en retirerez de bienfaits. Les diverses méthodes de psychothérapie et de suivi psychologique impliquent pour leur part un investissement émotionnel considérable, et il est parfois éprouvant de travailler avec ce type de thérapeutes. Quelle que soit la thérapie que vous envisagez de poursuivre, renseignez-vous sur les efforts que vous devrez fournir pour atteindre votre objectif. Il peut s'avérer utile d'en discuter avec le praticien avant de vous engager.

Un autre élément important dont la plupart des gens tiennent compte avant d'entreprendre une thérapie est son coût. Là encore, l'idéal est d'en discuter avec le spécialiste avant de commencer le traitement. Il n'est pas toujours possible de déterminer le nombre de séances dont une personne aura besoin, mais vous devriez pouvoir vous faire une idée suffisamment précise pour savoir si vous avez l'envie, et les moyens, de payer cette somme. Le problème ne se pose pas en ces termes, bien entendu, si le praticien fait partie du corps médical et peut établir des feuilles de soin, ses honoraires étant alors remboursés, en partie du moins, par la sécurité sociale.

Enfin, lorsque vous choisissez une thérapie, vous devez accepter ses principes de base et vous sentir à l'aise avec le praticien qui les met en œuvre. Si vous êtes d'un naturel pratique et rationnel, vous vous sentirez sans doute plus proche des thérapies manuelles (l'ostéopathie, la chiropractie, l'hydrothérapie, le biofeedback ou le training autogène), que des disciplines fondées sur les philosophies orientales. À moins que vous ne recherchiez une thérapie offrant une dimension plus spirituelle, comme le yoga, la méditation ou la

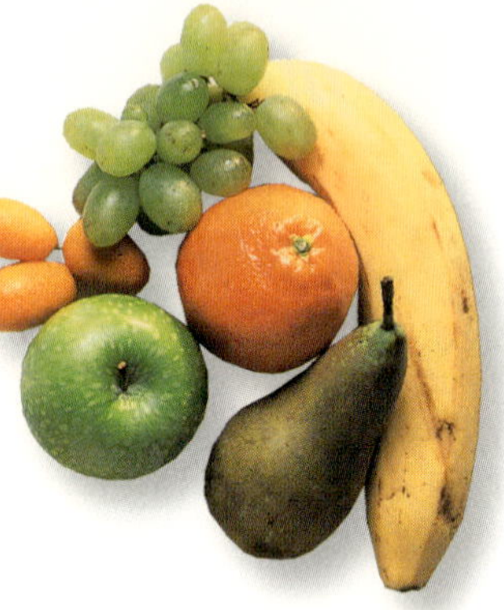

CI-DESSUS *Il est important de manger des fruits frais, que l'on suive un traitement ou non.*

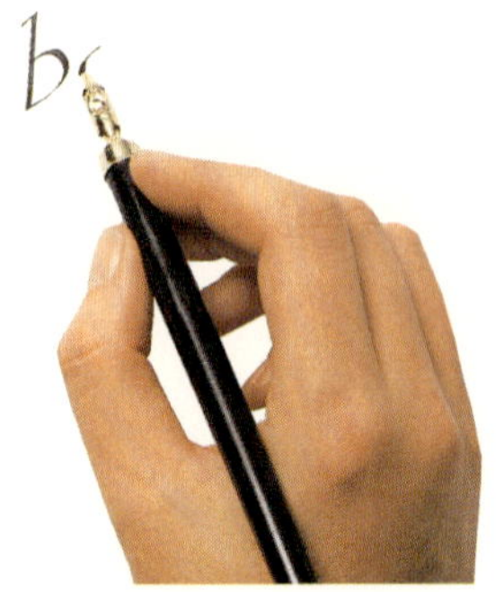

CI-DESSUS *Le travail sur le corps que proposent certaines thérapies comme la technique d'Alexander peut même vous aider à mieux tenir votre stylo.*

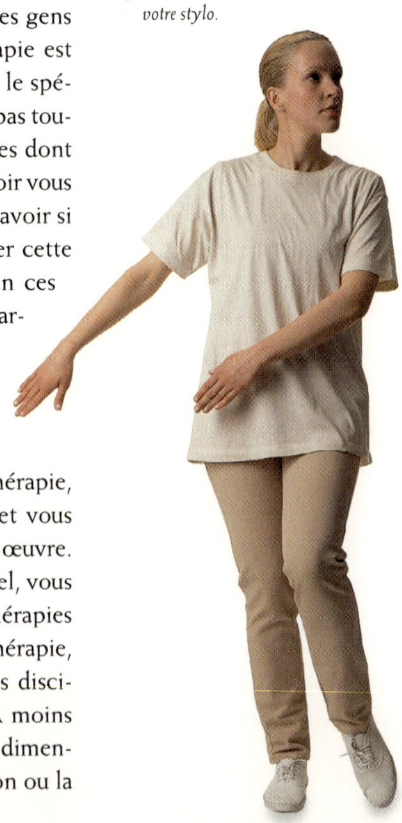

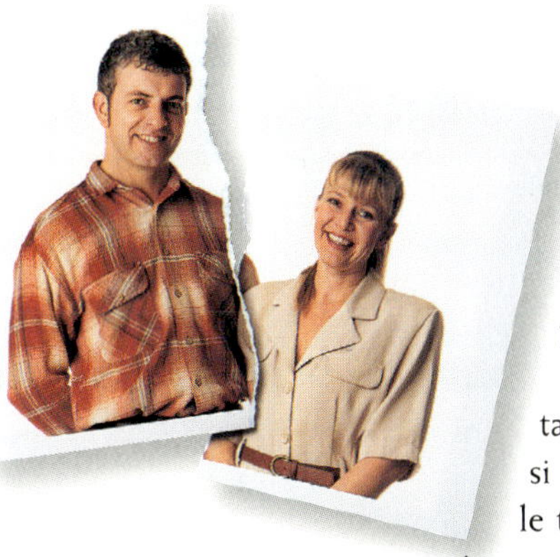

CI-DESSUS *Les psychothérapies peuvent aider à résoudre les problèmes de couple.*

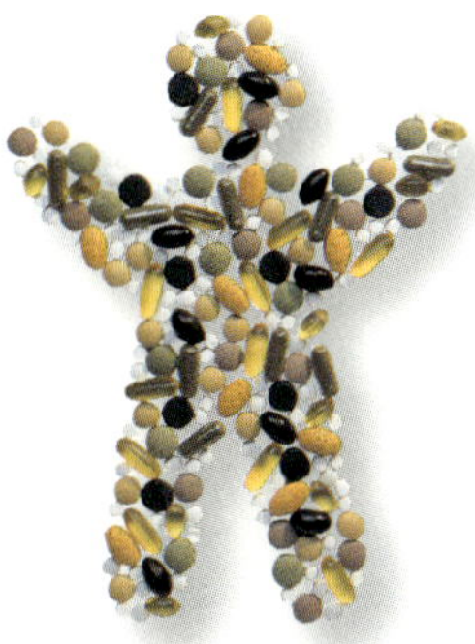

CI-DESSUS *Un apport équilibré en vitamines est essentiel en toutes circonstances.*

médecine ayurvédique. Si vous n'êtes pas obligé d'adhérer à tous les concepts d'une thérapie pour en ressentir les bienfaits, ceux-ci seront plus importants si vous êtes en phase avec sa philosophie générale et ses objectifs.

À la fin de la première consultation, vous saurez probablement si vous avez envie de poursuivre le traitement. Ne soyez pas gêné si vous avez l'impression de faire fausse route. C'est encore plus important si vous envisagez une forme ou une autre de psychothérapie. Les conflits de personnalités ne constituent pas un terrain propice à la guérison. Mieux vaut donc ne pas s'obstiner et chercher un autre thérapeute avec lequel le courant passera mieux.

Une fois que vous aurez identifié les thérapies qui vous intéressent et qui sont susceptibles de vous apporter le plus, l'étape suivante consiste à dénicher un spécialiste près de chez vous. Si vous avez opté pour une discipline reconnue et bien représentée, vous n'aurez aucune difficulté à trouver un spécialiste. En revanche, si personne n'exerce la discipline de votre choix dans votre ville ou dans votre région, vous allez devoir faire un compromis. Si le thérapeute ne vous a pas été

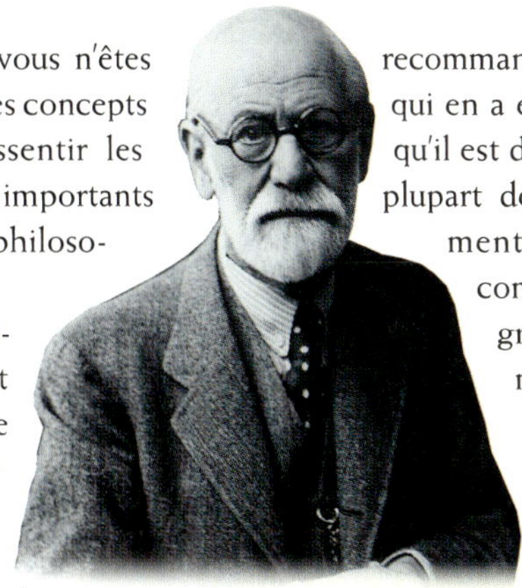

CI-DESSUS *Sigmund Freud est le père de la psychanalyse, une thérapie dont les répercussions on été immenses.*

recommandé par votre médecin ou par quelqu'un qui en a été satisfait, assurez-vous au préalable qu'il est dûment qualifié. Sachez en effet que la plupart de ces professions ne sont pas réglementées (n'importe qui peut s'installer comme réflexologue par exemple). Un grand nombre de praticiens font néanmoins partie d'associations professionnelles reconnues qui répondront à toutes les questions que vous vous posez.

L'un des principaux attraits des médecines douces réside dans la possibilité de jouer à nouveau un rôle actif dans la gestion de sa santé, pouvoir souvent usurpé par le corps médical. S'il est essentiel de ne pas adopter une position extrême en interrompant un traitement classique efficace, de nouvelles perspectives vont néanmoins s'ouvrir à vous. Quel que soit votre problème, il existe vraisemblablement tout un éventail de thérapies alternatives susceptibles de vous soulager, voire, dans certains cas, d'éviter les rechutes. Dans les chapitres consacrés aux différentes thérapies, vous trouverez la liste des indications thérapeutiques. Dans certains cas, seul un professionnel pourra administrer le traitement, mais dans la dernière partie, consacrée aux affections courantes, on vous explique comment pratiquer certaines thérapies de manière autonome. Parce qu'elles ne nécessitent pas une connaissance approfondie des principes mis en œuvre, vous pourrez généralement appliquer ces méthodes, même si elles vous sont peu familières. Si vous les trouvez efficaces, vous pourrez alors suivre un traitement plus complet, surtout si vous souffrez d'un problème récurrent qui résiste à la médecine classique, comme la migraine ou le syndrome prémenstruel. Cette section vous donnera enfin de nombreux conseils pratiques destinés à soulager vos symptômes, sans effort ni équipement particulier.

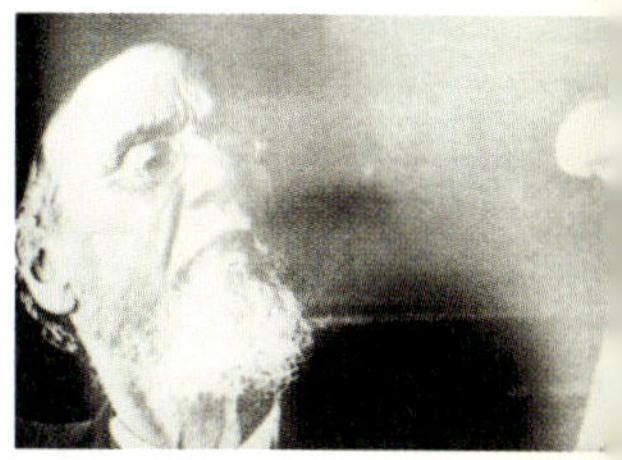

CI-DESSUS *A.T. Still a révolutionné la façon de traiter les problèmes osseux en inventant l'ostéopathie.*

Les médecines douces s'intéressent à vous en tant qu'individu unique ; vous pouvez donc choisir parmi ces différentes disciplines, celles qui semblent correspondre à vos attentes. En toute liberté !

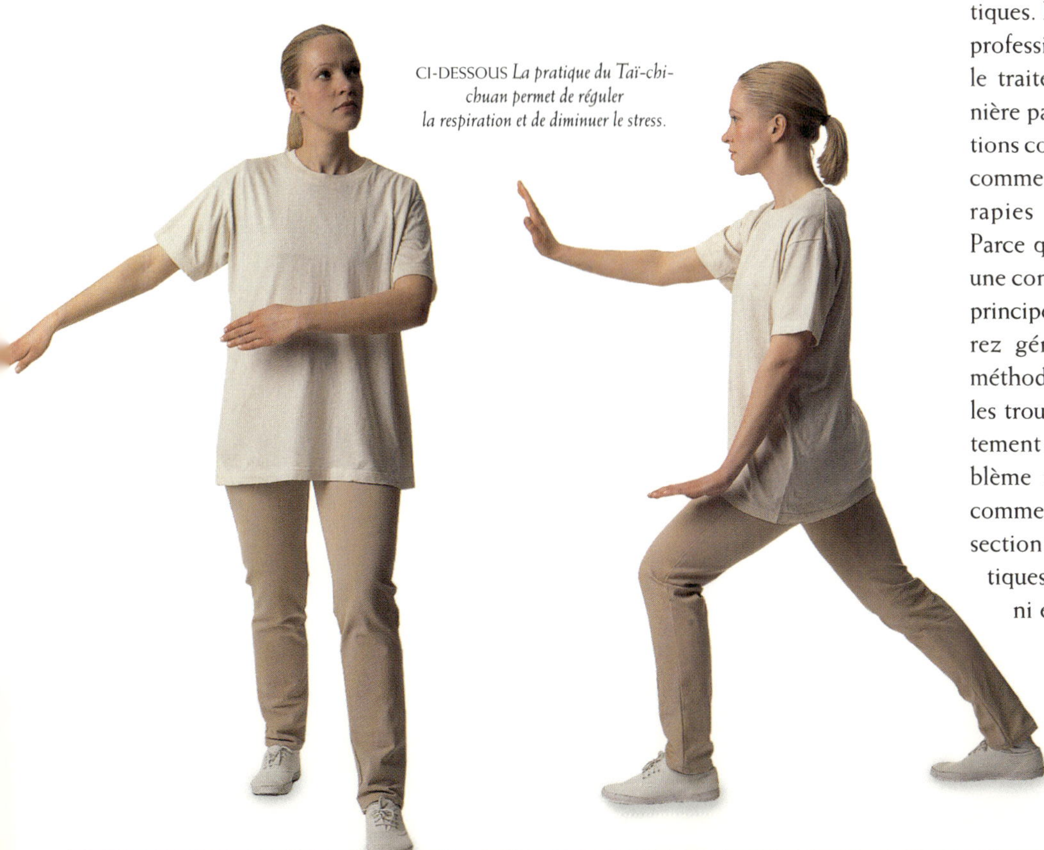

CI-DESSOUS *La pratique du Taï-chi-chuan permet de réguler la respiration et de diminuer le stress.*

COMMENT UTILISER CE LIVRE ?

Cet ouvrage de référence, richement illustré, s'intéresse à un large éventail de thérapies alternatives, des plus connues aux plus confidentielles. Conçu pour un public curieux de découvrir ces « autres médecines », ce livre très complet aborde les thérapies énergétiques, les thérapies manuelles et les différentes formes de psychothérapies. Il comporte en outre une section consacrée aux affections courantes et à la façon dont ces thérapies alternatives peuvent les soulager.

Première partie : les thérapies énergétiques. Dix-sept chapitres consacrés aux médecines dites énergétiques, des plus connues aux plus obscures. L'historique et les origines de chaque discipline sont précisés, ainsi que les précautions et les mises en garde nécessaires. **Deuxième partie : les thérapies manuelles.** Dix-neuf chapitres décrivent ces disciplines, en précisant, là encore, les origines de chacune d'elle. Des illustrations expliquent très clairement le déroulement d'une consultation chez un spécialiste et les exercices que l'on peut éventuellement effectuer chez soi. **Troisième partie : les thérapies psychiques et spirituelles.** Dix-huit chapitres présentent pour chacune de ces thérapies, son histoire, sa philosophie et ses présupposés théoriques. Les techniques de visualisation et de méditation sont décrites pas à pas, ainsi que le déroulement d'une séance, qu'elle soit individuelle ou collective. **Quatrième partie : les affections courantes.** Cette section dresse l'inventaire des maladies les plus connues, y compris celles qui touchent une population spécifique, comme les maladies infantiles, les pathologies du troisième âge et certains troubles de la reproduction. Pour chaque affection, l'ouvrage décrit les symptômes et leur évolution, ainsi que l'aide que peuvent apporter les diverses thérapies alternatives. Des encadrés précisent enfin les contre-indications éventuelles et les traitements généralement proposés par la médecine classique. À la fin de l'ouvrage, vous trouverez un glossaire très complet, une liste d'adresses utiles et des références bibliographiques qui vous permettront d'approfondir le sujet.

L'encadré « Origines » retrace l'historique de la thérapie

La rubrique intitulée « Le point de vue de la médecine classique » vous donne l'avis du corps médical

La première partie est consacrée aux thérapies énergétiques.

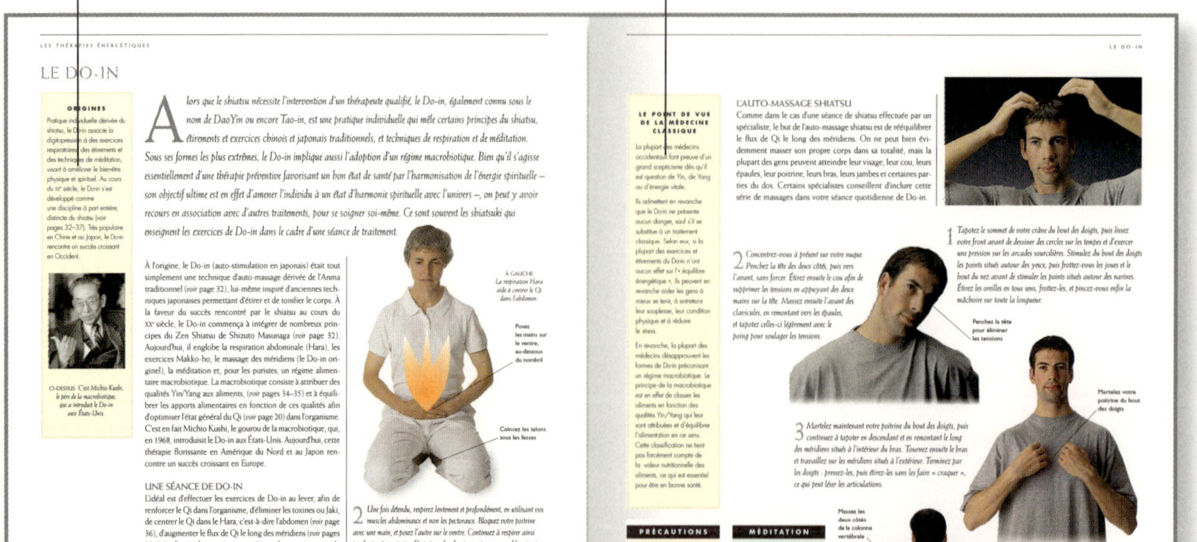

De nombreuses thérapies alternatives impliquent un changement dans vos habitudes

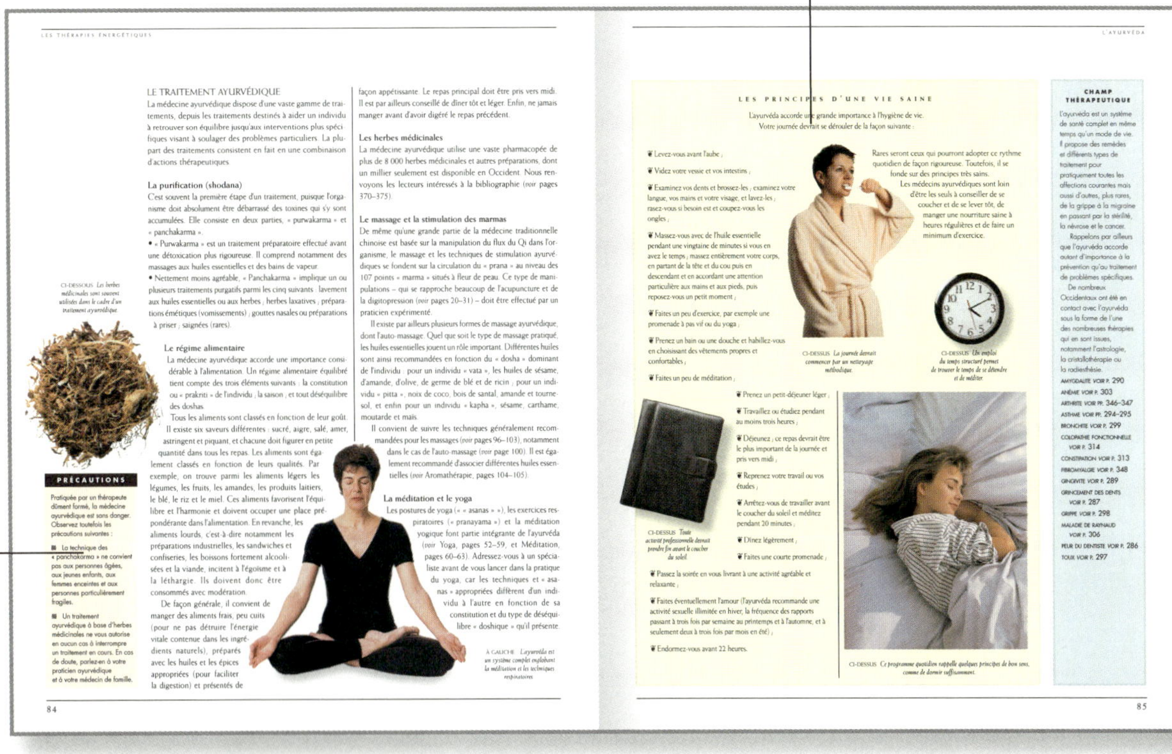

Les encadrés intitulés « Précautions » rappellent qu'il faut toujours suivre un traitement sérieusement

L'introduction de chaque chapitre permet de connaître le fondateur de chaque discipline et expose brièvement ses principes théoriques

La deuxième partie dresse l'inventaire de toutes les thérapies manuelles.

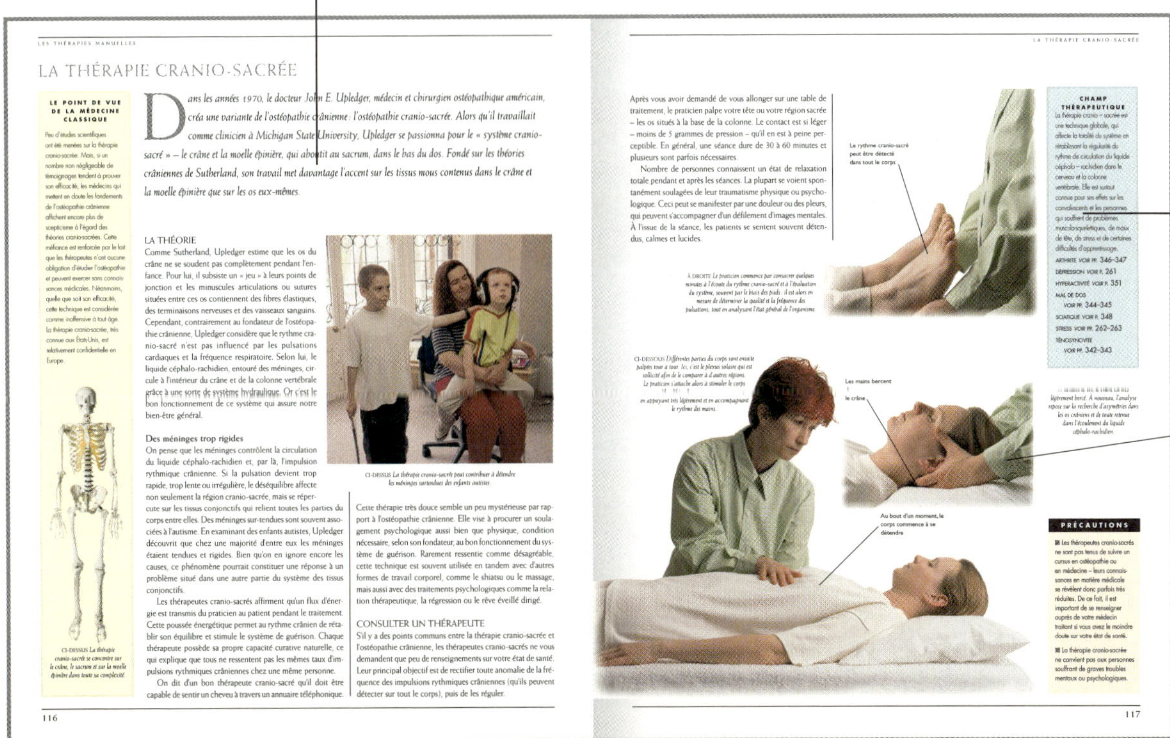

L'encadré intitulé « Champ thérapeutique » vous permet de voir si d'autres affections réagissent bien à telle ou telle thérapie

Des photographies présentent clairement les techniques utilisées par les professionnels et vous aideront à les reproduire chez vous

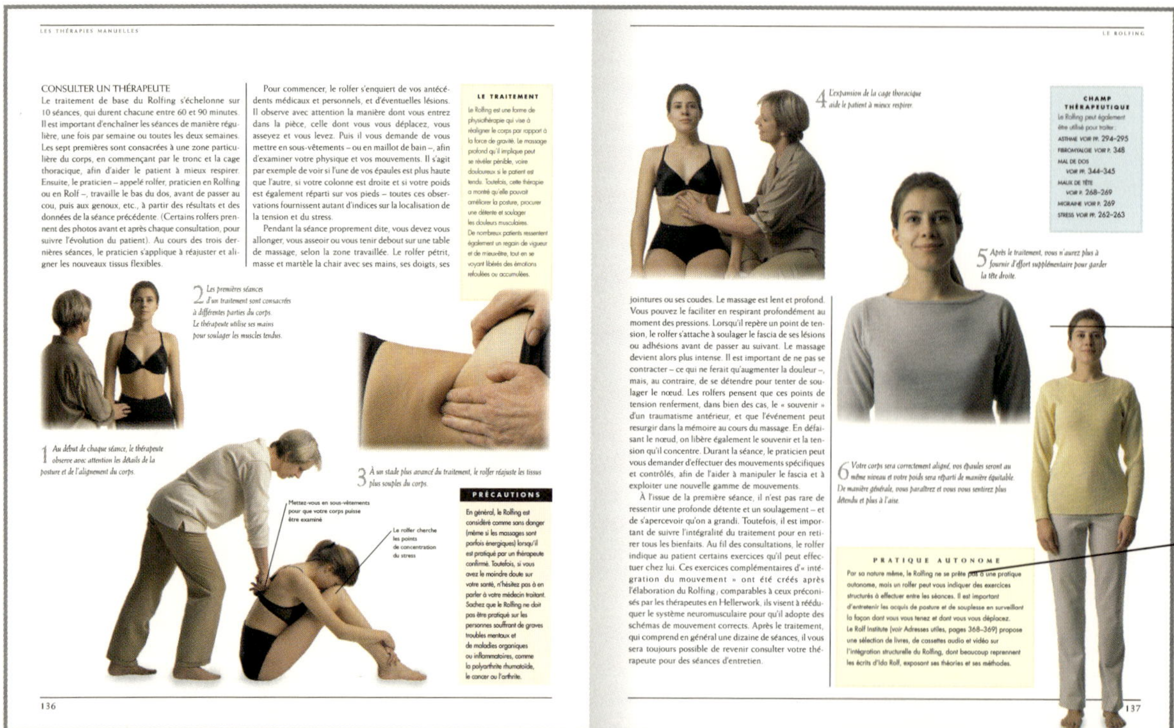

La deuxième partie dresse l'inventaire de toutes les thérapies manuelles.

L'encadré intitulé « Champ thérapeutique » vous permet de voir si d'autres affections réagissent bien à telle ou telle thérapie

Des photographies présentent clairement les techniques utilisées par les professionnels et vous aideront à les reproduire chez vous

L'ouvrage donne l'historique et les origines de chaque thérapie

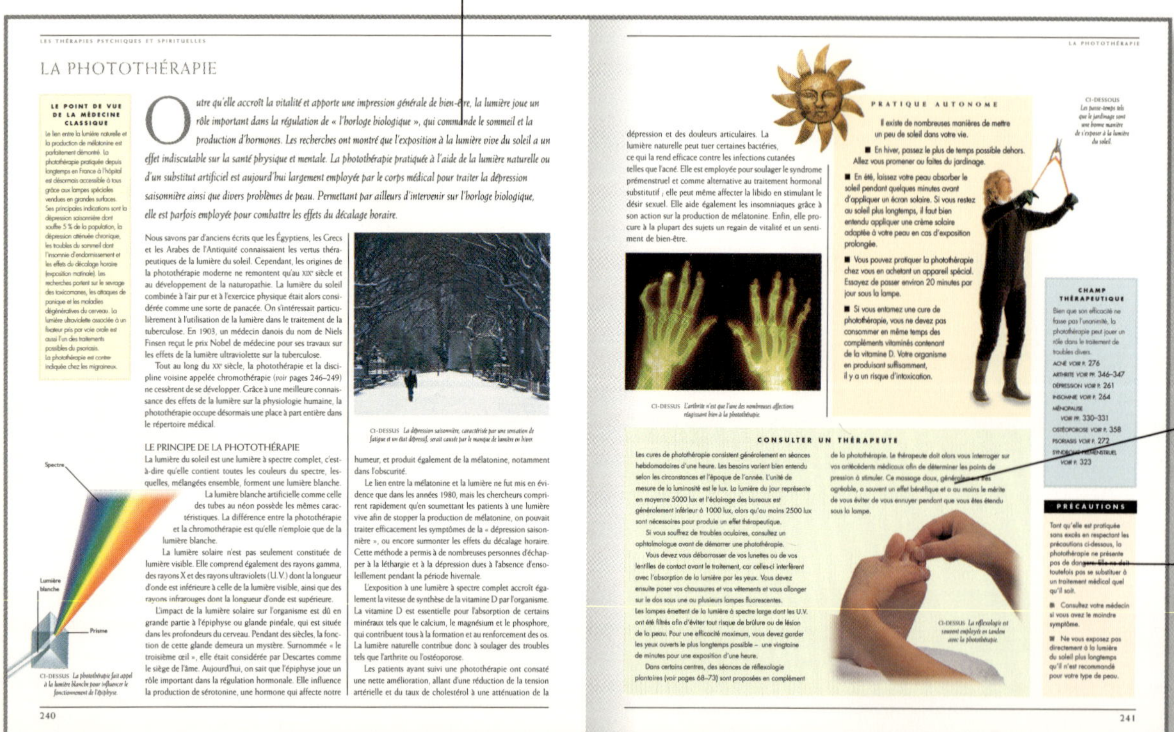

La troisième partie est consacrée aux différentes formes de psychothérapies et aux thérapies comportementales.

On vous explique également le déroulement d'une consultation chez un spécialiste

L'encadré intitulé « Précautions » détaille les contre-indications associées à chaque thérapie

L'encadré « Mise en garde » signale les cas où un symptôme peut masquer un problème plus sérieux

Les symptômes de chaque maladie sont décrits en détail

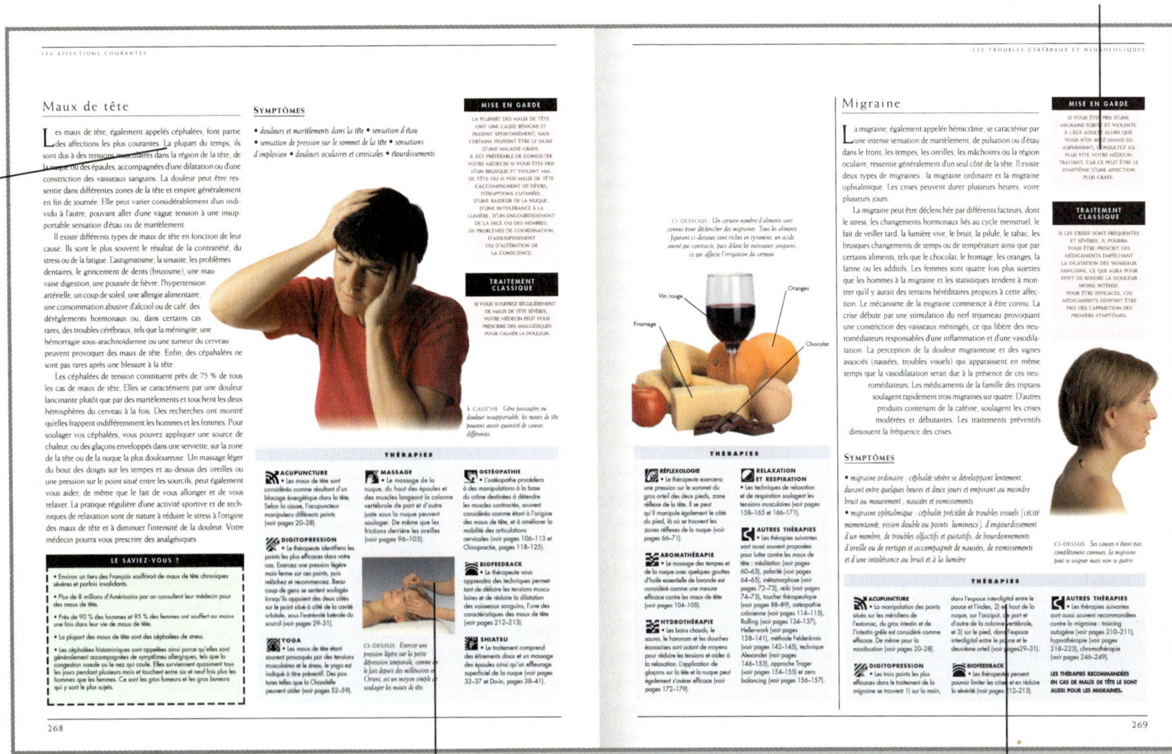

Les photographies illustrent clairement les différentes techniques

Plusieurs thérapies s'avèrent souvent intéressantes pour une même pathologie

Les encadrés intitulés « Traitement classique » indiquent le traitement généralement prescrit par la médecine classique

L'encadré « Le saviez-vous ? » donne des informations précises sur chacune des maladies

La quatrième partie détaille les principales affections courantes et dans quelle mesure les thérapies alternatives peuvent s'avérer utiles.

Le texte courant decrit chaque affection, sa période d'incubation et ses symptômes

Vous trouverez en outre la liste de toutes les thérapies appropriées

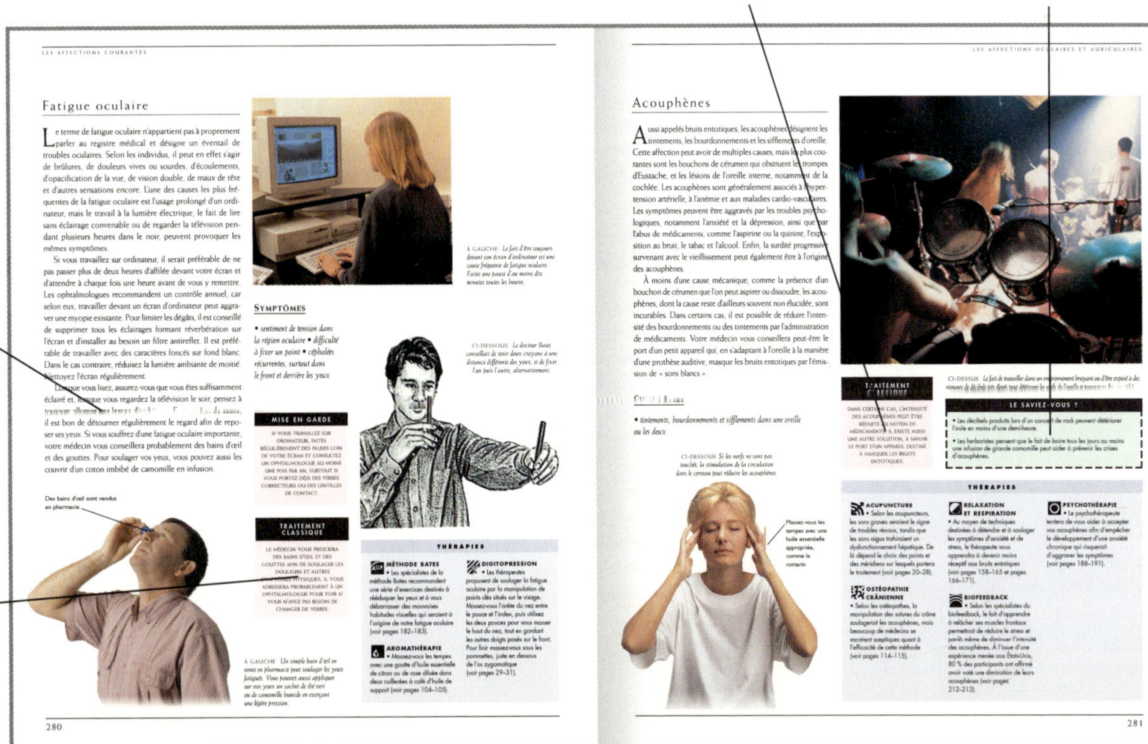

1

PREMIÈRE PARTIE

LES THÉRAPIES ÉNERGÉTIQUES

INTRODUCTION

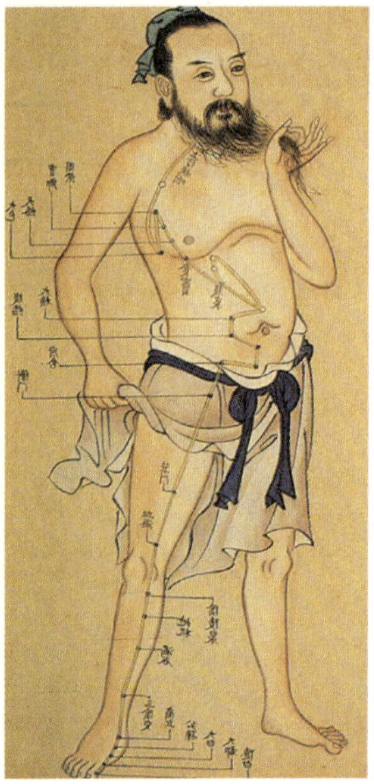

CI-DESSUS *Le système des méridiens est au cœur de la plupart des thérapies énergétiques.*

Le concept d'énergie tel qu'il est employé par les spécialistes des thérapies alternatives est souvent difficile à saisir pour les Occidentaux. En effet, il n'est pas encore possible de mesurer cette énergie de façon scientifique et la façon de la définir et de la manipuler varie d'une thérapie à l'autre, mais aussi parfois entre différentes écoles cohabitant au sein d'une même discipline. Cependant, en dépit de ces variations, l'ensemble des disciplines dérivées des médecines orientales traditionnelles ont un point commun : elles agissent sur ce que l'on pourrait appeler l'« énergie vitale ».

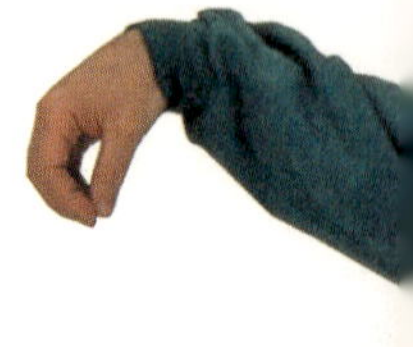

En effet, c'est seulement lorsque cette force circule librement et de façon harmonieuse que notre état de santé peut être qualifié d'optimal, sur le plan physique, psychologique et spirituel. C'est pourquoi l'objectif de la plupart des thérapies dites énergétiques est de restaurer, puis de maintenir cette harmonie et cet équilibre, de façon à améliorer le bien-être général du patient, et dans certains cas de traiter les symptômes imputables à un dysfonctionnement énergétique.

Différents termes sont utilisés pour désigner l'énergie vitale. Les thérapies dérivées de la médecine chinoise, l'acupuncture par exemple, l'appellent « Qi » ou « Chi ». Une autre notion clé est celle de « méridien ». C'est en empruntant ce système de canaux que l'énergie vitale circule pour atteindre toutes les parties du corps. Les adeptes du shiatsu et des autres thérapies originaires du Japon utilisent le terme « Ki », tandis que les adeptes du yoga, développé en Inde, parlent de « Prana ». D'autres méthodes – qui épousent certains principes de la médecine et de la philosophie orientales traditionnelles – ont également repris à leur compte cette idée d'énergie vitale dans leur approche thérapeutique.

CI-DESSOUS *La pratique du yoga vise à maintenir un bon état de santé et à respecter une certaine hygiène de vie.*

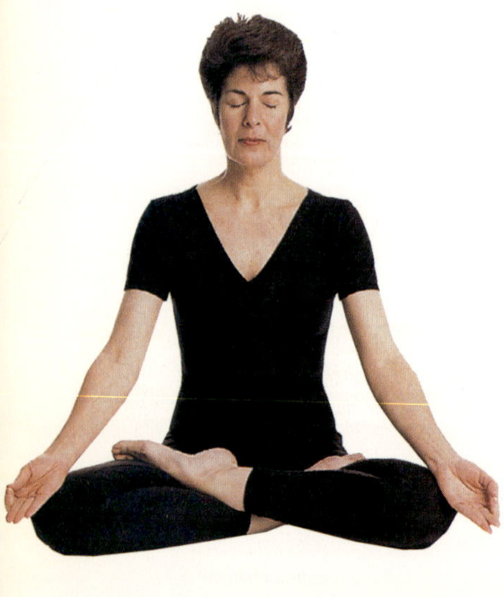

Outre ce concept central d'énergie vitale, certaines thérapies tiennent compte d'autres aspects de l'énergie qu'il convient aussi d'harmoniser, comme le Yin et le Yang. Considérés par les médecins chinois comme les deux aspects complémentaires de l'énergie, ils présentent des propriétés distinctes et circulent de façon continue dans chaque individu. Il est possible d'équilibrer Yin et Yang de diverses façons, par les postures et les exercices de respiration du yoga et du Qi-gong, les mouvements du Taï-chi-chuan ou les exercices du Do-in par exemple.

Les philosophies qui sous-tendent les médecines ou thérapies traditionnelles, comme la médecine ayurvédique, sont si complexes et subtiles que plusieurs années d'études sont nécessaires avant d'en comprendre tous les aspects et de pouvoir les mettre en pratique. C'est ce qui explique le petit nombre de praticiens exerçant dans les pays occidentaux. Certaines pratiques ancestrales, devenues courantes, ont été actualisées tout en conservant la plupart de leurs principes d'origine. Cette évolution s'est faite sur plusieurs siècles et se poursuit de nos jours. De la Grèce antique aux pratiques contemporaines, en passant par la médecine médiévale, plusieurs écoles et techniques thérapeutiques ont vu le jour, issues en partie d'idées anciennes. C'est ainsi qu'il existe une acupuncture traditionnelle cohabitant avec une forme plus moderne, tandis que le reiki, par exemple, est une technique relativement récente aux origines lointaines.

Le fonctionnement des thérapies énergétiques

En règle générale, les thérapies énergétiques cherchent à restaurer l'équilibre intérieur de l'individu, en recourant pour ce faire à diverses techniques. On constate néanmoins des différences importantes touchant à leur finalité. Si les recoupements sont nombreux d'une méthode à l'autre, certaines thérapies sont néanmoins davantage axées sur la prévention, cherchant à éviter l'apparition de la maladie plutôt qu'à traiter des symptômes ou des affections existantes. C'est le cas notamment du yoga, du Taï-chi-chuan, du Do-in et du massage métamorphique. Le yoga, par exemple, vise un état de paix intérieure et de plénitude permettant de prévenir les problèmes de santé. Il peut traiter efficacement certains problèmes spécifiques – mal de dos, arthrite ou rhumatismes notamment –, et soulager pratiquement toutes les affections physiques connues à ce jour. Mais d'une façon plus générale, la pratique du yoga, en favorisant la relaxation, contribue à diminuer l'hypertension artérielle et à faciliter la gestion du stress et de l'anxiété qui risquent de compromettre le bien-être et la santé. En revanche, l'acupuncture, la digitopression, la réflexologie et le toucher thérapeutique pourront être indiqués dans le traitement d'affections ou de symptômes plus précis. Il est important de comprendre que le diagnostic et le traitement de la maladie diffèrent souvent nettement de l'approche médicale occidentale

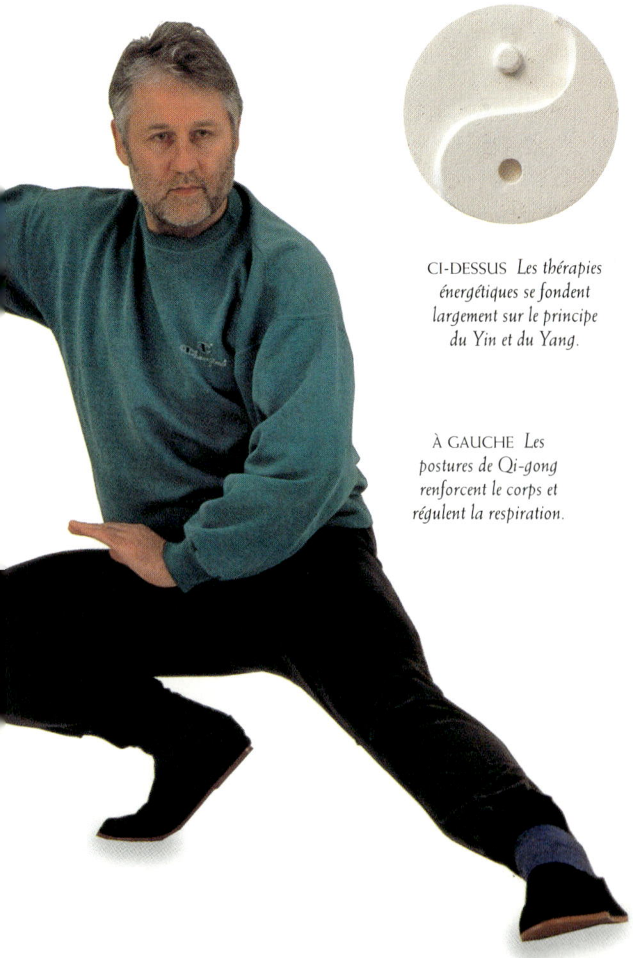

CI-DESSUS *Les thérapies énergétiques se fondent largement sur le principe du Yin et du Yang.*

À GAUCHE *Les postures de Qi-gong renforcent le corps et régulent la respiration.*

classique. Des notions comme les Cinq Éléments, utilisées dans la médecine ayurvédique, le shiatsu et la thérapie de la polarité, ou encore l'harmonisation du Qi dans certains organes, risquent de surprendre les personnes habituées aux pratiques médicales occidentales. C'est la raison pour laquelle bon nombre de patients se montrent sceptiques en début de traitement. Le thérapeute vous posera en outre de nombreuses questions sur votre mode de vie, vos habitudes alimentaires et même votre personnalité, et vos réponses influenceront le traitement.

Si le principe d'un traitement holistique (le fait de considérer le patient comme un individu unique plutôt que comme une personne souffrant d'une maladie ou d'un ensemble de symptômes connus) commence à faire son chemin dans la médecine classique, il est encore loin d'être universellement reconnu. Cette nécessité d'individualiser le traitement est d'ailleurs l'une des principales raisons pour lesquelles il est généralement préférable de consulter un thérapeute confirmé avant de pratiquer ces thérapies chez vous. Certaines d'entre elles peuvent cependant se prêter à une pratique autonome, souvent sous une forme simplifiée. C'est le cas notamment de la digitopression, du shiatsu et de la méditation. De même, votre thérapeute vous encouragera à pratiquer seul le yoga, le Taï-chi et la méditation lorsque vous aurez appris à respirer et à effectuer vos exercices correctement.

En quoi les thérapies énergétiques peuvent vous être utiles ?

Les chapitres suivants vont vous présenter non seulement l'historique et les principes de chacune des thérapies, mais aussi ce que vous pouvez et ne devez pas en attendre. Il est important de prendre le temps d'étudier les diverses options qui s'offrent à vous avant de vous lancer dans un traitement spécifique. Assurez-vous avant tout que la méthode choisie peut vous apporter ce dont vous avez besoin, et ensuite qu'elle vous intéresse. Certaines vous demanderont de fournir beaucoup d'efforts : vous allez y consacrer du temps et vous y investir personnellement. Dans d'autres cas, l'essentiel du travail est pris en charge par le thérapeute. La plupart du temps, le spécialiste vous donnera de nombreux conseils touchant à votre hygiène de vie et notamment à votre alimentation. Ne vous attendez pas à des miracles si vous choisissez de les ignorer.

Votre choix sera enfin peut-être limité par les ressources qu'offre votre région. En effet, il n'est pas toujours facile de dénicher le thérapeute expérimenté qui pratique la méthode que vous avez choisie. Si vous ne trouvez pas exactement la personne que vous cherchez, envisagez de vous tourner vers une autre discipline : elle répondra sans doute à vos attentes.

EN BREF

Si vous avez décidé d'opter pour une thérapie énergétique, choisissez la plus douce qui soit, celle qui ne comporte aucune manipulation traumatique ou dangereuse, qui traite le patient dans sa globalité, qui stimule les processus de guérison naturels de l'organisme et qui permette au patient de jouer un rôle actif et positif dans le traitement et la gestion de sa santé. L'accent mis sur la participation active et volontaire du patient est en effet la clé de voûte de toute thérapie énergétique, et de manière générale de toutes les médecines douces. La plupart des thérapeutes vous traiteront en fonction de l'état dans lequel vous vous trouvez au moment de la consultation. Si vous souffrez par exemple d'un rhume ou de la grippe, le praticien voudra traiter cette affection en plus du mal de dos qui a motivé le rendez-vous. Le principe évoqué ici, c'est que l'infection n'est pas là par hasard ; il faut l'éliminer, car la cause de cette infection est peut-être liée au problème de départ. Votre thérapeute adaptera le traitement ce jour-là de façon à encourager votre organisme à puiser dans ses propres ressources pour se soigner du mieux possible. La plupart des praticiens vous encourageront à prendre la situation en mains. Il est désormais prouvé qu'une participation active du patient à sa propre guérison contribue largement à l'efficacité de la plupart des thérapies alternatives. Si vous voulez tirer le meilleur parti de la méthode que vous avez choisie, c'est donc à vous de décider de la mise en oeuvre du traitement.

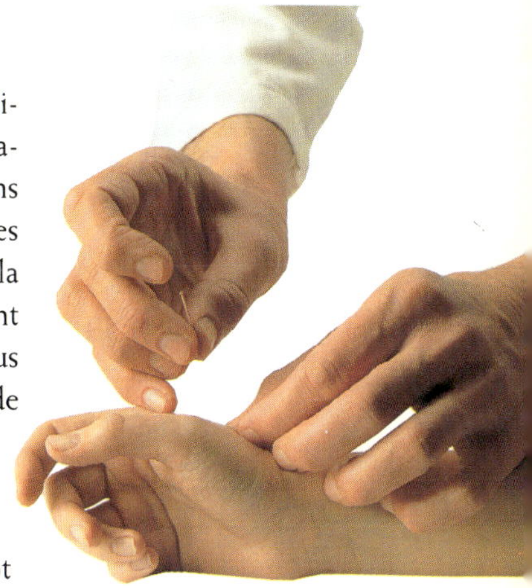

CI-DESSUS *De plus en plus populaire, l'acupuncture permet de traiter un large éventail d'affections.*

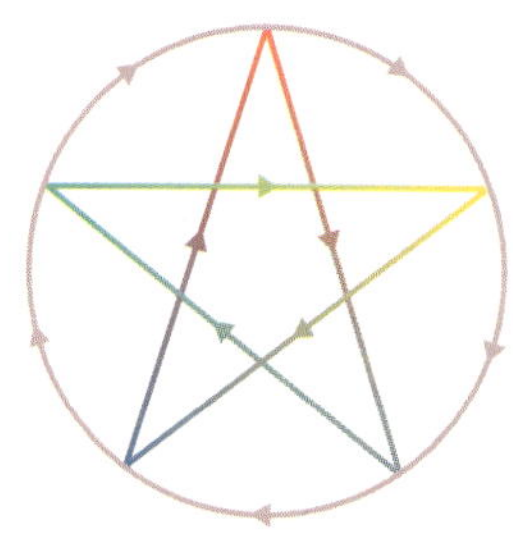

CI-DESSUS *Le cycle ininterrompu des Cinq Éléments est fondamental pour ces thérapies.*

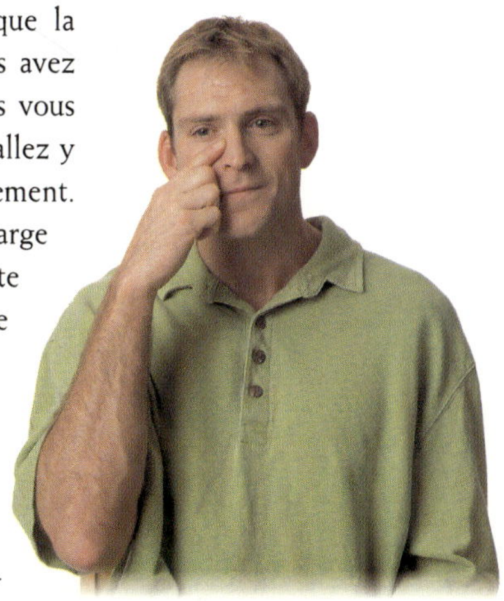

CI-DESSUS *La digitopression est l'une des techniques les plus faciles à pratiquer seul.*

L'ACUPUNCTURE

LE POINT DE VUE DE LA MÉDECINE CLASSIQUE

On ne compte plus les études qui attestent de l'efficacité de l'acupuncture dans le traitement de certaines pathologies. L'Organisation mondiale de la santé a d'ailleurs répertorié une centaine d'affections courantes pouvant être traitées par l'acupuncture.

Un nombre croissant de médecins occidentaux ont ajouté l'acupuncture moderne à leur arsenal thérapeutique, notamment pour soulager la douleur ou pour traiter les problèmes de dépendance. Toutefois, le corps médical demeure dans l'ensemble sceptique quant aux notions d'« énergie vitale » et de méridiens énergétiques. Quant à l'anesthésie par acupuncture, elle est pratiquée exclusivement en Chine.

CI-DESSOUS *L'acupuncture est une branche de la médecine traditionnelle chinoise.*

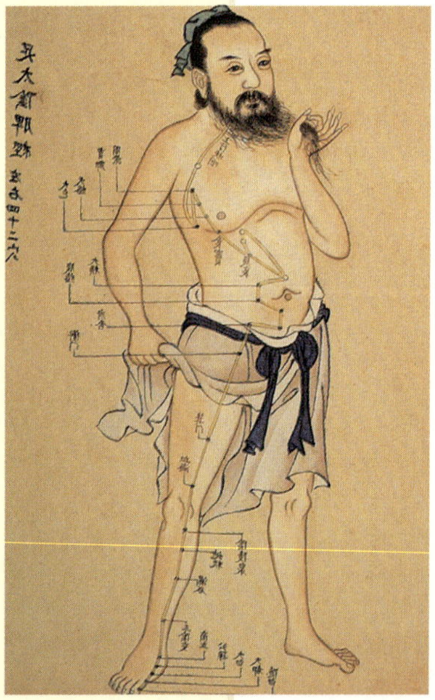

Pratiquée en Chine depuis des milliers d'années, l'acupuncture est probablement la branche de la médecine énergétique la plus développée en Occident. Issue de la médecine traditionnelle chinoise, elle permet de réguler la circulation de l'« énergie vitale » dans tout l'organisme au moyen de fines aiguilles implantées en des points soigneusement déterminés. Si elle a pour objectif de maintenir un bon état de santé général, elle permet également de traiter un certain nombre d'affections particulières. Un grand nombre de médecins occidentaux pratiquent aujourd'hui l'acupuncture sous une forme ou une autre.

Si les principes de base de l'acupuncture ont été définis dans une série de textes chinois écrits entre 300 et 100 av. J.-C., l'essentiel de la théorie qui sous-tend la pratique actuelle remonte seulement au Moyen Âge, voire à une période plus récente ; tout simplement parce que ces anciens écrits n'auraient pu être compris par les thérapeutes. Chaque génération d'acupuncteurs a donc enrichi un corpus de textes déjà existants.

À la fin du XVIIe siècle, lorsque la Chine s'ouvrit au reste du monde pour des raisons commerciales, les connaissances relatives à l'acupuncture commencèrent à se répandre et à gagner l'Occident. Les techniques restèrent cependant méconnues et l'acupuncture sombra dans l'oubli pendant près de trois siècles. En France, la pratique de l'acupuncture se répandit dans les années 1930. C'est au diplomate Georges Soulié de Morant, en poste en Chine pendant une vingtaine d'années, que l'on doit la traduction des *Grandes Règles de l'acupuncture*, écrit au début du XVIIe siècle par Yang Ji.

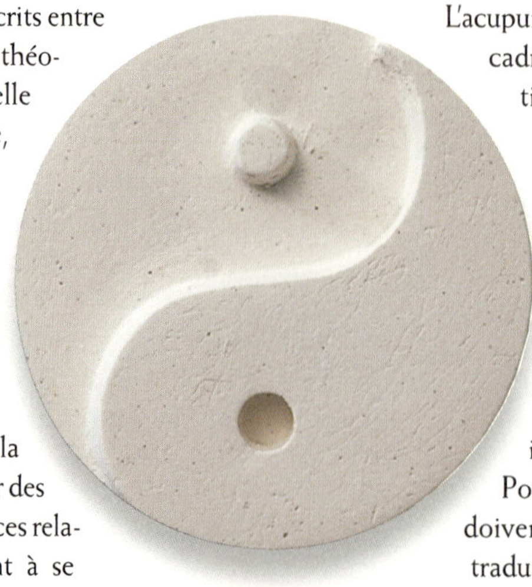

CI-DESSUS *Lorsque l'organisme souffre d'un excès ou d'un manque de Yin ou de Yang, l'acupuncture permet de rétablir l'équilibre.*

Anciens et Modernes

Au cours de ces dernières années, l'intérêt manifesté pour l'acupuncture n'a cessé de croître, si bien que cette discipline est aujourd'hui enseignée dans les facultés de médecine occidentales et qu'un certain nombre de médecins occidentaux l'ont adoptée pour compléter leur formation initiale. Ceux-ci s'efforcent toutefois d'expliquer l'efficacité thérapeutique de l'acupuncture en se basant sur les acquis de la science moderne. En conséquence, deux types d'acupuncture cohabitent aujourd'hui : l'acupuncture traditionnelle et sa variante moderne.

L'acupuncture traditionnelle

L'acupuncture traditionnelle s'inscrit dans le cadre plus vaste de la médecine traditionnelle chinoise, dans lequel l'usage thérapeutique des plantes prime sur celui des aiguilles. Le principe fondamental de l'acupuncture traditionnelle réside dans les deux aspects complémentaires de la nature, le Yin et le Yang, qui se trouvent en interaction aussi bien dans l'univers qu'au sein de chaque individu, macrocosme et microcosme. Pour être en bonne santé, Yin et Yang doivent être équilibrés ; tout déséquilibre se traduisant par la maladie. En Chine, toute une palette de régimes alimentaires, d'exercices physiques et de thérapies vise à équilibrer Yin et Yang.

L'énergie vitale

L'acupuncture traditionnelle est l'une de ces thérapies. Les acupuncteurs prétendent qu'elle agit en influençant le Qi, l'énergie vitale qui circule dans l'organisme *via* les vaisseaux sanguins, mais aussi en suivant les méridiens (également Yin ou Yang) qui relient les divers organes.

La médecine traditionnelle chinoise reconnaît douze organes internes qui portent généralement le même nom qu'en Occident (cœur, foie, rate, etc.). Leurs fonctions diffèrent néanmoins de celles que nous leur attribuons généralement.

Les textes décrivent de nombreux méridiens, mais seuls quatorze d'entre eux sont importants en pratique. Douze fonctionnent par paire et les deux derniers sont les vaisseaux médians. On compte par ailleurs quelque cinq cents points d'acupuncture, principalement situés le long de ces méridiens, dont une centaine est utilisée couramment. Ils correspondent aux points d'affleurement des méridiens à la surface de la peau. L'implantation d'aiguilles permet de rééquilibrer la circulation du Qi lorsque celle-ci est perturbée.

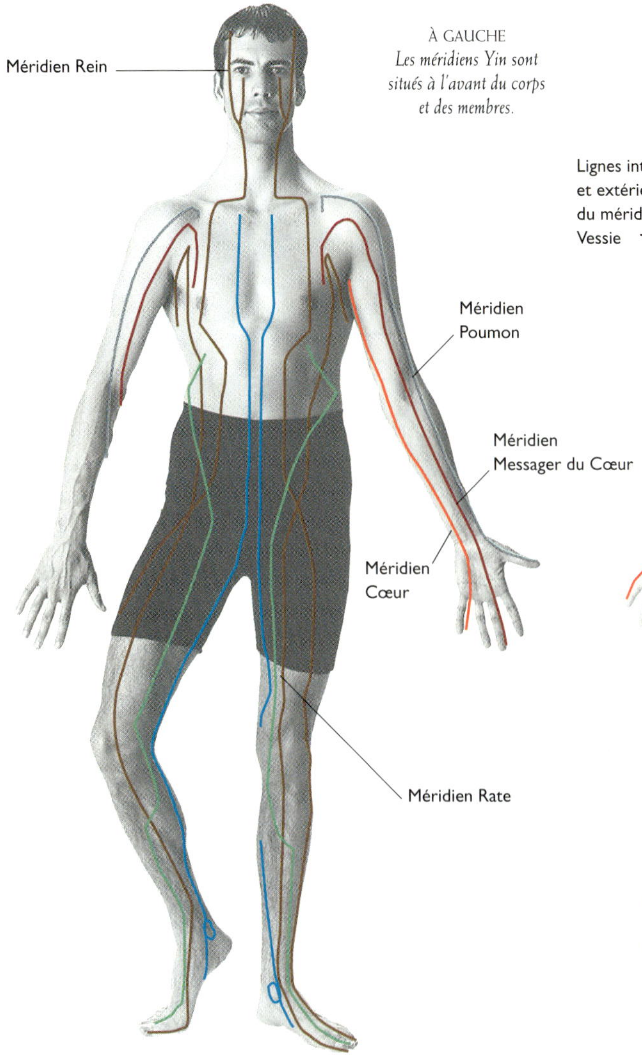

À GAUCHE
Les méridiens Yin sont situés à l'avant du corps et des membres.

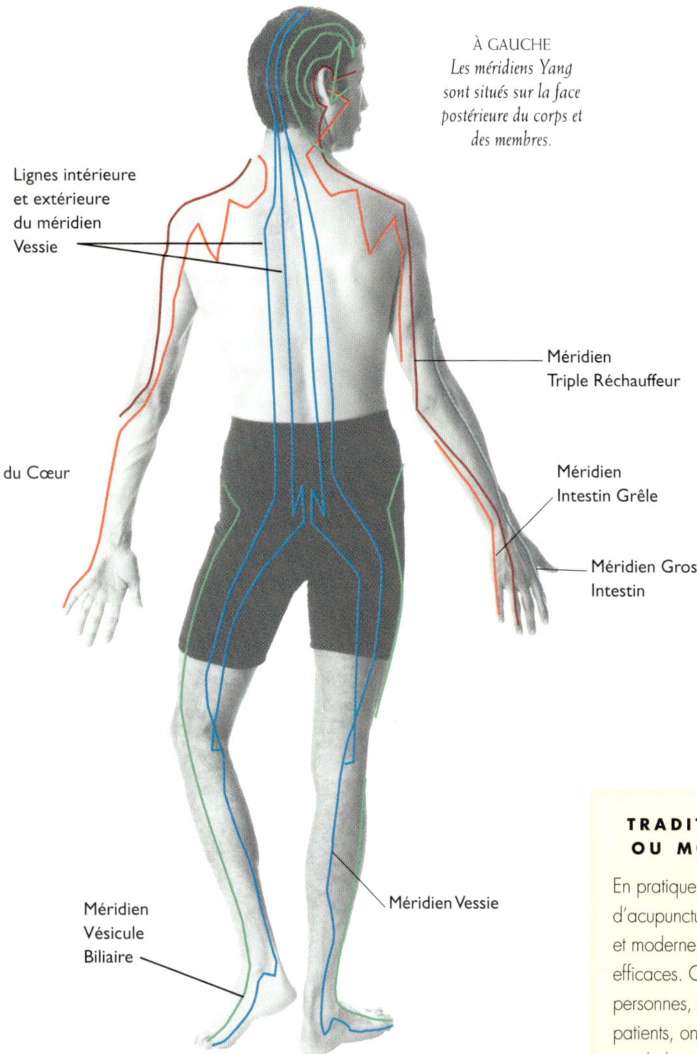

À GAUCHE
Les méridiens Yang sont situés sur la face postérieure du corps et des membres.

Agir sur le Qi

Afin de décider de quelle façon il veut intervenir sur la circulation du Qi, un médecin chinois traditionnel commence par faire l'historique du patient et de son problème, en accordant une attention particulière aux causes de la maladie (antécédents médicaux, alimentation, émotions, mode de vie, climat, etc.). Il passe ensuite aux deux principaux examens permettant de poser un diagnostic : l'étude de l'aspect de la langue et la prise du pouls au poignet. C'est sur la base de cet historique et de ces deux examens que le praticien décide s'il doit intervenir sur des points de tonification, ou au contraire, sur des points de dispersion, et prescrit un traitement à base de plantes ou d'acupuncture. Dans ce dernier cas, il s'agit d'implanter un certain nombre d'aiguilles dans la peau aux points d'acupuncture appropriés, et de les y laisser pendant une vingtaine de minutes (parfois davantage). Il arrive souvent que le thérapeute stimule simultanément les points en manipulant les aiguilles. Le nombre de points traités et le temps de pose des aiguilles dépendent de l'effet désiré.

Bien des gens croient, à tort, que l'acupuncture traditionnelle est un peu mystérieuse, voire mystique. En fait, le concept est assez mécanique. Un acupuncteur est une sorte d'ingénieur qui régule le flux de Qi dans l'organisme, en le stimulant ou en le dispersant *via* les points d'acupuncture situés sur les méridiens. Le système traditionnel est néanmoins holistique, en ce sens qu'il tient compte de plusieurs facteurs comme le mode de vie et la personnalité du patient, mais aussi l'environnement et le climat, autant d'informations auxquelles la médecine moderne accorde peu d'importance.

L'acupuncture moderne

Bien qu'ils se démarquent des théories du système traditionnel, bon nombre de médecins occidentaux reconnaissent que les Chinois étaient doués d'un excellent sens de l'observation et qu'ils ont mis au point des méthodes de traitement efficaces. En fait, ils admettent surtout l'efficacité thérapeutique de l'utilisation des aiguilles. Selon eux, les effets de l'acupuncture s'expliqueraient par son action

TRADITIONNELLE OU MODERNE ?

En pratique, les deux types d'acupuncture, traditionnelle et moderne, peuvent être efficaces. Certaines personnes, acupuncteurs ou patients, ont des affinités psychologiques avec le système traditionnel. D'autres, et c'est le cas de nombreux médecins, se sentent plus à l'aise avec la variante moderne.

Quoi qu'il en soit, la pratique de l'acupuncture est loin d'être figée. Certains spécialistes ont récemment introduit de nouvelles techniques, dont la stimulation électrique ou au laser des points d'acupuncture. Des systèmes électroniques ont également été mis au point pour traiter chez soi des affections bénignes, mais il est indispensable de consulter un acupuncteur expérimenté avant d'y avoir recours.

L'ACUPUNCTURE AUJOURD'HUI

Avec l'ouverture de la Chine, l'acupuncture s'est répandue dans de nombreux pays occidentaux à partir des années 1970. Elle est particulièrement bien implantée en France, au Canada et en Nouvelle Zélande. Sa reconnaissance légale varie d'un pays à l'autre : si en France seuls les médecins peuvent la pratiquer, dans d'autres pays, la législation est plus souple. Aux États-Unis, la situation varie d'un État à l'autre : dans de nombreux États, seuls les médecins sont habilités à la pratiquer (ils doivent parfois suivre une formation et obtenir un diplôme), dans d'autres, quiconque a suivi une formation et obtenu un diplôme peut ouvrir un cabinet d'acupuncteur.
Il est dangereux de se faire soigner par un acupuncteur qui n'a pas suivi de formation reconnue. La plupart de ces cursus se font à temps partiel et durent de deux à trois ans. Il existe également des stages de formation plus courts. Cela ne veut pas dire qu'ils font de moins bons praticiens puisque l'acupuncture non-traditionnelle qu'on leur enseigne généralement utilise toutes les connaissances de base qu'ils possèdent déjà sur le plan clinique et anatomique.

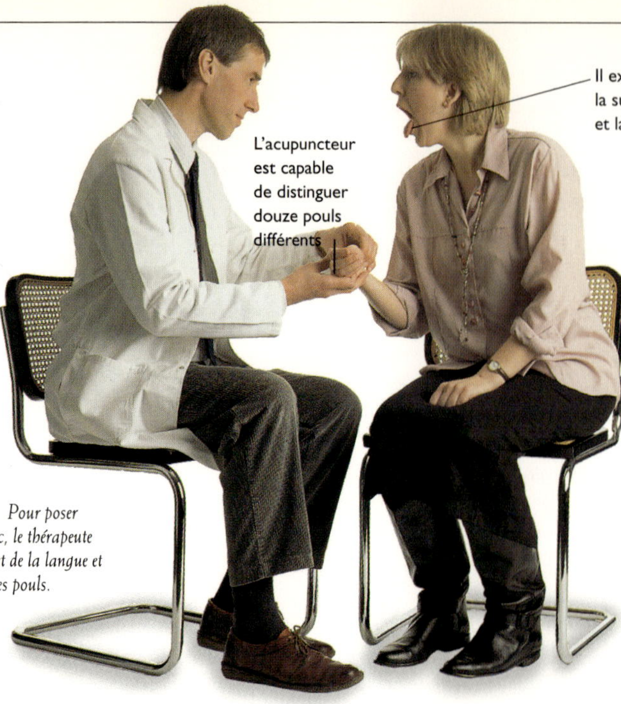

À DROITE *Pour poser son diagnostic, le thérapeute examine l'aspect de la langue et prend les pouls.*

sur le système nerveux, ainsi que sur le système immunitaire et les glandes endocrines (dans ce dernier cas, il s'agirait d'un effet secondaire des endorphines, analgésiques naturels libérés par l'acupuncture). L'acupuncture moderne n'a pas recours à l'examen de la langue ni du pouls, et ignore, ou bien réinterprète à sa façon, les concepts de méridiens, de points, de Qi, de Yin et de Yang.

Un médecin qui pratique l'acupuncture moderne procède à un examen classique (pour cette forme d'acupuncture, la pathologie est la même que pour la médecine occidentale). Toutefois, cet examen est parfois un peu plus poussé sur le plan physique, le médecin accordant une attention particulière à la présence de points réflexes ou « points-gâchette » dans les muscles (*voir* encadré page 23). La méthode varie d'un praticien à l'autre, mais il utilise généralement un petit nombre d'aiguilles (voire une seule) et les laisse très peu de temps en place (parfois quelques secondes à peine).

Les différents types d'acupuncture

S'il existe de nombreuses techniques d'acupuncture, rien ne prouve que l'une soit plus efficace que l'autre.

L'acupuncture classique consiste à piquer avec des aiguilles divers endroits du corps, déterminés en fonction de l'approche du praticien – traditionnelle, moderne ou basée sur les points réflexes. Une fois les aiguilles en place, le praticien peut stimuler les points manuellement, en tournant les aiguilles, en les tapotant ou en les faisant vibrer, ou encore en y faisant passer un courant électrique de faible intensité. Le temps de pose des aiguilles varie d'un thérapeute à l'autre. Ainsi, la plupart des acupuncteurs « modernes » les laissent très peu de temps en place. Ceci peut paraître étrange, mais il a été prouvé que le système nerveux s'adaptait rapidement à une nouvelle stimulation et cessait d'y réagir au bout de quelques secondes (c'est pourquoi vous ne sentez généralement pas les vêtements que vous portez). De nos jours, les acupuncteurs estiment, en effet, que les aiguilles agissent dans les secondes qui suivent l'implantation.

Les variantes

Outre l'acupuncture classique, qui traite le corps dans son ensemble, il existe ce que l'on appelle des « microsystèmes » d'acupuncture. Le plus connu est probablement l'auriculothérapie (*voir* page 28), lequel considère que le pavillon de l'oreille offre, en réduction, une image du corps entier. D'autres systèmes se fondent également sur l'idée que la partie, le cuir chevelu par exemple, offre la représentation du tout.

Citons par ailleurs l'électro-acupuncture qui utilise un certain nombre d'appareils électriques pour stimuler les points d'acupuncture. C'est le cas notamment de la méthode allemande Voll, et de la technique japonaise appelée Ryodoraku. L'acupuncture au laser enfin suscite un intérêt croissant. Il s'agit, dans ce cas, de stimuler les points d'acupuncture au moyen d'un rayon laser. L'action analgésique de cette technique n'est pas avérée.

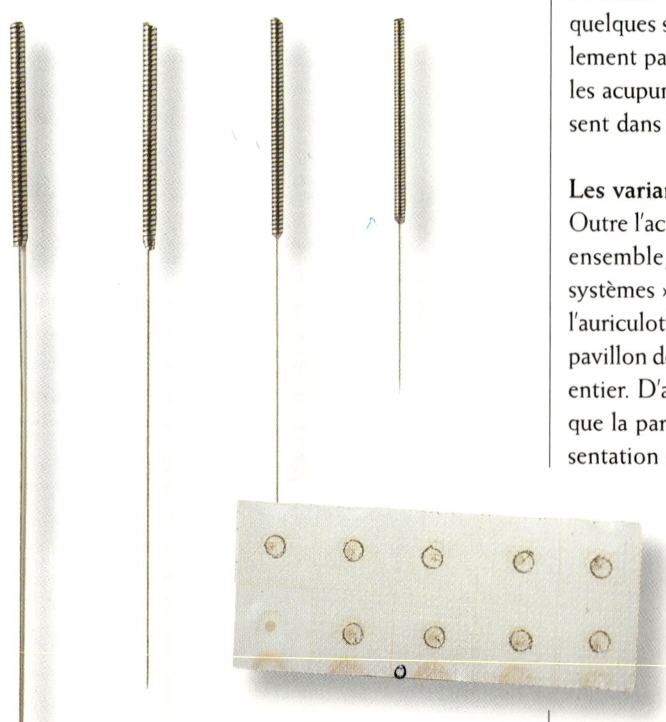

CI-DESSUS *Les aiguilles sont généralement en acier inoxydable. Elles sont de longueur et de diamètre divers.*

Soulager la douleur

Les techniques de l'analgésie acupuncturale sont aujourd'hui bien maîtrisées. On y a parfois recours pour soulager la douleur lors des accouchements, bien qu'il s'agisse en général d'électrostimulation neurologique transcutanée (ENT). On peut utiliser également l'acupuncture comme anesthésiant, et procéder à une intervention chirurgicale sur un patient parfaitement conscient. Des médecins américains, en visite en Chine au début des années 1970, furent ébahis en assistant à des interventions lourdes pratiquées sous acupuncture. Toutefois, cette technique n'a pas tenu toutes ses promesses et ses résultats se sont avérés insuffisants selon les critères occidentaux. C'est sans doute la raison pour laquelle l'utilisation de l'acupuncture en anesthésie ne s'est jamais développée en Occident.

CI-DESSOUS *Le moxa est préparé à partir de feuilles d'armoise séchée* (Artemiesia vulgaris latiflora).

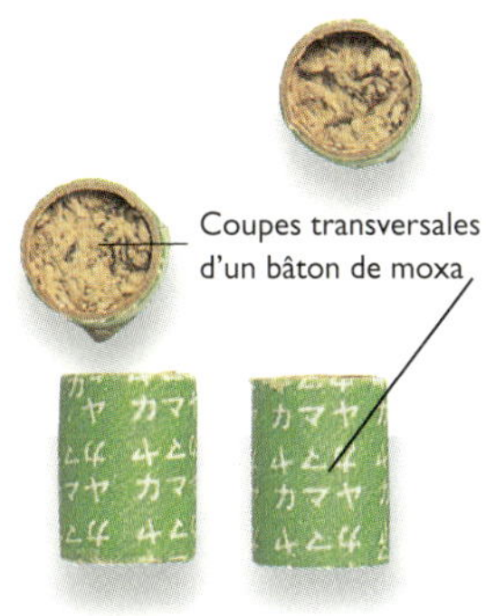

Thérapies apparentées

Le chauffage par moxa, ou moxibustion, et les ventouses représentent deux méthodes thérapeutiques liées à l'acupuncture traditionnelle. Ces deux techniques sont également fondées sur la théorie des méridiens et traitent des points d'acupuncture spécifiques. Elles sont enfin souvent pratiquées en complément des séances d'acupuncture.

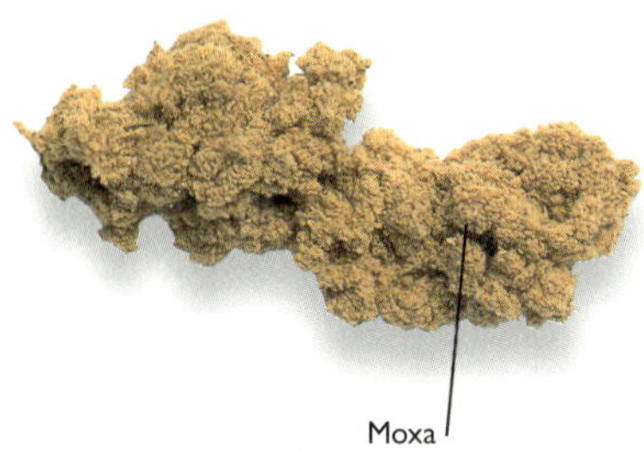

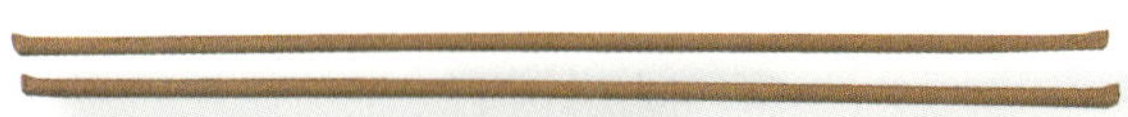

LES POINTS RÉFLEXES OU POINTS « A SHI »

Pour les adeptes de l'acupuncture moderne, l'une des explications possibles de l'efficacité de cette thérapie tient à l'existence des points réflexes. Ces zones sensibles situées dans les muscles, où elles présentent souvent des points durs et noueux, mais aussi dans d'autres parties du corps, sont en effet susceptibles de faire irradier la douleur jusqu'à un point assez éloigné. À l'image du concept médicalement reconnu de douleur irradiée (une douleur provenant de la vésicule biliaire est ressentie dans l'épaule par exemple), les points réflexes peuvent également avoir pour origine un problème musculaire situé dans une autre partie du corps.

LES POINTS RÉFLEXES ET L'ACUPUNCTURE

S'il n'est pas possible de déterminer précisément la nature des points réflexes, plusieurs théories ont été avancées. Leur existence cependant ne semble pas faire de doute, ne serait-ce que parce qu'ils sont étonnamment actifs sur le plan électrique. Quoi qu'il en soit, les points réflexes présentent nombre de similitudes avec les points d'acupuncture : presque tous les points réflexes mentionnés dans la littérature médicale occidentale sont proches d'un point d'acupuncture traditionnel. En outre, le simple fait de les piquer avec une aiguille peut les neutraliser. Certains spécialistes pensent que l'acupuncture peut entièrement être expliquée en terme de points réflexes ou « points-gâchette ».

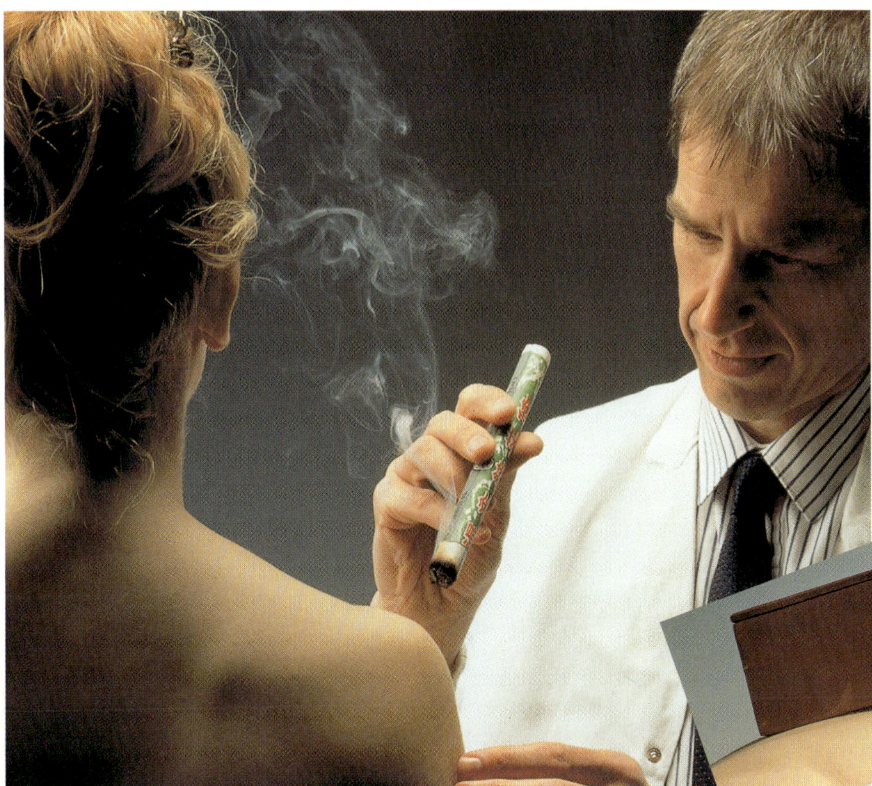

La moxibustion ou technique des moxas

Ce traitement consiste à chauffer certains points d'acupuncture afin de réguler le flux de Qi dans l'organisme, et de traiter ainsi certaines affections comme le torticolis, le mal de dos et la fatigue. La chaleur est obtenue en brûlant des feuilles d'armoise séchées (*Artemesia vulgaris latiflora*) soit directement soit indirectement sur la peau. Le praticien ne brûle bien sûr jamais directement la peau. Dans la méthode de chauffage « direct », il façonne un cône de moxa (du velours d'armoise dans ce cas) qu'il applique sur la peau, allume, puis laisse se consumer. Il le retire lorsque la peau commence à chauffer. Il peut aussi placer un morceau de moxa à l'extrémité des aiguilles d'acupuncture, de façon à ce que la chaleur se propage dans tout le corps en suivant le trajet des méridiens.

Plus courante, la méthode indirecte consiste à tenir un bâton de moxa incandescent à proximité de la peau. Il est également possible d'utiliser des cônes de moxa en les faisant brûler sur une tranche de gingembre ou d'ail.

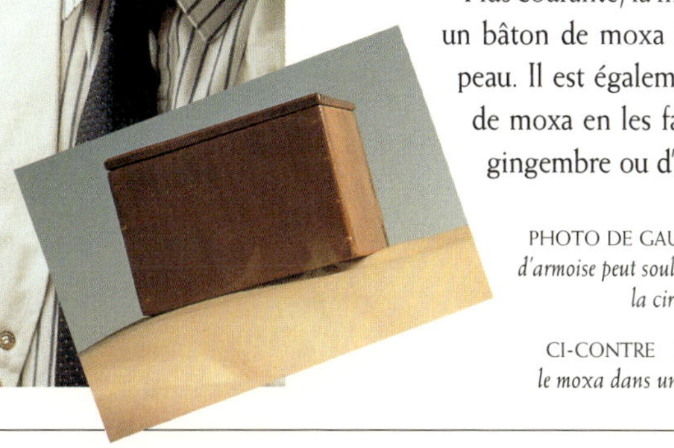

PHOTO DE GAUCHE *La chaleur qui émane du bâton d'armoise peut soulager une épaule douloureuse, en activant la circulation du Qi et du sang.*

CI-CONTRE *Il est aussi possible de faire brûler le moxa dans un coffret que l'on place sur la peau.*

En brûlant, le moxa dégage une odeur plutôt âcre et une importante quantité de fumée, ce que certains patients trouvent désagréable.

Les ventouses

Cette technique traditionnelle consiste à placer de petites cloches de verre ou de bambou, appelées ventouses, sur les points d'acupuncture afin d'y faire affluer le sang et le Qi (procédé de révulsion locale). Le praticien fait brûler un morceau de coton dans la ventouse, le retire rapidement et applique immédiatement la ventouse sur la peau du patient (généralement sur le dos), où elle adhère fermement parce que la flamme y a raréfié l'air.

Le thérapeute applique parfois plusieurs ventouses sur des points d'acupuncture spécifiques et les y laisse 10 à 15 minutes. Au fur et à mesure que la ventouse refroidit, la peau et les tissus sous-jacents sont aspirés à l'intérieur, ce qui stimule la circulation du sang et du Qi dans l'organisme. Pour retirer la ventouse, le praticien appuie sur la peau au niveau de la cloche pour y faire pénétrer de l'air.

CI-DESSOUS *L'application de ventouses est parfois efficace pour soulager le mal de dos chronique ou aigu.*

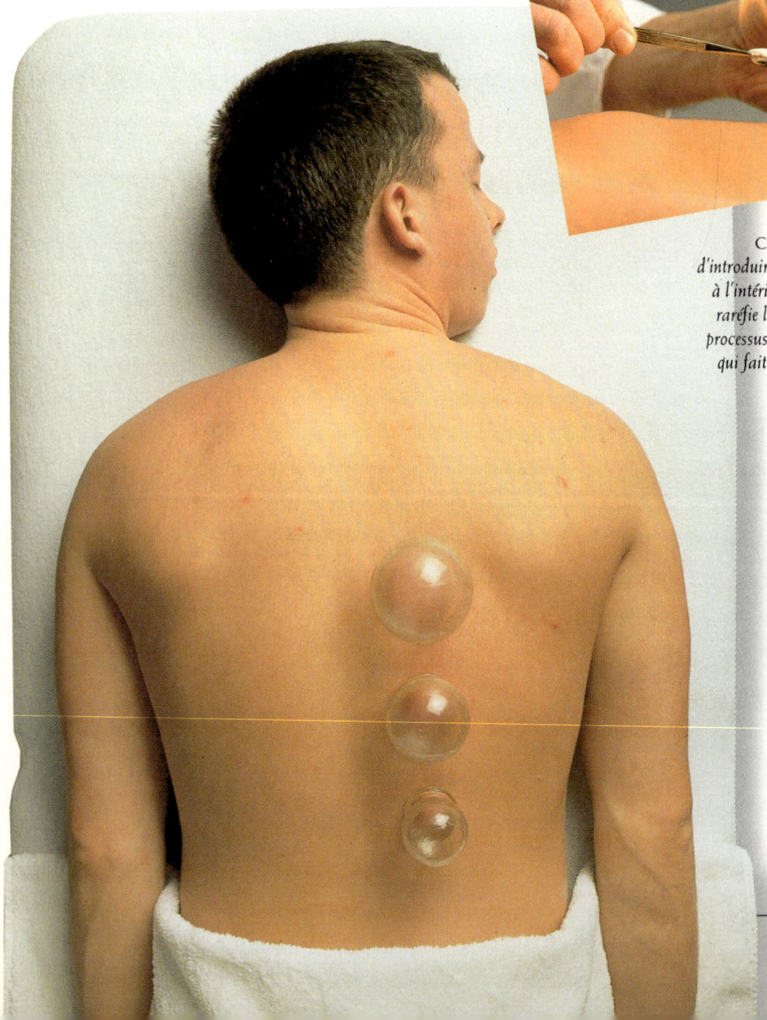

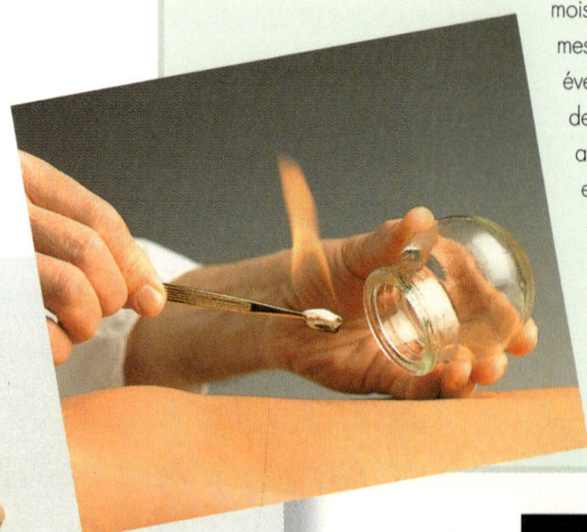

CI-DESSUS *Le fait d'introduire un coton enflammé à l'intérieur d'une ventouse raréfie l'air et entraîne un processus de révulsion locale qui fait circuler l'énergie.*

EFFICACITÉ

L'acupuncture peut-elle vraiment guérir ? La réponse dépend dans une large mesure du type de pathologie considéré. En effet, l'acupuncture ne peut annuler les effets irréversibles d'un traumatisme : par exemple, elle ne peut améliorer une articulation arthritique en supprimant les détériorations dues à l'inflammation, mais elle peut par contre soulager la douleur pendant de longues périodes. En revanche, l'acupuncture peut traiter un problème dans la mesure où il n'est pas irréversible. Ainsi, une cicatrice douloureuse peut devenir définitivement indolore après quelques séances d'acupuncture. L'aspect même de la cicatrice peut également changer : il arrive en effet, que des cicatrices, rouges et enflammées, reprennent une couleur normale à l'issue du traitement. De même, une douleur provoquée par un point réflexe à la suite d'un effort soudain ou d'un accident, peut être soulagée définitivement par l'acupuncture.

Outre ses qualités analgésiques, l'acupuncture est particulièrement efficace pour soulager les symptômes chroniques, comme ceux de la migraine. Les personnes qui y sont sujettes peuvent être soulagées de façon spectaculaire, et il arrive même que les symptômes disparaissent pendant de longues périodes. La plupart des patients auront néanmoins besoin de séances d'appoint, mais ces dernières sont souvent espacées de plusieurs mois. L'acupuncture est donc en mesure de traiter un vaste éventail d'affections, des troubles psychologiques aux problèmes de stérilité, en passant par les troubles du sommeil et les ulcères.

ATTENTION

Avant de vous lancer dans un traitement, renseignez-vous sur le nombre de séances nécessaires. L'acupuncteur ne pourra peut-être pas vous répondre avec précision, mais il devrait pouvoir vous donner une idée approximative. De façon générale, vous devriez constater une amélioration au bout de cinq séances. Si ce n'est pas le cas, inutile de vous entêter : vous faites peut-être partie des rares personnes pour lesquelles l'acupuncture n'est d'aucun secours.

CHAMP THÉRAPEUTIQUE

Pathologies qui réagissent bien à l'acupuncture :

ACCIDENT VASCULAIRE CÉRÉBRAL *VOIR* P. 359
ACOUPHÈNES *VOIR* P. 281
ALLERGIES *VOIR* PP. 338–339
ANGINE DE POITRINE *VOIR* P. 304
ARTHRITE *VOIR* PP. 346–347
ASTHME *VOIR* PP. 294–295
BOUTONS DE FIÈVRE *VOIR* P. 275
BRONCHITE *VOIR* P. 299
BURSITE *VOIR* P. 349
CATARACTE *VOIR* P. 279
CONSTIPATION *VOIR* P. 313
DÉPENDANCES *VOIR* P. 258
DÉPRESSION *VOIR* P. 261
DIABÈTE *VOIR* PP. 336–337
DIARRHÉE *VOIR* P. 312
DOULEURS DE L'ACCOUCHEMENT *VOIR* P. 328
ÉTOURDISSEMENTS *VOIR* P. 271
FAUSSE COUCHE *VOIR* P. 325
GÊNE DENTAIRE *VOIR* P. 287
GINGIVITE *VOIR* P. 289
GRIPPE *VOIR* P. 298
HYPERACTIVITÉ *VOIR* P. 351
HYPERTENSION ARTÉRIELLE *VOIR* P. 302
INCONTINENCE NOCTURNE *VOIR* P. 352
LITHIASE RÉNALE *VOIR* PP. 318–319
MAUX DE TÊTE *VOIR* PP. 268–269
MIGRAINE *VOIR* P. 269
NÉVRALGIE *VOIR* P. 267
OBÉSITÉ *VOIR* P. 334–335
OSTÉOPOROSE *VOIR* P. 358
RHUME *VOIR* P. 285
SCIATIQUE *VOIR* P. 348
SINUSITE *VOIR* P. 284
STÉRILITÉ *VOIR* P. 324
TROUBLES DE L'ALIMENTATION *VOIR* P. 265
TROUBLES DU SOMMEIL *VOIR* P. 264
ULCÈRE PEPTIQUE *VOIR* P. 311
VIH ET SIDA *VOIR* PP. 340–341

La consultation d'acupuncture

Vous devez en premier lieu décider si vous souhaitez consulter un acupuncteur traditionnel ou si vous préférez la variante moderne de cette discipline, auquel cas vous aurez affaire à un médecin spécialisé en acupuncture. Si vous avez opté pour un acupuncteur traditionnel, assurez-vous qu'il a reçu une formation adéquate, surtout si vous vivez dans un pays où la réglementation n'est pas très rigoureuse. La meilleure façon de trouver un thérapeute compétent consiste à en parler à votre médecin traitant ou à contacter une association de praticiens.

La nature et la durée de la consultation varient à la fois en fonction du type de thérapeute et de la nature du problème que vous souhaitez traiter. Dans la médecine traditionnelle chinoise, un diagnostic se fonde sur quatre examens réalisés en questionnant, en observant, en écoutant, en sentant, et enfin en palpant le patient. Un acupuncteur traditionnel vous posera sans doute un grand nombre de questions concernant vos antécédents médicaux, votre digestion, votre sommeil, votre alimentation, votre vie affective et votre mode de vie, puis examinera votre langue et vous prendra les pouls aux deux poignets. Il posera ensuite de nombreuses aiguilles qu'il laissera probablement en place une vingtaine de minutes. Peut-être aura-t-il également recours à la moxibustion (*voir* page 23) ou à l'électro-stimulation. La séance durera environ une heure au total.

Un médecin qui pratique l'acupuncture moderne commencera la séance par une consultation habituelle, mais il effectuera probablement un examen physique un peu plus poussé qu'à l'ordinaire, en accordant notamment une attention particulière à la présence de points réflexes dans les muscles et les autres parties du corps. Il utilisera sans doute un petit nombre d'aiguilles et les laissera en place très peu de temps.

Que vais-je ressentir ?

La douleur ressentie lors de l'implantation des aiguilles varie d'un individu à l'autre. Pour la plupart des sujets, cette opération est indolore ou la douleur est comparable à celle ressentie lors d'une prise de sang. L'acupuncture provoque toutefois souvent de curieuses sensations locales, généralement décrites comme des picotements ou une douleur diffuse. Les patients font souvent état d'une certaine lourdeur dans les membres et se sentent généralement détendus. Si l'on considère que ces sensations sont la preuve de l'efficacité du traitement, l'absence de réaction ne doit pas être interprétée comme un échec.

Il arrive que le patient soit immédiatement soulagé de ses symptômes, mais le plus souvent il faut attendre plusieurs heures, voire plusieurs jours pour que les effets du traitement commencent à se faire sentir. Il arrive aussi que l'état du patient empire temporairement avant de s'améliorer. La durée de l'amélioration varie elle aussi.

ATTENTION

Si vous donnez votre sang, peut-être refusera-t-on le vôtre si vous déclarez suivre un traitement par acupuncture.
Et inversement : si vous donnez votre sang, vous ne pourrez peut-être pas suivre de séances d'acupuncture.

L'ACUPUNCTURE ET MOI ?

La sensibilité à l'acupuncture varie considérablement d'un individu à l'autre. Un petit nombre de patients réagissent au traitement de façon spectaculaire : après une séance, ils se sentent détendus et heureux, voire euphoriques. Certains se mettent même à rire ou à pleurer. À l'inverse, un tiers des sujets seraient complètement insensibles à l'acupuncture. La seule façon de savoir à quelle catégorie vous appartenez est encore d'essayer, dans la mesure où votre problème correspond au champ thérapeutique de cette discipline.

Contrairement à ce que pourrait laisser supposer le phénomène de l'« effet placebo », selon lequel tout traitement perçu comme tel a forcément un effet positif, le fait qu'un patient croit ou non à l'efficacité de l'acupuncture ne semble pas avoir d'incidence sur les résultats constatés. Les personnes qui ont la phobie des aiguilles peuvent être traitées par d'autres techniques, l'acupuncture au laser par exemple. Par ailleurs, l'acupuncture s'adresse à toutes les catégories d'âge, les enfants comme les personnes âgées réagissant bien à ce type de traitement. Enfin, l'existence d'affections comme l'arthrite, ne représente pas une contre-indication à la poursuite d'un traitement par l'acupuncture.

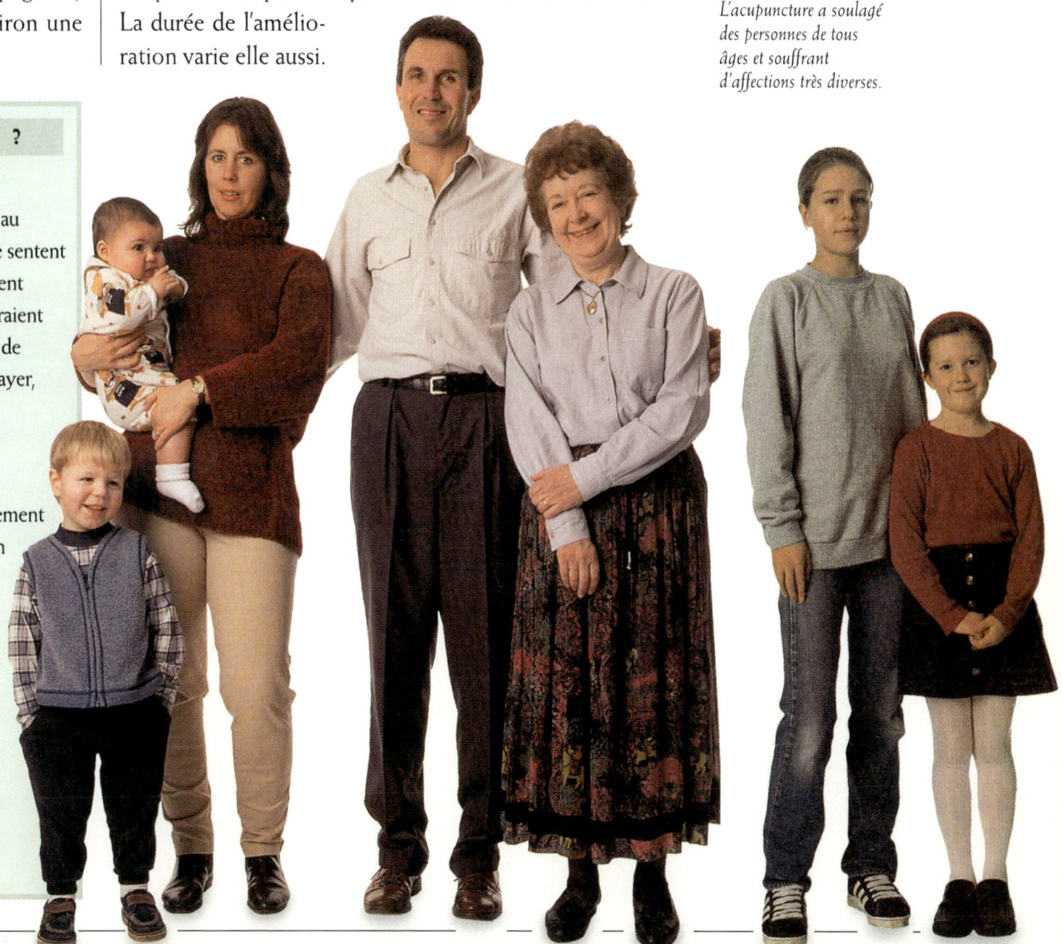

CI-DESSOUS
L'acupuncture a soulagé des personnes de tous âges et souffrant d'affections très diverses.

PRÉCAUTIONS

- L'acupuncture ne présente guère de risques lorsqu'elle est pratiquée par un thérapeute qualifié (les risques sont plus faibles par exemple que ceux liés à la prise d'analgésiques prescrits dans le traitement de l'arthrite).
- Le danger principal est de porter atteinte à un organe interne, comme le cœur ou les poumons, surtout si le praticien n'a pas reçu la formation adéquate. Il existe aussi et surtout des risques d'infection, de transmission de l'hépatite ou du VIH notamment, si l'acupuncteur ne respecte pas les règles d'hygiène et de stérilisation.
- L'action analgésique de l'acupuncture peut, par ailleurs, masquer temporairement les symptômes d'une maladie plus grave, une tumeur au cerveau par exemple. C'est pourquoi il est essentiel qu'un médecin ait écarté au préalable ce type de diagnostic.
- Il est déconseillé de conduire ou de manipuler des engins après un traitement, surtout après la première séance, car la vigilance du patient peut être altérée.
- Il est préférable d'éviter l'acupuncture pendant la grossesse, notamment au cours du premier trimestre, car elle aurait provoqué des fausses couches. Cette thérapie semble toutefois efficace contre les nausées, que certains médecins et acupuncteurs traitent en évitant de piquer certaines parties du corps.

L'amélioration apportée par la première séance est souvent de courte durée, mais elle se prolonge au fil des séances jusqu'à ce qu'un plateau soit atteint. Dans l'idéal, ce plateau correspond à la disparition complète des symptômes, mais il arrive qu'il ne corresponde qu'à un soulagement partiel, ce qui n'est pas négligeable pour autant. Il est en outre assez courant, surtout dans le cas de problèmes chroniques, que les patients se sentent soulagés pendant un certain temps, mais qu'ils aient néanmoins besoin d'un suivi régulier.

L'efficacité de l'acupuncture varie en fonction du problème traité. Pour environ 70 % des patients dont l'affection s'inscrit dans le champ thérapeutique de l'acupuncture, les résultats sont considérés comme satisfaisants. Pour les autres maladies, l'efficacité est parfois moindre, mais le traitement reste justifié lorsque la médecine classique atteint ses limites. Enfin, il arrive aussi qu'une pathologie, généralement peu sensible à l'acupuncture, connaisse une nette amélioration si le patient réagit exceptionnellement bien au traitement.

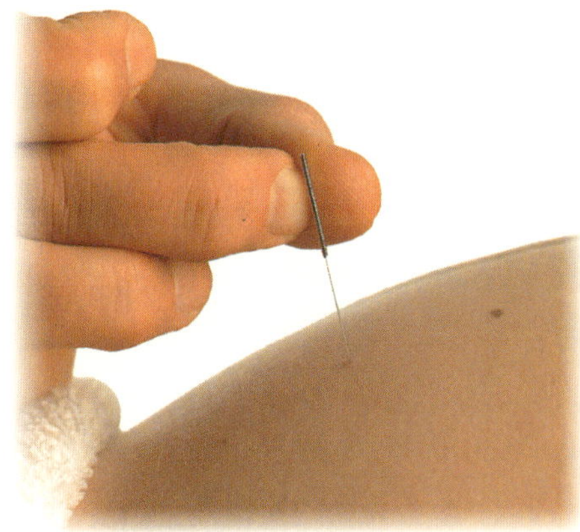

1 *Les aiguilles utilisées en acupuncture sont de longueur et de diamètre variables. Elles étaient autrefois en argent ou en or. Elles sont aujourd'hui en acier inoxydable ou en tungstène et sont soit jetables, soit parfaitement stérilisées après usage. Les aiguilles courtes et fines sont destinées à traiter les points où l'os affleure sous la peau, les aiguilles plus longues et légèrement plus grosses étant réservées aux parties plus charnues, comme les fesses.*

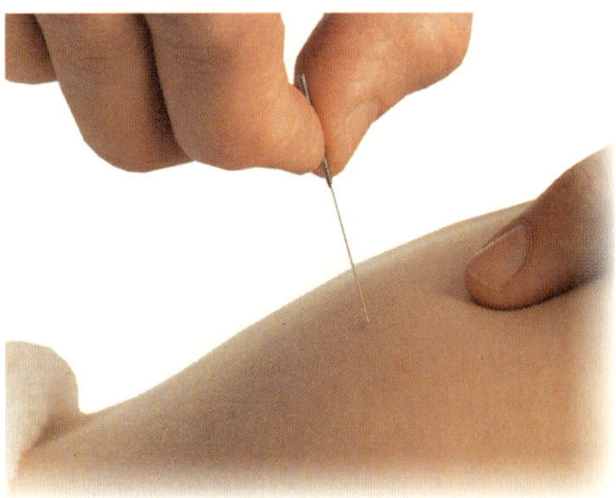

2 *Rapide et généralement indolore, l'implantation des aiguilles n'entraîne en principe aucun saignement. Suivant l'emplacement du point d'acupuncture, le praticien enfonce les aiguilles à une profondeur de 3 à 4 mm.*

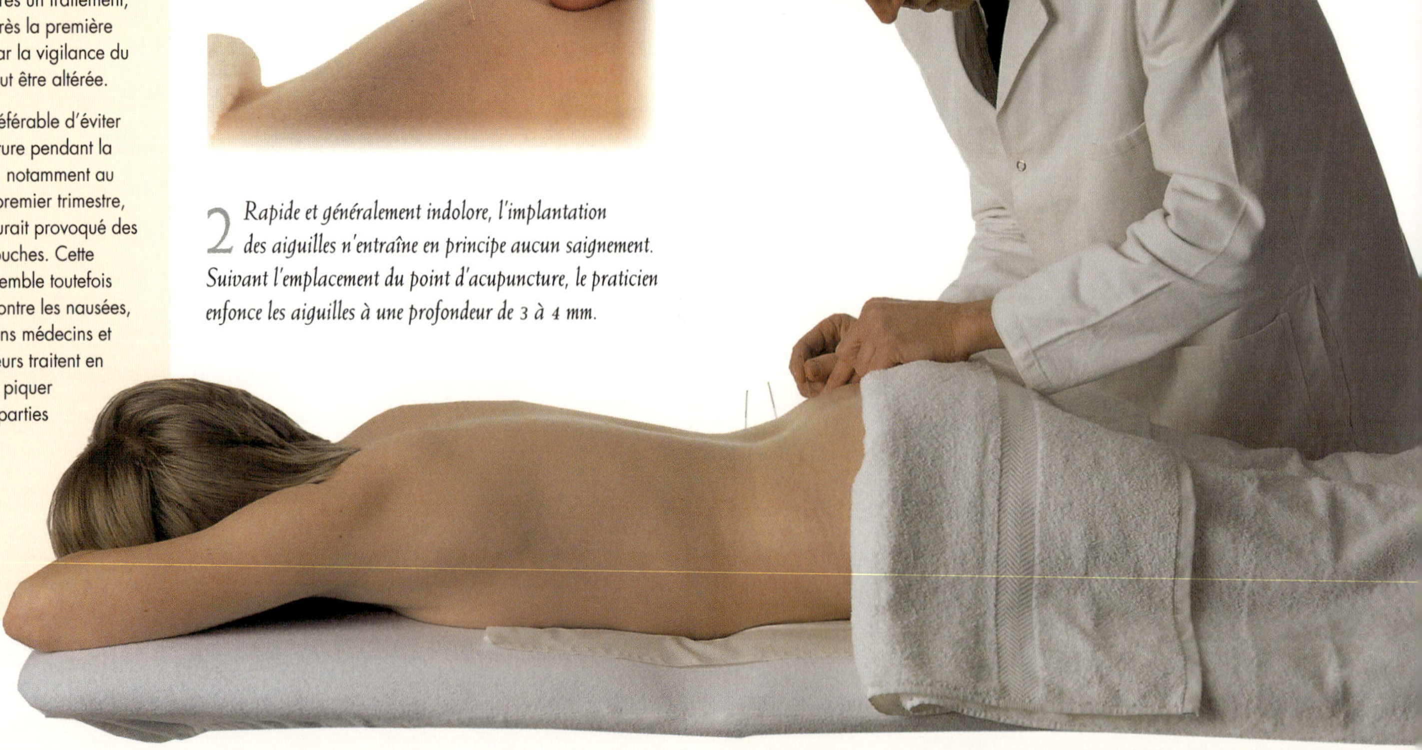

CI-DESSOUS *Il arrive que le patient éprouve une sensation de picotement ou de douleur diffuse lorsque l'aiguille atteint sa cible.*

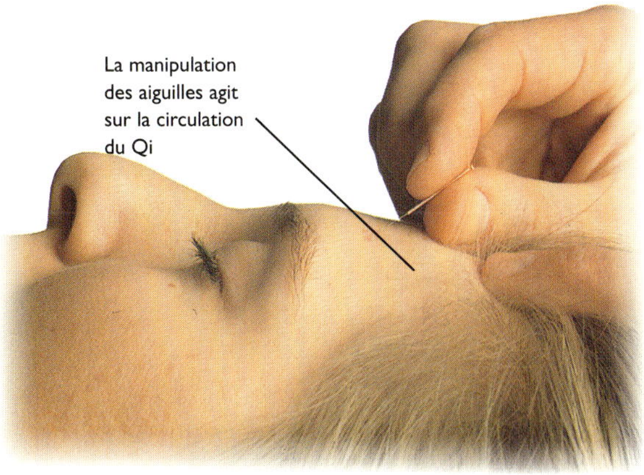

5 *Les points d'acupuncture situés sur les mains, les pieds, le visage, l'abdomen, les épaules et le dos sont les plus utilisés. À la fin de la séance, le praticien retire les aiguilles, une opération généralement indolore. Il est rare que le patient saigne, car la pointe arrondie des aiguilles écarte les fibres musculaires sans les déchirer. Il arrive toutefois qu'un petit hématome apparaisse au niveau du point traité.*

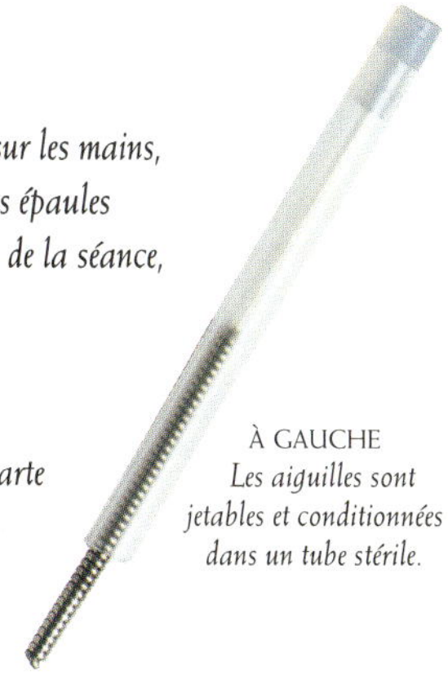

À GAUCHE
Les aiguilles sont jetables et conditionnées dans un tube stérile.

3 *Une fois les aiguilles en place, l'acupuncteur les manipule, généralement en les faisant rouler entre le pouce et l'index ou en imprimant un léger mouvement de va-et-vient pour stimuler la circulation du Qi. Ces manipulations provoquent parfois une sensation passagère de tiraillement ou d'engourdissement. Il arrive aussi que le praticien se contente de laisser les aiguilles en place.*

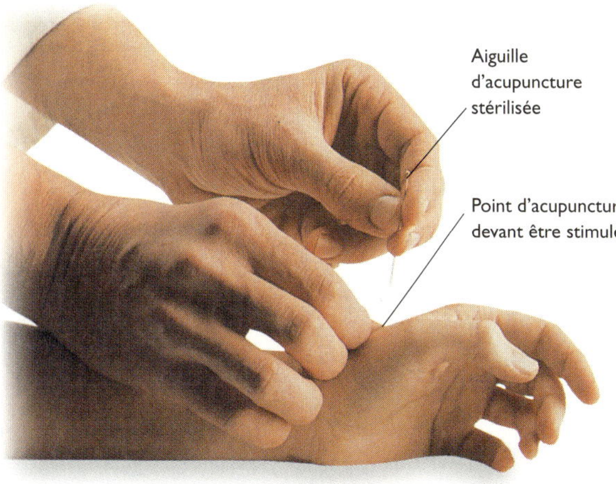

À GAUCHE
L'acupuncteur pince parfois la peau pour que la piqûre soit indolore.

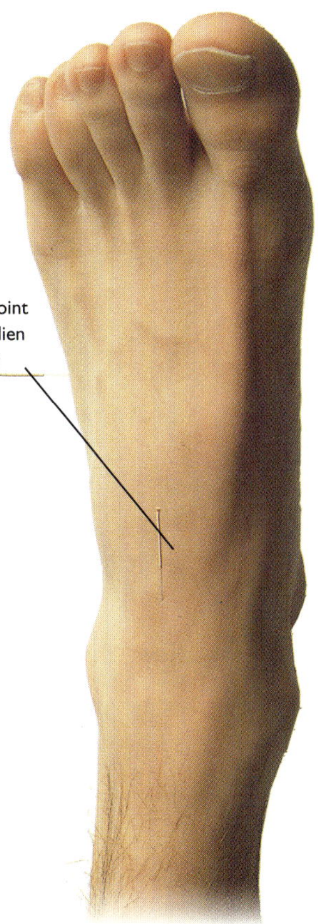

6 *Après la séance, le patient a parfois l'impression d'être fatigué ou que ses symptômes ont empiré, mais cela ne dure pas. Il arrive aussi qu'il se sente revigoré. Il faut souvent attendre plusieurs heures, voire plusieurs jours, avant que les effets du traitement se fassent sentir. Au bout de cinq séances environ, le patient devrait toutefois constater une amélioration de son état.*

4 *L'emplacement du point d'acupuncture et la nature de l'affection déterminent le temps de pose des aiguilles, qui varie de quelques secondes à une heure. Le nombre d'aiguilles utilisées varie également en fonction du problème traité.*

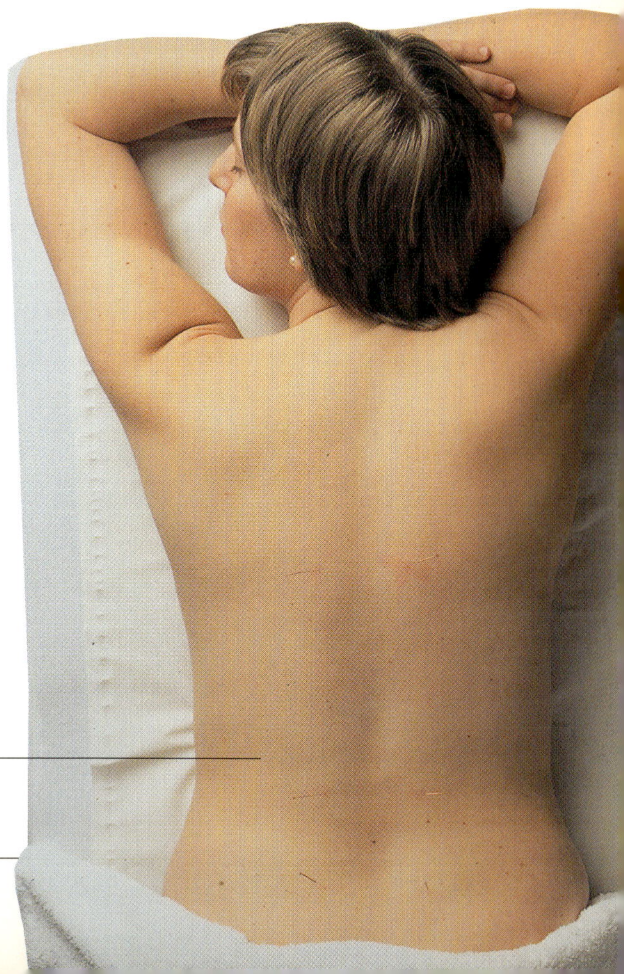

LE POINT DE VUE DE LA MÉDECINE CLASSIQUE

Des recherches ont confirmé l'efficacité du massage du point 6 Messager du Cœur pour soulager nausées et vomissements en début de grossesse. Néanmoins, de nombreux médecins occidentaux font preuve d'un grand scepticisme quant à la théorie des méridiens et ont du mal à admettre qu'une simple pression puisse agir sur les organes internes de façon si précise.

L'AURICULOTHÉRAPIE

Depuis longtemps, la médecine traditionnelle chinoise considère l'oreille comme un bon indicateur de l'état de santé, parce que les principaux méridiens la traversent. Selon les spécialistes, il y aurait sur chaque oreille plus de cent vingt points d'acupuncture – reliés à différentes parties du corps. On peut les traiter pour soulager la douleur et soigner certains troubles. La couleur et l'aspect de l'oreille entrent également en ligne de compte.

L'auriculothérapie moderne a été développée dans les années 1950 par le docteur Paul Nogier qui a identifié trente points sur chaque oreille. Leur manipulation entraînerait une réaction réflexe dans la partie du corps à laquelle ils sont reliés. Selon ce médecin, la stimulation de l'un de ces points entraîne une accélération du pouls au poignet, traduisant un déséquilibre dans la partie du corps correspondante.

L'auriculothérapie consiste donc à stimuler les points d'acupuncture de l'oreille pour agir sur les parties du corps correspondantes. Le point identifié peut être traité au moyen d'un rayon laser, d'une aiguille, en utilisant un courant électrique de faible intensité ou encore par massage. Dans certains cas, les aiguilles sont maintenues en place pendant plusieurs jours à l'aide d'un petit morceau d'adhésif, mais attention au risque d'infection si on les laisse plus d'une semaine.

L'auriculothérapie vient parfois compléter l'acupuncture du corps entier, mais elle est généralement utilisée seule, tant pour poser un diagnostic que pour traiter un problème. Au cours de la séance, le patient ressent parfois un fourmillement ou une douleur sourde au niveau du point traité et de la partie du corps correspondante. L'auriculothérapie s'appuie sur la théorie selon laquelle le pavillon de l'oreille offrirait une projection du corps humain. Par exemple, on trouve dans l'oreille des points d'acupuncture situés sur le méridien des reins. Cette thérapie permet de traiter de nombreuses affections.

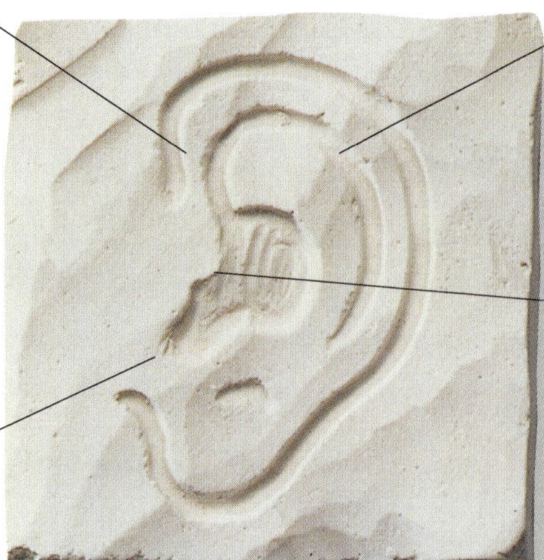

À GAUCHE *Le pavillon de l'oreille contient plus de cent vingt points d'acupuncture, de sorte que de nombreuses affections peuvent être traitées en intervenant simplement sur l'oreille. Par exemple, le point situé au centre de la partie charnue du lobe correspond à l'œil.*

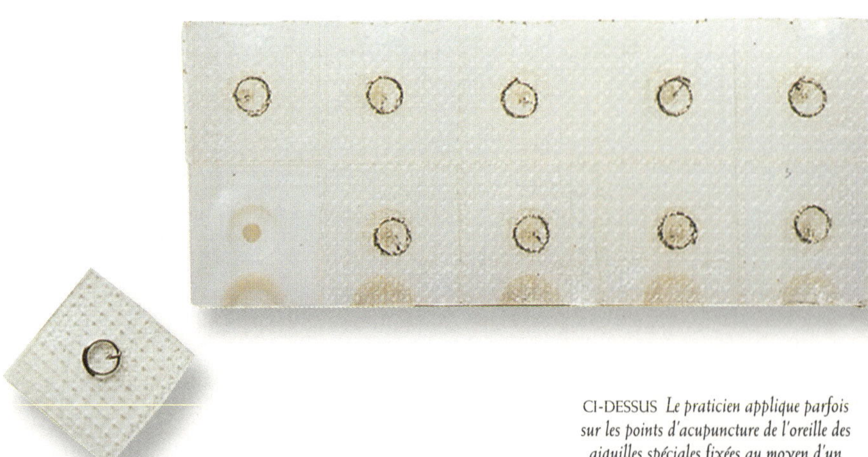

CI-DESSUS *Le praticien applique parfois sur les points d'acupuncture de l'oreille des aiguilles spéciales fixées au moyen d'un adhésif, pour qu'elles restent en place une semaine, voire davantage.*

INDICATIONS

L'auriculothérapie est traditionnellement utilisée pour traiter les problèmes de dépendance et pour soulager la douleur (lors d'un accouchement par exemple). Aujourd'hui, on a également recours à cette méthode pour traiter les traumatismes sportifs, les problèmes de l'appareil musculo-squelettique, les maux de tête, les maladies de peau et les troubles digestifs.

PRÉCAUTIONS

Cette thérapie pouvant être adaptée en fonction de l'âge et de l'état de santé du malade, elle est sans danger pour la plupart des sujets. Elle est toutefois contre-indiquée pendant la grossesse et chez les personnes très âgées. Elle est reconnue par L'O.M.S. depuis 1987 et confirmée et standardisée depuis 1990.

LA DIGITOPRESSION

*Les principes sur lesquels se fonde la digitopression, appelée encore acupression ou digitopuncture, sont les mêmes que ceux de l'acupuncture. En fait, cette dernière est issue de la digitopression, une technique antérieure parfois qualifiée de « mère de l'acupuncture ». Aujourd'hui, la digitopression est largement pratiquée en Chine par les patients eux-mêmes, qui prennent davantage en charge leur propre santé qu'en Occident. Cette méthode est également recommandée et enseignée par un grand nombre d'acupuncteurs traditionnels qui la considèrent comme un précieux complément. Les thérapeutes ont d'ailleurs souvent recours à cette technique en complément de l'acupuncture au cours d'une consultation. Les médecins occidentaux reconnaissent, eux aussi, l'intérêt de cette méthode – que les patients peuvent pratiquer eux-mêmes –, mais là encore, ils expliquent son efficacité en terme de points réflexes (*voir *page 23**). D'après eux, la digitopression serait bien moins efficace que l'acupuncture. Si elle peut soulager certains symptômes, son action thérapeutique est en revanche de courte durée.*

Comment localiser les points ?
Les schémas ci-contre indiquent approximativement l'emplacement des points de digitopression dont vous avez besoin (souvenez-vous que les distances s'expriment en largeur de doigt), mais vous devrez le vérifier plus précisément par vous-même. Palpez la zone concernée jusqu'à ce que vous ressentiez un léger inconfort, parfois suivi, quelques minutes plus tard, d'une sensation d'engourdissement, voire de picotement autour du point concerné. Rassurez-vous, vous serez bientôt moins sensible.

Les techniques de digitopression
Le degré de pression que vous devez exercer dépend du système thérapeutique pour lequel vous avez opté (*voir* Systèmes combinés, page 31). De façon générale, une pression modérée est recommandée en cas d'automédication. Appuyez sur le point d'acupuncture choisi pendant une à deux minutes avec le bout du pouce ou d'un autre doigt, une phalange, ou encore un objet lisse et rond comme la gomme qui se trouve à l'extrémité d'un crayon. Vous pouvez également décrire de petits mouvements circulaires. Renouvelez la manipulation plusieurs fois par jour, en traitant les points appropriés des deux côtés du corps.

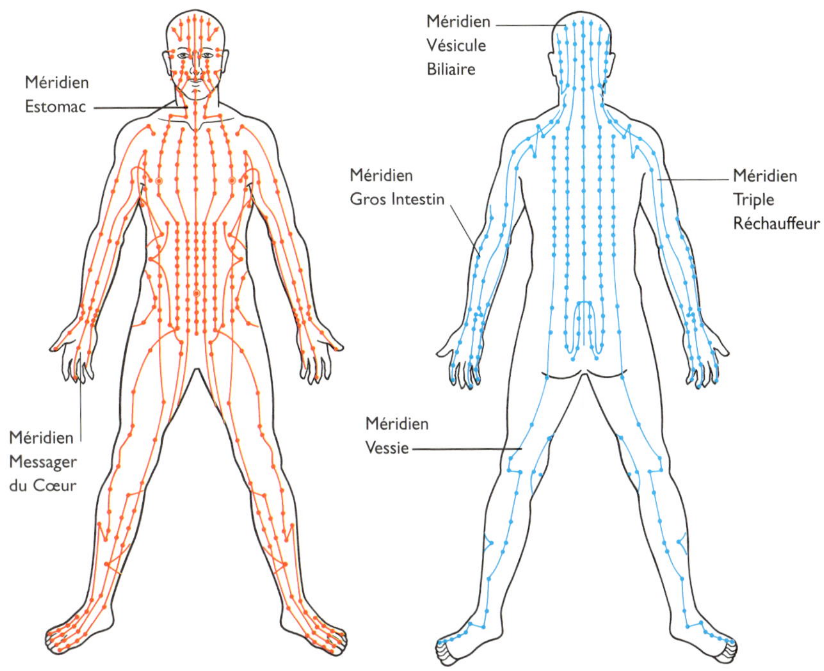

CI-DESSUS *La digitopression consiste à stimuler les points situés sur les douze méridiens.*

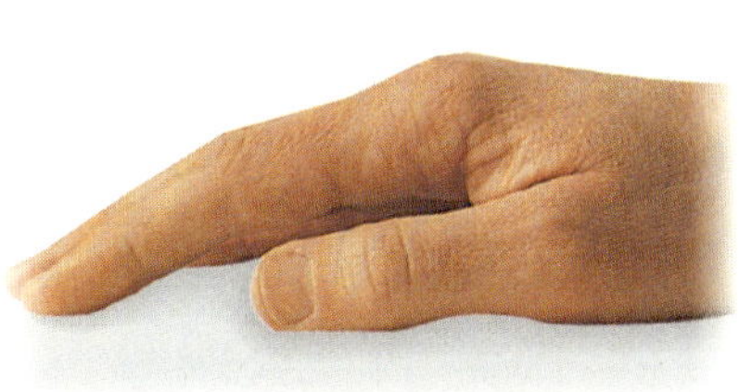

CI-DESSUS *Servez-vous de votre main ou d'un objet rond et lisse.*

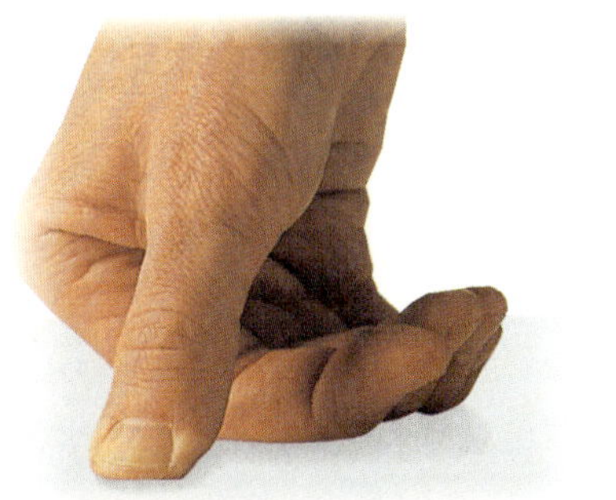

CI-DESSUS *Appuyez avec l'extrémité du pouce ou d'un autre doigt.*

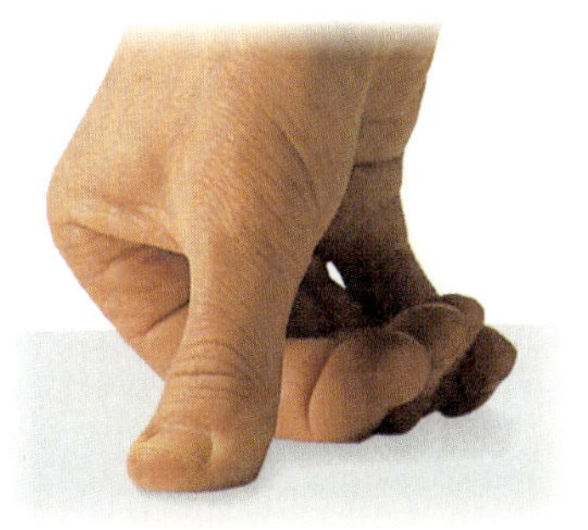

CI-DESSUS *Décrivez de petits mouvements circulaires sur le point à traiter.*

Les points d'acupuncture qu'il est utile de connaître

La stimulation de certains points d'acupuncture semble particulièrement efficace. Essayez-les donc en priorité si vous souffrez d'une affection qui leur correspond.

* Les points de la tête et du cou : de nombreuses personnes présentent des zones sensibles en haut des épaules, dans les muscles du cou et à la base du crâne, souvent dues à une mauvaise position, et entraînant raideur musculaire et maux de tête ;
* Les points du bas du dos : leur stimulation soulage efficacement le mal de dos ;
* Les points des fesses : pour chercher les points sensibles enfouis dans les muscles fessiers, allongez-vous sur le côté et basculez les hanches vers l'avant ;
* Le point 6 Messager du Cœur, situé à l'avant du poignet : sa stimulation est efficace contre les nausées et les vomissements en début de grossesse, et le mal des transports ;
* Le point 4 Gros Intestin, qui se trouve sur le pli cutané séparant le pouce et l'index. Ne le massez pas si vous êtes enceinte. Sa stimulation est efficace pour soulager le mal de dents (vous pouvez aussi le frotter avec un glaçon) ;
* Les points situés à l'intérieur du mollet, une largeur de main au-dessus de la cheville environ : leur stimulation soulage efficacement les douleurs menstruelles, mais ne les massez pas si vous êtes enceinte.

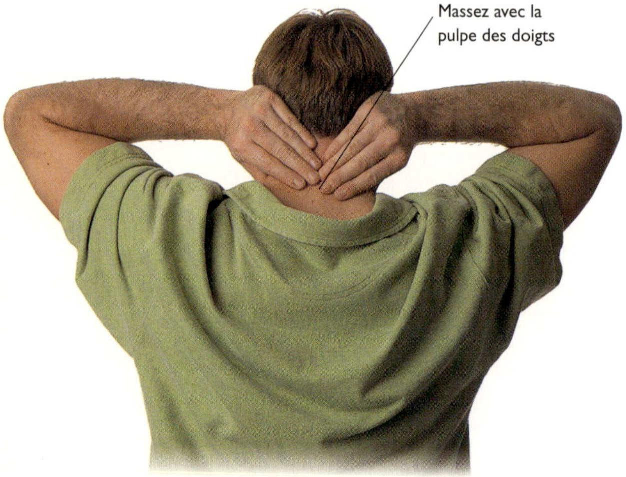
Massez avec la
pulpe des doigts

1 *Le massage des points d'acupuncture situés à l'arrière de la tête et sur la nuque est très efficace contre certains maux de tête, le torticolis et les vertiges. Veillez toutefois à ne pas masser le point 21 Vésicule Biliaire si vous êtes enceinte.*

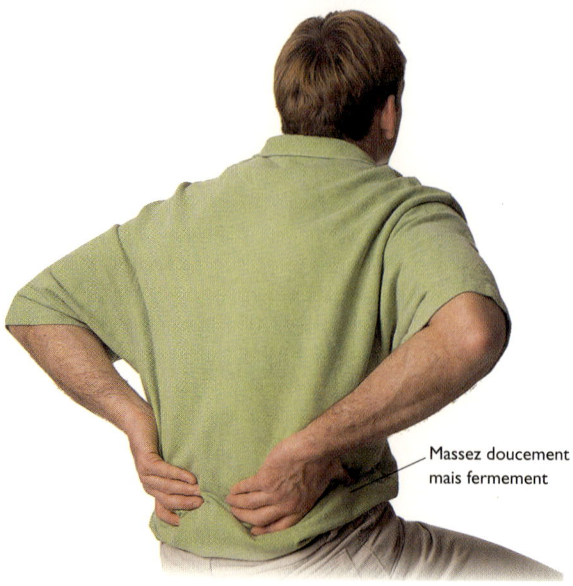

2 *La stimulation des points d'acupuncture situés dans le bas du dos, notamment celle du point 25 Vessie, qui se trouve sur la partie inférieure de la quatrième lombaire (au niveau de la taille), est recommandée en cas de constipation, de diarrhée et de lombalgie aiguë.*

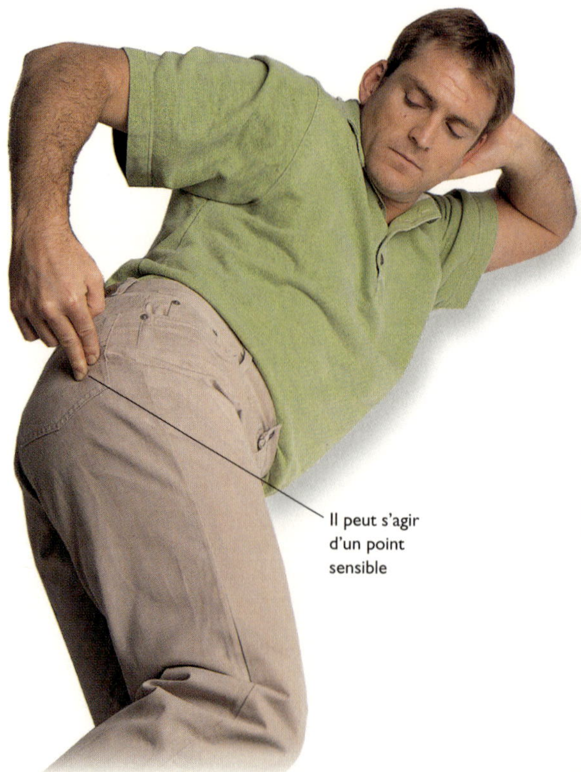
Il peut s'agir
d'un point
sensible

3 *En cas de sciatique, allongez-vous sur le côté et appuyez sur le point 30 Vésicule Biliaire, qui se trouve aux deux tiers de la distance qui sépare le bas de la colonne vertébrale du haut du fémur. Attention toutefois, car ce point est parfois très sensible.*

CHAMP THÉRAPEUTIQUE

Affections qui réagissent bien à la digitopression :

ALLERGIES *VOIR PP.* 338–339
ANGINE DE POITRINE *VOIR P.* 304
ANXIÉTÉ *VOIR PP.* 256–257
ARTHRITE *VOIR PP.* 346–347
ASTHME *VOIR PP.* 294–295
BOUTONS DE FIÈVRE *VOIR P.* 275
BRONCHITE *VOIR P.* 299
CATARACTE *VOIR P.* 279
COLIQUES *VOIR P.* 350
DÉPENDANCES *VOIR P.* 258
DIARRHÉE *VOIR P.* 312
DOULEURS DE L'ACCOUCHEMENT *VOIR P.* 328
DOULEURS DENTAIRES *VOIR P.* 288
ENGELURES *VOIR P.* 277
ÉTOURDISSEMENTS *VOIR P.* 271
ÉVANOUISSEMENT *VOIR P.* 270
FATIGUE OCULAIRE *VOIR P.* 280
GRIPPE *VOIR P.* 298
GROSSESSE *VOIR PP.* 326–327
INCONTINENCE NOCTURNE *VOIR P.* 352
INCONTINENCE URINAIRE *VOIR P.* 317
MAL D'OREILLE *VOIR P.* 282
MIGRAINE *VOIR P.* 269
NAUSÉES ET VOMISSEMENTS *VOIR P.* 308
NÉVRALGIE *VOIR P.* 267
OBÉSITÉ *VOIR P.* 334–335
PALPITATIONS *VOIR P.* 307
RHUME *VOIR P.* 285
ROUGEOLE *VOIR P.* 355
RUBÉOLE *VOIR P.* 355
SCIATIQUE *VOIR P.* 348
SINUSITE *VOIR P.* 284
STÉRILITÉ *VOIR P.* 324
SUITES DE COUCHES *VOIR P.* 329
SYNDROME PRÉMENSTRUEL *VOIR P.* 323
TROUBLES DE L'APPAREIL REPRODUCTEUR MASCULIN *VOIR PP.* 332–333
TROUBLES MENSTRUELS *VOIR PP.* 322–323
TROUBLES RÉNAUX *VOIR PP.* 318–319
ULCÈRE PEPTIQUE *VOIR P.* 311
VARICELLE *VOIR P.* 353
VIH ET SIDA *VOIR PP.* 340–341

PRÉCAUTIONS

- Consultez votre médecin avant de commencer à pratiquer la digitopression pour être certain que la douleur ressentie ne provient pas d'une pathologie grave. Consultez également un médecin si la douleur s'aggrave ou s'étend après le traitement.
- La digitopression est déconseillée si vous êtes enceinte, sauf les premiers mois pour lutter contre les nausées (appuyez alors à l'intérieur du mollet, une largeur de main au-dessus de la cheville). Certains points d'acupuncture ne doivent en effet pas être stimulés pendant la grossesse.

LES SYSTÈMES COMBINÉS

De nombreuses variantes de digitopression sont apparues au fil des siècles, et un grand nombre de systèmes thérapeutiques ont ajouté l'une ou l'autre de ces méthodes à leur arsenal technique et spirituel.

Dans le *shen tao* par exemple, le système thérapeutique considéré comme le plus ancien de toute la médecine chinoise, les praticiens associent une légère pression exercée du bout des doigts sur les points d'acupuncture à l'application des principes taoïstes en matière d'alimentation et d'équilibre énergétique. Le *jin shen* et le *do jin chen* allient, pour leur part, le massage prolongé à d'autres techniques comme la méditation.

La digitopression est également une composante importante du Do-in (*voir* pages 38–41), et de certaines formes de Qi-gong (*voir* pages 44–5). Au Japon, la digitopression joue un rôle essentiel dans le shiatsu (*voir* pages 32–37), mais en Chine la forme d'acupression la plus courante est le tuina, qui l'associe à des techniques de massage (*voir* pages 96–103) et de manipulation.

CHAUD ET FROID

La pression manuelle n'est pas toujours le moyen le plus efficace pour stimuler les points d'acupuncture. On obtient parfois de meilleurs résultats en appliquant de la chaleur ou du froid. Essayez de stimuler les points d'acupuncture de votre nuque et de vos épaules avec un jet de douche chaud et puissant pendant que vous prenez un bain chaud, ou bien frottez un point d'acupuncture avec un glaçon. Vous pouvez tout aussi bien fixer une poche de glace sur le point en question, mais n'oubliez pas d'intercaler un linge humide entre la peau et le sac sinon vous risquez de vous brûler.

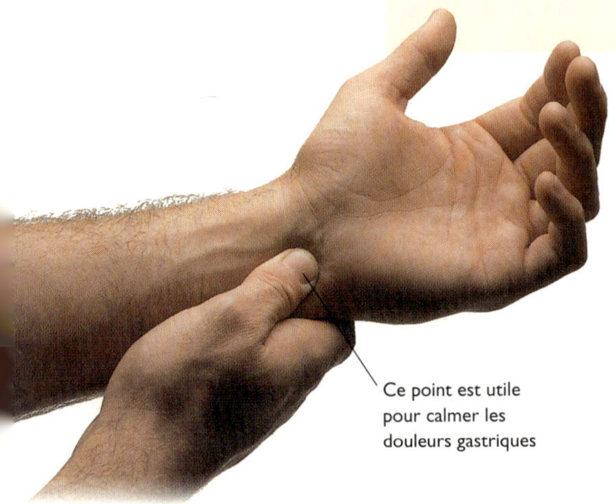

4 Si vous souffrez de nausées ou du mal des transports, appuyez sur le point 6 Messager du Cœur, qui se trouve sous le pli du poignet, dans l'alignement de l'annulaire.

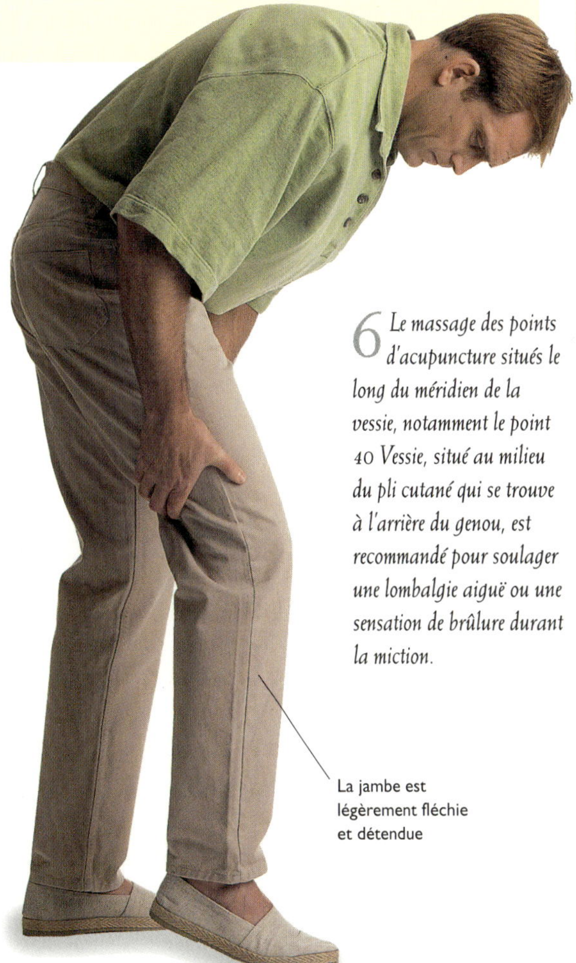
La jambe est légèrement fléchie et détendue

6 Le massage des points d'acupuncture situés le long du méridien de la vessie, notamment le point 40 Vessie, situé au milieu du pli cutané qui se trouve à l'arrière du genou, est recommandé pour soulager une lombalgie aiguë ou une sensation de brûlure durant la miction.

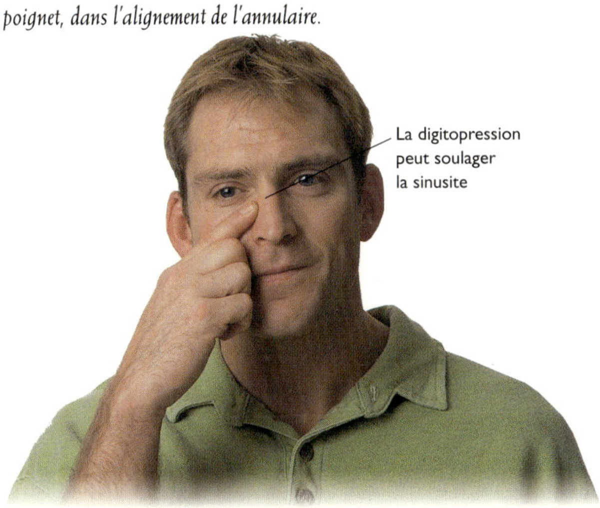
La digitopression peut soulager la sinusite

5 Le massage du point 20 Gros Intestin, situé au milieu de la narine, serait efficace pour décongestionner le nez, calmer les saignements de nez, le rhume des foins et lutter contre la perte de l'odorat.

LE SHIATSU

ORIGINES

Le shiatsu est une technique de massage profond dérivée de certains éléments de la médecine traditionnelle chinoise, introduite au Japon il y a quelque 1 500 ans. C'est au début du XXe siècle que Tamai Tempaku redécouvrit le potentiel thérapeutique de cette discipline. Ce Japonais associa aux techniques orientales traditionnelles certains éléments d'anatomie et de physiologie occidentales. Son travail influença plusieurs praticiens qui développèrent, à leur tour, les méthodes de shiatsu pratiquées aujourd'hui, à savoir le Zen Shiatsu, le Namikoshi Shiatsu et la Tsubo-thérapie

C'est seulement en 1955 que le shiatsu a été reconnu par le gouvernement japonais comme une méthode thérapeutique digne de ce nom. Il est de plus en plus apprécié en Occident, tant pour poser un diagnostic que pour traiter toute une gamme d'affections.

Le shiatsu est une méthode thérapeutique japonaise qui allie le toucher et la pression pour stimuler la circulation de l'énergie le long des méridiens et favoriser ainsi la vitalité, le bien-être et la capacité d'auto-guérison. Comme l'acupression, le shiatsu, (de shi*, doigt et* atsu*, pression), est dérivé de la médecine traditionnelle chinoise, mais il fallut attendre 1955 pour qu'il soit officiellement reconnu au Japon. Le shiatsu suscite un intérêt croissant en Occident, où il est pratiqué non seulement par des spécialistes, mais aussi par les patients eux-mêmes pour traiter des affections bénignes. C'est au XXe siècle que les nombreuses variantes du shiatsu ont fait leur apparition.*

Les principes et les pratiques de base de la médecine traditionnelle chinoise, dont la technique de massage thérapeutique « tuina » (« Anma » en japonais), se sont répandus au Japon au VIe siècle de notre ère, en même temps que le bouddhisme et la philosophie chinoise. Ils ne tardèrent pas à évoluer indépendamment de leurs origines, en particulier , du début du XVIIe à la fin du XIXe siècle, pendant la période d'Edo, véritable renaissance artistique et culturelle du Japon.

On décréta alors que les aveugles pouvaient pratiquer l'Anma – les malvoyants disposent en effet d'un sens tactile très développé et de nos jours encore, bon nombre de kinésithérapeutes sont des handicapés visuels) –, ce qui porta préjudice à la réputation de ces massages. À l'époque, il était en effet difficile pour les aveugles d'acquérir un solide bagage scientifique. Aussi, alors que d'autres thérapeutiques firent un bon en avant au Japon, enrichissant la théorie traditionnelle par de nouvelles techniques plus scientifiques que spirituelles, la dimension thérapeutique de l'Anma fut quelque peu oubliée, à l'exception du traitement connu sous le nom d'« ampuku » réservé aux problèmes liés à la grossesse et à l'accouchement.

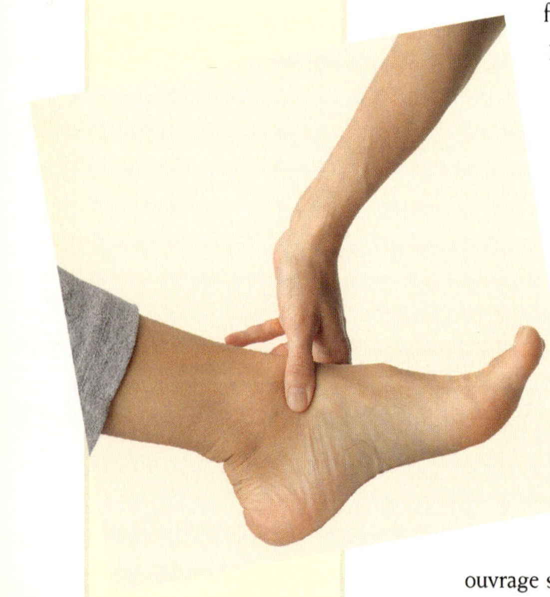

CI-DESSUS *Les shiatsuki exercent une pression sur des points appelés Tsubos qui se trouvent sur les méridiens énergétiques.*

Le renouveau de l'Anma

Alors qu'elle était délaissée au début du XXe siècle, la pratique de l'Anma fut remise au goût du jour par Tamai Tempaku, qui en 1919, publia un ouvrage intitulé *Shiatsu Ho* dans lequel il complétait l'Anma, l'ampuku et le Do-in (*voir* pages 38–41) avec des éléments d'anatomie, de physiologie et de spiritualité traditionnelles. La parution de cet ouvrage suscita un regain d'intérêt pour l'Anma, et trois de ses disciples, Tokujiro Namikoshi, Katsusuke Serizawa et Shizuto Masunaga développèrent chacun de leur côté leur propre variante du shiatsu : le Zen Shiatsu, le Namikoshi Shiatsu et la Tsubo-thérapie. Ces pratiques présentant d'importantes différences, nous allons les traiter ici séparément. En pratique toutefois, les distinctions entre les divers types de shiatsu tendent à s'effacer car dans de nombreux pays, les organismes de tutelle encouragent les praticiens à ne pas se cantonner à un seul système.

Le Zen Shiatsu

Bien que la méthode de Shizuto Masunaga soit postérieure à celle de Namikoshi (*voir* ci-dessous), c'est aujourd'hui probablement la plus populaire. Le Zen Shiatsu associe l'Anma aux concepts de la médecine traditionnelle chinoise : Yin et Yang, Qi (« Ki » en japonais) et méridiens (*voir* pages 20–21). Il se propose également de rééquilibrer le Yin et le Yang en agissant sur la circulation du Qi.

Cependant, Masunaga est allé plus loin : il a décrit des méridiens supplémentaires, étendant ce faisant le schéma traditionnel utilisé en acupuncture. Il a également exploité la théorie des Cinq Éléments (*voir* page 35), une classification plus fine des qualités du Yin et du Yang permettant de décrire les différents états du Qi, et s'est inspiré d'une théorie d'équilibre énergétique, le Kyo-Jitsu (*voir* page 35), pour détecter les déséquilibres, les interpréter, puis les traiter. Il a enfin approfondi un système de diagnostic par la palpation de l'abdomen du patient (*voir* Établir un diagnostic par le toucher, page 36). Dans le Zen Shiatsu, le concept Yin/Yang est étendu aux autres aspects de la vie, notamment à l'alimentation, aux exercices physiques et à l'état psychologique général.

Le Namikoshi Shiatsu

Également connue sous le nom de « massage shiatsu », la méthode Namikoshi utilise les techniques de pression et de friction de l'Anma, mais minimise l'importance du Yin/Yang, du Qi et des méridiens, voire les ignore. En revanche, elle privilégie le massage de certaines parties du corps, dont la plupart sont des points réflexes (*voir* page 23) et s'inspire largement des connaissances occidentales en anatomie, physiologie et neurologie. Par ailleurs, les praticiens conseillent leurs patients sur le régime alimentaire, les exercices physiques et l'hygiène de vie qu'il convient d'adopter.

LES FONDATEURS DU SHIATSU MODERNE

Shizuto Masunaga a développé le Zen Shiatsu en modifiant les concepts de Qi et les trajets des méridiens de la médecine traditionnelle chinoise (MTC).
C'est probablement la forme de shiatsu la plus courante en Occident. Contrairement aux adeptes des autres méthodes, le Zen shiatsuki se sert toujours de ses deux mains et il travaille sur toute la longueur du méridien sur lequel il a constaté un déséquilibre, et non sur des points spécifiques.

La méthode Namikoshi privilégie le massage de certaines parties du corps, négligeant les concepts de Qi et de méridiens. C'est par ailleurs à Tokujiro Namikoshi que l'on doit la reconnaissance officielle du shiatsu au Japon. Il a également créé un centre de formation et fait connaître le shiatsu en Amérique du Nord.

Katsusuke Serizawa est le père de la Tsubo-thérapie, une forme de shiatsu inspirée de la médecine traditionnelle chinoise mais qui cherche une explication scientifique au système des méridiens. La Tsubo-thérapie s'intéresse principalement à la stimulation de points spécifiques, les Tsubos, et adapte ses techniques à l'affection particulière dont souffre le patient.

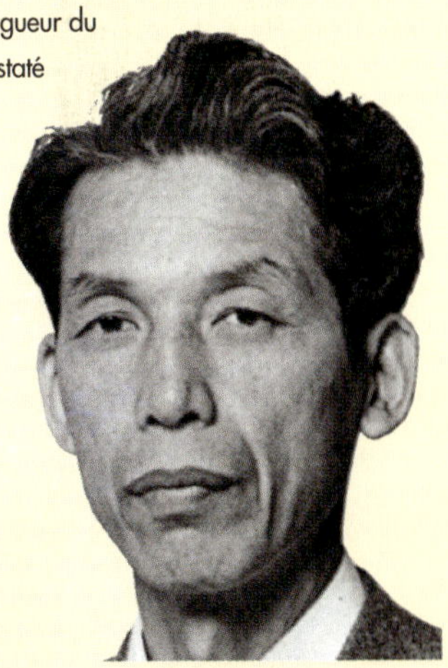

Masunaga

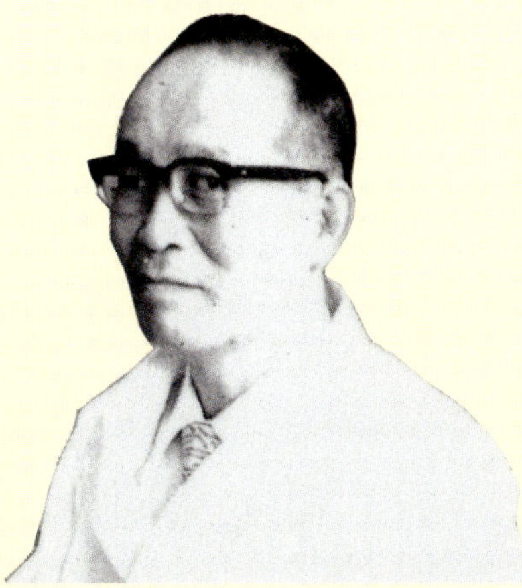

Serizawa

Tokujiro Namikoshi fut le premier des élèves de Tempaku à élaborer sa propre méthode de shiatsu, et ce fut également le premier à le faire connaître en Occident. Son fils Toru fut pour beaucoup dans le succès rencontré par la méthode Namikoshi en Amérique du Nord et publia un guide très complet intitulé *The Complete Book of Shiatsu Therapy*. Cependant, du fait de l'importance accordée à l'aspect manuel de la discipline, la méthode Namikoshi ne séduira pas les personnes intéressées par une approche plus spirituelle du shiatsu.

La Tsubo-thérapie

La méthode prônée par Katsusuke Serizawa, le troisième élève de Tempuka, se situe à la croisée des deux précédentes. Il est revenu à la théorie des méridiens, mais a surtout axé ses recherches sur la nature des points d'acupuncture, appelés Tsubos en japonais. Une partie importante de ses recherches porte sur l'utilisation d'appareils de mesure sophistiqués visant à démontrer l'activité électrique perçue au niveau des Tsubos.

La méthode Serizawa consiste donc à stimuler les Tsubos en les massant, en les piquant avec des aiguilles ou en les chauffant avec des cônes de moxa (*voir page 23*). Elle n'est pas très répandue en Occident, mais le shiatsu-acupression qui est en est issu est pratiqué aux États-Unis.

LES MÉRIDIENS DU SHIATSU

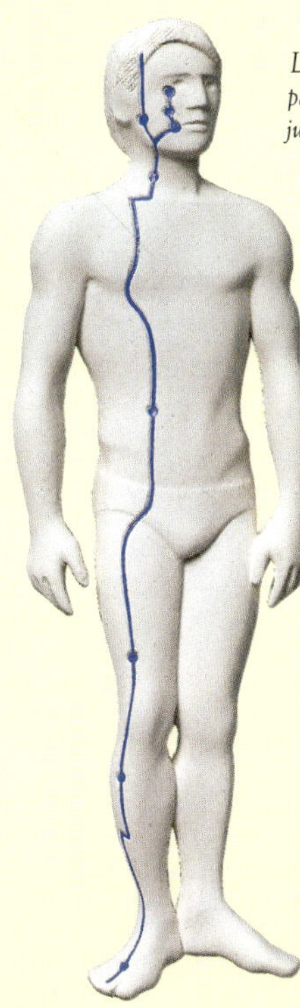

À GAUCHE
Le méridien de l'estomac part sous l'œil et descend jusqu'à l'orteil du milieu.

LES VARIANTES DU SHIATSU

L'univers du shiatsu est très riche, de sorte qu'il existe bien d'autres variantes que les trois méthodes principales décrites ici. Il existe plusieurs courants distincts, leur nom faisant référence à leur approche théorique ou à leur fondateur.

❧ Le shiatsu macrobiotique, enseigné au Kushi Institute dans le Massachussets, aux États-Unis, associe théories traditionnelles, diététique et hygiène de vie.

❧ Le shiatsu aux pieds nus, élaboré par Yamamoto, consiste à stimuler les méridiens avec les mains, les coudes, les genoux et les pieds.

❧ Le « nippon shiatsu », ou shiatsu japonais, pratiqué presque exclusivement aux États-Unis, allie la méthode Namikoshi à la théorie traditionnelle des méridiens.

❧ L'Ohashiatsu® créé par Watura Ohashi de l'Ohashi Institute à New York, associe le shiatsu à des exercices physiques et à de la méditation.

❧ Le « Bodywork tantra » élaboré par un instituteur, Harold Dull, associe la méditation, la théorie des chakras et le Zen Shiatsu. Il comprend :

❧ Le « tantsu », contraction de *tantric shiatsu*, qui consiste à étirer les méridiens en tirant et en appuyant dessus ;

❧ Le « watsu », qui consiste à pratiquer le shiatsu avec de l'eau chaude jusqu'à la poitrine, pour éliminer les blocages des méridiens ;

❧ Le New Age Shiatsu® créé par Reuho Yamada, un prêtre zen.

Le principe du shiatsu

La méthode Namikoshi agit, dans une large mesure, de la même façon que le massage thérapeutique (*voir* pages 96–103). En provoquant la libération d'endorphines, les analgésiques naturels de l'organisme, elle fait chuter la tension artérielle, supprime les contractures musculaires, active la circulation du sang et mobilise le système lymphatique. En revanche, pour les Zen shiatsuki, qui appliquent une méthode inspirée des principes de la médecine traditionnelle chinoise (*voir* pages 20–28), les bienfaits du shiatsu ne s'arrêtent pas là. Ces praticiens ne se contentent pas de travailler sur les Tsubos, comme le ferait un adepte de la Tsubo-thérapie ou un acupuncteur (*voir* pages 20–28). Ils estiment en effet pouvoir modifier le flux du Qi en stimulant le méridien sur toute sa longueur : c'est là la grande différence entre le Zen Shiatsu et l'acupuncture.

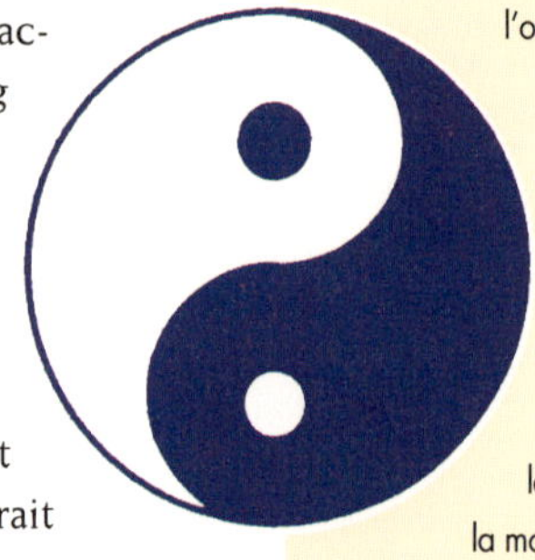

LE YIN/YANG ET L'ORGANISME

Les qualités générales du Yin ou du Yang correspondent à chaque partie du corps et à l'ensemble des caractéristiques physiques et psychologiques . Un shiatsuki peut procéder à un bilan énergétique et déterminer ainsi l'état général du Qi dans l'organisme du patient. Voici la classification habituelle :

YIN – les organes internes pleins (le cœur, les poumons, les reins, le foie, la rate) ; l'intérieur du corps de façon générale ; la face antérieure, la moitié inférieure et le côté droit du corps ; les douleurs chroniques ; l'introversion ; l'intellect.

YANG – les organes internes creux (la vésicule biliaire, l'estomac, le gros et le petit intestins, la vessie) ; la surface du corps ; le dos, la moitié supérieure et le côté gauche du corps ; les douleurs aiguës ; l'extraversion ; le physique.

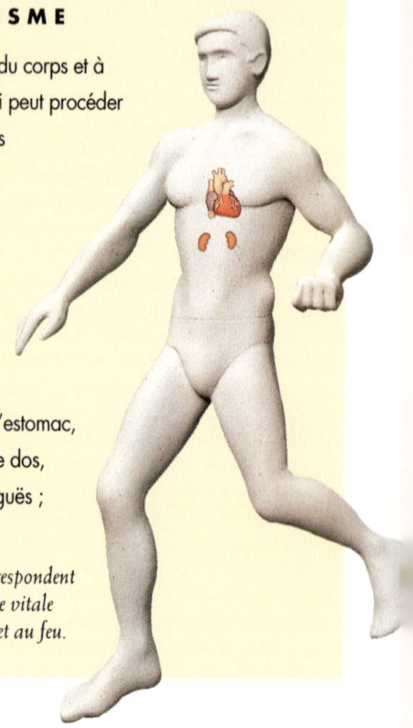

À DROITE *Les reins et le cœur correspondent à deux états Yin/Yang de l'énergie vitale de l'organisme, c'est-à-dire à l'eau et au feu.*

Temporel et spirituel

Ces deux disciplines diffèrent également dans leur approche thérapeutique. Dans le cas de l'acupuncture et de la digitopression, le thérapeute identifie le problème, puis stimule certains points d'acupuncture pour traiter l'affection et soulager la douleur. Le Zen Shiatsu, en revanche, revendique une approche plus holistique. Le shiatsuki s'efforce en effet de traiter l'individu dans son ensemble, sur le plan physique et spirituel, au cours d'une même séance. Alors que le travail d'un acupuncteur traditionnel est essentiellement mécanique (*voir* page 21), la notion d'harmonisation du Qi dans le Zen Shiatsu comporte une importante dimension spirituelle, avec tout ce que cela implique.

Au cours d'une séance de shiatsu, diagnostic et traitement sont pratiquement indissociables. Le thérapeute fait régulièrement le bilan de ce qu'il ressent, puis modifie le traitement en conséquence. En revanche, il est très rare qu'un acupuncteur modifie le traitement, une fois les points appropriés choisis.

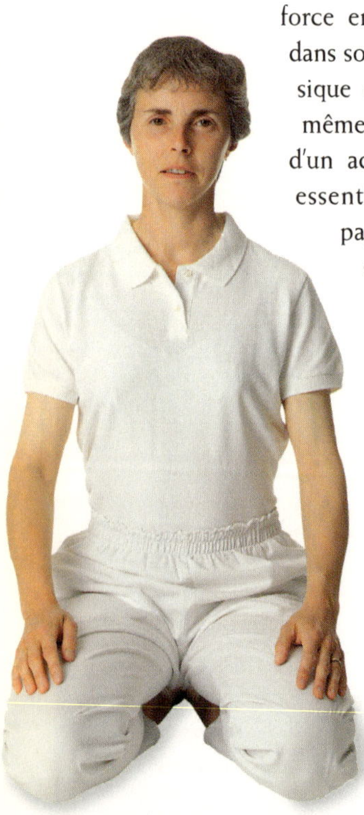

CI-DESSUS *La respiration Hara est fondamentale dans la pratique du shiatsu.*

Le Qi et le couple Yin/Yang

Il est difficile de résumer les fondements spirituels du Zen Shiatsu dans le cadre de cet ouvrage. Je vous propose donc de vous reporter à la bibliographie (*voir* pages 370–375) si vous souhaitez approfondir le sujet. Si l'on s'en tient aux définitions, le Qi est à la base de tout, c'est le fondement de l'univers et la source de tout mouvement. À l'origine, il y a le Tao dont la manifestation est le Yin/Yang : le Yin, le « versant ombragé de la colline », c'est-à-dire les qualités propres à la terre, à la lune, à l'obscurité, à l'humidité, à l'eau, à la passivité, à la douceur et à la féminité, et le Yang, le « versant ensoleillé de la colline », qui correspond aux caractéristiques célestes, à la lumière, à la chaleur, au feu, à la sécheresse, à l'activité, à la dureté et à la masculinité. Il est important de noter que ces qualités ne sont pas absolues, mais dynamiques et relatives, et que le Qi circule constamment entre le Yin et le Yang et vice versa.

Comme le Qi englobe tout, les différentes parties du corps et les traits de caractère peuvent eux aussi être décrits en termes Yin et Yang. Néanmoins, ces qualités n'étant pas absolues par essence, il est difficile de les interpréter pour évaluer l'état du Qi en vue d'un traitement. C'est là qu'interviennent plusieurs méthodes de diagnostic énergétique, les plus couramment employées étant la théorie des Cinq Éléments issue de la médecine traditionnelle chinoise (parfois appelée théorie des Cinq transformations ou des Cinq phases) et le diagnostic par les Huit principes (Yin/Yang, Kyo/Jitsu, froid/chaleur, interne/externe), lequel inclue la théorie du Kyo/Jitsu de Masanaga. Cette seconde méthode a la faveur des Zen shiatsuki, bien que la plupart des praticiens aient recours aux deux. Une circulation libre et harmonieuse du Qi étant la condition nécessaire pour être en bonne santé, le rôle du shiatsuki consiste à rééquilibrer le flux énergétique dans l'organisme.

LE POINT DE VUE DE LA MÉDECINE CLASSIQUE

Si les médecins occidentaux sont nombreux à reconnaître l'efficacité thérapeutique de l'acupuncture, dans la mesure où celle-ci a été démontrée et où on peut l'expliquer de diverses façons, sans adhérer pour autant aux principes de la médecine traditionnelle chinoise, la plupart refusent de reconnaître les vertus thérapeutiques du shiatsu, arguant du manque de preuves scientifiques.

L'existence de nombreuses écoles, parfois très éloignées les unes des autres tant sur le plan théorique que pratique, ne fait qu'alimenter ce scepticisme.

En revanche, à condition que l'on respecte les contre-indications rappelées ici, les médecins occidentaux pensent que le shiatsu ne peut faire aucun mal, et même qu'il peut, dans une certaine mesure, avoir une action positive dans le traitement de certaines affections.

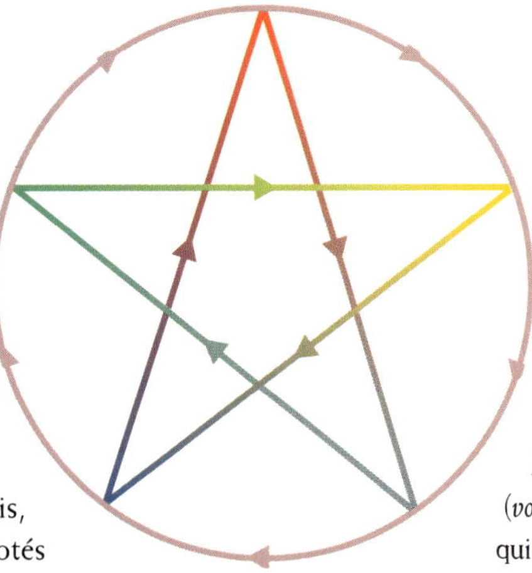

CI-DESSUS *Les Cinq Éléments s'engendrent et se détruisent mutuellement dans un cycle sans fin.*

Les Cinq Éléments et le couple Kyo/Jitsu

La théorie des Cinq Éléments utilisée par les shiatsuki pour déterminer l'état du Qi dans l'organisme, consiste essentiellement à établir des subdivisions plus précises des qualités Yin et Yang décrivant l'état du Qi au cours de ses variations. Ces cinq éléments (le bois, le feu, la terre, le métal et l'eau) sont dotés de propriétés associées à certains phénomènes (saisons, conditions climatiques, couleurs). Ils entretiennent également des « correspondances » avec le corps et l'esprit humains. Chaque élément est ainsi corrélé à un organe Yin et à un organe Yang, ainsi qu'à un sens et à certaines émotions. Les qualités liées à un même élément sont censées se compléter.

Le Kyo/Jitsu est une autre théorie permettant d'interpréter les déséquilibres Yin/Yang, le Kyo correspondant au Yin et le Jitsu au Yang. Comme le Yang/Jitsu est le plus manifeste et le Yin/Kyo le moins visible, on pourrait en déduire que c'est le Jitsu qui est à l'origine de la maladie. En fait, Masunaga décrit un processus différent (*voir* pages 32–33) dans lequel c'est le Kyo qui est l'élément pathogène. En réaction, le Jitsu tend à se manifester de façon à corriger le déséquilibre Kyo. Une personne déprimée ou épuisée par exemple, qui se sent de ce fait « vidée » (Kyo), risque de développer des symptômes dus à un excès de Jitsu dans d'autres parties du corps. Dans la pratique, il faut donc rechercher le Kyo qui est à l'origine de la manifestation Jitsu, puis procéder au cours du traitement à une harmonisation de ces deux éléments.

LES CINQ ÉLÉMENTS

Selon la théorie des Cinq Éléments, le bois, le feu, la terre, le métal et l'eau reflètent non seulement un certain nombre de propriétés, mais correspondent, en outre, à certaines parties du corps, à certains états émotionnels et à certaines qualités psychologiques.

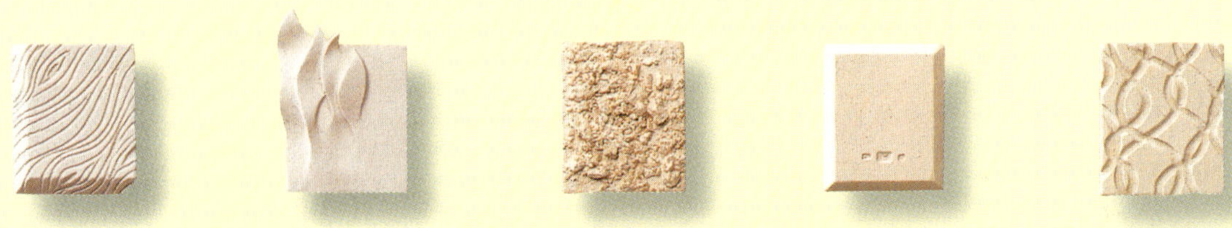

PROPRIÉTÉS

ÉLÉMENT	BOIS	FEU	TERRE	MÉTAL	EAU
SAISON	*PRINTEMPS*	*ÉTÉ*	*FIN DE L'ÉTÉ*	*AUTOMNE*	*HIVER*
PROCESSUS	*NAISSANCE*	*CROISSANCE*	*CHANGEMENT*	*RÉCOLTE*	*STOCKAGE*
CONDITIONS CLIMATIQUES	*VENT*	*CHALEUR*	*HUMIDITÉ*	*SÉCHERESSE*	*FROID*
COULEUR	*VERT*	*ROUGE*	*JAUNE*	*BLANC*	*NOIR/BLEU*

CORRESPONDANCES AVEC LE CORPS ET L'ESPRIT

ÉLÉMENT	BOIS	FEU	TERRE	MÉTAL	EAU
ORGANE YIN	*FOIE*	*CŒUR*	*RATE*	*POUMONS*	*REINS*
ORGANE YANG	*VÉSICULE BILIAIRE*	*INTESTIN GRÊLE*	*ESTOMAC*	*GROS INTESTIN*	*VESSIE*
TISSUS	*MUSCLES*	*VAISSEAUX*	*CHAIR*	*PEAU*	*OS*
SENS	*VUE*	*PAROLE*	*GOÛT*	*ODORAT*	*OUÏE*
GOÛT	*AIGRE*	*AMER*	*DOUX*	*ÉPICÉ*	*SALÉ*
SONS	*CRIS*	*RIRES*	*CHANTS*	*PLEURS*	*GÉMISSEMENTS*
ÉMOTION POSITIVE	*HUMOUR*	*JOIE*	*COMPASSION*	*POSITIVITÉ*	*COURAGE*
ÉMOTION NÉGATIVE	*COLÈRE*	*HYSTÉRIE*	*APITOIEMENT SUR SOI-MÊME*	*CHAGRIN/MÉLANCOLIE*	*PEUR*
APTITUDE	*ORGANISATION*	*CONSCIENCE SPIRITUELLE*	*IDÉES/ OPINIONS*	*ÉLIMINATION*	*AMBITION/ VOLONTÉ*

PRÉCAUTIONS

En règle générale, le shiatsu ne présente aucun danger lorsqu'il est pratiqué par un shiatsuki confirmé. Il est cependant préférable de prendre certaines précautions :

- Indiquez toujours à votre shiatsuki tout problème médical, surtout si vous suivez un traitement.
- Ne consultez pas un shiatsuki si vous êtes enceinte, car la stimulation de certaines parties du corps peut déclencher le travail.
- Demandez à votre shiatsuki d'éviter les parties sensibles, un os fracturé ou une coupure profonde par exemple.
- Ne vous faites pas soigner par shiatsu si vous souffrez d'une affection chronique, varices, hypertension et ostéoporose notamment.
- Demandez l'avis de votre médecin traitant avant de consulter un shiatsuki si vous suivez un traitement quel qu'il soit.
- Évitez de trop manger ou de pratiquer une activité physique intense avant une séance de shiatsu.

Les méridiens et le travail sur le Qi

Selon les adeptes de la médecine traditionnelle chinoise, le Qi qui, par sa nature même, circule dans tout le corps, se trouve néanmoins concentré dans des canaux appelés méridiens. Le shiatsu reprend le schéma traditionnel des méridiens utilisé en acupuncture (*voir* pages 20–21). Chacun des douze méridiens porte le nom de l'organe auquel il se rapporte (poumon, gros intestin, cœur, etc.), tandis que les aspects Yin/Yang de chacun d'entre eux ont une fonction spécifique. Il existe en outre deux vaisseaux médians, le vaisseau Gouverneur et le vaisseau Conception, le premier influençant les fonctions Yang et le second les fonctions Yin. Chacun des méridiens est associé à une période de deux heures au cours de la journée. C'est pendant cette tranche horaire que le Qi atteint son maximum. Les praticiens utilisent cet outil diagnostic pour déterminer les forces et les faiblesses d'un patient.

C'est alors qu'apparaît la principale différence entre le shiatsu et l'acupuncture, exception faite de l'utilisation d'aiguilles. En effet, si en principe, l'acupuncteur s'intéresse uniquement aux points d'acupuncture, le shiatsuki agit sur le flux du Qi en stimulant non seulement les Tsubos, mais aussi en employant diverses techniques de massage sur toute la longueur du méridien concerné. En fonction de son appartenance à telle ou telle école, le praticien aura également recours à d'autres techniques thérapeutiques, comme la transmission énergétique ou les différentes manœuvres pratiquées en kinésithérapie dont les rotations passives, les étirements, et le massage intégral (*voir* pages 96–103).

MISE EN GARDE

Bien qu'il soit possible d'apprendre certains mouvements et de les reproduire chez soi, la pratique autonome du shiatsu est déconseillée, (*voir* Do-in, pages 38–41). Il est donc essentiel de consulter un shiatsuki si vous souhaitez recevoir ce type de traitement. Avant de choisir votre thérapeute, essayez de savoir de quelle école il se réclame afin de recevoir un traitement répondant à vos exigences. Assurez-vous enfin qu'il a suivi une formation dans un centre de shiatsu réputé.

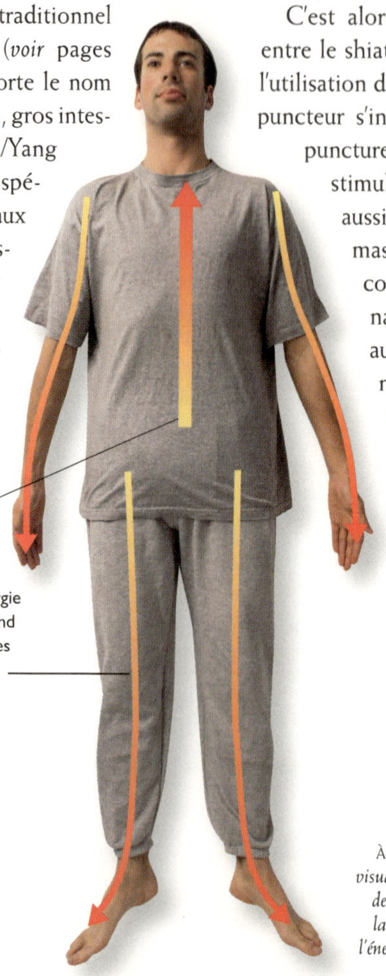

À GAUCHE *Les techniques de visualisation stimulent la circulation de l'énergie en reliant l'énergie de la terre transmise par les pieds à l'énergie céleste transmise par la tête.*

ÉTABLIR UN DIAGNOSTIC PAR LE TOUCHER

Pour les shiatsuki, certaines parties du corps représentent la « carte du corps » en réduction, de sorte que l'on peut diagnostiquer l'état du Qi dans un organe donné en palpant la partie de la carte correspondante. Il existe trois cartes principales : la carte du Hara située sur l'abdomen ; la carte des points Yu, le long de la colonne vertébrale ; et une carte des points Bo sur le devant du corps. La carte du Hara, qui est la plus utilisée, divise l'abdomen en zones liées aux douze méridiens. De même, les divers points Bo et Yu renvoient chacun à un méridien spécifique.

Les qualités des points Yu et Bo et des zones du Hara – leur résistance ou leur souplesse notamment – sont autant d'indications quant à l'équilibre du Yin et du Yang à l'intérieur d'un organe particulier. Le praticien obtient d'autres informations en évaluant l'état du Qi dans les méridiens, et en prenant le pouls radial aux poignets où il existe une position du pouls pour chacun des méridiens.

Une fois que le spécialiste a évalué l'état général du Qi dans l'organisme, il peut interpréter l'information, soit à l'aide de la théorie des Cinq Éléments soit de celle du Kyo-Jitsu (*voir* page 35).

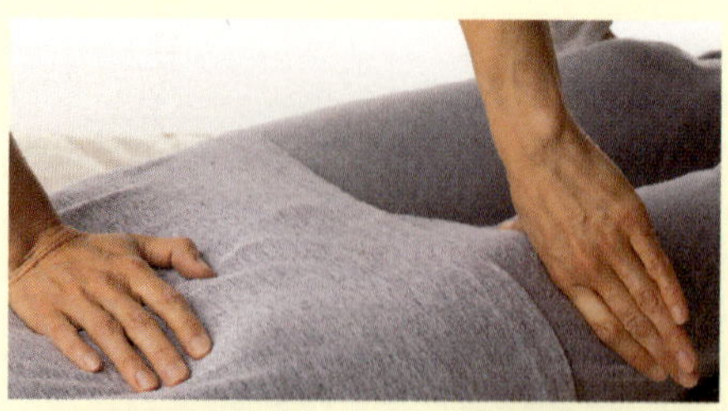

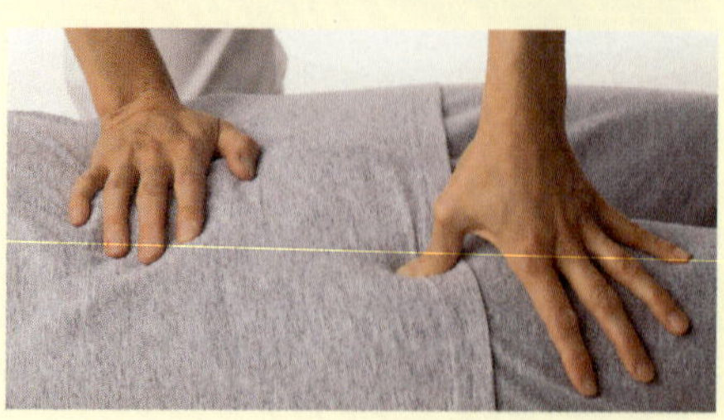

LES FONCTIONS DU QI

Le Qi a cinq fonctions de base dans l'organisme :

- Il initie le mouvement (toute forme d'activité physique ou mentale)
- Il protège le corps de l'environnement
- Il maintient la température du corps
- Il assure le métabolisme de la nourriture et des liquides
- Il maintient les substances organiques à leur juste place

Consulter un thérapeute

Il n'y a pas deux séances de shiatsu identiques, ce qui ajoute à la fascination qu'exerce cette discipline, mais interdit toute description précise d'une consultation type. Ce qui va suivre se rapporte essentiellement au Zen Shiatsu, car c'est probablement le courant majoritaire en Occident. Le patient reste habillé, notamment parce que les praticiens privilégient le toucher par rapport à la vue, mais également parce que le traitement ayant tendance à ralentir le métabolisme, le patient a souvent froid. Il est toutefois conseillé de porter des vêtements légers de façon à ne pas gêner les sensations. Le traitement est dispensé habituellement sur le sol, le patient couché sur un matelas ou un futon, mais il peut aussi être administré sur une chaise ou sur une table si besoin est.

Le shiatsuki commence par déterminer, en quatre étapes, l'état général de votre Qi. La première étape consiste à dresser l'historique de votre état de santé, mais aussi à vous poser des questions touchant votre personnalité, laquelle est révélatrice de votre équilibre Yin/Yang. La deuxième étape, l'observation, est davantage un processus continu. Le shiatsuki ne se contente pas d'observer votre aspect général, il se laisse aussi guider par son intuition. Lors de la troisième étape du diagnostic, il s'attache aux catégories sonores et gustatives de la théorie des Cinq Éléments (*voir* page 35) par le biais de l'ouïe et de l'odorat. La dernière étape, la plus importante, consiste à palper le patient (*voir* encadré, page 36).

Lorsque le shiatsuki a déterminé la répartition du Qi de son patient, il commence le traitement, sans cesser pour autant d'évaluer son état et ses réactions, à l'aide des outils diagnostiques mentionnés plus haut, mais aussi en suivant son intuition. Ainsi, diagnostic et traitement sont-ils étroitement liés au cours de la séance. Le praticien masse les méridiens en appliquant diverses techniques (pression des pouces, des coudes, des genoux et des pieds). Il mobilise et étire également les muscles et les articulations de l'ensemble du corps, selon des méthodes qui s'apparentent aux manœuvres utilisées par les kinésithérapeutes occidentaux ; il exerce également des pressions profondes et maintient, en douceur, certaines positions, deux techniques courantes dans le Namikoshi-shiatsu. Le shiatsuki fait circuler l'énergie du patient, lève ses blocages énergétiques en équilibrant son Kyo/Jitsu et stimule les facultés d'autoguérison de son organisme.

À la fin de la séance, le patient est invité à se relaxer quelques instants, car le shiatsu s'avère parfois éprouvant tant sur le plan physique qu'émotionnel. Il arrive que le sujet ressente des effets secondaires, des symptômes grippaux par exemple, signe que l'organisme essaie d'éliminer les toxines. Le thérapeute lui donnera des conseils sur son alimentation et son mode de vie, et suggérera peut-être quelques exercices à faire chez lui (*voir* Do-in, pages 38–44).

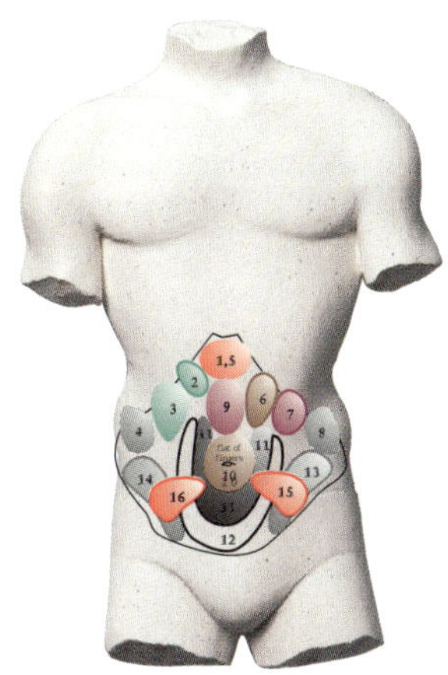

À DROITE *La carte du Hara divise l'abdomen en douze zones, correspondant chacune à un organe vital.*

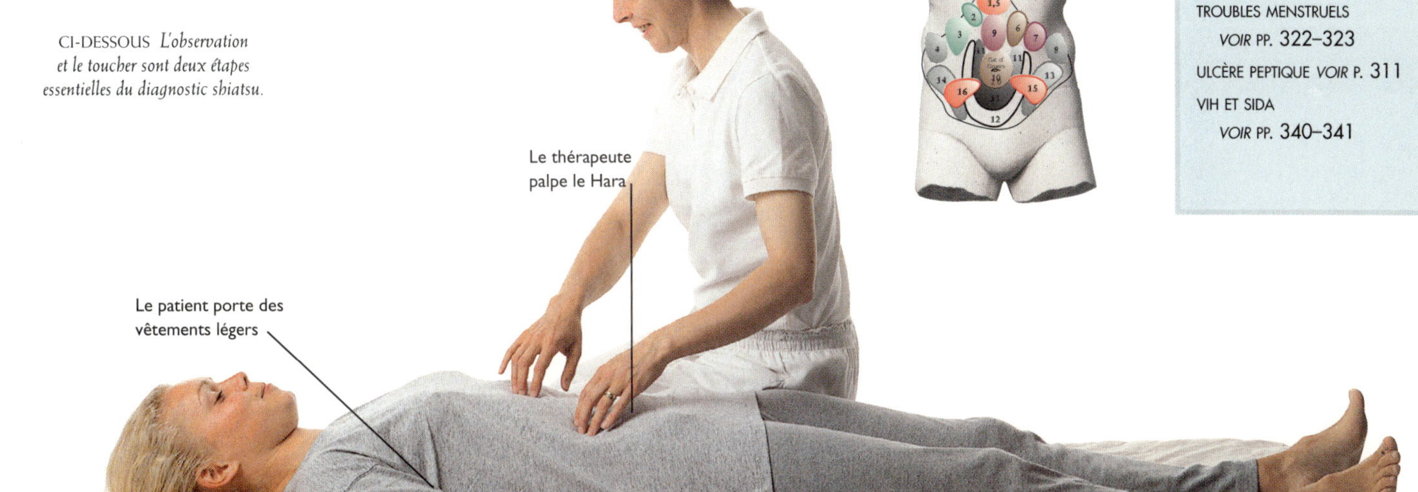

CI-DESSOUS *L'observation et le toucher sont deux étapes essentielles du diagnostic shiatsu.*

CHAMP THÉRAPEUTIQUE

Le shiatsu ne doit en aucun cas être considéré comme une solution à tous les problèmes médicaux. Il a pour fonction principale de promouvoir un bon état de santé physique et mental. Il peut en revanche compléter utilement un autre traitement en cas de problème chronique ou de trouble émotionnel.

ANÉMIE *VOIR* P. 303
ANGINE DE POITRINE *VOIR* P. 304
ARTHRITE *VOIR* PP. 346–347
ASTHME *VOIR* PP. 294–295
ÉTOURDISSEMENTS *VOIR* P. 271
ÉVANOUISSEMENT *VOIR* P. 270
MAL DE DOS *VOIR* PP. 344–345
MAL DE GORGE *VOIR* P. 291
MAUX DE TÊTE *VOIR* PP. 268–269
MIGRAINE *VOIR* P. 269
OBSESSIONS ET COMPULSIONS *VOIR* P. 259
RHUME *VOIR* P. 285
SCIATIQUE *VOIR* P. 348
SINUSITE *VOIR* P. 284
STRESS *VOIR* PP. 262–263
TROUBLES DU SOMMEIL *VOIR* P. 264
TROUBLES MENSTRUELS *VOIR* PP. 322–323
ULCÈRE PEPTIQUE *VOIR* P. 311
VIH ET SIDA *VOIR* PP. 340–341

LE DO-IN

ORIGINES

Pratique individuelle dérivée du shiatsu, le Do-in associe la digitopression à des exercices respiratoires, des étirements et des techniques de méditation, visant à améliorer le bien-être physique et spirituel. Au cours du XXe siècle, le Do-in s'est développé comme une discipline à part entière, distincte du shiatsu (*voir* pages 32–37). Très populaire en Chine et au Japon, le Do-in rencontre un succès croissant en Occident.

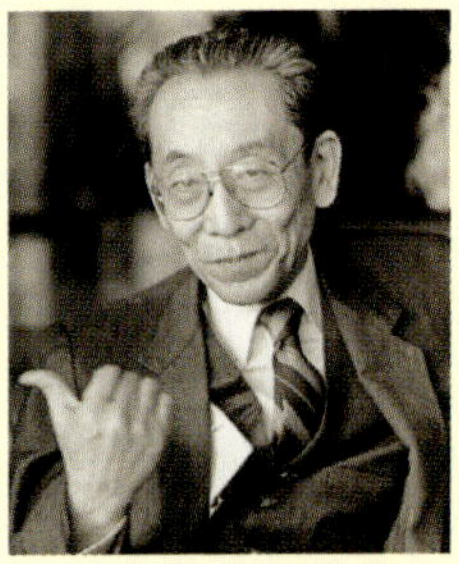

CI-DESSUS *C'est Michio Kushi, le père de la macrobiotique, qui a introduit le Do-in aux États-Unis.*

Alors que le shiatsu nécessite l'intervention d'un thérapeute qualifié, le Do-in, également connu sous le nom de DaoYin ou encore Tao-in, est une pratique individuelle qui mêle certains principes du shiatsu, étirements et exercices chinois et japonais traditionnels, et techniques de respiration et de méditation. Sous ses formes les plus extrêmes, le Do-in implique aussi l'adoption d'un régime macrobiotique. Bien qu'il s'agisse essentiellement d'une thérapie préventive favorisant un bon état de santé par l'harmonisation de l'énergie spirituelle – son objectif ultime est en effet d'amener l'individu à un état d'harmonie spirituelle avec l'univers –, on peut y avoir recours en association avec d'autres traitements, pour se soigner soi-même. Ce sont souvent les shiatsuki qui enseignent les exercices de Do-in dans le cadre d'une séance de traitement.

À l'origine, le Do-in (auto-stimulation en japonais) était tout simplement une technique d'auto-massage dérivée de l'Anma traditionnel (*voir* page 32), lui-même inspiré d'anciennes techniques japonaises permettant d'étirer et de tonifier le corps. À la faveur du succès rencontré par le shiatsu au cours du XXe siècle, le Do-in commença à intégrer de nombreux principes du Zen Shiatsu de Shizuto Masunaga (*voir* page 32). Aujourd'hui, il englobe la respiration abdominale (Hara), les exercices Makko-ho, le massage des méridiens (le Do-in originel), la méditation et, pour les puristes, un régime alimentaire macrobiotique. La macrobiotique consiste à attribuer des qualités Yin/Yang aux aliments, (*voir* pages 34–35) et à équilibrer les apports alimentaires en fonction de ces qualités afin d'optimiser l'état général du Qi (*voir* page 20) dans l'organisme. C'est en fait Michio Kushi, le gourou de la macrobiotique, qui, en 1968, introduisit le Do-in aux États-Unis. Aujourd'hui, cette thérapie florissante en Amérique du Nord et au Japon rencontre un succès croissant en Europe.

UNE SÉANCE DE DO-IN

L'idéal est d'effectuer les exercices de Do-in au lever, afin de renforcer le Qi dans l'organisme, d'éliminer les toxines ou Jaki, de centrer le Qi dans le Hara, c'est-à-dire l'abdomen (*voir* page 36), d'augmenter le flux de Qi le long des méridiens (*voir* pages 20–21), d'atteindre un niveau supérieur de conscience et de favoriser le développement personnel. Quinze minutes suffisent. Certaines personnes préfèrent cependant faire leur séance de Do-in juste avant de se coucher. Cela n'a guère d'importance, le principal étant que vous vous sentiez à l'aise. Une séance idéale commence par des exercices de respiration, se poursuit par des exercices d'auto-massage shiatsu, puis des étirements Makko-ho et se termine par quelques minutes de méditation (*voir* pages 60–63).

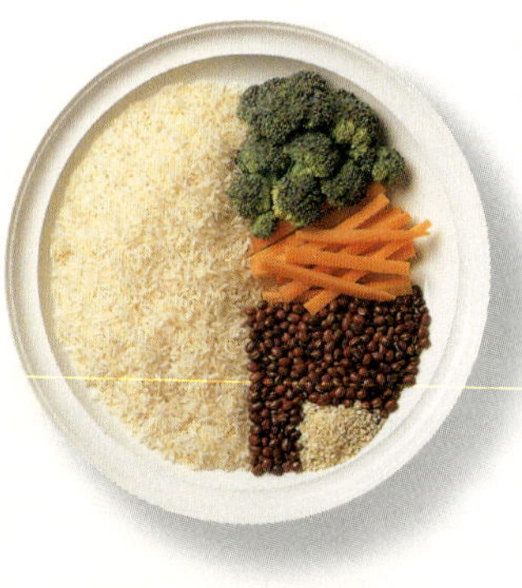

CI-DESSUS *Le Do-in implique aussi l'adoption d'un régime macrobiotique.*

La respiration abdominale (Hara)

1 *Asseyez-vous si possible dans la position japonaise appelée Seiza, les mains sur les genoux, le dos droit, les talons sous les fesses. Respirez profondément et essayez de vous détendre complètement.*

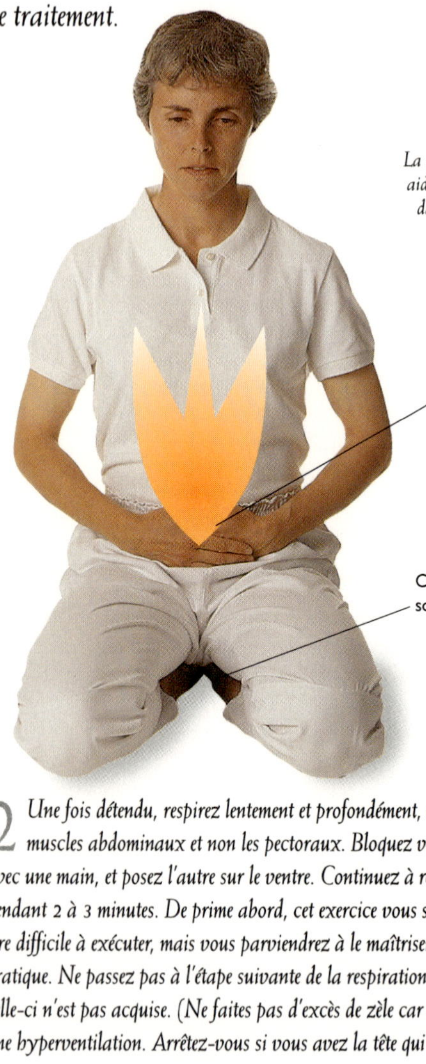

À GAUCHE *La respiration Hara aide à centrer le Qi dans l'abdomen.*

2 *Une fois détendu, respirez lentement et profondément, en utilisant vos muscles abdominaux et non les pectoraux. Bloquez votre poitrine avec une main, et posez l'autre sur le ventre. Continuez à respirer ainsi pendant 2 à 3 minutes. De prime abord, cet exercice vous semblera peut-être difficile à exécuter, mais vous parviendrez à le maîtriser avec un peu de pratique. Ne passez pas à l'étape suivante de la respiration Hara tant que celle-ci n'est pas acquise. (Ne faites pas d'excès de zèle car vous risqueriez une hyperventilation. Arrêtez-vous si vous avez la tête qui tourne).*

3 *Fermez les yeux, posez les mains sur le ventre, au-dessous du nombril, et inspirez longuement et profondément par le nez. Concentrez-vous sur l'air qui pénètre dans votre corps et sur le Qi qui s'accumule dans votre Hara. Bloquez votre respiration pendant quelques secondes, puis expirez progressivement par la bouche. Pensez que vous vous débarrassez de votre vieux Qi et Jaki. Répétez cette séquence plusieurs fois pendant 2 ou 3 minutes.*

LE POINT DE VUE DE LA MÉDECINE CLASSIQUE

La plupart des médecins occidentaux font preuve d'un grand scepticisme dès qu'il est question de Yin, de Yang ou d'énergie vitale.

Ils admettent en revanche que le Do-in ne présente aucun danger, sauf s'il se substitue à un traitement classique. Selon eux, si la plupart des exercices et étirements du Do-in n'ont aucun effet sur l'« équilibre énergétique », ils peuvent en revanche aider les gens à mieux se tenir, à entretenir leur souplesse, leur condition physique et à réduire le stress.

En revanche, la plupart des médecins désapprouvent les formes de Do-in préconisant un régime macrobiotique. Le principe de la macrobiotique est en effet de classer les aliments en fonction des qualités Yin/Yang qui leur sont attribuées et d'équilibrer l'alimentation en ce sens. Cette classification ne tient pas forcément compte de la valeur nutritionnelle des aliments, ce qui est essentiel pour être en bonne santé.

L'AUTO-MASSAGE SHIATSU

Comme dans le cas d'une séance de shiatsu effectuée par un spécialiste, le but de l'auto-massage shiatsu est de rééquilibrer le flux de Qi le long des méridiens. On ne peut bien évidemment masser son propre corps dans sa totalité, mais la plupart des gens peuvent atteindre leur visage, leur cou, leurs épaules, leur poitrine, leurs bras, leurs jambes et certaines parties du dos. Certains spécialistes conseillent d'inclure cette série de massages dans votre séance quotidienne de Do-in.

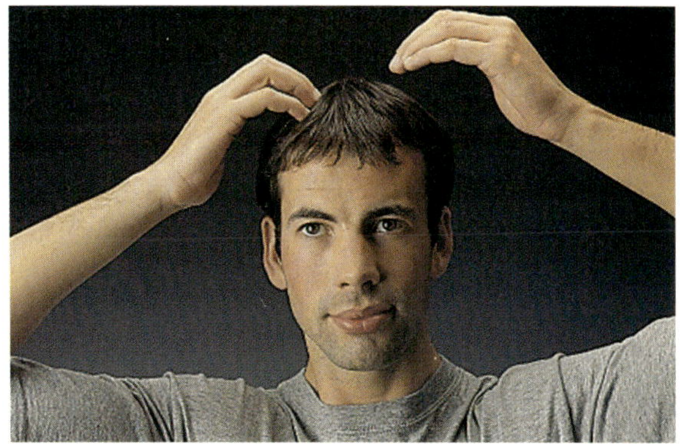

1 *Tapotez le sommet de votre crâne du bout des doigts, puis lissez votre front avant de dessiner des cercles sur les tempes et d'exercer une pression sur les arcades sourcilières. Stimulez du bout des doigts les points situés autour des yeux, puis frottez-vous les joues et le bout du nez avant de stimuler les points situés autour des narines. Étirez les oreilles en tous sens, frottez-les, et pincez-vous enfin la mâchoire sur toute la longueur.*

2 *Concentrez-vous à présent sur votre nuque. Penchez la tête des deux côtés, puis vers l'avant, sans forcer. Étirez ensuite le cou afin de supprimer les tensions en appuyant des deux mains sur la tête. Massez ensuite l'avant des clavicules, en remontant vers les épaules, et tapotez celles-ci légèrement avec le poing pour soulager les tensions.*

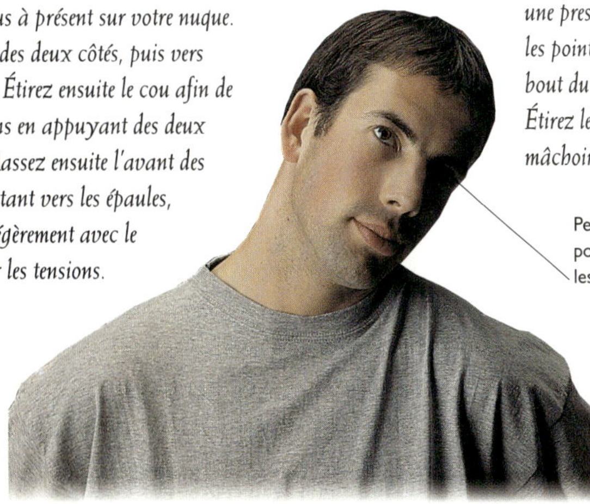

3 *Martelez maintenant votre poitrine du bout des doigts, puis continuez à tapoter en descendant et en remontant le long des méridiens situés à l'intérieur du bras. Tournez ensuite le bras et travaillez sur les méridiens situés à l'extérieur. Terminez par les doigts : pressez-les, puis étirez-les sans les faire « craquer », ce qui peut léser les articulations.*

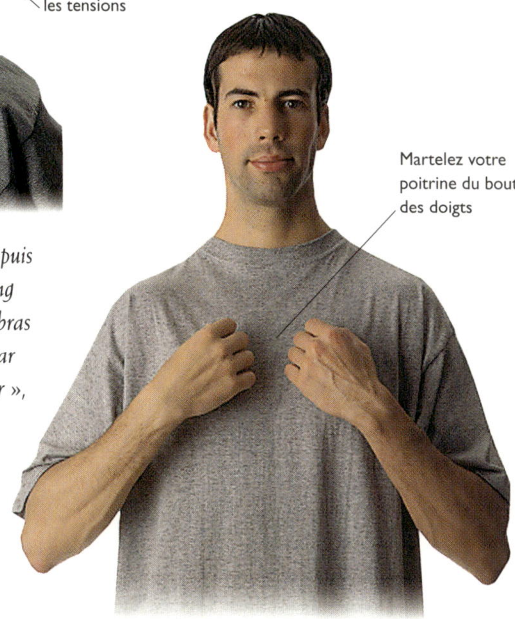

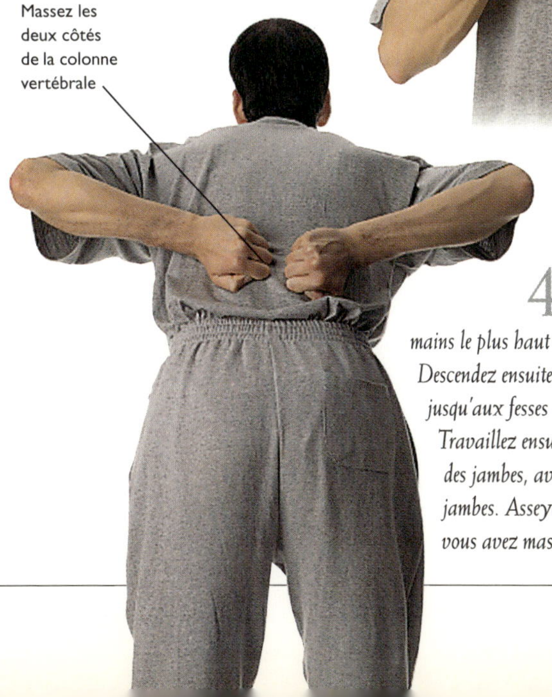

4 *Passez enfin aux jambes et au dos. Penchez-vous en avant et remontez les mains le plus haut possible dans le dos, toujours sans forcer. Descendez ensuite le long de la colonne vertébrale jusqu'aux fesses en massant de chaque côté de la colonne. Travaillez ensuite les fesses, puis descendez à l'extérieur des jambes, avant de remonter en massant l'intérieur des jambes. Asseyez-vous et massez enfin vos pieds comme vous avez massé vos mains.*

PRÉCAUTIONS

- Mieux vaut consulter un shiatsuki pour apprendre les techniques de Do-in et les principes spirituels sur lesquels il se fonde.
- N'essayez pas de terminer une séance de Do-in dès le départ, surtout si vous êtes âgé ou si vous n'avez pas l'habitude de faire de l'exercice. Faites vos exercices lentement, et arrêtez-vous si vous commencez à hyperventiler en respirant à fond.

MÉDITATION

La contemplation et la méditation jouent un rôle important dans une séance de Do-in, à l'instar du shiatsu qui accorde une large place à l'harmonie spirituelle. Consacrez donc environ 10 minutes à la méditation pour clore votre séance de Do-in.

LES ÉTIREMENTS MAKKO-HO

On constate une certaine similitude entre les étirements Makko-ho (du nom de leur inventeur) et le Hatha yoga (*voir* pages 52–59). Toutefois, chacun des étirements Makko-ho est conçu de façon à stimuler et à rééquilibrer le flux de Qi le long d'un méridien particulier. Les shiatsuki les utilisent aussi comme outil de diagnostic pour déterminer l'état de leur propre Qi. Ces exercices, par ailleurs excellents pour entretenir la souplesse, peuvent être pratiqués à tout moment. Chaque étirement porte le nom du méridien qu'il stimule (*voir* page 21).

Il est important que votre Qi soit centré dans votre Hara et que vous soyez bien détendu avant de commencer ces étirements, on pourra, en préambule, faire un peu de respiration abdominale. Inspirez avant chaque étirement, puis tenez l'expiration pendant toute la durée de la posture. Ne forcez jamais jusqu'à l'inconfort et ne tenez pas la posture plus de quelques minutes. Après avoir effectué tous ces étirements, allongez-vous calmement et reposez-vous quelques minutes avant de reprendre une activité normale.

MISE EN GARDE

Ces photographies sont celles d'une jeune femme très souple et expérimentée. Si vous n'avez pas l'habitude des étirements Makko-ho, prenez les précautions suivantes : ne forcez jamais, car vous risqueriez d'endommager vos muscles, vos tendons et vos articulations. Travaillez en douceur, soyez patient, vous progresserez petit à petit, surtout si vous êtes âgé ou si vous n'avez pas l'habitude de faire de l'exercice. Ne maintenez pas un étirement plus de quelques minutes.

1 *Étirement des Poumons et du Gros Intestin. Écartez les pieds de la largeur des épaules et accrochez les pouces l'un à l'autre derrière le dos.*

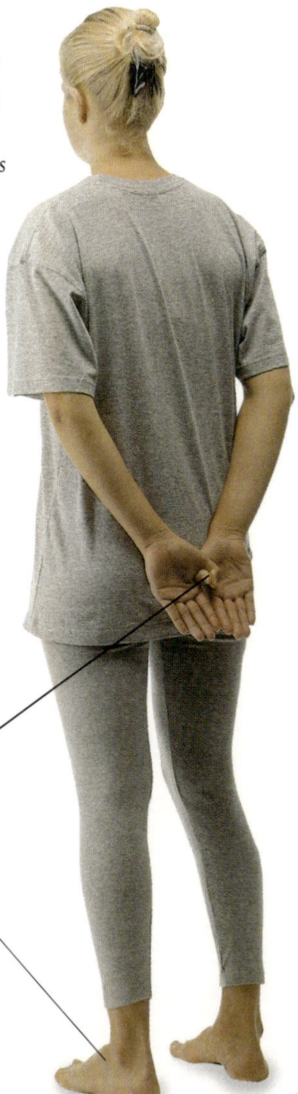

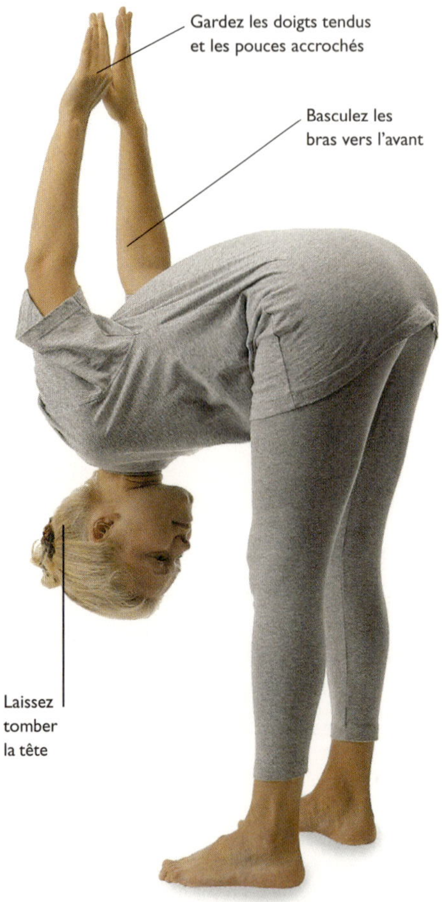
Gardez les doigts tendus et les pouces accrochés
Basculez les bras vers l'avant
Laissez tomber la tête

2 *Penchez le buste en avant, en laissant tomber la tête, sans bouger les jambes, mais en relevant les bras tendus en direction de la tête. Tenez la posture, puis redressez-vous en inspirant.*

3 *Étirement de la Rate et de l'Estomac. Agenouillez-vous sur le sol, les talons contre les fesses et les coudes posés au sol. Puis, en gardant les genoux au sol, penchez-vous en arrière en amenant vos mains vers l'arrière de façon que votre tête repose sur vos mains elles-mêmes posées au sol. Tenez la posture, puis attrapez vos chevilles, baissez le menton vers le sternum et redressez-vous en poussant sur les coudes.*

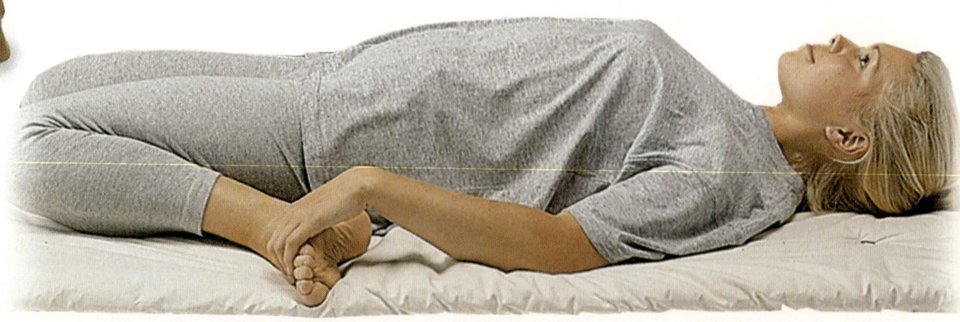

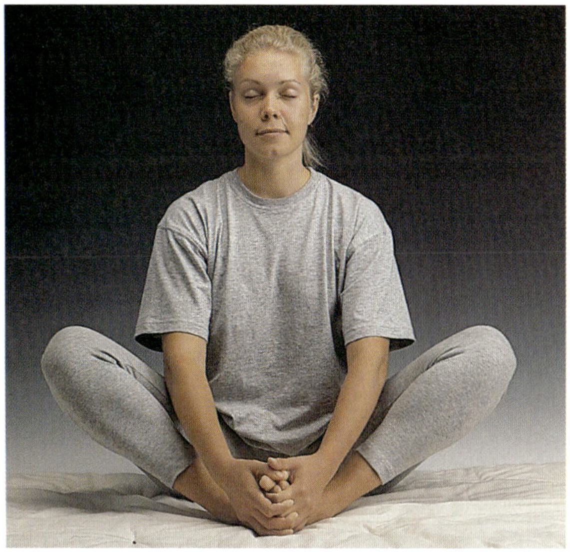

4 *Étirement du Cœur et de l'Intestin Grêle. Asseyez-vous les jambes pliées, les plantes des pieds appuyées l'une contre l'autre, et rapprochez les pieds du corps. Passez ensuite les coudes à l'extérieur des genoux et penchez-vous en avant en baissant la tête vers les pieds. Maintenez la posture, puis redressez-vous.*

5 *Étirement des Reins et de la Vessie. Asseyez-vous sur le sol, les jambes tendues devant vous. Penchez-vous en avant en basculant le bassin, baissez la tête en direction des genoux et glissez vos mains le long de vos jambes, le plus loin possible vers les pieds. Tenez la posture, puis redressez-vous.*

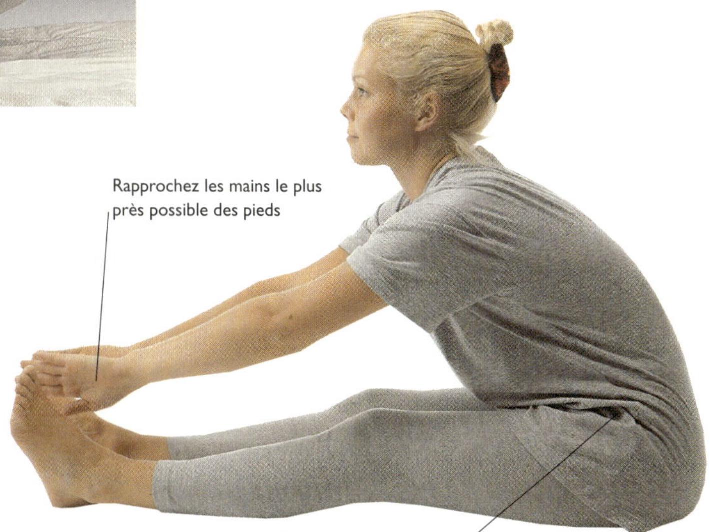

6 *Étirement du Maître du Cœur et du Triple Réchauffeur (ces organes ne sont pas reconnus par la médecine classique). Asseyez-vous sur le sol, les jambes croisées, la main posée sur le genou opposé. Penchez-vous en avant tout en appuyant sur les genoux, en éloignant les mains l'une de l'autre. Tenez la posture, puis redressez-vous.*

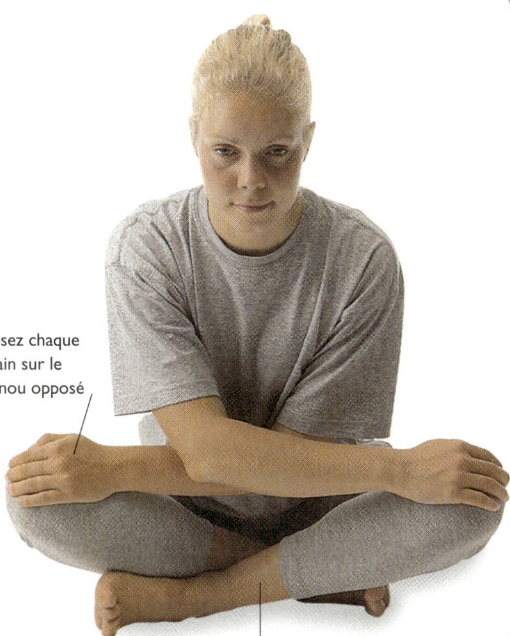
Posez chaque main sur le genou opposé
Croisez les jambes

7 *Étirement du Foie et de la Vésicule Biliaire. Asseyez-vous sur le sol, le dos droit et les jambes écartées le plus possible. En gardant le dos droit et en restant dans le même plan, c'est-à-dire sans pivoter le torse, glissez le bras droit le plus loin possible sur la jambe droite sans forcer, puis descendez le bras gauche par-dessus la tête en direction du pied droit. Tenez la posture, puis redressez-vous. Reposez-vous un instant avant de faire le même étirement de l'autre côté.*

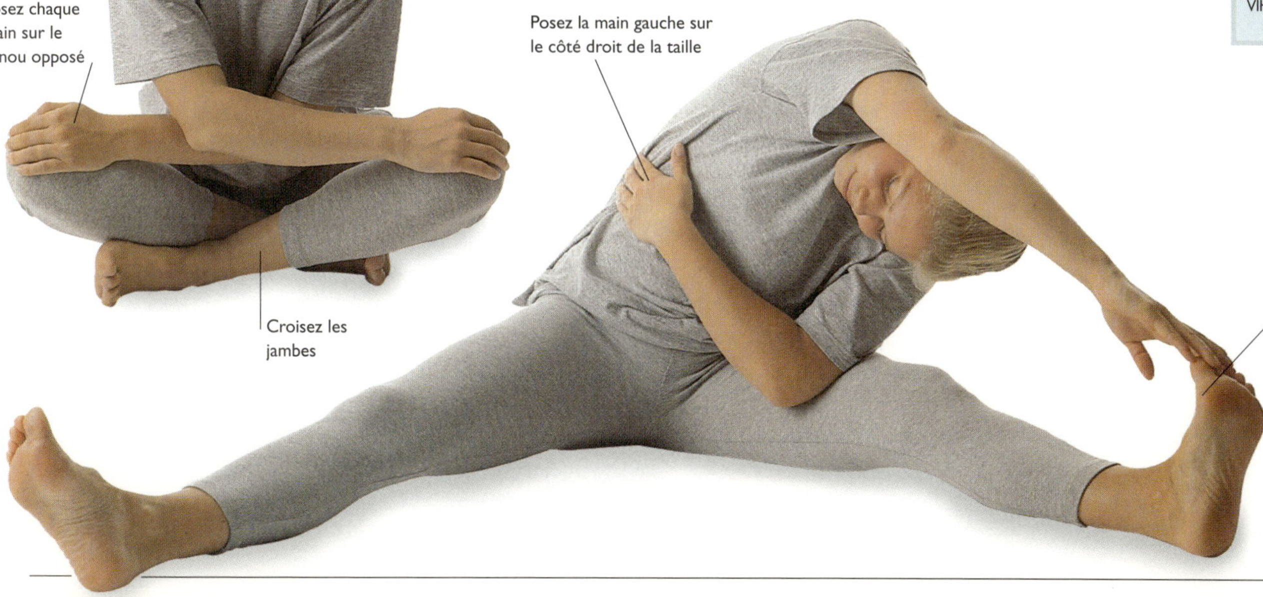
Posez la main gauche sur le côté droit de la taille
Descendez le bras droit le plus loin possible sur la jambe gauche

CHAMP THÉRAPEUTIQUE

Ne considérez pas le Do-in comme une pratique individuelle curative, mais plutôt comme un traitement préventif qui favorise un bon état de santé. Il peut néanmoins compléter judicieusement un traitement classique pour soulager plusieurs problèmes chroniques ou troubles émotionnels.

ANÉMIE *VOIR* P. 303
ANGINE DE POITRINE *VOIR* P. 304
ARTHRITE *VOIR* PP. 346–347
ASTHME *VOIR* PP. 294–295
ÉTAT GRIPPAL *VOIR* P. 300
ÉTOURDISSEMENTS *VOIR* P. 271
ÉVANOUISSEMENT *VOIR* P. 270
MAL DE DOS *VOIR* PP. 344–345
MAL DE GORGE *VOIR* P. 291
MAUX DE TÊTE *VOIR* PP. 268–269
MIGRAINE *VOIR* P. 269
OBSESSIONS ET COMPULSIONS *VOIR* P. 259
SCIATIQUE *VOIR* P. 348
SINUSITE *VOIR* P. 284
STRESS *VOIR* PP. 262–263
TROUBLES DU SOMMEIL *VOIR* P. 264
TROUBLES MENSTRUELS *VOIR* PP. 322–323
ULCÈRE PEPTIQUE *VOIR* P. 311
VIH ET SIDA *VOIR* PP. 340–341

LE SHAOLIN

LE POINT DE VUE DE LA MÉDECINE CLASSIQUE

En l'absence de preuves scientifiques, peu de médecins occidentaux acceptent les notions de Qi et de méridiens. Il est généralement admis que les arts martiaux permettent de mieux se maîtriser sur le plan physique et d'acquérir une certaine discipline, tout en améliorant la coordination et la force. Pour de nombreux médecins, si le shaolin contribue à maintenir un bon état de santé, il ne s'agit en aucun cas d'un traitement curatif.

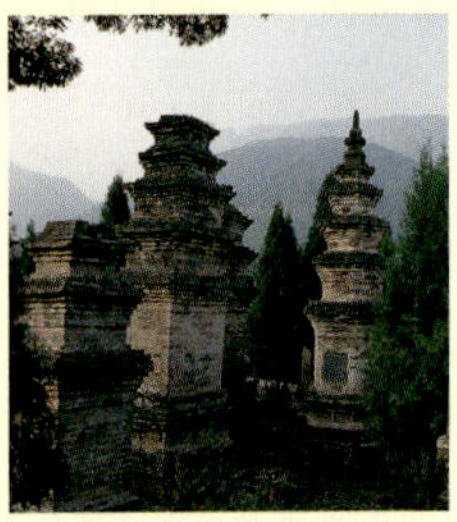

CI-DESSUS *Le Kung-fu shaolin doit son nom au monastère chinois où ces techniques virent le jour.*

PRÉCAUTIONS

- Ne vous mettez pas au shaolin si votre état de santé ne le permet pas. En cas de doute, demandez l'avis de votre médecin. Dans tous les cas, ne forcez jamais.
- Les personnes présentant des troubles psychiques graves ne doivent pas se livrer à la méditation ni à la visualisation sans suivi médical.

Bien que beaucoup le considèrent simplement comme un art martial, le shaolin est en fait un système cohérent très ancien qui n'est pas seulement destiné à faire du corps humain une machine de combat efficace, mais aussi à accroître et à équilibrer la force vitale qui circule dans l'organisme, et enfin à favoriser le bien-être et le développement émotionnel et psychique de l'individu. Pratiquée par des millions de Chinois, cette discipline fait de plus en plus d'adeptes dans les pays occidentaux.

Le shaolin, abréviation de Kung-fu shaolin, est à la fois un art martial et une méthode d'éveil spirituel. Cette école, l'une des plus anciennes au monde, a trois objectifs : faire du corps physique une machine de combat efficace, augmenter le flux de Qi (l'énergie vitale) dans l'organisme (*voir* page 20) et enfin, favoriser le développement émotionnel et mental de l'individu, afin qu'il s'élève à l'harmonie spirituelle et à la conscience cosmique par la méditation zen.

Le shaolin a vu le jour au cœur de la Chine, dans le monastère éponyme, un temple impérial de la province du Henan fondé en 495 de notre ère par Batuo, un moine bouddhiste indien. Vers 527 apr. J.-C., un prince indien du nom de Bodhidharma, considéré comme le fondateur du bouddhisme zen, succéda à Batuo. Sa première intention était d'enseigner la méditation aux moines, mais lorsqu'il constata que ceux-ci étaient physiquement trop faibles pour se livrer à une méditation prolongée, il mit au point une série d'exercices destinés à leur conférer force et énergie : le Kung-fu était né. Au fil des siècles, les exercices de Bodhidharma furent développés par les générations successives de moines, qui employaient également diverses techniques visant à canaliser le Qi et à concentrer la puissance de la méditation. Le monastère Shaolin se forgea une excellente réputation en Chine, et de nombreux lettrés, scientifiques et chefs militaires, vinrent étudier auprès de ses maîtres de Kung-fu.

Par la suite, le Kung-fu shaolin fut adapté par divers maîtres chinois, donnant ainsi naissance à plusieurs arts martiaux. Ces derniers sont essentiellement classés en deux catégories, les « durs » ou « externes » et les « doux » ou « internes », bien que la plupart allient les deux composantes. Ainsi, le Taï-chi-chuan (*voir* pages 46–51) est généralement considéré comme un art martial interne, parce que ses mouvements sont doux et fluides, alors que le Kung-fu entre dans la catégorie des arts martiaux externes, parce qu'il met l'accent sur la maîtrise de la puissance physique et de l'énergie. Aujourd'hui, les arts martiaux connaissent un franc succès, tant en Chine que dans l'ensemble du monde occidental.

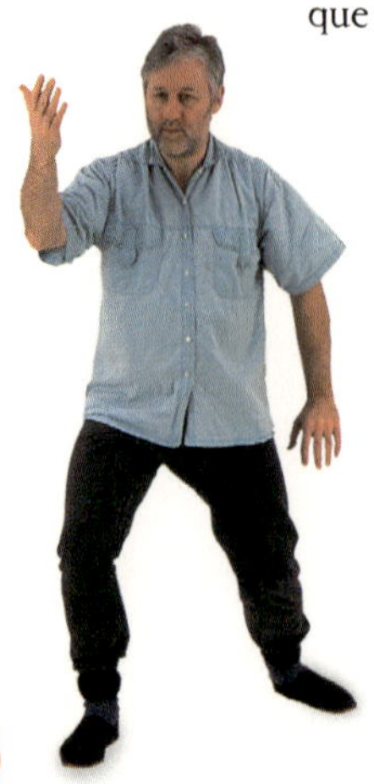

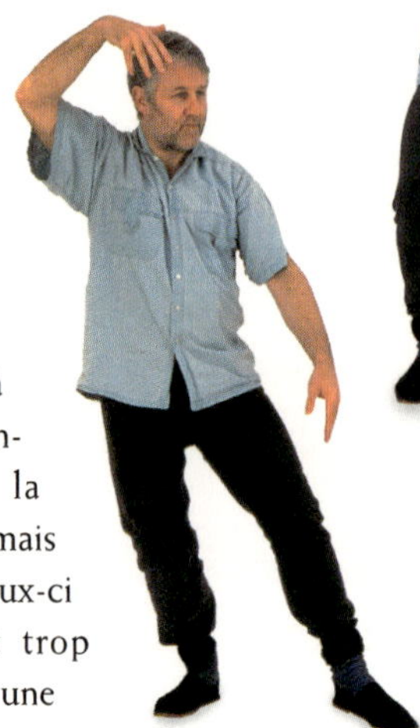

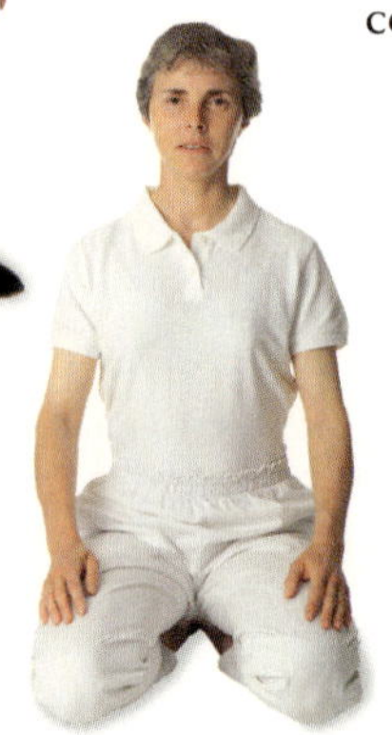

CI-DESSUS *Le Qi-gong et la méditation font également partie du shaolin.*

Un système complet

Certaines personnes se concentrent sur l'aspect purement physique du shaolin, se limitant à la pratique de l'art martial. Il est certain que l'amélioration de la maîtrise du corps et de la force physique qu'apporte cette pratique participe à leur bien-être et leur permet de se maintenir en forme. Toutefois, pour les maîtres de shaolin, cette discipline forme un tout : il faut en considérer tous les aspects si l'on veut profiter de tous ses bienfaits.

Les autres composantes du shaolin sont la méditation zen et le Qi-gong, terme qui recouvre plusieurs méthodes permettant d'augmenter le Qi (le chapitre suivant est consacré au Qi-gong pratiqué en Occident). Le Qi-gong shaolin compte quatre volets : des exercices destinés à faire circuler le Qi dans tout l'organisme, des postures particulières visant à déplacer le Qi interne d'une partie du corps à l'autre, des exercices respiratoires à pratiquer assis ou debout pour que l'énergie vitale pénètre et circule harmonieusement dans l'organisme, et enfin une forme de méditation permettant d'augmenter la quantité de Qi émanant du monde extérieur et pénétrant dans le corps et dans l'esprit afin d'approfondir et de renforcer le lien unissant le corps, l'esprit et l'univers. Voici, à titre d'exemple, deux exercices de Qi-gong shaolin.

Soulever le ciel

Cet exercice de shaolin, visant à améliorer la santé et le bien-être, augmente la quantité de Qi dans l'organisme et stimule la circulation de cette énergie. Pour commencer, contentez-vous de cinq répétitions, l'objectif étant d'atteindre vingt répétitions pour que l'exercice soit vraiment efficace.

Lorsque la répétition de l'exercice ne nécessite plus aucun effort conscient, complétez-le par un exercice de méditation (*voir* pages 60–63) ou de visualisation (*voir* pages 214–217). En inspirant, imaginez le Qi positif pénétrer votre corps et votre esprit et absorber vos tensions et vos conflits émotionnels. En expirant, imaginez que vous expulsez toutes les substances toxiques et les émotions négatives.

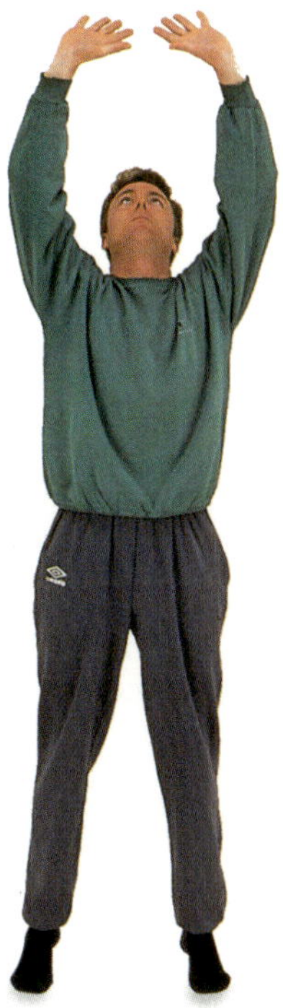

1 *Faites en sorte de ne pas être dérangé pendant 20 minutes environ. Tenez-vous debout, les pieds écartés de la largeur des épaules et les bras décontractés le long du corps.*

2 *Bras tendus et doigts serrés, ramenez les mains devant vous en les pivotant de façon qu'elles se touchent du bout des doigts, les paumes face au sol.*

3 *Sans bouger le reste du corps, baissez la tête pour regarder vos mains.*

4 *En inspirant par le nez, montez les bras à la verticale jusqu'à ce que les paumes de vos mains soient tournées vers le ciel. Suivez le mouvement des yeux en vous redressant et en relevant la tête.*

5 *Retenez votre souffle et tenez la posture en comptant jusqu'à 3, puis poussez vos mains plus haut vers le ciel à trois reprises.*

6 *Ramenez doucement les bras tendus le long du corps tout en expirant lentement par la bouche.*

7 *Retenez votre souffle et tenez la posture en comptant jusqu'à 3.*

8 *Après avoir effectué l'exercice le nombre de fois souhaité, restez dans la dernière position pendant une dizaine de minutes, pour méditer ou visualiser.*

9 *Enfin, secouez-vous et marchez à vive allure pendant quelques minutes pour vous réveiller complètement.*

La danse des fées

Cet exercice fait circuler le Qi dans l'organisme et le concentre dans la tête.

La tête contient plusieurs méridiens importants (Vessie, Vésicule Biliaire, Triple Réchauffeur et Vaisseau Gouverneur) lesquels commandent certaines fonctions organiques comme la régulation thermique, le mouvement et l'excrétion. Si le Qi est bloqué dans la tête, l'individu risque de souffrir de céphalées, de migraines ou d'étourdissements. Répétez cet exercice une vingtaine de fois, en ralentissant progressivement.

1 *Tenez-vous debout, les pieds dépassant légèrement l'écartement des épaules, les genoux relâchés, légèrement fléchis. Cet exercice doit être effectué lentement, de façon très maîtrisée, l'esprit le plus vide possible. Respirez lentement et naturellement.*

2 *Amenez la main droite au-dessus de la tête, la paume tournée vers le haut et les doigts pointés vers la gauche. Laissez le bras gauche le long du corps, la paume tournée vers le sol et les doigts pointés vers la gauche.*

3 *Déplacez le poids du corps sur la jambe droite tout en regardant la main gauche.*

4 *Abaissez le bras droit le long du corps en levant le bras gauche vers le ciel, puis déplacez le poids du corps sur la jambe gauche en accompagnant le mouvement du regard.*

5 *Répétez l'exercice 20 fois, en effectuant les dernières répétitions de plus en plus lentement jusqu'à l'arrêt complet.*

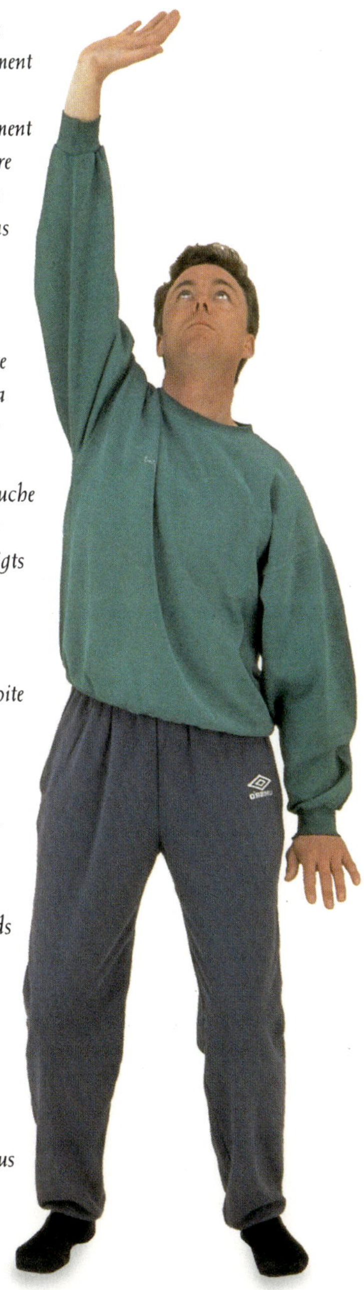

CHAMP THÉRAPEUTIQUE

Le Kung-fu shaolin est une discipline qui intègre toutes les dimensions de l'individu afin d'accroître ses performances et ses possibilités, tant physiques et intellectuelles que spirituelles. Il procure une sensation durable de bien-être et permet de soulager les problèmes liés au stress.

ANXIÉTÉ *VOIR* PP. 256–257
STRESS *VOIR* PP. 262–263
TÉNOSYNOVITE *VOIR* PP. 342–343
TROUBLES DU SOMMEIL *VOIR* P. 264

CONSULTER UN PRATICIEN

Le Kung-fu shaolin est une pratique individuelle et non un traitement qui nécessite la consultation d'un spécialiste. Pour apprendre les exercices, il est conseillé au préalable d'assister à des cours de shaolin, puis de s'exercer chez soi. Choisissez si possible un professeur pour lequel le shaolin est bien davantage qu'un art martial.

LE QI-GONG

LE POINT DE VUE DE LA MÉDECINE CLASSIQUE

Les médecins occidentaux ont du mal à admettre l'existence du Qi, et doutent qu'un individu puisse « sentir » cette énergie et apprendre à la faire circuler dans son organisme. Ils reconnaissent en revanche que ces exercices simples (méditation, visualisation et contrôle de la respiration) peuvent contribuer à lutter contre le stress, soulager la douleur et stimuler le système immunitaire.

Les recherches effectuées en Chine sur le Qi-gong manquent généralement de rigueur scientifique ou n'ont pas été publiées en Occident où les preuves de l'efficacité de cette discipline sont d'ordre purement anecdotique. Il existe toutefois une exception : en 1994, lors de la Conférence Internationale sur le Qi-gong, les chercheurs d'un centre médical de Shangaï ont présenté les résultats d'une étude portant sur 1 000 patients souffrant d'hypertension artérielle et suivis pendant 20 ans. Le taux de mortalité du groupe pratiquant le Qi-gong était de 17 %, contre 32 % dans le groupe témoin.

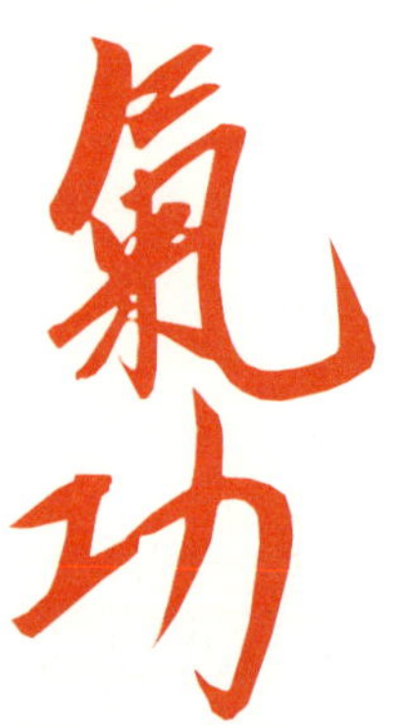

CI-DESSUS *Qi-gong (la pratique de l'énergie) en caractères chinois.*

Ce qui fut autrefois un art secret, transmis de génération en génération à un seul représentant de quelques familles chinoises, est aujourd'hui pratiqué par des millions de Chinois et connaît un succès croissant en Occident. Le Qi-gong est une thérapie douce qui associe des exercices assez simples à des techniques de respiration, de méditation et de visualisation. Son objectif est de développer et d'améliorer la circulation de l'énergie vitale dans l'organisme. Cette discipline complète, ouverte à tous, augmenterait la vitalité et favoriserait les mécanismes d'auto-guérison.

Le Qi-gong, que l'on appelle aussi Chi-kung, fait partie intégrante de la médecine traditionnelle chinoise. Ce mélange de yoga taoïste, de méditation bouddhiste et d'exercices respiratoires chinois traditionnels a vu le jour il y a quelque 5 000 ans. Au cours de la dynastie chinoise Ming (1368–1644), ces exercices thérapeutiques ont été développés et raffinés, donnant naissance au Qi-gong proprement dit. Ce terme signifie littéralement « pratique de l'énergie » : c'est l'art de cultiver le Qi (*voir* page 20) et de l'équilibrer dans l'organisme à des fins curatives ou préventives.

Pendant des siècles, l'art du Qi-gong a été tenu secret et enseigné, de génération en génération, à un représentant unique choisi au sein de quelques familles de l'élite chinoise. Il fallut en fait attendre le milieu du XXe siècle pour que le Qi-gong soit pratiqué au grand jour. Cette période fut cependant de courte durée, car Mao Zedong l'interdit dans le cadre de la révolution culturelle (1966–1969). Il changea toutefois d'avis lorsqu'il tomba malade et que la médecine occidentale se révéla impuissante. Aujourd'hui, le Qi-gong est pratiqué par les Chinois de tous âges et connaît un succès croissant en Occident.

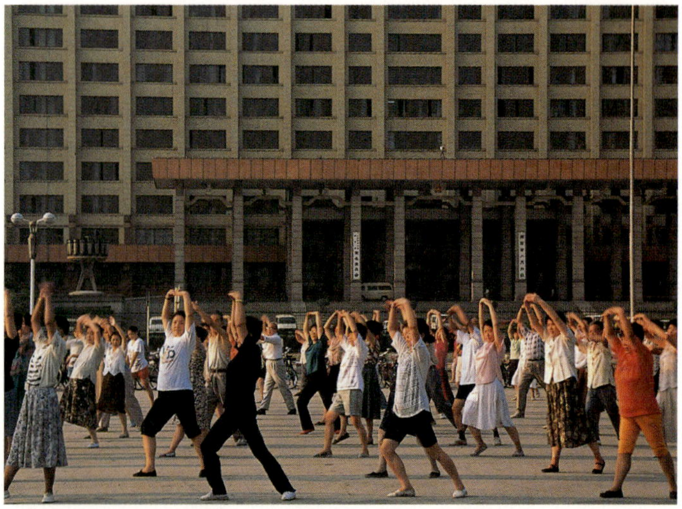

CI-DESSUS *Dans la Chine contemporaine, des millions d'adeptes pratiquent le Qi-gong.*

La théorie

Le Qi-gong s'appuie sur des principes similaires à ceux des autres médecines orientales traditionnelles. En effet, il met l'accent sur la nécessité d'harmoniser le Yin et le Yang (*voir* Shiatsu, pages 32–37) et sur la libre circulation du Qi, l'énergie vitale, le long des méridiens (*voir* Acupuncture, pages 20–28). Le Qi, l'énergie universelle dont est constituée la matière, prend deux aspects à la fois opposés et complémentaires, le Yin et le Yang, qui, bien qu'ayant des qualités différentes et renvoyant à des parties distinctes du corps et de l'esprit, sont en constante interaction.

Pour les adeptes du Qi-gong, toute maladie, qu'elle soit physique ou mentale, est due à un déséquilibre entre d'une part les aspects Yin/Yang du Qi individuel, et d'autre part, entre le Qi universel et le Qi individuel, déséquilibre que le Qi-gong se propose de corriger.

Cet ensemble d'exercices simples, de techniques respiratoires et de méditation avec visualisation améliorerait en effet la circulation du Qi, permettant à l'individu de rester en forme ou, en cas de problème, de retrouver une santé physique et mentale optimale. Les exercices de Qi-gong s'effectuent en douceur et en rythme. Ils n'ont pas pour objectif de renforcer le corps de quelque manière que ce soit, mais de stimuler la circulation de l'énergie d'une partie du corps à l'autre. Pendant les exercices, l'individu contrôle son souffle afin de se concentrer sur ce qui se passe à l'intérieur de son corps plutôt qu'à l'extérieur. Les maîtres enseignent souvent des techniques de visualisation (*voir* pages 214–217) pour que les adeptes puissent « voir » et « sentir » le Qi circuler librement d'un endroit à l'autre. Accordant une grande importance au lien unissant le physique et le mental, ils invitent également à la méditation (voir pages 60–63) pour parvenir à un état de détente et d'harmonie interne plus profond.

Les exercices de base du Qi-gong sont d'un apprentissage facile. Exécutables par tous, y compris les personnes âgées et les handicapés, ils peuvent être effectués dans n'importe quel ordre. Il est conseillé de porter des vêtements amples et confortables.

CONSULTER UN THÉRAPEUTE

Le Qi-gong est généralement enseigné en cours collectif, mais une fois que vous aurez appris les exercices et les différentes techniques, vous pourrez les pratiquer seul, n'importe où et à tout moment. Choisissez un professeur qui a suivi une formation adéquate, bien que ce ne soit pas toujours facile.

Il vous montrera des enchaînements qui portent souvent des noms exotiques, comme la Grue qui surgit, la Danse de l'arc-en-ciel, le Tigre ou le Dragon d'Or qui remue la queue, et qui imitent souvent le mouvement des animaux en question. Il est conseillé de porter des vêtements amples et des chaussures plates et souples. Exécutez les mouvements lentement et en douceur (vous ne devez en aucun cas forcer sur vos muscles ou vos articulations), et ne laissez pas vagabonder votre esprit ; restez au contraire pleinement conscient de ce que votre corps est en train de faire et de ce que vous ressentez.

Vous apprendrez par ailleurs diverses techniques de respiration (*voir* pages 166–171) qui vous aideront à mieux contrôler votre souffle et à oxygéner davantage votre sang et vos tissus. Si vous sentez que votre tête se met à tourner ou que vous allez perdre connaissance, revenez immédiatement à une respiration normale. Vous apprendrez également à méditer, à vider votre esprit, à laisser votre corps et votre mental se détendre profondément et à visualiser la libre circulation du Qi dans votre organisme. Avec un peu de pratique, vous serez peut-être en mesure de percevoir la circulation du Qi comme une sensation de chaleur ou de picotement.

Les professeurs de Qi-gong qui ont atteint un très haut niveau de conscience pourraient transmettre leur Qi à un patient ou un élève pour l'aider à se soigner. Il est toutefois extrêmement rare de rencontrer des maîtres faisant preuve d'une telle maîtrise, en dehors de la Chine.

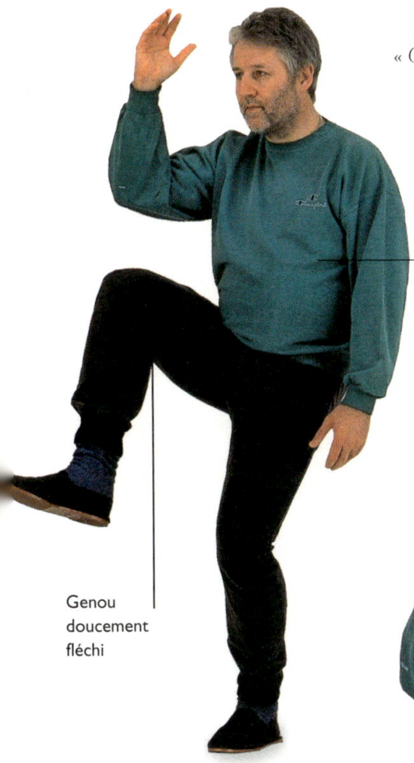

À GAUCHE *La posture du « Coq d'or debout sur une patte » développe l'équilibre*

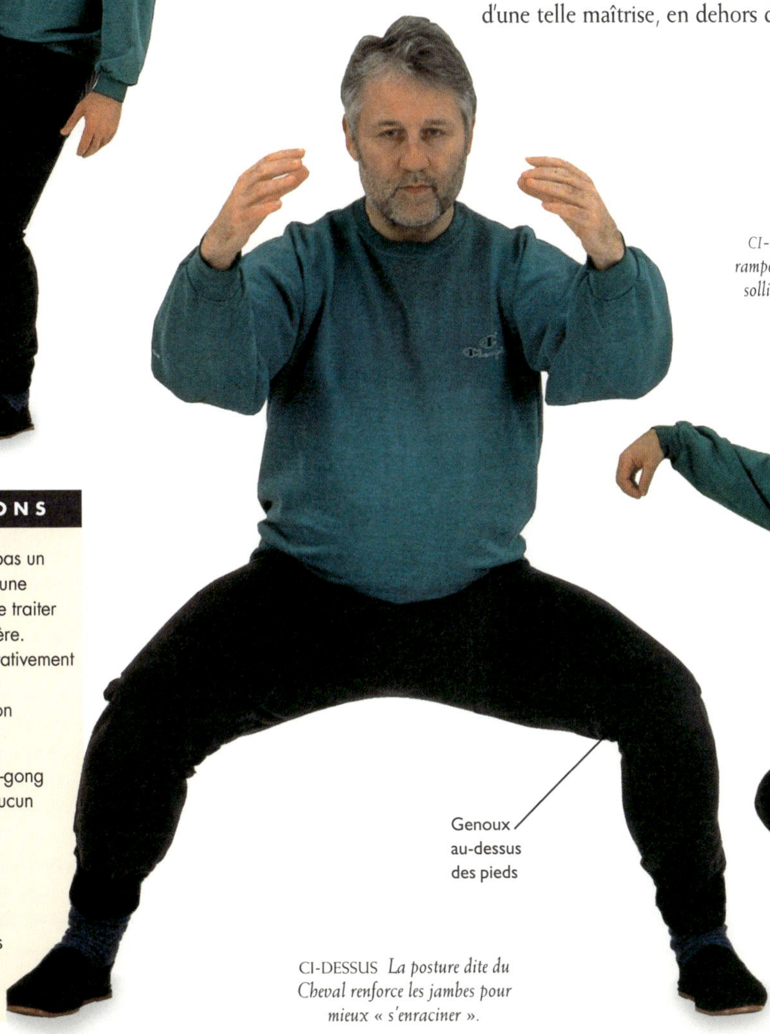

CI-DESSUS *La posture dite du Cheval renforce les jambes pour mieux « s'enraciner ».*

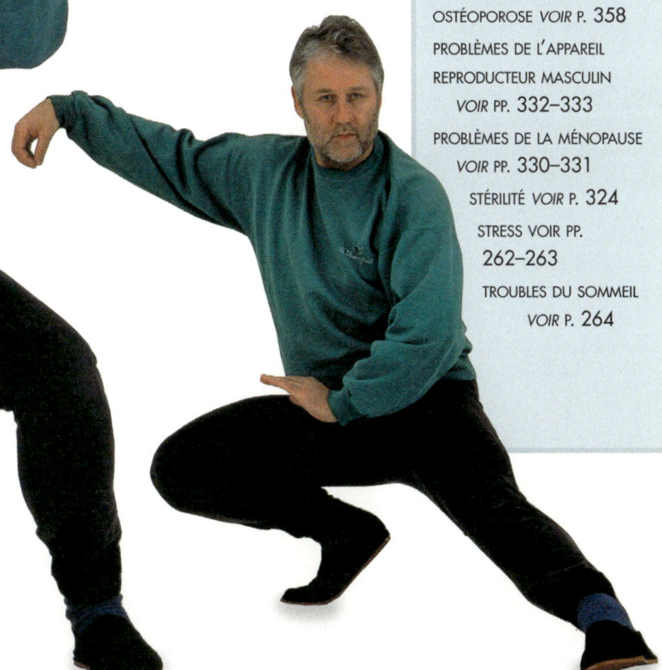

CI-DESSOUS *« Le serpent qui rampe » est une posture difficile qui sollicite les cuisses et des genoux.*

CHAMP THÉRAPEUTIQUE

Le Qi-gong est une pratique thérapeutique douce issue de la médecine traditionnelle chinoise. Son objectif est de favoriser la circulation du Qi dans l'organisme afin de maintenir ou de retrouver un bon état de santé général.
Cette technique engendre un état de relaxation profonde, améliore la conscience de soi, permet de réduire le stress et les troubles qui en découlent, de mieux contrôler sa respiration et d'avoir une meilleure estime de soi.
Cette discipline est par ailleurs si douce que les personnes âgées peuvent y avoir recours pour entretenir leur souplesse et leur forme physique.

ACCIDENT VASCULAIRE CÉRÉBRAL *VOIR* P. 359
ANGINE DE POITRINE *VOIR* P.304
ANXIÉTÉ *VOIR* PP. 256–257
ARTHRITE *VOIR* PP. 346–347
DÉPRESSION *VOIR* P. 261
HYPERTENSION ARTÉRIELLE *VOIR* P. 302
LITHIASE RÉNALE *VOIR* PP. 318–319
OSTÉOPOROSE *VOIR* P. 358
PROBLÈMES DE L'APPAREIL REPRODUCTEUR MASCULIN *VOIR* PP. 332–333
PROBLÈMES DE LA MÉNOPAUSE *VOIR* PP. 330–331
STÉRILITÉ *VOIR* P. 324
STRESS VOIR PP. 262–263
TROUBLES DU SOMMEIL *VOIR* P. 264

PRÉCAUTIONS

- Le Qi-gong n'est pas un outil diagnostique, ni une thérapie permettant de traiter une maladie particulière. Consultez donc impérativement votre médecin si vous souffrez d'une affection physique ou mentale.
- La pratique du Qi-gong ne vous autorise en aucun cas à interrompre un traitement en cours.
- Le Qi-gong est déconseillé aux personnes présentant des problèmes psychologiques graves.

LE TAÏ-CHI-CHUAN

YANG L'INVINCIBLE

Dans la Chine du XIXe siècle, celui qui dérobait les secrets d'un art martial encourait la peine de mort. Lorsque Yang Lu Chan voulut apprendre le Taï-chi-chuan, il s'engagea au service de la famille d'un descendant de Chang Wang Ting, le fondateur de cet art. C'est ainsi qu'au fil des mois et des années, Yang passa secrètement maître dans cette discipline.

Un jour, un visiteur expert en Kung-fu mit la famille Chen au défi. Le père étant en voyage, son fils et un disciple acceptèrent le combat. Tous deux furent vaincus. Le maître de Kung-fu revint semaine après semaine pour les défier. Il repartait à chaque fois victorieux, humiliant la famille Chen. Un jour, Yang proposa de relever le défi ... et gagna. Il se jeta aux pieds de son maître, implorant son pardon. Après bien des délibérations, celui-ci le lui accorda.

Fort de ses connaissances, Yang parcourut la Chine, défiant tous les maîtres de Kung-fu qu'il rencontrait : il ne fut jamais vaincu, d'où son nom. Il finit par s'installer à Pékin où il enseigna le Taï-chi-chuan à l'armée impériale.

Pendant longtemps, le Taï-chi-chuan – dont Yang l'Invincible avait réussi à percer le secret par la ruse – fut essentiellement un art martial enseigné à l'armée impériale chinoise. Aujourd'hui, le Taï-chi est davantage une thérapie préventive qu'un sport de combat. Il regroupe des exercices fondés sur la philosophie taoïste et visant à équilibrer le Yin/Yang tout en maintenant un bon état de santé général et une certaine vigueur. C'est dans cette optique que quelque dix millions de Chinois et de plus en plus d'Occidentaux le pratiquent de façon quotidienne.

Pendant des siècles, leur religion ne faisant pas de distinction entre les mondes physique et spirituel, les moines taoïstes chinois entretenaient leur santé et leur vigueur en exécutant des exercices fondés sur le Kung-fu shaolin (*voir* pages 42–43). Puis, au XIIIe siècle, un moine shaolin du nom de Chang San-Feng aurait décidé de modifier cette forme de Kung-fu et de développer un art martial davantage axé sur la puissance intérieure et la souplesse que sur la force extérieure. Selon la légende, c'est en voyant un serpent aux prises avec une grue (ou avec une pie, ou encore avec un moineau, selon les versions) qu'il eut cette inspiration. Les mouvements gracieux et insaisissables du serpent se jouant des descentes en piqué de l'oiseau lui rappelèrent l'alternance et la complémentarité Yin/Yang de toute chose (*voir* pages 34–35). San-Feng décida alors de mettre au point un art martial inspiré de cette interaction, utilisant les forces internes du Yin et du Yang : les bases du Taï-chi-chuan étaient jetées.

La pratique du Taï-chi-chuan resta longtemps confinée aux monastères, jusqu'à ce qu'un général à la retraite, Chen Changxing se familiarise avec cet art au XVIIIe siècle et l'enseigne à sa famille. Il le perfectionna et conçut une série d'enchaînements constitués d'exercices ou séquences. Le Taï-chi-chuan demeura néanmoins un art réservé aux seuls initiés jusqu'au XIXe siècle. Yang Lu Chan (1799–1872) se vit alors transmettre ce secret par l'un des descendants de Chen Changxing. Devenu un expert en arts martiaux, Yang raffina la technique du Taï-chi-chuan et l'enseigna à l'armée impériale à Pékin, d'où il se répandit dans toute la Chine. En 1949, le nouveau régime communiste fit la promotion de cette discipline en tant que thérapie préventive plutôt que comme art martial. Aujourd'hui, la Chine compte plus de dix millions d'adeptes pratiquant le Taï-chi de façon quotidienne.

Une discipline, des styles différents

Il existe plusieurs styles de Taï-chi-chuan baptisés d'après leur fondateur respectif. Les principaux sont les styles Chen, Yang, Sun Wu et Woo. Le style Yang, développé par Yang Lu Chan au XIXe siècle à partir du style Chen, est le plus connu, en Chine comme dans le reste du monde. C'est le plus proche de l'esprit du Taï-chi originel : un art martial visant à entretenir la santé physique et mentale de ses adeptes et à augmenter leur vigueur et leur longévité.

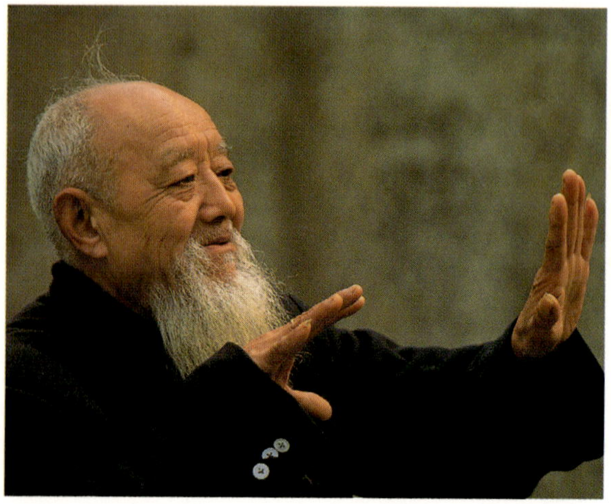

CI-DESSUS *En Chine, les pratiquants se comptent par millions. Ils font leurs exercices avant d'aller au travail et pendant la pause du déjeuner.*

LA PHILOSOPHIE

Trois principes philosophiques principaux sous-tendent la pratique du Taï-chi-chuan : l'existence du Qi, c'est-à-dire de l'énergie vitale universelle, le taoïsme, et le concept Yin/Yang. Les différentes écoles de Taï-chi-chuan accordent plus ou moins d'importance à l'un ou l'autre de ces deux derniers points, mais toutes soulignent l'importance de la libre circulation du Qi (*voir* page 20) dans un corps souple et un esprit serein.

Le taoïsme est, comme le bouddhisme, une philosophie orientale. Elle est fondée d'une part sur le principe du Tao, ou Dao, l'essence de tout ce qui vit, et d'autre part sur l'idée de l'éternel recommencement, toute chose revenant à son point de départ après avoir atteint un état extrême. L'image de l'eau bouillante qui se transforme en vapeur avant de redevenir liquide sert souvent à illustrer ce dernier principe. L'interprétation qu'en fait le Taï-chi-chuan est la suivante : un individu doit maîtriser son comportement tant sur le plan physique que mental, car les agissements extrêmes sont improductifs et peuvent s'avérer destructeurs.

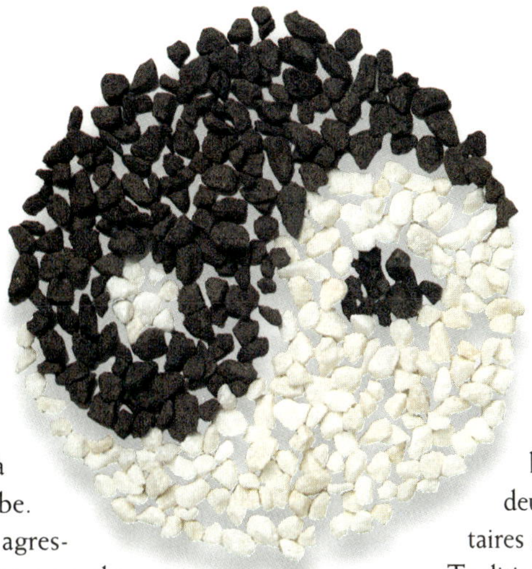

La poussée des mains, un exercice souvent enseigné aux élèves, illustre bien ce point : deux personnes se font face, immobiles, les paumes de l'une en contact avec celles de l'autre. L'un des individus se met à pousser son adversaire, tandis que l'autre maintient le contact mais cède à la pression. Si le premier continue à pousser, il perd l'équilibre et tombe. Conclusion : le fait de céder à une agression s'avère parfois plus efficace que de répondre à la force par la force.

Le Faîte ultime

L'un des symboles chinois les plus connus en Occident est celui du Faîte ultime, ou signe du Tao, qui symbolise le concept Yin/Yang. On le doit à un moine taoïste du XIe, Chou Tun-Yi, qui le dessina pour démontrer, de façon imagée, la façon d'atteindre l'harmonie et l'éternité. Le Yin correspond au côté noir, le Yang au blanc. Comme l'atteste la présence du point noir dans la partie renflée blanche et *vice versa*, rien n'est entièrement Yin ou Yang, chacun portant en soi le germe de l'autre. Le Yin et le Yang sont donc les deux aspects opposés et complémentaires de toutes choses dans l'univers.

Traditionnellement, le Yin est associé à la féminité, à l'obscurité et à la passivité, tandis que le Yang serait masculin, lumineux et actif. Un enchaînement de Taï-chi-chuan (c'est-à-dire un enchaînement d'exercices ou séquences) exprime l'interaction Yin/Yang. Il a pour objectif d'équilibrer l'afflux de Yin et de Yang, afin que le Qi puisse circuler librement dans l'organisme.

LE POINT DE VUE DE LA MÉDECINE CLASSIQUE

Si les médecins occidentaux admettent que le Taï-chi-chuan est une activité physique bénéfique, pouvant être pratiquée par tous et favorisant la détente et le contrôle de la respiration, la plupart restent cependant sceptiques quant aux concepts de Qi et de Yin/Yang qui sous-tendent cette discipline.

Des recherches effectuées à Atlanta, aux États-Unis, entre 1989 et 1996 ont cependant montré que les personnes âgées qui pratiquaient le Taï-chi-chuan étaient en excellente forme physique et éprouvaient un profond sentiment de bien-être. Cette pratique aurait amélioré le fonctionnement de leurs systèmes musculo-squelettique, nerveux et cardio-vasculaire et diminué les cas d'ostéoporose. Deux autres études – réalisées en 1984 à Toronto, au Canada, et en 1989 dans l'Illinois, aux États-Unis, – ont par ailleurs montré que le Taï-chi-chuan améliorait la capacité respiratoire en ralentissant le rythme des respirations et en les approfondissant. Enfin, une étude britannique menée en 1992, a prouvé que le Taï-chi-chuan réduisait les symptômes liés au stress.

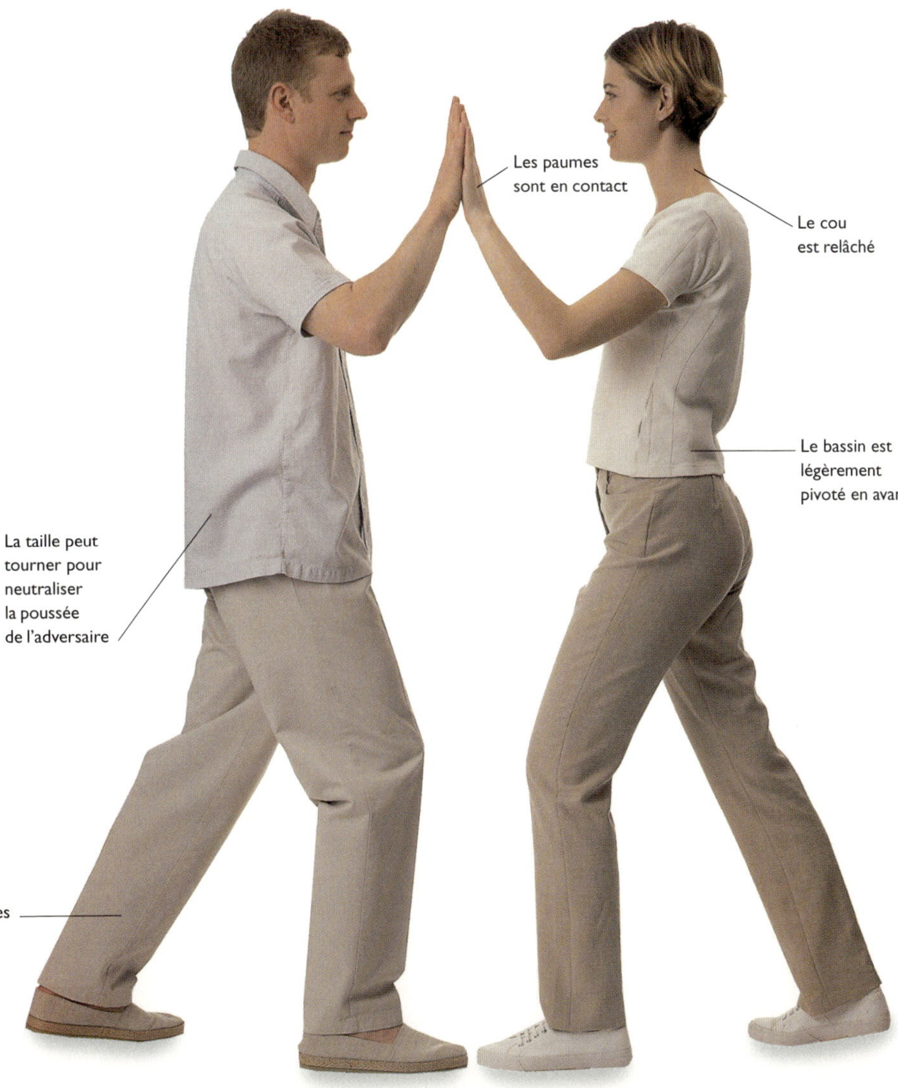
Les paumes sont en contact
Le cou est relâché
Le bassin est légèrement pivoté en avant
La taille peut tourner pour neutraliser la poussée de l'adversaire
C'est dans les jambes que l'on puise l'énergie utilisée pour la poussée

À GAUCHE *Des exercices comme la « poussée des mains » servent à harmoniser le Yin/Yang.*

Comment exécuter un enchaînement de Taï-chi-chuan ?

Les maîtres de Taï-chi-chuan guident généralement leurs élèves pour que ceux-ci exécutent les exercices de façon à améliorer leur santé, leur vitalité et leur longévité. Voici donc un résumé de ces conseils :

- Tenez-vous droit, détendu, les épaules et les bras relâchés. Sentez votre poids descendre le long de votre corps, de vos jambes, de vos pieds pour pénétrer et vous ancrer dans le sol.
- Chacun des mouvements doit partir de la taille, qui reste souple, et non des bras ou des mains. Néanmoins, tout mouvement doit faire travailler l'ensemble du corps.
- Prenez conscience de la jambe qui porte le poids du corps. Pour bon nombre d'exercices de Taï-chi, il est capital que le poids du corps repose sur la bonne jambe, sinon vous vous sentirez déséquilibré. Les maîtres qualifient la jambe porteuse de « solide » et l'autre d'« apparente ».
- Effectuez les mouvements le plus lentement possible, car cela ralentit la respiration, permet au Qi de circuler librement et facilite la concentration.
- L'un des principaux objectifs du Taï-chi-chuan est de stocker le maximum de Qi dans le Dan Tien, le centre énergétique abdominal qui se trouve juste au-dessous du nombril. La respiration abdominale (*voir* Les techniques respiratoires, pages 166–171), la méditation (*voir* pages 60–63) et les exercices de Taï-chi-chuan (*voir* Qi-gong, pages 44–45) permettent d'obtenir ce surcroît de Qi, lequel sera entraîné vers le haut et expulsé du corps si vos épaules ne sont pas relâchées, si votre poitrine est gonflée ou si vous laissez votre esprit vagabonder ou s'imprégner de pensées négatives.

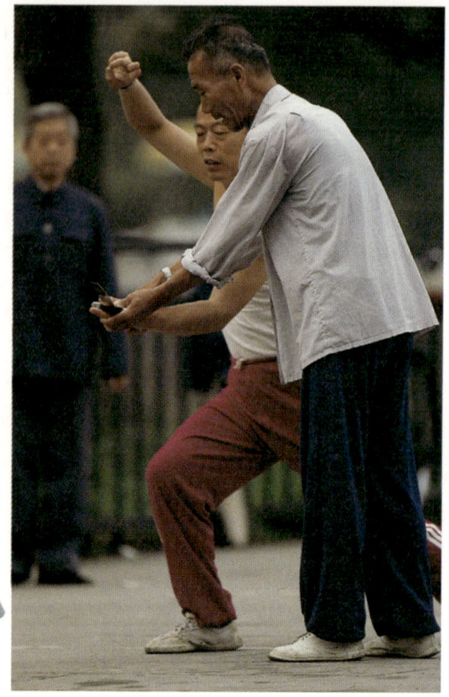

CI-DESSUS *On peut pratiquer le Taï-chi-chuan n'importe où, et une pratique quotidienne est recommandée.*

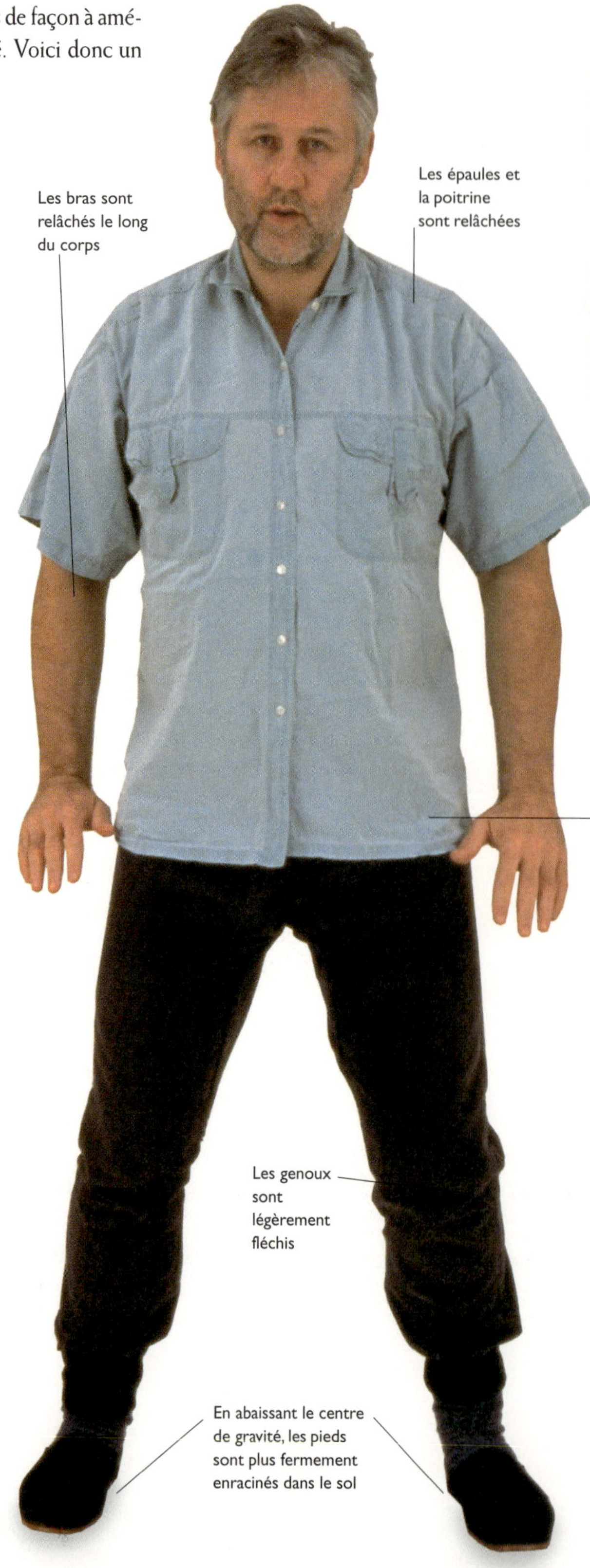

À GAUCHE *La posture de base du Taï-chi-chuan doit être réalisée le corps relâché et en équilibre.*

- Libérez votre corps et votre esprit de toute tension qui empêcherait le Qi de circuler librement le long des méridiens ; vous auriez alors du mal à enchaîner les mouvements de Taï-chi-chuan avec fluidité.
- Ne sollicitez jamais consciemment votre force musculaire, mais laissez votre esprit guider chacun de vos mouvements et votre corps réagir instinctivement. Ainsi, vous n'épuiserez pas vos forces et vous augmenterez votre puissance intérieure.

PRATIQUER LE TAÏ-CHI-CHUAN

Le Taï-chi-chuan est bien représenté dans la plupart des pays européens. Il est toutefois préférable de contacter plusieurs associations afin de tomber sur un professeur dûment qualifié. Il existe en effet d'importantes variations d'un enseignant à l'autre ; certains pratiquent cet art depuis des années, alors que d'autres ont seulement suivi quelques journées de formation. Un bon professeur pratique le Taï-chi lui-même et ne se contente pas de l'enseigner. Si votre professeur ne vous paraît pas serein, peut-être ne tirerez-vous pas le meilleur parti de son enseignement et vous devrez vous contenter d'atteindre un certain niveau de forme physique. De nombreux centres d'arts martiaux proposent également des cours de Taï-chi-chuan. Assurez-vous toutefois que l'on n'y privilégie pas l'aspect combatif de la discipline, si c'est l'approche thérapeutique et philosophique qui vous intéresse.

Les cours de Taï-chi-chuan sont généralement collectifs. Participez à un cours hebdomadaire jusqu'à ce que vous ayez maîtrisé certains enchaînements et que vous vous sentiez suffisamment sûr de vous pour pratiquer seul. Par la suite, le Taï-chi s'inscrit généralement dans la vie quotidienne de ses adeptes, qui ne se contentent pas d'une pratique occasionnelle. En fait, pour profiter pleinement des bienfaits du Taï-chi-chuan, considérez qu'il s'agit d'un engagement à vie.

Pour pratiquer le Taï-chi-chuan, il est recommandé de porter des vêtements amples et des chaussons plats à semelle fine (évitez tennis et chaussettes). Votre professeur ne vous interrogera pas sur vos antécédents médicaux ou sur votre vie personnelle, mais n'hésitez pas à lui faire part de tout problème de santé susceptible de l'intéresser (dorsalgie, opération récente, hypertension artérielle, grossesse, etc.).

L'enseignant commence, en général, par une brève explication théorique, puis rappelle aux élèves les règles de l'art. Ensuite, il leur fait faire divers exercices d'échauffement avant de leur enseigner un enchaînement d'exercices. Avant d'apprendre un enchaînement, les débutants commencent généralement par se familiariser avec des mouvements ou des postures simples. Ils s'habituent ainsi à la sensation que l'on éprouve lorsque l'on est « centré », c'est-à-dire équilibré et détendu tant sur le plan physique que mental. Le nombre de séquences que compte un enchaînement est variable : un enchaînement du style Yang réunit 48 séquences, mais il existe des variantes simplifiées de 24 séquences seulement. Lorsque l'on atteint un niveau avancé, un enchaînement peut regrouper plus d'une centaine de séquences. S'il faut parfois une année entière pour apprendre à effectuer correctement un enchaînement court, une dizaine de minutes suffisent généralement pour l'exécuter une fois qu'il est maîtrisé. Les plus longs durent toutefois 45 minutes.

À la fin d'une séance, on se frotte les mains l'une contre l'autre, on se secoue à la façon d'un chien qui s'ébroue, puis on bouge énergiquement pour reprendre contact avec le monde extérieur.

PRÉCAUTIONS

- Si le Taï-chi-chuan est ouvert à tous, il ne soigne en revanche aucune maladie spécifique. C'est plutôt une discipline permettant de rester en bonne santé ou d'améliorer son état général.
- Consultez votre médecin avant de suivre des cours de Taï-chi-chuan si vous avez un problème de santé, et informez-en votre professeur.
- Selon des sources américaines, une pratique incorrecte du Taï-chi présenterait des risques pour les genoux. Il est donc important de suivre l'enseignement d'un professeur qualifié et de lui indiquer tout problème articulaire.
- Consultez votre médecin si vous avez le moindre souci de santé.
- Votre sens de l'équilibre risque d'être modifié si vous êtes enceinte.

CHAMP THÉRAPEUTIQUE

Issu de la médecine traditionnelle chinoise, le Taï-chi-chuan est largement pratiqué en Asie et depuis ces vingt dernières années, connaît un succès croissant en Occident. En Orient, on le pratique pour entretenir la santé et la vitalité, et pour stimuler la circulation du Qi dans l'organisme.
En Occident en revanche, on considère souvent le Taï-chi comme une sorte de gymnastique qui améliore le bien-être et la forme physique tout en réduisant le stress et les symptômes du vieillissement.

ACCIDENT VASCULAIRE CÉRÉBRAL *VOIR* P. 359
ANGINE DE POITRINE *VOIR* P. 304
ANXIÉTÉ *VOIR* PP. 256–257
ARTHRITE *VOIR* PP. 346–347
ATHÉROSCLÉROSE *VOIR* P. 305
COLOPATHIE FONCTIONNELLE *VOIR* P. 314
DÉPRESSION *VOIR* P. 261
HYPERTENSION ARTÉRIELLE *VOIR* P. 302
LITHIASE RÉNALE *VOIR* PP. 318–319
MAL DE DOS *VOIR* PP. 344–345
MÉNOPAUSE VOIR PP. 330–331
OSTÉOPOROSE *VOIR* P. 358
PROBLÈMES MAMMAIRES *VOIR* P.320
STÉRILITÉ *VOIR* P. 324
STRESS *VOIR* PP. 262–263
TROUBLES DE L'APPAREIL REPRODUCTEUR MASCULIN *VOIR* PP. 332–333
TROUBLES DU SOMMEIL *VOIR* P. 264
V.I.H. ET SIDA *VOIR* PP. 340–341

SÉPARER LA CRINIÈRE DU CHEVAL SAUVAGE

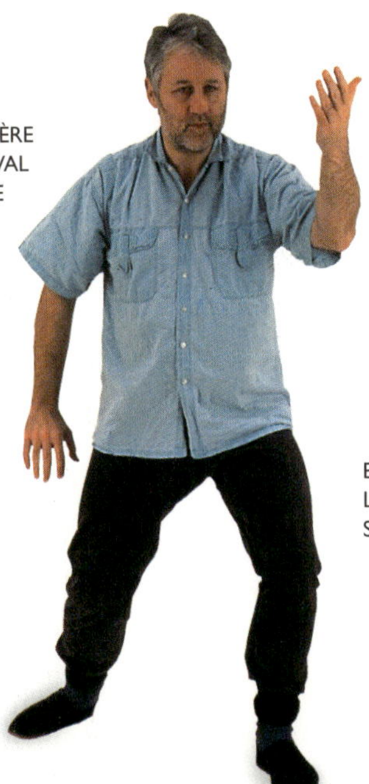

BROSSER LE GENOU ET SE RETOURNER

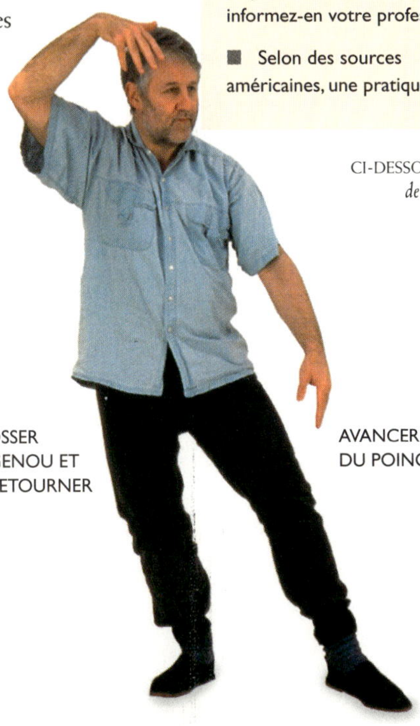

CI-DESSOUS *Postures classiques de Taï-chi-chuan.*

AVANCER ET FRAPPER DU POING

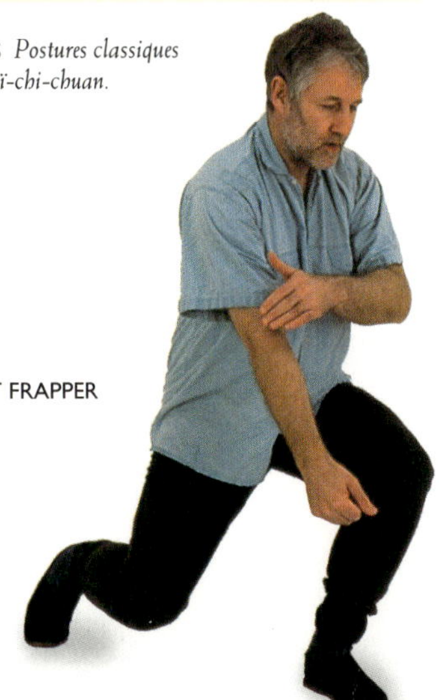

Le Taï-chi-chuan chez soi

Pour apprendre le Taï-chi-chuan, il est essentiel de suivre des cours avec un professeur expérimenté qui jouit d'une bonne réputation. Les exercices présentés ci-dessous vous donneront toutefois une idée de la pratique de cet art et vous permettront peut-être de mieux tirer parti de vos premières séances. Apprenez-les l'un après l'autre.

EXERCICES YIN : MOUVEMENTS DE BASE

Ces postures d'enracinement agissent sur le Yin ; elles vous calment, vous détendent et vous relient à la terre.

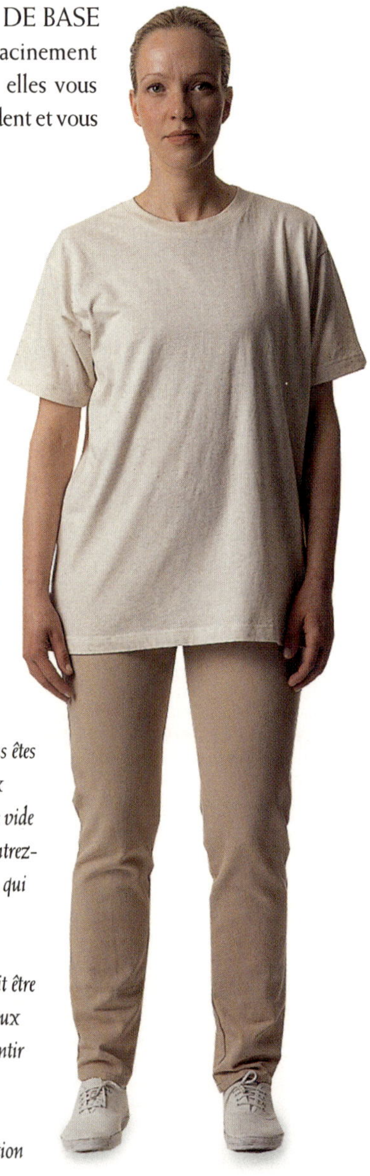

La posture d'enracinement de base

1 *Tenez-vous debout, les pieds écartés de la longueur d'une main et pointés vers l'avant. Fléchissez légèrement les genoux.*

2 *Les bras et les mains sont détendus le long du corps.*

3 *Détendez le visage et fermez les yeux (gardez-les ouverts si vous êtes sujets aux vertiges ou aux étourdissements). Faites le vide dans votre esprit et concentrez-vous sur votre respiration qui doit être lente et régulière.*

4 *Le poids du corps doit être bien réparti sur les deux pieds. Vous devez vous sentir bien « enraciné ».*

5 *Maintenez cette position pendant 3 minutes au début. Avec un peu de pratique, vous devriez être capable de conserver cette position une dizaine de minutes.*

Cette posture semble facile à maîtriser, mais il n'est pas si simple de l'exécuter correctement : en effet, vous ne devez faire appel à aucun muscle pour rester en équilibre. Avec la pratique, cette posture vous aidera à retrouver le calme intérieur.

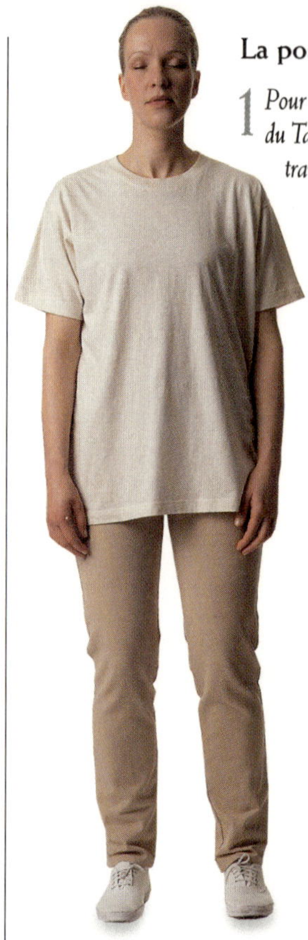

La posture du Taï-chi-chuan

1 *Pour passer de la posture d'enracinement de base à celle du Taï-chi-chuan, ouvrez les yeux et, sans bouger, transférez le poids du corps sur la jambe gauche.*

2 *Déplacez la jambe droite vers la droite de façon à écarter les pieds de la largeur des épaules. Transférez ensuite le poids du corps sur la jambe droite.*

3 *Ramenez maintenant la jambe gauche à côté de la droite. Restez ainsi pendant quelques secondes, puis écartez davantage la jambe gauche vers la gauche, de façon à être bien stable, les pieds bien écartés.*

4 *Répartissez le poids du corps sur les deux pieds.*

5 *Fléchissez légèrement les genoux et tournez-les vers l'intérieur, comme si vous vouliez tenir un ballon entre vos jambes.*

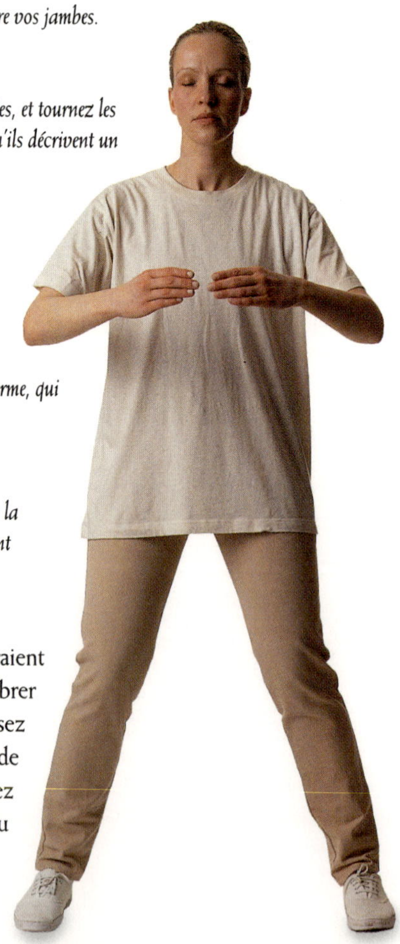

6 *Levez les bras juste au-dessous du niveau des coudes, et tournez les paumes face à vous. Baissez les pouces de façon qu'ils décrivent un cercle incomplet avec les autres doigts.*

7 *Maintenez cette position quelques minutes et détendez-vous complètement, en fermant les yeux petit à petit et en faisant le vide dans votre esprit. Avec la pratique, vous serez capable de rester ainsi une trentaine de minutes. C'est toutefois un travail à long terme, qui prendra plusieurs mois plutôt que plusieurs jours.*

8 *Refaites les mouvements en sens inverse et revenez à la posture de base. Restez à nouveau immobile pendant quelques minutes. Ouvrez les yeux et terminez par les mouvements d'éveil habituels.*

À force de pratique, certaines personnes seraient capables de sentir leur Qi faire trembler ou vibrer leur corps. Pour éprouver cette sensation assez puissante, il faut faire preuve d'une grande patience. Lorsque vous y parviendrez, dirigez votre Qi vers le Dan Tien, juste au-dessous du nombril. Vous pourrez puiser dans ces réserves lorsque vous vous aurez besoin d'un surcroît d'énergie.

EXERCICES YANG : LES MOUVEMENTS DE BASE

Le dragon vert crache des perles

Cet exercice dynamique agit sur le Yang et augmente le flux d'énergie. Prenez au départ la posture du Taï-chi-chuan comme indiqué page ci-contre, les genoux fléchis et légèrement tournés vers l'intérieur, les bras et les coudes relevés devant vous.

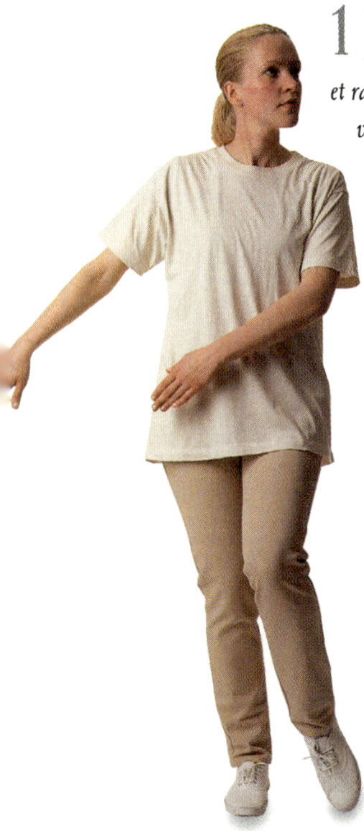

1 Transférez le poids du corps sur la jambe droite et ramenez la jambe gauche vers la droite, seuls les orteils du pied gauche touchent le sol. En même temps, fléchissez les genoux et pivotez le haut du corps vers la gauche en partant de la taille. Tournez également la tête vers la gauche en déplaçant les bras vers la droite.

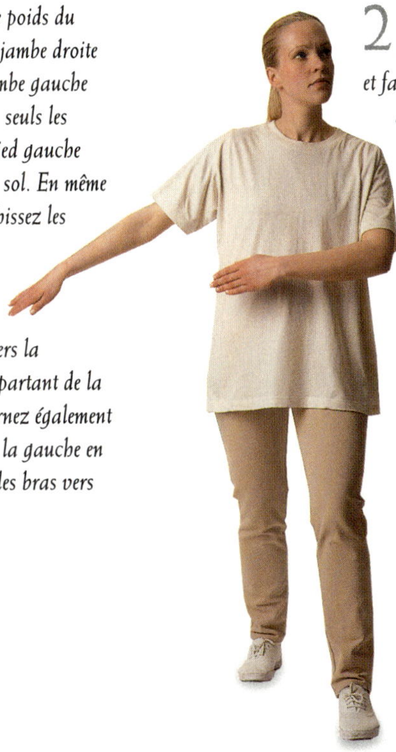

2 Maintenez le poids du corps sur le pied droit et faites un pas en avant avec le pied gauche. Fléchissez la jambe gauche et tendez la droite. Répartissez le poids du corps de façon équilibrée sur les deux jambes.

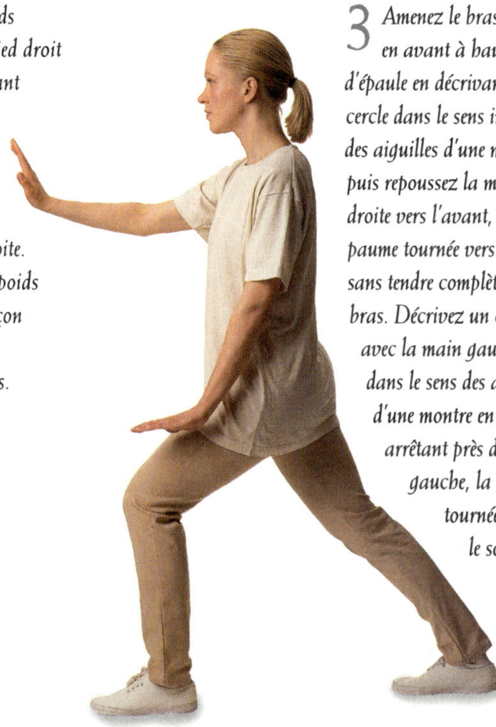

3 Amenez le bras droit en avant à hauteur d'épaule en décrivant un cercle dans le sens inverse des aiguilles d'une montre, puis repoussez la main droite vers l'avant, la paume tournée vers l'avant, sans tendre complètement le bras. Décrivez un cercle avec la main gauche dans le sens des aiguilles d'une montre en vous arrêtant près du genou gauche, la paume tournée vers le sol.

Mouvements des mains

Divers mouvements des mains sont utilisés dans la pratique du Taï-chi-chuan. Lorsqu'ils s'enchaînent sans rupture, ils produisent des mouvements circulaires. Tenez-vous debout, détendu, les mains le long du corps. Mettez vos mains légèrement en coupe, puis placez votre main droite devant le Dan Tien, la paume tournée vers le haut.

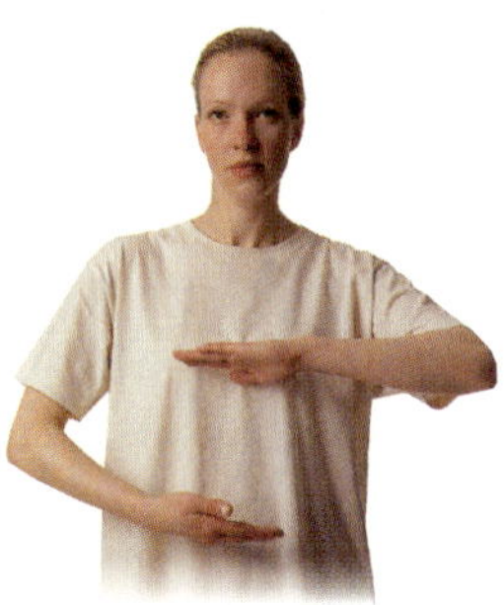

1 Mettez la main gauche à hauteur de la poitrine, la paume tournée vers le bas, face à la main droite. Imaginez que vous tenez le Qi entre vos mains.

2 Amenez maintenant le bras droit vers l'avant, puis vers le haut, en pivotant la paume vers l'intérieur jusqu'à ce qu'elle soit en face de votre visage, tandis que vous amenez la main gauche jusqu'au coude droit.

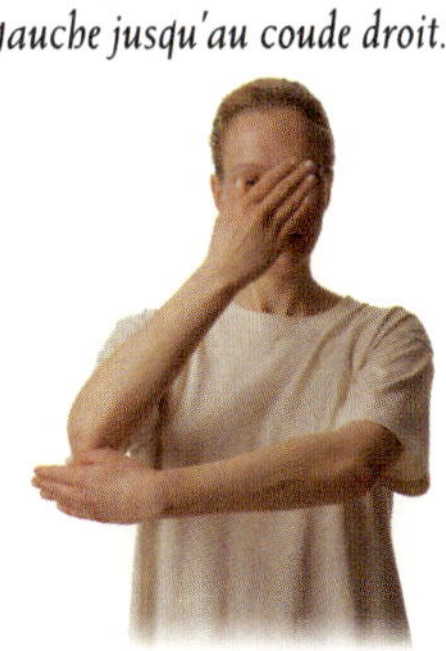

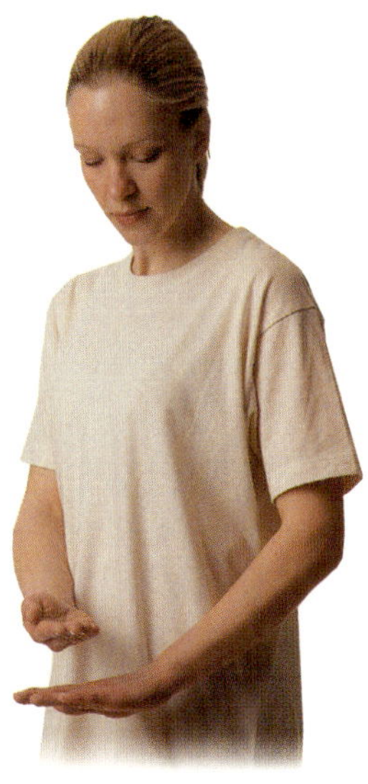

3 Continuez en descendant les deux mains vers la gauche jusqu'à la taille, la main droite au-dessus de la gauche, la paume droite tournée vers le haut et la gauche vers le bas.

4 Amenez maintenant les deux mains devant vous au niveau de la poitrine, les paumes tournées l'une vers l'autre, puis appuyez la paume droite sur le poignet gauche pour saisir le Qi entre vos mains.

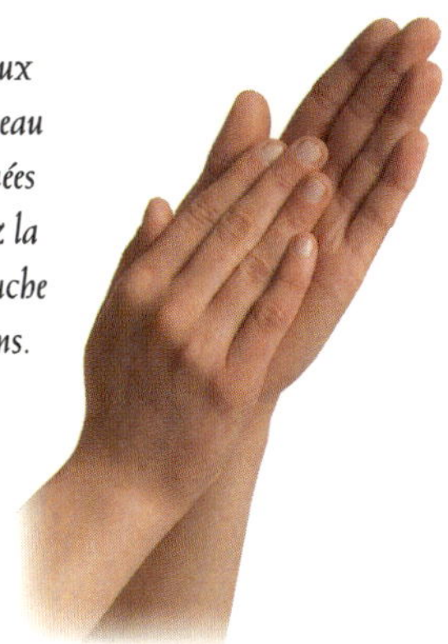

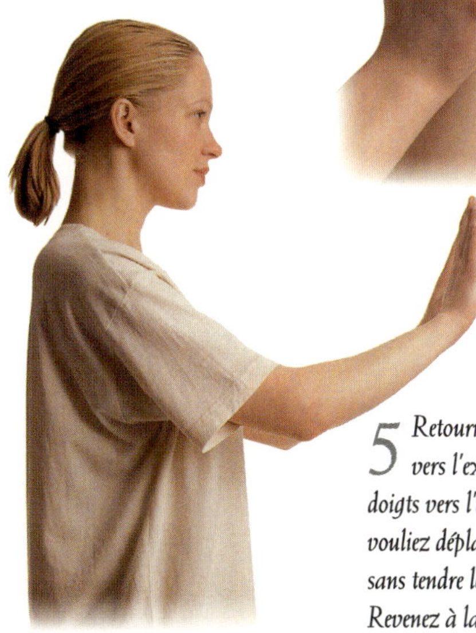

5 Retournez les deux mains vers l'extérieur en poussant les doigts vers l'avant comme si vous vouliez déplacer un objet invisible, sans tendre les coudes pour autant. Revenez à la position initiale.

LE YOGA

LE YOGA

Le terme yoga signifie « atteler ou unir », ce que l'on traduit souvent par l'union avec le divin. Les yogis ont développé au fil des siècles une pratique de plus en plus élaborée dont l'objectif est de revenir à l'état de grâce que l'homme connut un jour. Dans la plupart des religions orientales, l'homme a en effet été uni à Dieu ou a vécu dans une forme ou une autre de paradis.

Si les Occidentaux considèrent surtout le yoga comme une pratique corporelle, il s'agit en réalité d'une discipline beaucoup plus vaste qui englobe plusieurs méthodes agissant sur le corps, mais aussi sur l'esprit et l'affectivité, afin de favoriser un bon état de santé. Dans sa forme la plus complète, le yoga est un ensemble cohérent qui couvre tous les aspects de la vie.

En Occident, le yoga est généralement considéré comme un ensemble d'exercices et de techniques respiratoires, parfois associés à la méditation. Pour les Occidentaux, c'est en effet moins une thérapie qu'un moyen d'atteindre un sentiment de plénitude physique et mentale. Pourtant, l'efficacité du yoga dans le traitement d'un grand nombre de pathologies, l'hypertension artérielle notamment, est aujourd'hui largement avérée ; si bien que l'on a de plus en plus souvent recours à certains exercices pour les traiter.

Le yoga est né il y a plus de 5 000 ans, en Inde, où il joua un rôle important dans le développement de l'hindouisme, du bouddhisme et de la civilisation indienne dans son ensemble. Les pratiques yogiques sont décrites dans les textes sacrés hindous, depuis les védas qui datent de 1500 av. J.-C. jusqu'au *Bhaghavad Gita*, ou « Chant Divin », l'œuvre la plus connue de la littérature indienne.

La forme de yoga la plus largement pratiquée en Occident se fonde sur les principes du « Hatha » yoga, qui ont été élaborés par le sage hindou Patanjali dans les *Yoga Sutras* il y a quelque 2 000 ans. C'est de cet ouvrage qu'ont été tirés les postures corporelles (« asanas ») et les exercices respiratoires (« pranayama »).

Le yoga fut introduit en Occident au XIXe siècle, avec la publication des premières traductions des textes hindous, mais il éveilla alors peu d'intérêt. C'est seulement dans la deuxième moitié du XXe siècle, que porté par l'enthousiasme croissant suscité par la philosophie orientale et les thérapies alternatives, le public commença à s'y intéresser. Aujourd'hui, sa popularité est immense : il y aurait davantage de professeurs de yoga aux États-Unis et en Grande-Bretagne que dans toute l'Inde, et le yoga compte des millions de pratiquants de par le monde.

LES ENSEIGNEMENTS DU YOGA

Le yoga est à la fois une philosophie et une éthique, c'est-à-dire un ensemble de règles de vie. Cependant, en dépit des liens étroits qui l'unissent au bouddhisme et à l'hindouisme, ce n'est pas une religion. Le terme « yoga » vient du mot sanscrit signifiant « union » ou « unicité », et toutes les formes de yoga ont pour objectif d'unir le corps à l'esprit, puis le corps à l'âme et enfin l'âme à la dimension cosmique de l'être. Le seul moyen de parvenir à cette union avec l'Esprit universel est de s'adonner à la méditation et de respecter certaines règles gouvernant la façon d'agir et de mener sa vie.

Un aspect important du yoga réside dans l'affirmation de l'existence du « prana », l'énergie universelle qui constitue et structure la matière, la vie et l'esprit. Nous contribuons à la circulation du Prana en respirant (c'est pourquoi il est si important en yoga de respirer correctement), et cette libre circulation de l'énergie vitale dans l'organisme est essentielle à l'harmonie intérieure et à la santé. Les exercices de yoga sont tous conçus de façon à stimuler le flux de Prana et à libérer l'énergie interne de l'organisme afin d'atteindre un état d'éveil spirituel.

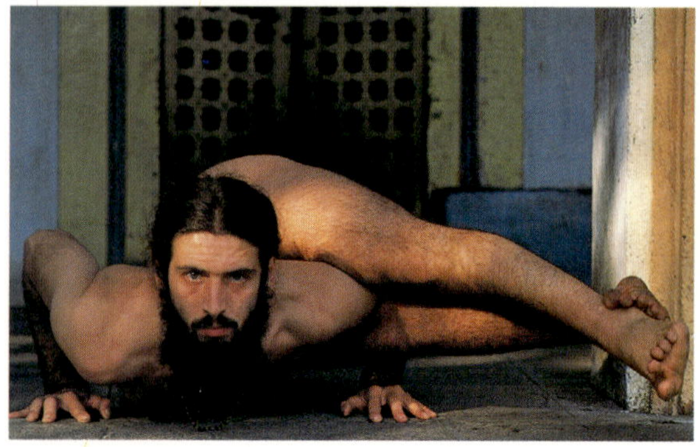

CI-DESSUS *Le yoga est une discipline complète pour le corps, l'âme et l'esprit dont les origines remontent aux textes sacrés hindous.*

Le yoga est donc une préparation du corps et de l'esprit qu'il convient d'unir par le comportement, par une pensée juste et par la méditation pour pouvoir réaliser la fusion ultime de l'être avec sa dimension cosmique, c'est-à-dire avec tout ce qui est – le Divin ou encore le concept hindou de « nirvana ». Dans ce contexte plus vaste, les postures et les exercices respiratoires du « Hatha » yoga constituent simplement un moyen de favoriser la méditation et l'équilibre intérieur permettant d'atteindre cette fusion ultime avec l'univers. En Occident, on insiste surtout sur les postures (*voir* page ci-contre), en perdant souvent de vue la cohérence intrinsèque du « Hatha » yoga.

Rappel historique

Le premier traité sur le Hatha yoga est l'œuvre de Patanjali. On y trouve une description des étapes spirituelles que doivent franchir les yogis pour atteindre « l'Éveil » ou nirvana. Il fournit un ensemble de directives englobant les habitudes alimentaires, des exercices d'hygiène interne, mais aussi des postures corporelles, des techniques de respiration et de méditation en vue de parvenir à ce qui est considéré comme le niveau suprême de la conscience pure. Tout yogi digne de ce nom s'efforce de se conformer à cette disciple physique et spirituelle en développant la maîtrise de son corps et de son esprit.

Le principal objectif du yoga est donc de parvenir à une sorte d'excellence, à la fois physique, morale et spirituelle.

LES VOIES DU YOGA

Il existe de nombreuses variantes du yoga, qui ont chacune leur propre méthode et qui mettent l'accent sur tel ou tel aspect. En pratique toutefois, les différents courants fusionnent, l'un menant à l'autre ou le complétant, de sorte qu'il est rare que des personnes qui pratiquent sérieusement le yoga se confinent à une seule voie. Les principales formes de yoga sont, outre le « Hatha » yoga : l'« Astanga » yoga, le « Raja » yoga, le « Jnana » yoga, le « Karma » yoga, le « Bhakti » yoga, le « Tantra » yoga, le « Kundalini » yoga et le « Mantra » yoga.

L'**« Astanga » yoga** est la voie décrite par Patanjali dans les *Yoga Sutras* et que l'on peut considérer comme la source d'où ont jailli toutes les autres formes de yoga au fil des siècles. « Astanga » signifie « huit membres », « huit piliers ». Patanjali a décrit en effet un cheminement en huit degrés successifs qui mène à la transcendance, à la libération par l'union du corps, de l'esprit et de l'âme.

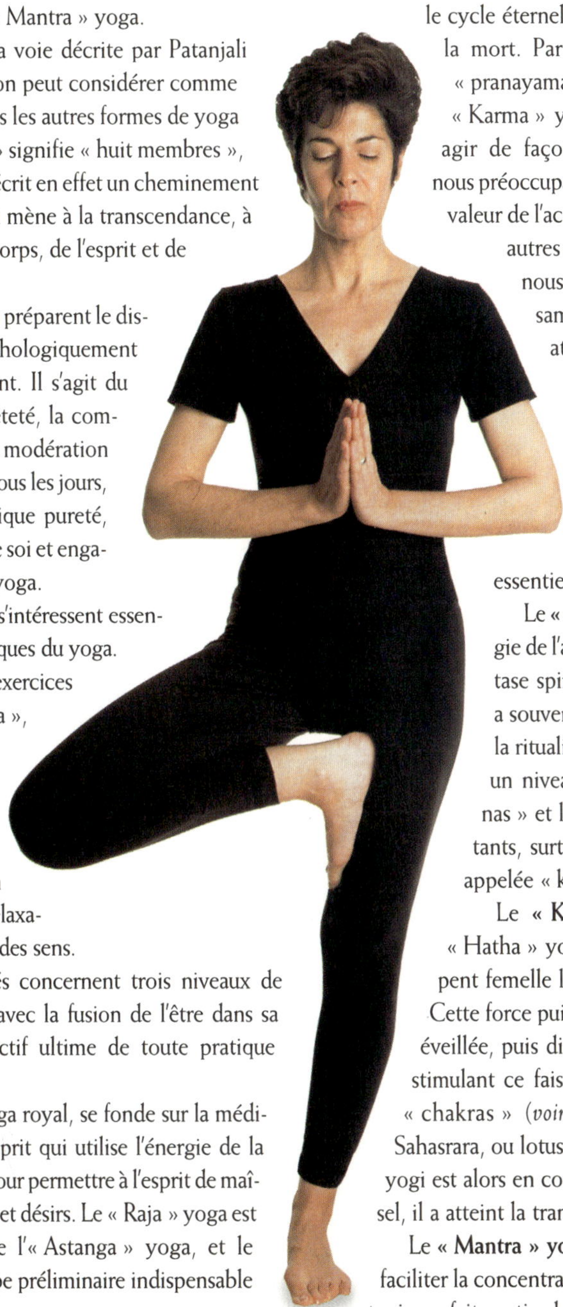

Les deux premiers degrés préparent le disciple mentalement et psychologiquement aux difficultés qui l'attendent. Il s'agit du « yama », qui exige l'honnêteté, la compassion, la non-violence, la modération et la propreté dans la vie de tous les jours, et du « niyama », qui implique pureté, satisfaction, connaissance de soi et engagement à suivre la voie du yoga.

Les trois degrés suivants s'intéressent essentiellement aux aspects physiques du yoga. Il s'agit des « asanas », ou exercices posturaux ; du « pranayama », c'est-à-dire de la façon d'utiliser le souffle pour maîtriser le flux du Prana dans l'organisme ; et enfin du « prati hara », l'intériorisation de la conscience par une relaxation profonde et la maîtrise des sens.

Les trois derniers degrés concernent trois niveaux de méditation, qui culminent avec la fusion de l'être dans sa dimension cosmique, objectif ultime de toute pratique yogique.

Le **« Raja » yoga**, ou yoga royal, se fonde sur la méditation. C'est le yoga de l'esprit qui utilise l'énergie de la conscience et de la pensée pour permettre à l'esprit de maîtriser préoccupations, peurs et désirs. Le « Raja » yoga est dérivé de l'étape finale de l'« Astanga » yoga, et le « Hatha » yoga est une étape préliminaire indispensable au « Raja » yoga.

Le **« Jnana » yoga**, ou yoga de la sagesse, est une forme méditative et contemplative qui canalise la puissance de l'esprit pour aborder les questions existentielles : qu'est-ce que la réalité ? qu'est-ce que la vie ? qu'est-ce que la vérité ? afin de parvenir à une compréhension intuitive et profonde de ce qui est réel et de ce qui ne l'est pas, de ce qui est permanent et de ce qui est transitoire.

CI-DESSUS *Le yoga met l'accent sur le maintien des postures ou « asanas ».*

Le **« Karma » yoga** est le yoga de la vie quotidienne. On traduit souvent « karma » par destinée, mais en fait il s'agit de nos actions et réactions au fur et à mesure que nous avançons dans la vie. Toute action entreprise par égoïsme crée du karma et nous lie au samsara, la « roue de la vie », le cycle éternel de la naissance, de la vie et de la mort. Par le biais des « asanas », du « pranayama » et de la méditation, le « Karma » yoga nous apprend à agir de façon désintéressée, en nous préoccupant uniquement de la valeur de l'acte lui-même pour les autres ou pour le divin. En nous libérant de notre karma, les liens du samsara sont rompus et nous pouvons ainsi atteindre le nirvana.

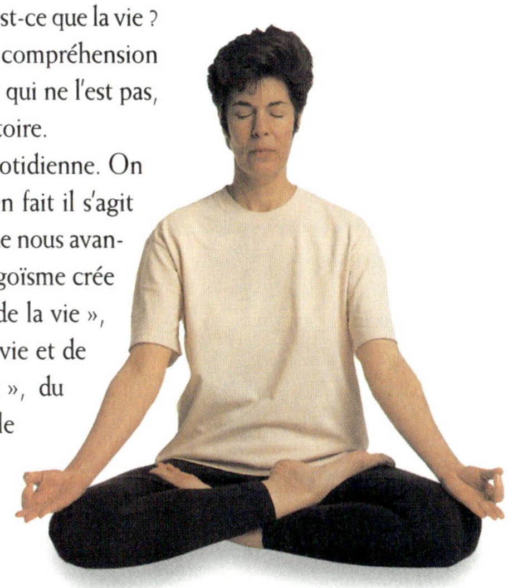

CI-DESSUS *La méditation yogique peut procurer un fort sentiment de puissance et générer de profondes transformations.*

Le **« Bhakti » yoga** est le yoga de la dévotion et de l'adoration, qui canalise l'émotion en vue de la vénération du divin. Comme dans les autres voies du yoga, l'objectif est l'Union, mais la méditation prend ici une forme essentiellement religieuse.

Le **« Tantra » yoga** vise à transformer l'énergie de l'acte physique et du désir en un état d'extase spirituelle. Un aspect du Tantra yoga qui a souvent donné lieu à des malentendus est la ritualisation de l'acte sexuel en vue d'atteindre un niveau supérieur de conscience. Les « asanas » et le « pranayama » sont bien plus importants, surtout lorqu'il s'agit de mobiliser la force appelée « kundalini ».

Le **« Kundalini » yoga** est une forme de « Hatha » yoga qui réveille le « kundalini », le serpent femelle lové à la base de la colonne vertébrale. Cette force puissante associée au désir sexuel doit être éveillée, puis dirigée le long de la colonne vertébrale, stimulant ce faisant les divers centres énergétiques ou « chakras » (*voir* pages 78–85) jusqu'au dernier, le Sahasrara, ou lotus aux mille pétales, situé dans la tête. Le yogi est alors en communion avec l'Esprit suprême universel, il a atteint la transcendance et la félicité.

Le **« Mantra » yoga** consiste à répéter des mantras pour faciliter la concentration et la méditation. Si les mantras ont toujours fait partie du yoga, ils revêtent ici une importance capitale du fait du succès rencontré par la méditation transcendantale (*voir* pages 60–63).

PRÉCAUTIONS

Enfants, personnes âgées, femmes enceintes et personnes souffrant de maladies chroniques : le yoga est ouvert à tous. Il est cependant déconseillé d'aborder les postures sans consulter son médecin et sans l'aide d'un professeur expérimenté dans les cas de figure suivants :

- Problèmes cardiaques ou circulatoires
- Problèmes de cervicales ou de colonne vertébrale
- Problèmes visuels ou auditifs
- Sclérose en plaques
- Ténosynovite
- Fracture
- Blessure ou opération récente
- Grossesse

PRÉCAUTIONS

- Évitez de pratiquer une discipline qui ne semble pas en accord avec votre corps ou votre esprit. Si cela se traduit par une instabilité physique ou psychique ou une tendance obsessionnelle, trouvez un bon professeur qui vous aidera à résoudre ces problèmes ou du moins à les comprendre.
- Ne pratiquez pas le yoga dans les trois heures qui suivent un bon repas.
- Certains mouvements sont contre-indiqués aux personnes ayant des problèmes de santé. Renseignez-vous auprès d'un professeur de yoga expérimenté si vous êtes cardiaque ou si vous souffrez d'hypertension artérielle, d'un problème au dos ou à la nuque ou encore de troubles cérébraux, circulatoires, visuels ou auditifs. Certaines postures, dont celle sur la tête, sont alors déconseillées.
- Ne prenez pas la posture sur la tête en cours de grossesse ou pendant vos règles.

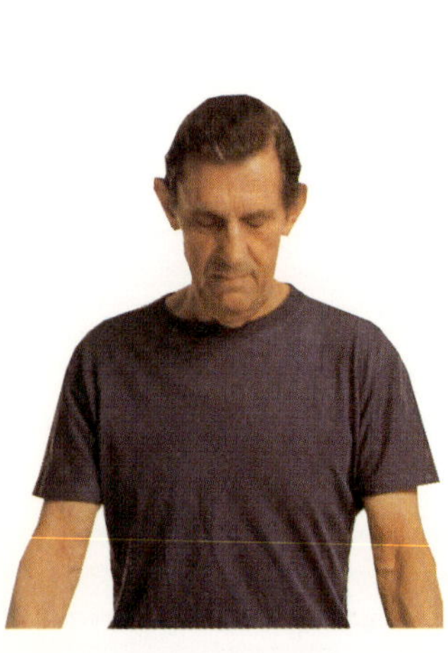

CI-DESSUS *Il est fondamental d'apprendre à respirer correctement.*

LES POSTURES DE YOGA

Le succès que connaît le yoga en Occident est sans nul doute lié à ses nombreuses vertus. En effet, pratiqué régulièrement, le yoga tonifie les muscles, améliore la mobilité et l'équilibre, et permet de mieux se tenir. Il contribue, dans certains cas, à diminuer la tension artérielle et à renforcer la capacité pulmonaire. Bon nombre de postures agissent en outre sur les organes internes et améliorent le fonctionnement de l'appareil digestif, du foie et du pancréas.

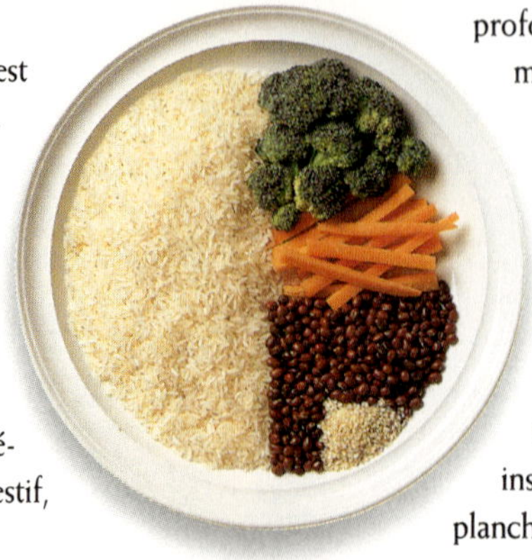

CI-DESSUS *Une alimentation saine et naturelle permet de conserver vitalité et vivacité d'esprit.*

Les personnes ayant atteint un niveau avancé sont par ailleurs capables de prouesses étonnantes. Certaines ont ainsi montré qu'elles étaient capables de réduire sensiblement leur rythme cardiaque, et même de faire cesser les battements de leur cœur. Elles sont par ailleurs capables de contrôler la température de diverses parties du corps indépendamment les unes des autres, et sont enfin douées d'une force musculaire extraordinaire. Il faut cependant des années de pratique, à raison de plusieurs heures par jour, pour atteindre une telle maîtrise, et rares sont les adeptes occidentaux à y parvenir. La plupart se contentent donc de jouir de la forme physique et du sentiment de bien-être que confère le yoga.

Enfin, s'il est rare que la méditation fasse explicitement partie de l'enseignement du yoga en Occident, elle présente pourtant un intérêt majeur. Elle améliore la concentration et la vivacité d'esprit tout en diminuant le stress et l'anxiété. On se sent alors plus calme, plus détendu, tout en ayant la sensation d'être plus alerte. N'oublions pas que le bien-être physique est indissociable du bien-être psychique.

LA PRATIQUE INDIVIDUELLE

Bien qu'il soit recommandé de débuter en suivant l'enseignement d'un professeur qualifié, le yoga se prête à une pratique autonome. Pour profiter au mieux des bienfaits de la discipline, il est toutefois essentiel d'apprendre les principes fondamentaux des « asanas » (postures) et du « pranayama » (respiration) qui constituent la base du « Hatha » yoga. Un bon enseignant décèlera aussi d'éventuels déséquilibres dans les postures dont vous n'avez peut-être pas conscience, et vous indiquera les « asanas » qui vous conviennent le mieux.

LES « ASANAS »

Le yoga regroupe des centaines de postures différentes. Nous allons vous en présenter un certain nombre, dont un enchaînement appelé « Surya Namatura », la « salutation au soleil » (*voir* page ci-contre).

PRATIQUER LE YOGA CHEZ SOI

La pratique du yoga ne demande aucun équipement particulier. S'il est vrai que plus on travaille longtemps, plus les effets sont profonds, la plus brève des séances (5 à 10 minutes) peut néanmoins porter ses fruits. Il est conseillé de pratiquer 30 minutes à une heure par jour, de préférence le matin ou le soir. Voici quelques recommandations :

* Si vous êtes chez vous, choisissez une pièce calme, chaude et bien rangée, de façon à être le moins distrait possible. Évitez les tapis épais, car ils rendent l'équilibre instable, et optez plutôt pour un tapis fin ou un plancher en bois. Vous trouverez aussi dans le commerce des tapis fins antidérapants qui sont parfaits pour le yoga. Installez un grand miroir, pour vérifier que vous effectuez correctement les postures. Prévoyez également un pull, une couverture et des chaussettes pour la relaxation. Certaines postures nécessitent enfin une chaise, un foulard ou un petit coussin.

* Ne prenez ni bain ni douche pendant la demi-heure qui précède et qui suit une séance de yoga.

* Portez des vêtements confortables qui permettent une grande liberté de mouvement (un justaucorps par exemple), et pratiquez toujours pieds nus.

* Vous jugerez peut-être utile de faire quelques étirements en guise d'échauffement avant une séance, surtout si vous débutez.

* N'oubliez jamais que le yoga n'est pas une succession de défis. Il faut du temps pour surmonter les déséquilibres habituels et certaines postures s'avèrent parfois difficiles à prendre. Ne forcez jamais, vous risqueriez d'endommager vos muscles ou vos articulations et vous iriez à l'encontre de l'esprit du yoga.

* Prenez conscience de l'ensemble de votre corps pendant que vous pratiquez. Le yoga vise l'harmonie et l'équilibre. Observez donc l'effet de chacune des postures sur les différentes parties du corps, et la façon dont chaque partie contribue au maintien de la posture.

* Il convient également d'équilibrer la série de postures que vous allez prendre. Après une posture qui étire certains muscles, enchaînez toujours par une contre-posture qui les détend ; de même, après avoir étiré un côté, pensez toujours à étirer l'autre.

* La respiration ou « pranayama » est un aspect important des « asanas ». Apprenez à respirer profondément et de façon régulière pendant toute la séance.

* Peut-être aurez-vous des courbatures après la séance car vous allez solliciter des muscles qui n'ont pas l'habitude de l'être. Elles ne doivent pas trop vous faire souffrir et doivent diminuer d'intensité avec le temps. Terminez toujours une séance par la position de détente (*voir* page 57).

LA SALUTATION AU SOLEIL

On trouve des salutations rituelles au soleil levant, source de vie et d'énergie, dans bon nombre de cultures. Il n'y a toutefois rien de mystique dans l'enchaînement de postures que nous vous présentons ici. Si on est loin de la rigueur qui caractérise le yoga classique, où l'on s'efforce de tenir les différentes postures bien plus longtemps, c'est une manière rafraîchissante de commencer la journée. Attention toutefois à ne pas trop forcer les étirements. N'oubliez pas que la personne photographiée ici est jeune et souple et qu'elle a une longue expérience du yoga. Ne faites pas cet enchaînement si vous avez des problèmes de lombaires, et arrêtez-vous immédiatement si vous ressentez une gêne ou une douleur aiguë.

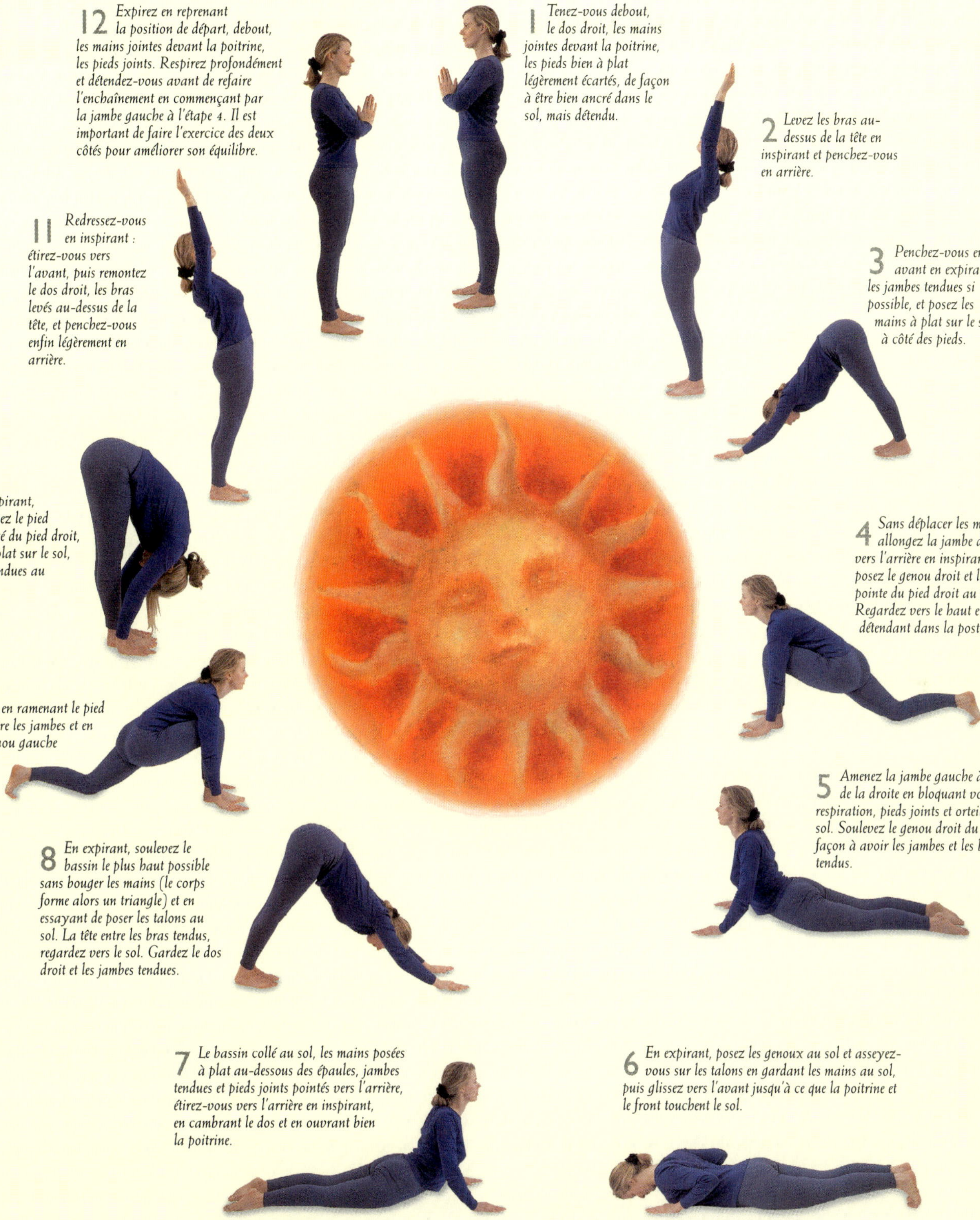

1 Tenez-vous debout, le dos droit, les mains jointes devant la poitrine, les pieds bien à plat légèrement écartés, de façon à être bien ancré dans le sol, mais détendu.

2 Levez les bras au-dessus de la tête en inspirant et penchez-vous en arrière.

3 Penchez-vous en avant en expirant, les jambes tendues si possible, et posez les mains à plat sur le sol, à côté des pieds.

4 Sans déplacer les mains, allongez la jambe droite vers l'arrière en inspirant, posez le genou droit et la pointe du pied droit au sol. Regardez vers le haut en vous détendant dans la posture.

5 Amenez la jambe gauche à côté de la droite en bloquant votre respiration, pieds joints et orteils au sol. Soulevez le genou droit du sol de façon à avoir les jambes et les bras tendus.

6 En expirant, posez les genoux au sol et asseyez-vous sur les talons en gardant les mains au sol, puis glissez vers l'avant jusqu'à ce que la poitrine et le front touchent le sol.

7 Le bassin collé au sol, les mains posées à plat au-dessous des épaules, jambes tendues et pieds joints pointés vers l'arrière, étirez-vous vers l'arrière en inspirant, en cambrant le dos et en ouvrant bien la poitrine.

8 En expirant, soulevez le bassin le plus haut possible sans bouger les mains (le corps forme alors un triangle) et en essayant de poser les talons au sol. La tête entre les bras tendus, regardez vers le sol. Gardez le dos droit et les jambes tendues.

9 Inspirez en ramenant le pied droit entre les jambes et en posant le genou gauche au sol.

10 En expirant, ramenez le pied gauche à côté du pied droit, les mains à plat sur le sol, les jambes tendues au maximum.

11 Redressez-vous en inspirant : étirez-vous vers l'avant, puis remontez le dos droit, les bras levés au-dessus de la tête, et penchez-vous enfin légèrement en arrière.

12 Expirez en reprenant la position de départ, debout, les mains jointes devant la poitrine, les pieds joints. Respirez profondément et détendez-vous avant de refaire l'enchaînement en commençant par la jambe gauche à l'étape 4. Il est important de faire l'exercice des deux côtés pour améliorer son équilibre.

LES POSTURES DEBOUT

Les postures debout sont essentielles à la pratique du yoga. Elles confèrent équilibre et souplesse et renforcent le corps des pieds à la nuque et aux épaules. Dans la mesure où les torsions et les flexions plus complexes sollicitent les muscles et les articulations, commencez plutôt par celles-ci en coordonnant bien le souffle et les mouvements.

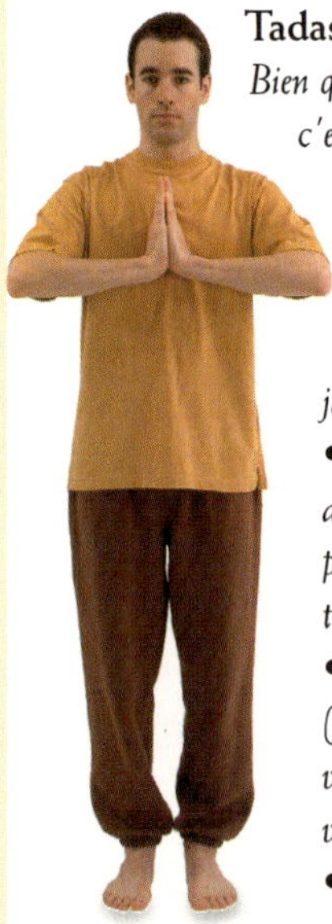

Tadasana (la montagne)

Bien qu'elle soit loin d'être aussi facile qu'il y paraît, c'est la première posture que l'on devrait apprendre, car elle fait appel à certains aspects fondamentaux des « asanas ».

- *Tenez-vous debout, les pieds joints, le poids du corps équitablement réparti sur les deux jambes et sur la plante des pieds.*
- *Tendez bien les jambes en relevant la rotule avec les muscles avant des cuisses. Dans cette position, le poids du corps est directement transmis du bassin aux pieds.*
- *Le bassin dans l'alignement des épaules, (vérifiez dans un miroir), regardez droit devant vous, la tête et le cou dans l'axe de la colonne vertébrale.*
- *Ouvrez la poitrine en soulevant légèrement la cage thoracique et l'abdomen. Tirez les épaules en arrière et détendez-les de façon à redresser le dos sans pour autant vous mettre au « garde-à-vous ».*
- *Restez ainsi pendant quelques minutes, les yeux fermés si cela peut vous aider, et concentrez-vous sur ce que vous ressentez dans chacune des parties du corps. Vous pouvez aussi en profiter pour travailler votre respiration (voir pages 58–59).*

Préparation à Virabhadrasana (posture du guerrier de profil)

Debout dans la posture du Triangle, les bras tendus de chaque côté à hauteur des épaules, les pieds tournés vers l'avant. Pointez le pied gauche vers la gauche en gardant le corps tourné vers l'avant.

En expirant, fléchissez le genou gauche de façon à l'amener à la verticale du talon gauche. Tournez la tête à gauche et regardez les doigts de la main gauche. Tenez la posture pendant 10 secondes en étant attentif à votre respiration. En inspirant, revenez à la position de départ. Répétez ensuite l'exercice en pivotant le pied droit vers la droite.

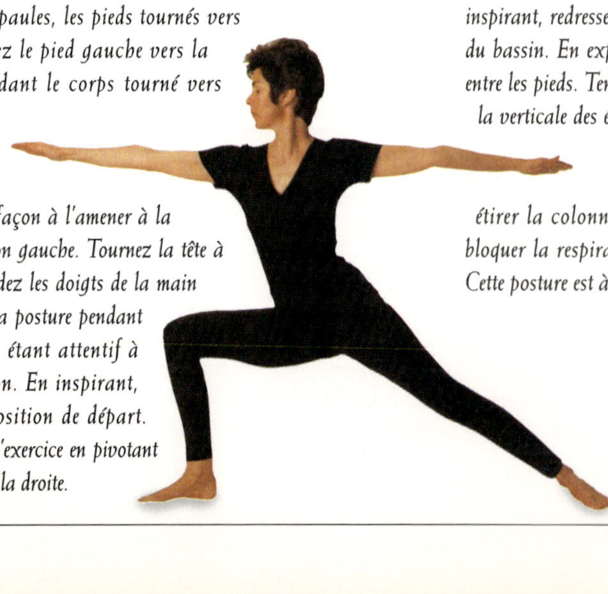

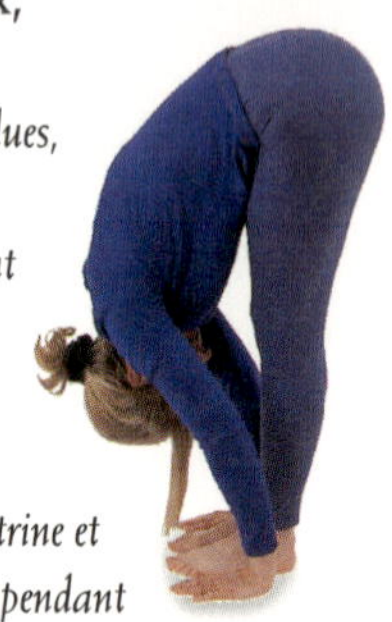

Uttanasana (la tête sur les genoux, ou pince debout)

En expirant, basculez le tronc, les jambes tendues, jusqu'à ce que vos doigts touchent le sol. Attrapez les chevilles avec les mains en tendant les bras et regardez vers l'avant. Puis, sans lâcher les chevilles, amenez vos coudes derrière les genoux en continuant à fléchir le buste à partir de la taille jusqu'à ce que la poitrine et le ventre touchent les cuisses. Tenez la posture pendant dix secondes. Cette posture est à éviter si vous souffrez du bas du dos.

Trikonasana (le triangle)

Tenez-vous debout, les pieds écartés de la longueur d'une jambe. Pivotez la jambe droite et le pied droit vers la droite. Répartissez le poids du corps équitablement entre les deux jambes, centré au milieu de la plante des pieds, et tendez bien les jambes. Redressez bien le buste à partir du bassin. Inspirez et écartez les bras de chaque côté à hauteur des épaules.

En expirant, ramenez la main droite sur la jambe droite et levez le bras gauche. Tournez la tête et regardez vers la main gauche. Continuez à bien étirer la colonne vertébrale et les bras, et ouvrez bien les hanches, le bassin tourné vers l'avant. Tenez cette posture pendant dix secondes sans bloquer la respiration, puis recommencez de l'autre côté.

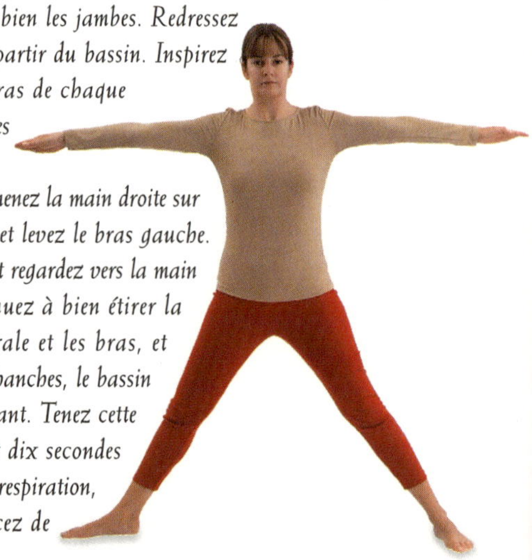

Padottasana (le triangle plié)

Prenez la posture du Triangle, les pieds parallèles, pointés vers l'avant, les mains sur les hanches. Tendez bien les jambes et étirez le buste. En inspirant, redressez le corps comme si vous vouliez le soulever à partir du bassin. En expirant, basculez le tronc ; le bassin reste bien centré entre les pieds. Tendez les bras en avant, puis posez les mains au sol, à la verticale des épaules, en gardant le dos droit et en ouvrant bien la poitrine. Inspirez. En expirant, alignez les mains avec les pieds et baissez la tête tout en continuant à étirer la colonne. Tenez cette posture pendant dix secondes sans bloquer la respiration. En inspirant, reprenez la position de départ. Cette posture est à éviter si vous souffrez des lombaires.

LE POINT DE VUE DE LA MÉDECINE CLASSIQUE

L'efficacité thérapeutique du yoga ne fait aujourd'hui plus aucun doute. Des milliers d'études ont été réalisées et la remarquable maîtrise dont font preuve les yogi expérimentés (notamment leur aptitude à contrôler leur rythme cardiaque, leur tension artérielle, leur respiration, leurs ondes cérébrales, la température de leur corps et la résistance électrique de leur peau) a été attestée à maintes reprises.

La plupart des médecins restent toutefois sceptiques quant à l'efficacité du yoga dans le traitement d'affections précises. Il faut en effet des années de pratique assidue pour parvenir au degré de maîtrise décrit plus haut. Or, la plupart des Occidentaux sont incapables d'un tel engagement et d'une telle patience. S'il est donc peu probable que le yoga devienne un jour une médecine de masse en Occident, sa pratique présente néanmoins un intérêt thérapeutique certain, associée au biofeedback (*voir* pages 212–213), dans le traitement de l'hypertension artérielle.

Les médecins occidentaux admettent en revanche que le yoga est à la fois agréable et bénéfique pour le bien-être physique et mental de ses pratiquants.

LES POSTURES AU SOL

Les postures au sol sont particulièrement efficaces pour tonifier les muscles abdominaux et pour améliorer le fonctionnement de l'appareil digestif, du foie et des reins. Elles peuvent être pratiquées seules, ou pour se détendre après les postures debout, plus fatigantes mais qu'il convient néanmoins d'effectuer régulièrement.

Paschimottanasana (la pince)

Asseyez-vous sur le sol et prenez la posture du Bâton, les jambes tendues devant vous, les pieds joints, le dos droit. Inspirez en vous penchant légèrement en arrière, les bras tendus à la verticale. En expirant, penchez-vous ensuite vers l'avant en essayant de toucher les pieds. Continuez à respirer calmement en baissant doucement la tête et la poitrine jusqu'à ce qu'elles reposent confortablement sur les jambes. Détendez la tête, la nuque et les épaules. Tenez la posture dix secondes, puis revenez en position assise (ou allongée).

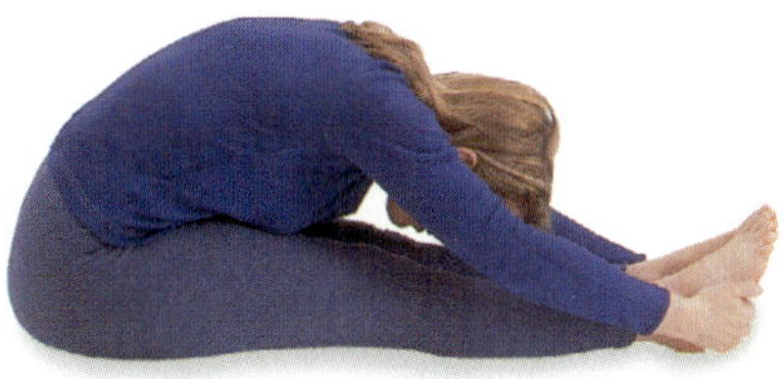

Dandasana (le bâton)

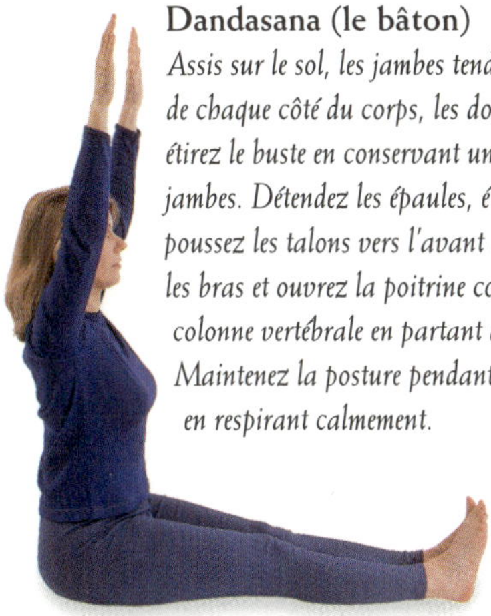

Assis sur le sol, les jambes tendues devant vous, les mains de chaque côté du corps, les doigts pointés vers l'avant, étirez le buste en conservant un angle de 90° avec les jambes. Détendez les épaules, étirez la colonne vertébrale, poussez les talons vers l'avant et le bassin vers le bas. Levez les bras et ouvrez la poitrine comme si vous étiriez la colonne vertébrale en partant du sommet de la tête. Maintenez la posture pendant dix secondes en respirant calmement.

Bharadvajasana (torsion assise)

Assis, le dos droit, les jambes écartées, fléchissez la jambe gauche et calez le pied à l'aine. Soulevez la jambe droite et posez le pied droit derrière le genou gauche. Glissez le bras gauche devant la jambe droite et attrapez le pied droit. Passez le bras droit derrière le bassin, en poussant l'épaule droite vers l'arrière. Inspirez en étirant la colonne vertébrale vers le haut. En expirant, tournez la tête et le tronc vers la droite. Maintenez la posture dix secondes en respirant calmement et sans effort. Sur l'inspiration, relâchez le pied et détendez-vous en position assise classique. Répétez la posture de l'autre côté.

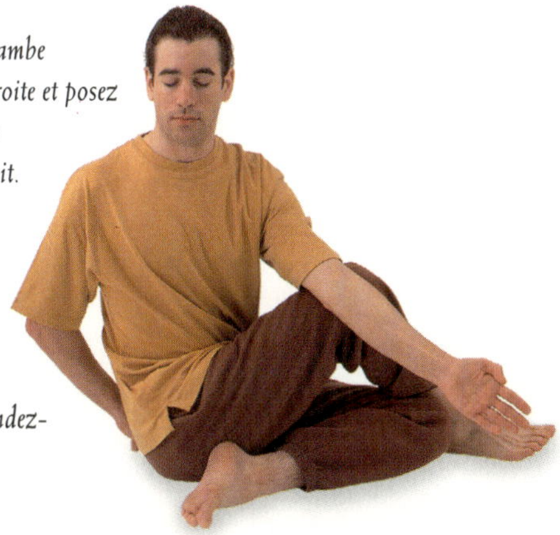

Adho Mukha Svanasana (le chat)

Mettez-vous à quatre pattes, les genoux écartés de la largeur des épaules, les mains à la verticale des épaules. Expirez. En inspirant, creusez le dos et levez la tête. Tenez la posture quelques secondes, puis en expirant, montez le dos le plus haut possible et baissez la tête entre les bras. Restez ainsi quelques secondes, puis répétez l'enchaînement dix à vingt fois. Asseyez-vous ensuite sur les talons, les bras de chaque côté du corps. Penchez-vous jusqu'à ce que le front touche le sol, et détendez-vous en respirant calmement pendant 2 ou 3 minutes avant de vous relever doucement.

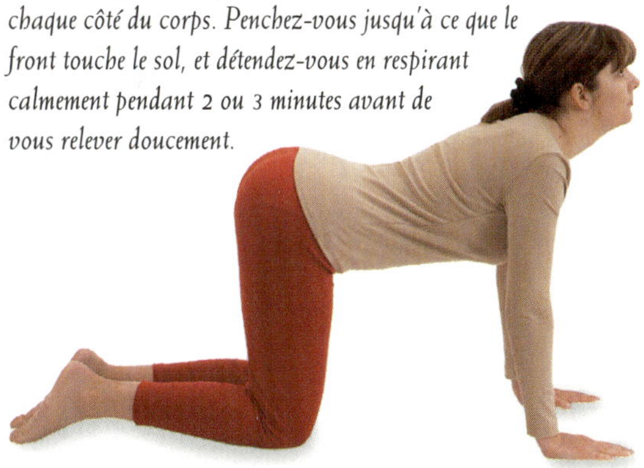

Savasana (position de détente)

Allongez-vous sur le sol, la tête dans l'alignement du corps, les jambes et les bras légèrement écartés, les paumes tournées vers le haut. Imaginez que vous coulez dans le sol, en partant des orteils et en remontant lentement tout le long du corps, jusqu'à ce que chaque partie soit détendue, et en particulier les jambes, les bras, le buste, le bassin, le bas du dos, les côtes, les épaules et le visage.Concentrez-vous sur votre respiration. Ralentissez-la, en vous détendant davantage à chaque expiration. Une fois parfaitement détendu, imaginez que de l'air pénètre dans vos extrémités, puis dans le reste de votre corps, accélérant votre souffle petit à petit. Remuez les orteils, baillez et relevez-vous lentement en vous aidant d'un bras. Restez ensuite assis quelques instants avant de vous mettre debout.

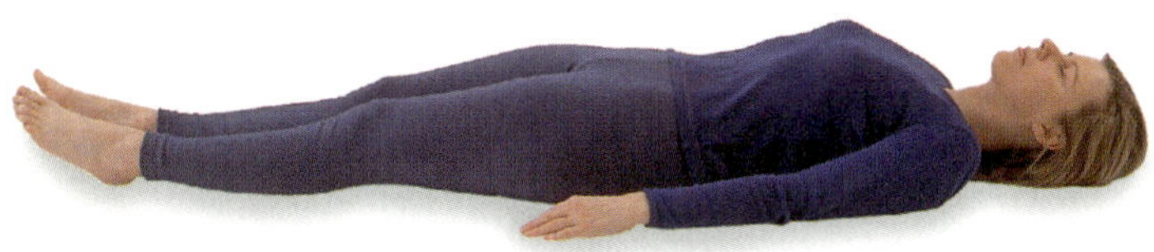

LA RELAXATION

Terminez toujours une série de postures par quelques minutes de relaxation. C'est à la fois une étape préliminaire indispensable pour le « pranayama » et la méditation, et un moyen précieux d'éliminer les tensions du corps et de l'esprit. Il est par ailleurs possible de pratiquer la relaxation seule pour lutter contre le stress.

Il est important de ne pas prendre froid pendant la relaxation : enfilez donc un pull et des chaussettes ou enveloppez-vous avec une couverture.

Allongez-vous dans la position de détente (savasana) et suivez les instructions données pages 58–59. Commencez par contracter puis relâcher les muscles de toutes les parties du corps, les uns après les autres. Concentrez-vous sur la sensation de légèreté que vous éprouvez lorsque la tension s'évanouit. Détectez toute tension résiduelle et concentrez-vous sur la zone concernée jusqu'à ce que vous sentiez la résistance céder.

Une fois complètement détendu, restez allongé dans cette position pendant 5 à 10 minutes, jusqu'à ce que votre respiration et votre rythme cardiaque soient calmes et réguliers. Vous devriez vous sentir physiquement et mentalement régénéré.

LES POSTURES ASSISES

Les postures assises ont pour but d'harmoniser et de stabiliser le corps et l'esprit, permettant à ce dernier de se concentrer sur le « pranayama » (la respiration) et la méditation. Pour le véritable adepte du yoga, ces deux aspects représentent la véritable essence de la pratique yogique, les « asanas » représentant simplement une phase préparatoire. Même les personnes qui considèrent le yoga essentiellement comme une pratique physique admettent que le « pranayama » et la méditation leur apportent beaucoup, notamment une certaine agilité d'esprit, une meilleure compréhension des choses, davantage d'assurance, et une pensée plus positive.

Il existe de nombreuses postures assises, la plus connue étant « Padmasana », la position dite du lotus. Cette dernière requiert néanmoins une grande souplesse, et un débutant devra pratiquer un certain temps avant de pouvoir la prendre confortablement. Si au départ le lotus vous semble difficile, adoptez une posture plus simple, « Sukhasana » par exemple, ou asseyez-vous sur une chaise ferme, le dos droit, la poitrine ouverte, et les mains posées sur les genoux.

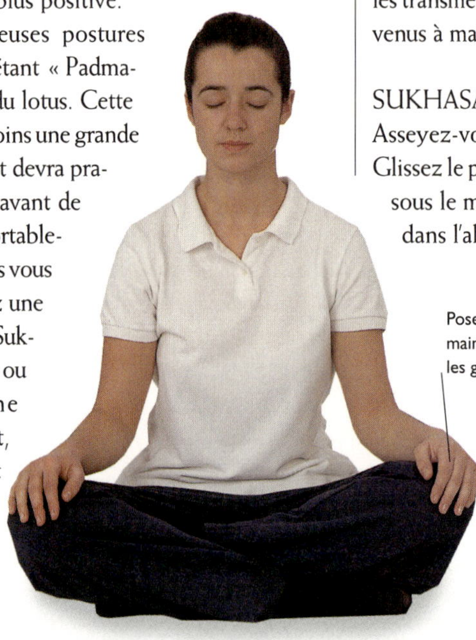

Deux autres techniques sont couramment pratiquées en position assise. La première est le « mula bandha » qui consiste à contracter simultanément les muscles du périnée et du bas-ventre pour retenir le Prana dans le corps et ce faisant, transformer l'énergie physique et sexuelle en énergie spirituelle. En outre, cette technique stabilise et protège les muscles et les organes de l'abdomen de sorte qu'il est souvent recommandé de la pratiquer conjointement avec les « asanas ». La seconde technique concerne les « mudras » ou gestes qui « verrouillent », comme le fait de mettre en contact l'extrémité du pouce et de l'index. Chaque « mudra » a une fonction spécifique. Ce sont traditionnellement les gourous qui les transmettent à leurs disciples lorsque ces derniers sont parvenus à maîtriser leur souffle et à purifier leur organisme.

SUKHASANA (POSTURE DU BONHEUR)

Asseyez-vous sur le sol, les jambes tendues vers l'avant. Glissez le pied gauche sous la cuisse droite, puis le pied droit sous le mollet gauche. Gardez le dos droit et les épaules dans l'alignement du bassin, et ouvrez la poitrine.

Posez les mains sur les genoux

PADMASANA (LE LOTUS)

C'est la posture classique pour se livrer au « pranayama » et à la méditation. Si vous ne parvenez pas à vous mettre en lotus, ne vous inquiétez pas. Ne forcez en aucun cas pour mettre vos jambes en place, vous vous feriez mal.

1 *Asseyez-vous sur le sol* (voir *photo ci-dessus*) *les jambes tendues devant vous. Soulevez doucement le pied gauche et posez-le sur la cuisse droite, la plante du pied tournée vers le haut.*

2 *Fléchissez le genou droit et approchez le pied droit du genou gauche.*

3 *Soulevez enfin le pied droit et faites-le passer sur la cuisse gauche, le plus près possible de l'aine. Redressez le dos et posez les mains sur les genoux, la paume tournée vers le haut. Mettez le pouce en contact avec l'index, détendez-vous et respirez calmement. Fermez doucement les yeux si vous le souhaitez.*

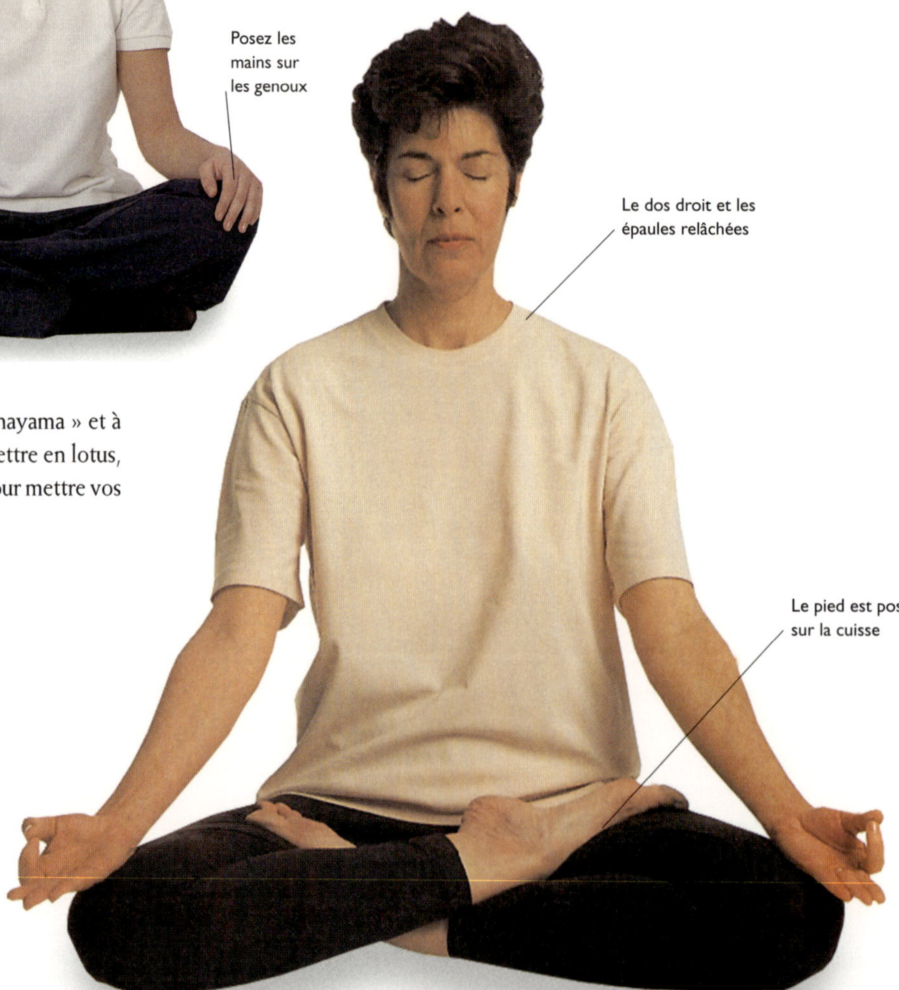

Le dos droit et les épaules relâchées

Le pied est posé sur la cuisse

LA RESPIRATION

Si les « asanas » peuvent améliorer la souplesse, l'équilibre et la maîtrise de soi, le « pranayama » permet de renforcer les fonctions respiratoires. Bien qu'il s'agisse d'un des degrés du « Hatha » yoga, le « pranayama » fait également partie intégrante des « asanas », de la relaxation et de la méditation.

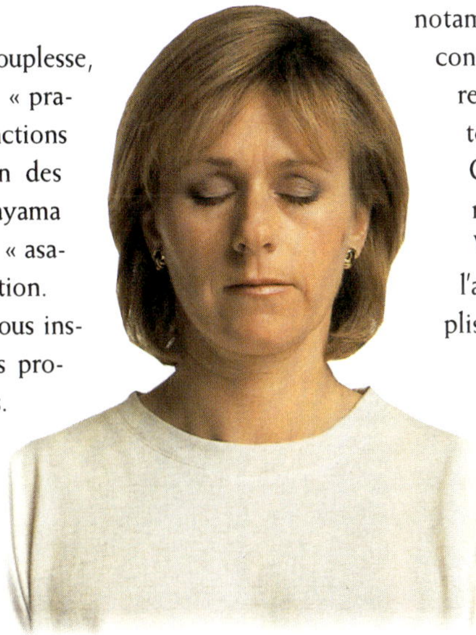

CI-DESSUS *Les exercices respiratoires ou « pranayama » harmonisent le flux de Prana dans l'organisme.*

Chaque fois que nous inhalons, nous inspirons du prana. Plus nous inspirons profondément, plus nous en absorbons. Nous absorbons aussi davantage d'oxygène et rejetons plus de gaz carbonique en expirant. Lorsque notre respiration est superficielle ou irrégulière, nous utilisons uniquement la partie supérieure des poumons, ce qui limite la quantité de Prana et d'oxygène absorbée. L'objectif de la respiration yogique est donc d'exploiter au mieux notre capacité pulmonaire en sollicitant tous les muscles respiratoires (qu'il s'agisse de ceux de l'abdomen, du diaphragme, de la partie inférieure et supérieure de la cage thoracique). Pour ce faire, il faut parvenir à maîtriser chacune des phases de la respiration.

L'idéal est de pratiquer le « pranayama » dans l'une des postures assises, mais il est également possible de le faire allongé sur le dos (sauf dans certains cas, en fin de grossesse notamment). Lisez et suivez les instructions concernant l'inspiration et l'expiration qui figurent dans le chapitre correspondant (*voir* Les techniques respiratoires, pages 166–171). Concentrez-vous sur l'interaction des différents éléments de l'appareil respiratoire. Vous trouverez peut-être utile de visualiser l'air qui pénètre dans les poumons, les remplissant de bas en haut, puis qui en ressort, les vidant de haut en bas. Contractez les muscles abdominaux et sentez le mouvement du diaphragme à leur contact. Concentrez-vous enfin sur les mouvements de la cage thoracique, partant du haut et descendant jusqu'aux côtes flottantes.

Effectuez ces exercices respiratoires à la fin de chaque séance de yoga, pendant 10 à 15 minutes, jusqu'à ce que votre respiration soit profonde, calme et régulière.

Une fois les techniques respiratoires de base maîtrisées, vous pouvez compter les respirations et non plus les secondes lorsque vous tenez les « asanas ». Vous pouvez en outre passer aux exercices plus avancés, comme la respiration alternée (*voir* pages 170–171) ou encore la rétention, qui consiste à retenir le souffle pour absorber davantage de prana.

LA MÉDITATION

C'est le point essentiel de la pratique yogique, et les trois derniers degrés de la voie de l'« Astanga » yoga y sont consacrés.

Le premier est le « dharana », qui consiste à s'absorber dans la contemplation d'une pensée ou d'un objet unique, dans le but de maîtriser et d'éliminer les pensées extérieures. Ceci mène au septième pilier, le « dhyana », la phase de contemplation au cours de laquelle l'objet de la concentration devient le canal par lequel l'énergie corporelle peut fusionner avec l'énergie spirituelle. La perception du monde extérieur, du moment présent et du lieu où l'on se trouve s'intensifie et les préoccupations personnelles au sujet du passé et de l'avenir s'évanouissent. Le « dhyana » s'accompagne d'un sentiment de paix et de bien-être.

Au stade final de la méditation, ou « samadhi », la distinction entre soi et le monde extérieur s'estompe. On accède ainsi au sens de la réalité vraie et à la conscience de l'essence de toute chose. On n'élimine pas son moi, on le transcende, de façon à ne plus faire qu'un avec « tout ce qui est ».

Les techniques de base de la méditation yogique sont les mêmes que celles qui sont utilisées pour les autres formes de méditation (*voir* pages 60–63). Toutefois, en associant la méditation aux « asanas » et au « pranayama », la pratique du yoga s'avère très puissante et particulièrement gratifiante. Aussi, même si vous vous intéressez essentiellement à l'aspect physique de cette discipline, il est important de consacrer un peu de temps à la méditation de façon à apprécier la valeur d'une tradition très ancienne.

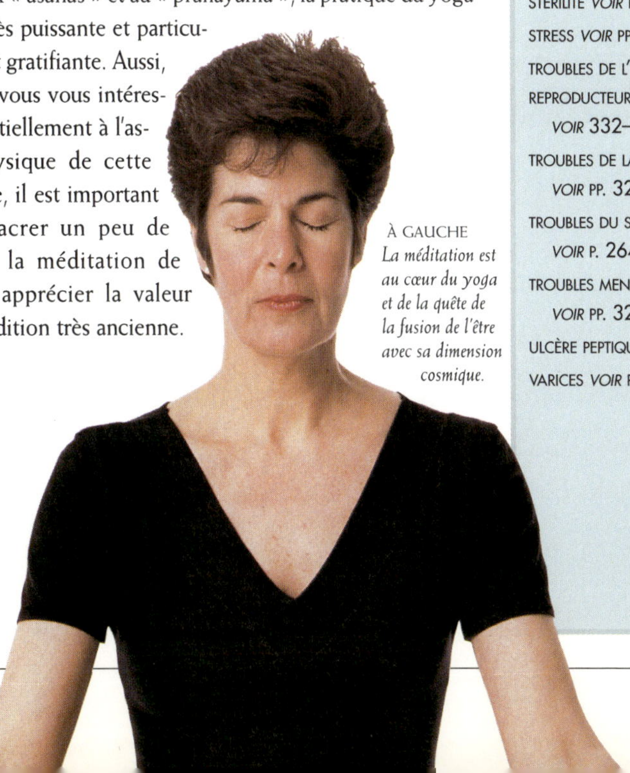

À GAUCHE *La méditation est au cœur du yoga et de la quête de la fusion de l'être avec sa dimension cosmique.*

CHAMP THÉRAPEUTIQUE

Outre son action bénéfique sur le bien-être physique et mental, le yoga peut s'avérer utile dans le traitement de certains troubles physiques et psychologiques, dont :

- ANÉMIE *VOIR* P. 303
- ANGINE DE POITRINE *VOIR* P. 304
- ANXIÉTÉ *VOIR* PP. 256–257
- ARTHRITE *VOIR* PP. 346–347
- ASTHME *VOIR* PP. 294–295
- ATHÉROSCLÉROSE *VOIR* P. 305
- COLOPATHIE FONCTIONNELLE *VOIR* P. 314
- CYSTITE *VOIR* P. 316
- DÉPENDANCES *VOIR* P. 258
- DÉPRESSION *VOIR* P. 261
- DIABÈTE *VOIR* PP. 336–337
- DIARRHÉE *VOIR* P. 312
- ÉTAT GRIPPAL *VOIR* P. 300
- ÉVANOUISSEMENTS *VOIR* P. 270
- HYPERTENSION ARTÉRIELLE *VOIR* P. 302
- MAL DE DOS *VOIR* PP. 344–345
- NÉVRALGIE *VOIR* P. 267
- OBÉSITÉ *VOIR* PP. 334–335
- OBSESSIONS *VOIR* P. 259
- OSTÉOPOROSE *VOIR* P. 358
- PALPITATIONS *VOIR* P. 307
- STÉRILITÉ *VOIR* P. 324
- STRESS *VOIR* PP. 262–263
- TROUBLES DE L'APPAREIL REPRODUCTEUR MASCULIN *VOIR* 332–333
- TROUBLES DE LA GROSSESSE *VOIR* PP. 326–327
- TROUBLES DU SOMMEIL *VOIR* P. 264
- TROUBLES MENSTRUELS *VOIR* PP. 322–323
- ULCÈRE PEPTIQUE *VOIR* P. 311
- VARICES *VOIR* P. 306

LA MÉDITATION

LE POINT DE VUE DE LA MÉDECINE CLASSIQUE

Les médecins admettent généralement que la méditation est efficace pour réduire le stress et les pathologies qui y sont liées. Il a été prouvé que les personnes qui méditent régulièrement vont moins souvent chez le médecin et sont plus rarement hospitalisées. Certains médecins recommandent même à leurs patients d'inclure la méditation et la relaxation dans leur mode de vie afin d'améliorer leur état de santé général. Rares sont les médecins qui contestent les effets physiques de la méditation et la maîtrise physiologique parfois impressionnante à laquelle parviennent les adeptes de haut niveau. Certaines études ont été réalisées sur l'effet de la méditation associée au biofeedback ou au training autogène sur l'hypertension artérielle ou d'autres pathologies cardio-vasculaires. Selon certains adeptes, la méditation contribuerait à améliorer, voire à guérir certaines maladies, ce que les médecins occidentaux ont du mal à croire. Cependant, les spécialistes des thérapies orientales traditionnelles prescrivent souvent la méditation dans le cadre d'un traitement.

Largement pratiquée en Occident dans un contexte non religieux pour traiter les pathologies liées au stress, la méditation est considérée par beaucoup comme une forme de thérapie mentale. Elle vise en fait à inverser la tendance qui consiste à nous laisser régenter par nos pensées et nos émotions. Si les adeptes des religions et pratiques spirituelles orientales utilisent depuis longtemps la méditation pour atteindre un degré supérieur de conscience, les Occidentaux accordent aujourd'hui un intérêt croissant à cette dimension spirituelle. Sous sa forme contemplative, la méditation est d'ailleurs indissociable des grandes religions monothéistes.

Ce n'est pas un hasard si la pratique de la méditation est quasiment universelle dans l'histoire comme dans toutes les grandes civilisations et religions du monde. C'est en effet par la méditation que l'on peut parvenir à l'état d'union, de fusion qui, selon le psychiatre suisse Carl Gustav Jung, fait le lien entre les besoins de l'être humain et ses désirs (*voir* pages 192–195).

Les effets de la méditation sur les phénomènes physiologiques tels le rythme cardiaque, la pression artérielle, les sécrétions hormonales, l'activité cérébrale et la respiration ont fait l'objet d'un grand nombre d'études. On sait ainsi que le cerveau produit davantage d'ondes alpha pendant la méditation. Or les ondes alpha, qui stimulent la partie parasympathique du système nerveux autonome, sont associées au calme et à la réceptivité. Elles suppriment notamment le réflexe « bats-toi ou prends la fuite » que l'on observe en période de stress réel ou imaginaire.

La méditation ne nécessite aucun équipement spécifique et peut être pratiquée à tout moment et dans presque toutes les circonstances. En réalité, ce n'est pas un exercice aussi facile qu'il y paraît. Pour la plupart d'entre nous, il est difficile de faire le vide dans notre esprit et de chasser toute pensée et toute sensation. C'est pourquoi, comme c'est le cas pour la plupart des thérapies, l'idéal est de débuter sous la supervision d'un professeur expérimenté.

QU'EST-CE QUE LA MÉDITATION ?

Il existe de nombreuses formes de méditation. Pour un adepte du yoga (*voir* pages 52–59), de la médecine ayurvédique (*voir* pages 78–85) ou du Taï-chi-chuan (*voir* pages 46–49) par exemple, c'est une discipline rigoureuse qui vise à fondre l'individualité dans l'énergie universelle qui sous-tend la création. Elle permet de transformer l'énergie physique et sexuelle en énergie spirituelle. L'état de rêve éveillé que l'on atteint par le biais de la méditation est une fin en soi, car il permet d'accéder à un degré supérieur de conscience qui rejaillit sur tous les aspects de la vie.

Dans le cadre d'autres traditions privilégiant la dimension thérapeutique, la méditation est utilisée dans un objectif bien précis. Ainsi, en hypnothérapie (*voir* pages 218–222), les techniques de méditation servent à induire un état proche de la transe – qui s'apparente à un état de méditation profonde – afin d'ancrer dans l'esprit des suggestions et des affirmations qui auront un effet bénéfique sur le comportement du patient. La visualisation (*voir* pages 214–217), qui utilise l'imaginaire de l'individu, poursuit un objectif similaire. En chromothérapie (*voir* pages 246–249), la méditation est associée aux vertus thérapeutiques de la couleur et à ses effets sur le corps subtil. Dans le cadre du training autogène (*voir* pages 210–211) et du biofeedback (*voir* pages 212–213), les techniques de méditation permettent de prendre conscience, et de maîtriser (dans une certaine mesure) différents processus physiologiques. La méditation est également un aspect important de l'isolation sensorielle (*voir* pages 180–181) et d'autres formes de relaxation profonde (*voir* pages 158–165). Il est également possible de pratiquer la méditation en marchant ou en effectuant des mouvements rythmiques qui facilitent la concentration.

Si les techniques diffèrent d'une école à l'autre, toutes s'accordent sur la nécessité de se concentrer sur une seule pensée jusqu'à ce que l'on ait atteint un degré supérieur de conscience, une perception plus claire et un sentiment d'« ouverture ».

Il est difficile de définir précisément ce qui différencie la méditation de la concentration et de la contemplation, car le terme « méditation » qualifie souvent les trois. En général, il décrit une activité qui a pour effet de soustraire l'esprit aux stimuli externes afin de lui permettre d'atteindre l'éveil de la conscience et la sérénité. Si la pensée persiste pendant la méditation, elle n'obéit pas à une logique rationnelle, c'est-à-dire que les pensées qui surgissent « se dissolvent » sans élaboration conceptuelle (par exemple, on voit tout simplement une carotte, sans s'intéresser à sa nature, à son goût, à ce qu'elle fait ou ne fait pas.)

Pour certains, le véritable état de méditation est atteint à l'instant où l'on a l'intuition de l'appartenance de toute chose à une sorte de conscience universelle. Ce serait la « perception » même, un état au-delà du désir personnel permettant de s'élever à l'amour désintéressé. Quelle que soit la façon dont on le décrive, il est généralement perçu comme un état d'où surgissent des actes en harmonie avec l'univers.

Les techniques de méditation ont d'ailleurs permis d'élaborer des ensembles complets de pratiques spirituelles s'inscrivant dans le cadre de diverses religions comme l'hindouisme et le bouddhisme. La méditation couvre de fait une multitude de réalités différentes.

CONSULTER UN PROFESSIONNEL

S'il existe un grand nombre de livres et de cassettes audio et vidéo consacré à l'apprentissage de la méditation, l'idéal est néanmoins de commencer avec un professeur expérimenté, que ce soit en groupe ou en cours particulier. Les techniques varient énormément en fonction de la tradition dont elles sont issues. Choisissez donc un type de méditation avec lequel vous vous sentirez à l'aise. Si vous n'aimez pas rester passivement assis par terre, essayez plutôt la méditation par le Taï-chi ou certaines formes de yoga. Si vous avez l'impression que les sons vous aident davantage que les images, optez plutôt pour la méditation par les mantras. Votre enseignant vous aidera à en choisir un qui vous convienne.

Les séances durent en général 15 à 20 minutes. Suivez ces cours jusqu'à ce que vous vous sentiez assez sûr de vous pour méditer seul. L'idéal consiste à méditer seul au moins 15 à 20 minutes par jour, ainsi qu'en groupe.

Les meilleurs professeurs de méditation vous diront que si vous êtes perturbé ou distrait, vous n'êtes pas en train de méditer correctement. Vous êtes censé « abandonner toute pensée » et laisser votre esprit revenir à son calme naturel. S'il existe différentes méthodes pour y parvenir, les bons enseignants n'encouragent jamais les états obsessionnels, voire les déconseillent fermement.

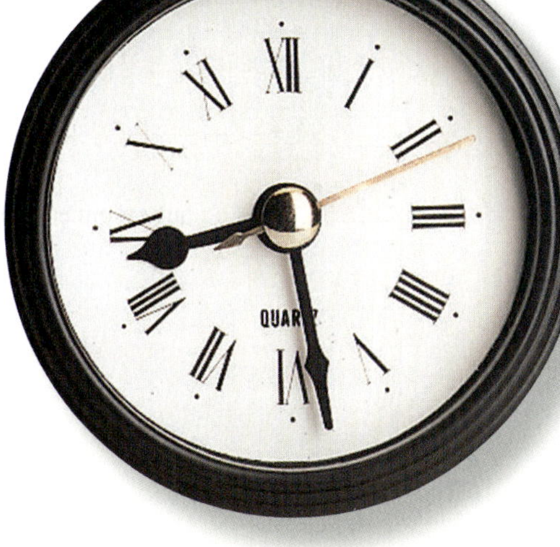

CI-DESSUS *La méditation permet de se soustraire aux pressions et au stress de la vie quotidienne.*

LA CONCENTRATION

Toutes les techniques de méditation supposent de concentrer son attention sur un élément unique. L'objet servant de support à la concentration varie d'une école à l'autre. Voici quelques-unes des techniques les plus courantes :

La respiration

Une respiration calme et régulière n'est pas seulement importante pour se détendre avant et pendant la méditation (*voir* pages 166–171), c'est souvent une méthode conseillée pour concentrer son attention. La technique de base est décrite page suivante. Les personnes dotées d'une bonne imagination visuelle trouveront peut-être efficace de « respirer » des couleurs » (*voir* page 248)

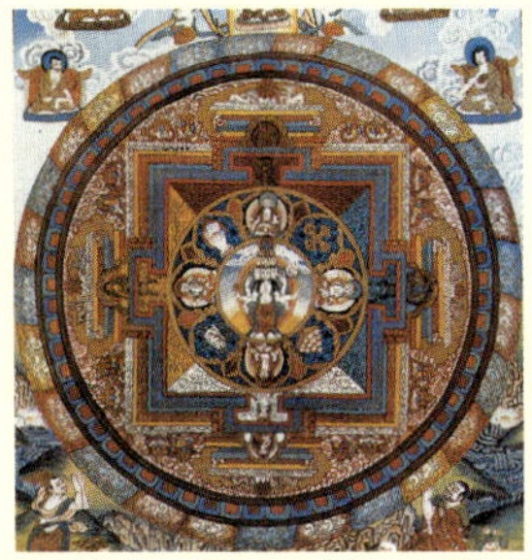

CI-DESSUS *Concentrez-vous sur des formes simples comme ce mandala sacré, symbole de l'univers.*

Les images

De simples formes et motifs géométriques prennent parfois une grande importance symbolique pendant la méditation. C'est le cas notamment des mandalas et des « yantras » issus du bouddhisme et d'autres traditions orientales que les adeptes utilisent souvent pour concentrer leur attention.

Le « yantra » le plus connu est le « sri yantra », la « roue du sri », dont les éléments sont éminemment symboliques. Là encore, il convient d'en faire l'expérience soi-même plutôt que de s'appesantir sur l'interprétation qui est faite du tableau en question.

Les sons

De nombreuses formes de méditation orientale reposent sur l'utilisation d'un mantra, c'est-à-dire d'un son ou d'une phrase que l'on répète sans cesse, soit à voix haute, soit dans sa tête. Les mantras sont généralement dérivés du sanscrit ou du tibétain. Le plus connu, le son *aum*, serait le son de l'univers, et la phrase *aum mani padme hum*, que l'on appelle le mani ou grand mantra, se traduit à peu près par « aum à la pensée dans le lotus ».

La sonorité et le sens du mantra ont tous deux leur importance. Il est préférable de se faire aider par un professeur pour choisir un mantra et s'y tenir une fois que l'on en a choisi un. Parfois accompagnés d'un mala, un chapelet de 108 perles que l'on compte après chaque répétition du mantra (une utilisation proche de celle du chapelet des catholiques), les mantras jouent un rôle essentiel dans la méditation transcendantale (*voir* page suivante).

Les images intérieures

Les personnes qui ont une imagination visuelle très développée trouvent souvent qu'une image intérieure est plus efficace qu'un objet. Il suffit de visualiser une scène et de se laisser imprégner par tous ses aspects. La visualisation est d'ailleurs une technique thérapeutique précieuse en tant que telle (*voir* pages 214–217).

Les koans

Ces énigmes que les maîtres zen posent à leurs disciples ne sont pas des devinettes ordinaires. Il s'agit plutôt de questions qui échappent à la pensée logique et qui doivent être résolues intuitivement. Citons par exemple « On connaît le bruit de deux mains qui claquent, mais quel bruit fait une main ? » ou encore « qu'est-ce que rien ? ».

Les objets

Une fleur, un bol rempli d'eau ou la flamme d'une bougie peuvent permettre de se concentrer. N'importe quel objet peut faire l'affaire : un galet, une tache sur le mur, ou un objet religieux comme un crucifix par exemple.

Le mouvement

Il arrive enfin que l'on se concentre sur des mouvements répétitifs ou ritualisés. C'est le cas notamment pour le Taï-chi-chuan et certaines pratiques du yoga. Dans la méditation de style soufi, les adeptes forment une ronde en se tenant par la main et ils psalmodient en levant et en baissant les bras comme une fleur qui s'épanouit puis se ferme.

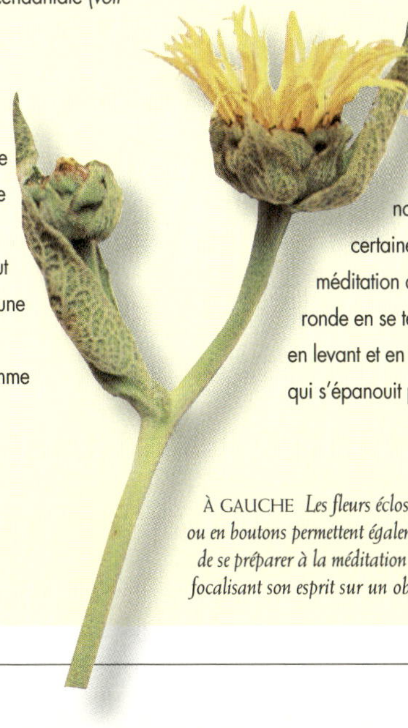

À GAUCHE *Les fleurs écloses ou en boutons permettent également de se préparer à la méditation en focalisant son esprit sur un objet.*

LES TECHNIQUES DE MÉDITATION

Quelle que soit la technique de concentration que vous utilisiez, voici certaines règles qu'il convient d'observer :

1 *Choisissez un lieu et un moment de la journée où vous êtes certain de ne pas être dérangé pendant 15 à 20 minutes. Débranchez le téléphone si besoin est. Portez des vêtements chauds et confortables. Retirez ceinture, montre et autres bijoux, et ôtez de la pièce toute source possible de distraction, un réveil bruyant par exemple.*

2 *Adoptez la position de méditation que vous avez choisie. La plus classique consiste à s'asseoir par terre, les jambes croisées, ou encore en lotus, une posture chère aux yogis. Toutefois un tabouret ou une chaise ferme fera aussi bien l'affaire. L'important est que vous vous sentiez à l'aise. Vous pouvez retirer vos chaussures, mais ce n'est pas indispensable.*

3 *Vérifiez que vous avez le dos droit, le poids centré sur ce que vous pensez être la ligne médiane de votre corps. Soyez détendu mais pas avachi, la tête dans le prolongement de la colonne vertébrale. Posez les mains sur les cuisses ou les genoux.*

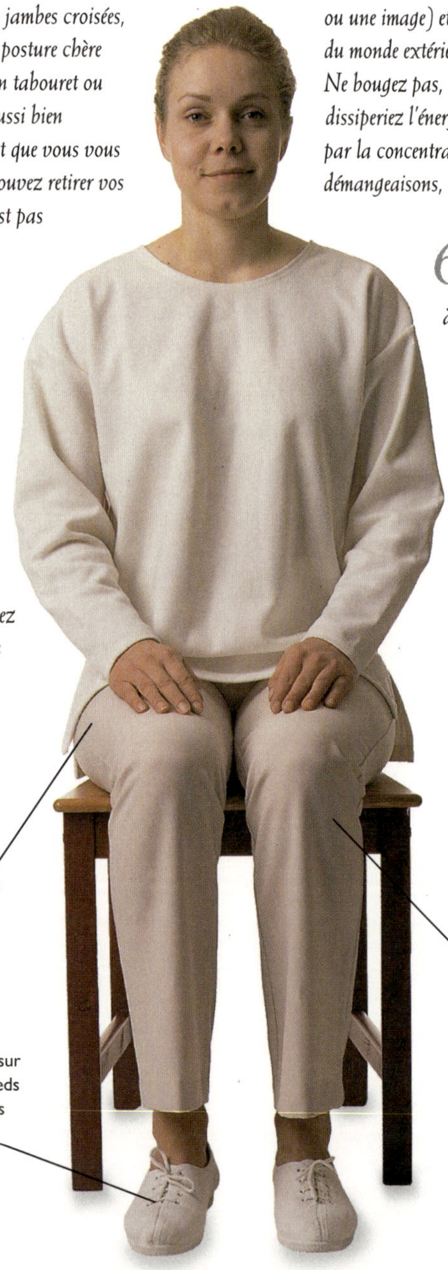

4 *Respirez profondément et régulièrement, en vous concentrant sur le mouvement de votre abdomen et sur l'air qui pénètre dans les narines et qui descend dans les poumons. Décelez les éventuelles tensions et concentrez-vous de façon à détendre les muscles contractés jusqu'à ce que les tensions disparaissent.*

5 *Concentrez-vous sur l'élément choisi (votre respiration, un objet, un mantra ou une image) et sentez votre esprit se dissocier du monde extérieur et de toute autre pensée. Ne bougez pas, ne vous agitez pas, vous dissiperiez l'énergie que vous avez accumulée par la concentration. Si vous avez des démangeaisons, ignorez-les.*

6 *Au bout de 15 à 20 minutes, revenez lentement à la normale. Respirez profondément et plus rapidement en regardant autour de vous. Levez-vous lentement et étirez-vous. Vous devriez vous sentir calme, sûr de vous, l'esprit vif, mentalement et physiquement régénéré.*

7 *Méditez au moins une fois par jour. Bon nombre de personnes très occupées trouvent même le temps de consacrer quelques minutes à la méditation pour lutter contre le stress pendant leur journée de travail.*

LA MÉDITATION SUR LA RESPIRATION

La respiration donne la vie. C'est une activité rythmée et symétrique. Même si vous décidez par la suite de vous concentrer sur autre chose, essayez la concentration sur la respiration, c'est une bonne façon d'aborder la méditation.

❖ Respirez régulièrement, profondément, en faisant pleinement travailler le diaphragme mais sans forcer.

❖ Choisissez de vous concentrer sur un point (généralement l'abdomen ou le nez) et portez votre attention sur les sensations physiques qui accompagnent l'inspiration et l'expiration.

❖ Vous pouvez méditer en vous concentrant silencieusement sur votre respiration, ou bien en comptant simultanément.

❖ La méthode la plus simple consiste à compter à la fois les inspirations et les expirations. Commencez en comptant 1 en expirant, puis inspirez en comptant 2, et ainsi de suite jusqu'à 10, puis reprenez à 1.

❖ Vous pouvez également ne compter que les inspirations ou les expirations.

❖ Si votre esprit perd le fil et que vous ne sachiez plus où vous en êtes, ne vous affolez pas, il suffit de reprendre à 1.

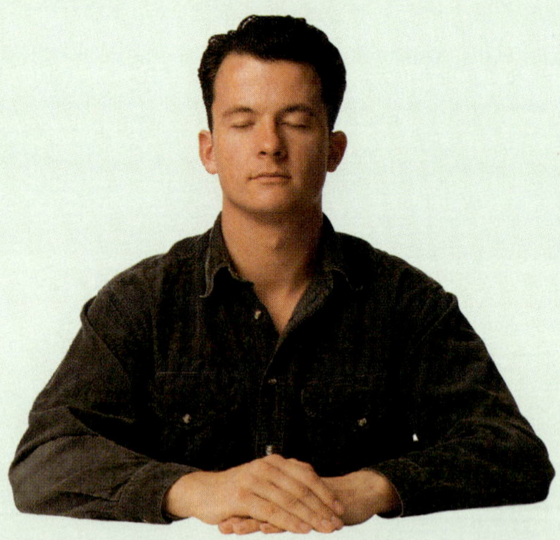

CI-DESSUS *La méditation sur la respiration est à la fois relaxante et énergisante.*

PRÉCAUTIONS

■ Arrêtez la méditation sur la respiration si vous avez la tête qui tourne ou des étourdissements.

LA TECHNIQUE DES BULLES

Il s'agit d'une forme de visualisation qui consiste à imaginer que les pensées extérieures sont enfermées dans des bulles qui les emportent au loin.

* Lorsque vous vous sentez à l'aise et détendu, imaginez que vous êtes assis au fond d'un lac limpide et chaud. Tout est calme et paisible et vous respirez normalement.
* Faites le vide dans votre esprit le plus longtemps possible.
* Lorsqu'une pensée indésirable surgit dans votre esprit, imaginez qu'une grosse bulle se forme au fond du lac. Tandis qu'elle monte lentement à la surface – en 6 à 7 secondes –, observez la pensée ou le sentiment qui a envahi votre esprit jusqu'à ce que la bulle atteigne la surface de l'eau et disparaisse, emportant la pensée avec elle.
* Si la même pensée (ou une autre) surgit à nouveau dans votre esprit, renouvelez l'opération et regardez calmement la bulle qui emporte la pensée vers la surface, loin de vous.
* Essayez cette méthode pendant une dizaine de minutes pour commencer, puis de plus en plus longtemps.

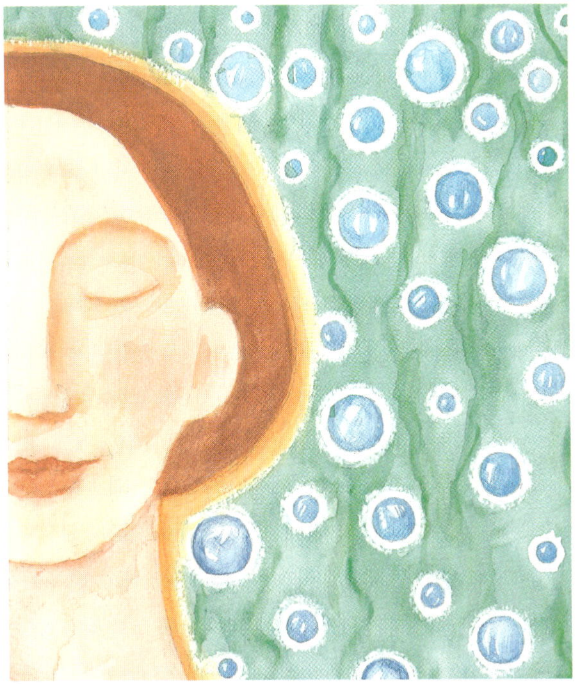

CI-DESSUS *Visualisez des bulles qui emportent les émotions négatives et les éloignent de vous.*

CHAMP THÉRAPEUTIQUE

Pour la plupart des gens, l'intérêt de la méditation est surtout lié au bien-être physique et mental qu'elle procure. La plupart des adeptes se sentent plus sereins, ont l'esprit plus clair, ont davantage confiance en eux et une meilleure image d'eux-mêmes. Ils affirment que la méditation a amélioré leur qualité de vie.

Il a par ailleurs été prouvé que la méditation avait des vertus thérapeutiques dans certains cas, notamment :

ACCIDENT VASCULAIRE CÉRÉBRAL *VOIR* P. 359
ANGINE DE POITRINE *VOIR* P. 304
ANXIÉTÉ *VOIR* PP. 256–257
ASTHME *VOIR* PP. 294–295
ATHÉROSCLÉROSE *VOIR* P. 305
COLOPATHIE FONCTIONNELLE *VOIR* P. 314
DÉPENDANCES *VOIR* P. 258
DÉPRESSION *VOIR* P. 261
GASTROENTÉRITE *VOIR* P. 309
HYPERTENSION ARTÉRIELLE *VOIR* P. 302
HYPERVENTILATION VOIR P. 301
TÉNOSYNOVITE *VOIR* PP. 342–343
MAUX DE TÊTE *VOIR* PP. 268–269
MÉNOPAUSE VOIR PP. 330–331
MIGRAINE VOIR P. 269
OBÉSITÉ VOIR PP. 334–335
PROBLÈMES MAMMAIRES *VOIR* P. 320
STÉRILITÉ VOIR P. 324
STRESS *VOIR* PP. 262–263
SYNDROME PRÉMENSTRUEL *VOIR* P. 323
TROUBLES DU SOMMEIL *VOIR* P. 264
V.I.H. ET SIDA *VOIR* PP. 340–341

LA MÉDITATION TRANSCENDANTALE

La méditation transcendantale a été élaborée par un chef religieux indien, Swami Brahmananda Saraswati de Jyotir Math, comme une forme de méditation simple et pratique destinée aux plus démunis. Elle fut introduite en Occident dans les années 1960 par le disciple de Swami Brahmananda Saraswati, le Maharishi Mahesh Yogi, et grâce à la notoriété des Beatles, elle connut un succès immédiat. Par la suite, le groupe désavoua la méditation transcendantale, devenue trop matérialiste à son goût. Il est assez ironique de constater qu'un système conçu à l'origine pour les Indiens pauvres finit par être adopté par des Occidentaux fortunés.

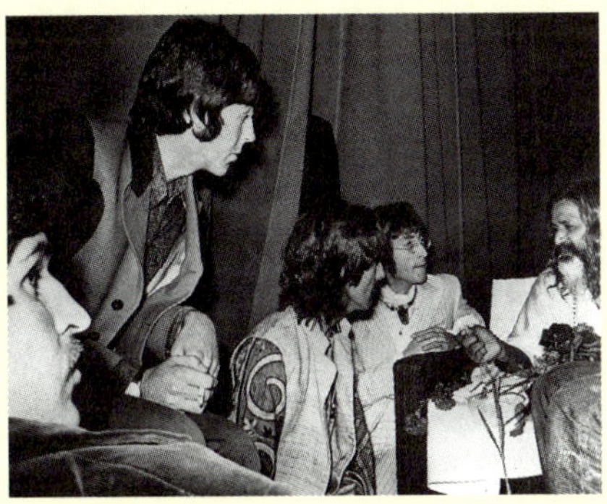

CI-DESSUS *Dans les années 1960, la méditation transcendantale a connu un franc succès en Occident où elle fut introduite par le Maharishi Mahesh Yogi.*

La méditation transcendantale est essentiellement une forme de méditation par les mantras, avec la particularité que vous ne devez révéler à personne le mantra que votre gourou vous a communiqué en secret. Nous aurions tous des rythmes et des fréquences vibratoires différents dans nos organes, de sorte que notre mantra serait « accordé » à notre constitution.

Pour vous lancer dans la méditation transcendantale, vous devez assister à deux conférences d'introduction suivies d'une cérémonie initiatique à l'issue de laquelle on vous communiquera votre mantra. On vous demandera aussi d'apporter des fleurs, des fruits et un mouchoir blanc. Après quelques chants et incantations rituels, on vous demandera d'observer les objets posés sur la table tout en répétant votre mantra jusqu'à ce que vous tombiez dans une sorte de transe méditative. La plupart des gens attendent beaucoup de cette cérémonie initiatique. Dans la mesure où le succès des techniques de méditation et d'hypnose est fonction de la croyance et de l'investissement des intéressés, nombreux sont ceux à juger ces méthodes efficaces.

Bien que l'enseignement ne soit pas bon marché, la méditation transcendantale se targue de compter environ 4 millions d'adeptes dans le monde, dont bon nombre affirment qu'elle a changé leur vie. L'intérêt suscité par la méditation transcendantale a conduit à une étude réalisée à la fin des années 1960 par Herbert Benson et Robert K. Wallace de la faculté de médecine de Harvard. Ils conclurent que si la méditation transcendantale produisait sans aucun doute les manifestations physiologiques caractéristiques de la méditation profonde (modifications de la pression artérielle, du rythme cardiaque, de l'activité cérébrale et réduction des hormones de stress), elle n'était pas plus efficace qu'une méditation classique à base de mantras, ou même que la répétition des prières chrétiennes avec ou sans chapelet.

LA THÉRAPIE DE LA POLARITÉ

LE POINT DE VUE DE LA MÉDECINE CLASSIQUE

Les médecins occidentaux sont réservés vis-à-vis de toute thérapie fondée sur le concept d'énergie vitale, qui doit selon eux, être scientifiquement prouvée selon des critères occidentaux. La théorie de Stone sur l'énergie électromagnétique circulant entre les pôles positif et négatif de l'organisme, la colonne vertébrale représentant le neutre, heurte la rationalité scientifique. En revanche, les médecins considèrent que les traitements fondés sur la polarité sont sans danger et ne peuvent pas faire de mal. Par ailleurs, l'importance accordée par la polarité à une alimentation naturelle, riche en fruits et en légumes frais, rejoint le point de vue de la médecine classique.

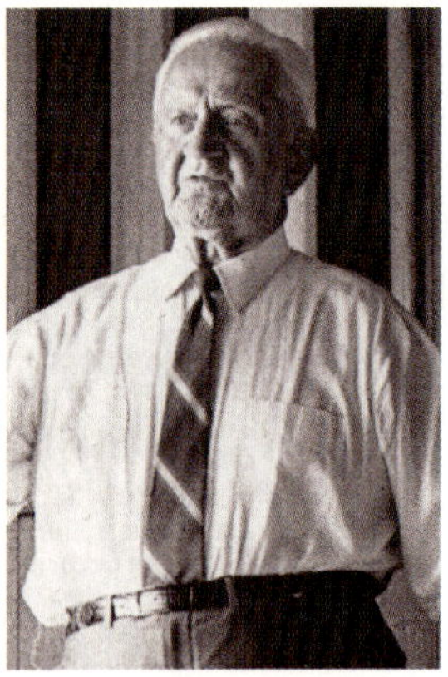

CI-DESSUS *Randolf Stone, fondateur de la théorie de la polarité.*

Depuis la fondation de l'American Polarity Therapy Association en 1984, la polarité connaît un succès croissant, bien que cette thérapie reste mal connue en dehors des États-Unis. Cette thérapie a été élaborée par Randolf Stone – ostéopathe, chiropracteur et naturopathe – qui a allié sa connaissance des thérapeutiques occidentales aux philosophies orientales traditionnelles. La polarité stimule la circulation de l'énergie et prétend éliminer les blocages énergétiques afin d'assurer un bon état de santé général.

Né en Autriche sous le nom de Rudolf Bautsch, Randolf Stone (1890–1981), le fondateur de la polarité, émigra aux États-Unis où il obtint dans les années 1920 le diplôme d'ostéopathe, de chiropracteur et de naturopathe. Bautsch prit le nom de Stone en se mariant quelques années plus tard. Il divorça peu après et se passionna pour le spiritualisme, la mystique et la médecine orientale, s'intéressant tout particulièrement à la médecine ayurvédique (*voir* pages 78–85), au yoga (*voir* pages 52–59) et à l'acupuncture (*voir* pages 20–28). Il parcourut l'Asie de long en large pour approfondir ses recherches, tout en conservant son cabinet à Chicago.

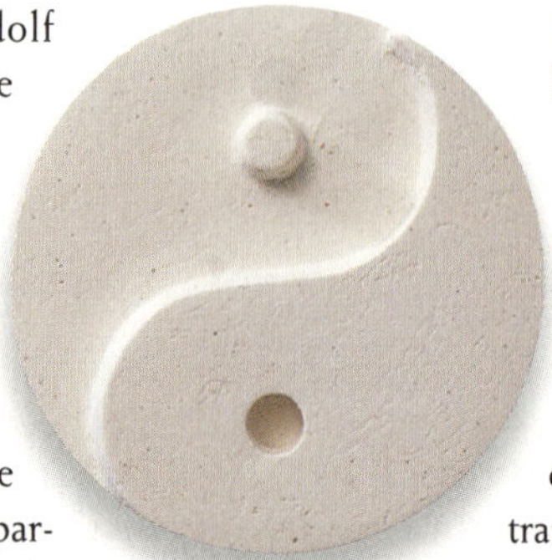

CI-DESSUS *On retrouve le concept Yin/Yang dans la théorie de la polarité.*

En associant les théories énergétiques orientales aux connaissances accumulées au cours de sa formation initiale, Stone conclut qu'un bon état de santé dépendait de la libre circulation de l'énergie dans l'organisme. Comparant l'énergie vitale à un champ électromagnétique qui s'établit entre deux pôles électriques opposés, Stone baptisa sa thérapie « polarité ». Il publia le fruit de ses recherches dans un livre intitulé *Energy*, paru en 1947, suivi de six autres ouvrages et de nombreux articles tentant, le plus souvent en pure perte, de faire accepter ses idées par le corps médical. Toutefois, dans les années 1960, l'intérêt suscité en Occident par la découverte des thérapies holistiques d'inspiration orientale, donna un nouvel écho aux théories de Stone. Celui-ci entreprit ensuite d'enseigner ses théories et ses méthodes, ce qu'il fit jusqu'à la fermeture de son cabinet de Chicago en 1974. Alors âgé de 84 ans, il partit en Inde où il vécut jusqu'à la fin de sa vie.

Les disciples de Stone continuèrent à défendre ses idées. En 1984, un certain nombre d'entre eux fondèrent l'American Polarity Therapy Association dont le rôle est de superviser l'enseignement dispensé dans les écoles agréées et les méthodes appliquées par les thérapeutes certifiés. Ainsi, pour pouvoir exercer en tant que spécialiste de la polarité, il faut suivre au préalable une formation de dix-huit mois à deux ans. Si la théorie de la polarité commença à se répandre en Europe vers la fin des années 1970, elle y demeure cependant bien plus confidentielle qu'outre-Atlantique.

LA THÉORIE

Située à la croisée des thérapies orientales et occidentales, la polarité considère le corps comme un champ électromagnétique vibratoire dans lequel la tête et le côté droit du corps représentent le pôle positif, les pieds et le côté gauche le pôle négatif. La colonne vertébrale, élément central, représente certes le neutre, mais elle transporte le plus puissant de tous les courants énergétiques qui parcourent l'organisme, le liquide cérébro-spinal. L'énergie circule autour du corps et à l'intérieur de l'organisme en passant d'un pôle à l'autre. Ces pôles sont étroitement liés aux aspects Yang (positif) et Yin (négatif) de la médecine traditionnelle chinoise (*voir aussi* Shiatsu, pages 32–37). S'ils permettent la circulation continue de l'énergie, ils représentent aussi les humeurs positives et négatives.

Selon Stone, cinq cercles énergétiques différents, ou éléments, entourent la colonne vertébrale, régissant à la fois la production de l'énergie et sa circulation. Ces cinq éléments (l'éther, l'air, le feu, l'eau et la terre) correspondent aux chakras de la médecine ayurvédique (*voir* pages 78–85), mais ils rappellent également les Cinq Éléments de la médecine traditionnelle chinoise (*voir* Shiatsu, pages 32–37). Chacun de ces éléments correspond à différentes parties du corps physique : l'éther au chakra de la gorge, l'air au chakra du cœur, le feu au chakra du plexus solaire, l'eau au chakra du sacrum et la terre au chakra du périnée.

Maintenir l'équilibre

Pour les praticiens de la polarité, une personne est en bonne santé physique, mentale et émotionnelle si tous ses champs énergétiques sont en équilibre et si l'énergie circule librement de l'un à l'autre. Tout blocage, toute déperdition d'énergie au sein d'un champ énergétique risquent de se traduire par des problèmes physiologiques ou psychologiques dans les zones régies par ce champ. Le corps dans son ensemble est alors en situation de déséquilibre, de sorte qu'il est moins à même de faire face et de s'adapter aux tensions et aux contraintes de la vie quotidienne et aux événements douloureux de l'existence.

CONSULTER UN THÉRAPEUTE

Lors de la première séance, le praticien vous interrogera sur vos antécédents médicaux, votre mode de vie, votre alimentation, votre activité sportive, votre travail et votre état de santé physique et mental. Une séance durant entre 40 minutes et une heure, le traitement proprement dit ne commencera peut-être pas au cours de la première séance. Les spécialistes recommandent un rythme d'une séance hebdomadaire pendant environ huit semaines, suivi de séances occasionnelles. Pour vous traiter, le thérapeute vous demandera de vous allonger sur une table de massage, en sous-vêtements ou légèrement vêtu.

LES CHAKRAS

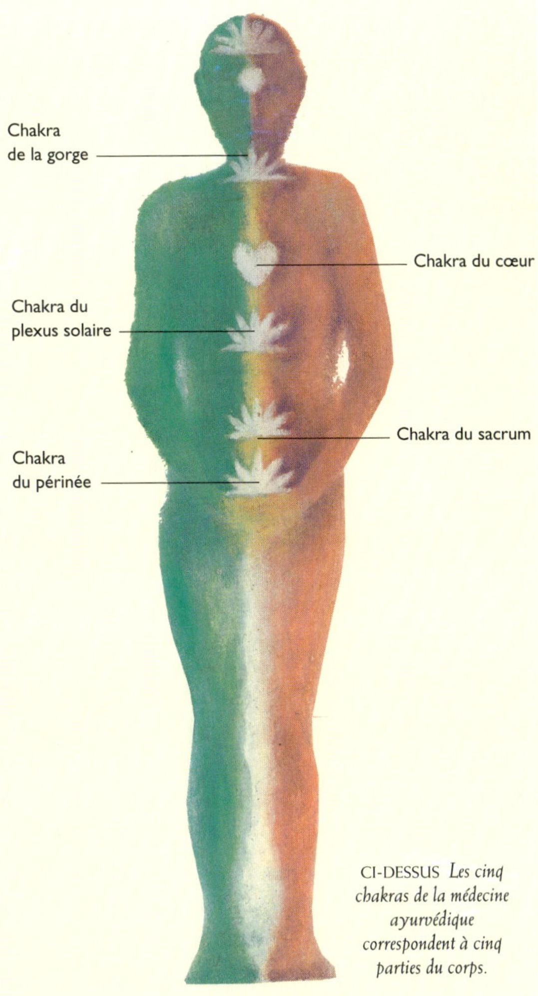

CI-DESSUS *Les cinq chakras de la médecine ayurvédique correspondent à cinq parties du corps.*

Le travail sur le corps

Le thérapeute manipule des points spécifiques du corps en utilisant trois niveaux de pression : un toucher léger pour rétablir l'équilibre énergétique des champs neutres, une pression moyenne pour stimuler les champs positifs et une pression forte pour éliminer les blocages des champs négatifs. Le praticien a également recours à ses propres champs énergétiques, sa main droite stimulant l'énergie positive tandis que sa main gauche agit sur le champ négatif.

De nombreux spécialistes intègrent également au cours de la séance des éléments de thérapie cranio-sacrée (*voir* pages 116–117) dans le but de stimuler et de libérer l'énergie qui se trouve dans le liquide cérébro-spinal. D'autres ont par ailleurs recours à des techniques douces de massage proches du zero balancing (*voir* pages 156–157) pour améliorer la vitalité de l'organisme et le rééquilibrer. Tout blocage ou déficit éventuel de l'un des Cinq Éléments peut enfin être traité par une forme de digitopression (*voir* pages 29–31).

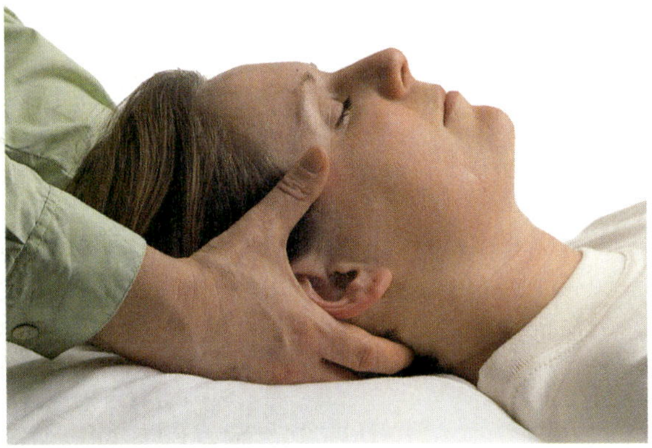

CI-DESSUS *Le thérapeute a parfois recours aux techniques de la thérapie cranio-sacrée.*

Le yoga de la polarité

Votre thérapeute vous indiquera quelques étirements simples destinés à libérer l'énergie qui stagne au niveau des chakras. Vous pourrez effectuer ces exercices entre deux séances de polarité pour entretenir les niveaux énergétiques, voire les augmenter.

Alimentation

Si votre praticien pense que vos problèmes sont peut-être dus à une alimentation inadéquate ou déséquilibrée, il pourra vous suggérer un régime détoxiquant. Celui-ci sera vraisemblablement suivi d'un régime riche en fruits et légumes frais. Certains thérapeutes conseillent même d'adopter une alimentation strictement végétarienne.

Suivi psychologique

Selon les spécialistes de la polarité, un choc émotionnel ou des pensées négatives peuvent entraîner une déperdition énergétique susceptible, si le problème n'est pas résolu, de générer un blocage. Ils encouragent donc leurs patients à s'ouvrir à eux de tout problème psychologique, à adopter une attitude positive, à avoir une meilleure image d'eux-mêmes et une plus grande confiance en eux. Sachez toutefois que seuls les praticiens qui ont suivi une formation de psychothérapeutes sont habilités à vous traiter sur ce plan.

CHAMP THÉRAPEUTIQUE

La polarité est une thérapie énergétique holistique qui a pour but de libérer et de stimuler les champs énergétiques de l'organisme afin de ramener le corps à un état d'équilibre. Le spécialiste n'essaie donc pas de soulager un problème particulier, qu'il considère comme le symptôme d'un déséquilibre, mais s'efforce de stimuler l'énergie du corps afin de faciliter la guérison.

ALLERGIES *VOIR* PP. 338–339
ANXIÉTÉ *VOIR* PP. 256–257
ARTHRITE *VOIR* PP. 346–347
MAUX DE TÊTE *VOIR* PP. 268–269
MAL DE DOS *VOIR* PP. 344–345
MIGRAINE *VOIR* P. 269
STRESS *VOIR* PP. 262–263
TROUBLES DU SOMMEIL *VOIR* P. 264

PRÉCAUTIONS

- La polarité est contre-indiquée aux personnes souffrant de troubles psychologiques graves. Toute forme de psychothérapie doit en outre être conduite par un praticien qualifié (*voir* pages 188–209).
- Consultez votre médecin avant de commencer un régime. Consultez également un nutritionniste si vous avez l'intention d'adopter une alimentation strictement végétarienne.
- Si vous avez le moindre doute sur votre état de santé, consultez votre médecin. La polarité n'est pas une méthode de diagnostic. Elle s'efforce d'augmenter les réserves énergétiques du corps pour stimuler les défenses de l'organisme et ne prétend pas traiter un problème particulier.

LA RÉFLEXOLOGIE

ORIGINES

La réflexologie n'est pas un simple massage plantaire. Elle se propose en effet de traiter l'ensemble du corps au moyen de pressions exercées sur les points réflexes situés sur les pieds et reliés aux autres parties du corps par le système nerveux. Les impulsions électriques ainsi produites stimuleraient les organes fonctionnant au ralenti. La pression ne doit être ni trop forte, ni trop légère ; aussi est-il nécessaire que le thérapeute soit correctement formé pour poser son diagnostic.

La réflexologie est issue de la notion de zones réflexes élaborée par le médecin américain William Fitzgerald. C'est une autre américaine, Eunice Ingham, qui l'a développée dans les années 1930, affirmant que l'on pouvait traiter l'ensemble du corps en stimulant certaines zones plantaires. L'une de ses disciples, l'anglaise Doreen Bayly, introduisit la technique en Grande-Bretagne, puis en Australie et en Nouvelle-Zélande. Dans les hôpitaux américains, la réflexologie est utilisée en tant que thérapie complémentaire dans le traitement des cardiopathies et des lésions cérébrales.

Selon la théorie généralement avancée, la réflexologie fragmenterait et disperserait des cristaux qui, amalgamés au niveau des points réflexes, gêneraient la circulation du sang, ralentissant voire bloquant le flux d'énergie dans l'organisme.

La réflexologie est aujourd'hui l'une des thérapies complémentaires les plus connues, et l'on trouve des réflexologues dans la plupart des pays occidentaux. Si le massage plantaire est un élément clé de bien des systèmes de soins traditionnels, les rudiments de la réflexologie aux États-Unis datent de 1913, et il fallut attendre les années 1940 pour que ces bases débouchent sur une pratique thérapeutique cohérente. En Chine, la réflexologie a désormais sa place dans de nombreux hôpitaux et cliniques aux côtés des traitements traditionnels.

Comme c'est le cas pour un grand nombre de thérapies complémentaires, les racines de la réflexologie remontent loin : le massage plantaire était pratiqué à des fins thérapeutiques dans les anciennes civilisations africaine, chinoise, indienne, égyptienne et amérindienne. Pendant des siècles, l'Occident resta sous la domination de la médecine scientifique et négligea ces pratiques. C'est le docteur William H. Fitzgerald (1872–1942), un chirurgien O.R.L., qui les redécouvrit en 1915 et se forma aux États-Unis, puis à Londres et à Vienne avant de s'installer à Hartford dans le Connecticut.

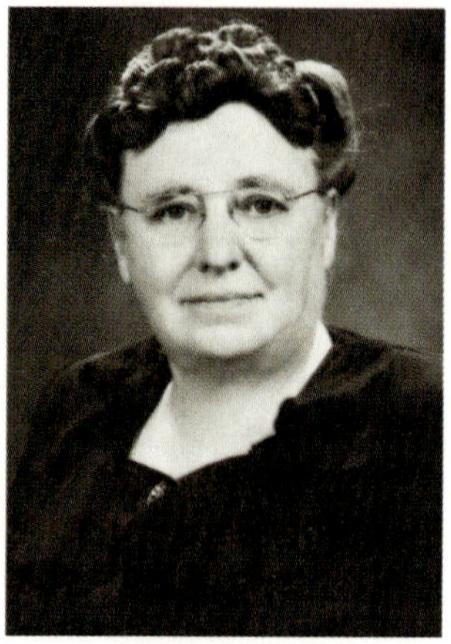

CI-DESSUS *Eunice D. Ingham a contribué à faire connaître la réflexologie dans le monde occidental.*

À Hartford, Fitzgerald découvrit qu'il pouvait pratiquer de petites interventions O.R.L sans administrer d'analgésiques s'il exerçait une pression sur certains os ou articulations des pieds ou des mains de ses patients. Il lui sembla que cette pression diminuait la sensibilité du patient à la douleur. Pour Fitzgerald, le corps humain est divisé en dix zones longitudinales égales, cinq de chaque côté d'une ligne médiane, chaque zone renfermant sa propre « énergie bioélectrique » qui circulerait des orteils jusqu'au cerveau, puis du cerveau jusqu'aux doigts, et inversement. Il serait ainsi possible de soulager la douleur, voire d'insensibiliser une partie du corps en exerçant une pression sur les os ou les articulations du doigt ou de l'orteil correspondant à la même zone. La pression stimulant l'énergie dans l'ensemble de la zone, peu importe la localisation précise de la douleur.

Fitzgerald affirma par la suite que sa technique n'était pas seulement anesthésiante, mais qu'elle traitait également la cause de la douleur. Sa théorie offre de nombreuses correspondances avec celle de la digitopression (*voir* pages 29–31), bien que son livre *Zone therapy, or Relieving Pain at Home* (1917) ne trahisse aucunement l'influence de la médecine orientale, dont on savait d'ailleurs fort peu de choses en Occident à l'époque.

Le massage des zones réflexes

La théorie de la segmentation du corps en zones réflexes élaborée par le Dr Fitzgerald fit de nombreux émules parmi les chiropracteurs (*voir* pages 118–125) et les ostéopathes (*voir* pages 106–113) qui préconisaient des traitements non médicamenteux. Eunice Ingham (1889–1974), infirmière diplômée, s'intéressa à la question et approfondit la théorie, publiant deux livres sur le sujet, *Ce que les pieds peuvent raconter grâce à la réflexologie* (1938) et la suite, *Ce que les pieds ont raconté* (1945). Selon elle, une pression exercée en un point précis du pied stimule l'énergie non seulement dans la zone dans laquelle se trouve ce point, mais dans tout organe situé dans cette zone.

Eunice Ingham baptisa sa technique « massage par compression des zones réflexes ». Une série de conférences et de stages organisés aux États-Unis permit de faire connaître cette discipline dans tout le pays. Le terme de réflexologie n'apparut que plus tard. On le doit à un médecin russe, le docteur V. M. Bechterev, un collègue d'Ivan Pavlov, prix Nobel de médecine, qui désignait par ce terme l'étude des réflexes, comportementaux notamment, sans lien direct avec le massage plantaire et la santé.

La diffusion de la réflexologie

C'est l'une des étudiantes d'Eunice Ingham, Doreen Bayly, qui, en 1960, introduisit la technique dans sa Grande-Bretagne natale. Elle remplit sa mission à merveille, la réflexologie occupant le devant de la scène lorsque l'Angleterre commença à se passionner pour les thérapies d'appoint dans les années 1970 et 1980. Plus de quatre-vingts ouvrages y furent publiés sur ce sujet. Pendant ce temps, d'autres disciples d'Eunice Ingham faisaient connaître la réflexologie dans le reste de l'Europe, en Australie et en Nouvelle-Zélande. Aujourd'hui, cette discipline est bien implantée dans la plupart des pays occidentaux.

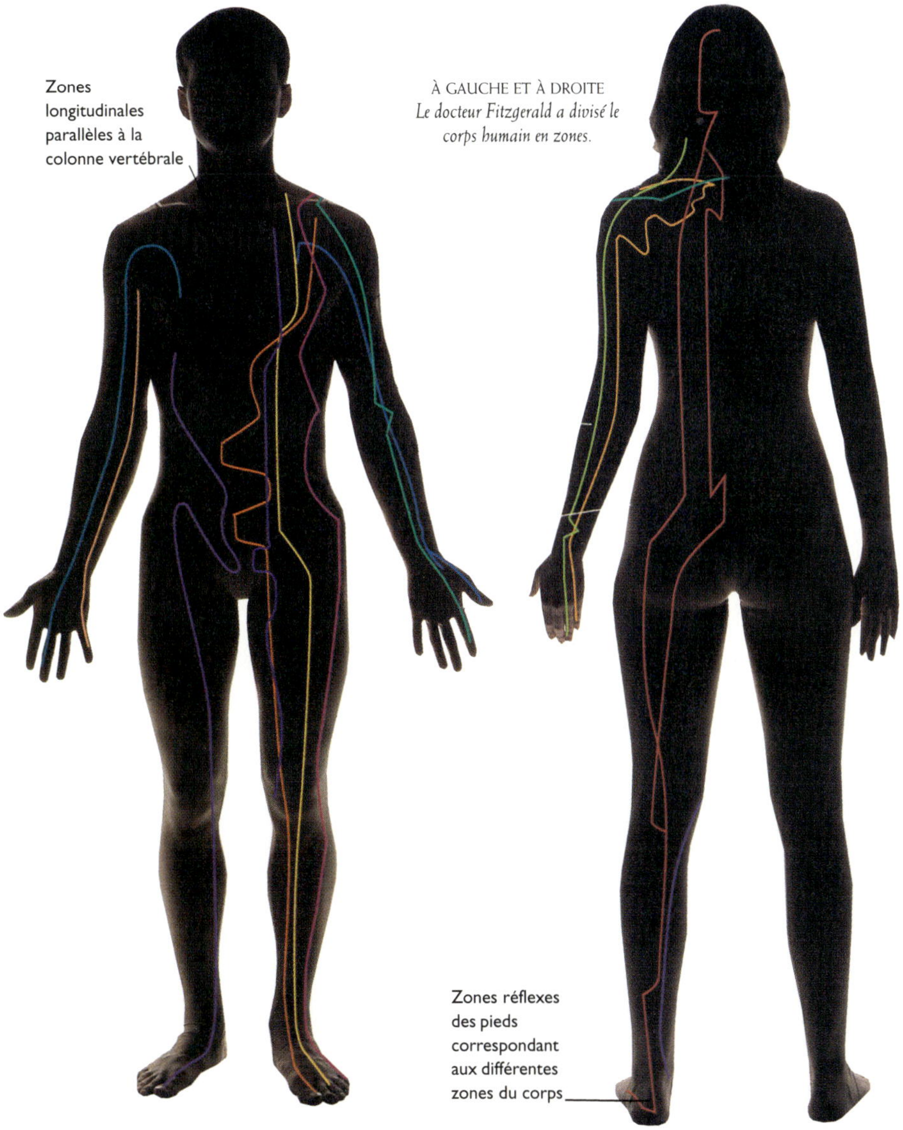

À GAUCHE ET À DROITE
Le docteur Fitzgerald a divisé le corps humain en zones.

PRÉCAUTIONS

■ Choisissez un réflexologue qualifié (*voir* Adresses utiles, pp. 368–369). Informez-le de tout traitement (allopathique, homéopathique ou phytothérapeutique) en cours, car les réflexologues redoutent les interférences.

■ Ne choisissez pas cette thérapie si vous souffrez de problèmes cardiaques ou circulatoires (thrombose, phlébite ou varices notamment), au cours du premier trimestre de la grossesse ou si vous avez déjà fait plusieurs fausses couches. Attention également si vous êtes diabétique ou en cas de troubles hormonaux, thyroïdiens notamment.

■ Enfin, ne consultez pas un réflexologue si vous souffrez d'une mycose ou d'une infection virale grave, aux pieds en particulier, ou de toute maladie infectieuse. Le réflexologue ne vous traitera pas. Si vous avez une infection au niveau des pieds, il traitera vos mains.

LE POINT DE VUE DE LA MÉDECINE CLASSIQUE

En l'absence de preuves scientifiques, la plupart des médecins ont du mal à admettre que le fait d'exercer une pression en un point du pied puisse avoir un effet sur une autre partie du corps.

Un test clinique réalisé en 1993 par des gynécologues a toutefois montré que les femmes souffrant du syndrome prémenstruel (SPM) présentaient moins de symptômes physiques et psychologiques pendant et après un traitement par réflexologie que des femmes souffrant du SPM également traitées mais sur les mauvais points réflexes. En 1996, le Chinois Wang Liang conclut à l'efficacité de la réflexologie dans le traitement de 63 pathologies après avoir étudié 8 096 cas cliniques. Enfin, une étude néerlandaise, effectuée entre 1990 et 1993, révéla que la réflexologie associée à l'enseignement de techniques de portage correctes réduisait le nombre de jours d'arrêt pris par les facteurs en raison de douleurs musculaires ou osseuses, de céphalées et de problèmes gastro-intestinaux.

Si les médecins classiques jugent ces études intéressantes, ils les estiment néanmoins très insuffisantes pour que la réflexologie soit à leurs yeux autre chose qu'un simple massage plantaire, déstressant et bon pour la circulation. Ils reconnaissent malgré tout que la réflexologie est sans danger si elle est utilisée en complément de la médecine classique et ne vient pas s'y substituer.

Parvenue en Chine dans les années 1960, la réflexologie y est reconnue et pratiquée en complément de la médecine traditionnelle chinoise dans la plupart des cliniques et hôpitaux.

La réflexologie aujourd'hui

Si la réflexologie connaît de toute évidence un succès croissant, ses bienfaits étant de plus en plus reconnus, elle pâtit d'une législation trop floue. En France en effet, n'importe qui peut s'installer comme réflexologue. Il est donc primordial de s'assurer que votre thérapeute a suivi une formation sérieuse et adéquate. La Fédération Française des Réflexologues, créée en 1998, a agréé cinq écoles de réflexologie en France. Chacune a une approche différente, de sorte que si certaines forment seulement des personnes ayant déjà une formation paramédicale, d'autres acceptent les candidats sans exiger de formation initiale, comblant elles-mêmes les éventuelles lacunes, en anatomie notamment.

Pour trouver un thérapeute compétent près de chez vous, l'idéal est de consulter la Fédération (*voir* Adresses utiles, pages 368–369).

LA THÉORIE

Si tous les praticiens s'accordent sur les principes de base de la réflexologie, il existe cependant des divergences notables – quant à son mode d'action et aux raisons de son efficacité –, que l'on peut en gros exprimer en termes de « théorie orientale » et « théorie occidentale ».

Il est ainsi communément admis qu'en certains points du pied se trouvent des zones réflexes correspondant aux différentes parties du corps d'un point de vue physique et émotionnel, de sorte qu'il est possible de dresser sur la plante des pieds une « carte » stylisée du corps humain. Le pied gauche renferme les zones réflexes correspondant au côté gauche du corps, et le pied droit celles du côté droit. Le corps est donc divisé en dix zones longitudinales, cinq de part et d'autre d'une ligne médiane. La stimulation de tout point réflexe d'une zone particulière aura donc un effet sur les autres parties du corps couvertes par cette zone. Chaque zone part des orteils pour remonter jusqu'au sommet du crâne, et redescendre vers les doigts de la main, reliant les membres entre eux, de chaque côté du corps. Il est ainsi possible de stimuler le pouce pour traiter le gros orteil, et *vice versa*. Les mains et les oreilles contiennent elles aussi une carte des zones réflexes du corps humain, mais les points y étant plus petits, les réflexologues préfèrent généralement manipuler les pieds (*voir aussi* l'encadré sur la réflexologie palmaire, page 71). La ligne médiane du corps, la colonne vertébrale, est représentée par la voûte longitudinale interne du pied, la nuque correspondant à la base du gros orteil et le sacrum et le coccyx au talon. Une pression exercée sur la voûte plantaire peut donc se répercuter sur les nerfs au départ de la moelle épinière. La pression exercée peut ainsi agir sur les parties du corps parcourues par chacun des nerfs vertébraux.

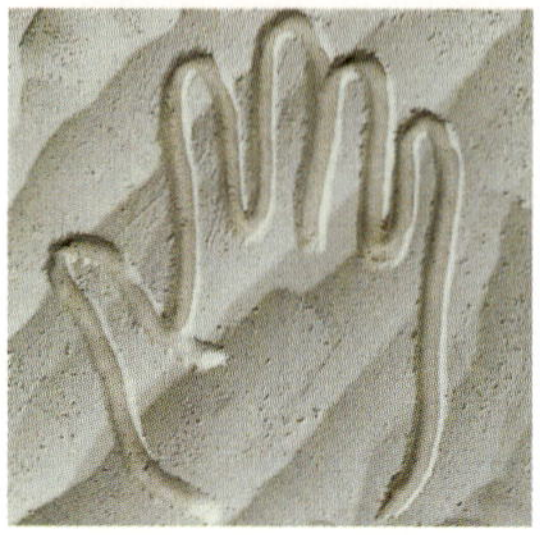

CI-DESSUS *La réflexologie palmaire est souvent associée à la réflexologie plantaire, ce qui donne aux patients la possibilité de poursuivre leur traitement seuls.*

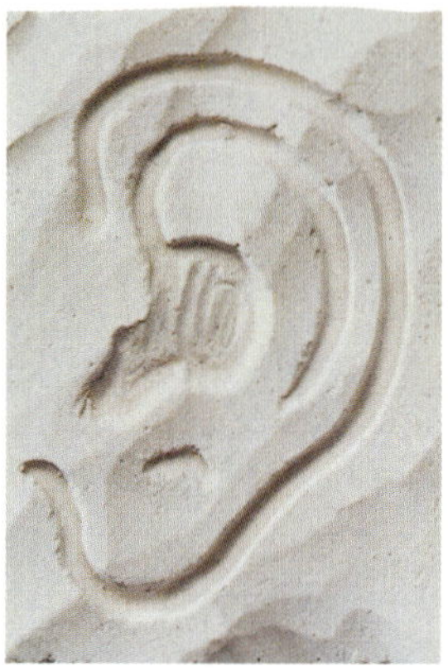

CI-DESSUS *Bien qu'elle contienne, elle aussi, une carte des points réflexes correspondant à l'ensemble du corps humain, l'oreille est plus difficile à manipuler que les mains ou les pieds.*

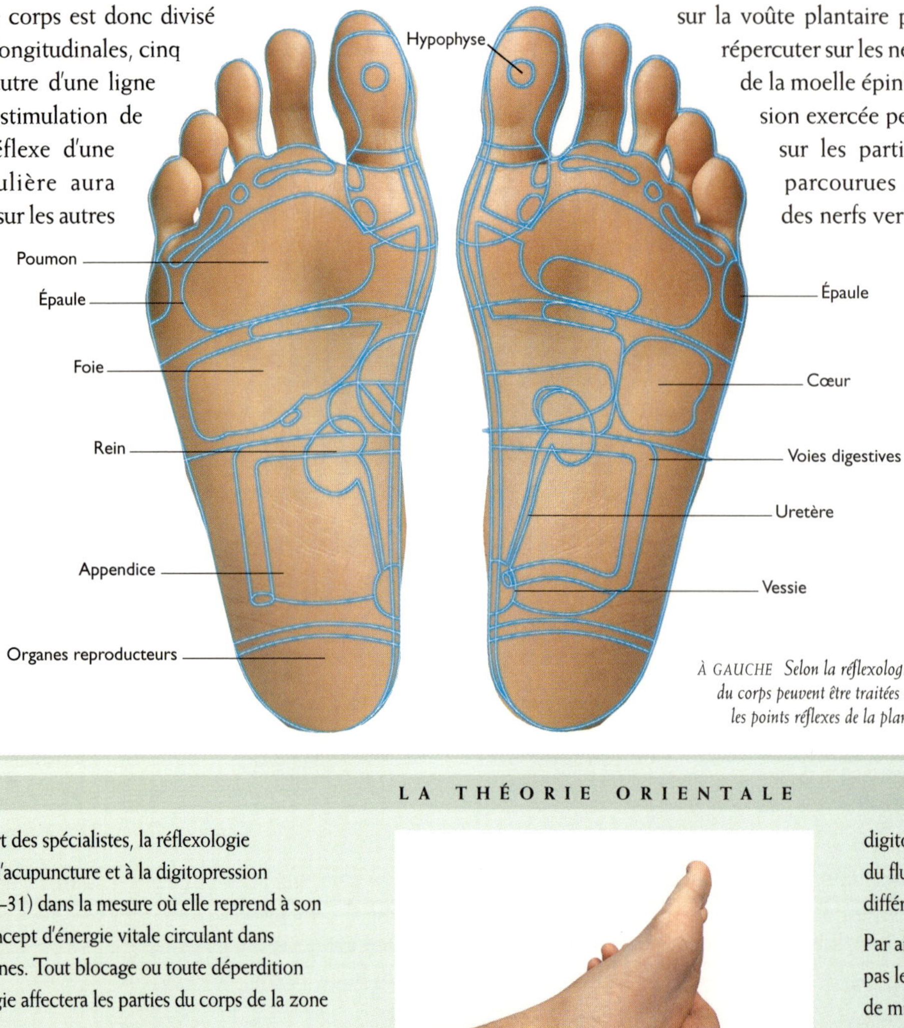

À GAUCHE *Selon la réflexologie, toutes les parties du corps peuvent être traitées en manipulant les points réflexes de la plante des pieds.*

LA THÉORIE ORIENTALE

Pour la plupart des spécialistes, la réflexologie s'apparente à l'acupuncture et à la digitopression (*voir* pages 20–31) dans la mesure où elle reprend à son compte le concept d'énergie vitale circulant dans différentes zones. Tout blocage ou toute déperdition de cette énergie affectera les parties du corps de la zone concernée.

Pour les réflexologues, le fait de masser un point réflexe du pied ou de la main a pour effet de stimuler la circulation de l'énergie dans la zone correspondante, éliminant les éventuels blocages et permettant de refaire le plein d'énergie, ce qui a pour effet de stimuler les défenses de l'organisme. Les acupuncteurs et les digitopresseurs pensent pour leur part que la stimulation du flux d'énergie vitale peut se faire en manipulant les différents points situés sur les méridiens.

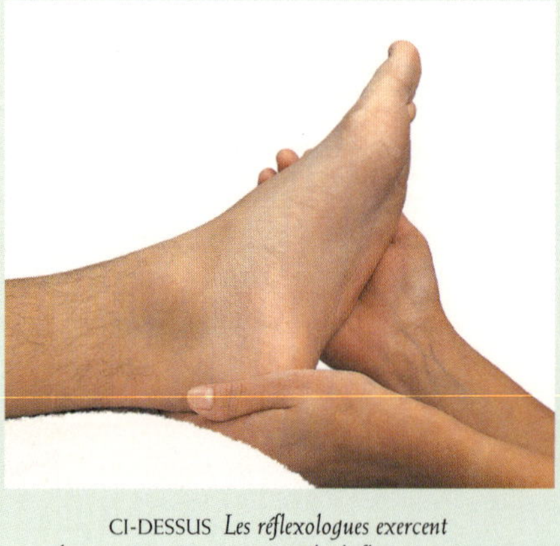

CI-DESSUS *Les réflexologues exercent de petites pressions pour stimuler le flux énergétique.*

Par ailleurs, acupuncteurs et digitopresseurs ne suivent pas les réflexologues lorsque ceux-ci affirment que de minuscules dépôts (de la taille de grains de sucre) peuvent s'accumuler au niveau des points réflexes en cas de perturbation dans la zone correspondante, et ce en l'absence de tout symptôme. En massant le point concerné, les réflexologues pensent pouvoir broyer ces cristaux et les éliminer, permettant ainsi à l'énergie de circuler librement.

LA THÉORIE OCCIDENTALE

Certains réflexologues fondent l'efficacité de leur discipline sur des conceptions occidentales classiques en matière d'anatomie et de physiologie.

Ils soulignent que les mains et les pieds renferment des milliers de terminaisons nerveuses qui transmettent l'information jusqu'au cortex cérébral. Il est possible de stimuler bon nombre de ces points par la pression, notamment au niveau du pied. On appelle ces points propriocepteurs : ils informent le cerveau de la position et du mouvement d'une partie du corps par rapport aux autres et à son environnement. C'est la proprioception qui vous permet de poser le doigt précisément sur votre nez, même dans le noir, et qui vous dit où sont vos jambes, mêmes si elles sont sous les couvertures. Le cerveau analyse l'information que lui envoient les propriocepteurs et répond en envoyant les ordres appropriés aux parties du corps concernées *via* le système nerveux cérébrospinal et le système neurovégétatif ou sympathique. Le système cérébrospinal est soumis à notre contrôle conscient (c'est à lui que vous faites appel par exemple pour saisir un stylo), alors que le système neurovégétatif fonctionne de façon autonome (c'est lui qui assure le fonctionnement des organes vitaux et équilibre leurs diverses fonctions).

Ces réflexologues pensent que la réaction involontaire du corps à une information transmise au cerveau suite à la stimulation nerveuse *via* un point réflexe du pied augmente l'afflux sanguin vers la zone correspondant à ce point réflexe et réduit les tensions musculaires. Or, une tension musculaire excessive peut gêner la circulation sanguine, et donc l'élimination des toxines. La réflexologie a ainsi pour effet cumulatif d'augmenter la quantité de matières nutritives acheminées par le sang vers la zone traitée, et de favoriser l'élimination des déchets. En outre, une forte pression stimule la production d'endorphines (les analgésiques naturels) ce qui pourrait expliquer l'effet analgésique du traitement.

Rien d'étonnant donc à ce que la réflexologie ait un effet si relaxant. Cependant, les zones réflexes étant confinées d'un côté ou de l'autre de l'organisme, la réflexologie contredit sur ce point l'anatomie classique. Il a en effet été démontré que les voies nerveuses qu'empruntent les informations sensorielles changent de côté à la base du cerveau, de sorte que le côté gauche du cerveau commande le côté droit du corps, et réciproquement.

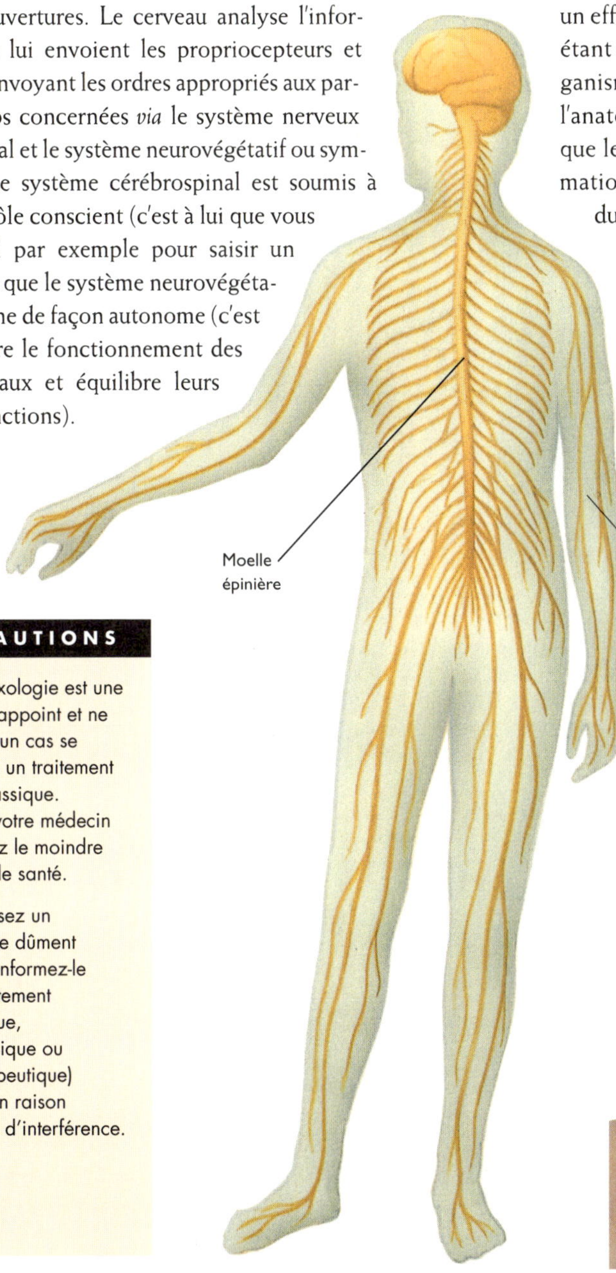

À GAUCHE *Pour les médecins occidentaux, l'action de la réflexologie s'explique par le fait que la stimulation de points réflexes sur le pied permet de transmettre des informations au cerveau.*

CI-DESSOUS *Pour la plupart des gens, le massage plantaire n'est pas seulement thérapeutique, il est aussi agréable et relaxant.*

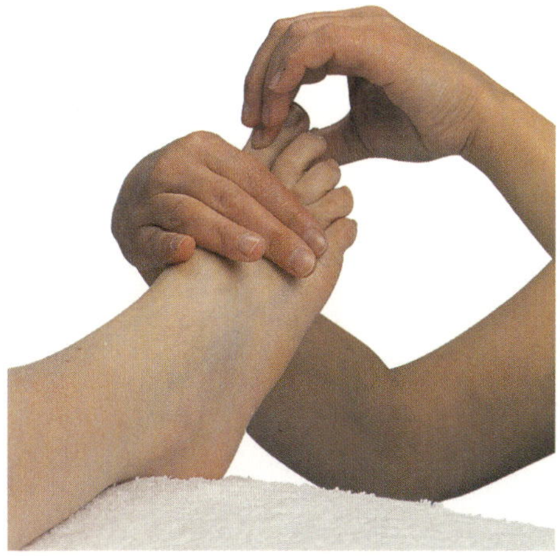

PRÉCAUTIONS

- La réflexologie est une thérapie d'appoint et ne doit en aucun cas se substituer à un traitement médical classique. Consultez votre médecin si vous avez le moindre problème de santé.
- Choisissez un réflexologue dûment qualifié et informez-le de tout traitement (allopathique, homéopathique ou phytothérapeutique) en cours, en raison des risques d'interférence.

CHAMP THÉRAPEUTIQUE

La réflexologie est une forme de massage des pieds et des mains qui s'attache à stimuler certains points réflexes représentant les autres parties du corps situés dans la même zone. Selon les réflexologues, ce traitement permet d'éliminer tout blocage et toute déperdition énergétique à l'intérieur d'une zone, ce qui a pour effet de stimuler les défenses de l'organisme et sa capacité d'auto-guérison. La réflexologie ne prétend pas tout pouvoir traiter, mais peut s'avérer utile dans un grand nombre de cas, notamment en thérapie d'appoint des pathologies citées ci-après. Bon nombre de patients trouvent en outre le traitement très relaxant.

ABCÈS ET FURONCLES *VOIR* P. 277
ACCIDENT VASCULAIRE CÉRÉBRAL *VOIR* P. 359
ANGINE DE POITRINE *VOIR* P. 304
ANXIÉTÉ *VOIR* PP. 256–257
ARTHRITE *VOIR* PP. 346–347
ASTHME *VOIR* PP. 294–295
CONSTIPATION *VOIR* P. 313
ECZÉMA ET DERMATITE *VOIR* P. 273
ÉTOURDISSEMENTS *VOIR* P. 271
HYPERTENSION ARTÉRIELLE *VOIR* P. 302
LITHIASE RÉNALE *VOIR* PP. 318–319
MAUX DE TÊTE *VOIR* PP. 268–269
MÉNOPAUSE *VOIR* PP. 330–331
MIGRAINE *VOIR* P. 269
NÉVRALGIE *VOIR* P. 267
PSORIASIS *VOIR* P. 272
RHUME *VOIR* P. 285
SCIATIQUE *VOIR* P. 348
SINUSITE *VOIR* P. 284
STRESS *VOIR* PP. 262–263
SYNDROME PRÉMENSTRUEL *VOIR* P. 323
TROUBLES DU SOMMEIL *VOIR* P. 264
ULCÈRE PEPTIQUE *VOIR* P. 311
ZONA *VOIR* P. 266

CONSULTER UN THÉRAPEUTE

Du fait de l'absence de législation stricte, renseignez-vous bien sur la formation du réflexologue que vous allez consulter, sur son éventuelle affiliation à une association nationale et vérifiez qu'il est assuré.

Lors de la première séance, il vous interrogera sur vos antécédents médicaux, sur votre mode de vie, et sur les raisons qui ont motivé votre visite. La plupart des réflexologues préfèrent manipuler les pieds (lavez-vous les pieds avant le traitement pour ne pas être gêné). Vos serez donc confortablement assis ou bien à demi-allongé sur une table d'examen. Chaque séance dure une heure environ, et vous devrez sans doute en prévoir plusieurs (6 à 8 en moyenne), au rythme d'une par semaine. Certaines personnes consultent leur réflexologue une fois par mois à titre préventif.

Votre réflexologue vous apprendra peut-être quelques exercices que vous pourrez effectuer chez vous entre deux séances. Il vous donnera en outre des conseils sur la façon de vous tenir, de vous alimenter et de vous chausser. Ne vous inquiétez pas des quelques effets secondaires (démangeaisons ou quinte de toux) que le traitement est susceptible de provoquer.

1 Le thérapeute examine vos pieds pour voir si certaines zones sont squameuses, gonflées ou couvertes de corne ou de cals, pour vérifier l'état de vos ongles et pour voir si vous avez les pieds plats ou une voûte plantaire bien marquée.

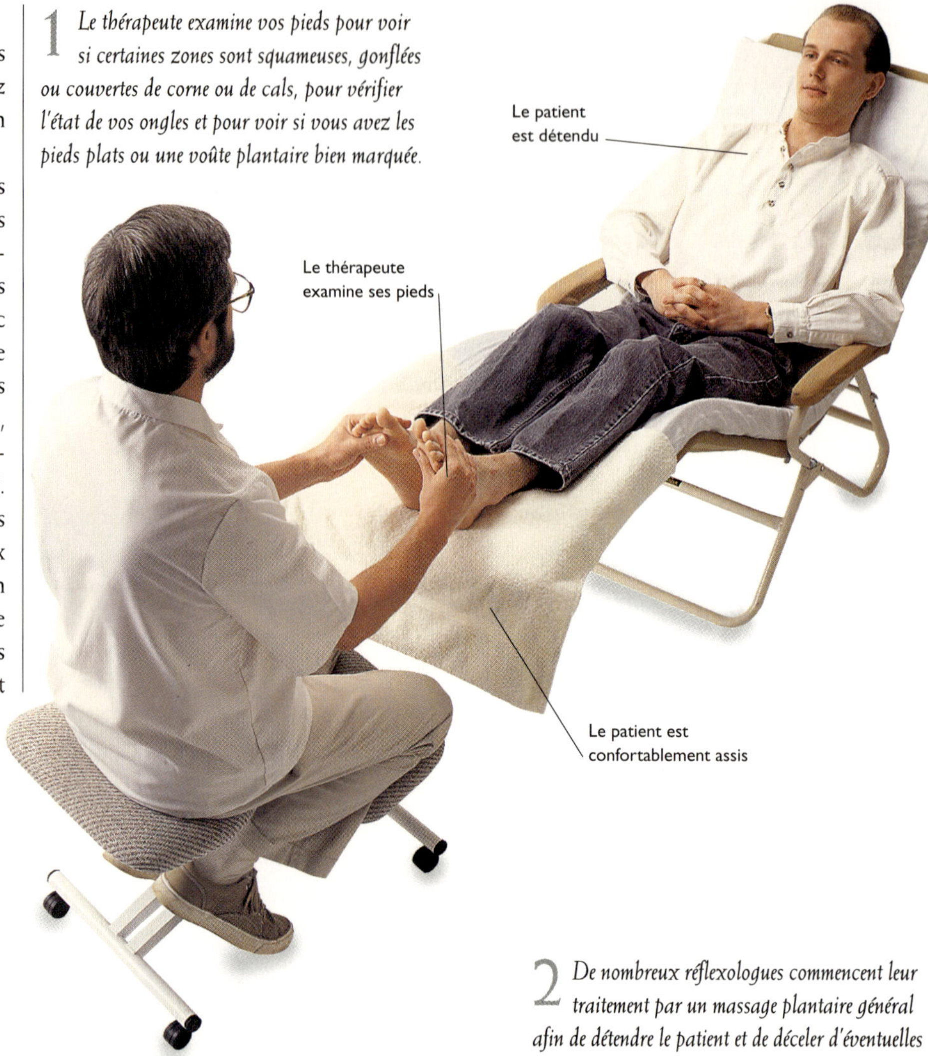

2 De nombreux réflexologues commencent leur traitement par un massage plantaire général afin de détendre le patient et de déceler d'éventuelles tensions dans le pied.

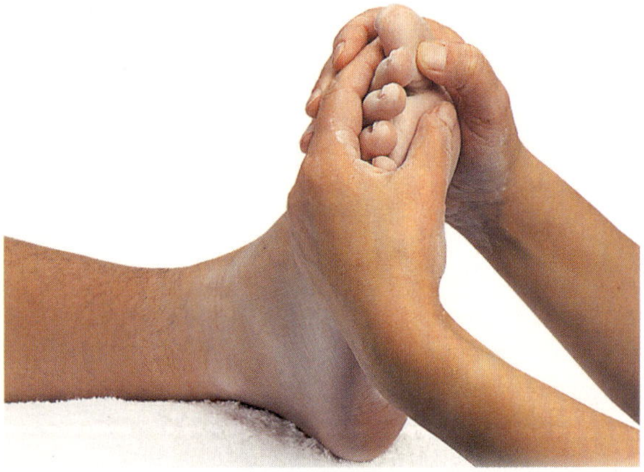

3 Le thérapeute masse ensuite l'ensemble des points réflexes, en commençant généralement par le pied droit. Il repère ainsi tout point sensible ou douloureux. Ces informations traduisent un déséquilibre ou un blocage énergétique dans la zone correspondante : plus le point est sensible, plus le blocage est important.

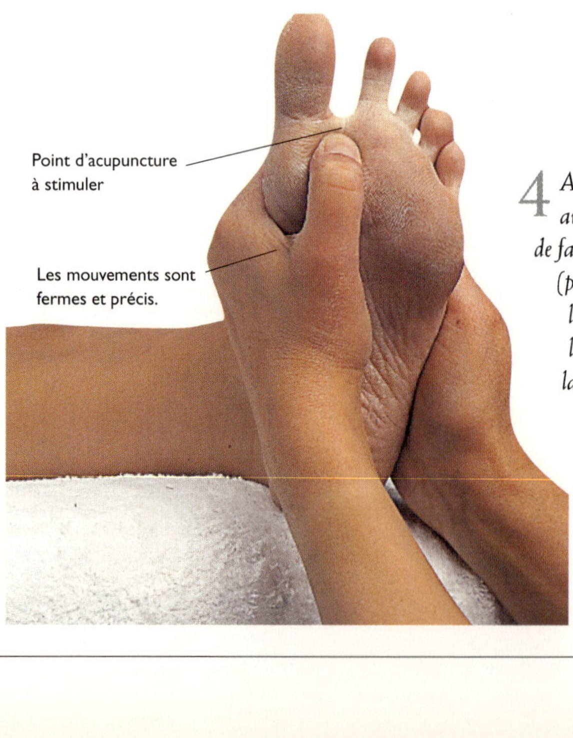

4 Après la phase initiale, le thérapeute revient aux points sensibles et les masse à nouveau de façon à désintégrer les dépôts cristallins (provoqués par la mauvaise circulation de l'énergie) afin que l'énergie puisse circuler librement dans toute la zone et stimuler la guérison.

LES TECHNIQUES

Les points réflexes du pied étant très petits, le réflexologue se doit d'effectuer des mouvements précis pour les manipuler et ne pas négliger un point sensible ou congestionné. La pression est variable, mais elle doit être plutôt ferme que douloureuse. Le réflexologue utilise la pulpe et le côté du pouce pour exercer une pression de 30 secondes environ ; il relâche ensuite la pression et pivote légèrement le pouce pour glisser jusqu'au point suivant. Le pouce reste en contact avec la peau pendant tout le massage (il utilisera parfois les autres doigts pour stimuler de petites zones osseuses).

Diverses techniques permettent de manipuler les points réflexes des patients. L'une d'entre elles, la technique de la chenille, consiste à appuyer sur un point réflexe, puis à maintenir la pression pendant que le pouce progresse en remontant et en descendant le long du pied du patient. Une autre, le pincement du tissu interdigital, consiste à pincer doucement le pli cutané qui se trouve entre deux orteils, puis à étirer légèrement chaque orteil.

1 *Les autres doigts servent à masser les zones osseuses.*

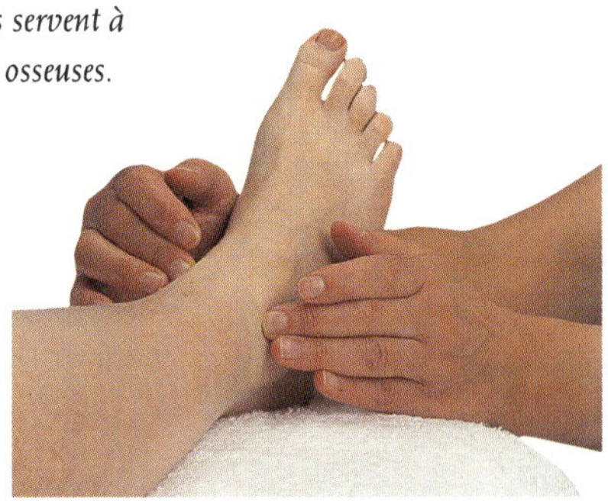

2 *Pression du côté du pouce sur un point réflexe.*

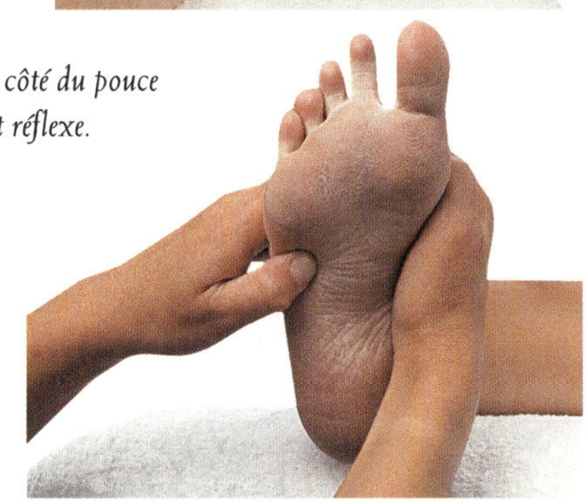

3 *Il est recommandé de bien étirer ses pieds.*

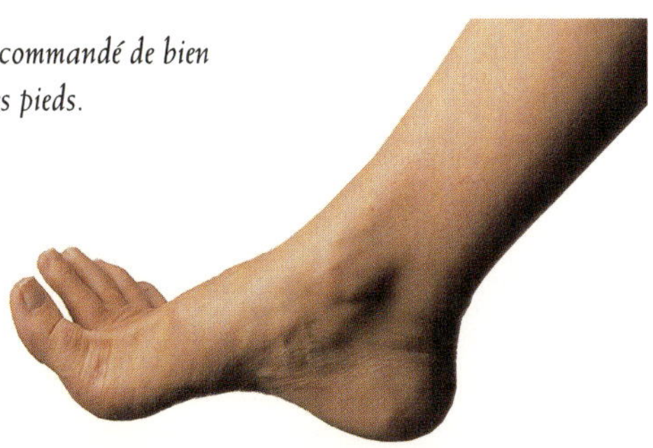

PRATIQUE AUTONOME

La réflexologie se prête bien à une pratique individuelle. À l'aide des schémas figurant dans ce chapitre, localisez les points réflexes qui vous intéressent et appliquez les techniques exposées pour décongestionner les zones sensibles. Si vous souhaitez approfondir vos connaissances, procurez-vous un manuel de réflexologie.

Si vous manquez de souplesse, vous préférerez peut-être vous masser les mains que les pieds. Dans ce cas, marchez pieds nus le plus possible, cela stimulera la production des messages sensoriels que les pieds adressent au cerveau.

Vous pouvez par ailleurs vous procurer le matériel utilisé par les spécialistes du massage plantaire, comme des sandales spéciales ou des sabots en bois. Vous pouvez également essayer de faire rouler une balle de golf ou un rouleau à pâtisserie sous vos pieds et entre vos mains.

Faites travailler vos pieds et vos mains en écartant au maximum les doigts et les orteils, puis en les recroquevillant et en les étirant, en faisant des rotations des chevilles et des poignets et pour terminer en secouant bien les mains, puis les pieds.

Si vous avez toutefois le moindre problème de santé, consultez votre médecin. La pratique autonome de la réflexologie ne constitue pas une technique de diagnostic, ni un traitement spécifique. Elle ne doit être utilisée que dans le cadre d'un programme global de bien-être.

PRÉCAUTIONS

- Ne choisissez pas la réflexologie si vous êtes cardiaque ou diabétique, ou si vous avez des problèmes circulatoires (thrombose ou varices notamment) ou hormonaux (thyroïdiens en particulier). Ne suivez pas de traitement pendant les trois premiers mois de la grossesse, ou si vous avez déjà fait une fausse couche.
- Ne consultez pas un réflexologue si vous souffrez d'une mycose ou d'une infection virale grave, aux pieds en particulier, ou de toute maladie infectieuse.

RÉFLEXOLOGIE PALMAIRE

La réflexologie palmaire est au moins aussi ancienne que la réflexologie plantaire. La médecine traditionnelle chinoise considère le massage des mains comme excellent pour la santé. Le docteur Fitzgerald, le père de la réflexologie, a d'ailleurs davantage travaillé sur les mains que sur les pieds lorsqu'il a mis au point son concept de zones réflexes.

On retrouve dans les mains la même représentation du corps physique que sur les pieds, mais à une échelle réduite. La réflexologie plantaire doit sa suprématie actuelle à Eunice Ingham, qui s'est concentrée sur les pieds lorsqu'elle a développé la réflexologie telle que nous la connaissons aujourd'hui, mais aussi au fait que les points réflexes sont nettement plus gros sur les pieds. La réflexologie palmaire peut néanmoins être utilisée seule s'il est impossible de traiter les pieds pour une raison ou une autre (en cas de mycose par exemple, ou encore si le point réflexe du pied est trop douloureux). La réflexologie palmaire se prête également à la pratique individuelle (*voir* ci-dessus).

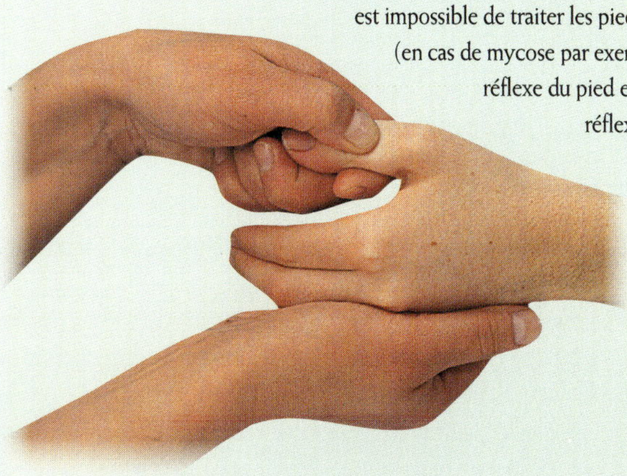

À GAUCHE *Les points réflexes de la main peuvent être stimulés de la même façon que ceux des pieds.*

LE MASSAGE MÉTAMORPHIQUE

LE POINT DE VUE DE LA MÉDECINE CLASSIQUE

Robert St John admit que ses théories ne reposaient sur aucune preuve scientifique. Aucune étude n'a par ailleurs été réalisée sur l'efficacité prétendue du traitement. Les médecins classiques ne comprennent évidemment pas comment un massage plantaire, aussi précis soit-il, puisse avoir un effet quelconque sur d'autres parties du corps et sur la vie intra-utérine. Ils considèrent que le massage métamorphique « ne peut pas faire de mal », tant que le praticien explique bien à son patient que sa méthode ne peut ni soigner ni soulager une pathologie. Ils admettent toutefois que la technique peut être relaxante et agréable et ainsi diminuer le stress.

Baptisé à l'origine « schéma prénatal », le massage métamorphique n'a jamais été considéré comme une thérapie par Robert St John, son initiateur. En effet, il ne traite aucune pathologie spécifique, mais met en place les conditions permettant à des changements positifs de se produire dans l'organisme. Il s'intéresse tout particulièrement aux zones plantaires correspondant à la colonne vertébrale, lesquelles présenteraient des blocages remontant à la vie intra-utérine. Partant du principe que la plupart de nos schémas physiques et psychologiques et la plupart des maladies dont nous souffrons remontent à cette période, ces blocages sont susceptibles de nous affecter durablement. La technique mise au point par Robert St John permettrait de nous en débarrasser.

Déçu par les résultats qu'il obtenait avec la réflexologie pour traiter les enfants présentant des troubles de l'apprentissage, le naturopathe et réflexologue britannique Robert St John mit au point le massage métamorphique dans les années 1960. Il constata qu'il obtenait des résultats aussi satisfaisants, voire meilleurs, en concentrant ses manipulations sur les points réflexes de la plante des pieds correspondant à la colonne vertébrale, et que ce traitement semblait agir non seulement sur le plan physique, mais aussi psychologique. St John était convaincu que ces points représentaient la période prénatale. Selon lui, si la réflexologie classique était à même de lever certains blocages énergétiques et de soulager les tensions de la vie quotidienne, seule la manipulation de la zone réflexe plantaire correspondant à la colonne vertébrale était en mesure de libérer les blocages énergétiques remontant à la vie intra-utérine. Cette technique fut d'abord baptisée « schéma prénatal ». Par la suite, cette appellation lui sembla inappropriée, certains patients pensant que sa technique ne s'adressait qu'aux femmes enceintes.

Gaston St Pierre, un élève de Robert St John, proposa alors le nom de « Metamorphic technique » (traduit en français par Métamorphose ou Massage métamorphique), exprimant ainsi la capacité de la technique élaborée par St John à initier des transformations physiques et psychologiques bénéfiques pour l'organisme. En 1979, à Londres, Gaston St Pierre fonda la Metamorphic Association.

LA THÉORIE

Robert St John adhérait à la théorie des points réflexes et de la segmentation du corps humain en zones (*voir* pages 66–71). En bon réflexologue, il pensait que la face intérieure du pied correspondait à la colonne vertébrale.

Il compléta cette théorie en postulant que cette zone était le reflet de la vie intra-utérine. Selon St John, la plupart de nos schémas et de nos réactions physiques et psychologiques se forment pendant cette période prénatale, de sorte que tout blocage énergétique survenu au cours de cette phase peut avoir des répercussions tout au long de l'existence. En massant cette zone,

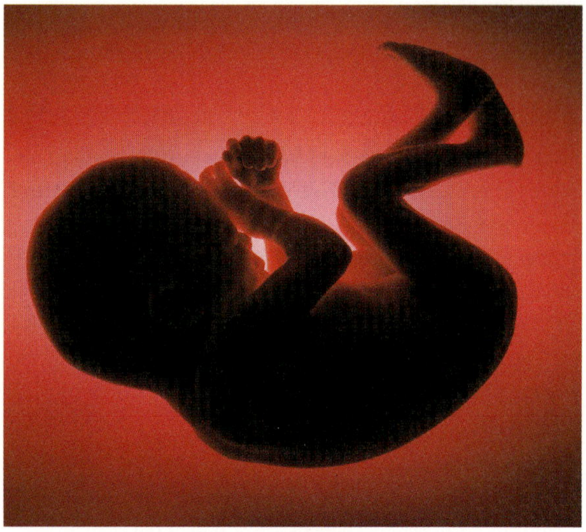

CI-DESSUS *Dans le massage métamorphique, le pied représente la vie intra-utérine au cours de laquelle se forment nos schémas physiques et psychologiques.*

St John eut l'impression qu'il pouvait non seulement supprimer des blocages récents, mais aussi d'autres, plus anciens, remontant à la vie intra-utérine.

À partir de là, il s'intéressa aux autres parties du corps. Selon lui, il y a sur les mains et au milieu de l'arrière de la tête des points réflexes vertébraux qui faciliteraient les transformations. Le pied gauche, qui représente le passé, la vie intérieure et spirituelle, et le pied droit, qui représente le présent, seraient à même de susciter des changements chez un individu. Les mains permettraient à l'organisme d'accepter les modifications, et la tête intégrerait les changements qui se seraient produits.

Si St John lui-même ne prétendait traiter aucune pathologie spécifique avec sa technique, il écrivait néanmoins dans la brochure qu'il rédigea au début des années 1970 : « Je dis toujours que cette méthode traite le patient et non son problème. Si le patient évolue, s'il parvient à se recentrer, à être capable de mener sa vie, il n'a plus besoin de son problème, qui de ce fait disparaît. »

CONSULTER UN PROFESSIONNEL

Le massage métamorphique ressemble en bien des points à la réflexologie, et certains spécialistes de cette discipline pratiquent aussi d'autres thérapies alternatives. Pour trouver un praticien dans votre région, reportez-vous à la rubrique Adresses utiles (*voir* pages 368–369).

De l'avis des spécialistes, il convient de prévoir deux ou trois séances d'une heure chacune, tous les quinze jours. Les pieds ne doivent pas être manipulés plus d'une heure par semaine, car le traitement pourrait provoquer des changements difficiles à gérer simultanément.

Les praticiens du massage métamorphique préfèrent le terme de « catalyseurs » à celui de thérapeutes, leur objectif étant de stimuler l'énergie vitale de leur patient pour favoriser les changements, et non de traiter une pathologie spécifique. Ils ne se concentrent d'ailleurs pas sur certains nodules ou points douloureux pendant une séance. Le spécialiste commence la séance en vous interrogeant sur vos antécédents médicaux. Portez des vêtements souples et asseyez-vous confortablement. Le praticien va s'asseoir à côté de vous, en évitant d'interférer avec les transformations induites par son massage.

Il commencera par vous masser le pied droit, en accordant une attention particulière à la ligne qui part du gros orteil et descend vers l'intérieur du pied jusqu'au talon, puis passera au pied gauche. Cette manipulation durera entre 20 et 40 minutes.

Le praticien vous massera ensuite les deux mains, en commençant par l'extrémité du pouce puis en descendant sur le côté de la main et en remontant enfin sur le poignet.

La séance se poursuivra par un massage de la tête, en descendant du sommet jusqu'à la nuque, puis en remontant jusqu'à l'extrémité de chaque oreille. À l'issue de la séance, le thérapeute vous laissera vous détendre dans le calme pendant quelques minutes après le traitement.

CHAMP THÉRAPEUTIQUE

Le massage métamorphique ne prétend traiter aucune pathologie particulière mais se propose de susciter un certain nombre de transformations, permettant à l'individu de stimuler sa capacité d'auto-guérison en supprimant tout blocage énergétique. La médecine classique ne recommande probablement pas cette technique à des fins thérapeutiques, mais elle admet qu'elle peut s'avérer utile en cas de problèmes liés au stress, cette méthode étant jugée très relaxante par ceux qui en ont fait l'expérience.

ANXIÉTÉ *VOIR* PP. 256–257
MAUX DE TÊTE *VOIR* PP. 268–269
MIGRAINE *VOIR* P. 269
STRESS *VOIR* PP. 262–263

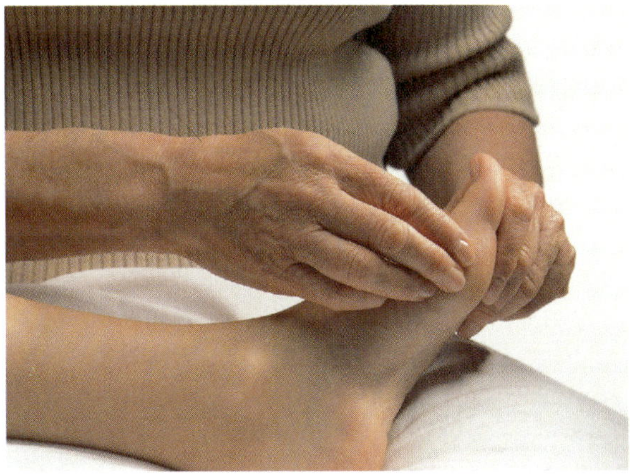

1 *Une séance de massage métamorphique ressemble beaucoup à une séance de réflexologie.*

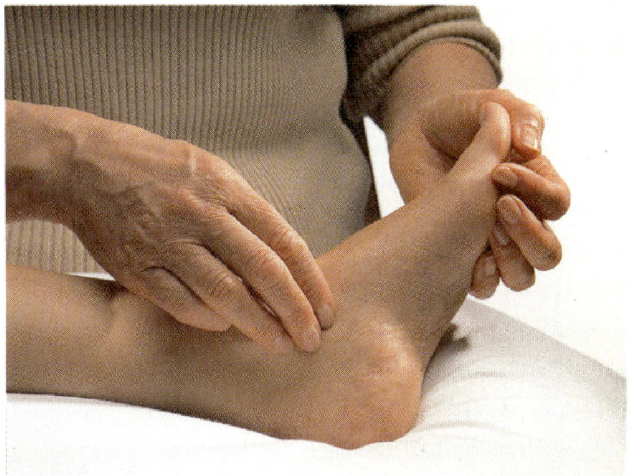

2 *Le thérapeute s'intéresse tout particulièrement à la ligne qui va du gros orteil au talon.*

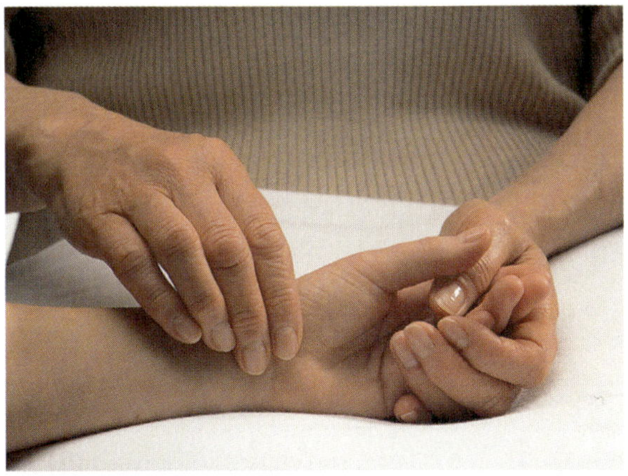

3 *Le praticien masse les mains de son patient l'une après l'autre.*

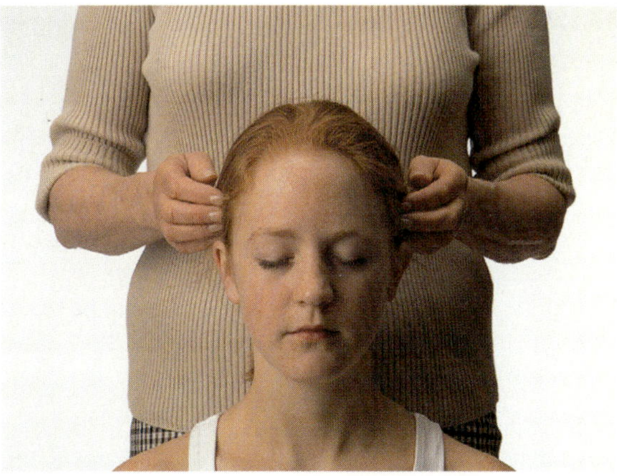

4 *La séance se termine par un massage du crâne.*

PRÉCAUTIONS

■ Consultez toujours un médecin classique si votre santé vous inquiète. Cette technique ne traite aucune pathologie spécifique. Elle n'est pas conseillée aux personnes très influençables ou souffrant de problèmes psychologiques graves.

LE REIKI

Le reiki est une thérapie spirituelle qui, d'après Mikao Usui, son fondateur, faisait autrefois partie du bouddhisme tibétain. Au XIXe siècle, après avoir passé 14 ans à chercher le secret de la guérison, ce théologien japonais découvrit des textes sanscrits traitant du reiki. Après 21 jours de jeûne et de méditation au sommet d'une montagne, il eut une vision qui lui enseigna leur signification.

LE POINT DE VUE DE LA MÉDECINE CLASSIQUE

Aucune étude, aucune preuve scientifique ne viennent valider la théorie du reiki. On considère que le reiki, comme beaucoup de thérapies orientales, « ne fait pas de mal » s'il vient compléter un traitement classique et ne s'y substitue pas. Les médecins considèrent qu'il peut aider certaines personnes dans la mesure où il souligne l'importance d'une attitude positive dans la vie. Ses praticiens respectent une série de principes éthiques afin de s'ouvrir à ce qu'ils considèrent comme une force universelle de guérison qu'ils communiquent à leurs patients ; ce que ni les médecins classiques ni les praticiens du reiki eux-mêmes peuvent prouver ou réfuter.

Reiki est un mot japonais dérivé de « rei », universel et de Ki, l'énergie vitale – « Qi » en chinois et « Prana » en sanscrit – qui pénètre et englobe toute chose. C'est à la fin du XXe siècle que le docteur Mikao Usui inventa ce terme pour désigner la méthode thérapeutique qu'il avait élaboré.

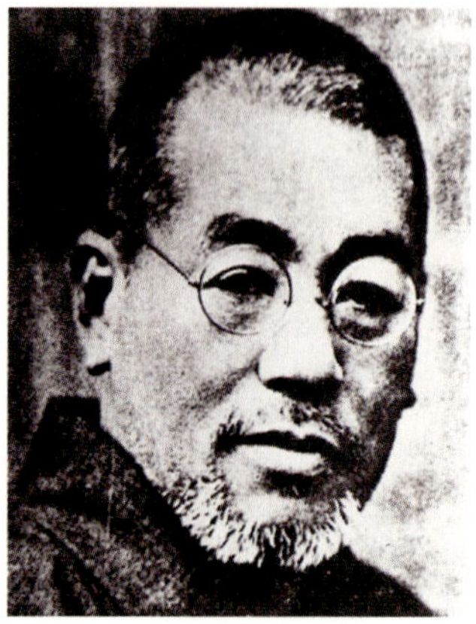

CI-DESSUS *Le docteur Mikao Usui, père du reiki.*

On dispose de peu d'éléments sur l'histoire du reiki et du docteur Usui lui-même. Certains prétendent que Usui était un chrétien qui enseignait dans une école au Japon, alors que selon d'autres sources, c'était un moine bouddhiste. Pour Madame Hawayo Takata, la praticienne hawaïenne qui introduisit le reiki en Occident, le docteur Usui était un chrétien qui passa de nombreuses années à essayer de comprendre comment Jésus Christ accomplissait des miracles. Ne trouvant pas de réponse, il s'intéressa aux textes sanscrits décrivant comment Bouddha guérissait les malades, mais là encore il n'obtint pas plus de résultats. C'est alors qu'il décida de jeûner et de méditer pendant 21 jours au sommet d'un mont sacré. Durant la dernière nuit, il eut une vision qui lui révéla la signification des symboles trouvés dans les textes sanscrits et qui lui conféra le pouvoir de guérir les autres.

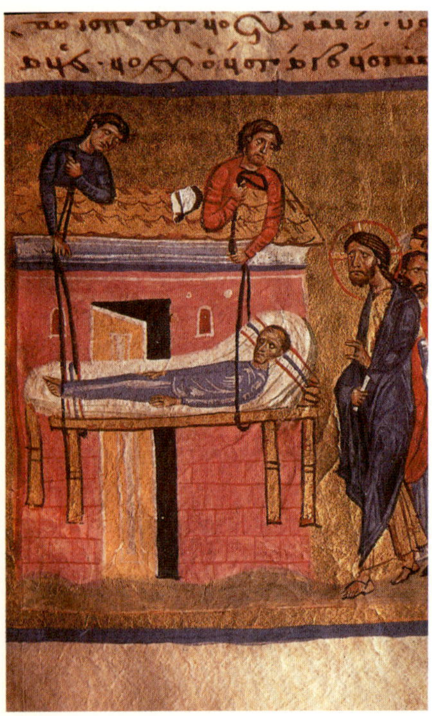

CI-DESSUS *Usui aurait passé de nombreuses années à interroger les miracles de Jésus.*

Les cyniques suggèrent qu'en faisant d'Usui un chrétien, Madame Takata a facilité l'introduction du reiki auprès de la population chrétienne de Hawaï. De leur côté, les partisans japonais du reiki affirment que Usui était un moine bouddhiste qui redécouvrit les anciens sutras invoquant le bouddha guérisseur du Tibet.

Avant de mourir, Usui transmit ses théories au docteur Chujiro Hayashi, qui les transmit à son tour à Mme Takata. Dans les années 1970, celle-ci quitta Hawaï pour s'installer à San Francisco où elle introduisit la pratique du reiki. De là, cette discipline se répandit dans d'autres pays occidentaux où elle connaît un succès grandissant.

LA THÉORIE

La pratique du reiki est fondée sur la croyance que d'une part, cette discipline a le pouvoir de soigner et que d'autre part, le pouvoir de guérison peut être transmis à chacun d'entre nous une fois que nous sommes connectés avec « l'énergie vitale universelle ». Un praticien canalise son Ki guérisseur et s'en sert pour renforcer le Ki du receveur. Mais comme le Ki est tout-puissant, ni le praticien ni le patient n'ont besoin de connaître la nature ou le siège du problème, qu'il soit d'ordre physique, psychologique ou spirituel.

Selon cette théorie, santé et bien-être dépendent de l'état du Ki. Si le Ki est faible ou bloqué, que ce soit consciemment ou inconsciemment, le corps peut développer un trouble physique ou un déséquilibre psychologique ou encore devenir spirituellement stérile. Les spécialistes du reiki canalisent l'énergie vitale universelle que le patient puise en eux. Cette puissante énergie curative est censée lever tout blocage énergétique.

Comment canaliser le Ki

Avant qu'un spécialiste du reiki puisse traiter les autres, il doit suivre une préparation auprès d'un maître. Il s'agit de se conformer aux règles édictées par le docteur Usui. Ces principes, d'ordre éthique, définissent un code de conduite. Citons-en quelques-uns : Vivre en harmonie avec les autres ; faire le bien ; avoir une attitude toujours positive ; se sentir responsable de sa propre santé et de son bonheur ; et enfin utiliser son pouvoir pour aider les autres. Les praticiens apprennent également certains symboles anciens et la façon de les utiliser pour progresser dans la connaissance de cette technique. Un élève du « premier degré » peut pratiquer le reiki, mais il attend généralement d'avoir atteint le « second degré » pour commencer à traiter les autres. Pour obtenir chacun de ces degrés, l'adepte doit subir une initiation ou « harmonisation ». Une fois le second degré atteint, un étudiant peut poursuivre sa formation pour devenir maître et pouvoir ainsi transmettre l'aptitude à canaliser le reiki. Les titulaires du second degré affirment pouvoir « transmettre » du Ki guérisseur à distance.

CONSULTER UN THÉRAPEUTE

Une séance de reiki dure une heure environ. Il est conseillé de porter des vêtements amples. Vous vous allongerez sur une table d'examen, et le praticien posera ses mains sur vous, ou les placera juste au-dessus de votre corps. Les praticiens de reiki utilisent 12 positions de base qui correspondent plus ou moins aux principaux organes et glandes du corps : quatre sur la tête, quatre sur le dos et quatre sur le ventre. Le Ki est censé sortir des mains du praticien et pénétrer dans le corps du patient, régénérant et harmonisant son Ki.

Un aspect important de la pratique du reiki réside dans le rôle actif joué par le patient au cours du traitement. Étant donné son désir de guérir et le fait de penser que le reiki peut lui être utile, le receveur en tirera forcément parti, même si ce n'est pas dans les termes qu'il imaginait. L'essentiel est de suivre suffisamment de séances pour traiter la cause réelle du problème, qui est généralement d'ordre spirituel ou psychologique.

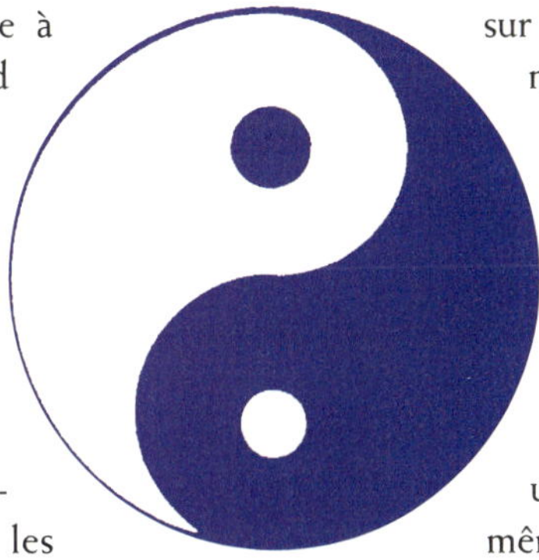

CI-DESSUS *L'énergie vitale universelle du Yin/Yang est fondamentale dans la théorie du reiki.*

CHAMP THÉRAPEUTIQUE

Le reiki est une thérapie orientale qui ne prétend soigner aucune pathologie spécifique, mais aider le corps et l'esprit à se guérir eux-mêmes grâce à l'énergie vitale universelle (c'est-à-dire le reiki). Il ne s'agit pas ici de développer sa propre énergie vitale ou Ki. Le praticien fait en fait office de vecteur qui met le patient en contact avec le Ki universel.

Le reiki peut inciter les gens à avoir une attitude plus positive et les aider à soulager des problèmes liés au stress.

ANXIÉTÉ *VOIR* PP. 256–257
DÉPRESSION *VOIR* P. 261
MAUX DE TÊTE *VOIR* PP. 268–269
MIGRAINE *VOIR* P. 269
STRESS *VOIR* PP. 262–263

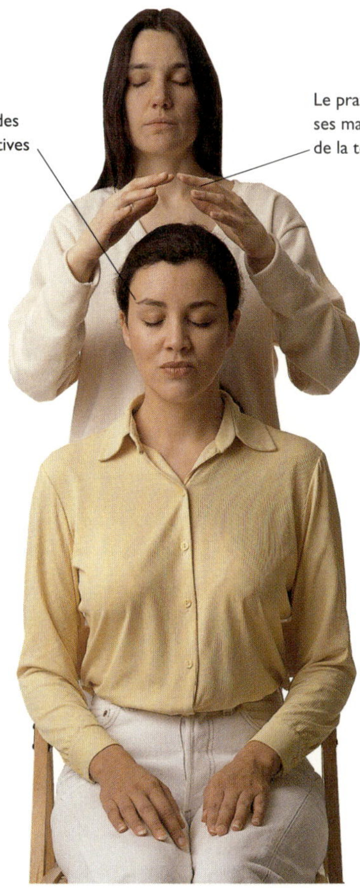

CI-DESSUS *Le praticien de reiki utilise 12 positions de base au cours du traitement.*

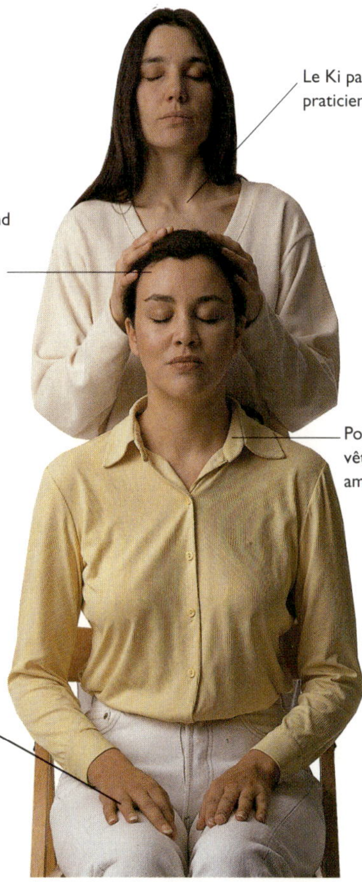

CI-DESSUS *En ouvrant les canaux énergétiques, le praticien régénère et purifie le Ki du receveur.*

PRÉCAUTIONS

- De la même façon qu'il est impossible d'apprendre le Taï-chi-chuan en lisant un livre, on ne peut apprendre à guérir de cette façon. Vérifiez donc que le praticien que vous avez choisi a bien suivi une formation adéquate, et qu'il est au moins titulaire du second degré.
- Le reiki est une thérapie naturelle dont l'objectif est de mettre les individus en contact avec l'« énergie vitale universelle ». Si vous souffrez de véritables problèmes de santé, consultez votre médecin.

LA MÉTHODE BOWEN

LE POINT DE VUE DE LA MÉDECINE CLASSIQUE

Les médecins se montrent sceptiques à l'égard de la méthode Bowen. Il ont du mal à croire qu'une méthode aussi douce puisse avoir sur l'organisme un effet autre que relaxant. Le fait que son efficacité ait seulement été constatée de façon empirique et l'existence de plusieurs théories rendent difficile l'évaluation scientifique de cette méthode.

Cependant, si de nombreux médecins n'en ont jamais entendu parler , ceux qui connaissent cette méthode admettent qu'« elle ne peut pas faire de mal » dans la mesure où elle ne se substitue pas à un traitement classique.

PRÉCAUTIONS

- La méthode Bowen est si douce qu'elle convient aux patients de tous âges. Toutefois, elle ne doit pas se substituer à la médecine classique, mais servir de traitement complémentaire dans la mesure où ses effets sur l'organisme ne sont pas prouvés. Consultez votre médecin si vous avez le moindre problème de santé.
- La méthode Bowen ne convient pas aux personnes souffrant d'infections cutanées ou autres. L'une des manipulations est en outre déconseillée pendant la grossesse.

Connue depuis longtemps en Australie et en Nouvelle-Zélande, la méthode Bowen est récemment venue compléter l'arsenal des thérapies complémentaires en Amérique du Nord et en Europe. Elle fut mise au point par Thomas Bowen, qui refusait néanmoins de dévoiler les principes et le fonctionnement d'une méthode qui réussit à attirer dans son cabinet quelque 13 000 patients par an uniquement de bouche à oreille. Douce et non violente, la méthode Bowen convient aux personnes de tous âges. Son objectif est de retrouver l'harmonie structurelle du corps et de l'esprit.

Thomas Bowen (1916–1982) quitta l'école de Geelong dans l'État de Victoria, en Australie, à l'âge de 15 ans et exerça par la suite toutes sortes de petits métiers. Ce faisant, il développa une forme de massage et se forgea bientôt une excellente réputation de rebouteux. Il finit par être tellement sollicité qu'il abandonna son emploi à plein temps et s'installa comme ostéopathe, sans avoir ni les qualifications ni le droit d'exercer. En vertu du seul bouche à oreille, sa réputation ne cessa de grandir et il attira dans son cabinet un nombre croissant de patients qu'il traitait avec la « méthode Bowen ». En 1974, lorsqu'il se présenta devant l'*Australian Governement Investigation on Complementary Therapies*, Bowen affirma traiter 13 000 personnes chaque année.

Bowen n'écrivit jamais d'ouvrage sur sa méthode. En fait, il n'essaya jamais de l'expliquer. Il semblait diagnostiquer les problèmes et trouver un traitement de façon purement instinctive. Il autorisa toutefois six stagiaires (essentiellement des chiropracteurs (*voir* pages 118–125) ou des ostéopathes (*voir* pages 106–113) à le regarder travailler et à étudier ses méthodes. Malheureusement, ils étudièrent tous avec lui à des époques différentes, et comme Bowen changeait sans cesse d'idées et développait continuellement de nouvelles méthodes, ses disciples ont chacun une vision un peu différente de sa technique. D'où une certaine controverse quant à la nature précise de cette méthode thérapeutique après le décès de son fondateur.

L'un des stagiaires de Bowen, un kinésithérapeute du nom de Oswald Rentsch, étudia à ses côtés pendant deux ans et demi. À la mort de son maître, il incorpora la méthode Bowen à sa propre technique et se mit à enseigner à son tour. En 1990, sa technique avait gagné l'Amérique du Nord. Elle fut introduite en Grande-Bretagne en 1993.

LA THÉORIE

Bowen n'ayant jamais développé les bases théoriques de sa méthode, il laissa ce soin à ses disciples. Il existe donc plusieurs justifications théoriques distinctes de cette thérapie. L'interprétation dominante consiste à fonder la méthode Bowen sur l'harmonisation de l'« énergie vibratoire ». Toutes les cellules du corps vibreraient en permanence à une certaine fréquence. Or, il arrive que l'énergie vibratoire présente des blocages ou des faiblesses, entravant la capacité d'autoguérison de l'organisme et engendrant éventuellement une maladie ou un dysfonctionnement. Toutefois, d'après les praticiens de la méthode Bowen, il est possible d'harmoniser l'énergie vibratoire du corps en effectuant de tout petits mouvements. Ils comparent leur méthode au fonctionnement d'une ampoule électrique : ce n'est pas parce que l'on appuie plus fort sur l'interrupteur que l'ampoule éclaire mieux ou que davantage d'électricité circule dans le câble.

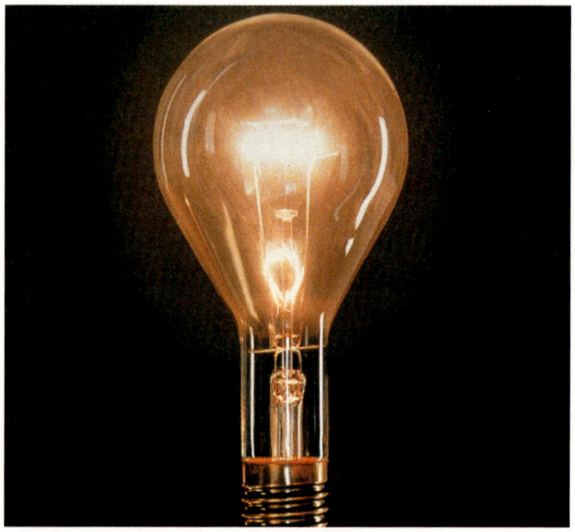

CI-DESSUS *De petits mouvements doux suffisent à harmoniser l'énergie vibratoire, à l'image de cette ampoule électrique.*

D'après une autre théorie, les petites manipulations effectuées par les thérapeutes relient la partie du corps traitée au cerveau *via* les nerfs sensoriels. Comme ces manipulations sont très douces, le cerveau n'y réagit pas par une réaction motrice spécifique, mais examine le fonctionnement de la zone puis s'efforce de restituer son intégrité structurelle.

CONSULTER UN THÉRAPEUTE

Bien qu'en pleine expansion, la méthode Bowen est relativement mal connue en dehors de l'Australie et de la Nouvelle-Zélande, de sorte que vous aurez du mal à trouver un praticien près de chez vous. Parmi les techniques qui se rapprochent le plus de cette méthode, citons le zero balancing (*voir* pages 156–157), l'approche Trager (*voir* pages 154–155) et la méthode McTimoney (*voir* pages 124–125).

Lors de votre première séance, le thérapeute vous interrogera sur vos antécédents médicaux et la raison spécifique de votre visite. Toutefois, les spécialistes Bowen ne pousseront pas plus avant leur interrogatoire, puisque l'essentiel de leur formation consiste à apprendre à traiter chaque individu et chaque problème de façon intuitive. Selon la théorie Bowen, les patients se guérissent en fait eux-mêmes : il est donc inutile que le praticien pose un diagnostic précis. Chaque séance dure une quarantaine de minutes et trois suffisent généralement pour mener à bien le traitement.

Au début de la séance, le patient s'allonge sur une table de massage souple (il est donc préférable de porter des vêtements amples et confortables). Le praticien travaille à travers les vêtements s'ils sont légers, ou bien sur la peau nue. Avec ses doigts et ses mains, il fait rouler les muscles et autres tissus conjonctifs du patient en exerçant une légère pression en des points précis (qui correspondent assez précisément aux points réflexes (*voir* Massage pages 96–103) et aux points d'acupuncture (*voir* pages 20–31). Le thérapeute quitte parfois la pièce entre deux manipulations pour laisser le cerveau de son patient assimiler les informations qu'il a reçues et « réinitialiser » l'organisme. Pour la même raison, la séance se termine par quelques minutes de repos dans le calme. Pour les spécialistes de la méthode Bowen, « c'est en faisant le moins que l'on fait le plus », de sorte qu'ils s'efforcent d'effectuer le moins de manipulations possible pour restaurer ce qu'ils appellent l'intégrité structurelle.

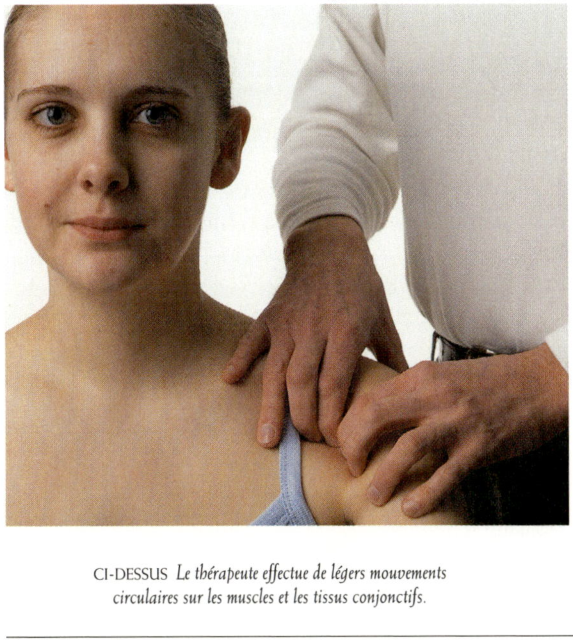

CI-DESSUS *Le thérapeute effectue de légers mouvements circulaires sur les muscles et les tissus conjonctifs.*

Méthodes et résultats

Cette méthode thérapeutique douce se concentre sur les fascias, les tissus conjonctifs qui enveloppent les muscles. Elle consiste à saisir fermement et à manipuler la partie molle d'un muscle. Cette opération est indolore.

Les légers mouvements de rotation imprimés aux muscles et aux tendons par les doigts du praticien stimuleraient la circulation, amélioreraient la mobilité et favoriseraient le drainage lymphatique des déchets. Ce traitement entraînerait également une diminution des contractures musculaires et une augmentation de la circulation sanguine, facilitant l'élimination des tensions et des toxines et permettant à l'organisme de se soigner.

Selon ses adeptes, cette méthode serait indiquée pour soulager toute pathologie, notamment l'asthme, les dorsalgies et les douleurs articulaires, l'énurésie, la bronchite, les céphalées chroniques, les troubles menstruels et les blessures sportives. Elle soulagerait également les problèmes liés au stress.

La méthode Bowen ayant simplement pour but de stimuler la circulation énergétique et de lever les blocages, quelques séances suffisent généralement. Cette technique fait appel à de simples manipulations physiques censées permettre au corps d'utiliser sa capacité d'auto-guérison pour retrouver équilibre et harmonie.

DES REMÈDES DE BONNE FEMME

Tom Bowen avait de nombreuses idées pour se soigner soi-même. Il conseillait notamment aux cancéreux de prendre régulièrement des bains de cristaux de soude et de sels d'Epsom (sulfate de magnésium) pour faire monter leur température corporelle. Si les disciples de Bowen préfèrent passer sous silence le succès de ces « remèdes de bonne femme », ils admettent toutefois qu'ils ont des effets bénéfiques chez certaines personnes. En voici quelques exemples :

Pour l'arthrite : Mettez du sulfate de magnésium dans l'eau de votre bain.

Pour l'énurésie : Si Bowen reconnaissait l'origine souvent psychologique de l'incontinence nocturne chez l'enfant, il préconisait néanmoins une alimentation à 80 % basique et à 20 % acide, et conseillait d'éviter les pommes et le jus de pomme (qui selon lui affaiblissent la vessie), ainsi que les produits laitiers.

Pour les problèmes de la vessie et les étourdissements : Buvez chaque jour le jus de deux tranches (pas plus de 50 g) de betterave.

Pour les bleus : Appliquez du vinaigre de cidre sur les contusions et les entorses au poignet pour faire cesser la douleur et rendre la zone moins sensible.

Pour les oignons : Prenez tous les soirs, pendant trois semaines, un bain de pied dans de l'eau tiède contenant trois cuillerées à soupe de sulfate de magnésium pour dissoudre les calcifications.

Pour les rhumatismes : Prenez régulièrement un mélange de miel et de vinaigre de cidre.

CHAMP THÉRAPEUTIQUE

L'objectif d'un spécialiste de la méthode Bowen est de restituer et d'harmoniser l'énergie de l'organisme afin que celui-ci puisse utiliser sa capacité d'autoguérison et retrouver santé et équilibre. Parmi les pathologies qui semblent bien réagir au traitement, figurent les problèmes musculaires et osseux, les troubles circulatoires et les problèmes psychologiques.

ANXIÉTÉ *VOIR* PP. 256–257

ARTHRITE *VOIR* PP. 346–347

FIBROMYALGIE *VOIR* P. 348

TÉNOSYNOVITE *VOIR* PP. 342–343

STRESS *VOIR* PP. 262–263

L'AYURVÉDA

L'AYURVÉDA

L'ayurvéda est le plus ancien système de médecine holistique encore pratiqué de nos jours. Selon ses adeptes, il est à l'origine du concept même de médecine et a donné naissance à tous les autres systèmes de santé, de la médecine tibétaine à la phytothérapie, en passant par la médecine occidentale moderne.

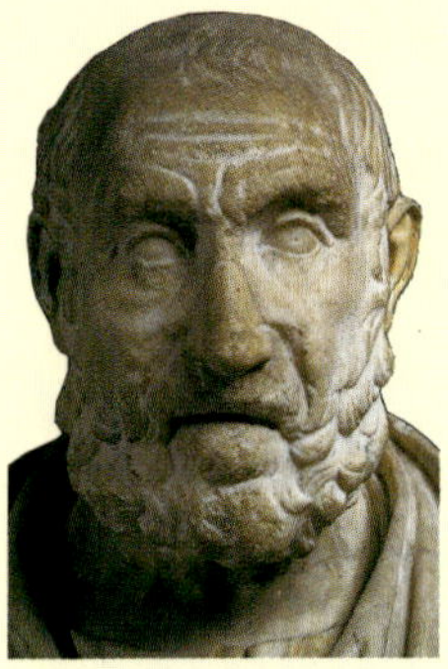

CI-DESSUS *Hippocrate, généralement considéré comme le père de la médecine occidentale, aurait été fortement influencé par la médecine ayurvédique.*

Ainsi, la notion d'« humeurs » qui prévalait au Moyen Âge est issue des concepts ayurvédiques des « panchamahabhutas » (les cinq substances fondamentales et éternelles) et des « tridoshas » (les principaux composants de l'organisme). Dans l'Antiquité, Hippocrate, le père de la médecine occidentale, avait fondé l'ensemble de sa thérapeutique sur l'ayurvéda.

Aujourd'hui, certains médecins ayurvédiques sont également diplômés des écoles de médecine occidentales et espèrent ainsi développer des échanges fructueux avec leurs homologues occidentaux.

L'ayurvéda, vraisemblablement le plus ancien système de médecine au monde, vit le jour en Inde il y a plus de 3 000 ans, et demeure la thérapeutique la plus importante du sous-continent indien. Comme la plupart des médecines orientales, elle suscite un intérêt croissant en Occident. La médecine ayurvédique est holistique au sens où le thérapeute soigne son patient tant du point de vue physique que psychologique, et ne se contente pas de traiter un problème ou une pathologie en particulier. C'est par ailleurs un système intégral qui couvre tous les aspects du mode de vie d'un individu, depuis son alimentation jusqu'à ses relations avec les autres en passant par la méditation et l'influence des astres. Elle a pour objectif de promouvoir une bonne santé physique et psychologique en équilibrant les énergies physiques et spirituelles. C'est uniquement lorsque cet équilibre est rompu qu'interviennent les techniques thérapeutiques traditionnelles de purification, l'utilisation de plantes médicinales, les massages et les exercices physiques.

Selon la tradition, les principes fondamentaux de l'ayurvéda ont été établis par un groupe de « rishis » à partir des connaissances de l'époque. Ces sages indiens se sont notamment inspirés des Védas, ces anciens textes sacrés écrits en sanscrit aux environs de 1500 av. J.-C. et qui sont également à l'origine du yoga et l'hindouisme.

Les premiers écrits traitant précisément de la médecine ayurvédique furent le *Charaka Samhita*, qui date d'environ 2500 ans, et le *Sushruta Samhita*, plus récent. Ces deux ouvrages représentent un corpus de connaissances médicales d'une précision extraordinaire, affirmant notamment que le corps est composé de cellules et identifiant plus de vingt microbes pathogènes différents. On y trouve également des explications concernant certaines techniques chirurgicales comme la suture et la césarienne, et l'importance de l'hygiène y est soulignée.

On pense souvent que l'essentiel de la médecine occidentale est issu de la Grèce antique. Il a cependant été prouvé que la médecine grecque a largement puisé dans les connaissances importées d'Inde. Il est même probable que Pythagore, qui a fortement influencé Hippocrate, considéré aujourd'hui comme le père de la médecine occidentale, ait fondé l'ensemble de son système médical sur l'ayurvéda.

La médecine ayurvédique aujourd'hui

À l'époque coloniale, la médecine ayurvédique a été largement discréditée par les autorités britanniques. Elle tomba alors en désuétude, les maîtres étant insuffisamment formés et la tradition orale menaçant de disparaître. Toutefois, après l'indépendance, proclamée en 1947, le gouvernement indien s'efforça d'inverser cette tendance, conscient d'une part de l'impossibilité de pouvoir offrir à l'immense population du sous-continent les coûteuses techniques thérapeutiques occidentales, et désireux d'autre part de montrer son attachement à la valeur intrinsèque d'un système médical qui avait fait ses preuves pendant des milliers d'années. C'est pour les mêmes raisons qu'à peu près au même moment, la Chine revint délibérément à la médecine traditionnelle, elle aussi largement

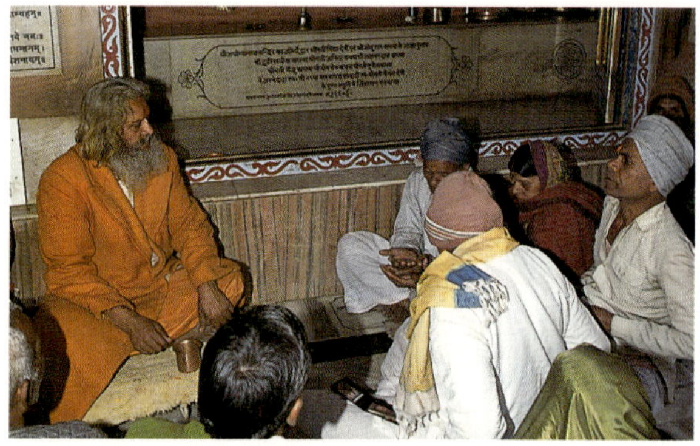

CI-DESSUS *En Inde, la médecine ayurvédique est le principal système de santé.*

inspirée de l'ayurvéda, pour subvenir aux besoins sanitaires d'une population en pleine explosion démographique.

Aujourd'hui, les statistiques sont éloquentes : environ 85 % de la population de l'Inde (qui compte plus de 900 millions d'habitants) est suivie par quelque 400 000 médecins ayurvédiques ; au Sri Lanka, le système apparenté du nom de Siddha est adopté par une proportion similaire de la population, et il en va de même dans le nord-ouest de l'Inde et au Pakistan, avec l'Unani-tibbi, un mélange des médecines ayurvédique et arabe.

La médecine ayurvédique en Occident

La médecine ayurvédique est de mieux en mieux représentée en Occident. Au Royaume-Uni, les praticiens sont surtout installés dans les quartiers où les populations asiatiques sont bien représentées. Aux États-Unis, la situation est plus complexe, avec l'apparition du « Maharishi Ayurvéda », issu de la Méditation Transcendantale (*voir* pages 60–63), et qui commercialise (à prix d'or) ses propres préparations et non les remèdes personnalisés prescrits par tout médecin ayurvédique digne de ce nom. Toutefois, on commence à voir s'installer un peu partout des médecins compétents, bien qu'ils restent très peu nombreux et qu'ils ne disposent pas de toutes les plantes médicinales composant la pharmacopée ayurvédique.

LA PHILOSOPHIE AYURVÉDIQUE

L'ayurvéda (qui, selon l'étymologie sanscrite, signifie « science de la vie ») n'est pas seulement un compendium de règles d'hygiène de vie, mais un système philosophique et spirituel complet. Au fil des siècles et des millénaires, la philosophie ayurvédique a en effet atteint un niveau élevé de subtilité et de complexité.

Une vie entière ne suffirait pas à en étudier tous les aspects, mais il est en revanche assez facile de comprendre ses principes de base qui n'ont guère changé au fil du temps.

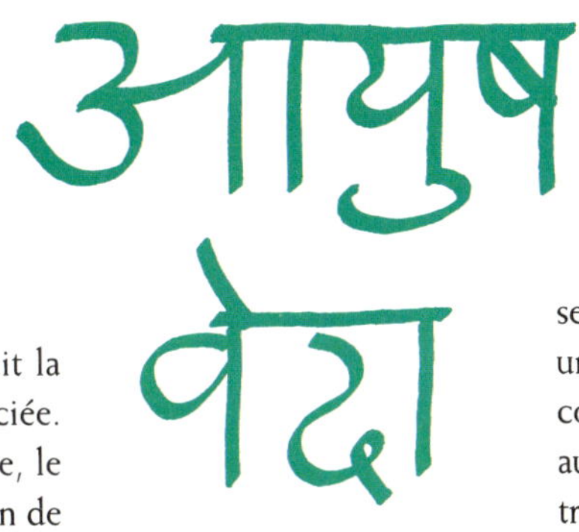

CI-DESSUS *En sanscrit, ayurvéda signifie la « science de la vie ».*

Les Cinq Éléments et la Création

À l'origine, tout était « un » et prenait la forme de la conscience pure indifférenciée. Dans cet état cosmique de conscience, le premier son, « aum » ou « om », le son de l'univers se fit entendre. Les vibrations du « aum » créèrent le premier des Cinq Éléments, les « panchamahabhutas » de la médecine ayurvédique : l'éther ou l'espace. L'agitation de l'éther donna naissance à l'élément air, et les mouvements de l'air firent naître à leur tour la chaleur et ainsi le troisième élément, le feu. L'eau, le quatrième des cinq éléments, est née de l'action du feu sur l'éther. Puis, en se solidifiant, elle a créé le dernier des éléments, la terre.

Les cinq grands éléments (l'éther, l'air, le feu, l'eau et la terre) sont les fondements sur lesquels se base l'interprétation ayurvédique de la matière et du vivant. Toutefois, il convient de se garder de toute interprétation littérale. Chacun de ces éléments représente certaines qualités et différents types d'énergie, ainsi que certaines manifestations physiques. L'eau par exemple ne représente pas seulement l'état liquide, mais aussi les forces de cohésion, et enfin plusieurs qualités, dont la douceur et la fraîcheur.

Les Cinq Éléments et le corps humain

Bien que chacun des Cinq Éléments ait ses propres caractéristiques et corresponde à un sens et à des fonctions spécifiques du corps humain, ils n'agissent pas de façon autonome. C'est ainsi qu'ont été définies trois combinaisons distinctes des éléments, les « tridoshas ». Plus encore que les éléments pris séparément, les tridoshas sont à la base du diagnostic, du traitement, des soins et de l'hygiène de vie dans la médecine ayurvédique. L'équilibre des doshas et la prédominance relative de l'un par rapport aux autres déterminent notre constitution, à la fois sur le plan anatomique et physiologique, mais aussi en termes de personnalité et de sensibilité aux maladies. L'interaction des trois doshas et leurs effets sont décrits de façon plus détaillée dans les pages qui suivent.

LES CINQ ÉLÉMENTS (PANCHAMAHABHUTAS)

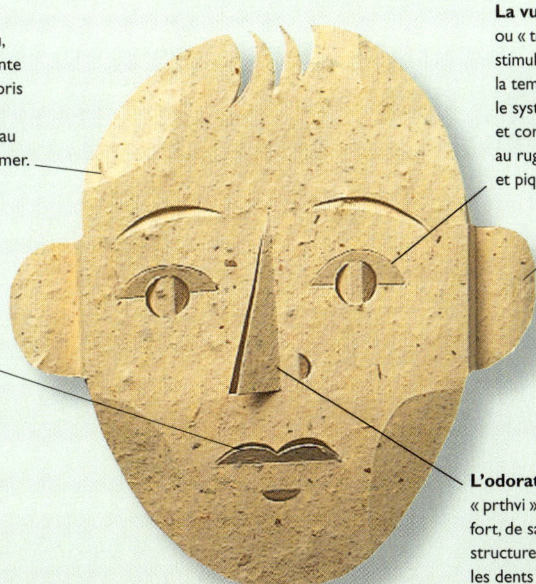

LES CINQ ÉLÉMENTS

Toute matière contient ces cinq substances dans des proportions différentes. Appelés « panchamahabhutas » dans la médecine ayurvédique, ils s'associent à l'âme pour créer un être vivant. Présents en toute chose, avec des qualités propres qui influencent et déterminent les diverses fonctions de notre organisme, ce sont :

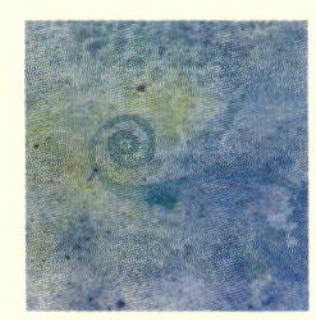

L'air
vayu

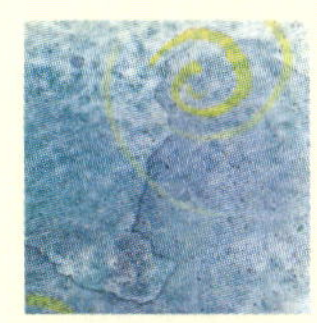

L'éther ou espace
akasha

Le feu
tejas

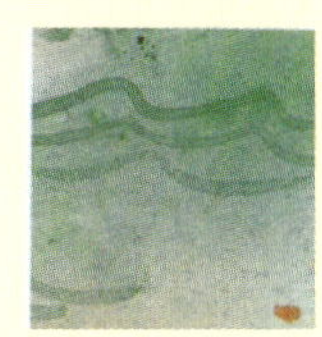

L'eau
jala

La terre
prthvi

LES TRIDOSHAS

Chacun d'entre nous est déterminé par l'équilibre des doshas dans notre constitution, chacun de ces doshas étant la combinaison de deux des cinq éléments. Les doshas sont des forces vitales que l'on ne trouve que dans les êtres animés. Le terme « dosha » signifie la force qui assombrit ou qui fait dépérir les choses. Les trois doshas portent les noms de « vata », « pitta » et « kapha ».

Le « **Vata** » est l'association de « akasha », l'espace, et de « vayu », l'air. Le « vata » est la force qui fait bouger les choses. Sans lui, les deux autres doshas seraient dépourvus de l'énergie qui leur permet d'agir.
Le « vata » représente tous les mouvements qui s'effectuent dans le corps. Il régit le déplacement de l'air pendant la respiration, la circulation du sang et le mouvement des idées, des pensées et des sensations dans l'esprit. On lui doit également la parole et l'élimination des déchets de l'organisme.

Le « **pitta** » est l'association de « tejas », le feu, et de « jala », l'eau. C'est la force qui brûle, produisant de la chaleur et régissant la digestion et l'assimilation. C'est le « pitta » qui régit le métabolisme, la vision normale, la température du corps et l'état de la peau, les sensations de faim et de soif et le fonctionnement de l'intellect.

Le « **kapha** » est l'association de « jala », l'eau, et de « prthvi », la terre. C'est la force de la cohésion et de la stabilité. C'est à lui que l'on doit la forme et la structure de l'organisme, de la cellule aux articulations en passant par les muscles et les os. Il humidifie et lubrifie les processus physiologiques. Essentiellement passif, le « kapha » compense tout excès d'activité du « vata » et du « pitta ». Il confère la force mentale, psychologique et physique et favorise la générosité, la tolérance, la virilité et le courage.

Chaque individu est composé des trois doshas dans des proportions différentes. Notre « prakriti », c'est-à-dire notre profil physique et psychologique, est déterminé par la domination relative de l'un des doshas par rapport à l'autre. Le prakriti est congénital, il dépend de l'état précis des doshas de nos parents au moment de la conception. Une fois formé, il est immuable. C'est la pierre angulaire de ce que nous sommes, depuis notre apparence avec nos forces et nos faiblesses physiques jusqu'à nos traits de caractère, nos goûts et nos caractéristiques intellectuelles et affectives. Il existe pour chacun de nous un bon équilibre des doshas, c'est la rupture de cet équilibre qui est à l'origine de toute pathologie.

Les « **prakriti** » portent généralement le nom du dosha dominant. Rares sont toutefois les personnes qui présentent une dominante aussi marquée. Les deux autres doshas exercent toujours une certaine influence, de sorte que les descriptions ci-après correspondent à des tendances plutôt qu'à des absolus.

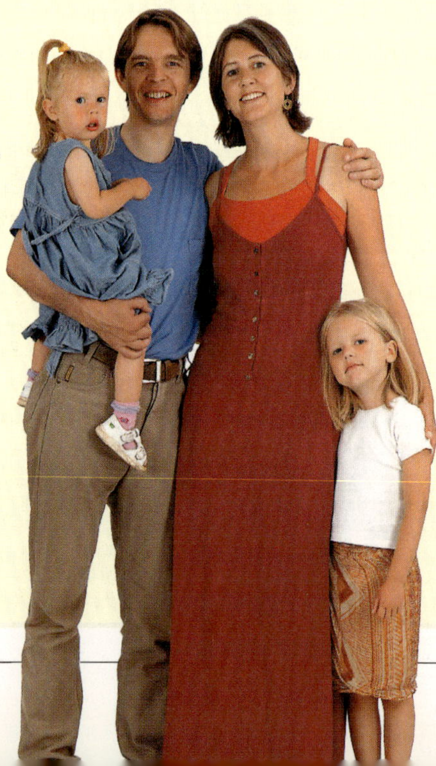

À DROITE *Les conseils d'hygiène de vie et les ressources médicales de l'ayurvéda suscitent un intérêt croissant en Occident.*

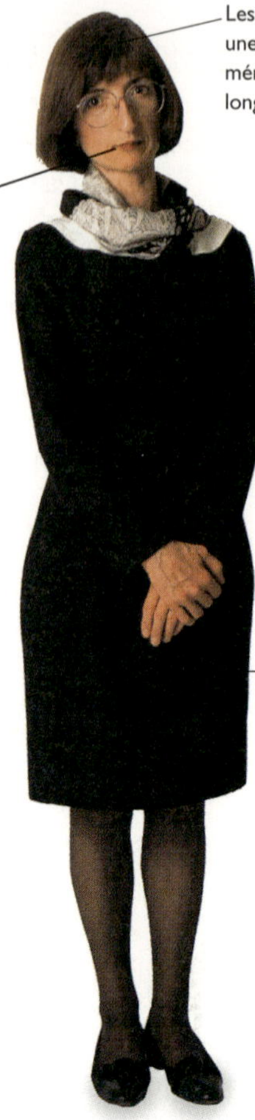

Les vatas ont une mauvaise mémoire à long terme

Les vatas parlent vite et ont l'esprit agité

Les vatas ont souvent la peau sèche

L'air

À GAUCHE *Les individus vatas sont généralement minces, très actifs, et leur esprit est en constante ébullition. Sur le plan psychologique, ils sont souvent craintifs et peu sûrs d'eux.*

Le prakriti vata

Voici les signes d'une constitution essentiellement « vata » :

- ❖ Une personne mince, fragile, de petite ou grande taille ;
- ❖ Une peau sèche, froide, rugueuse ;
- ❖ Des grandes dents irrégulières ;
- ❖ Des petits yeux foncés ;
- ❖ Un appétit irrégulier ;
- ❖ Un désir sexuel fort (ou absent) ;
- ❖ Une agitation permanente, des mouvements rapides ;
- ❖ Une intolérance au froid et au sec ;
- ❖ Une grande agitation mentale, un esprit vif et créatif ;
- ❖ Un sommeil irrégulier ;
- ❖ Des difficultés à entretenir des relations ;
- ❖ Une personne active, souvent sportive.

Un « vata » déséquilibré

Un déséquilibre chez un « vata » se traduit par une mauvaise digestion et élimination des déchets, une certaine confusion mentale, une mémoire défaillante, un état de grande fatigue et la perte de la joie de vivre. Ces signes s'accompagnent parfois d'anxiété et de soucis, ainsi que d'une tendance à tout remettre à plus tard, d'une perte de poids, de constipation, d'insomnie et de céphalées.

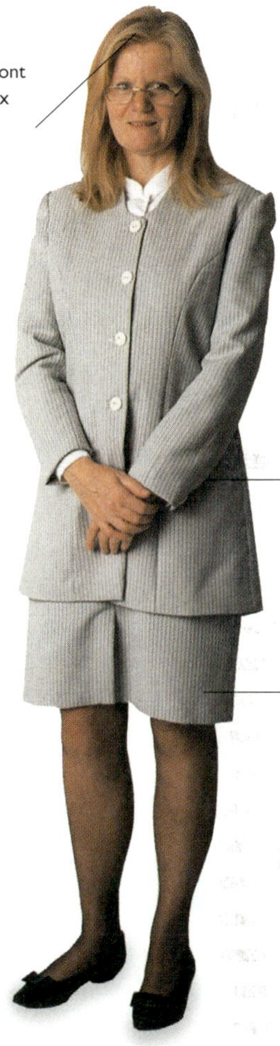
Les pittas ont les cheveux clairs et soyeux
Les pittas ont une bonne digestion
Les pittas sont généralement de corpulence moyenne

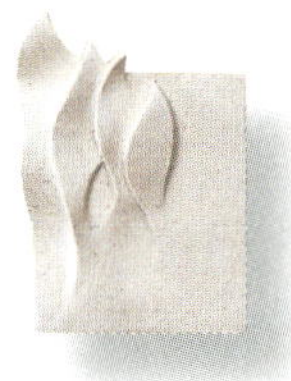

Le feu

À GAUCHE *Les individus pittas ont bon appétit et aiment les aliments relevés.*

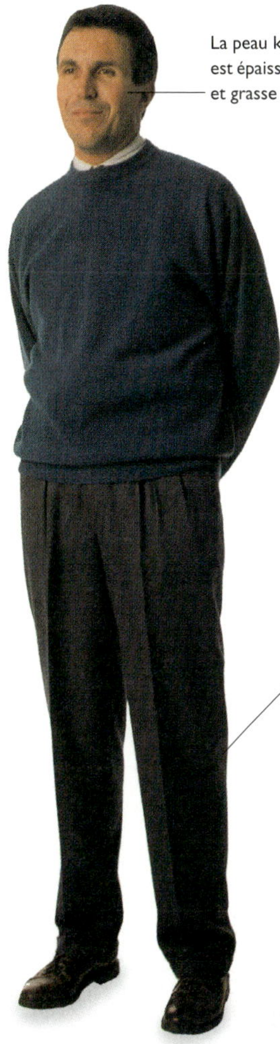
La peau kapha est épaisse, fraîche et grasse
Les kaphas sont souvent corpulents

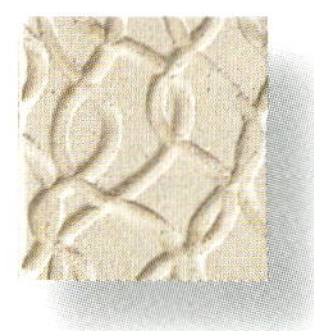

L'eau

À GAUCHE *Carré et bien bâti, un individu kapha est généralement lent, attentionné et stable sur le plan psychologique.*

LE POINT DE VUE DE LA MÉDECINE CLASSIQUE

Rares sont les médecins qui considèrent l'ayurvéda comme une alternative acceptable à la médecine occidentale. Ils sont nombreux en revanche à reconnaître l'efficacité de l'herboristerie ayurvédique, dont certaines préparations ont suscité un grand intérêt. L'ayurvéda s'oppose à la médecine occidentale, en ce qui concerne les méthodes, mais aussi les fondements philosophiques et idéologiques. La médecine occidentale a tendance à considérer que ce système, si complet et si respecté soit-il, est trop ancré dans la culture hindoue pour être un jour adapté à la nôtre.

Le prakriti pitta

Un pur « pitta » aura les caractéristiques suivantes :

❖ Une personne de taille moyenne de constitution moyenne ;
❖ Une peau rougeâtre ou jaunâtre, avec souvent des tâches de rousseur ou des grains de beauté ;
❖ Des yeux verts, bruns ou gris au regard pénétrant ;
❖ Des cheveux fins qui blanchissent rapidement et tombent facilement ;
❖ Une intolérance à la chaleur et au soleil ;
❖ Une tendance à transpirer facilement ;
❖ Un bon appétit ;
❖ Un désir sexuel modéré ;
❖ Une grande intelligence et une capacité certaine à prendre des décisions ;
❖ Une tendance à l'irritabilité, à l'impatience, à la jalousie.

Un « pitta » déséquilibré

Un déséquilibre chez un « pitta » peut se traduire par des problèmes digestifs, avec brûlures d'estomac, intestin irrité et diarrhée. La peau devient chaude et sèche, souvent irritée, et des problèmes de vue apparaissent. La colère et l'anxiété peuvent enfin provoquer des comportements inconsidérés.

Le prakriti kapha

Voici les caractéristiques principales d'une constitution « kapha » :

❖ Une personne bien bâtie et musclée ;
❖ Une tendance à l'embonpoint ;
❖ Des grands yeux attirants ;
❖ Des cheveux épais, foncés, ondulés, parfois gras ;
❖ Une peau lisse et douce donnant un physique agréable ;
❖ Une démarche gracieuse, équilibrée, parfois un peu lourde ;
❖ Une intolérance au froid et à l'humidité ;
❖ Une grande sensualité avec un fort désir sexuel ;
❖ Une grande stabilité psychologique, avec une tendance à la paresse ;
❖ Un apprentissage lent, mais durable ;
❖ Une personne honnête, se mettant rarement en colère.

Un « kapha » déséquilibré

Un déséquilibre chez un « kapha » peut se traduire par une tendance à l'embonpoint, voire à l'obésité ; les muscles sont relachés, des problèmes digestifs apparaissent ; excès de sommeil et peau grasse. Encombrement des voies respiratoires en cas d'allergie ou de sinusite. La générosité peut faire place à l'intolérance, au doute et à la cupidité.

L'AYURVÉDA ET LA SANTÉ

Si l'équilibrage des « tridoshas » est l'aspect le plus important de la médecine ayurvédique, il existe néanmoins d'autres concepts fondamentaux qui sous-tendent sa méthode diagnostique et les traitements proposés. Selon les textes ayurvédiques classiques, on peut parler de bonne santé lorsque :

- Les trois « doshas » sont équilibrés ;
- Tous les « dahtus », ou tissus, fonctionnent normalement ;
- Les « srotas », ou canaux de l'organisme sont bien dégagés ;
- L'« agni », le feu qui stimule la digestion et le métabolisme, brûle bien ;
- Les trois « malas » (la sueur, l'urine et les selles) sont produits et éliminés normalement ;
- Les cinq sens fonctionnent normalement ;
- L'harmonie du corps et de l'esprit crée un sentiment de bien-être physique et mental.

Les dahtus

L'ayurvéda distingue sept types de tissus fondamentaux : le plasma, les constituants du sang, les muscles, la graisse, les os et les nerfs, la moelle épinière et les tissus reproducteurs. Chacun est formé à partir du précédent sous l'action de l'« agni », le feu. Chaque « dahtu » est composé des cinq éléments (mahabhutas), l'un ou tout au plus deux d'entre eux étant prédominants dans chacun des cas. Ainsi, l'élément fondamental du plasma est l'eau, et celui des os et des nerfs est un mélange d'air et de terre.

Les srotas

Il existe traditionnellement treize « srotas », ou réseaux de canaux de distribution, dans l'organisme. Trois relient le corps humain au monde extérieur, faisant pénétrer la nourriture, l'eau et le « prana », l'énergie vitale que contient l'air que nous respirons. Sept « srotas » gèrent la distribution de l'eau et de l'énergie aux tissus, et trois sont enfin consacrés à l'élimination des « malas » ou déchets. Dans l'aspect yogique de l'ayurvéda, le « prana » revêt une importance particulière. Il dispose de son propre réseau de « nadis », ou canaux énergétiques, qui se rejoignent au niveau des sept « chakras » de la colonne vertébrale et répartissent l'énergie vitale dans tout l'organisme. Les « asanas » (postures) et le « pranayama », (exercices de respiration) du yoga (*voir* pages 52–59) – conçus pour réguler le flux de « prana » afin de préparer le corps et l'esprit à la méditation (*voir* pages 60–63) – jouent un rôle très important dans la pratique ayurvédique avancée.

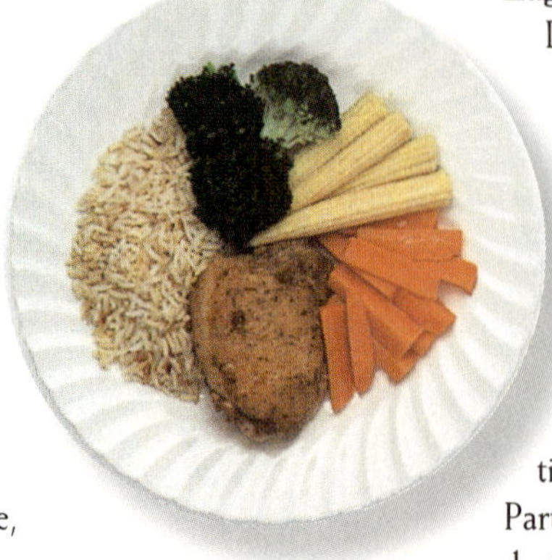

CI-DESSUS *La médecine ayurvédique souligne l'importance d'un régime alimentaire composé d'aliments frais, légers et naturels.*

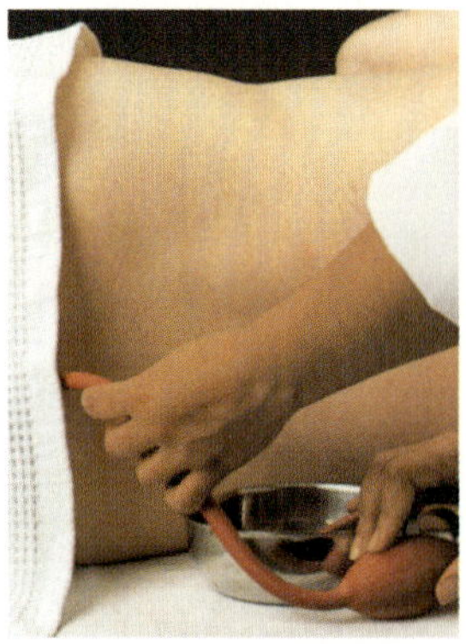

CI-DESSUS *Un traitement ayurvédique inclut parfois un lavement aux herbes pour purifier l'organisme en éliminant les toxines accumulées.*

CI-DESSOUS *La pratique du yoga favorise le bien-être physique et psychologique.*

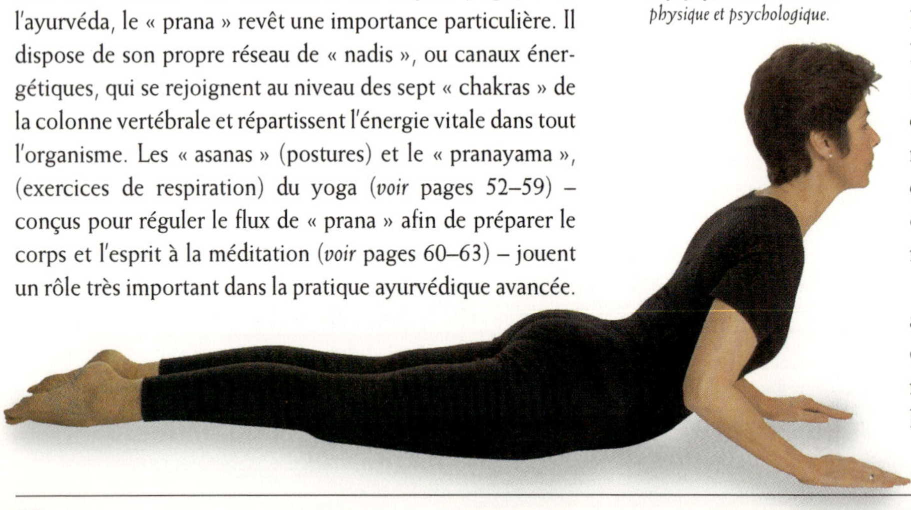

L'agni et l'ama

L'« agni » est le feu qui fournit l'énergie nécessaire à la digestion, au métabolisme, au système immunitaire et aux processus intellectuels et émotionnels. C'est la force active qui sous-tend le dosha pitta.

Sans un bon fonctionnement de l'« agni », la nourriture est mal digérée et les tissus mal alimentés. Le dysfonctionnement de l'« agni » se traduit par une accumulation d'« ama », une substance blanche poisseuse et toxique qui s'accumule dans le système digestif avant de s'étendre aux autres « srotas », ou canaux. Partout où l'« ama » exerce son influence nocive, faiblesses, dysfonctionnements et maladies apparaissent.

Bien des éléments, de l'environnement à l'alimentation en passant par le mode de vie, peuvent affecter le fonctionnement de l'« agni ». Une part importante de la tâche des médecins ayurvédiques consiste par conséquent à identifier la cause du problème, puis à le traiter et à l'éliminer.

Les malas

Les trois « malas » sont le « purisha » (les selles), le « mutra » (l'urine) et le « sveda » (la sueur). Si ces substances ne se forment pas correctement dans l'organisme et si elles ne sont pas éliminées régulièrement, symptômes et maladies apparaissent. Une mauvaise élimination des « malas » traduit un déséquilibre des « tridoshas ».

L'ayurvéda accorde donc une grande importance à l'élimination des déchets, et un traitement commence souvent par une purge visant à éliminer tous les résidus de l'organisme.

Les gunas

Qu'elle soit matérielle ou immatérielle, toute chose peut être décrite d'après ses « gunas », c'est-à-dire ses qualités ou propriétés. Ces qualités sont importantes en ayurvéda, puisque l'effet des herbes médicinales, de l'alimentation et des émotions sur les « doshas » varie suivant qu'elles possèdent ou non tel ou tel « guna ». L'ayurvéda distingue vingt qualités, chacune formant une paire avec son contraire. Par exemple, le chaud est associé au froid , le mou au dur, le lourd au léger. Chaque « guna » a un effet particulier sur chacun des « doshas », le faisant soit augmenter soit diminuer, son contraire ayant l'effet inverse. Comme le Yin/Yang de la médecine chinoise, les « gunas » représentent la polarité essentielle de l'univers, et l'interaction constante des forces de la mort et du renouvellement, de la croissance et du dépérissement.

Les « gunas » jouent un rôle important dans les remèdes ayurvédiques, chacun d'eux ayant sa propre combinaison de qualités contraires. Pour qu'un traitement soit efficace, le remède prescrit doit associer les « gunas » susceptibles d'équilibrer les « tridoshas » du patient.

CONSULTER UN THÉRAPEUTE

Si vous êtes en cours de traitement ou si vous souffrez d'une maladie chronique ou aiguë, consultez toujours votre médecin avant de suivre un traitement ayurvédique.

Pour trouver un médecin ayurvédique près de chez vous, vous avez ensuite deux possibilités : demander conseil à votre entourage, ou contacter une association.

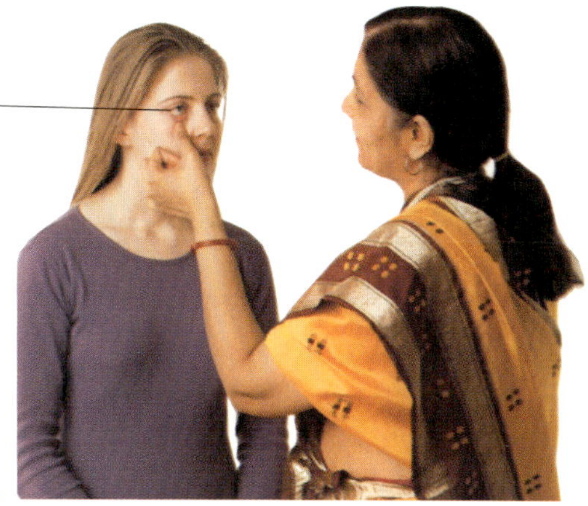

CI-DESSUS *Le médecin ayurvédique examine également la peau et les yeux du patient.*

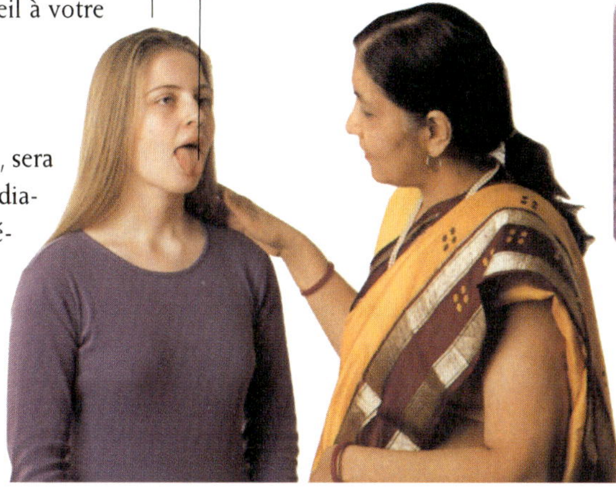

CI-DESSUS *La couleur et la texture de la langue donnent d'importantes indications sur l'état de santé général du patient.*

Le déroulement d'une séance

La première séance, qui dure environ une heure, sera essentiellement consacrée à l'établissement du diagnostic. Les techniques utilisées varient d'un spécialiste à l'autre, mais la plupart des médecins ayurvédiques se livreront à un examen approfondi. Ils observeront votre état physique et vous interrogeront également sur votre mode de vie, vos relations, votre histoire familiale, vos antécédents médicaux et peut-être d'autres éléments comme vos influences astrologiques.

Le diagnostic

Le diagnostic de base en trois points est établi après évaluation de la situation par des questions posées au patient, observation des signes extérieurs et palpation. Certains praticiens posent un diagnostic plus détaillé en huit points. Pour ce faire, ils examinent attentivement le pouls (« nadi »), la langue (« jihva »), la voix (« sabda »), la peau (« sparsa »), les yeux (« drika »), l'aspect général (« akriti »), l'urine (« mutra ») et les selles (« purisha »).

Comme dans la médecine traditionnelle chinoise, l'examen du pouls est extrêmement précis. Sur chaque poignet, le spécialiste prend trois pouls profonds et trois superficiels, correspondant aux trois « doshas ». L'intensité et les caractéristiques de chaque pouls signalent tout déséquilibre éventuel. Le pouls « vata » est irrégulier, « comme un serpent » ; le pouls « pitta » est sautillant, « comme une grenouille » ; et le pouls « kapha » est lent, « comme un cygne ». Le pouls révèle également le fonctionnement de certains organes du corps, et permet d'évaluer l'état de l'énergie vitale, ou « prana », et des canaux par lesquels elle circule.

À la fin de la première séance, le thérapeute connaîtra la nature de votre « prakriti » (votre constitution « doshique » de base) ; il aura diagnostiqué les pathologies ou troubles qui vous affectent et en aura identifié les causes. Les séances suivantes seront consacrées à l'explication détaillée de la nature, de la cause et de l'évolution de la maladie, ainsi qu'à la mise en place d'un traitement approprié.

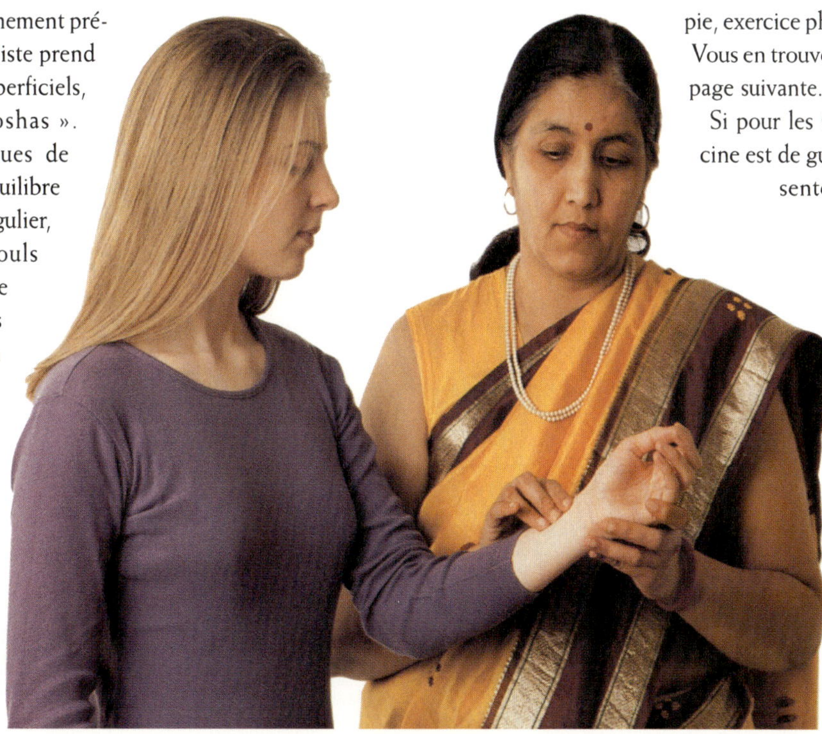

CI-DESSOUS *Le thérapeute observe l'intensité et les caractéristiques des trois pouls pour déceler un éventuel déséquilibre des doshas.*

Le traitement

Le spécialiste vous donnera des conseils en matière d'alimentation et vous indiquera comment améliorer votre hygiène de vie. Il vous prescrira peut-être un traitement purgatif destiné à éliminer les toxines et à stimuler les mécanismes d'élimination de l'organisme. Vous devrez peut-être prendre des préparations à base d'herbes médicinales.

L'arsenal thérapeutique ayurvédique englobe de nombreuses techniques : massages, aromathérapie, exercice physique, respiration et méditation. Vous en trouverez une description plus détaillée page suivante.

Si pour les Occidentaux le rôle de la médecine est de guérir la maladie quand elle se présente, il est utile de rappeler que l'ayurvéda est un système thérapeutique holistique prenant en compte le corps comme l'esprit. Dans cette logique, il est tout aussi important de promouvoir la bonne santé psychologique de l'individu que de traiter une pathologie particulière. C'est seulement en vous conformant rigoureusement aux principes de l'ayurvéda que vous tirerez pleinement parti de ses bienfaits.

LE TRAITEMENT AYURVÉDIQUE

La médecine ayurvédique dispose d'une vaste gamme de traitements, depuis les traitements destinés à aider un individu à retrouver son équilibre jusqu'aux interventions plus spécifiques visant à soulager des problèmes particuliers. La plupart des traitements consistent en fait en une combinaison d'actions thérapeutiques.

La purification (shodana)

C'est souvent la première étape d'un traitement, puisque l'organisme doit absolument être débarrassé des toxines qui s'y sont accumulées. Elle consiste en deux parties, « purwakarma » et « panchakarma ».

- « Purwakarma » est un traitement préparatoire effectué avant une détoxication plus rigoureuse. Il comprend notamment des massages aux huiles essentielles et des bains de vapeur.
- Nettement moins agréable, « Panchakarma » implique un ou plusieurs traitements purgatifs parmi les cinq suivants : lavement aux huiles essentielles ou aux herbes ; herbes laxatives ; préparations émétiques (vomissements) ; gouttes nasales ou préparations à priser ; saignées (rares).

CI-DESSOUS *Les herbes médicinales sont souvent utilisées dans le cadre d'un traitement ayurvédique.*

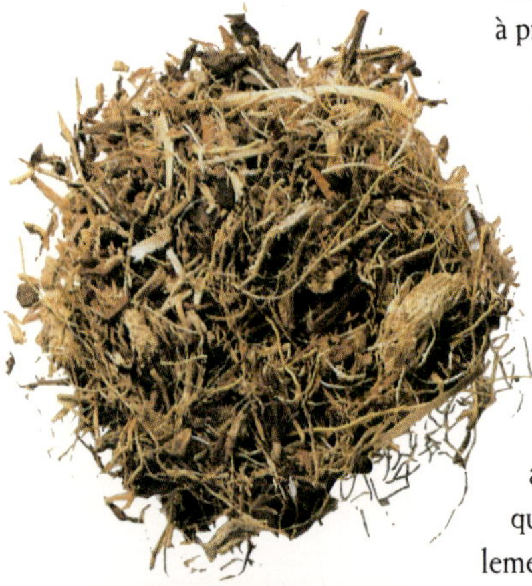

PRÉCAUTIONS

Pratiquée par un thérapeute dûment formé, la médecine ayurvédique est sans danger. Observez toutefois les précautions suivantes :

- La technique des « panchakarma » ne convient pas aux personnes âgées, aux jeunes enfants, aux femmes enceintes et aux personnes particulièrement fragiles.
- Un traitement ayurvédique à base d'herbes médicinales ne vous autorise en aucun cas à interrompre un traitement en cours. En cas de doute, parlez-en à votre praticien ayurvédique et à votre médecin de famille.

Le régime alimentaire

La médecine ayurvédique accorde une importance considérable à l'alimentation. Un régime alimentaire équilibré tient compte des trois éléments suivants : la constitution ou « prakriti » de l'individu ; la saison ; et tout déséquilibre des doshas.

Tous les aliments sont classés en fonction de leur goût. Il existe six saveurs différentes : sucré, aigre, salé, amer, astringent et piquant, et chacune doit figurer en petite quantité dans tous les repas. Les aliments sont également classés en fonction de leurs qualités. Par exemple, on trouve parmi les aliments légers les légumes, les fruits, les amandes, les produits laitiers, le blé, le riz et le miel. Ces aliments favorisent l'équilibre et l'harmonie et doivent occuper une place prépondérante dans l'alimentation. En revanche, les aliments lourds, c'est-à-dire notamment les préparations industrielles, les sandwiches et confiseries, les boissons fortement alcoolisées et la viande, incitent à l'égoïsme et à la léthargie. Ils doivent donc être consommés avec modération.

De façon générale, il convient de manger des aliments frais, peu cuits (pour ne pas détruire l'énergie vitale contenue dans les ingrédients naturels), préparés avec les huiles et les épices appropriées (pour faciliter la digestion) et présentés de façon appétissante. Le repas principal doit être pris vers midi. Il est par ailleurs conseillé de dîner tôt et léger. Enfin, ne jamais manger avant d'avoir digéré le repas précédent.

Les herbes médicinales

La médecine ayurvédique utilise une vaste pharmacopée de plus de 8 000 herbes médicinales et autres préparations, dont un millier seulement est disponible en Occident. Nous renvoyons les lecteurs intéressés à la bibliographie (*voir* pages 370–375).

Le massage et la stimulation des marmas

De même qu'une grande partie de la médecine traditionnelle chinoise est basée sur la manipulation du flux du Qi dans l'organisme, le massage et les techniques de stimulation ayurvédiques se fondent sur la circulation du « prana » au niveau des 107 points « marma » situés à fleur de peau. Ce type de manipulations – qui se rapproche beaucoup de l'acupuncture et de la digitopression (*voir* pages 20–31) – doit être effectué par un praticien expérimenté.

Il existe par ailleurs plusieurs formes de massage ayurvédique, dont l'auto-massage. Quel que soit le type de massage pratiqué, les huiles essentielles jouent un rôle important. Différentes huiles sont ainsi recommandées en fonction du « dosha » dominant de l'individu : pour un individu « vata », les huiles de sésame, d'amande, d'olive, de germe de blé et de ricin ; pour un individu « pitta », noix de coco, bois de santal, amande et tournesol, et enfin pour un individu « kapha », sésame, carthame, moutarde et maïs.

Il convient de suivre les techniques généralement recommandées pour les massages (*voir* pages 96–103), notamment dans le cas de l'auto-massage (*voir* page 100). Il est également recommandé d'associer différentes huiles essentielles (*voir* Aromathérapie, pages 104–105).

La méditation et le yoga

Les postures de yoga (« « asanas » »), les exercices respiratoires (« pranayama ») et la méditation yogique font partie intégrante de l'ayurvéda (*voir* Yoga, pages 52–59, et Méditation, pages 60–63). Adressez-vous à un spécialiste avant de vous lancer dans la pratique du yoga, car les techniques et « asanas » appropriées diffèrent d'un individu à l'autre en fonction de sa constitution et du type de déséquilibre « doshique » qu'il présente.

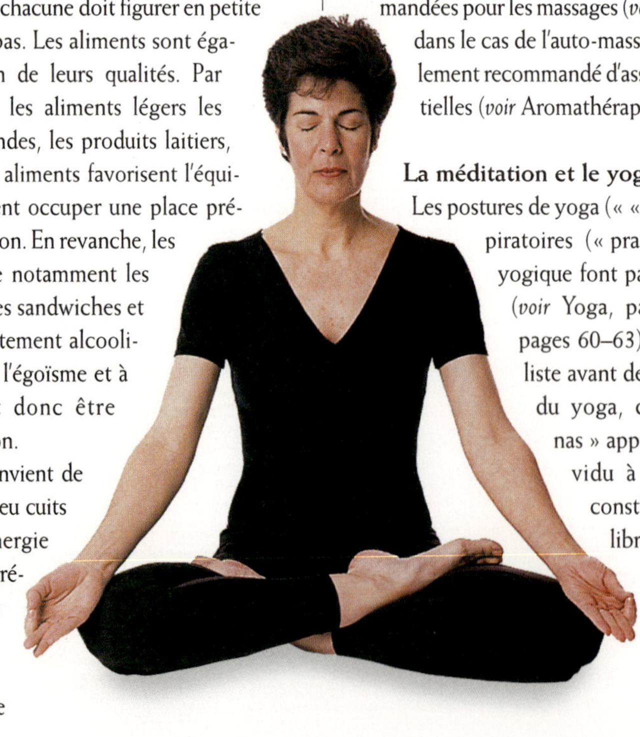

À GAUCHE *L'ayurvéda est un système complet englobant la méditation et les techniques respiratoires.*

LES PRINCIPES D'UNE VIE SAINE

L'ayurvéda accorde une grande importance à l'hygiène de vie. Votre journée devrait se dérouler de la façon suivante :

- ❦ Levez-vous avant l'aube ;
- ❦ Videz votre vessie et vos intestins ;
- ❦ Examinez vos dents et brossez-les ; examinez votre langue, vos mains et votre visage, et lavez-les ; rasez-vous si besoin est et coupez-vous les ongles ;
- ❦ Massez-vous avec de l'huile essentielle pendant une vingtaine de minutes si vous en avez le temps ; massez entièrement votre corps, en partant de la tête et du cou puis en descendant et en accordant une attention particulière aux mains et aux pieds, puis reposez-vous un petit moment ;
- ❦ Faites un peu d'exercice, par exemple une promenade à pas vif ou du yoga ;
- ❦ Prenez un bain ou une douche et habillez-vous en choisissant des vêtements propres et confortables ;
- ❦ Faites un peu de méditation ;
- ❦ Prenez un petit-déjeuner léger ;
- ❦ Travaillez ou étudiez pendant au moins trois heures ;
- ❦ Déjeunez ; ce repas devrait être le plus important de la journée et pris vers midi ;
- ❦ Reprenez votre travail ou vos études ;
- ❦ Arrêtez-vous de travailler avant le coucher du soleil et méditez pendant 20 minutes ;
- ❦ Dînez légèrement ;
- ❦ Faites une courte promenade ;
- ❦ Passez la soirée en vous livrant à une activité agréable et relaxante ;
- ❦ Faites éventuellement l'amour (l'ayurvéda recommande une activité sexuelle illimitée en hiver, la fréquence des rapports passant à trois fois par semaine au printemps et à l'automne, et à seulement deux à trois fois par mois en été) ;
- ❦ Endormez-vous avant 22 heures.

Rares seront ceux qui pourront adopter ce rythme quotidien de façon rigoureuse. Toutefois, il se fonde sur des principes très sains. Les médecins ayurvédiques sont loin d'être les seuls à conseiller de se coucher et de se lever tôt, de manger une nourriture saine à heures régulières et de faire un minimum d'exercice.

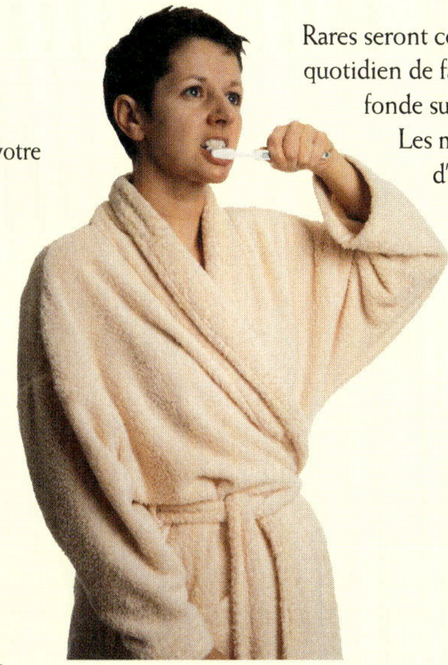

CI-DESSUS *La journée devrait commencer par un nettoyage méthodique.*

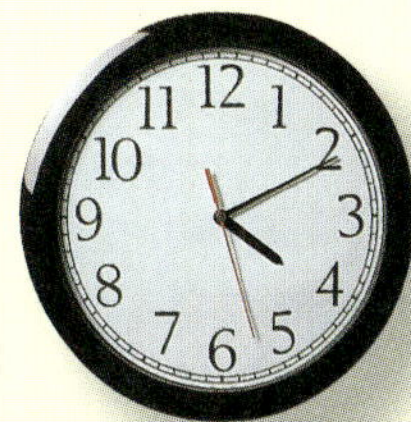

CI-DESSUS *Un emploi du temps structuré permet de trouver le temps de se détendre et de méditer.*

CI-DESSUS *Toute activité professionnelle devrait prendre fin avant le coucher du soleil.*

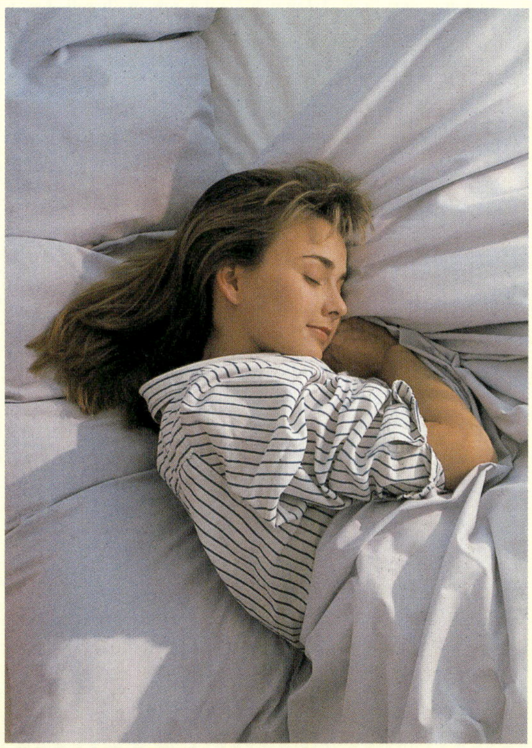

CI-DESSUS *Ce programme quotidien rappelle quelques principes de bon sens, comme de dormir suffisamment.*

CHAMP THÉRAPEUTIQUE

L'ayurvéda est un système de santé complet en même temps qu'un mode de vie. Il propose des remèdes et différents types de traitement pour pratiquement toutes les affections courantes mais aussi d'autres, plus rares, de la grippe à la migraine en passant par la stérilité, la névrose et le cancer.

Rappelons par ailleurs que l'ayurvéda accorde autant d'importance à la prévention qu'au traitement de problèmes spécifiques.

De nombreux Occidentaux ont été en contact avec l'ayurvéda sous la forme de l'une des nombreuses thérapies qui en sont issues, notamment l'astrologie, la cristallothérapie ou la radiesthésie.

AMYGDALITE *VOIR* P. 290
ANÉMIE *VOIR* P. 303
ARTHRITE *VOIR* PP. 346–347
ASTHME *VOIR* PP. 294–295
BRONCHITE *VOIR* P. 299
COLOPATHIE FONCTIONNELLE *VOIR* P. 314
CONSTIPATION *VOIR* P. 313
FIBROMYALGIE *VOIR* P. 348
GINGIVITE *VOIR* P. 289
GRINCEMENT DES DENTS *VOIR* P. 287
GRIPPE *VOIR* P. 298
MALADIE DE RAYNAUD *VOIR* P. 306
PEUR DU DENTISTE *VOIR* P. 286
TOUX *VOIR* P. 297

LES GUÉRISSEURS

LE POINT DE VUE DE LA MÉDECINE CLASSIQUE

La plupart des médecins sont extrêmement sceptiques à l'égard des guérisseurs. Ils renvoient à l'ouvrage du psychiatre britannique Louis Rose, *Faith Healing*, publié en 1971. Le Dr Rose a en effet passé vingt ans à étudier les guérisseurs du monde entier sans avoir été témoin d'un seul « traitement miracle » résistant à l'analyse.

La guérison charismatique fait notamment l'objet de plusieurs critiques. Tout d'abord, l'échec d'un traitement est généralement attribué à la foi insuffisante du patient. Deuxièmement, l'exaltation et l'émotion intenses suscitées par une séance de groupe peuvent amener quelqu'un à se croire guéri alors qu'il ne l'est pas. Troisièmement, les méthodes et motivations de certains guérisseurs du petit écran, très populaires en Amérique du Nord, ont été discréditées. Il est enfin difficile de prouver que certains patients ont été effectivement guéris par ces méthodes.

Toutefois, dans la mesure où ces thérapies ne viennent pas se substituer à un traitement médical, de nombreux médecins pensent aujourd'hui qu'elles « ne peuvent pas faire de mal », voire peuvent apporter une certaine amélioration. C'est pourquoi certains guérisseurs exercent aujourd'hui dans quelques hôpitaux britanniques.

Pratiquant une très ancienne technique thérapeutique appelée « l'imposition des mains », les guérisseurs furent pendant des siècles accusés de sorcellerie par l'Église. On a assisté au XXe siècle à un regain d'intérêt pour ces pratiques. Consulter un guérisseur est devenu pratique courante parmi les évangélistes et les charismatiques, ainsi que pour les adeptes du New Age. Si certains guérisseurs ont recours à l'intercession divine, d'autres se perçoivent comme simples vecteurs d'une énergie curative. D'autres guérisseurs travaillent enfin comme ils l'ont toujours fait, en exploitant un don inné d'origine inconnue.

Depuis des temps immémoriaux, un certain nombre de personnes affirment posséder le don de guérir et ont apporté la preuve de leur pouvoir. L'origine de ce don varie toutefois en fonction de la tradition et du système de pensée dont se réclame le guérisseur. En dépit des importantes différences relevées dans la terminologie employée comme dans la façon de comprendre la maladie et d'aborder le traitement, on constate cependant de grandes similitudes entre toutes ces techniques. À une époque où la technologie règne en maître, il est intéressant de constater que l'attrait de ces thérapies ne faiblit pas.

Il existe deux grandes catégories de guérisseurs : les charismatiques et les spiritualistes. Selon les premiers, la foi du patient (qu'il croit en leur pouvoir de guérison ou à la divinité qu'ils représentent) est essentielle à la réussite du traitement. Les spiritualistes en revanche se considèrent comme de simples vecteurs transmettant au patient l'énergie curative d'une force extérieure quelconque. On distingue ensuite plusieurs types de spiritualistes en fonction de la nature de cette force extérieure.

LA GUÉRISON CHARISMATIQUE

La guérison « charismatique » se déroule généralement dans un contexte religieux et fait appel à la foi du patient dans les pouvoirs curatifs du guérisseur ou dans la puissance de la divinité invoquée. C'est le cas typique de l'évangéliste qui affirme, à la télévision, ou lors d'un rassemblement plus ou moins important, que les membres de l'assistance seront guéris si leur foi est sincère (la divinité n'est pas forcément le Dieu judéo-chrétien) et s'ils croient vraiment à leur guérison. (Un autre type de guérison est particulier à la religion chrétienne. *Voir* Les prières qui soignent, page ci-contre).

D'autres guérisseurs charismatiques rejettent les grands rassemblements et traitent leur patient en tête à tête. Un grand nombre d'entre eux pensent posséder un pouvoir de guérison sans en connaître précisément la nature ni l'origine. Ils appliquent souvent d'autres techniques que l'imposition des mains, comme l'autosuggestion, qui consiste à introduire une idée dans l'inconscient du patient pendant qu'il est dans un état proche de la transe (*voir* Hypnothérapie, pages 218–223) et tend à imposer la compétence psychologique du guérisseur.

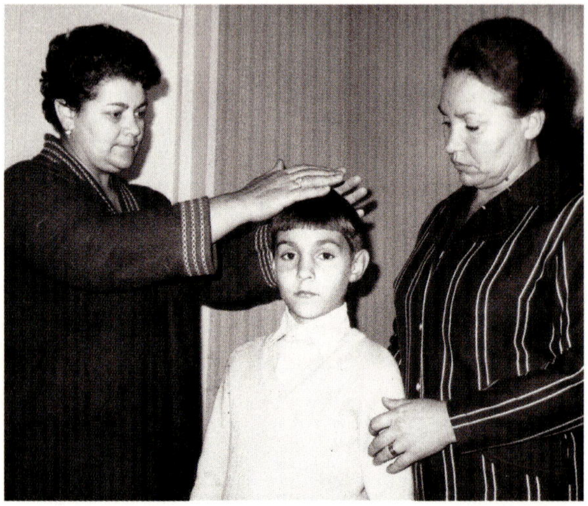

CI-DESSUS *Les guérisseurs charismatiques comptent souvent un grand nombre d'adeptes.*

Ces méthodes ont pour objectif de mobiliser et de renforcer l'énergie du patient, sa volonté et sa capacité d'auto-guérison.

LA GUÉRISON SPIRITUELLE

Le principe de ce type de guérison est que les thérapeutes, qu'ils agissent seuls ou en groupe, se considèrent comme les vecteurs d'une force curative spirituelle ou surnaturelle ou font appel à une intercession divine pour apporter la guérison. Nous allons vous présenter maintenant les principales formes de guérison spirituelle pratiquées de nos jours, mais cette liste est loin d'être exhaustive (*voir* également Toucher Thérapeutique, pages 88–89, et Reiki, pages 74–75). Bon nombre d'entre elles ont recours à la « téléthérapie », ou traitement à distance, de sorte que le succès de ces pratiques thérapeutiques ne nécessite pas la présence, voire la participation du patient. C'est le cas de toutes celles qui figurent ci-après, à l'exception de la première.

Les spécialistes de l'aura

Selon les guérisseurs qui pratiquent ce type de thérapie, chacun d'entre nous est doté d'une aura, champ énergétique qui enveloppe le corps et se manifeste sous la forme d'un halo coloré qu'ils peuvent voir ou sentir. Lorsqu'un individu est malade, son aura se modifie. Le guérisseur peut alors la réparer en imposant les mains ou en visualisant les couleurs appropriées. Ces thérapeutes ont parfois également recours à certaines techniques ayurvédiques (*voir* pages 78–85) ainsi qu'à la chromothérapie (*voir* pages 246–249).

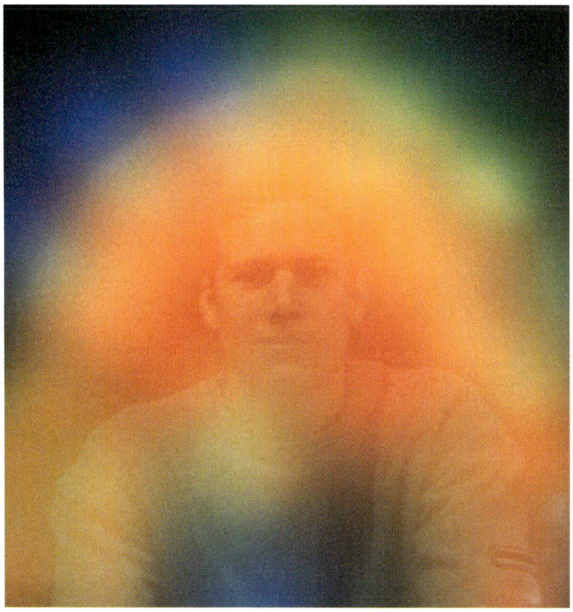

CI-DESSUS *Les spécialistes de l'aura travaillent sur le champ énergétique qui émane du corps humain.*

Les prières qui soignent

Cette pratique diffère de la guérison charismatique car sa réussite ne dépend pas de la foi du patient. Elle est depuis toujours la pierre angulaire de l'église scientiste (Christian Science). Depuis ces vingt dernières années, elle connaît également un immense succès auprès des charismatiques et des évangélistes. On la retrouve par ailleurs dans plusieurs autres grandes religions du monde. Son principe consiste à faire appel à l'intercession divine pour soigner une maladie.

Un certain nombre d'études ont été effectuées pour vérifier l'efficacité des prières thérapeutiques, sans succès dans la plupart des cas. Une étude réalisée entre 1982 et 1984 par Randolph Baird sur 393 patients du service de cardiologie du General Hospital de San Francisco, a toutefois montré que le groupe ayant fait l'objet de prières avait développé moins de complications que le groupe témoin. Cependant, la méthodologie utilisée pour effectuer cette étude a été vivement critiquée.

La voyance

Si certains voyants pensent que leur don est d'origine divine, la plupart affirment disposer d'un don de guérison inné, reposant sur la transmission d'une énergie spirituelle. Ces guérisseurs auraient ainsi une conscience instinctive des événements naturels et surnaturels, en dehors du corps et de tout paramètre temporel. Cette méthode thérapeutique fait appel à diverses techniques qui varient d'un guérisseur à l'autre.

Le chamanisme

Vénérés par les cultures tribales du monde entier, de l'Amérique du Sud à la Sibérie, les chamans assument la fonction d'intermédiaires entre notre monde et celui des esprits. Leurs croyances diffèrent en fonction de l'expérience qu'ils ont tirée de leur voyage initiatique « dans le surnaturel et le spirituel ». Ils ont par ailleurs recours à divers rituels, éléments sonores et substances comestibles leur permettant d'entrer en communication avec l'au-delà pour traiter leur patient.

Le spiritisme

Les spirites estiment pouvoir entrer en contact avec l'esprit des morts, en communiquant parfois avec un « médium » qui transmet les messages. Un guérisseur spirite essaiera par exemple de communiquer avec l'esprit des grands médecins et autres thérapeutes pour qu'ils transmettent leur énergie curative à son patient. Ces guérisseurs ont diverses façons de procéder, mais ils demandent souvent à leur patient de porter des vêtements confortables, de retirer chaussures et bijoux, et de se détendre avant de commencer le traitement. Ils lui disent ensuite de fermer les yeux, et éventuellement de poser une question aux esprits. Néanmoins, ces pratiques ne nécessitent généralement aucune intervention de la part du patient, si ce n'est la réceptivité de son subconscient. Les meilleurs spirites ne demanderaient d'ailleurs rien à leurs patients et se contenteraient d'être les vecteurs d'une énergie positive. Il est préférable de se lever doucement après une séance de spiritisme et d'éviter les situations de stress avant et après le traitement.

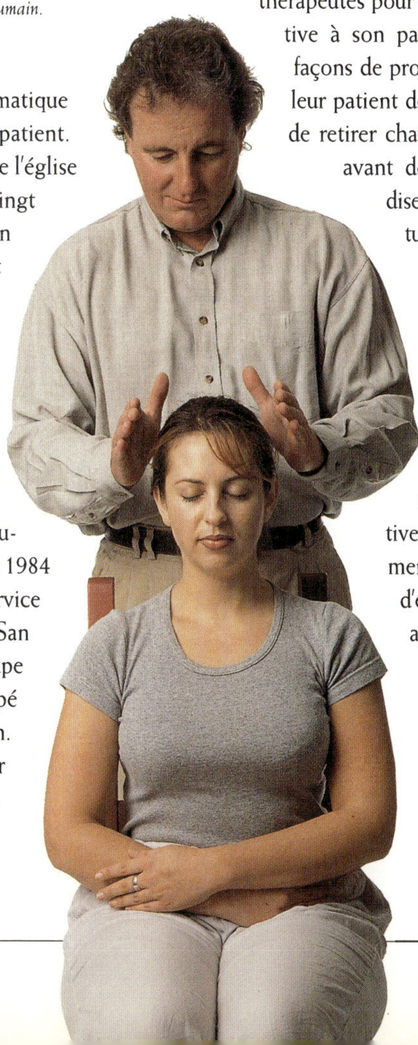

À GAUCHE *Un guérisseur agit parfois sur l'énergie de son patient en imposant ses mains en divers endroits du corps.*

CHAMP THÉRAPEUTIQUE

Les guérisseurs affirment pouvoir traiter toutes les maladies. Si cette affirmation est contestée par l'ensemble du corps médical, les médecins pensent néanmoins que ces méthodes peuvent rassurer certains patients et s'avérer utiles dans le traitement de pathologies chroniques, notamment celles qui sont liées au stress et à l'anxiété.

ANXIÉTÉ *VOIR* PP. 256–257
ARTHRITE *VOIR* PP. 346–347
HYPERTENSION ARTÉRIELLE *VOIR* P. 302
MAUX DE TÊTE *VOIR* PP. 268–269
MIGRAINE *VOIR* P. 269
SCIATIQUE *VOIR* P. 348
STRESS *VOIR* PP. 262–263

PRÉCAUTIONS

■ Ce type de thérapie ne peut se substituer à un traitement médical. Consultez votre médecin si vous avez le moindre problème de santé avant de vous rendre chez un guérisseur, surtout si vous souffrez d'un trouble psychologique.

■ Continuez tout traitement médical en cours pendant et après une thérapie charismatique ou spirituelle. N'arrêtez pas un traitement parce que vous vous croyez guéri : vous vous trompez peut-être.

■ Ne vous engagez pas auprès d'un guérisseur qui vous demande des honoraires très élevés : c'est sans doute un charlatan.

■ Évitez les guérisseurs avec lesquels vous vous sentez mal à l'aise ; et ceux qui affirment que leur traitement n'échoue que si le patient ne croit pas suffisamment à leur méthode ou s'il souhaite inconsciemment rester malade.

LE TOUCHER THÉRAPEUTIQUE

Au croisement de l'imposition des mains, de la guérison spirituelle et d'une nouvelle théorie scientifique, le toucher thérapeutique connaît un succès croissant depuis son apparition au début des années 1970. Aujourd'hui, les infirmiers de quelque quatre-vingts hôpitaux nord-américains utilisent cette technique pour stimuler la capacité d'auto-guérison de leurs patients, et cette pratique gagne du terrain dans le monde entier. Ces dernières années, le toucher thérapeutique a toutefois fait l'objet d'une importante controverse.

LE POINT DE VUE DE LA MÉDECINE CLASSIQUE

Si le toucher thérapeutique (TT) fait aujourd'hui partie de l'arsenal thérapeutique de certains établissements hospitaliers, aux États-Unis notamment, bon nombre de médecins classiques et de scientifiques restent d'autant plus sceptiques que cette méthode se fonde sur des éléments mystiques qui échappent à toute mesure. En outre, une étude réalisée en 1996–97 et publiée en 1998 (Rosa, Sarner et al.) dans le *Journal of the American Medical Association*, met en doute l'efficacité thérapeutique du TT. Selon le postulat de base du TT, les praticiens peuvent détecter un champ énergétique humain. C'est donc cette proposition qui a été testée. Les sceptiques sont partis du principe que si le TT était efficace, il l'était dans 100 % des cas. Or, le test s'est avéré positif dans seulement 44 % des cas. En revanche, des essais pratiqués sur des personnes traitées par le TT ont prouvé que cette technique avait un effet positif mesurable. Ainsi, des études réalisées dans les années 1960 par le professeur Krieger ont montré une augmentation du taux d'hémoglobine. Puis dans les années 1980, il a été démontré que le TT était plus efficace qu'un simple massage pour soulager les céphalées dues au stress et à l'anxiété. Enfin, une étude effectuée aux États-Unis en 1997 a prouvé que le TT pouvait réduire les effets du stress sur le système immunitaire.

Si l'imposition des mains a fait partie de l'arsenal thérapeutique de la plupart des civilisations, elle a suscité un regain d'intérêt à la fin du XVIIIe siècle, lorsque Franz Mesmer fonda l'Institut du Magnétisme à Paris. Selon ce médecin allemand, les mains pouvaient transmettre le « magnétisme animal », la force curative du cosmos, et réveiller la capacité d'auto-guérison de l'organisme. Bien que rejetées par l'Académie des Sciences en 1784, ces théories furent reprises plus tard par la Société Théosophique. Fondée à New York en 1875, cette association religieuse s'intéressait en effet à la nature mystique et spirituelle du cosmos (une variante des philosophies orientales et autres) ainsi qu'à la nature divine de l'être humain, ce qui a donné naissance à un courant de pensée baptisé « théosophie ». Dora van Gelder Kunz, guérisseuse réputée et présidente de la Theosophical Society of America entre 1975 et 1987, enseigna l'imposition des mains à sa collègue Dolores Krieger, infirmière diplômée et titulaire d'un doctorat de l'université de New York. Dolores Krieger se mit alors en tête d'ajouter cette technique thérapeutique à l'arsenal utilisé par le corps infirmier. Elle mit au point un système qu'elles baptisèrent Toucher Thérapeutique (TT) et commença à l'enseigner en 1972.

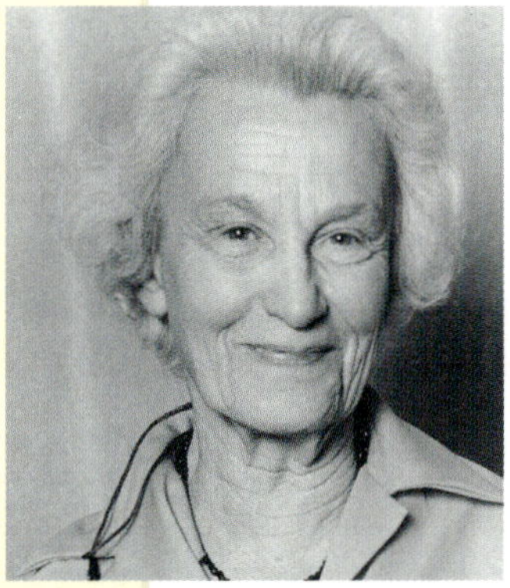

CI-DESSUS *Dora van Gelder Kunz introduisit la technique du toucher thérapeutique dans les années 1970, s'efforçant de la faire entrer à l'hôpital.*

La reconnaissance

En enseignant le TT, Dolores Krieger trouva de nouvelles explications à l'efficacité de sa technique (*voir* ci-dessous) qui rencontrait un succès grandissant. Elle publia le premier de ses ouvrages, *Living the Therapeutic Touch : Healing as a lifestyle*, en 1978. Le toucher thérapeutique fut reconnu par l'Ordre des infirmiers du Québec la même année et en 1990, il fut inscrit au registre des pratiques de l'Ontario College of Nurses. Aujourd'hui, cette technique est pratiquée par le personnel infirmier de quelque 80 hôpitaux d'Amérique du Nord, des ateliers sont organisés par l'American Association of Nursing et le TT est enseigné dans plusieurs écoles d'infirmières en Amérique du Nord. On estime à près de 100 000 le nombre de personnes formées à cette méthode dans le monde, 43 000 d'entre elles étant des professionnels de la santé. En conclusion, le toucher thérapeutique a obtenu en quelques années la reconnaissance du monde médical. Cette notoriété reste toutefois confinée à l'Amérique du Nord, le toucher thérapeutique demeurant encore mal connu en Europe.

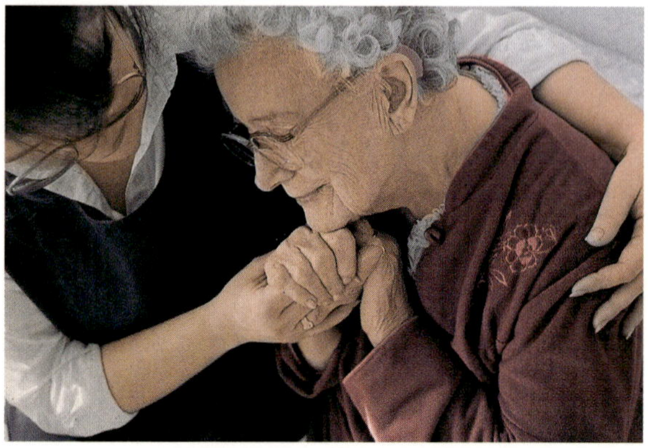

CI-DESSUS *Dans certains hôpitaux, les infirmiers et infirmières incluent le TT à leur programme de soins.*

LA THÉORIE

Si plusieurs courants théoriques sous-tendent le toucher thérapeutique, les distinctions disparaissent largement en pratique. Pour Dora Kunz et Dolores Krieger, l'action du toucher thérapeutique semblait fondée sur la circulation du prana, l'énergie vitale telle qu'elle est décrite par la médecine ayurvédique (*voir* pages 78–85). Dolores Krieger changea toutefois d'avis au début des années 1970, sous l'influence de Martha Roger. Cette dernière, doyenne du département des soins infirmiers à l'université de New York, était alors en train d'élaborer une vision originale du cosmos, baptisée la « Science des êtres humains unitaires » également connue sous le nom de « science rogerienne ». En 1982, Dolores Krieger conclut qu'il n'était pas nécessaire de toucher le patient, et que le TT était tout aussi efficace si les mains du praticien restaient à une certaine distance du receveur.

Les champs énergétiques humains

Dolores Krieger adopta le point de vue de Martha Roger selon lequel les êtres humains sont non seulement enveloppés de champs énergétiques, mais qu'ils sont eux-mêmes des champs énergétiques et que ceux-ci interagissent constamment avec les champs énergétiques extérieurs.

Les praticiens affirment pouvoir sentir les « champs énergétiques humains » en imposant les mains, et être en mesure de détecter toute modification de ces champs provoquée par une blessure, une maladie, une douleur ou un stress. Dans ce cas, ils peuvent selon les besoins transférer de l'énergie au patient pour stimuler ses défenses, éliminer tout excédent d'énergie, ou encore harmoniser les flux énergétiques, stimulant ce faisant la capacité d'auto-guérison naturelle du patient. Par ailleurs, le fait que le patient croit ou non à l'efficacité ou à la théorie du TT n'aurait aucune incidence sur l'issue du traitement, ce qui semble exclure tout effet placebo.

Aujourd'hui, un grand nombre de praticiens continuent à parler de Prana et de chakras, tandis que d'autres affirment sentir les champs magnétiques humains. Un troisième groupe minoritaire, ayant étudié la science rogerienne en détail, affirme que l'on ne « sent » pas les champs magnétiques humains, mais qu'on les « perçoit ». Ce flou terminologique illustre le fait que le toucher thérapeutique échappe à toute description rationnelle.

CONSULTER UN THÉRAPEUTE

En Amérique du Nord, le TT est pratiqué par le personnel infirmier dans le cadre des soins habituels prodigués aux patients, souvent sans que ceux-ci le demandent, ou sans avoir consulté au préalable médecins et chirurgiens, ce que ceux-ci déplorent. Par ailleurs, de nombreux infirmiers qualifiés pratiquent le TT dans leur cabinet privé. Il existe en outre un grand nombre de praticiens qui ne font pas partie du corps médical. Si elle est pratiquée correctement, cette méthode ne peut faire aucun mal. Il est néanmoins important de choisir un thérapeute certifié qui a suivi une formation adéquate.

Une séance de toucher thérapeutique dure entre un quart d'heure et une demi-heure et se décompose en cinq parties : le centrage, l'évaluation des besoins, le « lissage » ou nettoyage, le traitement ou « modulation » et l'évaluation finale (il existe de nombreuses variantes de ce schéma type). Le patient, assis sur une chaise ou bien allongé sur un lit, reste habillé. Un contact physique entre le praticien et le patient n'est pas indispensable.

CHAMP THÉRAPEUTIQUE

Les spécialistes du toucher thérapeutique pensent pouvoir augmenter, réduire ou modifier le « champ énergétique humain » d'un individu en vue de stimuler sa capacité d'auto-guérison, que le patient croit ou non à cette technique. Le TT n'est pas une technique curative en soi. Selon ses adeptes, il pourrait néanmoins accélérer le processus de guérison ou de convalescence, soulager la douleur, diminuer le stress, et stimuler le système immunitaire. Il a notamment été utilisé en traitement d'appoint dans les cas suivants :

ALLERGIES *VOIR* PP. 338–339
ARTHRITE *VOIR* PP. 346–347
HYPERTENSION ARTÉRIELLE *VOIR* P. 302
MAL DE DOS *VOIR* PP. 344–345
MAUX DE TÊTE *VOIR* PP. 268–269
MIGRAINE *VOIR* P. 269
STRESS *VOIR* PP. 262–263
SYNDROME PRÉMENSTRUEL *VOIR* P. 323
TROUBLES MENSTRUELS *VOIR* PP. 322–323
V.I.H. ET SIDA *VOIR* PP. 340–341

MISE EN GARDE

Si le toucher thérapeutique est sans danger, il ne doit pas se substituer à un traitement médical. Il convient de prendre des précautions supplémentaires avec les personnes âgées, les femmes enceintes, les individus amaigris ou bien souffrant d'un traumatisme crânien ou d'une psychose. Si vous pensez avoir un problème de santé, consultez d'abord votre médecin.

1 Le centrage *concerne le praticien et non le patient. Le thérapeute s'efforce d'être calme et concentré, d'entrer en contact avec l'énergie de l'univers et d'être en harmonie avec elle afin de pouvoir la manipuler et la transmettre.*

2 L'évaluation *des besoins. Au cours de cette phase, le praticien place ses mains côte à côte, les paumes tournées vers le patient, et parcourt ainsi de façon régulière et symétrique l'ensemble du corps sans le toucher (les mains restent à quelques centimètres du corps). Le thérapeute évalue le champ énergétique du patient à partir des sensations qu'il éprouve (chaleur, froid, picotements, lourdeur, stase, blocage, etc.) Ces renseignements lui signalent tout déséquilibre énergétique, qu'il s'agisse d'un excès ou d'un manque d'énergie, dans telle ou telle partie du corps.*

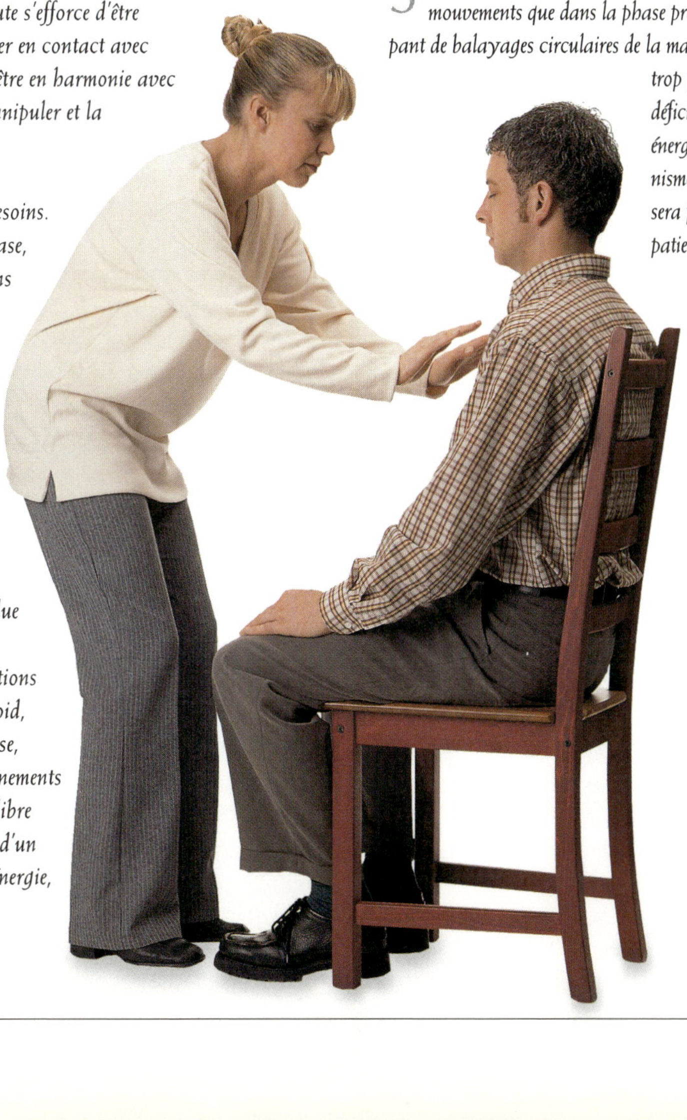

3 Le lissage (ou nettoyage). *Le praticien effectue les mêmes mouvements que dans la phase précédente mais en les entrecoupant de balayages circulaires de la main. Ceci permet de transférer le trop plein d'énergie vers les zones déficitaires, et d'harmoniser le niveau énergétique de l'ensemble de l'organisme. Tout excès global d'énergie sera par ailleurs éliminé du corps du patient* via *les doigts du praticien.*

4 Le traitement (ou modulation). *Le thérapeute se concentre sur toute zone où persiste un déséquilibre énergétique. Il place ses mains devant celles-ci, tout en visualisant l'énergie qu'il leur transmet et en ajustant très précisément l'équilibre énergétique.*

5 L'évaluation finale. *Le praticien va évaluer à nouveau l'équilibre énergétique du patient au cours de la séance et lui demandera comment il se sent pour savoir à quel moment il devra arrêter le traitement.*

2

DEUXIÈME PARTIE

LES THÉRAPIES MANUELLES

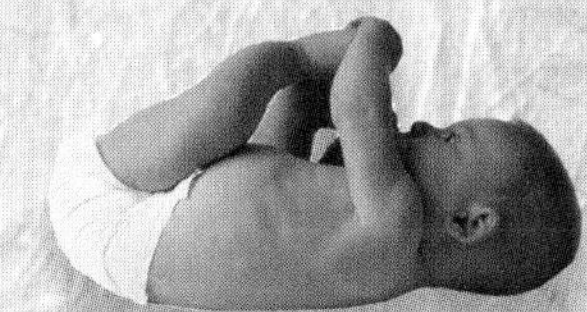

INTRODUCTION

Les thérapies manuelles ou physiothérapies agissent essentiellement sur les structures et les systèmes organiques, notamment les systèmes sanguin et lymphatique, mais aussi les tissus mous, les os et les articulations. Mais si certaines thérapies manuelles sont strictement physiques, faisant appel à différents types de manipulations, massages et mouvements, d'autres font intervenir des facteurs psychologiques et émotionnels et quelques-unes se basent sur des éléments issus des thérapies énergétiques orientales, comme la « force de vie » (Qi ou Prana). Cependant, même les thérapies qui impliquent une intervention directe sur le corps – massages, ostéopathie et chiropractie, par exemple –, tout en soulageant les symptômes physiques, exercent une influence globale sur le bien-être personnel.

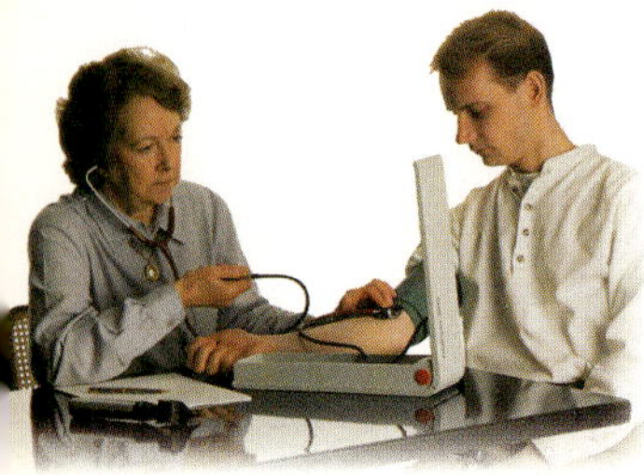

CI-DESSUS *Il est important de demander conseil à votre médecin traitant avant d'entreprendre une nouvelle thérapie.*

Avant de vous engager dans une physiothérapie, il est particulièrement important de s'assurer que celle que vous choisirez est adaptée à votre état. Utilisée à bon escient sur la bonne personne, une physiothérapie peut se révéler efficace, mais dispensée sans discrimination, elle peut réserver de mauvaises surprises. Il est important de consulter votre médecin lors de l'apparition de nouveaux symptômes, afin soit de recevoir un traitement conventionnel, soit d'opter pour une physiothérapie ne présentant aucun risque potentiel. Ceci s'applique également aux personnes déjà sous traitement pour une maladie diagnostiquée. Il est toujours préférable de demander l'avis de son médecin avant de commencer une physiothérapie. Si nombre de praticiens sont conscients que certaines affections, comme certains types de cancers ou l'arthrite rhumatoïde, sont incompatibles avec certaines physiothérapies (et peuvent même s'aggraver en cas de traitement inapproprié), d'autres le sont moins.

Comme à l'accoutumée, ces conseils de prudence s'adressent tout particulièrement aux femmes enceintes ou susceptibles de l'être. Certains types de massages et d'huiles essentielles utilisées en aromathérapie sont déconseillés dans ce cas. De même, il n'est pas recommandé aux personnes connaissant de graves problèmes émotionnels ou psychologiques de suivre des thérapies qui concourent à faire émerger ce type de difficulté. Celles-ci peuvent agir comme un révélateur – vous pouvez très bien découvrir lors de votre première immersion dans un caisson d'isolation sensorielle que vous souffrez d'une tendance à la claustrophobie !

Avant de prescrire un traitement, un bon thérapeute se renseignera de manière approfondie sur votre état de santé et ne doit pas hésiter, le cas échéant, à vous faire part de son manque de qualification ou de son incapacité à vous aider. Toutefois, il n'est pas exclu qu'un important facteur sous-jacent lui échappe. Mais si la thérapie choisie ne présente aucun risque, il se peut que votre médecin conventionnel vous encourage dans cette voie, en particulier si vous êtes atteint d'une affection chronique contre laquelle il ou elle ne peut offrir de traitement efficace.

CI-DESSOUS *Les thérapies manuelles ne vous conviennent peut-être pas si vous êtes enceinte.*

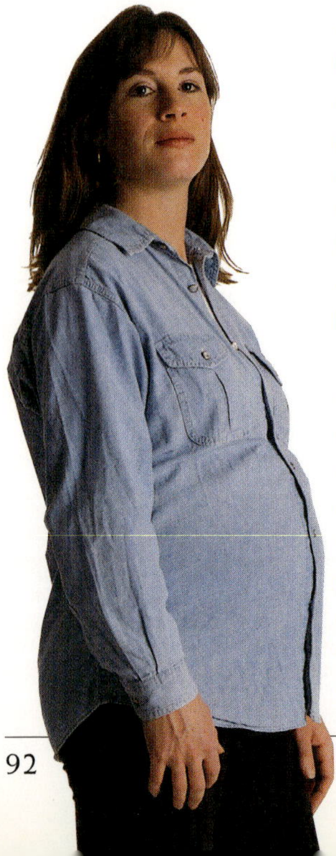

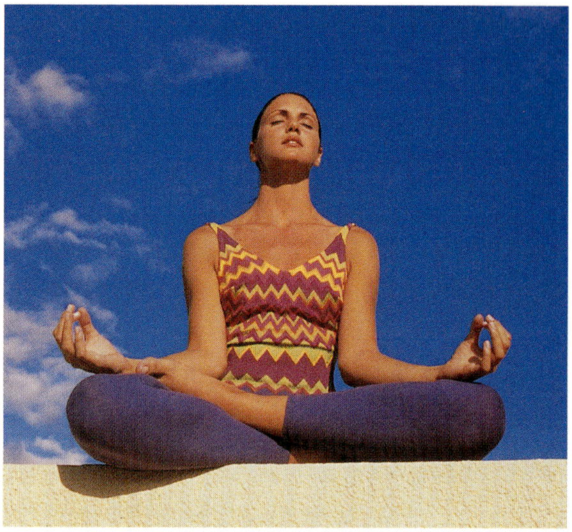

CI-DESSUS *Les principes orientaux de la guérison par la respiration sont conservés dans les techniques de méditation.*

Soulager le mal de dos

L'un des problèmes de santé les plus répandus et les plus réfractaires de la société occidentale demeure le « mal de dos aspécifique ». Non seulement il inflige une véritable douleur et une immobilité complète aux personnes affectées, mais il éloigne également des milliers de gens de leur travail et d'autres activités productives de manière répétée et prolongée. Or ceci est dû en partie à l'inadaptation de la médecine officielle quant au diagnostic de l'origine de ce mal et à son traitement. La station debout fait subir d'importantes pressions à la colonne vertébrale, ainsi qu'aux tissus mous et nerveux qui lui sont associés. Si l'on y ajoute les facteurs relatifs aux modes de vie occidentaux et les mauvaises postures, il n'est pas surprenant que les problèmes de dos soient si courants. Toutefois, certains physiothérapeutes parviennent à soulager ce type de souffrance, et certains médecins conventionnels n'hésitent plus, aujourd'hui, à orienter leurs patients vers une physiothérapie.

Les différentes thérapies

En général, les thérapies manuelles ont une origine relativement récente, remontant souvent au XIXe siècle. Certaines, dont le zero balancing et quelques techniques respiratoires, associent nouvelles approches et éléments traditionnels issus de la médecine chinoise ou indienne ; d'autres reposent sur des croyances anciennes mettant l'accent sur l'importance du toucher et de l'odorat, qui ont de tout temps joué un rôle dans l'art de guérir. Nombre de thérapeutes sont au fait des connaissances actuelles en anatomie et physiologie humaines et n'hésitent pas à recourir à des techniques modernes, comme la radiographie, dans leur travail. Aux États-Unis, tous les ostéopathes, par exemple, suivent un cursus de médecine traditionnelle, tandis que les physiothérapeutes entreprennent une longue formation paramédicale conventionnelle. Il existe néanmoins d'importantes variations quant aux approches et à la formation des thérapeutes, même à l'intérieur d'un domaine précis. La thérapie cranio-sacrée n'utilise pas les mêmes techniques que l'ostéopathie « ordinaire ». De même, des différences méthodologiques notables apparaissent entre les chiropracteurs classiques et ceux qui exercent la variante Mc Timoney, plus douce et plus lente. La kinésiologie prête particulièrement à confusion, dans le sens où ce terme recouvre une large gamme de thérapies, avec des praticiens se réclamant de formations et d'approches très différentes. Il est important de se faire préciser l'historique et la nature du traitement proposé par un thérapeute particulier avant de s'engager plus avant.

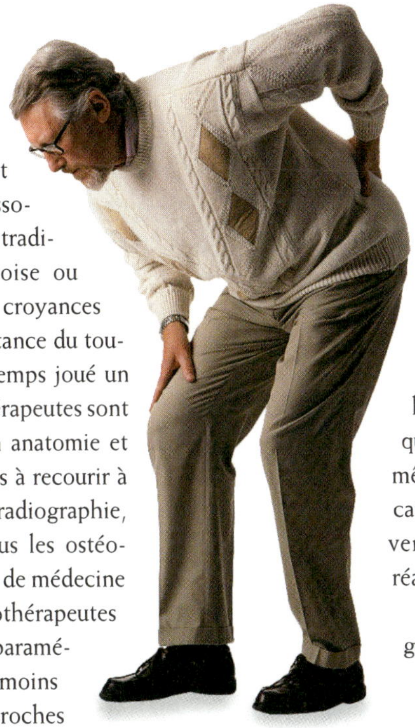

Des études ont révélé que certains types de traitement ont largement contribué à améliorer certaines affections. Comme nous l'avons souligné plus haut, de nombreux médecins classiques reconnaissent aujourd'hui les compétences d'un ostéopathe ou d'un chiropracteur formé et expérimenté pour, par exemple, soulager des douleurs dans le bas du dos. Les bénéfices potentiels des techniques de relaxation pour évacuer la tension psychologique et ses conséquences sont aussi largement reconnus. De même, il est admis que des approches éducatives, comme la technique Alexander, peuvent souvent prévenir l'apparition ou la réapparition de problèmes de cet ordre.

Toutes les thérapies appartenant à ce groupe sont plus ou moins holistiques, c'est-à-dire que les praticiens adaptent leurs conseils et/ou traitements à chaque patient, sans se limiter au seul traitement des symptômes ou d'un état. Toutefois, cette approche varie entre les thérapies proches de la médecine conventionnelle (telle l'ostéopathie, la chiropractie et certaines formes d'hydrothérapies) et celles qui sont de manière évidente plus « alternatives » (par exemple, le Rolfing et ses concepts de « mémoires du corps », et l'approche Trager, dans laquelle l'énergie est « transférée » du thérapeute au patient).

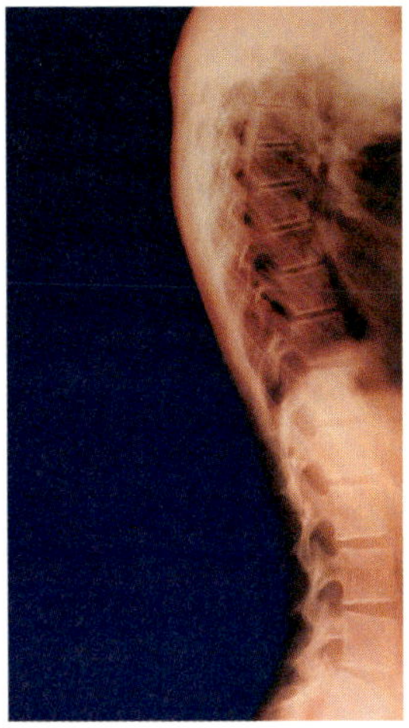

CI-DESSUS *Les chiropracteurs prennent souvent une radiographie en cas de problèmes de dos.*

À GAUCHE *Un grave mal de dos peut être soulagé par certaines physiothérapies.*

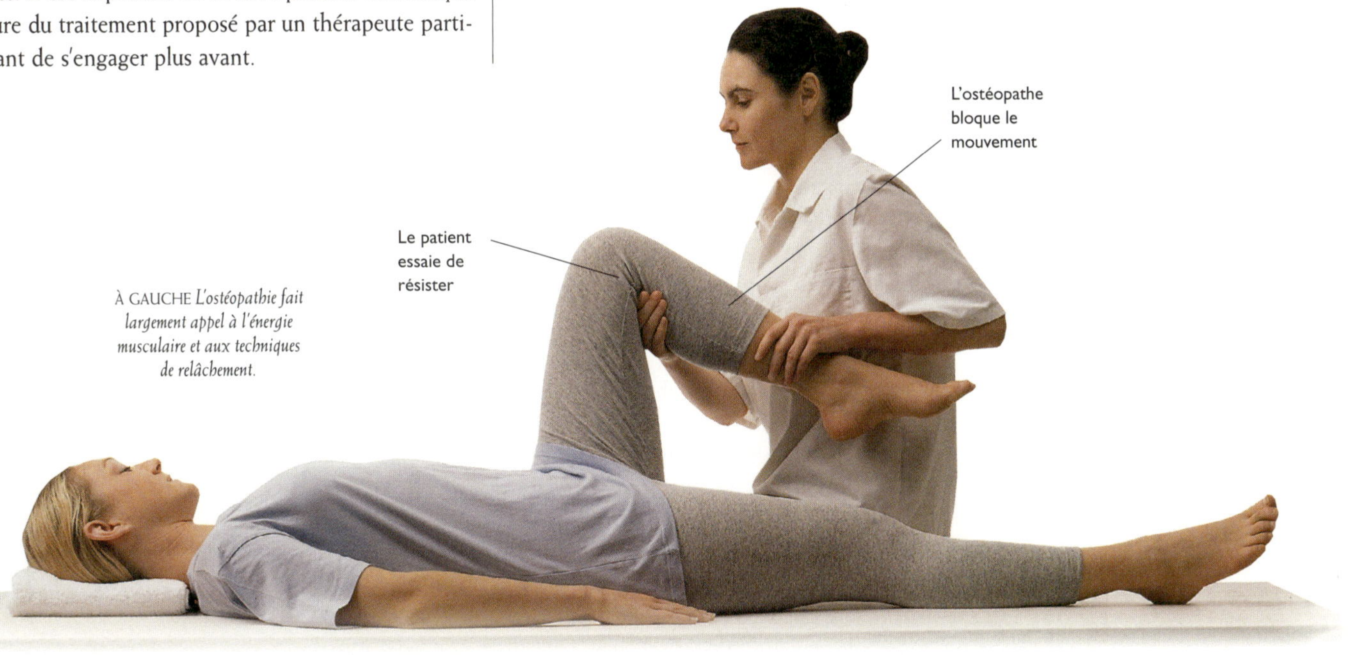

À GAUCHE *L'ostéopathie fait largement appel à l'énergie musculaire et aux techniques de relâchement.*

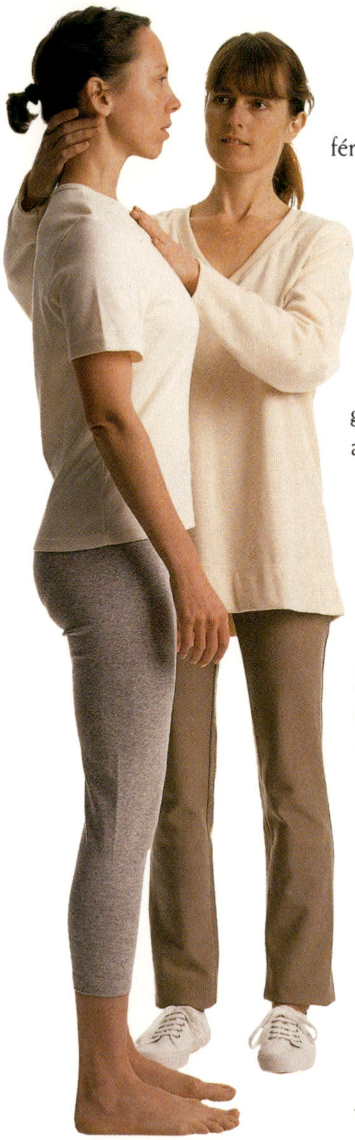

CI-DESSUS *La plupart des thérapies manuelles doivent être effectuées par un praticien, tout du moins au début. Il vous apprendra néanmoins à faire vous-même certains exercices.*

Si les thérapeutes alternatifs ont recours à différentes approches pour traiter des symptômes ayant trait à l'ossature et aux tissus mous, la plupart acceptent l'idée que le stress et la tension nerveuse sont souvent à l'origine de ces problèmes ou, du moins, les accentuent. C'est pourquoi nombre de praticiens mènent, avec leurs patients, un travail sur les manifestations sous-jacentes de nature psychologique ou émotionnelle, tout en s'attaquant aux aspects physiques.

Le choix d'une thérapie dépendra, dans une certaine mesure, du désir de chacun de soulager des symptômes existants – c'est-à-dire, dans ce cas, de travailler sur leur nature et leur origine –, ou de prévenir le développement ou la résurgence des problèmes. Le Hellerwork, la méthode Alexander et la méthode Feldenkrais peuvent se révéler efficaces dans le traitement des symptômes, mais ce sont avant tout des approches éducatives et préventives. Certaines, comme la kinésiologie, exigent un investissement de la part de la personne traitée pour donner des résultats ; les massages et l'aromathérapie, en revanche, fonctionnent même si le patient adopte une attitude passive durant le traitement.

Bien que leurs principes théoriques varient, nombre de physiothérapies sont particulièrement efficaces pour soulager les douleurs relatives au système musculo-squelettique. Les massages, par exemple, conviennent particulièrement aux affections des tissus mous, dont les blessures liées à la pratique d'un sport, tandis que l'ostéopathie et la chiropractie contribuent à corriger les désalignements des os ou des articulations, qui peuvent provoquer des douleurs. La tension physique provoquée par le stress émotionnel ou psychologique est souvent à l'origine de douleurs et de tensions, même si celles-ci ne se traduisent pas directement par une affection, et dans ce cas, les thérapies consacrées aux problèmes non-physiques peuvent s'avérer les plus appropriées.

Autrement dit, si vous cherchez à soulager des symptômes existants (ou à prévenir leur réapparition), il vous faudra certainement du temps pour déterminer quelle forme de thérapie est la plus adaptée à votre cas. Peut-être sera-t-il nécessaire d'en envisager plusieurs. Par exemple, si vous souffrez de douleurs et de raideurs que vous attribuez à certains aspects de votre mode de vie – que ce soit une position assise prolongée devant un ordinateur ou un stress chronique –, vous aurez intérêt à vous diriger vers une approche qui allie le soulagement des muscles tendus et noués avec de la relaxation ou une rééducation de la posture. Il pourra s'agir de séances de massage associées à la méthode Alexander, ou d'une thérapie axée sur la respiration et la relaxation. En revanche, si vous souffrez de problèmes articulaires spécifiques, l'hydrothérapie et/ou l'isolation sensorielle peuvent se révéler plus indiquées. Si votre problème semble avoir une origine psychologique aussi bien que physique, les méthodes Heller ou Trager offrent probablement une meilleure alternative.

Ce parcours n'est pas sans tâtonnements ni erreurs possibles. Mais, en cas de mal de dos subit, un ostéopathe ou un chiropracteur sera certainement à même de vous procurer un soulagement immédiat, si toutefois votre médecin ne décèle aucune contre-indication.

Une consultation chez un praticien professionnel est inévitable. En effet, rares sont les thérapies manuelles qui se prêtent à une pratique autonome. Néanmoins, une fois les séances commencées, il n'est pas exclu que l'on vous enseigne certains aspects de la technique, notamment lors des thérapies de respiration et de relaxation, qu'il vous sera possible de reproduire seul. Les thérapeutes conseillent souvent d'effectuer des exercices à la maison entre les séances – par exemple, le Rolfing et le Hellerwork exigent que des mouvements structurés spécifiques soient exécutés pendant et après le traitement. Quant aux thérapies essentiellement éducatives, elles impliquent d'entretenir à vie les nouvelles postures et manières de se mouvoir qu'elles enseignent, comme c'est le cas avec la méthode Alexander.

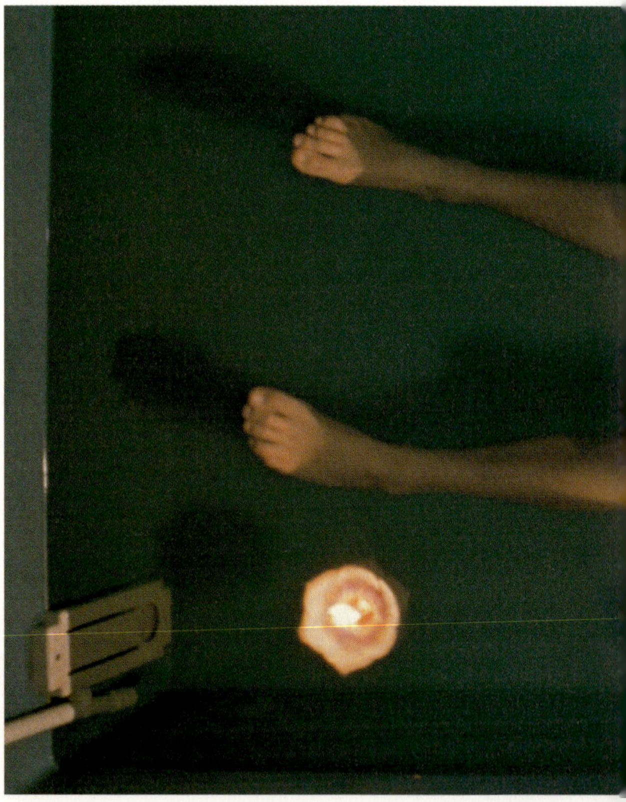

RÉSUMÉ

Un thérapeute sérieux désirera s'assurer que vous vous adressez à la bonne personne, et ne demandera qu'à vous donner des détails. Vérifiez également qu'il a bien suivi une formation spécialisée, et qu'il a une certaine expérience dans le traitement des problèmes dont vous souffrez.

Vous n'aurez aucun mal à trouver un praticien pour les disciplines les plus connues, mais ce sera peut-être plus difficile pour celles qui sont plus confidentielles ou plus récentes. Vous trouverez sans difficulté un bon masseur, aromathérapeute, ostéopathe ou chiropracteur par exemple, et les soins d'hydrothérapie sont pratiqués dans les établissements de remise en forme comme dans les centres hospitaliers. Votre médecin aura même peut-être quelqu'un à vous recommander. Mais vous aurez sans doute beaucoup plus de mal à dénicher un spécialiste de zero balancing, de l'approche Trager ou de Hellerwork, surtout en dehors des États-Unis.

Lors de votre première consultation avec un thérapeute, vous saurez probablement de manière instinctive si vous vous sentez à l'aise avec son approche et si celle-ci est adaptée à votre demande. N'hésitez pas à demander exactement l'investissement et le temps qu'elle demande. C'est à ce stade qu'il faut exprimer ses doutes, afin de déterminer s'ils sont décisifs ou s'ils proviennent d'un simple manque de connaissances. Par exemple, certaines personnes rejettent l'ostéopathie ou la chiropractie simplement parce qu'elles ont entendu parler de manipulations brutales, voire douloureuses, ce qui relève du mythe. Cependant, si vos doutes persistent, vous aurez peut-être davantage confiance dans des techniques plus douces, comme l'ostéopathie crânienne ou la chiropractie Mc Timoney. Il reste qu'il est parfois nécessaire d'accepter une certaine douleur pour tirer le meilleur parti d'un traitement : un massage prolongé ou le Rolfing n'exclut pas des moments douloureux, qui demeurent néanmoins toujours très supportables. Le Hellerwork et l'approche Trager, s'ils n'infligent aucune douleur physique, peuvent paraître pénibles à certaines personnes d'un point de vue émotionnel. Les thérapies alternatives offrent rarement une « guérison express », mais si vous craignez que celle que vous avez choisie n'exige trop d'investissement de votre part, n'hésitez pas à vous renseigner auprès de votre thérapeute.

Le choix d'un traitement agréable ou provoquant un plaisir positif n'a rien de répréhensible. Même en l'absence de symptômes courants, nombre de personnes font régulièrement des séances de massage en aromathérapie, simplement parce que cela leur permet de se ressourcer moralement et leur procure une sensation de bien-être. Il en est de même pour les autres formes de massages, l'isolation sensorielle et certaines thérapies de relaxation – un bon traitement ne signifie pas forcément travail acharné et contraintes !

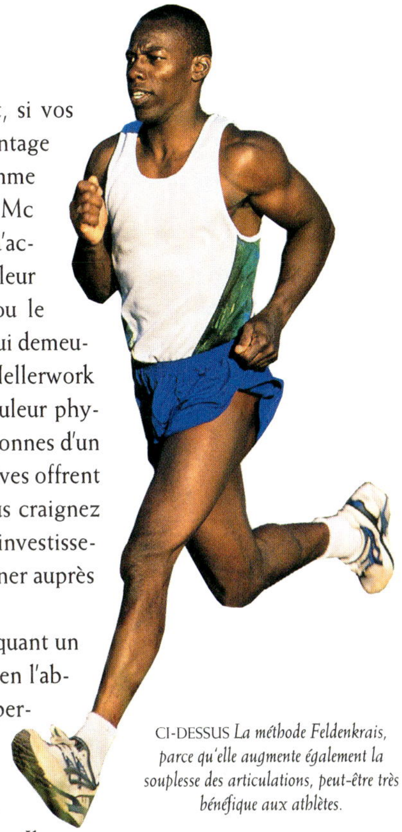

CI-DESSUS *La méthode Feldenkrais, parce qu'elle augmente également la souplesse des articulations, peut-être très bénéfique aux athlètes.*

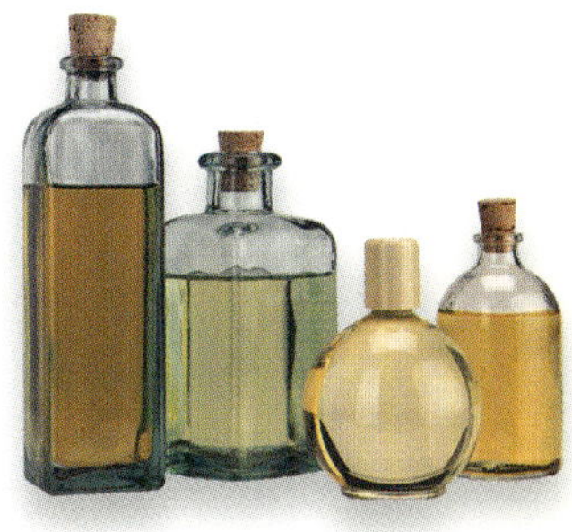

CI-DESSUS *Les thérapies manuelles ont souvent recours aux huiles de massage et aux huiles essentielles.*

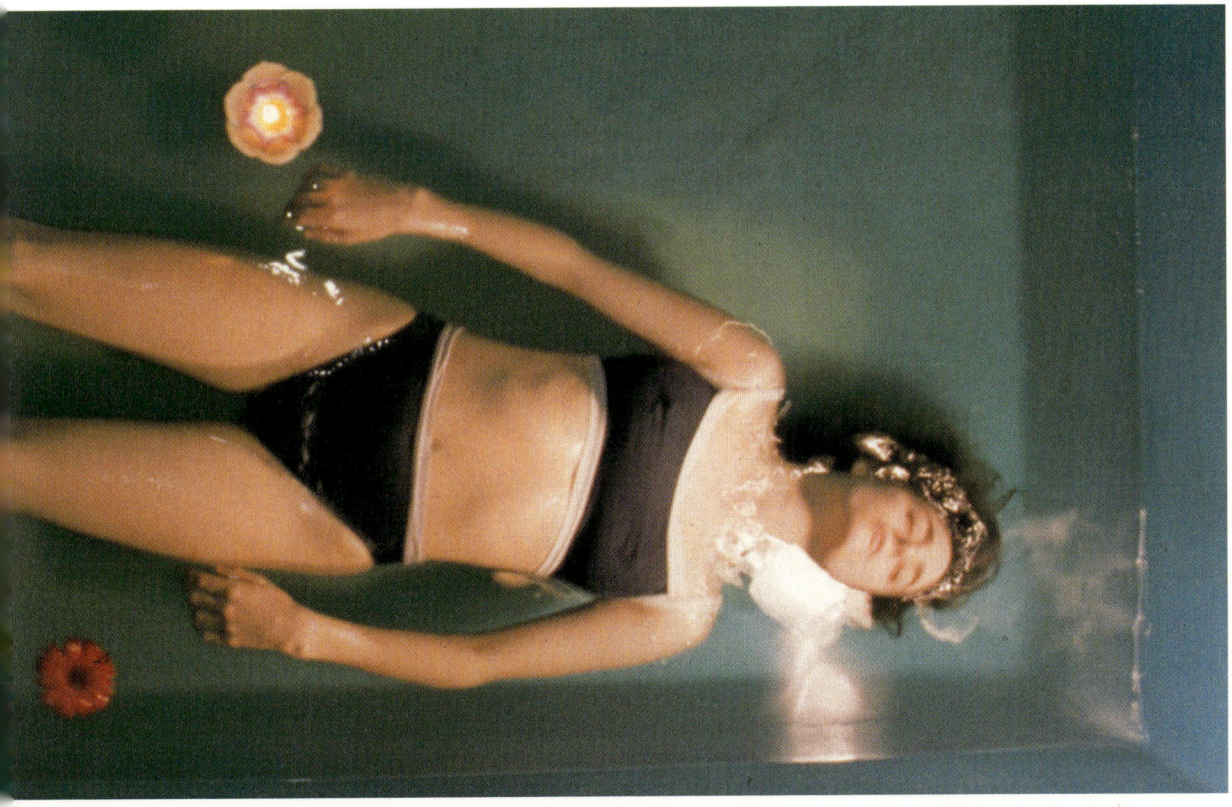

À GAUCHE *L'isolation sensorielle peut soulager l'anxiété et le stress.*

LE MASSAGE THÉRAPEUTIQUE

LES ORIGINES DU MASSAGE

L'art du massage se pratiquait bien avant l'existence des chroniques historiques. En Chine, le système « anma » a évolué pour donner le « tuina » pratiqué de nos jours. Le shiatsu, créé au Japon, associe l'« anma » à d'autres techniques. Le système médical ayurvédique indien utilise le massage dans le cadre de ses thérapies. Pendant des siècles, le massage, ou « masah » pour les Arabes, a été considéré comme partie intégrante de la pratique médicale en Grèce, dans l'Empire romain et en Égypte, après qu'Avicenne, célèbre médecin perse, a souligné son importance dans son Canon de la médecine, en l'an 1000 de notre ère.

Certaines formes de massages ne s'attachent qu'aux mouvements physiques qui ont un effet sur le corps – et non aux flux d'« énergie spirituelle » qui le traversent. Le massage thérapeutique, parfois appelé « massage suédois », implique uniquement la manipulation des tissus mous, tels la peau, les tendons et les ligaments. Son effet préventif et curatif est reconnu depuis des milliers d'années. C'est pourquoi ce type de massage est effectué par des masseurs-kinésithérapeutes dans les hôpitaux et les cliniques du monde entier. Certaines techniques de base sont faciles à acquérir et à reproduire chez soi dans le cadre d'une pratique autonome, tant pour procurer un bien-être général que pour soulager une affection spécifique.

« Massage thérapeutique » est un terme relativement récent pour décrire un art ancien dont, sans doute, la pratique a longtemps précédé la description écrite. Après tout, toucher et masser une partie meurtrie ou douloureuse du corps relève de l'instinct. Il est probable que la plupart des grandes civilisations ont entretenu une tradition dans ce domaine, bien que les effets du massage aient donné lieu à des théories très variées. Par exemple, les Chinois ont jadis développé le système « anma » (*voir* page 32), lequel est devenu le « tuina ». Les Japonais, quant à eux, ont associé l'« anma » à d'autres techniques pour développer le shiatsu (*voir* pages 32–37). Toutes ces thérapies reposent sur le concept d'« énergie spirituelle » appelé chi ou ki. En Inde, les praticiens ayurvédiques (*voir* pages 78–85) ont depuis toujours promu le massage pour faire pénétrer différentes huiles, épices et herbes dans la peau – et l'art du massage est, de nos jours encore, pratiqué dans la majorité des familles indiennes.

Les médecins de l'Antiquité arabe, égyptienne, grecque et romaine s'accordaient tous pour reconnaître les effets bénéfiques de cette pratique thérapeutique. En Grèce, elle répondait au nom d'« anatripsis », tandis que les Arabes l'appelaient « masah ». En 380 av. J.-C., Hippocrate, le père de la médecine occidentale, écrivait : « Le médecin doit acquérir de l'expérience dans de nombreux domaines, mais assurément dans l'art de masser. » Celse et Galène, deux médecins romains réputés, ont écrit plusieurs ouvrages sur l'efficacité du massage, pratiqué au quotidien par nombre de leurs concitoyens. Jules César, qui souffrait de névralgies, se faisait masser tous les jours. Vers l'an 1000 de notre ère, Avicenne, grand médecin perse, consacrait aux bienfaits du massage une importante partie de son *Canon de la médecine* – qui pendant des siècles, allait servir d'ouvrage médical de référence en Europe.

Une tradition suédoise

Au fil des siècles, le massage a continué à se développer en tant que thérapie (avant l'invention des lotions que nous utilisons pour nous laver les cheveux, le massage était connu en tant que « friction et shampoing » : le shampoing que nous achetons aujourd'hui doit ainsi son nom à un massage de la tête.) C'est le gymnaste suédois Per Henrik Ling (1776–1839) qui, à la fin du XVIIIe siècle, fut à l'origine du massage thérapeutique tel qu'il est pratiqué aujourd'hui. À l'issue d'un voyage en Chine, Ling s'inspira de certaines techniques « anma », sans toutefois en retenir les principes spirituels. La forme de massage qu'il mit au point connut un tel succès que des « instituts suédois » fleurirent aux quatre coins de l'Europe, ce qui explique que le massage thérapeutique soit souvent synonyme de « massage suédois ». Deux compatriotes de Ling exportèrent ses idées aux États-Unis où, dans la seconde moitié du XIXe siècle, ils ouvrirent les premières cliniques de massage. Grâce en partie au soutien du président américain, elles jouirent d'une grande popularité.

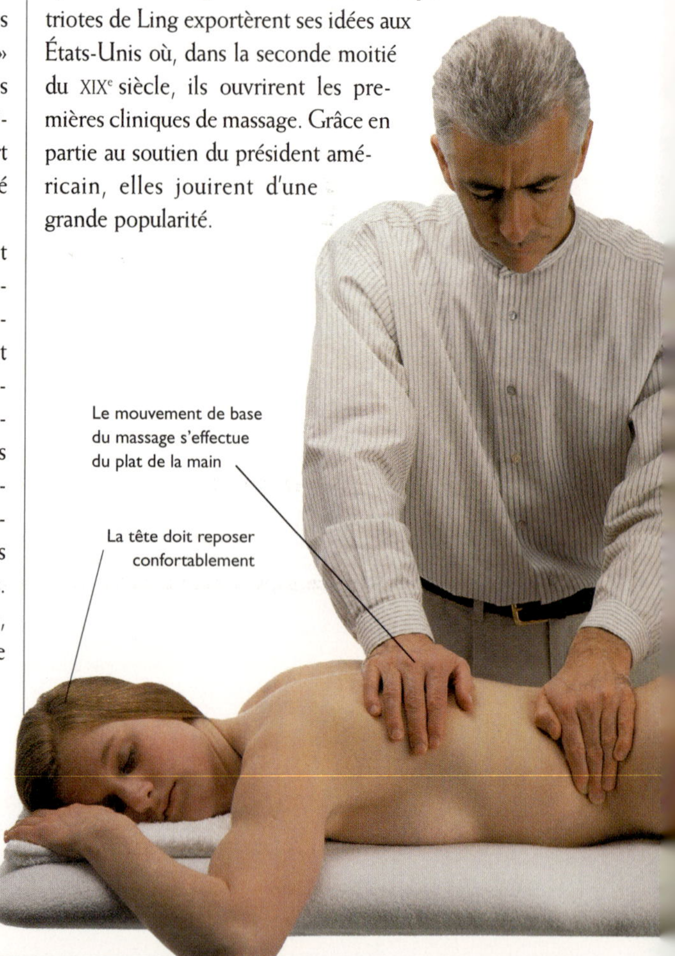

Le mouvement de base du massage s'effectue du plat de la main

La tête doit reposer confortablement

LE FONCTIONNEMENT DU MASSAGE THÉRAPEUTIQUE

Le massage exerce un effet à la fois physiologique et psychologique. Les différentes manœuvres (*voir* pages 98–99) agissent sur la peau, les muscles, les vaisseaux sanguins, les vaisseaux lymphatiques (la lymphe possède des constituants similaires à ceux du sérum sanguin lequel ne contient ni cellules ni protéines sanguines), les nerfs et certains organes internes. Les pressions fortes stimulent les systèmes de l'organisme – immunitaire, circulatoire, lymphatique et digestif –, tandis que les mouvements lents, doux et superficiels ralentissent leur activité et les détendent.

Les terminaisons nerveuses sensorielles de la couche interne de la peau – le derme – réagissent au toucher et à la pression. Lorsqu'ils sont stimulés, ces récepteurs envoient, par le biais d'un nerf sensoriel, des impulsions nerveuses à la moelle épinière qui les transmet au cerveau. Lors de cette transmission, les signaux des terminaisons nerveuses occultent en partie ceux émis par les nerfs affectés par une douleur chronique. De ce fait, la douleur est moins vivement ressentie.

La sensation que procure le toucher a également pour effet de libérer dans le cerveau des substances chimiques appelées endorphines, lesquelles fonctionnent comme des analgésiques naturels. Elles amoindrissent non seulement la perception de la douleur, mais elles procurent également une sensation de bien-être et de détente qui exerce à son tour une action psychologique positive.

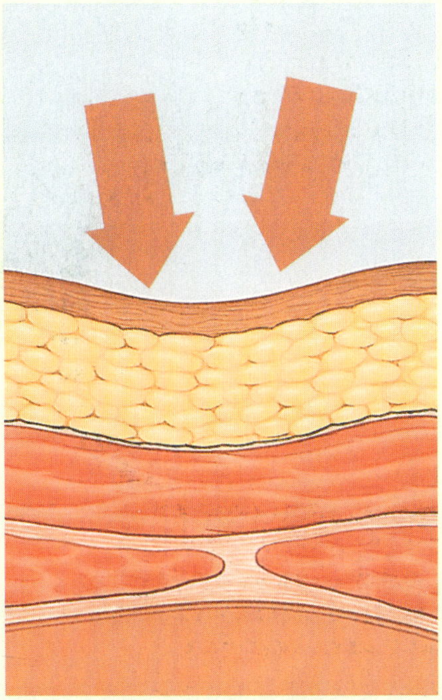

CI-DESSUS *Les pressions exercées sur la peau pénètrent profondément dans les systèmes corporels, modifiant l'échange des messages avec le cerveau.*

Une pratique respectée

À la fin du XIXe siècle, le massage thérapeutique avait acquis ses lettres de noblesse. Les médecins n'hésitaient pas à le prescrire pour soigner différentes affections. C'était en général un masseur spécialement formé qui était chargé d'appliquer le traitement ; en 1894, plusieurs professionnels britanniques formèrent la Society of Trained Masseuses dont l'objectif était de différencier le massage médical des pratiques, moins respectables, qui avaient cours dans les établissements mal famés. Cette association est ensuite devenue la Chartered Society of Physiotherapy, agréée par l'État, qui servit de modèle à nombre d'associations européennes et américaines.

Le massage thérapeutique continua à se développer jusqu'à la Première Guerre mondiale – durant laquelle il fut utilisé pour traiter les chocs dus aux explosions d'obus, correspondant à ce qu'on appelle aujourd'hui le « syndrome de stress post-traumatique ».

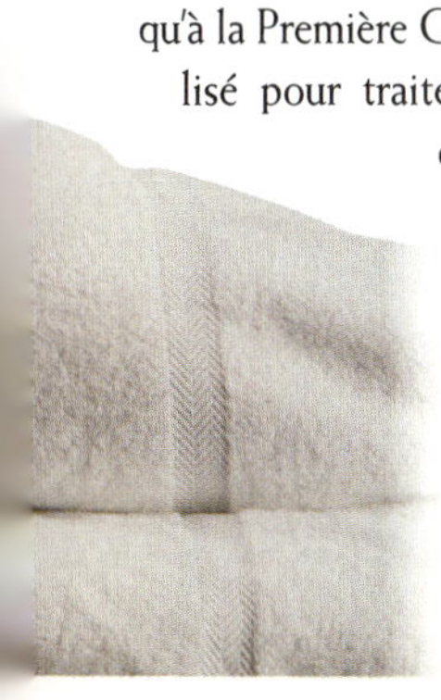

À GAUCHE *La plupart des gens associent le massage à la détente, alors qu'il exerce également des effets énergisants et réparateurs.*

Par la suite, la médecine occidentale misa sur la technologie qui s'affirma au détriment des pratiques traditionnelles : le massage connut alors une période de déclin. Il fallut attendre les années 1960 pour qu'il retrouve la position qui avait été la sienne, à la faveur d'un regain d'intérêt pour les médecines complémentaires, et de l'engouement du public pour les techniques de relaxation et de prévention du stress.

Aujourd'hui, le massage thérapeutique bénéficie d'une large reconnaissance dans le traitement de nombreuses affections – de l'asthme aux problèmes de circulation, en passant par les faiblesses de l'appareil musculo-squelettique. Chez les bébés prématurés, il stimule la prise de poids. En favorisant la relaxation et en réduisant le stress, qui intervient dans de nombreux problèmes de santé, le massage constitue une bonne thérapie préventive.

Il est surprenant que les autorités sanitaires des pays occidentaux aient tardé à en reconnaître les vertus. Mères massant leur nouveau-né, petits-enfants s'occupant des pieds de leurs grands-parents... ces gestes familiers sont depuis longtemps pratiqués en Inde. Là-bas, il s'agit d'une activité quotidienne naturelle et ses bienfaits transparaissent dans les corps harmonieux des Indiens des campagnes, qui continuent à perpétuer la tradition.

MASSAGES POUR BÉBÉ

Les massages sont particulièrement indiqués pour les bébés et les enfants – voire les adolescents, à condition qu'ils veulent bien s'y soumettre. Les nourrissons massés régulièrement prennent du poids plus rapidement que les autres. Le massage contribue également à donner à un bébé ou à un enfant une image positive de son corps – en lui procurant une représentation mentale des parties qui le constituent et de ses limites. De la même manière, il aidera les adolescents à mieux accepter leur corps. Depuis peu, on pense que les tout-petits libèrent plus rapidement la myéline (substance qui gaine certaines fibres nerveuses et accélère la transmission des impulsions nerveuses) lorsqu'ils sont massés de manière régulière. Ces bébés paraissent en outre plus heureux et moins irritables, ainsi que moins sujets aux coliques. Enfin, le lien entre un bébé, ses frères et sœurs et ses parents se trouve renforcé par le contact physique qui s'établit entre eux.

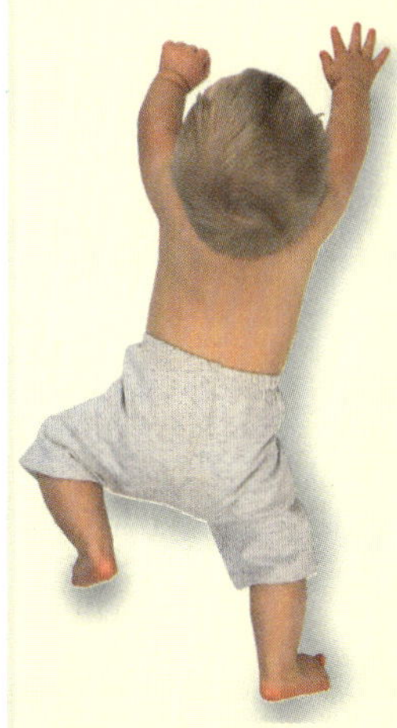

CI-DESSUS *Depuis que ses bienfaits sont connus, le massage des bébés est de plus en plus pratiqué.*

LE POINT DE VUE DE LA MÉDECINE CLASSIQUE

D'importantes recherches ont été menées pour attester de l'efficacité du massage thérapeutique pour le bien-être physique et psychologique général, ainsi que de ses effets bienfaisants dans le traitement de certaines maladies et affections. Le massage agit à la fois sur les systèmes musculo-squelettique, lymphatique, digestif et circulatoire, mais peut aussi intervenir dans le traitement de certains troubles psychologiques.

L'étude conduite en 1995 au Royal Marsden Hospital de Londres a révélé que les patients atteints de cancer ressentent un soulagement significatif grâce au massage, dans le sens où celui-ci leur procure une détente et un sentiment de bien-être, tout en atténuant la douleur. Aujourd'hui, nombre de centres anticancéreux, et d'hôpitaux ont intégré le massage dans leur arsenal thérapeutique.

En 1986, une étude menée au Touch Research Institute de la faculté de médecine de l'université de Miami, aux États-Unis, a montré qu'un massage quotidien accélère la prise de poids chez les bébés prématurés. En 1992, cet institut a également constaté que les jeunes patients souffrant de troubles alimentaires retrouvent confiance en eux et ont une image plus positive de leur corps après quelques séances de massage.

LES TECHNIQUES DU MASSAGE

Le massage thérapeutique repose sur quatre mouvements de base – appelés « manœuvres » par les thérapeutes. En général, on utilise du talc ordinaire ou une huile de massage afin de faciliter le glissement des mains sur la peau. On peut également avoir recours à une huile essentielle (*voir* Aromathérapie, pages 104–105).

Les effleurages

Ce mouvement de base est utilisé à la fois pour commencer et finir une séance de massage, car il détend les muscles superficiels et permet au patient de s'habituer au contact des mains sur sa peau. L'effleurage sert également de transition au masseur pour se déplacer d'une partie du corps à une autre : il doit en effet éviter de rompre le contact avec le corps du patient.

Le mouvement s'effectue avec le plat de la main, les doigts joints mais détendus. Toutefois, le masseur doit adapter son toucher aux contours naturels du corps. L'effleurage demeure lent et régulier, en général dirigé vers le cœur, avec un mouvement de retour un peu plus léger. Il peut se faire de manière plus appuyée et plus rapide pour stimuler la circulation du sang, améliorer la souplesse des muscles et les chauffer – notamment dans le cadre d'un échauffement musculaire avant une activité sportive.

Les pétrissages

Le pétrissage se pratique avec la pulpe des pouces et des doigts, ainsi que la paume des mains. Les tissus mous sont pétris, pressés et malaxés avec une certaine force, dans un mouvement régulier – comme une pâte à pain ou une pâte à modeler. Le pétrissage est non seulement destiné à décontracter les muscles superficiels et profonds, mais aussi à activer la circulation dans une région spécifique du corps.

Cette manœuvre se révèle particulièrement efficace sur les muscles profonds, tels ceux des épaules, des fesses, des hanches et des jambes. Sur les parties charnues du corps, la main ramassée en un poing relâché décrit des cercles, de manière à ce que les articulations pétrissent et malaxent les muscles tendus, pour favoriser leur décontraction et leur étirement.

Les frictions

Ce mouvement rompt les adhésions entre les tissus et détend les fibres musculaires sujettes aux spasmes – la friction est ainsi souvent utilisée dans la thérapie des points réflexes (*voir* pages 22–23). Ces points se concentrent souvent dans la région des épaules et du cou. La friction s'effectue avec la pulpe des pouces, et non pas avec leur extrémité. Grâce à de petits mouvements circulaires appuyés, au cours desquels la pulpe du pouce reste en contact avec le même point, le tissu contracté est pressé contre les tissus ou le muscle sous-jacents.

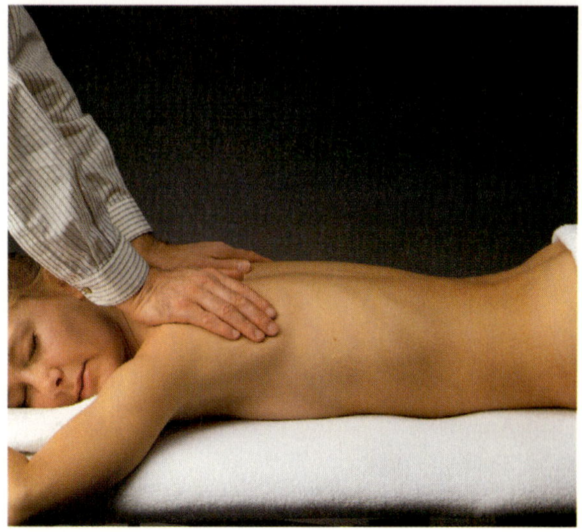

CI-DESSUS *Manœuvres de base du massage, les effleurages sont des mouvements lents et relaxants, faciles à pratiquer à la maison, sur soi ou sur un partenaire.*

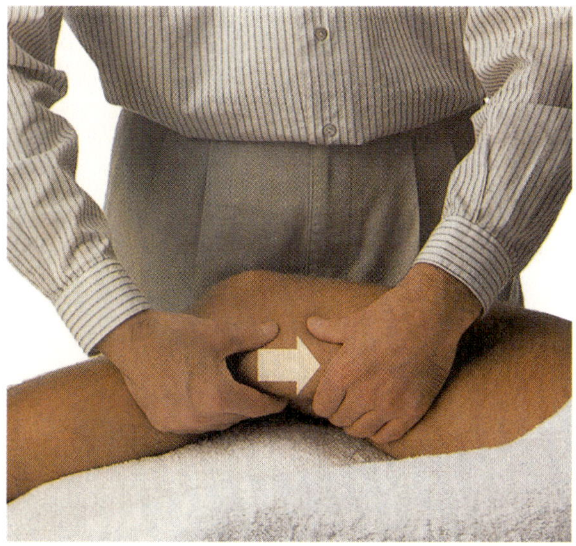

CI-DESSUS *Le pétrissage profond consiste à saisir la chair et à lui imprimer des mouvements de torsion. Cette manœuvre se révèle particulièrement efficace pour soulager la tension musculaire et stimuler la circulation.*

La friction est la seule manœuvre susceptible de provoquer une douleur que beaucoup associent néanmoins à un soulagement. Toutefois, un mouvement trop douloureux se révèle contre-productif car il risque d'accentuer la contraction musculaire. Une variante de cette technique, la pression statique, consiste simplement à exercer une pression des pouces et des doigts, au lieu de décrire des cercles.

La friction ne s'effectue qu'après l'effleurage et le pétrissage, une fois les muscles détendus et la circulation du sang stimulée. En général, on n'utilise cette technique que pour supprimer, de manière progressive, un spasme musculaire ou une adhérence fibreuse.

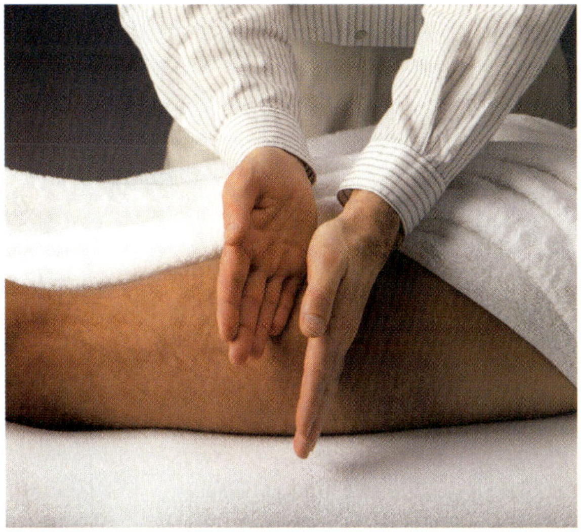

CI-DESSUS *Les hachements demandent une certaine expérience, car cette manœuvre peut être douloureuse si elle est pratiquée trop vigoureusement. Elle permet notamment de tonifier la peau et de réduire la cellulite.*

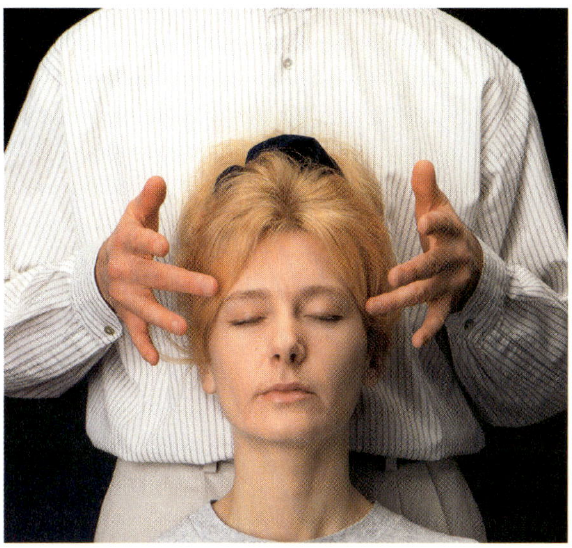

CI-DESSUS *Une légère pression de chaque côté des tempes pendant environ dix secondes procure une agréable sensation de « picotement » et contribue à soulager les maux de tête.*

Les percussions

Ce terme recouvre une variété de tapotements qui stimulent la peau et les tissus mous, tout en améliorant la circulation du sang dans la région traitée. Les percussions manuelles comprennent les « hachements », les « claquades » et les « tapotements ». Elles se pratiquent uniquement sur les parties charnues du corps, en évitant les régions osseuses, les vaisseaux éclatés, les régions douloureuses et enflées. Dans le cadre d'un massage anti-stress, une manœuvre de percussion est toujours suivie d'un effleurage.

Les hachements s'effectuent avec le tranchant de la main, les doigts détendus. Ce dernier point est important car cette manœuvre peut devenir douloureuse si elle est pratiquée avec brutalité. Les mouvements sont réguliers et rapides, chaque main alternant avec l'autre de manière très rapprochée. Ces gestes demandent un certain entraînement.

Les claquades

Ce mouvement se pratique les doigts joints en cuillère – comme si vous vouliez boire de l'eau dans vos mains, mais en tournant celles-ci vers la peau. Il s'agit là encore d'imprimer des mouvements rapides et réguliers, chaque main martelant alternativement le corps en produisant un son semblable au trot d'un cheval. Le « gobelet » formé par la main provoque une légère aspiration et, à chaque geste, le sang afflue à la surface, suscitant une légère coloration de l'épiderme. Cette technique est particulièrement indiquée pour améliorer la texture de la peau, pour stimuler les terminaisons des nerfs périphériques et les tissus sous-cutanés.

Tous les mouvements de percussion sont destinés à stimuler les tissus cutanés, les muscles et les organes qu'ils recouvrent. Toutefois, il convient d'observer la plus grande prudence avec les personnes très tendues, affaiblies ou malades. Ces techniques de massage, apaisantes pour des organismes en bonne santé, peuvent provoquer douleurs et tensions. Par ailleurs, la tolérance à la douleur varie avec chaque individu.

CONSULTER UN THÉRAPEUTE

Si vous souffrez d'une affection susceptible d'être améliorée par des massages, il est probable que votre médecin traitant vous adresse à un masseur-kinésithérapeute. Vous pouvez également vous inscrire à un centre de remise en forme où, en général, officie un masseur professionnel. Lors de votre première consultation, le thérapeute vous interrogera sur vos antécédents médicaux et votre mode de vie, et vous demandera si vous suivez un traitement médicamenteux pour un problème précis. On cherchera à savoir ce que vous attendez de ces séances de massage : besoin de relaxation, de soulager des muscles tendus et courbaturés ou préparation à une épreuve sportive. La pièce où se déroule le massage doit être bien chauffée et dotée d'un éclairage tamisé. En ne gardant sur vous que vos sous-vêtements, vous vous allongerez sur une table de massage. Le thérapeute recouvrira les parties du corps qu'il choisit de ne pas masser tout de suite avec une couverture chaude ou des serviettes éponge. Un bon masseur se doit d'avoir les ongles courts et de ne porter aucun bijou. La plupart des séances durent une heure et incluent l'ensemble du corps, même si le masseur insiste sur certains muscles particulièrement tendus, comme les trapèzes du cou et des épaules. Après le massage, il vous laisse vous détendre quelques instants, enveloppé dans une couverture chaude.

PRÉCAUTIONS

Assurez-vous que votre thérapeute est dûment qualifié et qu'il possède une assurance professionnelle correspondant à son activité. C'est en général le cas des kinésithérapeutes recommandés par un médecin classique. Il existe des contre-indications au massage, notamment en cas de :

- Cancer – sauf sous supervision médicale ou par auto-massage, à condition qu'un thérapeute confirmé vous ait indiqué ce qu'il faut faire et ne pas faire
- Maladie contagieuse
- Fièvre
- Affection cutanée infectieuse
- Grosseur ou contusion ; de même, on ne masse pas un os cassé ou un tendon déchiré
- Ostéoporose sévère
- Phlébite et thrombose (le massage peut déplacer un caillot de sang)
- Grossesse, pour les massages de l'abdomen
- Veines variqueuses (traversant la zone massée)

MISE EN GARDE

Assurez-vous que vous ne présentez aucune contre-indication au massage (*voir* ci-dessus).
Les ongles longs sont à proscrire ; vous pourriez vous griffer ou griffer le masseur.
Certaines huiles essentielles sont contre-indiquées pour certaines affections (*voir* Aromathérapie, pages 104–105).

L'AUTO-MASSAGE

Comme vous le constaterez ci-dessous, il est possible, dans une certaine mesure, de pratiquer un massage sur soi-même. Bien que l'auto-massage se révèle moins relaxant et moins agréable qu'un massage pratiqué par une autre personne (*voir* pages suivantes), il conserve ses effets bienfaisants, en soulageant la douleur et en stimulant la production d'endorphines. L'auto-massage permet également d'apaiser les maux de tête, les contractures musculaires et les chevilles enflées, tout en tonifiant la peau et en améliorant la circulation sanguine. Les mouvements exécutés lors d'un shampoing constituent déjà un bon massage du cuir chevelu, tout comme se passer de la crème sur le visage peut contribuer à détendre les muscles faciaux. Nous vous indiquons ici les étapes d'un auto-massage complet, ce qui ne vous empêche pas de vous limiter à une zone particulière en fonction de vos besoins, de votre disponibilité ou d'un problème spécifique.

Préparation

Choisissez une pièce calme et bien chauffée, dans laquelle vous ne serez pas dérangé – pas même par le téléphone. Habillez-vous confortablement. Gardez les pieds nus. Retirez tous vos bijoux et, si vous avez les cheveux longs, relevez-les pour dégager le cou. Un bain chaud constitue un prélude idéal au massage, en contribuant à détendre les muscles, évacuer les tensions et stimuler l'afflux sanguin vers la peau.

Prenez place sur une chaise ou un canapé, ferme mais confortable. Sur un lit, vous pouvez vous appuyer contre des oreillers. Pensez à recouvrir ces surfaces d'une serviette si vous avez l'intention d'utiliser une huile de massage (disponible dans la plupart des magasins de produits naturels).

AUTO-MASSAGE

* Choisissez une pièce calme et bien chauffée.
* Mettez-vous en condition et préparez l'espace pour le massage.
* Asseyez-vous pour vous masser les pieds, les orteils et les chevilles.
* Mettez-vous debout pour vous masser les jambes et les hanches.
* Asseyez-vous pour vous masser le bas du dos en décrivant des mouvements circulaires.
* Massez-vous le visage et le cou.
* Reposez-vous et respirez profondément quelques minutes.

1 *Commencez par les pieds. Placez une cheville ou un pied (selon la souplesse de l'articulation de la hanche) sur la cuisse de l'autre jambe. Du pouce et de l'index, étirez chaque doigt de pied dans toutes les directions possibles, puis pressez-les tous ensemble (voir Réflexologie, pages 66–71, pour d'autres techniques de massage plantaire). Changez de pied.*

2 *Avec le pouce, décrivez des cercles sur le cou-de-pied en appuyant assez fort, puis sur tout le pied jusqu'au talon.*

3 *En utilisant toute la main, pressez et massez tour à tour chaque pied dans son intégralité, jusqu'à la cheville.*

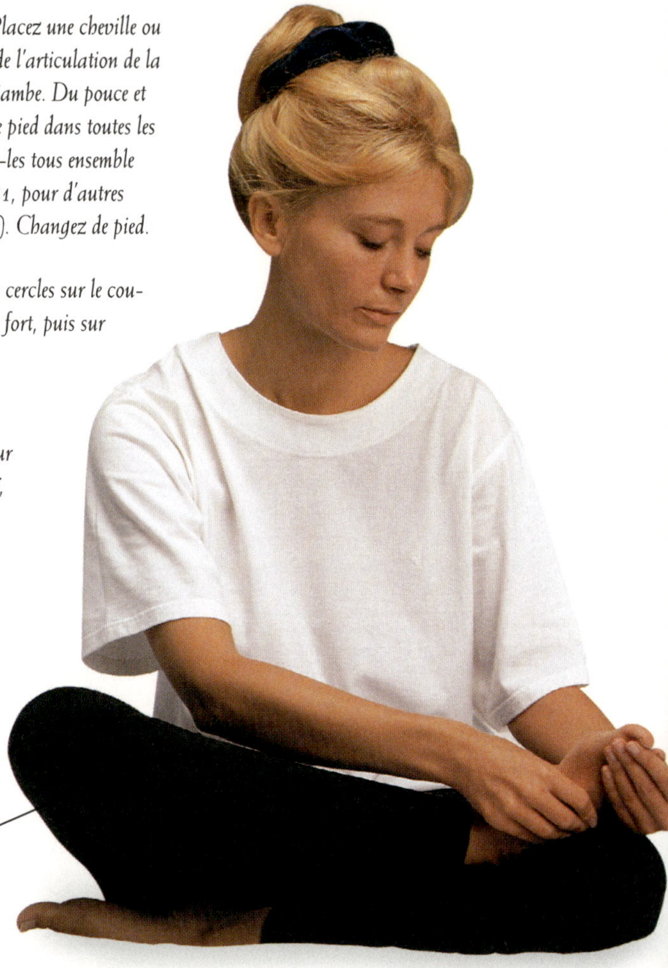

Pour vous masser les pieds, asseyez-vous de manière confortable à même le sol

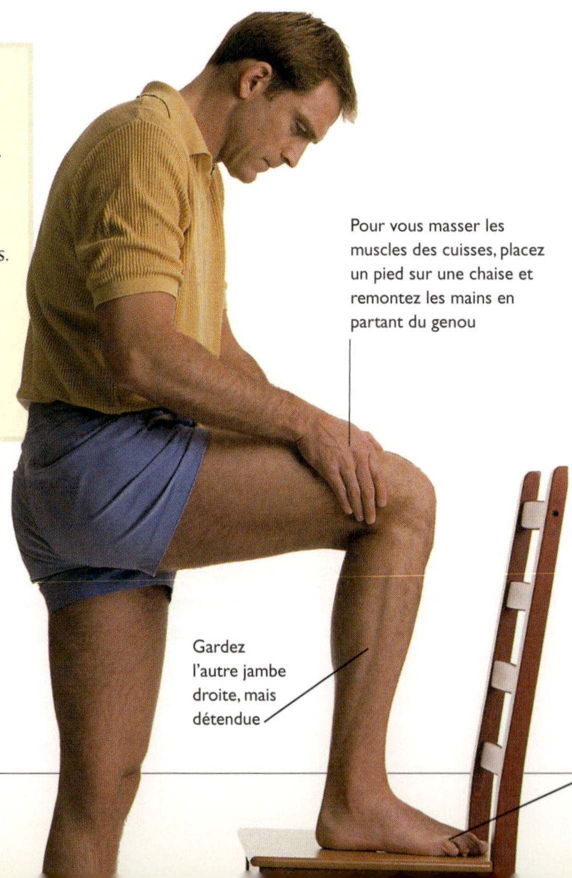

Pour vous masser les muscles des cuisses, placez un pied sur une chaise et remontez les mains en partant du genou

Gardez l'autre jambe droite, mais détendue

Conservez le pied à plat sur la chaise afin d'éviter de contracter les muscles de la cuisse

4 *Posez un pied sur un grand tabouret ou le bras d'un fauteuil – peu importe le support, du moment qu'il se trouve plus haut que la hanche. Placez les mains juste au-dessus de la cheville, en l'encerclant. Massez fermement en descendant sur la cheville et en remontant jusqu'au genou. Répétez ce geste au moins cinq fois, davantage si vos chevilles sont lourdes. Changez de jambe.*

5 *Pétrissez fermement le muscle du mollet des deux mains et finissez par un massage appuyé vers le bas. Changez de jambe – si l'une des chevilles a tendance à enfler plus que l'autre, terminez par celle-ci.*

6 *Pétrissez chaque cuisse tour à tour (en maintenant le pied surélevé), sur les deux côtés, en commençant par le genou et en remontant vers l'aine. Finissez en effectuant des mouvements fermes vers le haut, du genou à la hanche et à l'aine. Ces gestes détendent les grands muscles et stimulent la circulation du sang et de la lymphe.*

7 *Assis le dos droit, effectuez de petits mouvements circulaires avec la pulpe des doigts des deux mains sur les muscles situés de chaque côté de la colonne vertébrale, au niveau des lombaires. Pétrissez les muscles du dos entre les pouces et les doigts, en remontant le plus haut possible. Veillez à toujours terminer par des mouvements circulaires dans le bas du dos.*

8 *Passez maintenant aux épaules. C'est une région souvent douloureuse, car les muscles des épaules sont le siège de nombreuses tensions, d'origine physique ou psychologique, auxquelles ils réagissent en se contractant. Certaines fibres musculaires sont sujettes aux spasmes. Placez la pulpe des doigts de chaque côté du cou, en prenant soin de ne pas appuyer sur la colonne vertébrale. Pétrissez les muscles jusqu'au crâne en effectuant de petits mouvements circulaires.*

9 *Massez-vous le visage* (voir *pages suivantes*).

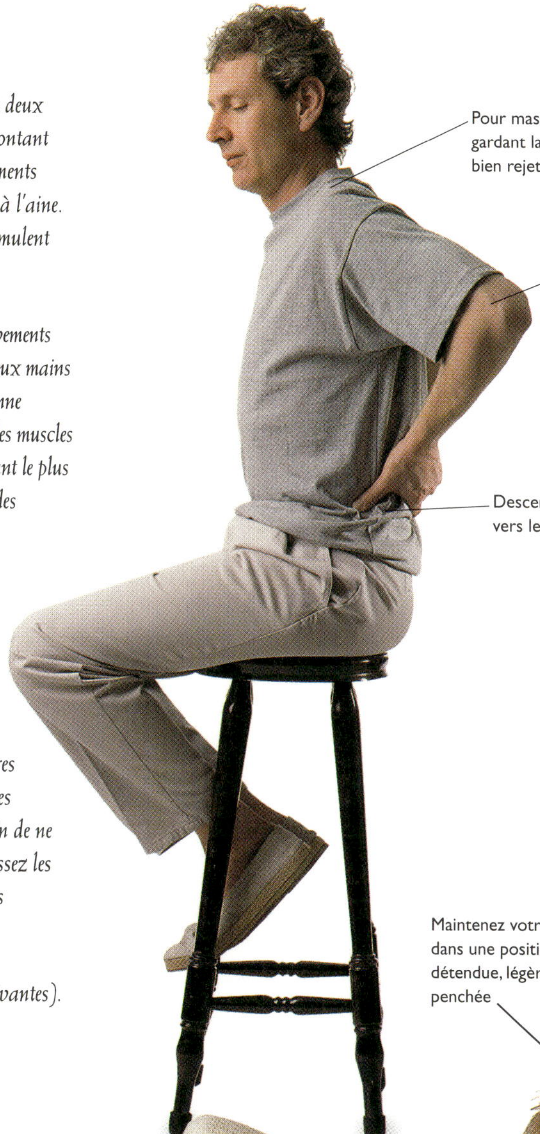
Pour masser le dos, asseyez-vous en gardant la colonne droite et les épaules bien rejetées vers l'arrière
Pliez les coudes aussi loin que possible pour atteindre les muscles situés au niveau de la poitrine
Descendez progressivement vers le bas du dos

11 *Penchez légèrement la tête du côté que vous allez masser, pour raccourcir le muscle et évacuer la tension. Avec la pulpe des doigts, appuyez en décrivant de petits mouvements circulaires sur le muscle épais qui relie chaque épaule à la base du cou.*

12 *Pétrissez les muscles entre le pouce et les doigts. Sur les zones douloureuses, pressez avec la pulpe du pouce ou de n'importe quel doigt.*

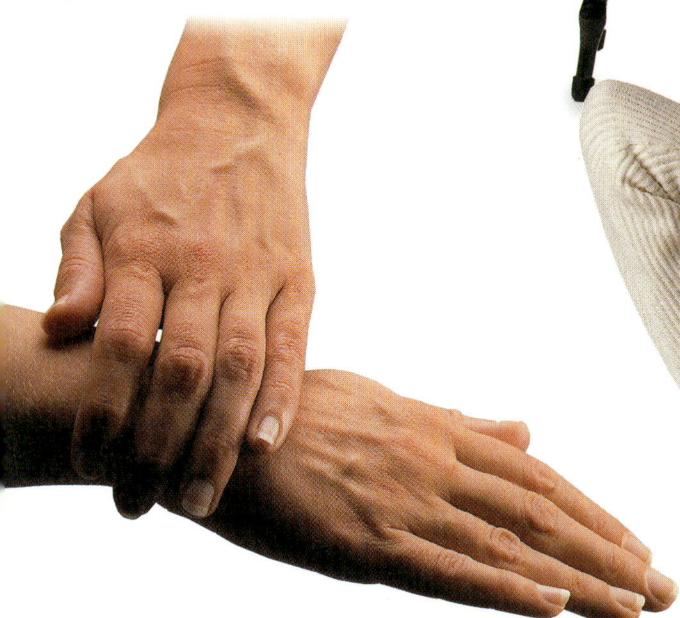

10 *Pétrissez et manipulez chaque main en suivant la même méthode que pour les pieds* (voir *ci-dessus*), *puis l'avant-bras et le bras, jusqu'à l'épaule.*

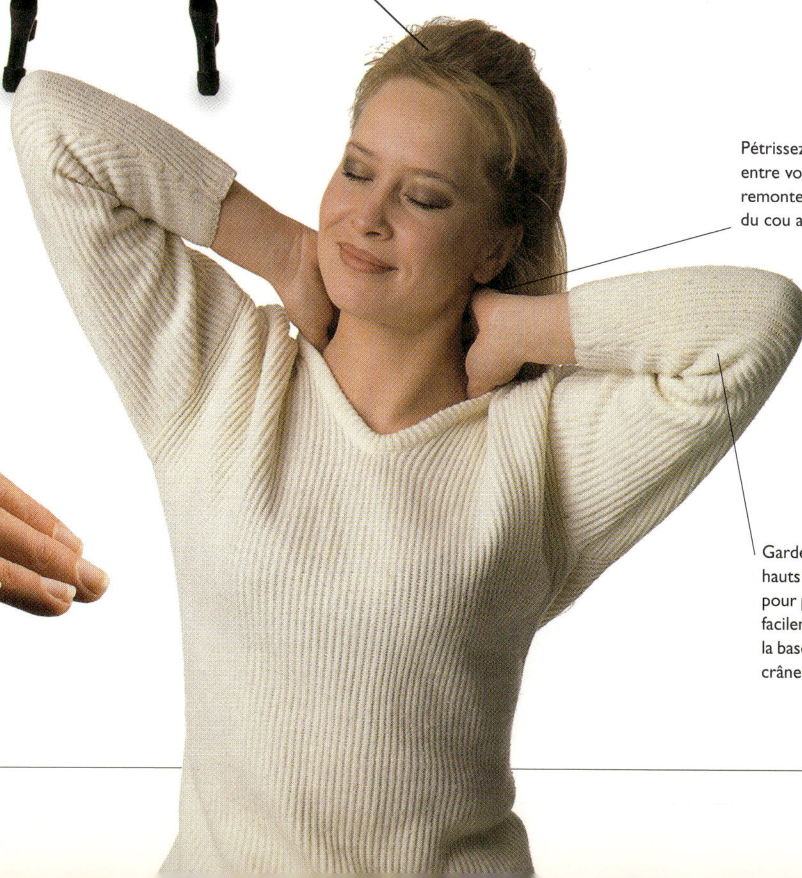
Maintenez votre tête dans une position détendue, légèrement penchée
Pétrissez les muscles situés entre vos épaules, puis remontez les doigts le long du cou afin de le détendre
Gardez vos coudes aussi hauts que possible, pour pouvoir déplacer facilement les mains de la base du cou jusqu'au crâne

DONNER UN MASSAGE

Dans le monde agité où nous vivons, il est important de savoir répondre au stress. Chacun sait que caresser un animal de compagnie fait baisser la pression artérielle et ralentit le rythme cardiaque, tout en réduisant la tension, l'irritabilité et l'anxiété. Des études ont montré que les effets positifs du massage sont également ressentis par le masseur. C'est l'argument idéal pour convaincre votre partenaire ou un(e) ami(e) d'apprendre les techniques de base du massage (*voir* pages 98–99) pour qu'il vous en fasse profiter.

Massage dorsal

Tout massage complet du corps commence par le dos. Néanmoins, un simple massage dorsal est souvent suffisant pour se relaxer. Une bonne part du stress lié à notre mode de vie se traduit par des contractures musculaires situées dans le haut du dos, les épaules et le cou. Toutefois, la manipulation de la colonne vertébrale doit rester de la compétence exclusive d'un thérapeute qualifié. Avant tout, demandez à la personne de s'allonger sur le ventre, sur un lit ferme. Réchauffez l'huile de massage dans vos mains, puis débutez par l'étape 1.

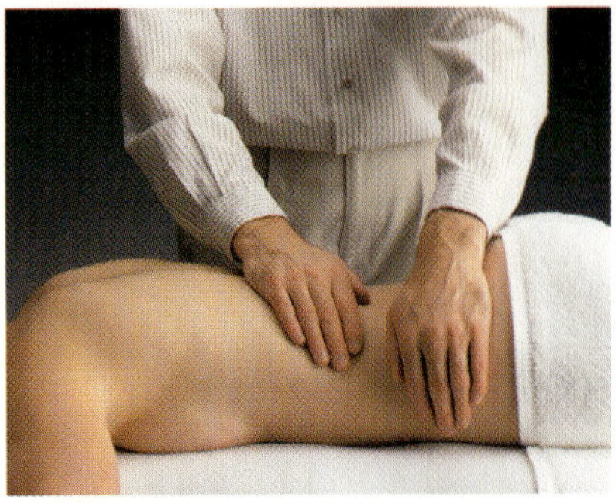

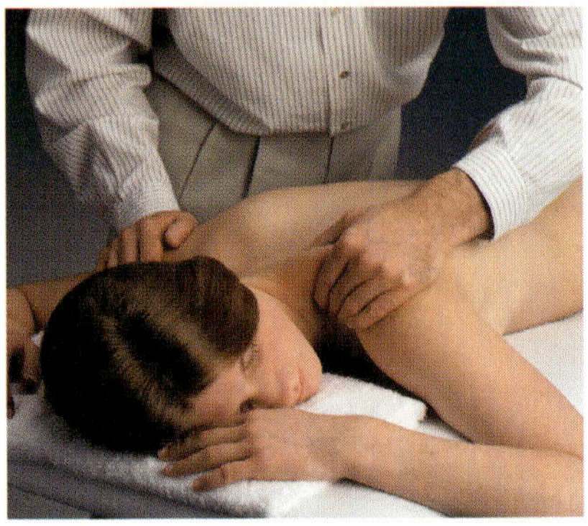

1 Commencez le massage par des mouvements d'effleurage, en remontant d'un côté de la colonne, du bas du dos jusqu'au cou, avant de prolonger le geste sur les épaules jusqu'à leurs extrémités, puis de redescendre de l'autre côté jusqu'en bas. Amorcez chaque mouvement un peu plus haut que le précédent, pour couvrir l'ensemble du dos en cinq mouvements. Poursuivez jusqu'à procurer une sensation de relaxation générale à la personne que vous massez.

2 Pétrissez les épaules, l'une après l'autre, pour évacuer la tension. Localisez les zones douloureuses et les nodules – situées en général au niveau des trapèzes, à la base du cou.

3 Commencez à rompre les nodules par des manœuvres de friction ou de pression. Vous aurez peut-être besoin de travailler peu et souvent sur ces nodules et de réitérer la manipulation plusieurs fois au cours du massage, afin d'éviter toute douleur inutile.

4 Effectuez des pressions sur les muscles longs qui s'étirent de chaque côté de la colonne, en partant des épaules pour descendre progressivement, afin qu'aucune zone ne vous échappe.

5 Si les muscles du dos paraissent particulièrement tendus et que la peau est terne, vous pouvez utiliser différentes manœuvres de percussion. Souvenez-vous de ne pas les appliquer directement sur la colonne vertébrale.

6 Terminez la séance en répétant l'étape 1. Vous pouvez néanmoins varier en dessinant un huit à travers le dos plutôt que de monter et descendre. Achevez par des gestes doux et très légers, du cou jusqu'au bas du dos, en les ralentissant peu à peu.

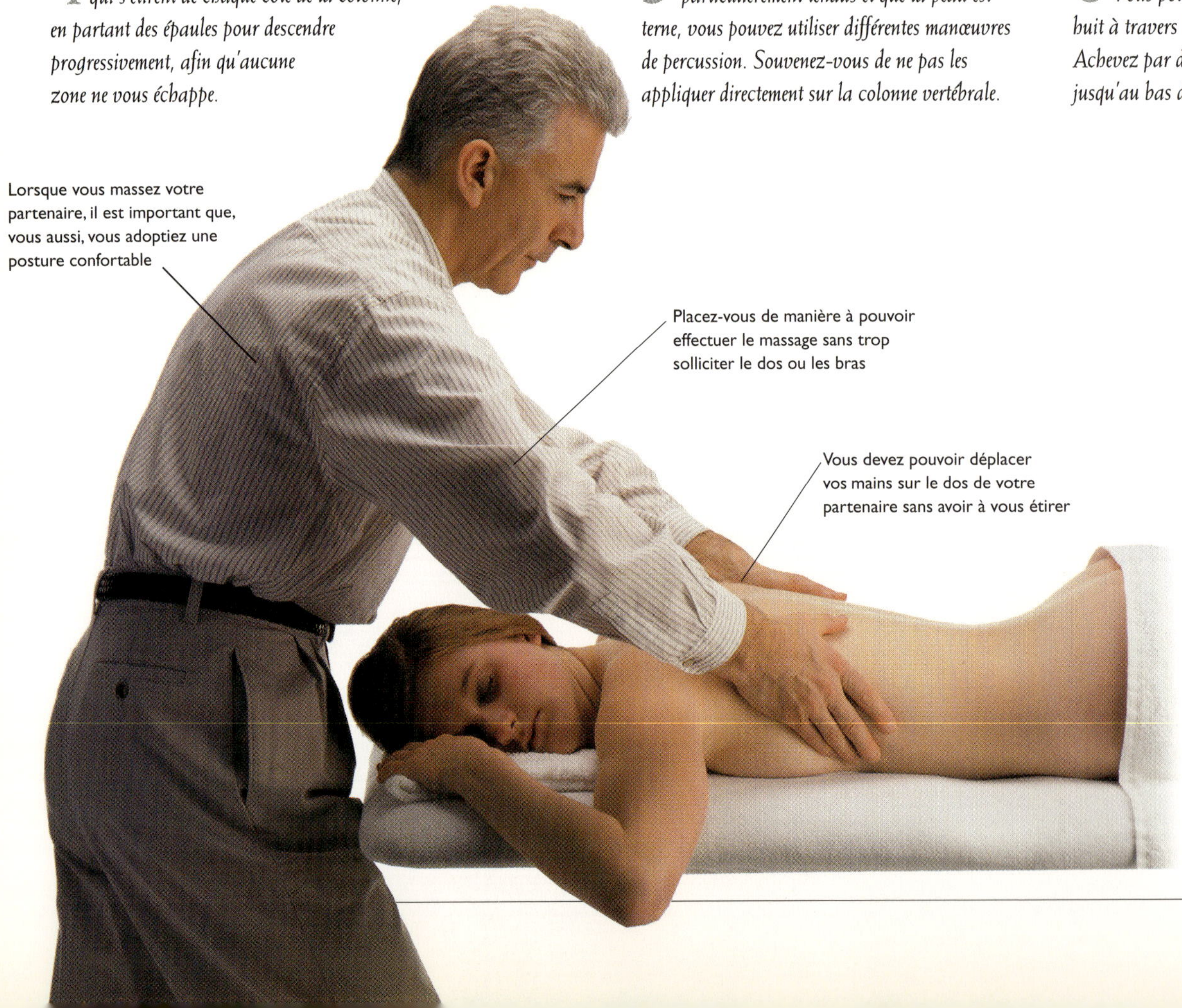

MISE EN GARDE

Seul un thérapeute dûment qualifié peut vous masser directement la colonne vertébrale.
Reportez-vous aux précautions données dans l'encadré de la page 99 pour vous assurez que le massage ne vous est pas contre-indiqué.
Vérifiez que la personne qui vous masse a les ongles courts et qu'elle a retiré tous ses bijoux.
Certaines huiles essentielles sont contre-indiquées pour certaines affections (*voir* Aromathérapie, pages 104–105).

MASSAGE FACIAL

Un massage facial agit sur le teint, qu'il éclaircit, ainsi que sur les muscles faciaux, dont il soulage la tension. C'est une expérience particulièrement apaisante et relaxante. Demandez à la personne de s'allonger sur le dos, sur un lit sans oreiller, les épaules dégagées. Les cheveux doivent être relevés ou maintenus en arrière par un turban ou un bonnet. Placez-vous derrière la tête. Réchauffez un peu d'huile dans vos mains, puis :

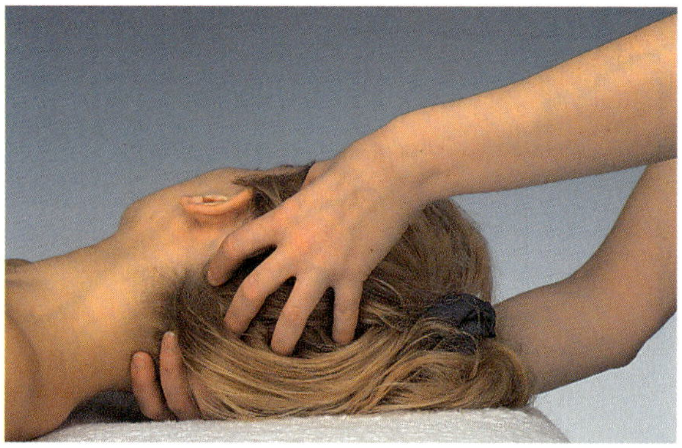

1 Avec les pouces, massez doucement le front en étirant vos doigts vers les tempes ; remontez progressivement à chaque mouvement.

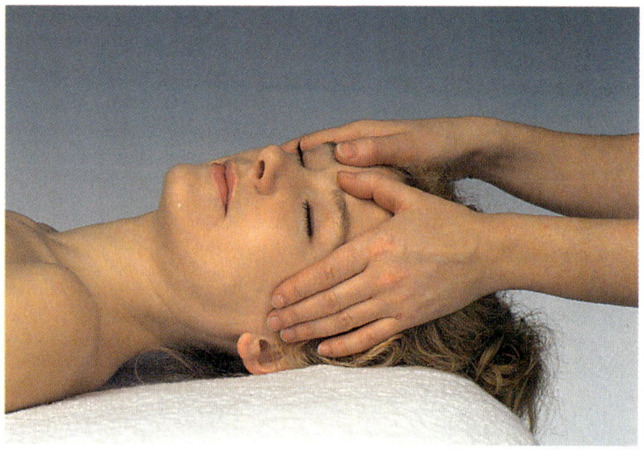

2 Massez les tempes en décrivant des mouvements circulaires avec la pulpe des doigts. Insistez sur la petite dépression située sous l'angle extérieur de l'œil.

3 Massez le cuir chevelu avec la pulpe des doigts, comme si vous faisiez un shampoing.

4 Massez doucement les pommettes et les joues, du nez vers les oreilles.

5 Lovez le menton dans le creux de vos mains et massez vers l'extérieur en suivant la ligne des mâchoires jusqu'au lobe des oreilles.

6 Avec la pulpe des pouces, effectuez de petits mouvements circulaires au point de jonction de la mâchoire et du crâne, puis le long du bord supérieur de la mâchoire jusqu'au menton.

7 Pincez doucement le nez et les oreilles entre le pouce et l'index.

8 Recouvrez le visage avec vos mains et massez sans appuyer en remontant du menton jusqu'au front. En terminant le massage, laissez vos mains reposer quelques secondes sur le visage, toujours sans appuyer, en restant en contact avec la peau.

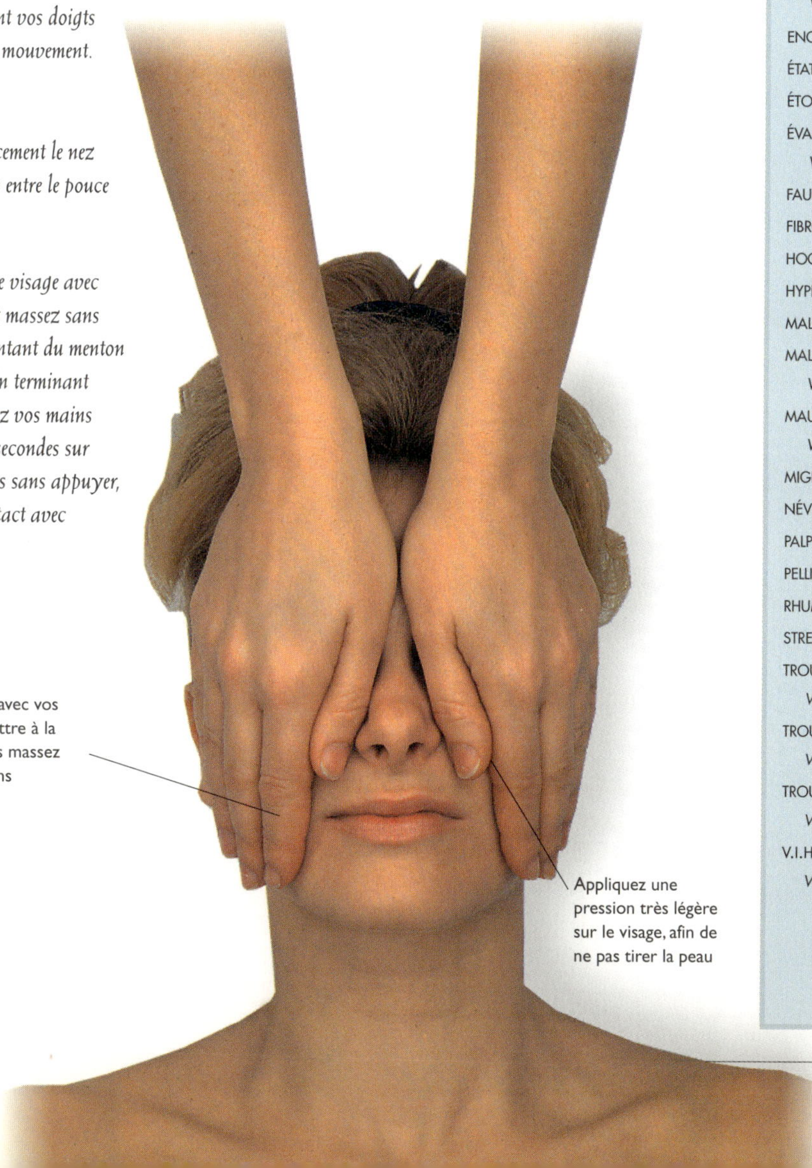

Couvrez le visage avec vos mains pour permettre à la personne que vous massez de se détendre dans l'obscurité

Appliquez une pression très légère sur le visage, afin de ne pas tirer la peau

CHAMP THÉRAPEUTIQUE

Le massage permet de se maintenir en bonne santé et possède des vertus thérapeutiques dans un certain nombre de cas, dont :

ACCIDENT VASCULAIRE CÉRÉBRAL *VOIR* P. 359
ANXIÉTÉ *VOIR* PP. 256–257
ARTHRITE *VOIR* P. 346–347
ASTHME *VOIR* PP. 294–295
ATHÉROSCLÉROSE *VOIR* P. 305
BRONCHITE *VOIR* P. 299
COLIQUE DU NOURRISSON *VOIR* P. 350
CONSTIPATION *VOIR* P. 313
CRAMPES *VOIR* P. 349
DÉPENDANCES *VOIR* P. 258
DÉPRESSION *VOIR* P. 261
DOULEURS DE L'ACCOUCHEMENT *VOIR* P. 328
ENGELURES *VOIR* P. 277
ÉTAT GRIPPAL *VOIR* P. 300
ÉTOURDISSEMENTS *VOIR* P. 271
ÉVANOUISSEMENTS *VOIR* P. 270
FAUSSE COUCHE *VOIR* P. 325
FIBROMYALGIE *VOIR* P. 348
HOQUET *VOIR* 301
HYPERACTIVITÉ *VOIR* P. 351
MAL D'OREILLE *VOIR* P. 282
MAL DE DOS *VOIR* PP. 344–345
MAUX DE TÊTE *VOIR* PP. 268–269
MIGRAINE *VOIR* P. 269
NÉVRALGIE *VOIR* P. 267
PALPITATIONS *VOIR* P. 307
PELLICULES *VOIR* P. 274
RHUME *VOIR* P. 285
STRESS *VOIR* P. 262–263
TROUBLES ALIMENTAIRES *VOIR* P. 265
TROUBLES DE LA GROSSESSE *VOIR* P. 326–327
TROUBLES DU SOMMEIL *VOIR* P. 264
V.I.H. ET SIDA *VOIR* PP. 340–341

L'AROMATHÉRAPIE

Si les bienfaits physiques et psychologiques du massage thérapeutique sont avérés, un massage aux huiles essentielles les accentue et les renforce, tout en procurant une agréable sensation de bien-être. C'est pourquoi de nombreux hôpitaux et établissements de soins palliatifs y ont recours. La plupart des aromathérapeutes estiment que le choix des huiles essentielles dépend des besoins spécifiques de chacun, et affirment qu'elles jouent un rôle dans le traitement de certaines affections ; d'autres estiment que c'est en réagissant de manière positive à l'odeur que le patient sélectionne l'huile qui lui convient.

LE POINT DE VUE DE LA MÉDECINE CLASSIQUE

Les études confirment l'avis des aromathérapeutes, selon lequel les qualités aromatiques des huiles utilisées affectent l'humeur et les émotions en provoquant un effet de bien-être, et en exerçant une action locale sur la peau et le sang qui y afflue. C'est pourquoi les huiles essentielles, associées à un massage thérapeutique, sont utilisées dans nombre d'hôpitaux et d'hospices. Cependant, s'il est attesté que les huiles traversent la peau au terme d'un massage d'environ 20 minutes, apportant à l'organisme des changements pharmacologiques mineurs, il est loin d'être prouvé que ces derniers ont un effet quelconque sur des problèmes médicaux spécifiques, probablement en raison des faibles quantités utilisées. Il reste que tous les praticiens n'attribuent pas les mêmes qualités à une même huile. Ces extraits, dont certains sont toxiques, ne sont pas soumis à des tests aussi rigoureux que les médicaments. De ce fait, nombre de médecins s'inquiètent de leurs effets nocifs éventuels.

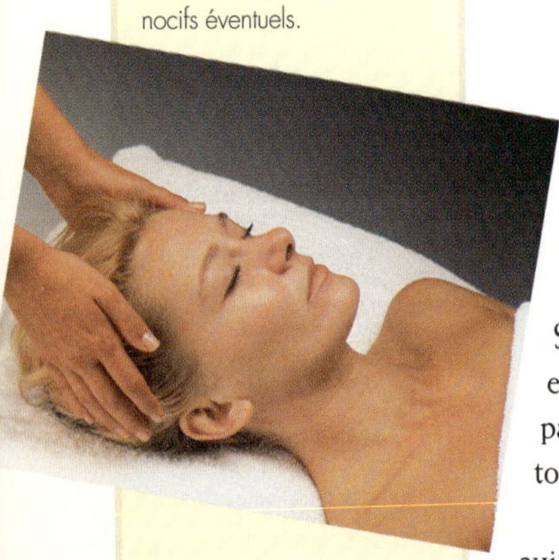

CI-DESSUS *Un massage aux huiles essentielles : une cure de relaxation.*

Nombreuses sont les cultures qui, de la civilisation chinoise aux sociétés amérindiennes, ont eu recours aux huiles essentielles – essences aromatiques extraites des plantes –, tant pour leur action curative que pour leur capacité à modifier l'humeur. Les Égyptiens se sont montrés extrêmement raffinés en la matière : ils se servaient des huiles essentielles pour se parfumer, se soigner et embaumer les corps des défunts. Leur principale méthode d'extraction consistait à faire infuser une herbe dans de l'huile de castor ou de l'huile d'olive pendant quelques jours. Par la suite, Avicenne, philosophe et médecin arabe (980–1037), développa une technique de distillation très proche de celle utilisée aujourd'hui.

MISE EN GARDE

Le massage aux huiles essentielles ne possède pas en soi de propriétés curatives et ne doit pas se substituer à un traitement médical classique. Si vous avez le moindre doute sur votre état de santé ou si vous suivez déjà un traitement, consultez votre médecin avant de faire appel à un aromathérapeute.

Ce n'est qu'au début du XXe siècle qu'apparut le terme « aromathérapie » que l'on doit au chimiste français René-Maurice Gattefossé. Celui-ci travaillait dans l'entreprise de parfumerie familiale quand il se brûla la main. Par réflexe, il la plongea dans un flacon d'huile de lavande posé à côté de lui – et, à sa grande surprise, la plaie cicatrisa très rapidement. Gattefossé décida alors de mettre à profit ses connaissances en cosmétologie pour découvrir les effets et propriétés des huiles essentielles. On lui doit un ouvrage sur ce sujet, écrit en 1928. À l'époque, ses travaux passèrent malheureusement inaperçus. Puis dans les années 1960, un médecin du nom de Jean Valnet reprit les recherches de Gattefossé et se mit à étudier les effets et les applications thérapeutiques de différentes huiles essentielles.

L'aromathérapie aujourd'hui

Valnet s'attacha aux propriétés médicinales des plantes. Il comptait au nombre de ses patients des soldats de la Seconde Guerre mondiale, victimes de chocs traumatiques et de brûlures, auxquels il administra des huiles essentielles par voie interne. Ses méthodes, reconnues en France, sont toujours utilisées aujourd'hui.

Toutefois, l'aromathérapie telle qu'elle est pratiquée aujourd'hui, et son application au massage, furent développées par une biochimiste et esthéticienne, née en Autriche, qui travailla en France, Marguerite Maury. En utilisant des huiles essentielles, elle s'aperçut non seulement que les massages devenaient plus agréables et plus relaxants, mais que les huiles possédaient des propriétés spécifiques. Marguerite Maury poursuivit ses recherches dans ce domaine en adaptant le choix des huiles aux besoins individuels de ses clientes ; en revanche, contrairement à Valnet, elle ne préconisait pas leur emploi par voie interne. Son travail fut pour beaucoup dans le succès que connut le massage aux huiles essentielles tant en Europe qu'aux États-Unis, à la fois comme soin esthétique et traitement d'appoint. Elle avait elle-même découvert qu'un massage aux huiles essentielles favorisait la relaxation, soignait certaines affections cutanées et avait une action analgésique. Depuis, certains aromathérapeutes ont voulu étendre le champ thérapeutique de l'aromathérapie. Il reste que le corps médical se montre très sceptique quant au pouvoir curatif des huiles essentielles.

L'ACTION DES HUILES ESSENTIELLES

Nous ne nous intéressons ici qu'au massage aux huiles essentielles. Vous découvrirez dans d'autres ouvrages les différents usages que l'on peut faire des huiles (*voir* Bibliographie, pages 370–375).

On sait aujourd'hui que les huiles essentielles pénètrent dans le corps par la peau, mais en quantités si infimes que leurs effets internes restent minimes. Leur action principale – en dehors du plaisir purement tactile qu'elles pro-

CI-DESSOUS ET CI-CONTRE *Achetez vos huiles essentielles en petites quantités pour en garantir la fraîcheur.*

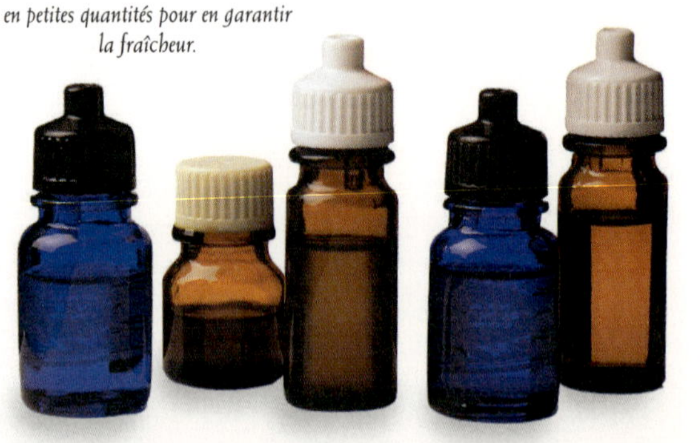

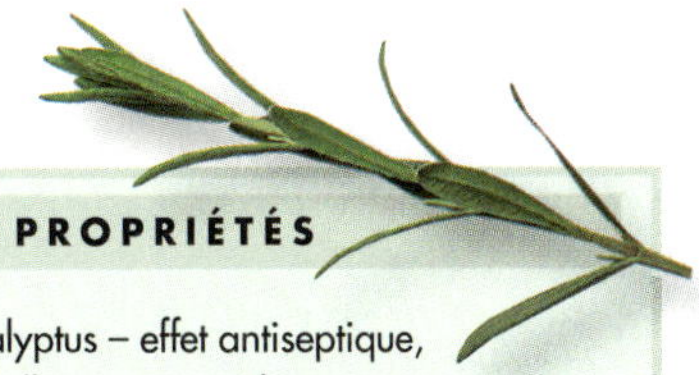

LES PRINCIPALES HUILES ESSENTIELLES ET LEURS PROPRIÉTÉS

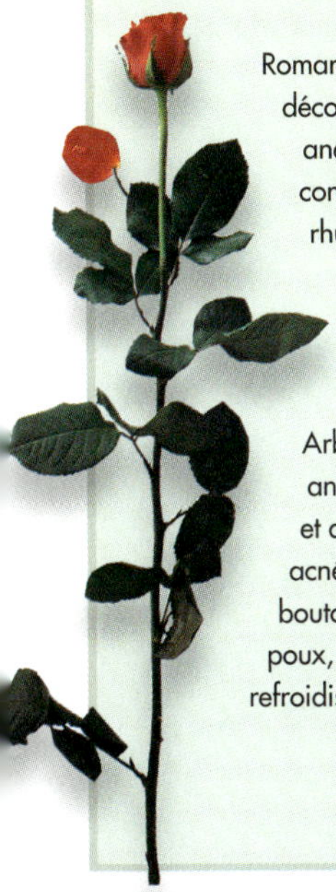

Lavande – effet sédatif, antidépresseur et antiseptique ; soulage stress, troubles digestifs, céphalées, migraines, brûlures, morsures, acné et engelures.

Romarin – effet stimulant, décongestionnant et analgésique ; soulage congestion des sinus, rhume, troubles circulatoires, stress et douleurs musculo-squelettiques.

Arbre à thé – agent antiseptique, antifongique et antibactérien ; soulage acné, morsures, plaies, boutons de fièvre, mycoses, poux, gale, pellicules, refroidissements et toux.

Néroli – effet sédatif, antidépresseur et anti-inflammatoire ; soulage dépression, manque de confiance en soi, insomnie, stress et syndrome prémenstruel.

Camomille – effet sédatif, antispasmodique, anti-inflammatoire et antidépresseur ; soulage allergies, stress, insomnie, céphalées, eczéma, acné, colique, flatulence et indigestion.

Menthe poivrée – effet antispasmodique, décongestionnant et stimulant ; soulage colique, flatulence, indigestion, nausées, vomissements, congestion des sinus, rhume et fatigue psychologique.

Santal – effet sédatif, antiseptique, décongestionnant et antidépresseur ; soulage eczéma, psoriasis, stress, insomnie, dépression et syndrome prémenstruel.

Eucalyptus – effet antiseptique, anti-allergique, antidépresseur ; soulage eczéma, acné, allergie, stress, céphalée, syndrome prémenstruel, dépression, entorse, douleurs, grippe.

Rose – effet antiseptique, sédatif et antidépresseur ; soulage congestion des sinus, stress, dépression, anorexie mentale, rupture de capillaires, mauvaise circulation, insomnie, syndrome prémenstruel et problèmes de la ménopause.

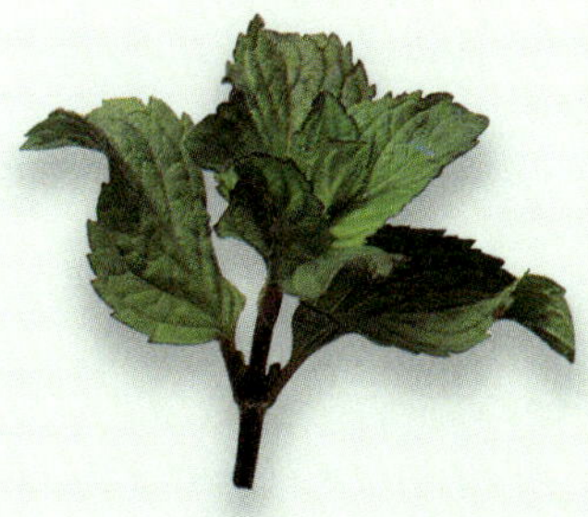

curent durant le massage – concerne l'odorat. Les odeurs jouent un rôle primordial dans la mesure où elles ne se contentent pas de déclencher de fortes réactions émotionnelles : par le biais de petits capteurs situés dans les narines, elles acheminent des informations jusqu'aux parties du cerveau contrôlant les émotions et la mémoire. Ces informations sont également transmises à l'hypothalamus, minuscule glande située à la base du cerveau, qui influence les systèmes corporels internes – en particulier la digestion, la température du corps, la sexualité et les réactions au stress.

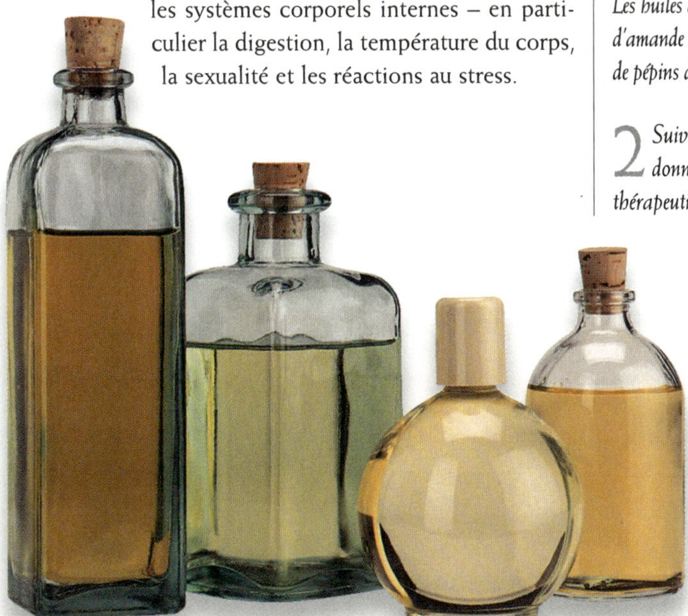

L'UTILISATION DES HUILES ESSENTIELLES LORS DU MASSAGE

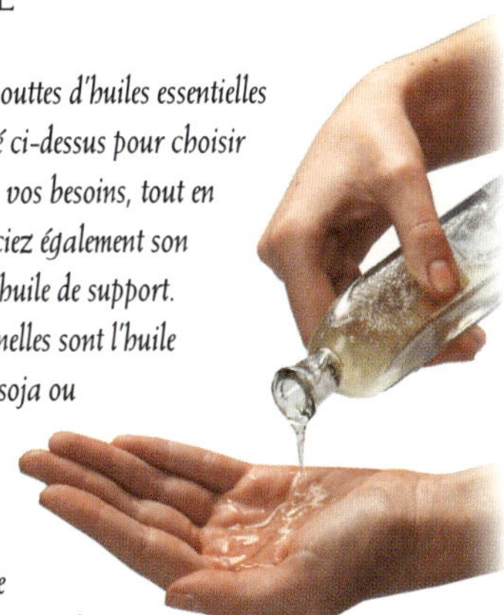

1 *Mélangez deux ou trois gouttes d'huiles essentielles (reportez-vous à l'encadré ci-dessus pour choisir celle qui correspond le mieux à vos besoins, tout en vous assurant que vous appréciez également son odeur) à une cuillerée à café d'huile de support. Les huiles de support traditionnelles sont l'huile d'amande douce, d'avocat, de soja ou de pépins de raisin.*

2 *Suivez les instructions données pour le massage thérapeutique* (voir *pages 96–103*).

CONSULTER UN THÉRAPEUTE

En choisissant un praticien, assurez-vous qu'il a reçu une formation adéquate – n'importe qui peut s'improviser aromathérapeute. Un aromathérapeute digne de ce nom doit également être un masseur expérimenté et n'utiliser que des huiles de qualité supérieure. Il doit vous questionner sur vos antécédents et vos problèmes médicaux avant de choisir les huiles qui vous conviennent et de commencer à vous masser (*voir* pages 96–103). Une séance dure environ 30 minutes.

CHAMP THÉRAPEUTIQUE

Les huiles essentielles ajoutent aux effets relaxants et bienfaisants du massage (*voir* pages 96–103). Bien qu'elles pénètrent dans le corps par la peau, seule une très petite quantité parvient aux systèmes internes. En conséquence, leurs effets physiologiques, mal connus, demeurent faibles. Néanmoins, d'un point de vue psychologique, les odeurs jouent sur l'humeur et les émotions, tout en suscitant un sentiment de bien-être. Utilisez-les pour :

ALLERGIES *VOIR* PP. 338–339
ANXIÉTÉ *VOIR* PP. 256–257
DÉPENDANCES *VOIR* P. 258
DÉPRESSION *VOIR* P. 261
ECZÉMA ET DERMATITE *VOIR* P. 273
MAUX DE TÊTE *VOIR* PP. 268–269
STRESS *VOIR* PP. 262–263
SYNDROME PRÉMENSTRUEL *VOIR* PP. 322–323
TROUBLES ALIMENTAIRES *VOIR* P. 265
TROUBLES DU SOMMEIL *VOIR* P. 264

PRÉCAUTIONS

- Ne prenez jamais d'huiles essentielles par voie interne sans prescription d'un praticien ayant des compétences médicales, car certaines sont toxiques.
- N'utilisez pas de sauge sclarée, camomille, pouliot ou romarin si vous êtes enceinte.
- Évitez l'huile de fenouil, qui stimule la production d'œstrogène (l'hormone féminine), s'il y a des antécédents de cancer du sein dans votre famille.
- Renoncez aux huiles provoquant une réaction allergique.
- Utilisée en grande quantité, l'huile de basilic peut être cancérigène.

L'OSTÉOPATHIE

OSTÉOPATHIE

L'ostéopathie est un système holistique. Voici cent ans, cette thérapie alliait diététique, exercices visant à une meilleure hygiène de vie, hydrothérapie, chirurgie, ainsi qu'une forme primitive de psychothérapie. Son objectif était de rétablir l'harmonie entre un individu et son environnement, afin de permettre aux facultés d'autoguérison de fonctionner sans entrave.

C'est en travaillant avec la tribu indienne des Shawnee, puis en tant que chirurgien pendant la Guerre civile américaine que le docteur Andrew Taylor Still développa l'ostéopathie. Son objectif était de trouver une alternative aux techniques chirurgicales barbares et aux traitements médicamenteux parfois dangereux de l'époque. Ses idées furent d'abord accueillies avec hostilité, à la fois par ses confrères et par les hommes d'Église, avant de connaître un succès croissant. En 1972, les ostéopathes américains accédèrent au statut de médecin. Si, en Europe, la pratique de l'ostéopathie n'a pas suivi le même chemin, elle y est largement reconnue et acceptée depuis plusieurs années.

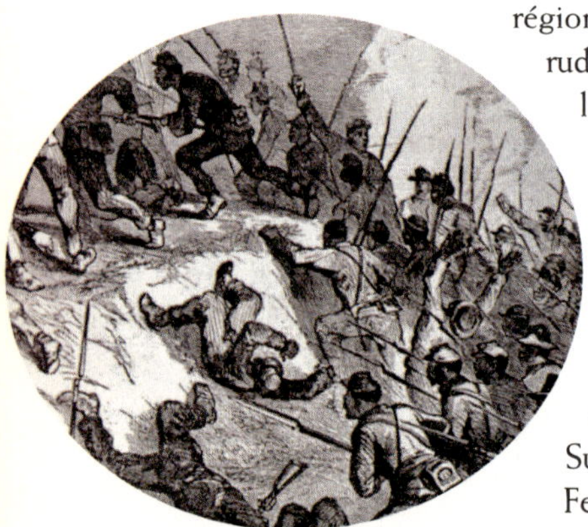

CI-DESSUS *La désillusion que connut Andrew Taylor Still en découvrant les pratiques médicales au cours de la guerre de Sécession le conduisit à développer son propre système thérapeutique.*

Le terme « ostéopathie » – du grec « osteo », os, et « pathos », maladie – fut inventé par Andrew Taylor Still (1828–1918) pour désigner le système de soins qu'il mit au point. Still naquit près de Jonesboro, dans le comté de Lee, en Virginie. Fils d'un pasteur méthodiste qui exerçait également les métiers de médecin et de mécanicien, il s'installa en 1837, avec sa famille, dans une région isolée du Missouri. Le jeune Still aimait cette vie rude, proche de la nature et se prit de passion pour la vie sauvage – chassant pour la maisonnée, il commença à collectionner les os d'animaux, ce qui le mena tout naturellement à s'intéresser à l'anatomie. Il aida son père dans ses activités médicales, pour finalement devenir son assistant. Par la suite, il obtint l'autorisation d'exercer la médecine dans le Missouri et, dans les années 1860, acheva sa formation au College of Physicians and Surgeons de Kansas City.

Fervent partisan de l'abolition de l'esclavage, le docteur Still quitta l'État esclavagiste du Missouri pour s'installer au Kansas. C'est en prodiguant des soins aux Indiens de la tribu Shawnee qu'il prit conscience de son impuissance face à la maladie, sentiment exacerbé pendant la Guerre civile, où il servit en tant que chirurgien. Horrifié par la guerre et les méthodes chirurgicales sommaires qui avaient alors cours, Still décida, au terme du conflit, de parfaire sa connaissance du corps humain en vue d'élaborer une nouvelle méthode thérapeutique.

PRÉCAUTIONS

■ L'ostéopathie ne présente en général aucun danger. En cas de doute sur votre état de santé, un ostéopathe compétent vous conseillera certainement de consulter votre médecin traitant. Toutefois, il est important de vérifier que votre praticien possède les qualifications nécessaires et qu'il est inscrit au Registre des Ostéopathes de France.

La guérison du corps par le corps

Élevé selon des principes stricts et dans le respect de la foi – il aidait son père dans ses activités religieuses aussi bien que médicales –, Still était parvenu à la conclusion que Dieu n'avait pu créer l'homme si démuni face à la maladie. La clé de ce paradoxe, décida-t-il, était que chaque personne possédait un système permettant au corps de se guérir seul, et que le rôle du médecin consistait à le stimuler. Il était d'autant plus déterminé à élaborer une nouvelle méthode thérapeutique ne faisant pas appel aux médicaments de l'époque, souvent dangereux et inutiles, que ses trois enfants moururent de méningite, en dépit des meilleurs traitements disponibles.

Le fleuve de la vie

Still commença par se remettre à l'étude de l'anatomie humaine, en examinant des os qu'il avait exhumés de vieilles tombes indiennes. Grâce à son père, il connaissait les lois de la mécanique et prit le parti d'assimiler l'appareil musculo-squelettique à une machine, soumise à certaines règles et tensions. Still parvint aussi à la conclusion que le sang constituait le « fleuve de la vie » et véhiculait les composants nécessaires à la guérison. Autrement dit, si l'appareil musculo-squelettique est soumis à une quelconque forme de stress, celle-ci perturbe la circulation sanguine et les tissus, mal irrigués, ne peuvent plus se guérir eux-même et la maladie s'installe. Le docteur Still était convaincu qu'il était possible de remédier aux lésions de l'appareil musculo-squelettique par des manipulations et des pressions. Tous les systèmes du corps étant liés entre eux, il pensait ainsi pouvoir rétablir leurs fonctions sans recourir aux médicaments.

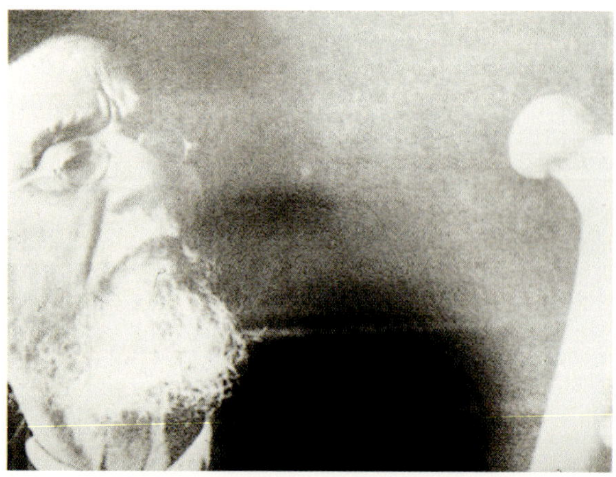

CI-DESSUS *Still fut l'un des premiers médecins occidentaux à prendre en compte l'effet de la structure physique sur le fonctionnement du corps.*

Maladie d'Alzheimer
10 signes
pour la reconnaître

La maladie d'Alzheimer est la principale cause des détériorations intellectuelles chez les personnes de plus de 65 ans, mais elle peut se manifester dès l'âge de 40 ans. Voici 10 signes qui doivent vous y faire penser.

1 Pertes de la mémoire

Une personne malade d'Alzheimer commence à oublier certaines informations récentes. Elle fait souvent répéter ses interlocuteurs.

2 Difficultés dans l'accomplissement de tâches quotidiennes

Difficultés à effectuer des travaux pourtant familiers. Un malade peut préparer un repas et oublier de le servir.

3 Problèmes de langage

La personne atteinte oublie les mots les plus simples et en utilise d'autres totalement inappropriés.

4 Désorientation dans le temps et dans l'espace

Le sens de l'orientation du malade d'Alzheimer est brouillé. Il peut se perdre souvent, même dans sa propre rue.

5 Pertes de jugement

Il peut arriver que la personne fasse subitement abstraction du monde extérieur (prise de risques, oubli de rendez-vous).

Pour en savoir plus rendez-vous sur notre site internet : **www.francealzheimer.org**

En 1874, Still souhaita diffuser le résultat de ses recherches à Baker University, dans le Kansas, mais ses théories provoquèrent un tel tollé au sein des communautés médicale et religieuse locales qu'il fut contraint de retourner dans le Missouri. Le succès et la popularité qu'il obtint auprès de ses patients – en dépit du scepticisme affiché par la plupart de ses collègues conservateurs – le conduisirent à fonder, en 1892, une école d'ostéopathie à Kirksville, dans le Missouri.

C'est John Martin Littlejohn, légiste et physiologiste britannique, qui, après avoir visité l'école, développa l'aspect holistique de l'ostéopathie – fondé sur le principe que l'homme est affecté par le monde qui l'entoure et que, pour rester en bonne santé, le corps doit être capable de s'adapter à ces influences extérieures. Après avoir occupé le poste de doyen de l'école de Kirksville pendant quelques années, Littlejohn ouvrit une école d'ostéopathie à Chicago, avant de retourner en Grande-Bretagne en 1913.

LA VISION DU CORPS SELON STILL

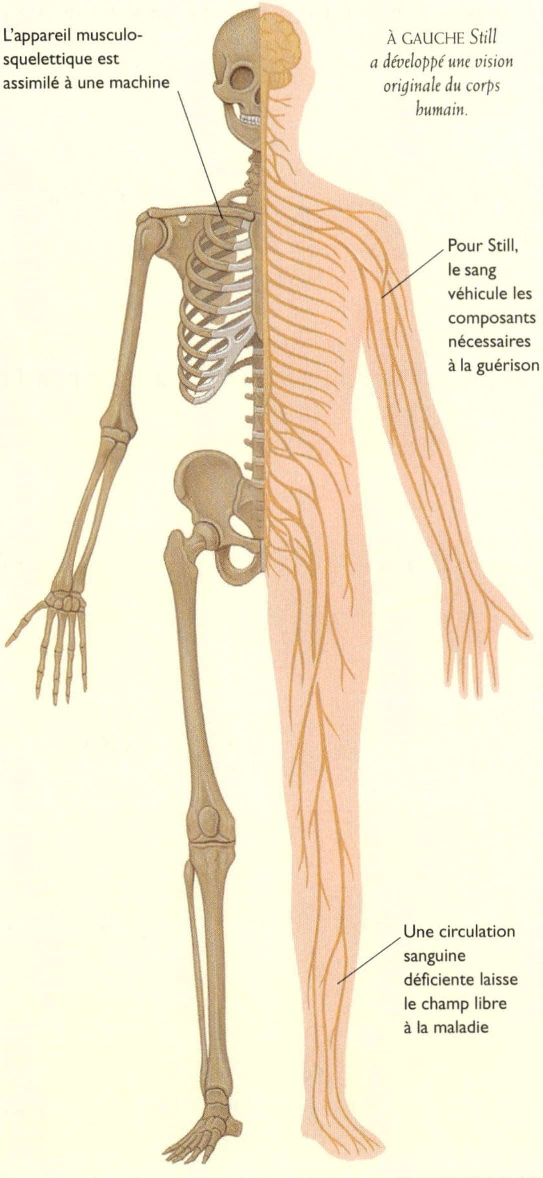

À GAUCHE *Still a développé une vision originale du corps humain.*

L'ostéopathie aujourd'hui

L'ostéopathie a connu un développement très différent en Amérique et en Europe. Au début du XXe siècle, le gouvernement britannique se refusait à accorder un statut légal à une profession dont les praticiens étaient pour la plupart formés outre-atlantique. Aux États-Unis, en revanche, cette discipline fut reconnue d'emblée et son étude sanctionnée par un diplôme. C'est au docteur John Martin que l'on doit la première école d'ostéopathie en Europe, la British School of Osteopathy, fondée à Londres en 1917. Après plusieurs tentatives pour donner à l'ostéopathie une reconnaissance légale, un Conseil et un Registre général des ostéopathes virent le jour. Ce sont aujourd'hui les organismes officiels de la thérapie en Grande-Bretagne.

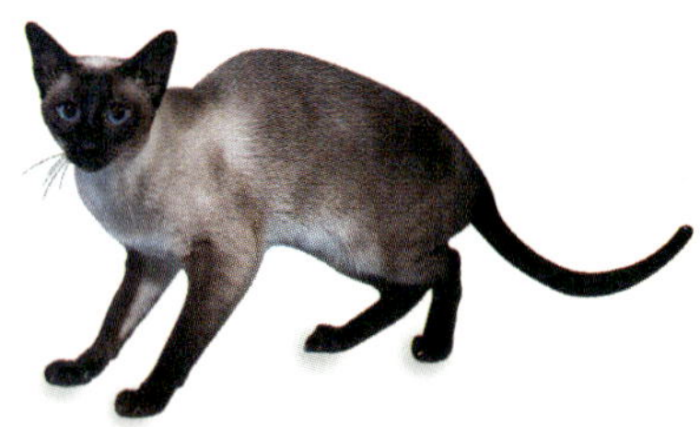

CI-DESSUS *Certains ostéopathes pensent que l'ensemble du corps est soumis à l'influence de l'environnement et de l'affectivité. L'instinct du combat ou de la fuite est une des illustrations de cette théorie.*

En France, la pratique de l'ostéopathie ne fut reconnue que tardivement, en dépit des efforts des docteurs Mouttin et Mann (1913), puis du docteur Lavezzari. C'est ce dernier qui, en 1950, fonda la Société française d'ostéopathie. Quelques années plus tard, Paul Geny ouvrit l'École française d'ostéopathie. Ce n'est qu'en 1982 qu'un département d'enseignement ostéopathique, placé sous la responsabilité du docteur Feltesse, fut créé à la faculté de médecine de Paris-Nord-Bobigny. Les premiers praticiens issus de cette formation sont à l'origine de la fondation du Syndicat national des médecins ostéopathes. L'École française d'ostéopathie propose un cursus de six ans, calqué sur les modèles américain et britannique. Cependant, les étudiants diplômés ne possèdent pas le statut de médecin et la profession d'ostéopathe ne dispose pas encore en France de cadre institutionnel. C'est le rôle des associations socio-professionnelles de définir son statut avec les pouvoirs publics. Une telle carence ouvre la porte à l'utilisation abusive du titre d'ostéopathe. Pour protéger ceux qui choisissent d'exercer l'ostéopathie, le Registre des Ostéopathes de France a créé un label qui figure sur le certificat exposé dans le cabinet de chaque praticien et garantit ainsi au patient qu'il a bien affaire à un ostéopathe convenablement formé et qui exerce son art dans le respect de son code de déontologie. Aux États-Unis, en revanche, les ostéopathes sont reconnus comme des professionnels de la médecine depuis 1972. Ils sont en droit de traiter toutes les affections et de prescrire des médicaments.

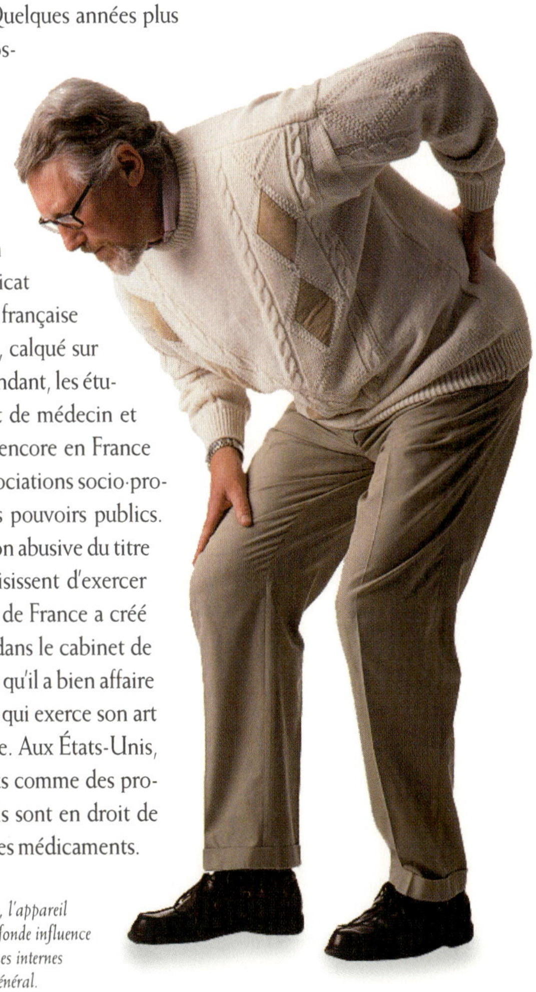

À DROITE *Selon les ostéopathes, l'appareil musculo-squelettique exerce une profonde influence sur le fonctionnement des organes internes et donc sur l'état de santé général.*

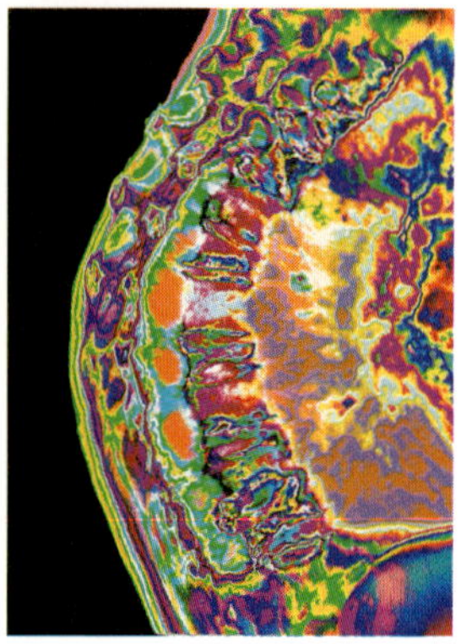

CI-DESSUS *L'ostéopathie est à même de soulager les douleurs liées à l'arthrite.*

LA THÉORIE

Les ostéopathes partagent une vision holistique du corps, estimant que chacune de ses parties est liée aux autres et que l'ensemble subit l'influence de son environnement et de ses émotions. Selon ces thérapeutes, le corps humain posséderait une faculté d'auto-régulation et d'auto-guérison, et serait programmé pour se développer et maintenir l'harmonie avec son environnement interne et externe, jusqu'au moment de sa mort. Cette recherche d'équilibre s'appelle l'« homéostasie ». Lorsque l'homéostasie est perturbée par le stress, une lésion, un mauvais régime alimentaire, la pollution, le manque de sommeil ou les drogues, elle laisse le champ libre à la maladie.

L'appareil musculo-squelettique constitue la charpente du corps. Il soutient et protège les organes internes, se trouve en interaction avec le système nerveux et renforce les systèmes circulatoire et digestif. Si son alignement n'est pas correct – en raison d'une lésion ou d'une mauvaise posture, par exemple –, les performances des autres systèmes s'en trouvent affectées. Le système nerveux enverra des messages erronés et négatifs au cerveau, tandis que les systèmes circulatoire et digestif peuvent accuser une certaine paresse.

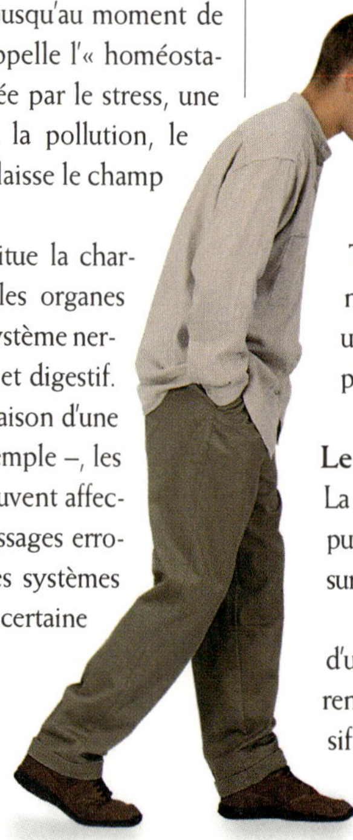

À DROITE *Une mauvaise posture empêche le corps de fonctionner de manière optimale.*

Dans la mesure où le sang apporte oxygène et autres nutriments à chaque cellule du corps et, avec l'aide du système lymphatique, évacue tous les déchets, un dérèglement du système musculo-squelettique empêchera les cellules et organes touchés de maintenir l'homéostasie.

Le système nerveux relie également toutes les parties du corps entre elles, ce qui signifie que l'action d'une zone individuelle peut se répercuter sur les autres.

Par exemple, lorsque le corps perçoit un danger, le système nerveux ralentit la digestion et accélère la respiration, les battements cardiaques et l'afflux de sang dans les muscles, pour préparer l'organisme à la fuite ou à la lutte (*voir* Techniques de relaxation, pages 158–165). Si la menace n'est suivie d'aucune réaction physique, le stress mettra un certain temps à se dissiper – laissant l'individu tendu physiquement et irritable psychologiquement.

Le cercle vicieux de la douleur

La douleur exerce, elle aussi, un effet général plutôt que purement localisé. C'est ce que l'on constate lorsqu'une blessure ou un problème touche l'appareil musculo-squelettique.

Par exemple, lorsqu'une articulation vertébrale souffre d'une lésion, les muscles environnants se contractent pour renforcer l'articulation et lui éviter tout mouvement excessif. Les signaux de douleur, émis à la fois par les muscles tendus et l'articulation, remontent le long du segment rachidien pour être transmis au cerveau par les nerfs.

PRÉCAUTIONS

■ Les manipulations ostéopathiques sont déconseillées dans le traitement de certaines affections, dont : les infections évolutives ; le cancer ; les maladies osseuses telles que l'ostéoporose et l'ostéomyélite ; les fractures ; les maladies vasculaires comme la thrombose, l'anévrisme et l'hypertension artérielle ; les lésions nerveuses ou rachidiennes. Les ostéopathes sont formés pour identifier les contre-indications. En cas d'affection ne se prêtant pas à un traitement ostéopathique, votre praticien vous adressera à votre médecin traitant.

OSTÉOPATHIE VISCÉRALE

La majorité des ostéopathes se limitent au traitement des problèmes de l'appareil musculo-squelettique, mais certains manipulent également les tissus mous afin de répondre à des affections internes, troubles digestifs ou gynécologiques notamment. Se basant sur le fait que les muscles sont reliés aux organes internes par les trajets des nerfs réflexes, ces praticiens estiment qu'il est possible d'agir sur un organe en stimulant ces trajets, en massant et palpant les muscles correspondants et en sollicitant les nerfs à l'endroit où ils se détachent de la colonne vertébrale. Le traitement s'effectue aussi par une manipulation directe et légère des organes à travers la cage thoracique, l'abdomen et le bassin. Toutefois, son efficacité reste à prouver scientifiquement.

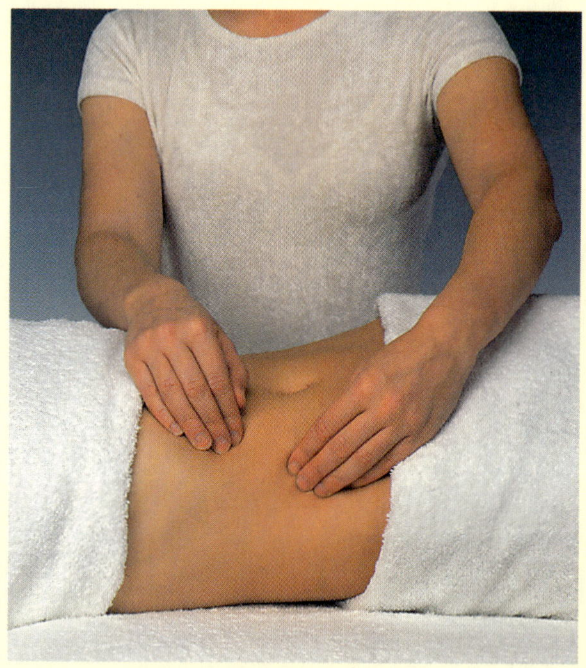

À DROITE *Un traitement par ostéopathie viscérale s'apparente à un massage léger.*

À son tour, le cerveau renvoie des messages à toute la zone alimentée par ce segment. En conséquence, les muscles entourant l'articulation endommagée, mais aussi ceux qui reposent sur le segment, se contractent davantage, infligeant à cette partie du corps des contractures douloureuses. Par la suite, l'articulation s'enflamme et se rétracte, tandis que les nerfs se font plus sensibles – obéissant progressivement à une stimulation moindre, ils n'attendront pas l'intensification de la douleur pour envoyer des signaux au cerveau.

Un cercle vicieux s'amorce alors. Le problème initial et spécifique provoque l'envoi de signaux négatifs au cerveau ; les muscles se tendent ; ils émettent des messages supplémentaires de douleur – et ainsi de suite. Même si la lésion originelle est soignée, ce cycle peut être à l'origine d'une douleur chronique. Ceci explique la persistance des manifestations douloureuses en l'absence de tout symptôme physique. Afin de rompre cet enchaînement douleur-tension, il faut détendre et étirer les muscles à l'aide de manipulations. Les nerfs deviendront progressivement moins réactifs aux stimuli et la sensation de douleur finira par disparaître.

CI-DESSOUS *Après avoir expliqué le déroulement du traitement, l'ostéopathe manipule avec précautions la zone à traiter. Le patient doit s'attendre à sentir le déplacement des articulations et des os, ainsi qu'à entendre le craquement qui l'accompagne.*

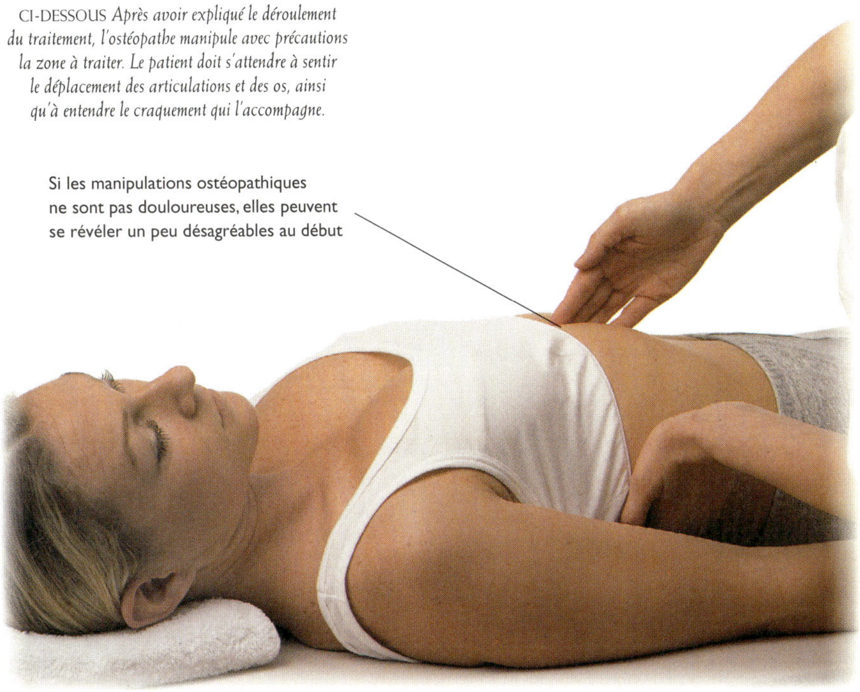

Dysfonctions

Pour les raisons énumérées ci-dessus, les ostéopathes estiment que l'appareil musculo-squelettique joue un rôle primordial dans le maintien de l'homéostasie. Force est de constater que nombre de facteurs de stress externes – qu'ils soient physiques ou psychologiques – sont susceptibles de bousculer cet équilibre et de perturber l'alignement du corps, ce qui peut se traduire par des mauvaises postures et des tensions musculaires.

Il arrive que l'appareil musculo-squelettique soit affecté par une maladie ou une lésion interne parce qu'il tente de s'adapter à un problème. Par exemple, si vous vous faites mal au pied, vous allez probablement chercher à éviter la douleur en boitant, pour ne pas faire porter votre poids sur le pied touché. Cependant, une fois votre pied guéri, il est possible que vous continuiez à boiter, surtout si vous êtes surmené ou stressé.

Par le terme « dysfonction », les ostéopathes désignent des problèmes qui affectent le corps sans manifestation pathologique – c'est-à-dire qui ne semblent pas être la conséquence directe d'une maladie ou d'une blessure. Ainsi en est-il d'une articulation utilisée au-dessous de ses pleines capacités de mouvement (auparavant, on parlait de « lésion », mais aujourd'hui, il est plus courant d'entendre l'expression « dysfonction somatique »). Ce phénomène peut apparaître lorsque les articulations rachidiennes se sont adaptées à une mauvaise courbure de la colonne. Il en résulte une fatigue et une irritation de l'articulation – ou ostéoarthrite – et, par conséquent, une raideur et une douleur musculaires.

CI-DESSOUS *Le corps a besoin d'une alimentation équilibrée pour lutter contre la maladie.*

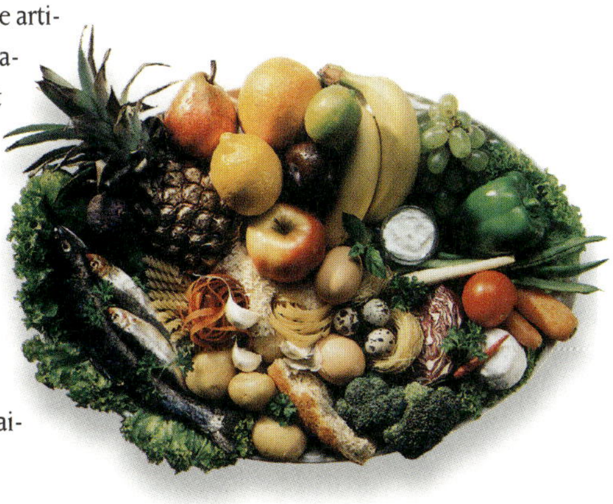

OSTÉO-NATUROPATHIE

Certains ostéopathes associent les techniques classiques de leur profession à la naturopathie. D'ailleurs, en Grande-Bretagne et aux États-Unis, il existe une formation d'ostéopathie naturopathique, au terme de laquelle le candidat obtient un diplôme dans les deux disciplines. Même si l'enseignement de la naturopathie est privilégié, les praticiens peuvent exercer en tant qu'ostéopathes. Toutefois, certains ostéopathes ayant suivi un cursus classique se définissent aussi comme naturopathes, ce qui ajoute à la confusion. N'hésitez pas à vérifier les qualifications d'un thérapeute affirmant être « ostéopathe naturopathe ».

Selon les naturopathes, trois facteurs principaux sont nécessaires à la santé et au bien-être, ainsi qu'à la présence des éléments biochimiques dont le corps a besoin pour lutter contre la maladie : une alimentation saine et équilibrée fondée sur une importante consommation de fruits et légumes frais, si possibles crus ; de l'eau minérale en abondance ; de l'air pur. Les naturopathes pensent également que l'état psychologique de chaque individu influe sur les différents systèmes du corps.

CONSULTER UN THÉRAPEUTE

Si vous décidez de consulter un ostéopathe sans qu'il vous ait été recommandé par votre médecin traitant, assurez-vous qu'il possède un diplôme officiel et qu'il appartient au Registre des Ostéopathes de France (*voir* Adresses utiles, pages 368–369). Si nous insistons sur ce point, c'est qu'en l'absence de reconnaissance légale de la pratique ostéopathique, on trouve des thérapeutes peu scrupuleux et/ou non qualifiés. Ne laissez jamais une personne incompétente manipuler votre colonne vertébrale.

Aux États-Unis, l'ostéopathie est une spécialité médicale, tandis qu'en Europe, elle est en général considérée comme une physiothérapie. Les médecins ostéopathes américains ont suivi un cursus médical complet avant de se spécialiser dans ce domaine. Ils sont ainsi habilités à prescrire des médicaments et, en fonction de leurs qualifications, à traiter un large éventail d'affections. Certains médecins européens – qu'ils soient généralistes ou chirurgiens en orthopédie – suivent, pendant un an, une formation ostéopathique afin d'étendre l'éventail de leurs compétences. En règle générale, les ostéopathes européens sont des physiothérapeutes, qui s'occupent principalement des problèmes musculo-squelettiques.

La première consultation dure environ une heure. Le praticien procède à un interrogatoire classique concernant votre état de santé et vos antécédents médicaux. Il vous pose également des questions sur votre style de vie, votre travail, vos activités physiques, vos habitudes alimentaires et la façon dont vous vous soignez – allopathie, phytothérapie ou homéopathie. Il vous demande aussi quand et comment est apparu votre problème et de quelle manière il affecte votre vie. Il s'intéresse particulièrement à la nature de la douleur que vous éprouvez : à vous de décrire son intensité, la sensation qu'elle provoque et la façon dont elle se manifeste, la façon dont vous la supportez, son influence sur vos mouvements. Après cet entretien, vous devez vous mettre en sous-vêtements afin que l'ostéopathe puisse examiner la structure de votre corps. Il observe votre position debout, puis vous demande d'exécuter différents mouvements et de vous asseoir, afin de vérifier votre posture, votre tonicité, la manière dont vous respirez et celle dont vous vous tenez et évoluez. Le praticien s'efforce ensuite de détecter les zones sensibles de votre appareil musculo-squelettique : muscles tendus, articulations ankylosées, pieds plats, jambes de longueur inégale, bassin désaxé et déformation de la colonne. Puis il vous examine de façon plus approfondie, par palpations et mouvements passifs. Enfin, vous vous allongez sur une table thérapeutique et l'ostéopathe palpe tour à tour chaque arti-

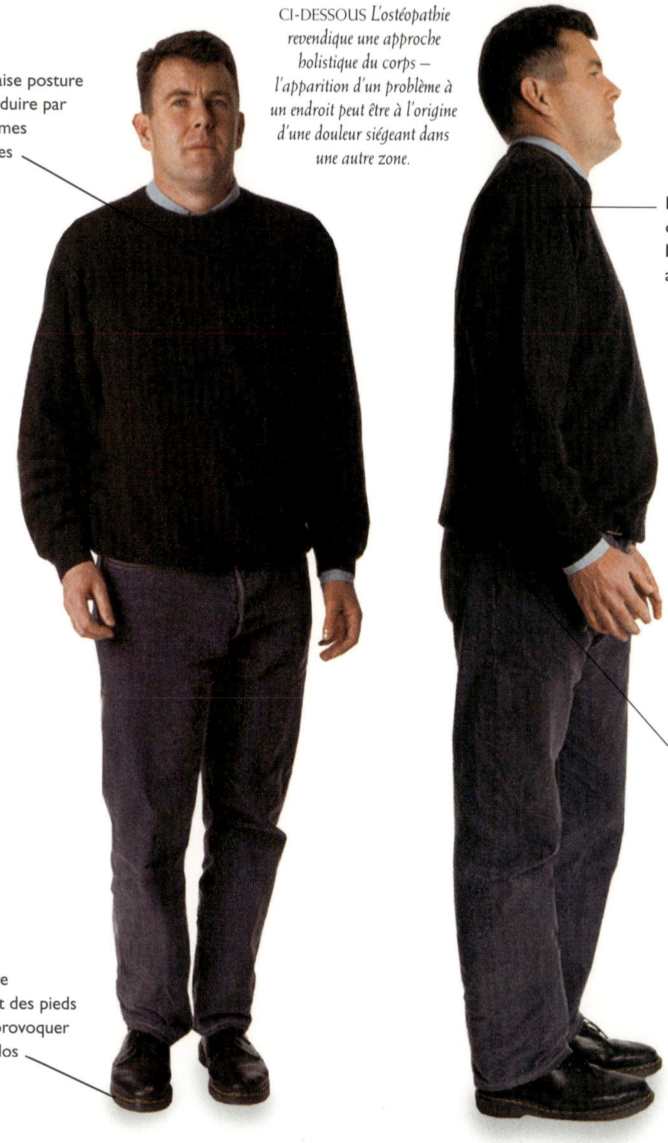
Une mauvaise posture peut se traduire par des problèmes respiratoires
Il est possible de libérer les articulations ankylosées
Un bassin désaxé, à cause d'une jambe plus courte que l'autre, peut provoquer des douleurs dans la hanche
Une posture compensant des pieds plats peut provoquer un mal de dos

CI-DESSOUS *L'ostéopathie revendique une approche holistique du corps – l'apparition d'un problème à un endroit peut être à l'origine d'une douleur siégeant dans une autre zone.*

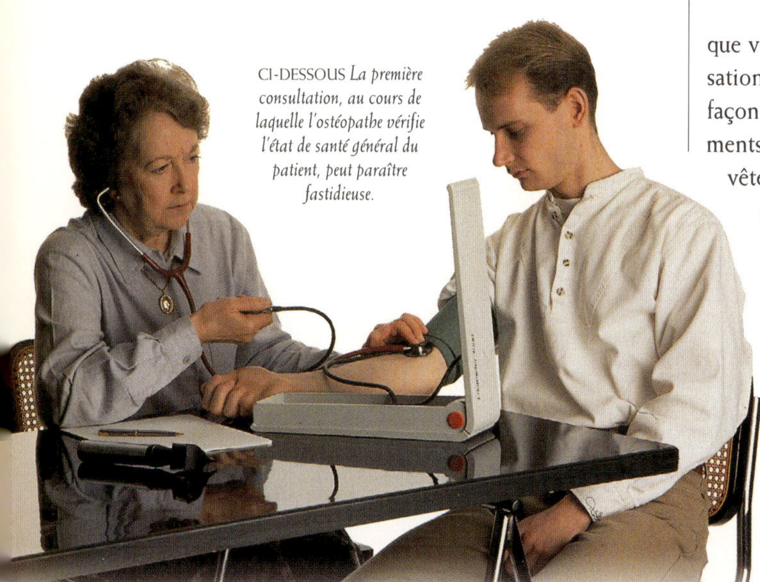

CI-DESSOUS *La première consultation, au cours de laquelle l'ostéopathe vérifie l'état de santé général du patient, peut paraître fastidieuse.*

culation vertébrale avant de passer aux articulations des membres inférieurs et supérieurs, afin de tester l'aisance du mouvement et des fonctions articulaires, ainsi que la tension musculaire, la souplesse de la peau et sa tonicité. Une consultation chez un ostéopathe peut aussi comprendre quelques examens médicaux classiques – mesure de la pression artérielle, des réflexes, analyses sanguines et radiographies. Le praticien se prononce finalement sur le traitement à suivre, à moins qu'il ne vous envoie chez votre généraliste pour d'autres examens et traitements.

Une séance chez un ostéopathe dure environ une demi-heure. En règle générale, entre trois et six séances sont nécessaires pour ressentir une amélioration. La conduite du traitement dépend de la nature du problème et varie d'un individu à l'autre, et met en œuvre différentes techniques (*voir* ci-dessous). Nombreux sont ceux qui réduisent le traitement ostéopathique à quelques manipulations et redoutent le fameux craquement (provoqué par l'explosion de bulles de gaz carbonique dans les articulations) qui en résulte. Or ces mouvements ne constituent qu'une partie de l'arsenal de l'ostéopathe et se révèlent totalement inadaptés dans certains cas. Certains patients éprouvent une légère aggravation de leurs symptômes – voire une nouvelle douleur – à l'issue de la première séance, mais, en général, ces sensations disparaissent avec les suivantes.

Tout en vous proposant un traitement spécifique, votre ostéopathe vous donnera certainement des conseils d'ordre général sur les postures à adopter, que ce soit chez vous ou au travail. Il vous donnera également quelques indications destinées à améliorer votre hygiène de vie : techniques de relaxation, régime alimentaire, exercices physiques conseillés. Il pourra en outre vous demander d'effectuer quelques exercices simples entre les séances. Certains engagent leurs patients à consulter un autre praticien, naturopathe ou spécialiste, afin d'optimiser leur bien-être et leur alimentation.

La manipulation des tissus mous

Les tissus mous comprennent la peau, les muscles, le fascia (membrane fibreuse), les tendons et les ligaments. Leur manipulation s'apparente à un massage qui peut être superficiel ou profond, rapide ou lent, selon ce que le praticien détecte. Cette technique est utilisée par la plupart des ostéopathes, soit pour traiter une affection d'origine musculaire, soit en prélude à d'autres manipulations. L'ostéopathe masse, pétrit et

LE POINT DE VUE DE LA MÉDECINE CLASSIQUE

L'efficacité thérapeutique de l'ostéopathie a fait l'objet d'un nombre considérable d'études. Cependant, beaucoup de médecins leur reprochent un manque de rigueur et des conclusions anecdotiques. En 1991, une étude reposant sur des bases méthodologiques et scientifiques plus sérieuses a fait l'objet d'un compte rendu dans le *British Medical Journal*. Elle démontrait l'efficacité de la sollicitation de la colonne vertébrale dans le traitement de la lombalgie.
La plupart des médecins reconnaissent aujourd'hui l'action thérapeutique de l'ostéopathie dans le traitement des problèmes musculo-squelettiques, mais lui dénient toute efficacité dans les pathologies organiques – ce qu'aucune étude n'a d'ailleurs confirmé ou infirmé.
En revanche, d'autres travaux ont montré que les traitements ostéopathiques sont susceptibles de soulager les personnes souffrant d'asthme chronique, en les aidant à détendre les muscles de la cage thoracique et ce faisant, à mieux contrôler leur respiration. C'est cependant en corrélation avec un traitement classique que cette technique offre les meilleurs résultats.

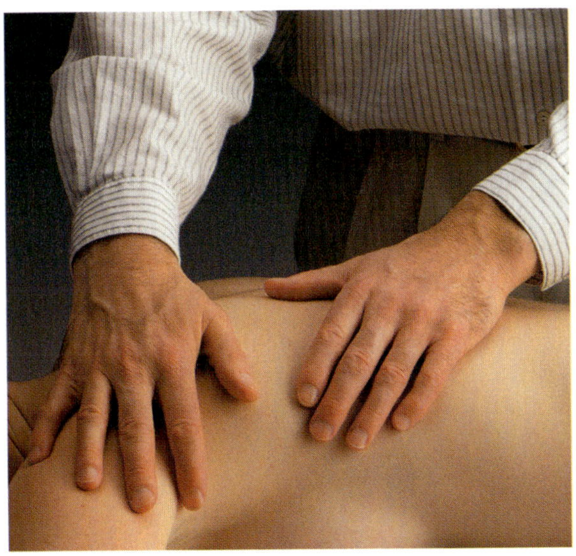

CI-DESSUS *Les femmes enceintes peuvent avoir recours à l'ostéopathie pour soulager leurs problèmes de dos.*

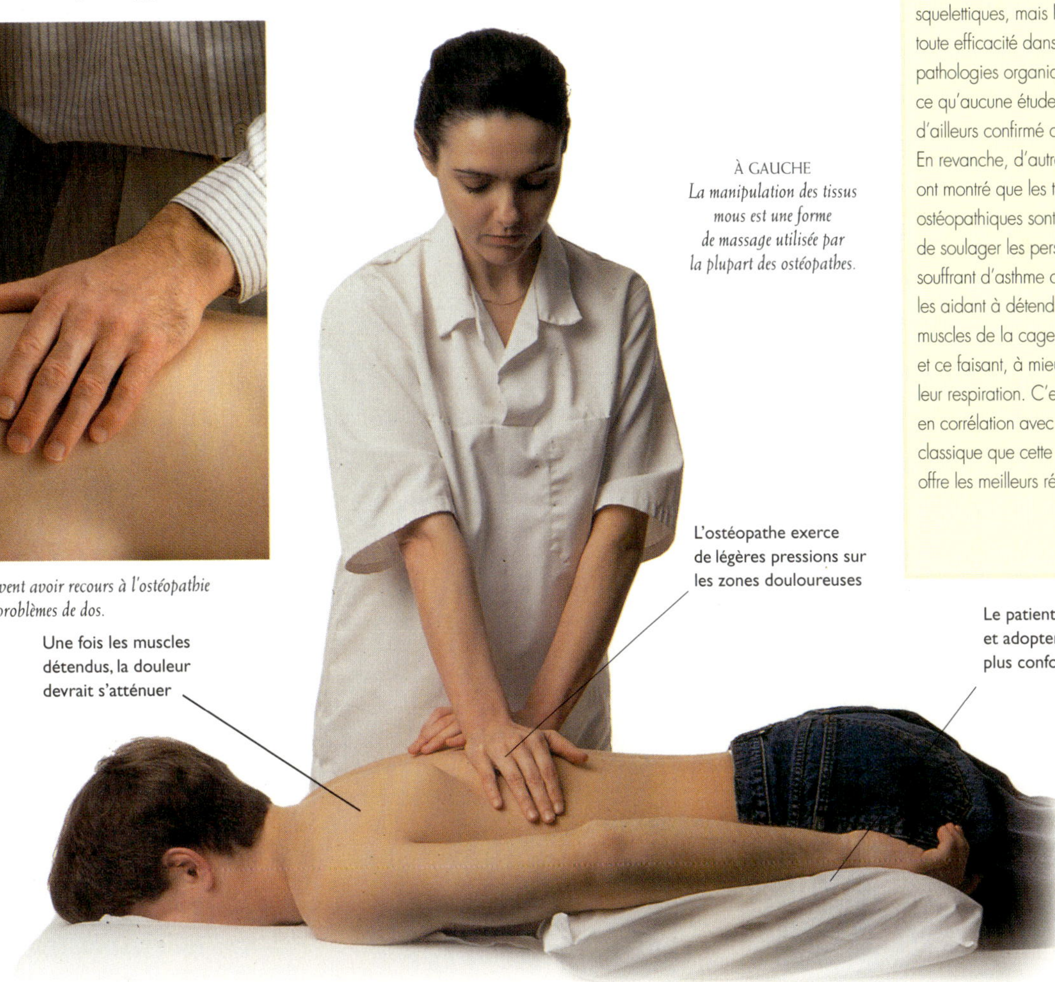

À GAUCHE *La manipulation des tissus mous est une forme de massage utilisée par la plupart des ostéopathes.*

L'ostéopathe exerce de légères pressions sur les zones douloureuses

Une fois les muscles détendus, la douleur devrait s'atténuer

Le patient doit s'allonger et adopter la position la plus confortable possible martèle la région douloureuse pour soulager les raideurs, évacuer la tension, détendre les muscles et stimuler la circulation. Les parties particulièrement sensibles, comme des bandes de fibres musculaires contractées, les zones de tissus cicatriciels dans les muscles ou les « zones-gâchette » (*voir* Acupuncture, pages 20–27), sont parfois pétries avec la pulpe du pouce pour rompre le spasme ou le tissu cicatriciel, afin de permettre à l'ensemble du muscle de se relâcher. C'est la « technique neuromusculaire ».

Les techniques articulaires

Destinées à améliorer la souplesse des muscles et des tissus mous et à augmenter la liberté de mouvement, les techniques articulaires utilisent l'amplitude naturelle des articulations pour étirer les muscles courts, les ligaments et les adhérences. Que ce soit par un étirement doux et passif des tissus mous, une traction ou des pressions en va-et-vient, les mouvements rythmiques peuvent procurer une profonde sensation de détente et d'apaisement.

L'étirement favorise la relaxation des fibres musculaires tendues et l'allongement progressif des ligaments contractés. La traction – écartement passif de deux surfaces articulaires – a pour but de desserrer les capsules articulaires et les ligaments, ainsi que les muscles et les tendons entourant l'articulation. Les ostéopathes utilisent en général leurs mains plutôt que les méthodes mécaniques habituellement en usage sur les tables de traction, de manière à sentir les effets du mouvement sur les tissus durant le traitement. Un petit mouvement de va-et-vient ou de rebond peut être utilisé sur certaines articulations dotées d'une faible mobilité – telles les articulations rachidiennes ou sacro-iliaques –, afin d'augmenter l'amplitude articulaire.

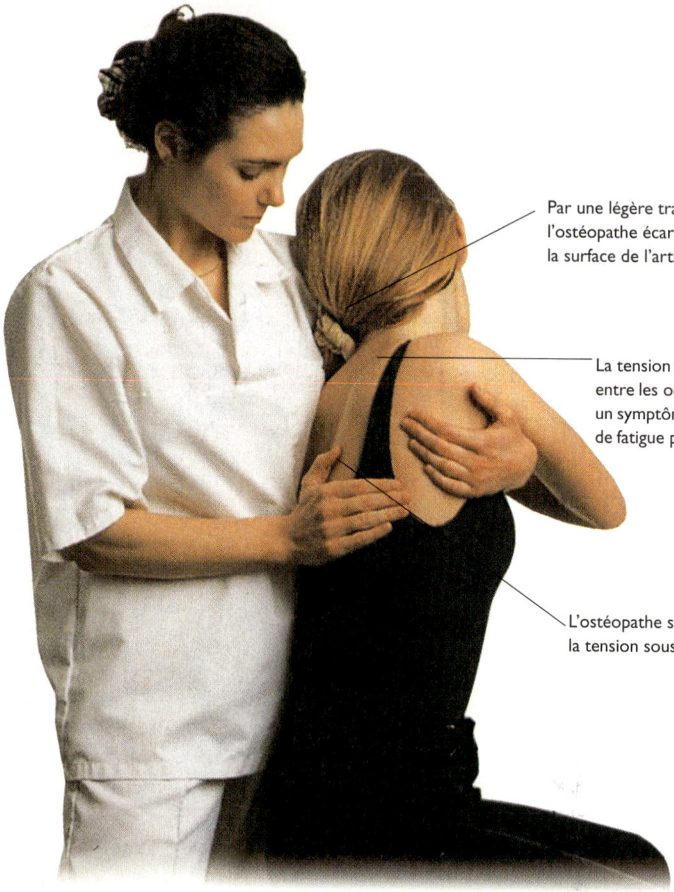

CI-DESSUS *Les techniques articulaires s'utilisent notamment pour étirer les muscles contractés et les ligaments.*

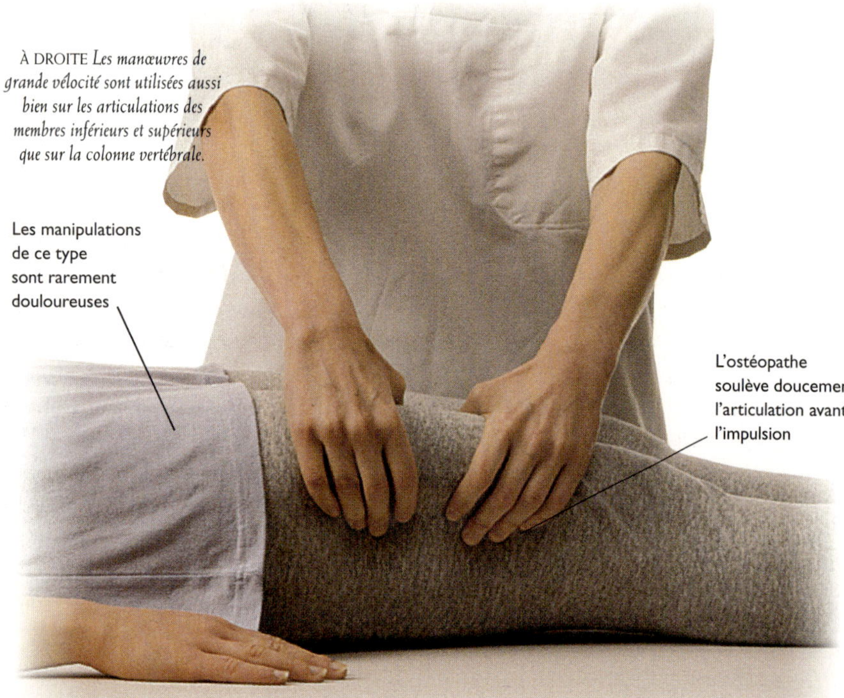

À DROITE *Les manœuvres de grande vélocité sont utilisées aussi bien sur les articulations des membres inférieurs et supérieurs que sur la colonne vertébrale.*

Les techniques de grande vélocité

Les impulsions rapides appelées « techniques de grande vélocité », sont les manipulations les plus connues du grand public. Or, si ces dernières sont souvent utilisées par les ostéopathes, l'art de l'ostéopathie ne s'y limite pas. Ces manipulations sont principalement effectuées sur la colonne vertébrale, mais aussi sur les articulations des membres inférieurs et supérieurs. L'ostéopathe sollicite doucement l'articulation à traiter avant de lui infliger une brusque impulsion vers le bas, de quelques secondes à peine. Celle-ci déplace pendant un court instant l'articulation de son champ habituel, ce qui peut provoquer l'éclatement des bulles de gaz du liquide synovial – le fluide intra-articulaire – et provoquer un craquement. C'est surtout ce craquement que les patients redoutent, alors qu'il n'est absolument pas douloureux. Le praticien vous demandera peut-être de participer au mouvement en inspirant ou en expirant à certains moments précis. Parfois désagréables, ces manipulations sont très rarement douloureuses.

PRÉCAUTIONS

■ Aucune étude ne prouve que l'ostéopathie exerce un effet sur les pathologies affectant les organes internes, d'où le scepticisme de nombreux médecins (*voir* Le point de vue de la médecine classique, page 111).

PRATIQUE AUTONOME

La majorité des manœuvres ostéopathiques ne se prêtent pas à une pratique autonome. En réalité, nombre d'entre elles – les manipulations, en particulier – peuvent se révéler dangereuses lorsqu'elles sont exécutées par des mains inexpérimentées, ce qui explique pourquoi il est si important de consulter un praticien qualifié et expérimenté. Toutefois, vous pouvez observer sans danger ces quatre principes de l'ostéopathie :

* Maintenir une posture correcte ;
* Pratiquer une activité physique adaptée ;
* Apprendre à se détendre complètement ;
* Suivre un régime alimentaire équilibré.

CI-DESSOUS *Apprendre à se relaxer est essentiel.*

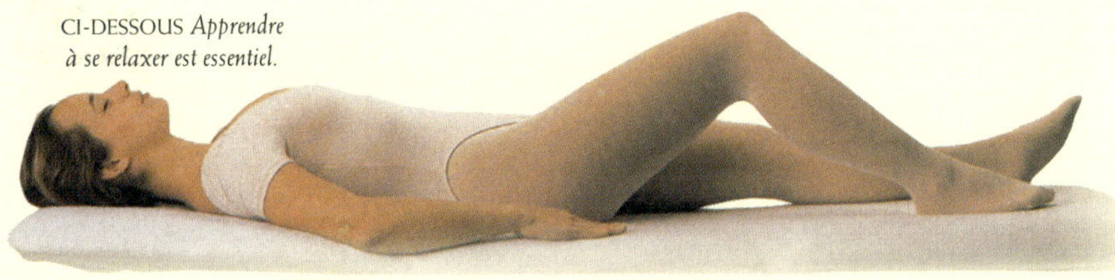

CHAMP THÉRAPEUTIQUE

L'ostéopathie est principalement utilisée pour traiter les problèmes de l'appareil musculo-squelettique, tout en exerçant parfois une action sur d'autres systèmes du corps – la circulation notamment.

ANGINE *VOIR* P. 304
ARTHRITE *VOIR* PP. 346–347
ASTHME *VOIR* PP. 294–295
BRONCHITE *VOIR* P. 299
ÉTOURDISSEMENTS *VOIR* P. 271
ÉVANOUISSEMENTS *VOIR* P. 270
HYPERACTIVITÉ *VOIR* P. 351
INCONTINENCE NOCTURNE *VOIR* P. 352
MAL D'OREILLE *VOIR* P. 282
MAL DE DOS *VOIR* PP. 344–345
MAUX DE TÊTE *VOIR* PP. 268–269
MIGRAINE *VOIR* P. 269
OSTÉOPOROSE *VOIR* P. 358
PNEUMONIE *VOIR* P. 296
SCIATIQUE *VOIR* P. 348
STÉRILITÉ *VOIR* P. 324
TÉNOSYNOVITE *VOIR* PP. 342–343
TOUX *VOIR* P. 297
TROUBLES DE LA GROSSESSE *VOIR* PP. 326–327
TROUBLES MENSTRUELS *VOIR* PP. 322–323
ULCÈRE PEPTIQUE VOIR P. 311

Les techniques de l'énergie musculaire

Ces techniques ont été développées par les ostéopathes américains il y a une vingtaine d'années. Elles s'apparentent aux méthodes utilisées par d'autres physiothérapeutes et visent à augmenter la mobilité d'une articulation. Le patient déplace une articulation dans une direction donnée avec l'aide de l'ostéopathe. Lorsque celui-ci sent que le déplacement cesse d'être continu et régulier, il l'interrompt. Puis, alors que le patient tente d'effectuer le mouvement inverse – c'est-à-dire de ramener l'articulation à son point de départ –, l'ostéopathe lui oppose une résistance. Cette technique aide les muscles concernés – à la fois ceux qui déclenchent le déplacement initial et ceux qui s'étirent pour l'effectuer – à se détendre et à s'allonger.

Les techniques de libération

Même si elles ressemblent aux techniques décrites ci-dessus, elles demandent une attitude totalement passive de la part du patient, dont le rôle est de se détendre complètement. L'ostéopathe fait bouger une articulation dans toutes les directions possibles, jusqu'à sentir une résistance. Après avoir marqué un temps d'arrêt, il prolonge peu à peu le mouvement. L'articulation est alors maintenue dans cette nouvelle position, tandis que le patient est toujours détendu. Souvent, les ostéopathes sentent que le point de résistance s'est déplacé en détectant un léger étirement des muscles et des tissus mous.

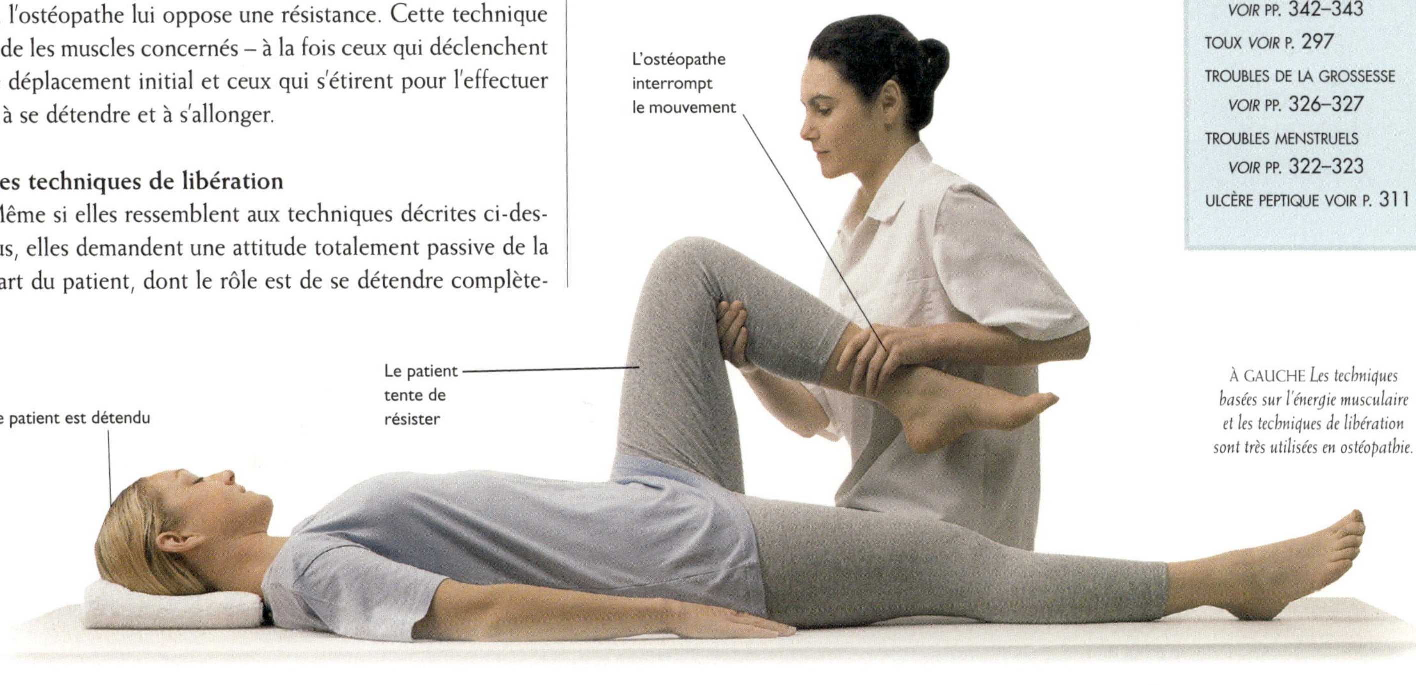

À GAUCHE *Les techniques basées sur l'énergie musculaire et les techniques de libération sont très utilisées en ostéopathie.*

L'OSTÉOPATHIE CRÂNIENNE

LE POINT DE VUE DE LA MÉDECINE CLASSIQUE

Dérivée de l'ostéopathie traditionnelle, l'ostéopathie crânienne est exercée par des praticiens diplômés qui ont en général recours aux techniques ordinaires, tout en étant spécialisés dans les manipulations légères du crâne. Aucune preuve significative ne vient étayer leur théorie, selon laquelle les impulsions crâniennes sont détectables par palpation. Il est probable que les scientifiques n'en ont eux-mêmes jamais decelé. De plus, les médecins, dans leur grande majorité, réfutent l'hypothèse de la mobilité des os du crâne. Nombre d'entre eux sont donc sceptiques quant à l'efficacité de l'ostéopathie crânienne, même s'ils reconnaissent qu'elle est inoffensive lorsqu'elle est exercée par un praticien qualifié.

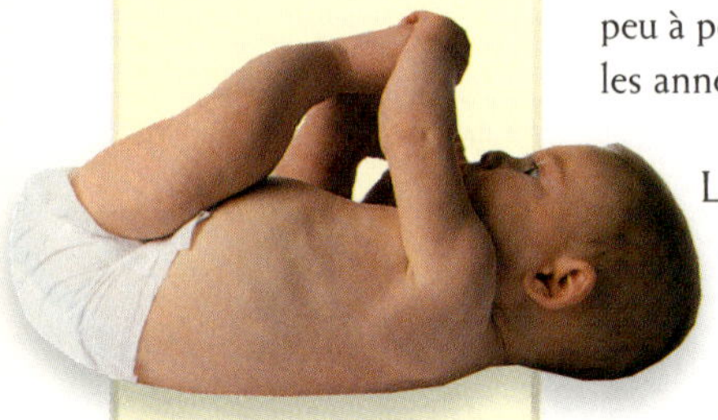

CI-DESSUS *Les plaques osseuses du crâne d'un bébé sont assez souples pour être manipulées.*

L'ostéopathie crânienne a été développée à partir de l'ostéopathie traditionnelle. Ses praticiens soutiennent que les os du crâne ne se soudent pas complètement au cours des premières années de la vie, et que des impulsions rythmiques peuvent être détectées dans le liquide céphalo-rachidien qui irrigue le cerveau et la moelle épinière. En cas de problème de santé, ces impulsions présentent une fréquence différente de la normale, qui peut être corrigée par des manipulations douces et prudentes des os du crâne : ce faisant, les facultés de guérison du corps se trouvent stimulées.

C'est alors qu'il enseignait au Kirksville Osteopathic College dans le Missouri, que William Garner Sutherland, ostéopathe, inventa l'« ostéopathie crânienne ». Étudiant, Sutherland s'intéressait déjà au crâne. On lui avait enseigné que les sept os qui composent le crâne se soudent définitivement peu de temps après la naissance mais Sutherland était convaincu qu'à l'âge adulte il subsiste un « jeu », une certaine mobilité entre les os. Et d'après lui, même faible, cette mobilité impliquait qu'il pouvait égalemnt exister des dysfonctionnements.

Devenu professeur, Sutherland mena des expériences sur les crânes du musée de Kirksville College, puis sur lui-même. Il découvrit qu'en compressant certaines parties de son crâne, il parvenait non seulement à modifier sa personnalité et ses humeurs, mais aussi à altérer physiquement d'autres régions de son corps. Sutherland synthétisa peu à peu ses conclusions pour formuler sa thérapie dans les années 1930. L'ostéopathie crânienne était née.

LA THÉORIE

À la naissance, les sept os qui forment le crâne – les deux os frontaux, les deux pariétaux, les deux temporaux et l'occipital – peuvent coulisser afin de permettre à la tête du bébé de passer à travers le canal génital. Tous les parents connaissent le « creux », ou fontanelle, au sommet de la tête d'un nourrisson, où l'on distingue les pulsations des membranes qui tapissent le crâne. Peu à peu, les os s'imbriquent progressivement pour ne plus former qu'une structure unique. Toutefois, les ostéopathes crâniens affirment que cette jonction n'est pas rigide et présente une certaine mobilité.

L'intérieur du crâne et de la moelle épinière est recouvert de trois membranes, les méninges. Celles-ci sont parcourues par un liquide clair, le liquide céphalo-rachidien. Sécrété dans le cerveau, il en irrigue les tissus, mais aussi ceux de la moelle épinière et des nerfs rachidiens à leur point de séparation avec la moelle épinière. Le liquide céphalo-rachidien soutient et protège le cerveau, l'alimente en nutriments divers et contribue à l'évacuation des déchets. Or Sutherland y détecta certains rythmes. En écho au « fleuve de la vie » d'Andrew Taylor Still (*voir* Ostéopathie, pages 106–113) et parce qu'ils semblaient influencés par la respiration, il leur donna le nom de « souffle de la vie ».

Sutherland parvint à la conclusion que les rythmes crâniens étaient liés au système de guérison du corps. Selon lui, une personne en bonne santé compte six à quinze pulsations par minute ; dès lors, toute irrégularité dans ce rythme dénoterait des dysfonctions dans le cerveau, la tête ou le corps. Sa thérapie repose ainsi sur la restauration d'un rythme normal et la stimulation des facultés d'autoguérison du corps par une manipulation des os crâniens.

Des manipulations douces

L'ostéopathie crânienne vise à rétablir la fréquence normale d'impulsions rythmiques dans le liquide céphalo-rachidien, au moyen de techniques de manipulations légères et circonscrites. Le traitement concerne principalement la tête, la colonne vertébrale et la zone sacrée, au bas de la colonne, bien que d'autres parties du corps puissent également être sollicitées.

Cette technique douce permet de traiter les bébés (excepté les nourrissons), les jeunes enfants et les personnes fragiles et âgées. Les adultes qui redoutent les manipulations énergiques (*voir* Ostéopathie, pages 106–113) peuvent également se tourner vers cette technique, plus modérée et plus apaisante.

L'ostéopathie crânienne traite les mêmes affections que l'ostéopathie traditionnelle. Toutefois, elle est recommandée en cas de distorsion du crâne due à une naissance difficile, ainsi qu'aux bébés agités, sujets aux pleurs et aux coliques. Les jeunes enfants qui sont peu actifs ou particulièrement fragiles peuvent également tirer un grand profit de cette méthode. Elle semble notamment efficace pour lutter contre les otites adhésives, l'hyperactivité et les problèmes de concentration. Par ailleurs, l'ostéopathie crânienne améliorerait la circulation sanguine dans le cerveau et la tête et augmenterait l'action de la lymphe et du drainage des sinus. Elle est souvent utilisée pour remédier aux problèmes de la tête et du cou, ainsi qu'aux sinusites, migraines, vertiges, acouphènes et autres affections dentaires.

CONSULTER UN THÉRAPEUTE

Branche de l'ostéopathie, l'ostéopathie crânienne est exercée par des praticiens diplômés. La première séance dure environ une heure et se déroule globalement de la même manière qu'une consultation ostéopathique (*voir* pages 110–111).

Après vous avoir interrogé sur votre état de santé et observé votre corps, l'ostéopathe crânien vous demande de vous allonger sur le dos. Puis il cherche à sentir votre rythme crânien en berçant doucement votre tête entre ses mains. Le praticien peut alors vous poser quelques questions sur votre bien-être physique et psychologique, en se basant sur le taux de pulsations.

Quatre à six séances supplémentaires, d'une demi-heure environ chacune, suffisent généralement à faire disparaître les symptômes. Votre tête entre ses mains, le praticien exerce de légères pressions sur certaines zones du crâne, afin de modifier les impulsions rythmiques. La douceur des manipulations rend la séance extrêmement relaxante et apaisante. Toutefois, l'ostéopathie crânienne ne se limite pas à la manipulation de la tête. L'ostéopathe peut également solliciter, toujours en douceur, d'autres parties du corps (*voir* Ostéopathie, pages 106–113), et en particulier la colonne vertébrale, pour soulager les tensions et favoriser les pulsations crâniennes. Ainsi, il régule et stimule les facultés d'auto-guérison du corps. Il n'est pas rare que les patients observent une aggravation de leurs symptômes après la première séance. Selon les praticiens, cette manifestation témoigne des progrès du système de guérison – de la même façon qu'une température élevée provoque la sensation d'être malade, alors qu'elle signale que le corps lutte contre l'infection.

CI-DESSOUS *Selon les praticiens, une naissance difficile ou les lésions qui en résultent peuvent être à l'origine d'un déséquilibre dans les rythmes crâniens, ce qui peut se traduire par des coliques, de violents maux de tête, voire des troubles du comportement. La manipulation des os qui composent le crâne contribue à rétablir l'équilibre et à résoudre le problème.*

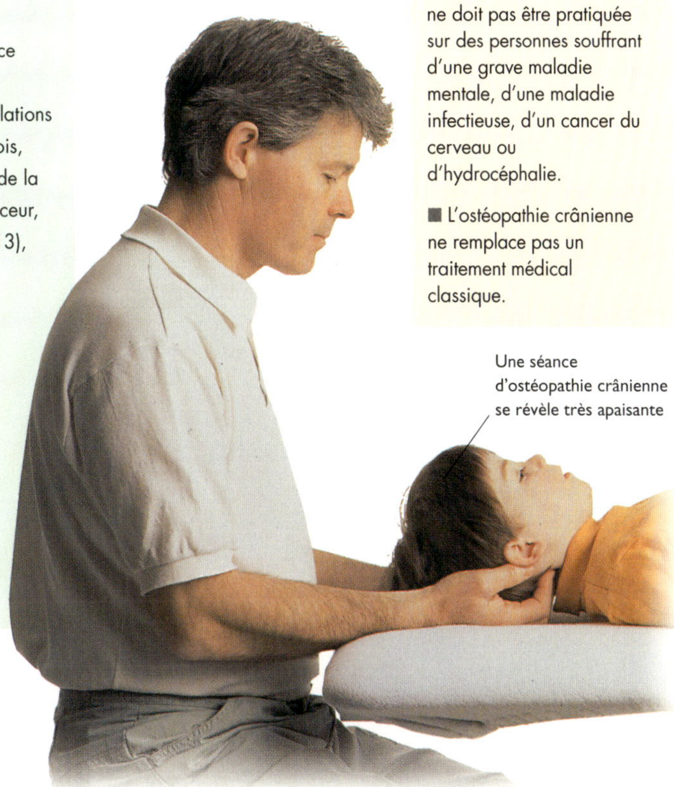

Une séance d'ostéopathie crânienne se révèle très apaisante

PRÉCAUTIONS

■ Exercée par un ostéopathe diplômé, spécialisé en ostéopathie crânienne, cette thérapie ne présente aucun danger, quel que soit l'âge du patient. Toutefois, ne la confondez pas avec la thérapie cranio-sacrée (*voir* pages suivantes) : les thérapeutes exerçant cette dernière technique ne sont pas tous des ostéopathes qualifiés.

■ L'ostéopathie crânienne ne doit pas être pratiquée sur des personnes souffrant d'une grave maladie mentale, d'une maladie infectieuse, d'un cancer du cerveau ou d'hydrocéphalie.

■ L'ostéopathie crânienne ne remplace pas un traitement médical classique.

CHAMP THÉRAPEUTIQUE

Susceptible de traiter les mêmes troubles que l'ostéopathie, l'ostéopathie crânienne est principalement axée sur l'appareil musculo-squelettique. Toutefois, ses thérapeutes affirment qu'elle peut agir sur le réalignement des os du crâne lorsque ceux-ci ont subi une déformation à la naissance. Ce traitement semble particulièrement efficace pour soulager les bébés sujets aux coliques et soigner certains troubles chez les jeunes enfants. Chez l'adulte, les manipulations, qui sont particulièrement douces, s'adressent surtout aux personnes fragiles et âgées et aux individus souffrant de problèmes à la tête, au visage ou au cou.

ACOUPHÈNES *VOIR* P. 281
ARTHRITE *VOIR* PP. 346–347
COLIQUE DU NOURRISSON *VOIR* P. 350
ÉTOURDISSEMENTS *VOIR* P. 271
GLAUCOME *VOIR* P. 279
HYPERACTIVITÉ *VOIR* P. 351
INCONTINENCE NOCTURNE *VOIR* P. 352
MAL D'OREILLE *VOIR* P. 282
MAL DE DENTS *VOIR* P. 288
MAUX DE TÊTE *VOIR* PP. 268–269
MIGRAINE *VOIR* P. 269
SINUSITE *VOIR* P. 284

CI-DESSOUS *Bien que les os crâniens se soudent quelque temps après la naissance, ce traitement ne s'adresse pas seulement aux enfants.*

Le praticien perçoit les impulsions à l'intérieur du crâne

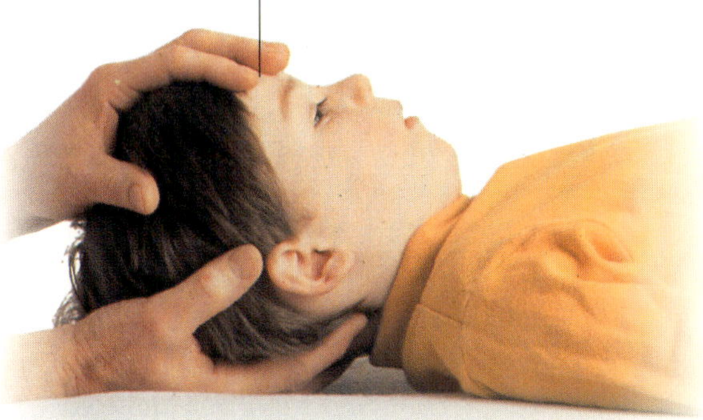

Le praticien procède à des manœuvres en finesse pour rétablir l'équilibre

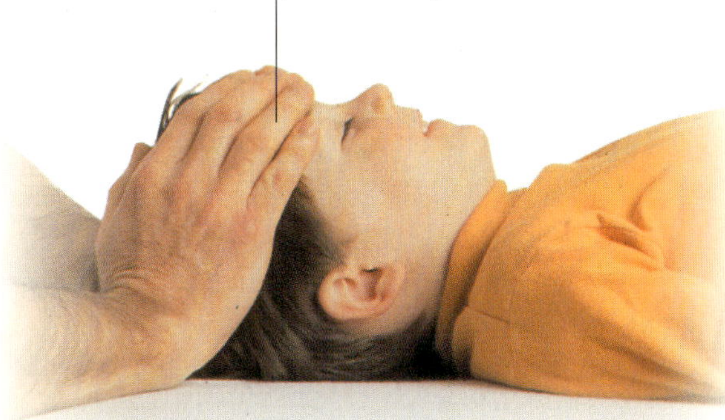

LA THÉRAPIE CRANIO-SACRÉE

Dans les années 1970, le docteur John E. Upledger, médecin et chirurgien ostéopathique américain, créa une variante de l'ostéopathie crânienne : l'ostéopathie cranio-sacrée. Alors qu'il travaillait comme clinicien à Michigan State University, Upledger se passionna pour le « système cranio-sacré » – le crâne et la moelle épinière, qui aboutit au sacrum, dans le bas du dos. Fondé sur les théories crâniennes de Sutherland, son travail met davantage l'accent sur les tissus mous contenus dans le crâne et la moelle épinière que sur les os eux-mêmes.

LE POINT DE VUE DE LA MÉDECINE CLASSIQUE

Peu d'études scientifiques ont été menées sur la thérapie cranio-sacrée. Mais, si un nombre non négligeable de témoignages tendent à prouver son efficacité, les médecins qui mettent en doute les fondements de l'ostéopathie crânienne affichent encore plus de scepticisme à l'égard des théories cranio-sacrées. Cette méfiance est renforcée par le fait que les thérapeutes n'ont aucune obligation d'étudier l'ostéopathie et peuvent exercer sans connaissances médicales. Néanmoins, quelle que soit son efficacité, cette technique est considérée comme inoffensive à tout âge. La thérapie cranio-sacrée, très connue aux États-Unis, est relativement confidentielle en Europe.

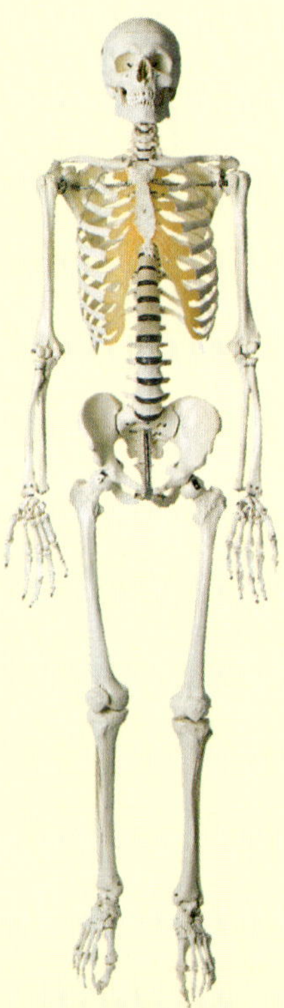

CI-DESSUS *La thérapie cranio-sacrée se concentre sur le crâne, le sacrum et sur la moelle épinière dans toute sa complexité.*

LA THÉORIE

Comme Sutherland, Upledger estime que les os du crâne ne se soudent pas complètement pendant l'enfance. Pour lui, il subsiste un « jeu » à leurs points de jonction et les minuscules articulations ou sutures situées entre ces os contiennent des fibres élastiques, des terminaisons nerveuses et des vaisseaux sanguins. Cependant, contrairement au fondateur de l'ostéopathie crânienne, Upledger considère que le rythme cranio-sacré n'est pas influencé par les pulsations cardiaques et la fréquence respiratoire. Selon lui, le liquide céphalo-rachidien, entouré des méninges, circule à l'intérieur du crâne et de la colonne vertébrale grâce à une sorte de système hydraulique. Or c'est le bon fonctionnement de ce système qui assure notre bien-être général.

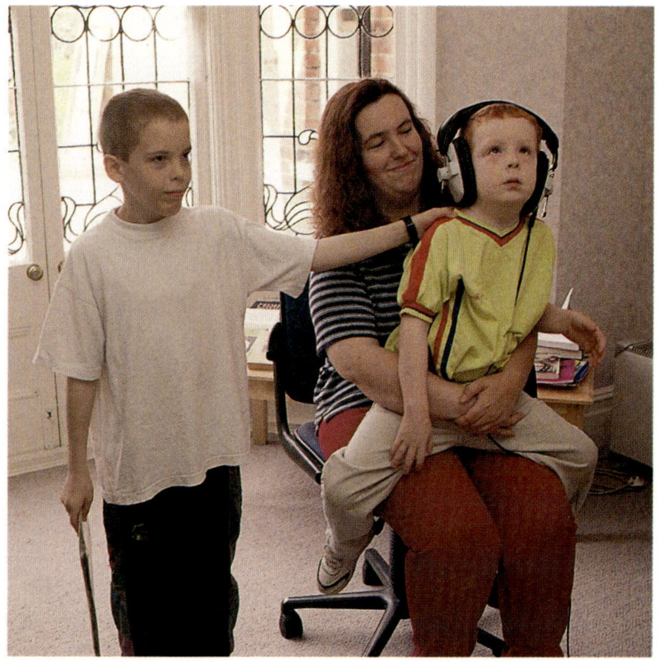

CI-DESSUS *La thérapie cranio-sacrée peut contribuer à détendre les méninges surtendues des enfants autistes.*

Des méninges trop rigides

On pense que les méninges contrôlent la circulation du liquide céphalo-rachidien et, par là, l'impulsion rythmique crânienne. Si la pulsation devient trop rapide, trop lente ou irrégulière, le déséquilibre affecte non seulement la région cranio-sacrée, mais se répercute sur les tissus conjonctifs qui relient toutes les parties du corps entre elles. Des méninges sur-tendues sont souvent associées à l'autisme. En examinant des enfants autistes, Upledger découvrit que chez une majorité d'entre eux les méninges étaient tendues et rigides. Bien qu'on en ignore encore les causes, ce phénomène pourrait constituer une réponse à un problème situé dans une autre partie du système des tissus conjonctifs.

Les thérapeutes cranio-sacrés affirment qu'un flux d'énergie est transmis du praticien au patient pendant le traitement. Cette poussée énergétique permet au rythme crânien de rétablir son équilibre et stimule le système de guérison. Chaque thérapeute possède sa propre capacité curative naturelle, ce qui explique que tous ne ressentent pas les mêmes taux d'impulsions rythmiques crâniennes chez une même personne.

On dit d'un bon thérapeute cranio-sacré qu'il doit être capable de sentir un cheveu à travers un annuaire téléphonique.

Cette thérapie très douce semble un peu mystérieuse par rapport à l'ostéopathie crânienne. Elle vise à procurer un soulagement psychologique aussi bien que physique, condition nécessaire, selon son fondateur, au bon fonctionnement du système de guérison. Rarement ressentie comme désagréable, cette technique est souvent utilisée en tandem avec d'autres formes de travail corporel, comme le shiatsu ou le massage, mais aussi avec des traitements psychologiques comme la relation thérapeutique, la régression ou le rêve éveillé dirigé.

CONSULTER UN THÉRAPEUTE

S'il y a des points communs entre la thérapie cranio-sacrée et l'ostéopathie crânienne, les thérapeutes cranio-sacrés ne vous demandent que peu de renseignements sur votre état de santé. Leur principal objectif est de rectifier toute anomalie de la fréquence des impulsions rythmiques crâniennes (qu'ils peuvent détecter sur tout le corps), puis de les réguler.

Après vous avoir demandé de vous allonger sur une table de traitement, le praticien palpe votre tête ou votre région sacrée – les os situés à la base de la colonne. Le contact est si léger – moins de 5 grammes de pression – qu'il en est à peine perceptible. En général, une séance dure de 30 à 60 minutes et plusieurs sont parfois nécessaires.

Nombre de personnes connaissent un état de relaxation totale pendant et après les séances. La plupart se voient spontanément soulagées de leur traumatisme physique ou psychologique. Ceci peut se manifester par une douleur ou des pleurs, qui peuvent s'accompagner d'un défilement d'images mentales. À l'issue de la séance, les patients se sentent souvent détendus, calmes et lucides.

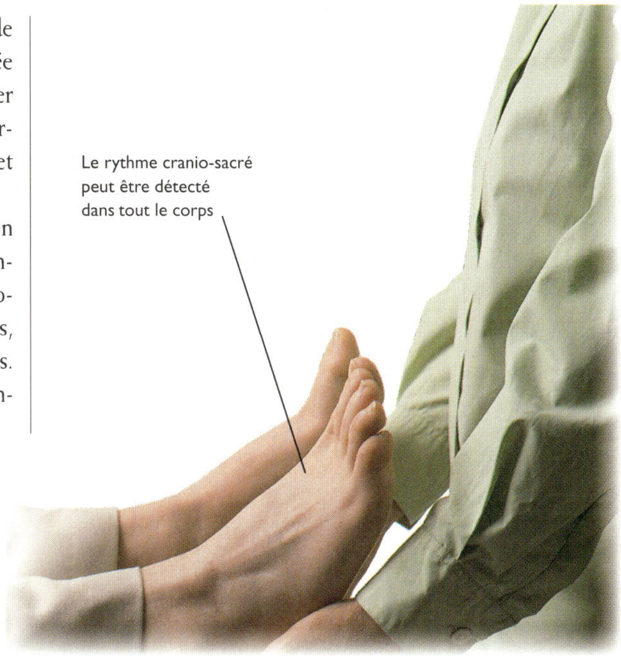

À DROITE *Le praticien commence par consacrer quelques minutes à l'écoute du rythme cranio-sacré et à l'évaluation du système, souvent par le biais des pieds : il est alors en mesure de déterminer la qualité et la fréquence des pulsations, tout en analysant l'état général de l'organisme.*

CHAMP THÉRAPEUTIQUE

La thérapie cranio – sacrée est une technique globale, qui affecte la totalité du système en rétablissant la régularité du rythme de circulation du liquide céphalo – rachidien dans le cerveau et la colonne vertébrale. Elle est surtout connue pour ses effets sur les convalescents et les personnes qui souffrent de problèmes musculo-squelettiques, de maux de tête, de stress et de certaines difficultés d'apprentissage.

ARTHRITE *VOIR* PP. 346–347
DÉPRESSION *VOIR* P. 261
HYPERACTIVITÉ *VOIR* P. 351
MAL DE DOS *VOIR* PP. 344–345
SCIATIQUE *VOIR* P. 348
STRESS *VOIR* PP. 262–263
TÉNOSYNOVITE *VOIR* PP. 342–343

CI-DESSOUS *Différentes parties du corps sont ensuite palpées tour à tour. Ici, c'est le plexus solaire qui est sollicité afin de le comparer à d'autres régions. Le praticien s'attache alors à stimuler le corps pour qu'il se libère de ses retenues ou tensions, en appuyant très légèrement et en accompagnant le rythme des mains.*

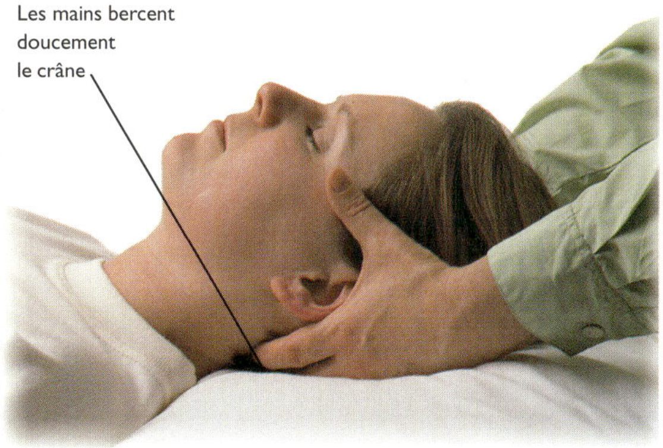

À GAUCHE *Ici, le crâne est très légèrement bercé. À nouveau, l'analyse repose sur la recherche d'asymétries dans les os crâniens et de toute retenue dans l'écoulement du liquide céphalo-rachidien.*

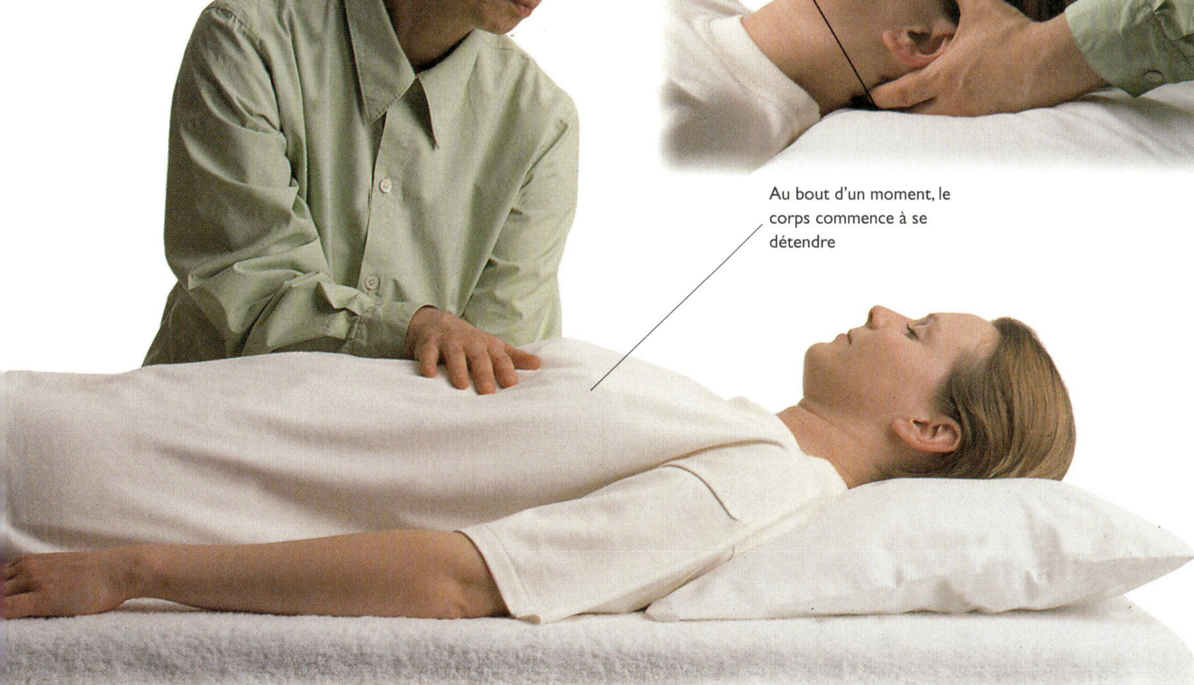

PRÉCAUTIONS

- Les thérapeutes cranio-sacrés ne sont pas tenus de suivre un cursus en ostéopathie ou en médecine – leurs connaissances en matière médicale se révèlent donc parfois très réduites. De ce fait, il est important de se renseigner auprès de votre médecin traitant si vous avez le moindre doute sur votre état de santé.
- La thérapie cranio-sacrée ne convient pas aux personnes souffrant de graves troubles mentaux ou psychologiques.

LA CHIROPRACTIE

HISTOIRE

Depuis sa création, en 1895, par Daniel David Palmer, la chiropractie préconise un certain nombre de procédés thérapeutiques, parmi lesquels :

- Digitopression ou thérapie méridienne
- Acupuncture
- Repos au lit
- Recours aux appareils orthopédiques
- Recours au moulage, aux ponctions ou aux emplâtres
- Exercices correctifs
- Diathermie
- Électrothérapie directe ou interférentielle, etc.
- Stimulation électrique
- Remèdes homéopathiques
- Poches de glace
- Massages
- Conseils en nutrition
- Traction
- Ultrasons
- Thérapie vibratoire
- Hydromassage et hydrothérapie

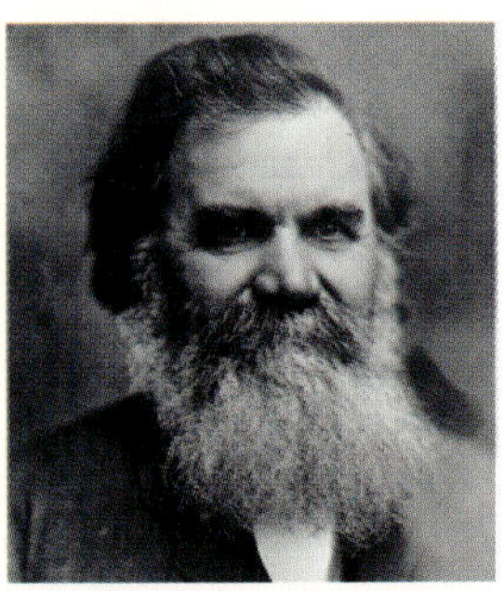

CI-DESSUS *Daniel David Palmer ne possédait aucune formation médicale, mais sa thérapie demeure l'un des traitements complémentaires les plus largement reconnus.*

La chiropractie est fondée sur des manipulations du système neuromusculo-squelettique, et en particulier de la colonne vertébrale. Cette thérapie est utilisée pour diagnostiquer et traiter des symptômes ou des maladies physiques liés à ce système. Fondée par Daniel David Palmer en 1895, à la suite de la guérison d'un gardien d'immeuble atteint de surdité partielle, la chiropractie a, pendant de longues années, subi les attaques virulentes de la médecine allopathique. Aujourd'hui, on reconnaît l'utilité de cette thérapie pour traiter les dorsalgies. Toutefois, deux écoles s'affrontent : d'une part, ceux qui se limitent à la résolution des problèmes musculo-squelettiques par manipulation rachidienne ; d'autre part, les chiropracteurs qui affirment pouvoir guérir d'autres troubles, notamment organiques.

Le mot « chiropractie » vient du grec *cheiro*, « main », et *praktikos*, « faire » – ce qui signifie, littéralement « faire à la main ». Né en 1845 près de Toronto, au Canada, Daniel David Palmer partit s'installer à Davenport, dans l'État américain de l'Iowa, où il exerça les métiers d'épicier et de « guérisseur magnétiseur », souvent à l'aide de techniques ostéopathiques. Comme Andrew Taylor Still, le fondateur de l'ostéopathie (*voir* pages 106–113), Palmer ne se satisfaisait pas de l'approche et des résultats de la médecine de son époque. S'il n'entreprit pas d'études médicales classiques, il n'en lisait pas moins une quantité phénoménale d'ouvrages spécialisés.

Un soulagement immédiat

En 1895, un certain Harvey Lilliard, gardien de l'immeuble dans lequel Palmer travaillait, lui confia qu'il était brusquement devenu partiellement sourd quelque 17 ans auparavant. Lilliard lui rapporta avoir senti quelque chose « lâcher » dans son cou alors qu'il était penché dans une position inconfortable. Persuadé que l'une des cervicales du gardien était désaxée, Palmer le convainquit de subir une manipulation du cou. Ce fut une réussite manifeste : Lilliard recouvrit toutes ses facultés auditives. Encouragé par ce succès, Palmer étudia ensuite le cas d'un homme qui souffrait du cœur. Il examina sa colonne vertébrale et, comme il le raconte dans son ouvrage *The Chiropractor's Adjuster*, publié en 1910, découvrit « une vertèbre déplacée infligeant une pression sur les nerfs reliés au cœur. Je replaçai la vertèbre et lui procurai un soulagement immédiat… »

Ces deux épisodes renforcèrent la théorie de Palmer, qui était convaincu que de nombreux troubles médicaux étaient dus à la pression ou à l'incidence de la colonne vertébrale sur les nerfs – ayant pour origine un déplacement vertébral, ou un gonflement des tissus mous qui l'entourent. En développant sa théorie, Palmer parvint à la conclusion que l'alignement de la colonne était d'une importance capitale pour le maintien de la santé. Si les nerfs qui relient le cerveau au corps et à ses organes rencontrent un obstacle quelconque – le plus souvent situé à l'endroit où ils se détachent de la moelle épinière, entre les vertèbres –, le flux d'impulsions nerveuses qui alimente ces zones est ralenti. Or, Selon Palmer, ce ralentissement est susceptible de provoquer une lésion des tissus innervés, ce qui peut à son tour entraîner un problème médical.

Jeté en prison

Fort de sa nouvelle méthode, Palmer continua à traiter un large éventail de maladies et de problèmes de santé. Il provoqua un tollé chez les médecins locaux, qui voyaient leur clientèle diminuer – au point qu'en 1896, sous leur pression, il fut mis en prison pour pratique illégale de la médecine. (Signalons à cette occasion que d'autres chiropracteurs engagés sur les traces de Palmer subirent le même sort, pour la même raison. Cette pratique prit fin au début du XXe siècle, au terme du procès intenté à un praticien du nom de Shegato Morikubo. Le juge l'acquitta en soulignant que ce dernier n'avait jamais prétendu exercer la médecine, mais bien la chiropractie.)

En 1898, Palmer créa dans l'Iowa le Palmer Infirmary and Chiropractic Institute afin de promouvoir ses idées et de former des praticiens. Parmi ses élèves figurait son fils, Bartlett Joshua Palmer, qui développa par la suite l'aspect diagnostique du système de traitement et introduisit dans l'institut, en 1910, l'un des premiers appareils radiographiques. Les chiropracteurs, de nos jours, utilisent toujours les radiographies.

En 1910, Palmer évaluait le nombre de chiropracteurs à 2 000. À sa mort, trois ans plus tard, des écoles de chiropractie avaient fleuri aux quatre coins des États-Unis. Cette thérapie s'exporta rapidement vers l'Europe et l'Australasie. En France, elle ne se développa véritablement qu'après la Seconde Guerre mondiale. Aujourd'hui, on compte quelque 400 chiropracteurs, dont la majorité a été formée en Grande-Bretagne, à l'Anglo-European College of Chiropractic de Bornemouth, fondé en 1965, et aux États-Unis. En 1983, l'Association nationale française de chiropractie (ANFC) a ouvert l'Institut franco-européen de chiropractie, dont l'enseignement reprend celui des collèges de chiropractie américains.

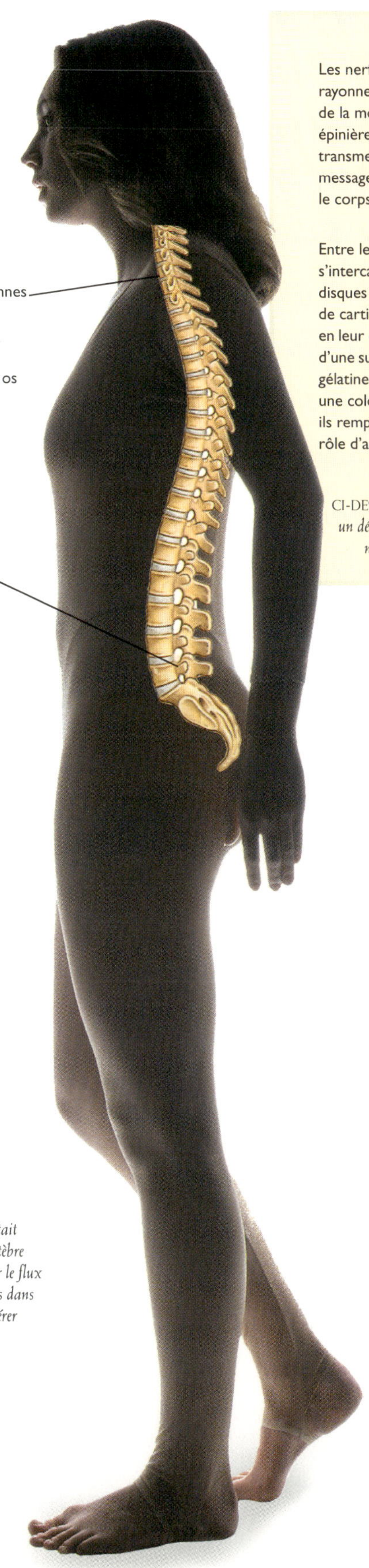

À DROITE *Palmer était convaincu qu'une vertèbre déplacée pouvait entraver le flux des impulsions nerveuses dans le corps, et donc générer une maladie.*

LA COLONNE VERTÉBRALE

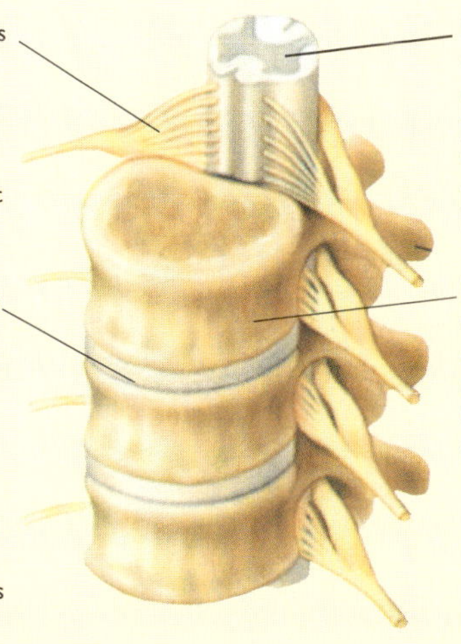

CI-DESSUS *Si les vertèbres ou les disques qui constituent la colonne vertébrale accusent un désalignement ou une lésion quelconques, ceux-ci peuvent provoquer des douleurs, non seulement dans la région concernée mais dans d'autres parties du corps.*

Le Sherman Antitrust Act

D'emblée, la médecine classique adopta une attitude hostile envers la chiropractie et s'y opposa avec véhémence pendant de nombreuses années. Néanmoins, la thérapie continua de se développer dans le cadre de la panoplie des soins alternatifs. Elle connut un essor fulgurant dans les années 1960, à la faveur de la désillusion du public face aux médicaments modernes et à leurs effets secondaires, et de l'engouement pour des approches plus holistiques. C'est également à cette époque que l'American Medical Association (AMA), qualifia la chiropractie de pratique non-scientifique et dangereuse, et décréta qu'il était illégal pour un médecin conventionnel de collaborer avec un chiropracteur. Indignée, la communauté chiropratique intenta un procès à l'AMA en 1976, arguant qu'elle avait été diffamée par la profession médicale, qui lui refusait tout accès aux équipements sanitaires.

En 1987, Susan Getzendanner, le juge fédéral saisi de l'affaire, décida que l'AMA avait dans les années 1960 de nombreuses preuves qui justifiaient ses accusations de charlatanisme, mais qu'elle avait, en appelant au boycott de la chiropractie, transgressé le Sherman Antitrust Act sur l'atteinte à la liberté de commerce. Cette décision ne cautionnait pas la chiropractie ou sa philosophie, mais elle mettait un terme au boycott de la thérapie par l'AMA.

Aujourd'hui, le ministère de l'Éducation des États-Unis reconnaît le Conseil de formation en Chiropractie, l'organisme accréditeur national de la profession. En France, la chiropractie n'est pas reconnue comme une discipline médicale.

LE POINT DE VUE DE LA MÉDECINE CLASSIQUE

La médecine classique affiche une attitude mitigée par rapport à la chiropractie. D'une part, des études sérieuses révèlent l'effet bénéfique du traitement chiropratique pour lutter contre les problèmes musculo-squelettiques, et notamment les lombalgies. En 1995, le General Medical Council de Grande-Bretagne rapporta que les patients soumis à un traitement chiropratique pour cette affection bénéficiaient d'un taux de guérison supérieur à ceux fréquentant le service de jour d'un hôpital de physiothérapie.
Avec la physiothérapie et l'ostéopathie (*voir* pages 106–113), la chiropractie est également l'un des traitements préconisés par l'organisme britannique de conseils cliniques pour les lombalgies. Signalons aussi que les recherches menées aux États-Unis par diverses organisations professionnelles ont montré de façon unanime que le recours à la chiropractie entraîne une réduction de l'absentéisme par rapport aux traitements conventionnels chez les employés souffrant de dorsalgie. Ces conclusions sont corroborées par des études internationales. D'autre part, nombre de chiropracteurs affirment pouvoir traiter un large éventail de maladies, de l'hypertension artérielle à l'asthme, en passant par les troubles digestifs et l'hyperactivité chez les enfants. Or ces praticiens suscitent une grande méfiance chez les médecins conventionnels.

LA THÉORIE

Il est difficile de décrire avec précision la théorie chiropratique car, de manière générale, chaque praticien a sa vision propre. Daniel David Palmer avait un point de vue holistique, comme beaucoup de praticiens aujourd'hui, et affirmait que le corps de chacun possède une « intelligence innée » – équivalent du chi, ou force de vie, dans d'autres thérapies –, qui maintient le corps en bonne santé. Selon Palmer, dans « 95 pour cent des cas », la maladie se déclenche lorsque le flux des impulsions nerveuses du cerveau au reste du corps est entravé par les « subluxations » rachidiennes, qui empêchent l'intelligence innée de circuler dans le corps ou réduisent son impact. Privé de cette faculté, un organe ou un élément du corps est susceptible de céder à la maladie ou à un dysfonctionnement. Palmer désapprouvait le recours aux médicaments qui, disait-il, traitent les symptômes et non la cause du mal. Il rejetait également les traitements chirurgicaux.

Les subluxations

En médecine conventionnelle, le terme « subluxation » désigne une luxation partielle due au déplacement de deux os au niveau d'une articulation. Toutefois, Palmer et certains chiropracteurs actuels emploient ce terme pour désigner tout désalignement ou défaut vertébral exerçant une pression sur les nerfs rachidiens à l'endroit où ils quittent la moelle épinière (entre les vertèbres) et affectant les parties du corps qu'ils innervent. À ce propos, l'American Association of Chiropractic Colleges a récemment proposé une définition plus large : « une subluxation désigne un ensemble de modifications articulaires fonctionnelles et/ou pathologiques qui compromet l'intégrité neurale [du système nerveux] et peut influencer le système des organes et la santé en général ». Le désalignement peut être provoqué par nombre de facteurs, d'une mauvaise posture aux spasmes musculaires en passant par les accidents, les blessures liées à la pratique d'un sport ou les malformations congénitales.

B. J. Palmer, le fils de Daniel David Palmer, fut le premier praticien à se servir des radiographies comme outil de diagnostic. Il fut une époque où, entraînés par son enthousiasme, les chiropracteurs n'hésitaient pas à radiographier plusieurs fois la

À DROITE *La colonne vertébrale est l'une des structures les plus complexes du corps. Elle se compose de 26 vertèbres, séparées entre elles par des disques. En médecine, on distingue en général quatre sections.*

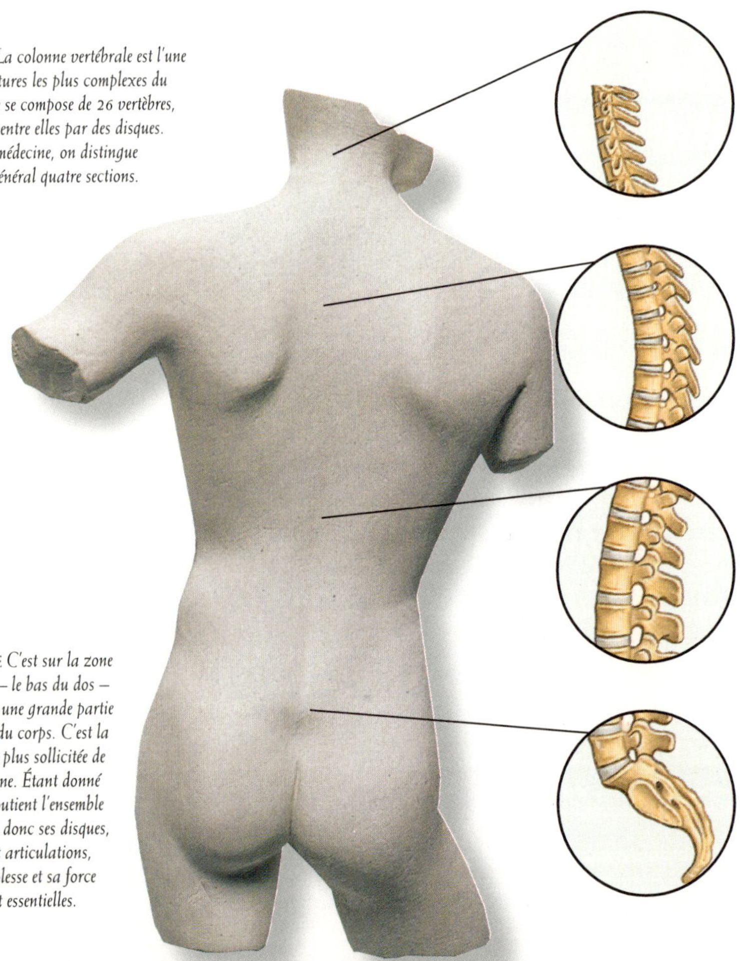

Le cou, ou colonne cervicale, se compose de sept vertèbres. Elles fonctionnent avec les muscles des épaules. Ensemble, elles décrivent une courbe vers l'avant en forme de C, et protègent la moelle épinière.

Les mouvements de la tête et l'équilibre du corps sont notamment commandés par les muscles des épaules.

Le milieu du dos, ou colonne thoracique, soutient le haut du corps et décrit une courbe inverse à celle de la colonne cervicale. Sa raideur est due au fait que ses vertèbres sont rattachées aux côtes – qui protègent des organes vitaux tels le cœur, le foie, les poumons et la rate.

Le bas du dos, ou colonne lombaire, décrit une courbe souple vers l'avant, en forme de C. Il surmonte le sacrum et le coccyx, qui se soudent lorsque le corps parvient à maturité.

À DROITE *C'est sur la zone lombaire – le bas du dos – que repose une grande partie du poids du corps. C'est la région la plus sollicitée de la colonne. Étant donné qu'elle soutient l'ensemble du dos et donc ses disques, nerfs et articulations, sa souplesse et sa force sont essentielles.*

« STRAIGHTS » ET « MIXERS »

Le groupe de chiropracteurs qui défendent la théorie des subluxations se répartit en deux courants : les « straights » et les « mixers ». Les premiers suivent la doctrine de Palmer, selon laquelle les subluxations vertébrales sont responsables, en totalité ou en partie, de la plupart des troubles pathologiques. Ils se disent capables de détecter et de soigner les subluxations, mais pas de diagnostiquer ou de traiter les maladies. Les seconds admettent que les maladies peuvent résulter d'autres facteurs, comme les bactéries ou les virus, mais soutiennent que les subluxations affectent la santé en diminuant la résistance du corps à la maladie.

Le docteur Louis Sportelli, de l'American Chiropractic Association, affirme que « la déviation ou la mauvaise position d'une vertèbre est susceptible de provoquer un déséquilibre neurologique dans le corps, compromettant sa résistance. » Aussi les « mixers » prescrivent-ils souvent des vitamines et des remèdes homéopathiques, tout en prodiguant des conseils en nutrition pour tenter de dynamiser le système immunitaire.

Les « straights » croient également au flux d'énergie nerveuse, ou intelligence innée, et à son blocage éventuel qui empêche le corps de se guérir seul. C'est en vertu de cette théorie qu'ils affirment pouvoir traiter des troubles autres que ceux liés à l'appareil musculo-squelettique.

CI-DESSOUS *Rares sont les chiropracteurs qui ne font pas appel à d'autres formes de thérapies. Nombre de « mixers » conseillent des compléments nutritionnels et des remèdes homéopathiques à leurs patients.*

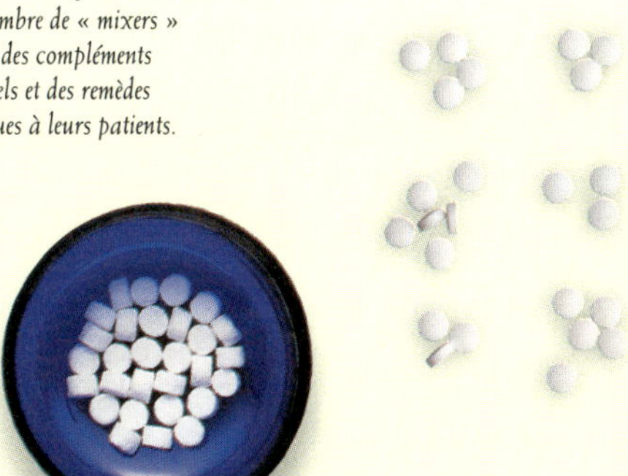

colonne de leurs patients à chaque séance. Or c'était non seulement inutile, mais onéreux et probablement dangereux. Le recours aux radiographies fait encore partie des critiques adressées aux chiropracteurs par les détracteurs de cette thérapie.

Pendant des années, les chiropracteurs ont affirmé qu'ils étaient capables de déceler des subluxations par radiographie, alors que les médecins conventionnels eux-mêmes ne parvenaient pas à détecter les signes de désalignement ou de lésions nerveuses. Cette prise de position creusa le fossé entre médecine conventionnelle et chiropractie, tout en provoquant des dissensions parmi les chiropracteurs. Certains soutiennent qu'ils peuvent « sentir » une subluxation et revendiquent en partie ou dans sa totalité la théorie formulée par Palmer à la fin du XIXe siècle, tandis que d'autres s'en écartent et centrent leur pratique sur la connaissance des problèmes musculo-squelettiques de la colonne.

Ce dernier groupe a été baptisé par Simon Homola, éminent chiropracteur et auteur à la retraite, les « chiropracteurs rationnels ». Ceux-ci, tout en conservant leur spécialité, souhaitent travailler en parallèle avec des médecins conventionnels et s'abstiennent de toute publicité tapageuse. En outre, ils réfutent la théorie des subluxations.

À ces difficultés s'est ajouté, aux États-Unis, une décision du Congrès autorisant les compagnies d'assurance santé à rembourser, entre 1973 et 2000, les traitements chiropratiques fondés sur une trace radiographique de subluxation. Pour ajouter à la confusion, le groupe de chiropracteurs défendant la théorie de la subluxation s'est divisé en « straights », ou « rigides », et « mixers », ou « souples » (*voir* ci-dessus).

Pour prévenir les lombalgies

* Pratiquez une activité physique régulière.
* Soulevez les objets en les tenant près du corps.
* Placez un oreiller ou une serviette roulée au creux du dos lorsque vous parcourez de longues distances en voiture.
* Réglez votre table de travail à la bonne hauteur.
* Utilisez une chaise soutenant le bas du dos.
* Portez des chaussures confortables, à talons plats.
* Portez un corset lombaire si vous avez à soulever des charges au travail.
* Lorsque vous restez assis de manière prolongée, placez vos pieds sur un tabouret bas.

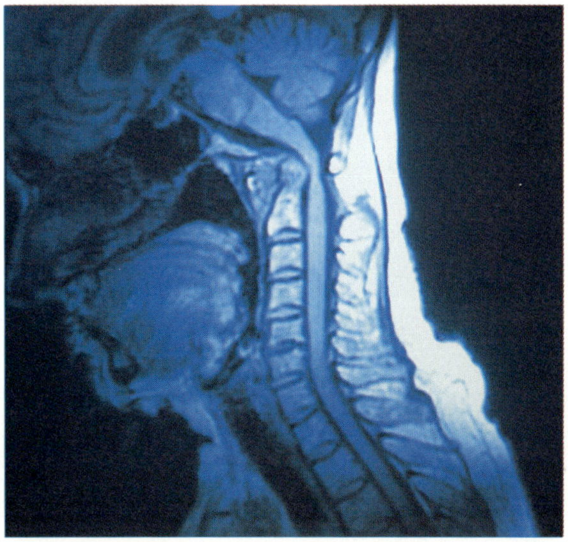

PRÉCAUTIONS

■ La manipulation de la colonne, et en particulier de la zone cervicale, peut se révéler dangereuse. En cas de torsion mal contrôlée, les parois des fragiles artères vertébrales qui remontent le long du cou peuvent se déchirer. Le patient risque alors l'anévrisme ou la formation de caillots sanguins qui, à leur tour, peuvent provoquer un accident cardio-vasculaire ou l'apparition d'autres symptômes neurologiques – vertiges et ralentissement des fonctions ; ces lésions peuvent être fatales.

■ Des cas de lésions neurologiques ont été relevés à la suite de manipulations chiropratiques du cou. En 1992, des chercheurs du centre de recherche sur les accidents cardio-vasculaires de Stanford ont découvert qu'en Californie, 55 personnes avaient été adressées à des neurologues à la suite d'une manipulation chiropratique. Elles souffraient de lésions nerveuses permanentes et l'une d'entre elles est décédée. La grande majorité des manipulations chiropratiques ne présentent aucun danger, mais, comme dans toute intervention (comme l'anesthésie ou la chirurgie), il y a toujours un certain risque ; il est donc important qu'elle soit réalisée avec le plus grand sérieux.

■ La colonne ne doit jamais être manipulée en cas de manifestations neurologiques anormales, comme une perte de sensation dans les membres ou une incontinence urinaire. Les maladies osseuses comme l'ostéoporose ou le cancer, une fracture récente ou des problèmes de circulation sérieux – anévrisme ou antécédent de thrombose – sont autant de contre-indications à une manipulation de la colonne. En cas de doute, consultez votre médecin.

À GAUCHE *Si les vertèbres sont désaxées, il y a subluxation.*

CHOISIR UN THÉRAPEUTE

Avant 1965, tous les chiropracteurs diplômés étaient formés aux États-Unis. Aujourd'hui, il existe des écoles accréditées aux quatre coins du monde, sous l'égide de la Fédération mondiale des chiropracteurs. En Europe, et notamment en France, cinq ans d'études à temps plein sont nécessaires à l'obtention d'un diplôme en chiropractie, auxquels s'ajoute une année supplémentaire pour recevoir le titre de docteur en chiropractie. Aux États-Unis, les futurs praticiens suivent quatre ans de formation, précédés d'un an d'enseignement préparatoire. Le cursus ne comprend pas de chirurgie ou de pharmacologie, mais privilégie surtout l'anatomie et la physiologie, les techniques de manipulation et la radiologie. De nos jours, les chiropracteurs américains sont si nombreux qu'aux États-Unis cette thérapie représente le système de soins le plus important après la médecine conventionnelle.

Deux écoles de pensée

La plupart des gens consultent un chiropracteur pour des problèmes de colonne vertébrale, et la plupart des praticiens sont spécialisés dans cette zone. Par exemple, les membres de l'Association nationale française de Chiropractie souhaitent être considérés comme des professionnels de la santé à compétence limitée, spécialisés dans les problèmes vertébraux. Cependant, certains chiropracteurs adhèrent toujours aux vues de Palmer – à la fois sur l'« intelligence innée » et sur la définition des subluxations. Non seulement ils affirment détenir des compétences dans de nombreux domaines, du cancer à la dysménorrhée (douleurs menstruelles), mais ils soutiennent également que des séances de chiropractie régulières sont nécessaires pour entretenir la santé. Ces praticiens refusent l'utilisation des médicaments et les interventions chirurgicales, sauf dans les cas extrêmes.

Autrement dit, il existe deux grands courants de pensée au sein de la profession. Il incombe donc à chacun d'opter pour l'un ou l'autre. Si vous consultez pour un problème vertébral ou touchant à l'appareil musculo-squelettique, le traitement que vous recevrez ressemblera sans doute à celui proposé en physiothérapie ou en ostéopathie. En revanche, si vous privilégiez l'aspect holistique ou mystique, vous pouvez vous tourner vers une thérapie qui s'inspirera davantage des philosophies orientales que de la médecine occidentale conventionnelle.

Quelques conseils

Si vous décidez de consulter un chiropracteur pour un problème musculo-squelettique, votre médecin traitant sera certainement en mesure de vous en recommander un. Sinon, vous trouverez la liste des chiropracteurs de votre région dans l'annuaire local. Toutefois, nous vous déconseillons de faire appel à un praticien qui affirme pouvoir traiter toutes sortes de maladies comme les infections ou les problèmes cardiaques, ou qui préconise des séances régulières pour écarter tout risque de subluxation – à moins que vous ne recherchiez une approche plus philosophique, dont le coût financier sera certainement plus élevé. Aux États-Unis, certains chiropracteurs ont été mis en cause pour avoir utilisé des techniques publicitaires agressives (baptiser les subluxations « le tueur silencieux », par exemple) et influencé leurs patients afin qu'ils subissent des bilans fréquents en l'absence de tout symptôme.

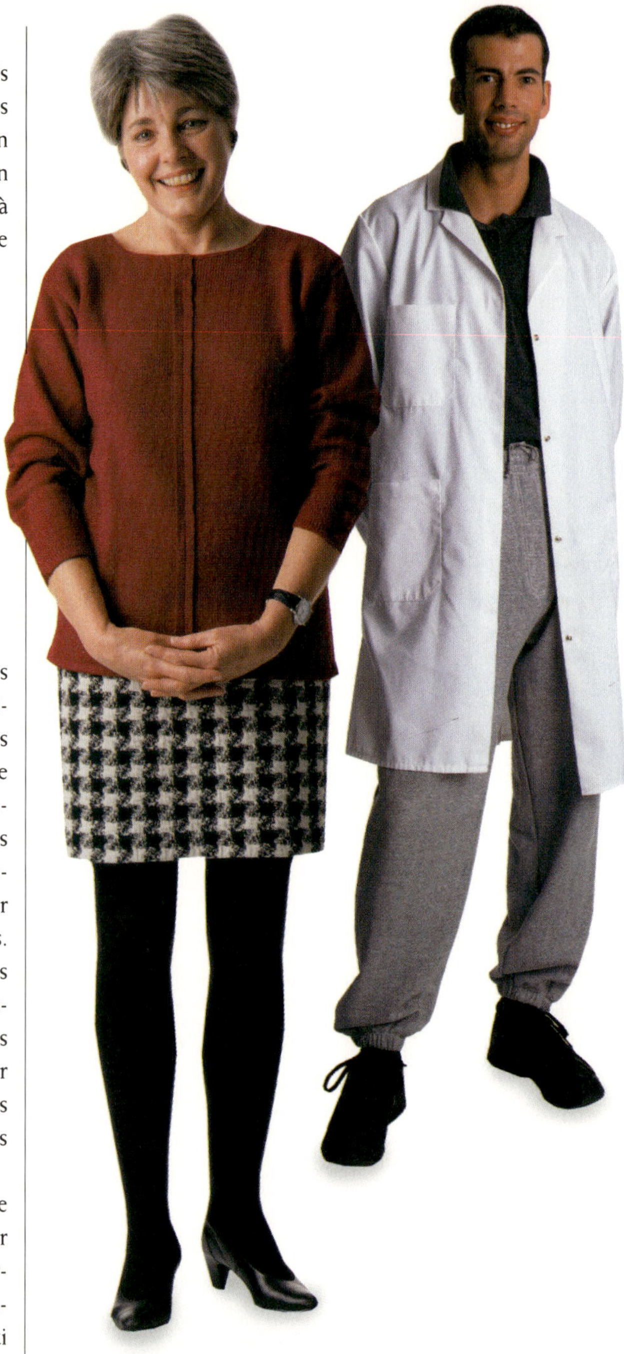

À GAUCHE *Un chiropracteur qualifié doit au moins avoir obtenu un diplôme de l'Institut franco-européen de chiropractie et être membre de l'Association nationale française de chiropractie.*

À GAUCHE *Nombre de chiropracteurs conseillent à leurs patients de subir des bilans chiropratiques aussi régulièrement que des consultations dentaires, afin d'éviter et de prévenir les problèmes rachidiens, même en l'absence de symptômes. Ces propositions sont à considérer avec la plus grande prudence.*

PRÉCAUTIONS

Assurez-vous que votre chiropracteur possède le diplôme approprié. Signalons qu'en France, un praticien doit :

- Avoir obtenu le baccalauréat, si possible en section scientifique
- Être diplômé de l'Institut franco-européen de chiropractie (IFEC), dont la formation, calquée sur l'enseignement américain, comprend cinq années d'études (ou 6 000 h de cours), suivis d'une année d'apprentissage (ou compagnonnage). Elle est sanctionnée par un examen de fin d'études et une soutenance de thèse.
- Signalons, à cette occasion, que le diplôme de docteur en chiropractie délivré par l'IFEC, reconnu dans tous les pays européens et aux États-Unis, ne l'est pas en France.

CONSULTER UN CHIROPRACTEUR

Lors de la première consultation, le chiropracteur se renseignera sur vos antécédents médicaux et familiaux, et notamment sur les maladies et les blessures que vous avez pu avoir. Il vous posera des questions sur votre mode de vie, votre environnement professionnel – si vous devez conduire ou rester assis de manière prolongée, effectuer des tâches répétitives, etc. –, vos activités physiques, et parfois sur votre alimentation. Puis il vous demandera de vous mettre en sous-vêtements afin d'examiner votre posture générale et votre courbure rachidienne dans différentes positions – debout, assis ou allongé. Le chiropracteur pourra vous faire exécuter certains mouvements ou manipuler vos articulations de manière passive. Il testera vos réflexes et palpera vos muscles pour détecter une tension ou des spasmes éventuels. Il est possible qu'il mesure vos jambes, afin de déterminer si elles sont de longueur égale.

Pour examiner et traiter leurs patients, les chiropracteurs utilisent une table spéciale. Elle est conçue pour que le praticien puisse les faire passer, sans leur participation, de la position debout à la position allongée, et se compose d'éléments articulés qui peuvent être abaissés ou relevés pendant la séance. Après l'examen physique, si besoin est, le praticien peut effectuer une radiographie ; les clichés sont généralement pris en position debout afin de révéler la position normale de la colonne. La consultation peut aussi comprendre des vérifications classiques comme la prise du pouls ou la mesure de la tension artérielle. À l'issue de ces examens, le chiropracteur décide si votre problème se prête à un traitement chiropratique et, si c'est le cas, de la forme du traitement à suivre. S'il sent que vous êtes atteint d'une maladie systémique sous-jacente, il vous adressera à votre médecin traitant.

Le traitement lui-même ne démarre en général qu'à la deuxième séance et dure environ une demi-heure. Le nombre de séances requis dépendra de la nature du problème, de son ancienneté et de votre condition physique générale. L'objectif du praticien est de rectifier tout désalignement de la colonne ; de restaurer l'amplitude de mouvement des articulations ; de détendre et d'étirer les muscles tendus, les tendons et les ligaments ; de corriger les mauvaises postures et de soulager les douleurs provoquées par des nerfs trop sollicités. Tout en utilisant des techniques de traitement spécifiques, le chiropracteur peut vous donner des conseils généraux sur les méthodes de relaxation, les postures correctes et la prévention des dorsalgies.

Il peut aussi vous suggérer des astuces pour rester en bonne santé et éviter que les symptômes ne reviennent, ainsi que proposer, le cas échéant, des séances chiropratiques d'entretien.

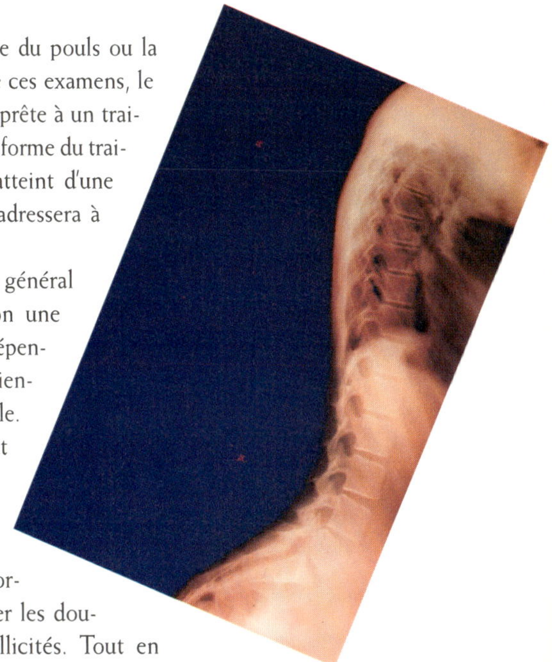

CI-DESSUS *Les chiropracteurs ont souvent recours aux radiographies pour diagnostiquer les problèmes de dos.*

TECHNIQUES DE TRAITEMENT

La principale – mais non la seule – technique de manipulation utilisée par les chiropracteurs est l'« ajustement ». Un ajustement – il en existe environ 55– consiste à exercer, sur une articulation, une impulsion brusque, brève et contrôlée. Le chiropracteur déplace l'articulation suspecte dans la limite de son amplitude, avant de lui infliger un rapide mouvement pour étirer la capsule articulaire et les tissus environnants. Il est important que le patient soit complètement détendu pour que la technique soit efficace – le geste doit être rapide pour ne pas laisser aux muscles le temps de se contracter et de résister. La torsion provoque parfois un craquement. Totalement inoffensif, ce craquement est dû aux gaz du liquide synovial (le fluide lubrificateur de chaque capsule articulaire).

La plupart des chiropracteurs ne traitent que l'articulation désaxée ou subluxée, tandis que certains sollicitent toute la colonne ou se concentrent sur une zone particulière – la région cervicale, par exemple. Il faut garder à l'esprit que toute manipulation présente un risque pour le patient, même minime. C'est pourquoi il convient de s'assurer que les ajustements ne sont pratiqués que lorsqu'ils sont vraiment nécessaires, et par des praticiens expérimentés.

Si un ajustement paraît contre-indiqué pour une raison quelconque, par exemple l'anxiété ou la douleur qu'il suscite, il est possible d'étirer une articulation en plaçant de manière appropriée un rouleau ou un cône sous la colonne du patient, en position allongée. Toutefois, cette opération prend du temps et les résultats se révèlent moins rapides qu'avec des manipulations.

Comme les ostéopathes et les physiothérapeutes, les chiropracteurs utilisent aussi un certain nombre de techniques agissant sur les tissus mous – massage, chaleur, glace et pétrissage – pour détendre les muscles avant une manipulation, soulager les zones réflexes (nœuds douloureux dans les fibres musculaires), et étirer tendons et muscles.

CI-DESSOUS *Votre chiropracteur peut utiliser la technique de l'« ajustement ».*

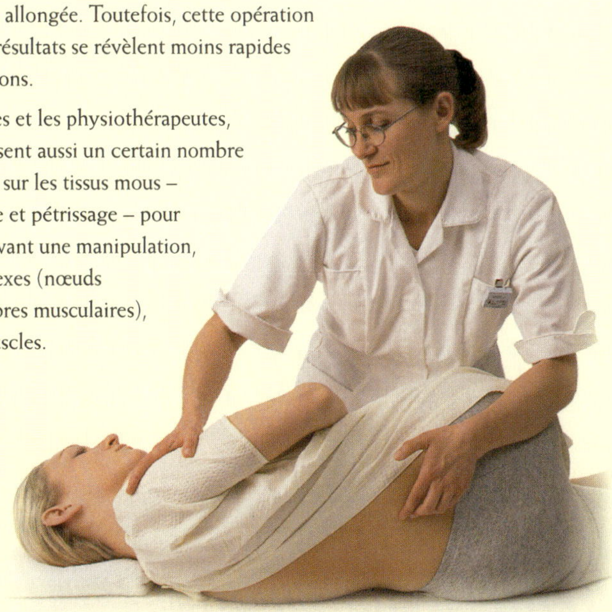

LA MÉTHODE MC TIMONEY

HISTOIRE

C'est en 1951, à Banbury, en Grande-Bretagne, que John Mc Timoney (1914–1980) fonda la méthode chiropratique qui porte son nom. Né à Birmingham, il exerçait le métier d'orfèvre, graveur et bijoutier lorsque, à la suite d'une chute, il perdit progressivement l'usage de ses bras, et se mit à éprouver de plus en plus de difficultés pour se déplacer. Écœuré par l'impuissance de la médecine traditionnelle, Mc Timoney se tourna vers la chiropractie. Il fut traité par un Américain nommé Ashford, formé par Daniel David Palmer dans l'Iowa, aux États-Unis. Très impressionné par les résultats, Mc Timoney décida de devenir chiropracteur. Dirigé par le docteur Mary Walker, il parvint à ses fins, même si ses compétences ne furent pas reconnues en Grande-Bretagne.

Mc Timoney adhérait à la vision holistique de la chiropractie prônée par Palmer : il pensait qu'une subluxation nuit aux fonctions nerveuses et entrave ainsi le bon fonctionnement de l'organisme. Devenu praticien, il chercha à améliorer tant sa technique que sa compréhension de la thérapie. Son approche évolua et il en vint à considérer le corps dans sa globalité. Il parvint à la conclusion que si la colonne était la première victime des désalignements, ou subluxations, les autres articulations pouvaient également se trouver désaxées par le stress et la fatigue quotidiens. Aussi, pour obtenir un réalignement complet, il fallait traiter l'ensemble des articulations, et pas uniquement la colonne. Mc Timoney se mit également à traiter des animaux à l'aide de cette technique, ce qui fit de lui un pionnier en la matière.

En 1972, Mc Timoney ouvrit la Mc Timoney School of Chiropractic à Oxford, qui propose également des cours de chiropractie animale. En 1979 fut fondée la Mc Timoney Chiropractic Association, destinée à recueillir des fonds pour l'école et à assurer une pratique de qualité.

La chiropractie n'est pas conseillée en cas de fracture ou de fêlure d'un os, de maladies comme le cancer des os, l'ostéoporose, l'arthrite rhumatoïde et autres affections provoquant une importante pression sur la moelle épinière (vertèbres fracturées, tumeurs, lésions) ou en cas de troubles de la circulation. Toutefois, la méthode Mc Timoney est considérée comme plus « sûre » que la chiropractie traditionnelle dans la mesure où les manipulations sont plus légères.

CI-DESSOUS *Mc Timoney fut le premier à appliquer – avec succès – les méthodes chiropratiques aux animaux.*

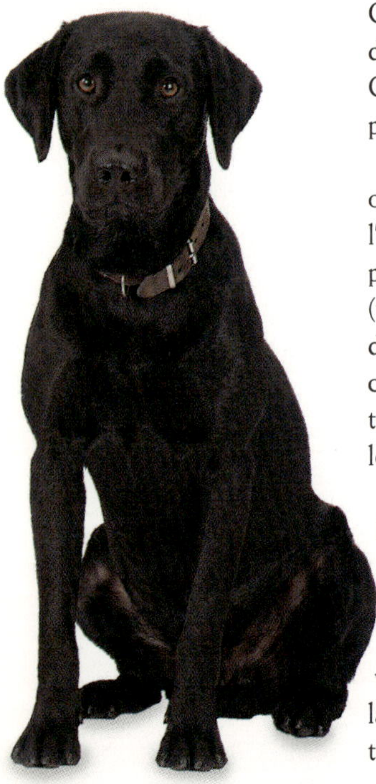

LA TECHNIQUE MC TIMONEY

Les adeptes de l'école de chiropractie Mc Timoney utilisent les mêmes techniques que les autres chiropracteurs, mais pratiquées de manière beaucoup plus douce. Ils privilégient une manipulation mise au point par B. J. Palmer, la poussée « toggle-recoil ». Le chiropracteur pousse l'articulation dans la direction voulue d'un seul mouvement rapide, avant de la relâcher. Les tendons et les ligaments sont étirés et, grâce à leur élasticité naturelle, ils aideraient les os à se réaligner au moment où ceux-ci retrouvent leur position initiale.

Contrairement aux autres chiropracteurs, les praticiens Mc Timoney examinent et traitent le corps entier à chaque séance, afin d'assurer l'alignement correct du squelette. Ils ont rarement recours aux radiographies et autres outils de diagnostic, préférant se fier aux sensations de leurs mains.

ARTICULATIONS ET MOUVEMENTS

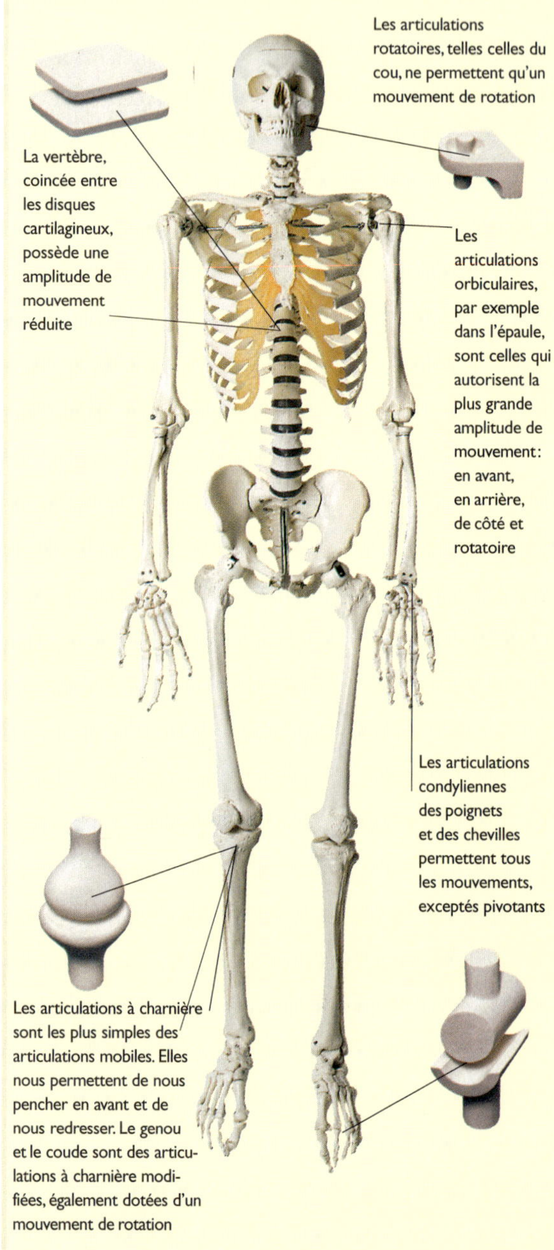

CI-DESSUS *Dans les articulations mobiles, les surfaces osseuses sont recouvertes de cartilage afin de réduire la friction, et scellées dans des capsules fibreuses. Celles-ci sont bordées d'une membrane qui produit un liquide lubrificateur épais, nécessaire à l'aisance des mouvements.*

Selon l'âge et divers autres facteurs, la plupart des praticiens conseillent entre deux et six séances hebdomadaires, suivies de bilans réguliers.

La médecine classique affiche sensiblement la même attitude envers les méthodes Mc Timoney et Corley-Mc Timoney qu'envers la chiropractie en général. Cependant, à ce scepticisme s'ajoutent des doutes sur l'efficacité d'une technique de manipulation aussi légère.

La chiropractie Mc Timoney-Corley

Hugh Corley, ancien étudiant de John Mc Timoney, poussa encore plus loin l'approche holistique préconisée par son maître. Il y ajouta des manipulations douces des vertèbres effectuées avec l'extrémité des doigts et des exercices à faire soi-même entre les séances. En 1984, Corley fonda la Mc Timoney-Corley School of Chiropractic. Cette école propose une formation à mi-temps de quatre ans. Un an d'apprentissage supplémentaire est ensuite nécessaire pour devenir membre à part entière de l'Association de chiropractie Mc Timoney.

En raison de la douceur des manipulations, ces deux variantes chiropratiques conviennent particulièrement aux bébés et aux personnes âgées.

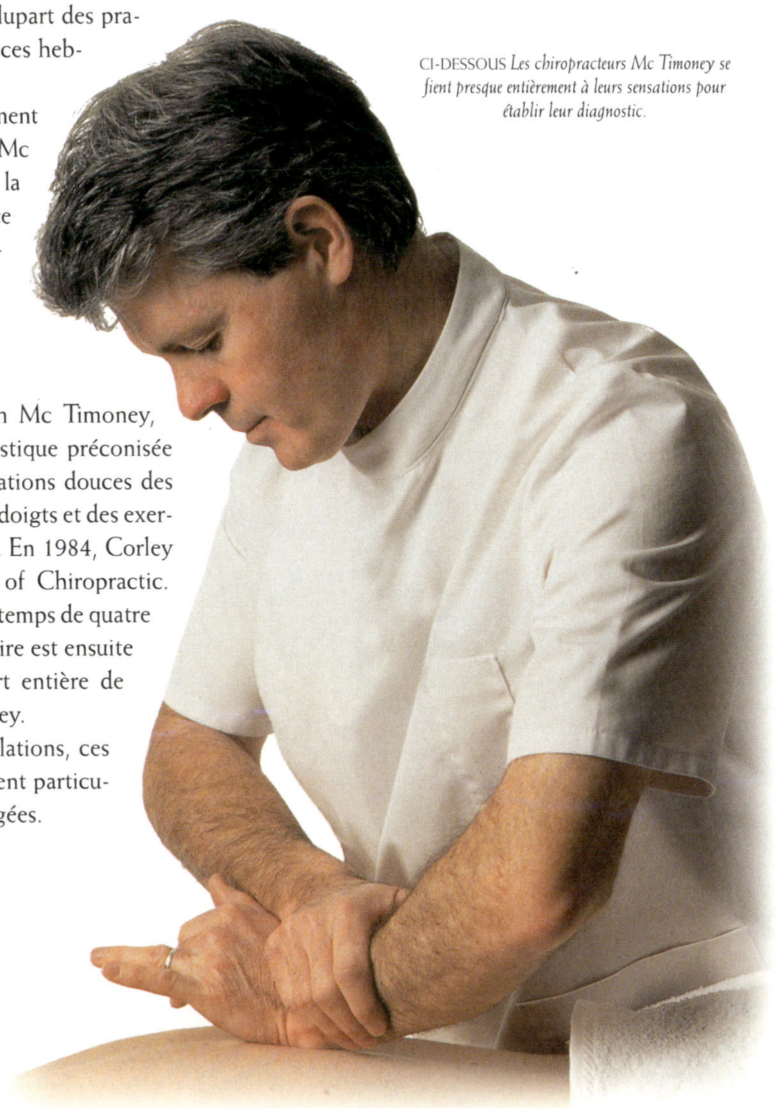

CI-DESSOUS *Les chiropracteurs Mc Timoney se fient presque entièrement à leurs sensations pour établir leur diagnostic.*

CI-DESSOUS *Contrairement aux manœuvres vigoureuses de la chiropractie traditionnelle, la méthode Corley-Mc Timoney utilise pour réaligner les vertèbres des manipulations douces exécutées du bout des doigts.*

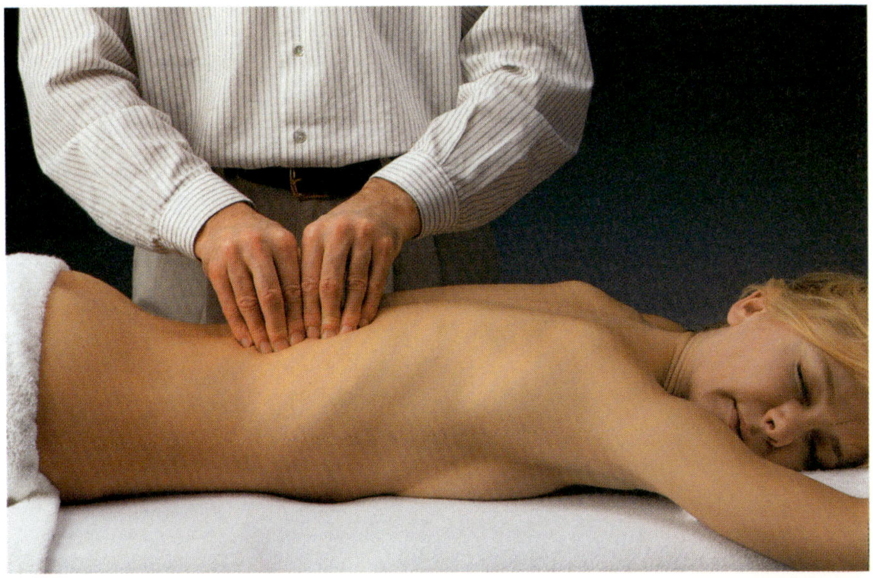

CHAMP THÉRAPEUTIQUE

La chiropractie a fait ses preuves dans le traitement des problèmes de l'appareil musculo-squelettique et des céphalées provoquées par une tension musculaire. Les praticiens qui adhèrent aux idées originelles de Palmer soutiennent qu'ils sont également en mesure de soulager migraines, troubles gynécologiques, hypertension, hyperactivité chez l'enfant et bien d'autres symptômes encore.

Pour traiter des troubles musculo-squelettiques, la chiropractie est associée à la médecine classique dans plusieurs domaines, dont ceux qui suivent :

ASTHME *VOIR* PP. 294–295
BRONCHITE *VOIR* P. 299
ÉTOURDISSEMENTS *VOIR* P. 271
ÉVANOUISSEMENTS *VOIR* P. 270
INCONTINENCE NOCTURNE *VOIR* P. 352
HYPERACTIVITÉ *VOIR* P. 351
MAL D'OREILLE *VOIR* P. 282
MAL DE DOS *VOIR* PP. 344–345
MAUX DE TÊTE *VOIR* P. 268–269
MIGRAINE *VOIR* P. 269
SCIATIQUE *VOIR* P. 348
STÉRILITÉ *VOIR* P. 324
TÉNOSYNOVITE *VOIR* P. 342–343
TOUX *VOIR* P. 297
TROUBLES DE LA GROSSESSE *VOIR* P. 326–327
TROUBLES MENSTRUELS *VOIR* P. 322–323
ULCÈRE PEPTIQUE VOIR P. 311

PRATIQUE AUTONOME

La chiropractie ne se prête pas à une pratique autonome. Ne laissez en aucun cas une personne autre qu'un praticien expérimenté manipuler votre colonne. Toutefois, un chiropracteur peut vous conseiller certains exercices et certaines techniques de relaxation à pratiquer entre les séances ou après la fin d'un traitement.

LA KINÉSIOLOGIE

HISTOIRE

C'est presque par hasard que George Goodheart Jr, chiropracteur américain, s'intéressa aux possibilités diagnostiques offertes par le test musculaire. En 1964, l'un de ses patients, à la recherche d'un emploi de manœuvre, voyait sa candidature systématiquement refusée parce qu'une de ses omoplates se démettait régulièrement. Or Goodheart s'aperçut que, chez ce patient, le muscle qui soutenait l'omoplate était doté, à son point de jonction avec les côtes, de minuscules bosses. Ces bosses disparurent sous l'effet des massages, le muscle se renforça et finit par remplir parfaitement son rôle. Cette découverte le poussa à chercher d'autres facteurs affectant la performance musculaire et à développer la kinésiologie appliquée.

Le terme « kinésiologie » recouvre plusieurs significations désignant différentes techniques. Dans le système de santé classique, la kinésiologie désigne l'étude du mouvement humain ; ses praticiens travaillent dans des centres de rééducation et dans la recherche industrielle. En revanche, dans le domaine de la médecine complémentaire et alternative, « kinésiologie » est un mot polyvalent qui désigne un groupe de thérapies holistiques et interdisciplinaires, fondées sur le principe que certaines manifestations de faiblesse musculaire, dépistées par le « test musculaire », sont le signe d'une pathologie. Un arsenal de techniques – massage, manipulation, thérapie posturale, acupuncture et « energy-balancing » – est alors sollicité pour traiter la cause, qu'elle soit physique ou psychologique.

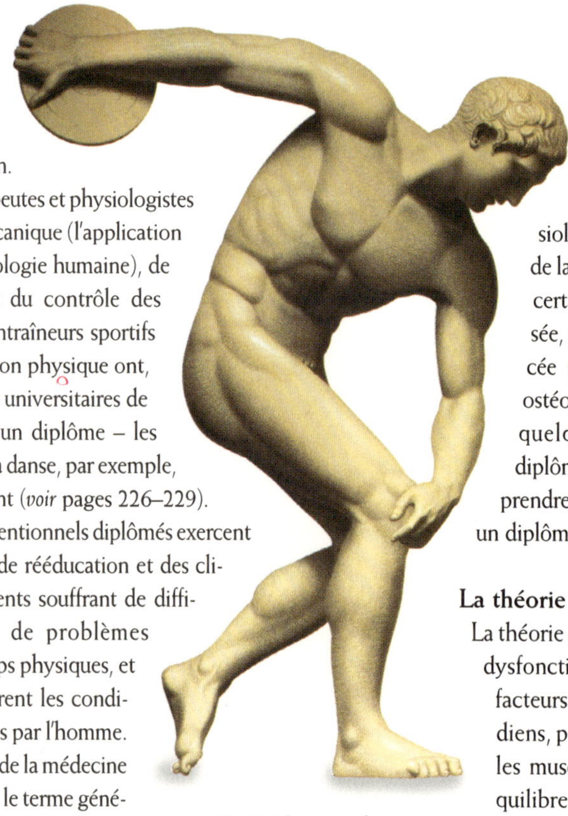

CI-DESSUS *Les statues classiques illustrent un idéal physique – tous les muscles fonctionnent parfaitement.*

Pour la science, la « kinésiologie » – du grec *kinesis*, « mouvement » – désigne l'étude du mouvement humain. La formation des physiothérapeutes et physiologistes comprend l'étude de la biomécanique (l'application des forces mécaniques à la biologie humaine), de la physiologie de l'effort et du contrôle des muscles par le cerveau. Les entraîneurs sportifs et autres professeurs d'éducation physique ont, quant à eux, accès à des cours universitaires de kinésiologie sanctionnés par un diplôme – les spécialistes de la thérapie par la danse, par exemple, suivent ce type d'enseignement (*voir* pages 226–229).

Les kinésithérapeutes conventionnels diplômés exercent dans des centres hospitaliers de rééducation et des cliniques pour soulager les patients souffrant de difficultés de développement, de problèmes psychologiques et de handicaps physiques, et dans l'industrie, où ils améliorent les conditions d'utilisation des machines par l'homme.

Toutefois, dans le domaine de la médecine complémentaire et alternative, le terme générique de « kinésiologie » recouvre une vaste gamme de systèmes diagnostiques et thérapeutiques, tous fondés sur la technique du « test musculaire » (*voir* page 128). Celle-ci fut mise au point à la fin des années 1960 et au début des années 1970 par le docteur George Goodheart, chiropracteur américain. Par la suite, Goodheart développa, en collaboration avec ses collègues, la thérapie de la « kinésiologie appliquée ». Bientôt, celle-ci donna naissance à plusieurs variantes, toutes désignées par le terme générique de « kinésiologie spécialisée ».

LA KINÉSIOLOGIE APPLIQUÉE

En collaboration avec ses amis et collègues, George Goodheart consacra de nombreuses années à l'élaboration et au perfectionnement de la Kinésiologie Appliquée (KA). En 1974, il fonda l'International College of Applied Kinesiology (ICAK), dont il devint directeur de recherches. L'ICAK se prévaut d'une approche rigoureuse et disciplinée de la kinésiologie, et oppose sa vision scientifique de la KA à l'approche moins formalisée de certaines formes de kinésiologie spécialisée, qu'il juge « abusives ». La KA est exercée par des professionnels de la santé : ostéopathes, chiropracteurs, dentistes et quelques médecins ayant obtenu un diplôme dans leur spécialité avant d'entreprendre le cursus supplémentaire validé par un diplôme proposé par le collège.

La théorie

La théorie de la KA repose sur la théorie qu'une dysfonction musculaire résulte de plusieurs facteurs : nerfs coincés, problèmes rachidiens, présence de minuscules nodules dans les muscles et les tissus conjonctifs, déséquilibre dans les méridiens de la médecine traditionnelle chinoise (*voir* pages 20–21), de produits chimiques toxiques, alimentation inadaptée, problèmes de circulation sanguine et troubles du système lymphatique, allergies alimentaires et problèmes neurologiques. Souvent, ces troubles aboutissent à une « désafférentation » : normalement, les nerfs afférents véhiculent l'information délivrée par les capteurs, dont ceux des muscles, jusqu'à la moelle épinière, au cerveau et aux organes qu'ils traversent, mais en cas de désafférentation, les relais qui jalonnent ces trajets ne fonctionnent plus correctement. Ceci explique en partie le lien étroit qui, selon les praticiens de la KA, existe entre la dysfonction de muscles spécifiques et les organes et glandes internes auxquels ils sont reliés. Une autre explication repose sur la théorie, dans la KA, de l'existence des méridiens – ou canaux énergétiques – qui

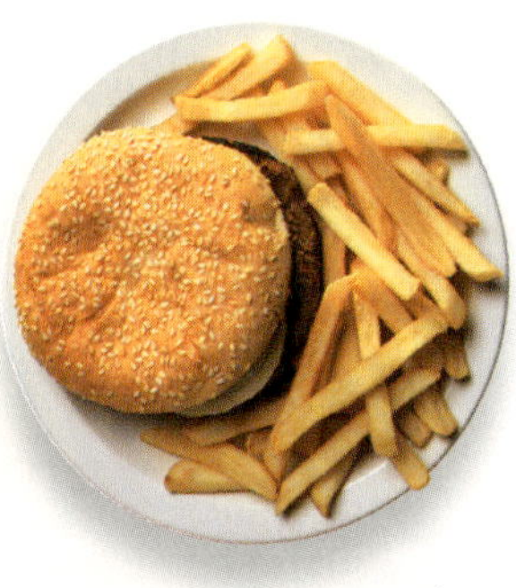

CI-DESSUS *Goodheart pensait qu'une mauvaise alimentation constitue l'une des causes de dysfonction musculaire.*

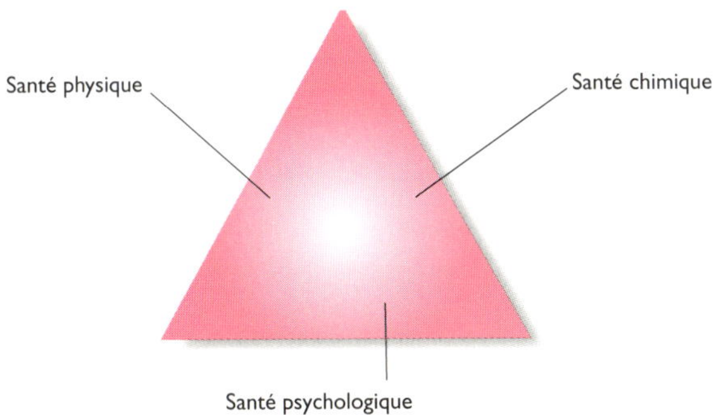

CI-DESSUS *L'équilibre entre ces trois domaines s'appelle « la triade de la santé ».*

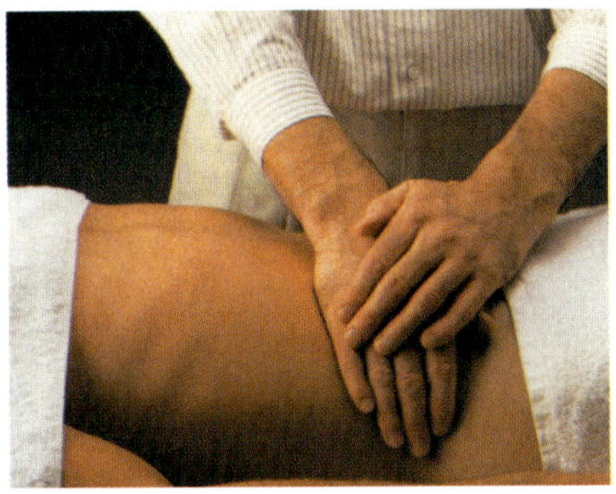

CI-DESSUS *Le thérapeute débute parfois le traitement en testant l'équilibre entre les deux côtés du corps.*

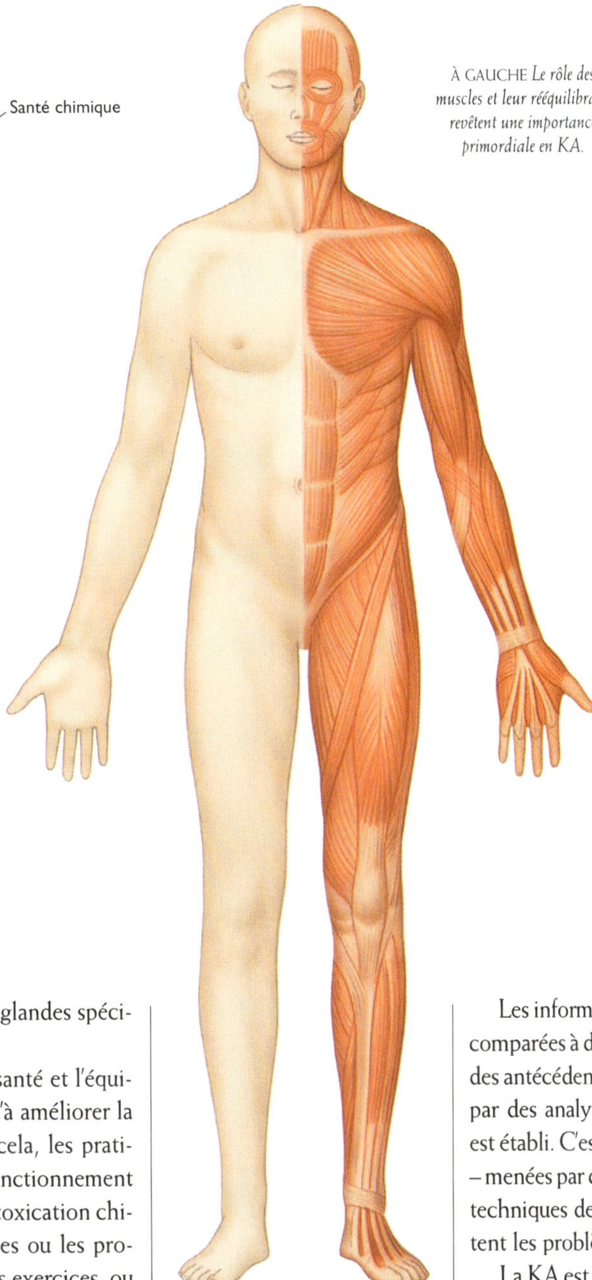

À GAUCHE *Le rôle des muscles et leur rééquilibrage revêtent une importance primordiale en KA.*

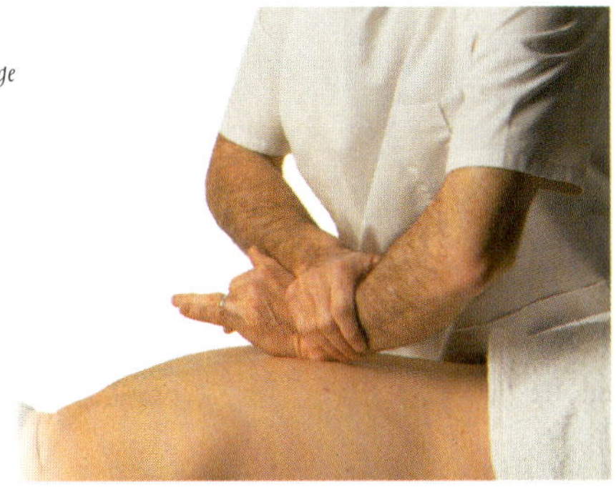

CI-DESSUS *Selon l'une des théories de la kinésiologie appliquée, si l'un des côtés du corps présente une faiblesse musculaire, l'autre peut y répondre par des contractions musculaires.*

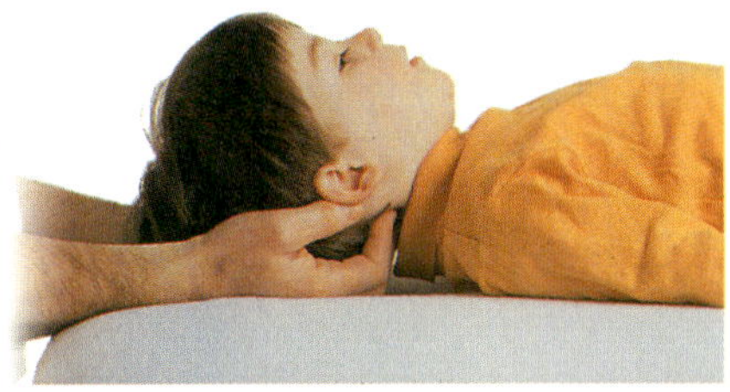

CI-DESSUS *En kinésiologie appliquée, chaque muscle est relié à un méridien. Aussi, un muscle de l'épaule ou de la cuisse peut fournir de précieuses informations sur l'équilibre spinal.*

relient certains muscles à des organes et à des glandes spécifiques.

Le traitement de la KA vise à restaurer la santé et l'équilibre global des systèmes organiques, ainsi qu'à améliorer la performance des muscles et des nerfs. Pour cela, les praticiens traquent des causes possibles de dysfonctionnement comme une alimentation inadaptée ou une intoxication chimique, tout en palliant les lésions structurelles ou les problèmes posturaux par des manipulations et des exercices, ou en ayant recours à l'acupuncture ou à l'acupressure – afin d'équilibrer les flux d'énergie (*voir* pages 20–31) –, ainsi qu'à des massages, afin de rompre les nodules et de stimuler les fonctions musculaires et nerveuses.

La pratique

La KA associe les éléments de plusieurs thérapies complémentaires au diagnostic et aux techniques de traitement des pratiques médicale et paramédicale classiques, dans le cadre d'une approche holistique et interdisciplinaire. Elle vise à obtenir une vision globale du système neurologique du patient par le biais du « test musculaire » (*voir* page 128), à partir des réponses des muscles à différents stimuli physiques, chimiques et mentaux. C'est l'équilibre entre ces trois domaines qui compose « la triade de la santé ».

MISE EN GARDE

La KA est la technique de kinésiologie la plus répandue. Toutefois, il en existe beaucoup d'autres. Certaines, peu orthodoxes (*voir* Kinésiologie spécialisée, page 129) sont dénoncées par les praticiens de la KA qui jugent qu'elles n'ont pas fait l'objet de tests satisfaisants, que leur crédibilité est douteuse et qu'elles discréditent l'ensemble de la discipline.

Les informations fournies par le test musculaire sont ensuite comparées à d'autres données, obtenues notamment par l'étude des antécédents cliniques, un examen physique et, si nécessaire, par des analyses effectuées en laboratoire. Puis le diagnostic est établi. C'est cette combinaison de méthodes d'investigation – menées par des professionnels – qui distingue la KA des autres techniques de « kinésiologie spécialisée ». Les praticiens traitent les problèmes par ordre de priorité.

La KA est exercée par des professionnels de la santé issus de différentes disciplines. Aussi le traitement varie-t-il selon chaque praticien. La plupart ont recours à la manipulation et au massage des muscles touchés, associant plusieurs approches si nécessaire : certains privilégient les techniques ostéopathiques et crâniennes (*voir* pages 110–117) ; d'autres préfèrent la chiropractie (*voir* pages 118–125) ; d'autres encore optent pour des techniques agissant sur les muscles et le fascia, tel le Rolfing (*voir* pages 134–135) et le Hellerwork (*voir* pages 138–141) ; beaucoup, enfin, se spécialisent dans l'acupuncture et l'acupressure (*voir* pages 20–31). Le test musculaire est effectué à plusieurs reprises au cours du traitement. Parmi les autres mesures préconisées figure notamment un régime alimentaire visant en particulier à éviter toute substance chimique susceptible d'exercer un effet néfaste sur le corps.

LE POINT DE VUE DE LA MÉDECINE CLASSIQUE

Si les preuves qui démontrent qu'une faiblesse musculaire peut avoir un fondement neurologique abondent, elles sont rares en ce qui concerne les autres principes de la kinésiologie appliquée et a fortiori pour les formes de kinésiologie spécialisée. Les recherches ont confirmé que la force musculaire varie en fonction des changements de condition psychologique et physique, mais elles n'ont pu montrer que la kinésiologie révèle des déficiences nutritionnelles. Très peu de médecins conventionnels pratiquent la KA et ils sont encore moins nombreux à exercer la kinésiologie spécialisée. En général, les médecins reconnaissent les efforts des thérapeutes en KA pour suivre une démarche scientifique et rigoureuse et jugent favorablement le fait que seuls des professionnels de la santé diplômés exercent cette méthode. Néanmoins, ils sont nettement plus sceptiques à l'égard de la kinésiologie spécialisée, surtout depuis l'émergence d'une myriade de variantes, souvent en contradiction les unes avec les autres.

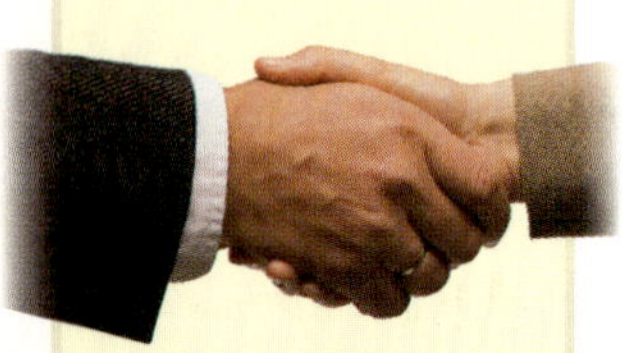

CI-DESSUS *D'après la théorie de la KA, l'énergie circule dans le corps par le biais de canaux invisibles, les méridiens.*

LE TEST MUSCULAIRE

Les tests mesurant la force, les faiblesses et les réactions des muscles dans différentes situations jouent un rôle important en kinésiologie. Toutefois, comme le soulignent les thérapeutes en KA, ils ne constituent qu'un aspect du processus de diagnostic. Cette technique fut créée aux États-Unis par le docteur Robert Lovett et les physiothérapeutes Henry et Florence Kendall. En 1949, ces derniers publièrent un ouvrage recensant près de 100 tests. Plus tard, leurs travaux servirent de base à George Goodheart et ses collègues. Par la suite, le docteur Alan Beardall, fondateur de la « kinésiologie clinique » mit au point quelque 300 tests supplémentaires.

Les kinésiologues affirment que le test musculaire est autant un art qu'une science, en partie parce que le praticien, par l'influence directe qu'il exerce sur le test, en fait partie intégrante. Les thérapeutes en kinésiologie spécialisée disent « demander au corps » de livrer ses informations et, dans une certaine mesure, font appel à leur instinct, tandis que les praticiens de KA abordent le test musculaire d'une manière plus rigoureuse, en respectant une démarche stricte, précise et cohérente.

Le test commence par l'examen d'un groupe important de muscles, comme ceux de la cuisse ou du bras – qualifiés de muscles indicateurs. Le kinésiologue leur imprime une pression pour déterminer leur niveau de réaction : si le membre « se bloque » dans la position, c'est que les muscles sont globalement forts, s'il semble « absorber » la pression, c'est qu'un ou plusieurs muscles souffrent d'une faiblesse. À partir de là, chaque muscle est isolé et testé selon la même technique, de manière à localiser et à identifier le problème.

L'étape du test musculaire, ou « défi physique », peut se prolonger par l'observation des différentes réactions du muscle au toucher, au froid, au chaud et autres stimuli sensoriels. Puis intervient le « défi chimique », au cours duquel le muscle est testé après que le patient a avalé certains aliments, ou a senti certains produits chimiques – en kinésiologie spécialisée, le praticien se contente de faire tenir au patient un flacon contenant une préparation chimique ou

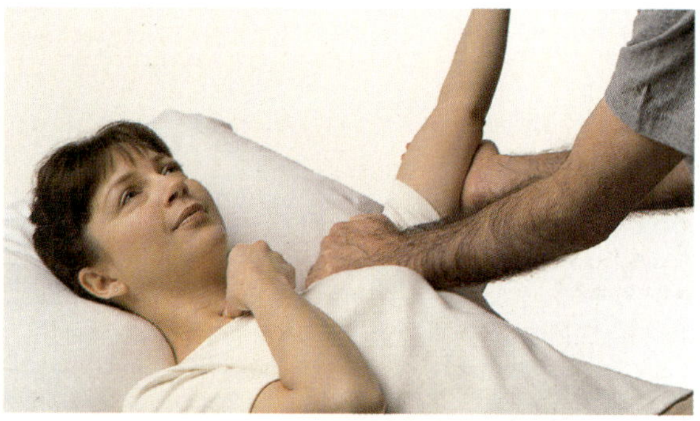

1 La rotation de l'humérus (os du bras) est l'une des façons de tester la force du muscle situé devant l'omoplate, ou muscle sous-scapulaire.

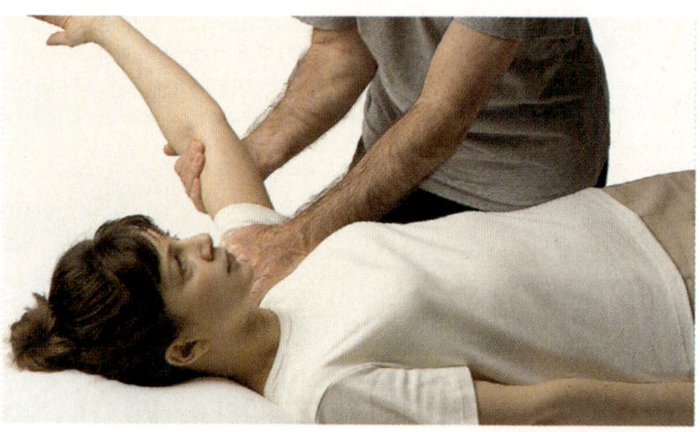

2 En soulevant le bras du patient, le thérapeute teste le muscle placé à l'avant du cou, ou grand muscle pectoral claviculaire.

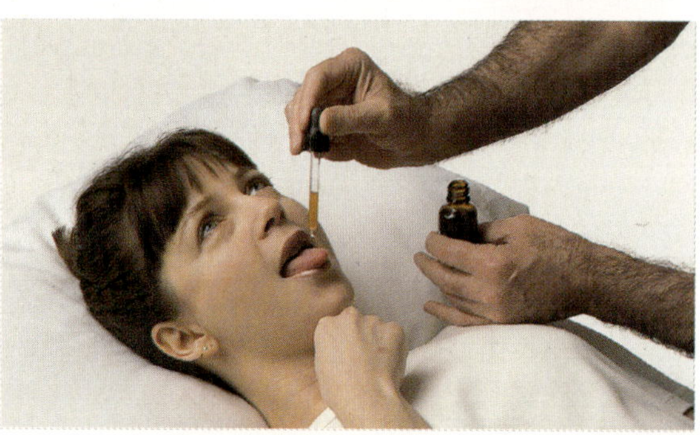

3 Si ces muscles se révèlent assez forts, ils peuvent servir « d'indicateurs ». En cas d'allergie, par exemple, l'une des méthodes consiste à faire avaler au patient un peu de l'aliment suspecté. Puis le thérapeute procède à un nouveau test musculaire pour observer un éventuel changement de réaction.

MISE EN GARDE

Nombre de thérapeutes en KA privilégient le massage et la nutrition, notamment sous la forme d'apports complémentaires, après avoir déterminé avec précision les besoins de chacun. Beaucoup ont également recours aux remèdes homéopathiques, à la fois pour le diagnostic et le traitement. Mais chaque forme de kinésiologie spécialisée a ses propres principes, qui peuvent s'écarter de ces règles générales.

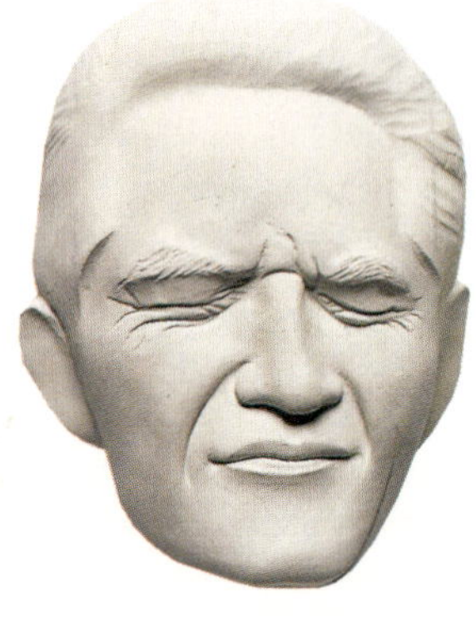

CI-DESSUS *La kinésiologie demande parfois de revivre des expériences difficiles.*

homéopathique. Le praticien peut aussi préconiser le « défi psychologique » : le patient doit alors visualiser une expérience, une relation ou un événement douloureux de son passé.

LA KINÉSIOLOGIE SPÉCIALISÉE

Depuis la création de la kinésiologie appliquée, de nouvelles thérapies ont vu le jour à l'initiative d'anciens collègues ou étudiants de George Goodheart. Ces formes de « kinésiologie spécialisée » s'éloignent de la pratique et des principes rigoureux de l'ICAK. La plupart de ces thérapies se basent sur le test musculaire, mais pour ce qui est des détails du diagnostic et du traitement, leur approche est différente. Une de leurs caractéristiques communes est de concevoir le test musculaire comme un mécanisme de biofeedback permettant de détecter les déséquilibres énergétiques dans l'esprit, le corps ou l'âme. Elles tentent alors de rétablir l'équilibre (processus appelé « energy balancing ») en s'inspirant en général de la doctrine chinoise traditionnelle des « cinq éléments » (*voir* page 35).

LA KINÉSIOLOGIE CLINIQUE

C'est le docteur Alan Beardall, chiropracteur et thérapeute en KA américain, qui, au début des années 1980, fut à l'origine de la « kinésiologie clinique », ou « biodynamique humaine », pratiquée exclusivement par des professionnels de la santé. Il poursuivit les travaux de Goodheart en élaborant quelque 300 tests musculaires supplémentaires, et, jusqu'à sa mort, en 1987, dressa la carte de la quasi-totalité des muscles du corps, avec leurs méridiens, leurs organes associés et leurs réflexes. Beardall considérait le corps humain comme un « bio-ordinateur », dans lequel les muscles remplissent les fonctions de circuits intégrés. Tels des signaux électriques « activés » ou « désactivés », les muscles sont soit « forts », soit « faibles ». Poursuivant cette analogie, Beardall estimait que l'information produite par le bio-ordinateur est, comme un dossier informatique, stockée à différents niveaux, et que les éléments du « bureau », situés à un niveau superficiel, doivent être traités avant les éléments « classés » répartis aux niveaux inférieurs. L'une des innovations de Beardall est l'élaboration du « pause lock », ou « leg lock ». Celui-ci met le corps en « circuit fermé », ce qui permet à l'information signalant la faiblesse des muscles de rester dans le corps, facilitant son analyse. À cette fin, les jambes du patient sont légèrement écartées, les genoux tournés vers l'extérieur.

En kinésiologie clinique, le diagnostic relève d'autres techniques que le test musculaire. Beardall mit au point plus de 1 000 « hand modes », ou « finger modes ». Ces termes désignent les variantes de quatre mouvements de base, consistant à appliquer le pouce tour à tour à l'extrémité de chaque doigt. Ces gestes visent à définir chaque muscle comme faible ou fort. Le thérapeute détermine ainsi si la condition psychologique, physique ou chimique du patient exige un examen. Il obtient également des informations en testant une série de points sur le crâne, censés représenter différentes parties du corps.

Les traitements se révèlent beaucoup plus variés qu'en kinésiologie appliquée. Massage, manipulation, remèdes homéopathiques, compléments nutritionnels et acupressure figurent, comme en KA, parmi les techniques utilisées. Les thérapeutes en kinésiologie clinique ont également recours aux pierres précieuses, aux remèdes floraux de Bach et aux huiles essentielles, ainsi qu'aux compléments nutritionnels préconisés par Beardall pour favoriser la guérison.

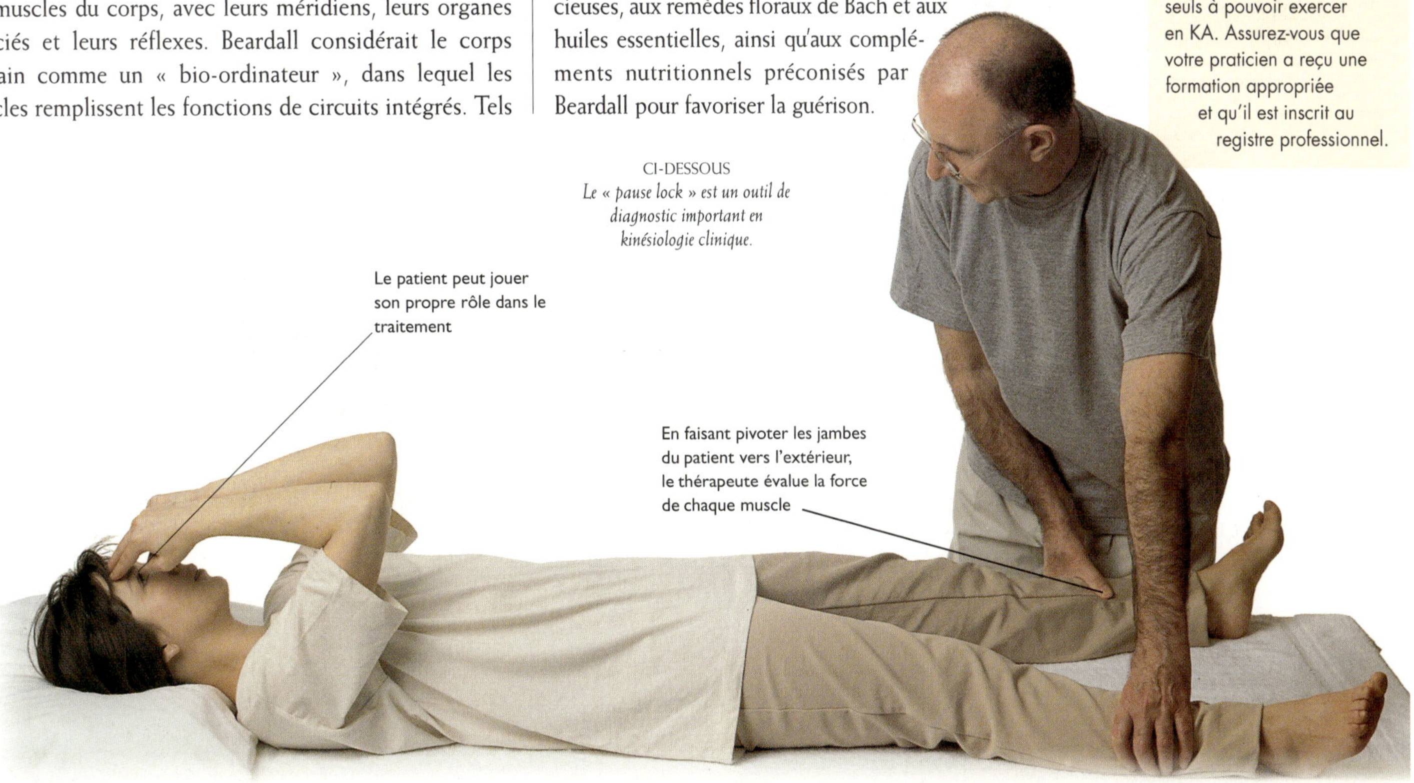

CI-DESSOUS
Le « pause lock » est un outil de diagnostic important en kinésiologie clinique.

PRÉCAUTIONS

- Si tous les thérapeutes en KA sont des professionnels de la santé, rares sont ceux qui sont docteurs en médecine. Quant aux kinésiologues spécialisés, ils sont encore moins nombreux à avoir des compétences en médecine. Si vous êtes malade, ou pensez être atteint d'une affection, consultez votre médecin traitant avant de vous adresser à un kinésiologue.
- Si vous souffrez d'une maladie débilitante, d'une douleur particulière, de problèmes chroniques ou si vous êtes convalescent, avertissez-en votre thérapeute avant tout examen ou traitement.
- Les kinésiologues insistent sur le fait que le patient doit totalement s'investir dans son traitement : praticien et patient sont associés dans la thérapie.
- N'importe qui peut s'improviser kinésiologue, même si les thérapeutes diplômés de l'ICAK sont les seuls à pouvoir exercer en KA. Assurez-vous que votre praticien a reçu une formation appropriée et qu'il est inscrit au registre professionnel.

RÉFLEXES NEURO-VASCULAIRES ET NEURO-LYMPHATIQUES

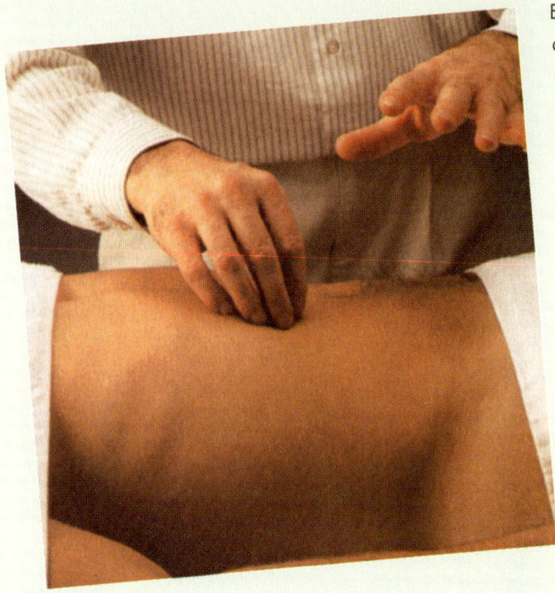

En massant légèrement certaines parties du corps, les kinésiologues pensent améliorer le fonctionnement des organes qui leur sont associés. Les réflexes neuro-lymphatiques furent mis en évidence dans les années 1930 par un ostéopathe américain, Frank Chapman (comme le système des vaisseaux sanguins, le système lymphatique imprègne tous les tissus du corps et évacue les déchets produits par l'activité chimique de chaque cellule). Chapman découvrit que le massage de certaines zones, principalement dans les espaces situés autour des côtes, stimulait des organes spécifiques.

À la même époque, Terence Bennett, chiropracteur américain, étudia les réflexes neuro-vasculaires. Ce sont des points précis de la tête qui, lorsqu'ils sont sollicités doucement, renforcent l'afflux sanguin vers certains organes et certaines glandes, améliorant ainsi leur fonctionnement.

À GAUCHE *Le massage de certaines zones peut favoriser l'élimination des déchets.*

LE TOUCH FOR HEALTH (TFH)

Tandis qu'il développait la kinésiologie appliquée, George Goodheart travaillait notamment avec un autre chiropracteur américain, le docteur John Thie. Celui-ci souhaitait rendre les bienfaits de la kinésiologie appliquée accessibles à tous, y compris aux non-professionnels de la santé. En 1973, Thie défendit cette idée dans un ouvrage intitulé *Touch for Health, A New Approach to Restoring Our Natural Energies* (La santé par le toucher, une nouvelle approche pour retrouver nos forces naturelles). Puis, avec Goodheart et un troisième chiropracteur, Sheldon Deal, il créa la Touch For Health Foundation qui forme les enseignants à dispenser une technique de pratique autonome. Quelque temps après, cependant, Goodheart désavoua l'utilisation de la KA par les non-spécialistes, tandis que Deal élaborait seul la « kinésiologie avancée » (*voir* ci-contre).

La méthode TFH repose sur la notion de « mieux-être » – appelée à l'origine « santé de l'intérieur ». Elle repose sur des concepts psychothérapeutiques introduits par l'épouse de Thie, Carrie, thérapeute familiale, et influencés par les travaux de Joseph Heller (*voir* pages 138–141) et Ida Rolf (*voir* pages 134–137). La technique propose des exercices quotidiens visant à équilibrer les quatre faces de la pyramide qui symbolise le modèle holistique de la santé – à savoir, pour citer J. Thie, « structure, chimie, esprit (conscient et inconscient) et émotion… La base de la pyramide, qui soutient tout le reste, est la vérité et l'amour spirituels ». Le processus comprend la « définition d'un objectif » – le patient choisit ce qu'il souhaite voir se produire et en garde une vision nette –, puis utilise le test musculaire pour équilibrer les flux énergétiques.

Le TFH est aujourd'hui pratiqué par plusieurs milliers de personnes aux quatre coins du monde et cette formation est proposée dans plus de 50 pays. Elle sert de fondement à différents types de kinésiologies, reposant sur des philosophies et des techniques des plus variées. Citons notamment la « physiologie appliquée », créée par

LA SANTÉ HOLISTIQUE

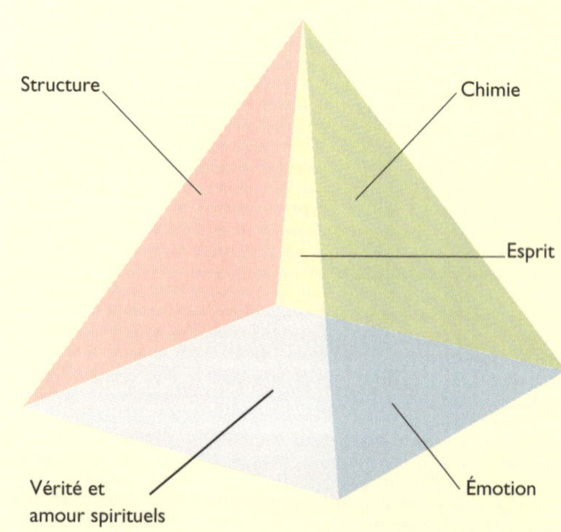

CI-DESSUS *Le modèle holistique de la santé.*

Richard Utt, enseignant le TFH ; la « kinésiologie du bien-être », mise au point par le docteur Wayne Topping, enseignant également le TFH ; la « biokinésiologie », élaborée par John Barton ; la « pratique fondatrice de la kinésiologie », développée par Maggy La Tourelle ; et la « kinésiologie chrétienne », inventée par le Révérend Jim Reid, ancien aumônier baptiste du « Las Vegas Strip ».

LA KINÉSIOLOGIE AVANCÉE

Le docteur Sheldon Deal, chiropracteur américain, joua un rôle déterminant dans l'élaboration de la kinésiologie appliquée, tout en contribuant à la création du mouvement TFH. Comme John Thie, il désirait rendre les techniques de KA accessibles à tous ; à cette fin, il synthétisa les méthodes qu'il enseignait depuis le début des années 1980. La kinésiologie avancée repose sur le principe que certaines parties du corps en « miment » d'autres, peut-être en raison de la similarité de leur forme. Par exemple, un problème qui se manifeste dans la zone du sacrum (os du bas du dos) peut très bien résulter de l'affection directe d'un os situé à l'arrière du crâne, dont la forme est sensiblement identique.

KINÉSIOLOGIE AVANCÉE

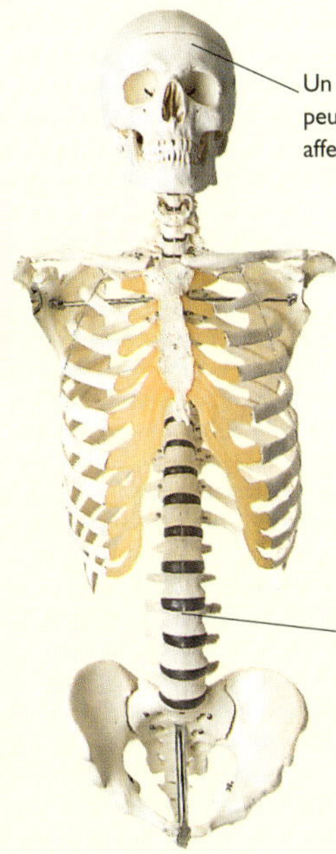

À DROITE *Les thérapeutes en KA estiment que certaines parties du corps en « miment » d'autres.*

L'ÉDU-KINÉSIOLOGIE (ÉDU-K) ET LE BRAIN GYM (GYM CÉRÉBRALE)

C'est le docteur Paul Dennison, un autre thérapeute enseignant la technique du TFH, qui fut à l'origine d'une nouvelle forme de kinésiologie. Après avoir travaillé dans un centre d'apprentissage auprès d'enfants dyslexiques ou souffrant d'autres difficultés d'apprentissage, il utilisa le test musculaire afin d'identifier les déséquilibres qui affectent les capacités mentales. S'appuyant également sur les principes de la neurologie classique, il élabora une série d'exercices visant à améliorer la communication entre les hémisphères gauche et droit du cerveau. L'importance de cette « interaction » est depuis longtemps reconnue par la médecine classique.

Paul Dennison mit au point deux grandes techniques : la « restructuration de la latéralité » de Dennison et le Brain Gym, ou « gym cérébrale ». Il institua également la « définition de l'objectif », l'un des piliers de la méthode du TFH. Pour les kinésiologues, la structuration latérale « équilibre » les deux côtés du cerveau ; les neurologues, quant à eux, expliquent qu'elle crée des trajets nerveux entre les hémisphères, et qu'elle entretient et renforce ces connexions. L'une des techniques les plus probantes est le « cross-crawl » : chaque main se pose alternativement sur le genou opposé, pendant que le patient chantonne ou bouge sa tête d'un côté. Une autre consiste à décrire un huit avec chaque main, l'une après l'autre.

Le Brain Gym désigne une série d'exercices qui contribue non seulement à rétablir l'équilibre entre les deux hémisphères, mais augmente également l'approvisionnement en nutriments de l'ensemble du cerveau et répartit l'énergie afin d'optimiser les performances physiques et mentales.

Cette forme de kinésiologie a fait ses preuves dans le traitement d'enfants souffrant de dyslexie ou d'autres difficultés d'apprentissage. Elle est agréée par la U.S. National Learning Foundation et est utilisée par des adultes de tous âges pour améliorer leurs performances et développer leurs capacités.

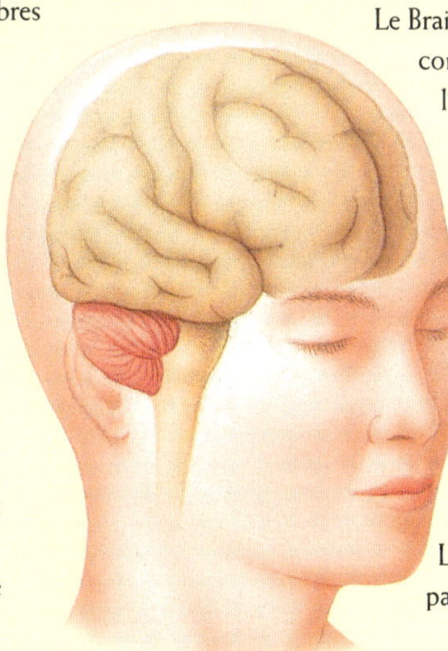

CI-DESSUS *Équilibrer le cerveau peut permettre d'optimiser les capacités à la fois mentales et physiques.*

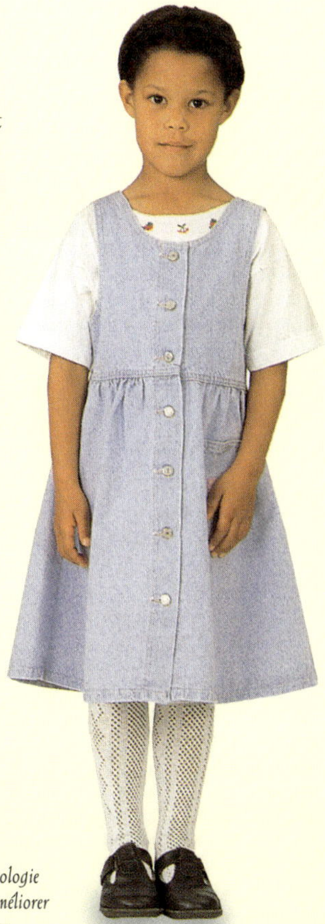

À DROITE *L'édu-kinésiologie peut aider un enfant à améliorer ses résultats scolaires.*

LA PRATIQUE DE LA KINÉSIOLOGIE PROFESSIONNELLE (PKP)

Le docteur Bruce Drewe, médecin néo-zélandais, thérapeute en KA et enseignant le Touch for Health, et son épouse, Joan, ont réalisé une autre synthèse des méthodes de kinésiologie appliquée, conçue à la fois pour les non-spécialistes et les professionnels de la santé. La PKP n'a pas recours aux techniques de manipulation utilisées par les ostéopathes et les chiropracteurs (*voir* pages 110–127), mais à d'autres méthodes, qui ne sont en général pas enseignées dans le cadre de la formation TFH. En particulier, la PKP souligne l'importance du test « finger mode » du docteur Alan Beardall (*voir* page 129), les informations obtenues ainsi pouvant servir de base de données à la personne qui utilise le « bio-ordinateur ».

HYPERTON-X

L'hyperton-x, ou « libération d'hypertonie musculaire », fut élaboré au début des années 1980 par Frank Mahony, enseignant en TFH et collaborateur de Paul Dennison, lors de l'élaboration de l'édu-kinésiologie. Mahony s'aperçut qu'il existait un lien entre les muscles hypertoniques, ou « surtendus », et la performance physique et mentale. En identifiant les muscles hypertoniques par le biais du test musculaire, puis en soulageant la tension dont ils sont le siège, le thérapeute peut agir sur le flux du liquide céphalo-rachidien (liquide qui irrigue le cerveau et la moelle épinière). La théorie veut que ce processus favorise le bon fonctionnement biochimique du corps et améliore la qualité de communication entre l'esprit et le corps. L'hyperton-x est principalement, mais pas exclusivement, utilisée pour stimuler les performances et traiter les blessures liées à la pratique d'un sport.

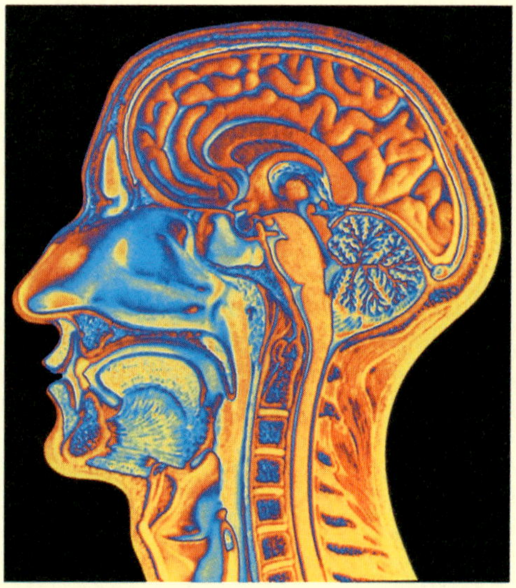

CI-DESSUS *Agir sur le flux du liquide céphalo-rachidien est susceptible d'améliorer la communication entre l'esprit et le corps.*

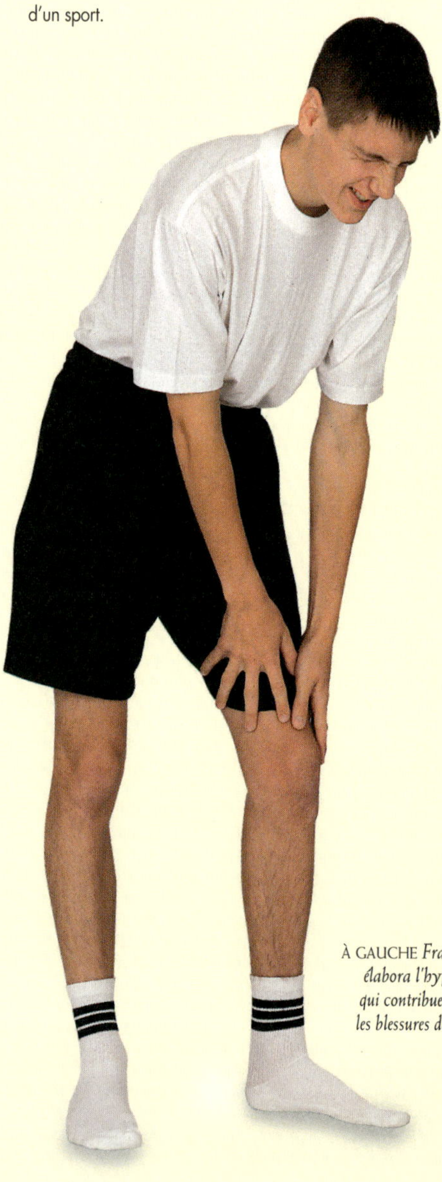

À GAUCHE *Frank Mahony élabora l'hyperton-x, qui contribue à soigner les blessures des sportifs.*

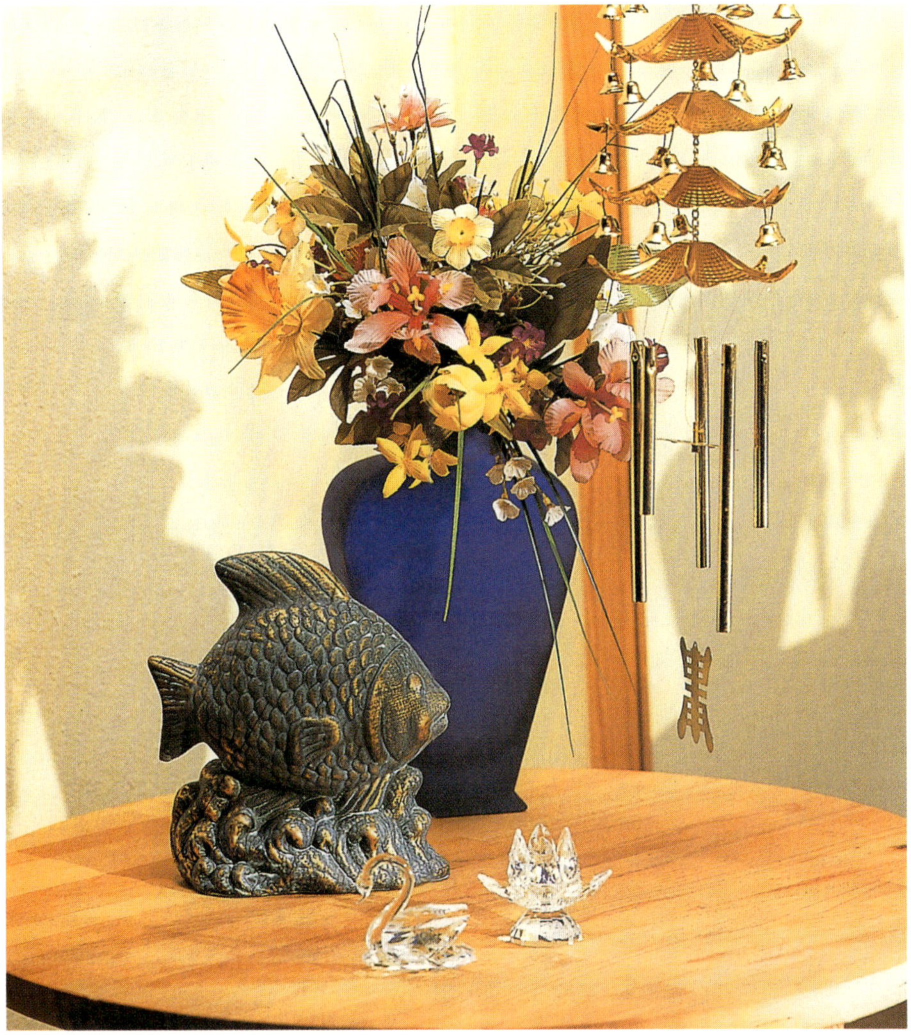

CHAMP THÉRAPEUTIQUE

Pour ce qui est des pathologies, la kinésiologie est surtout considérée comme un outil de diagnostic. En tant que traitement, elle vise avant tout à favoriser une bonne santé ou un « mieux-être » – à la fois physique et psychologique –, et à résoudre des troubles mineurs avant qu'ils ne se développent. Parmi ceux-ci figurent :

ALLERGIES *VOIR* PP. 338–339
ANXIÉTÉ *VOIR* PP. 256–257
ARTHRITE *VOIR* PP. 346–347
DÉPENDANCES *VOIR* P. 258
HYPERACTIVITÉ *VOIR* P. 351
MAL DE DOS *VOIR* PP. 344–345
STRESS *VOIR* PP. 262-263
TÉNOSYNOVITE *VOIR* PP. 342-343
TROUBLES ALIMENTAIRES *VOIR* P. 265

À GAUCHE *Les kinésiologues pensent que les allergies sont parfois dues aux distorsions énergétiques qui se manifestent en cas de non-respect des principes du feng shui lors de l'aménagement d'une pièce.*

La Health Kinesiology (kinésiologie de la santé)

C'est à l'issue de son expérience professionnelle à la faculté de médecine de l'université de Californie, à San Francisco, que le docteur Jimmy Scott mit au point sa propre conception de la kinésiologie, aujourd'hui pratiquée dans le monde entier. Les thérapeutes en Health Kinesiology ont recours au test musculaire pour déceler allergies et déficiences nutritionnelles, ainsi que pour découvrir les facteurs « géopathiques » de stress et de maladie – par exemple, les radiations électromagnétiques, les distorsions énergétiques provoquées par le non-respect des principes du feng shui lors de l'aménagement d'une pièce, etc. Le traitement comprend notamment des conseils sur le style de vie : changement des habitudes alimentaires et programmes d'exercices, acupressure et utilisation d'aimants, recours à l'homéopathie.

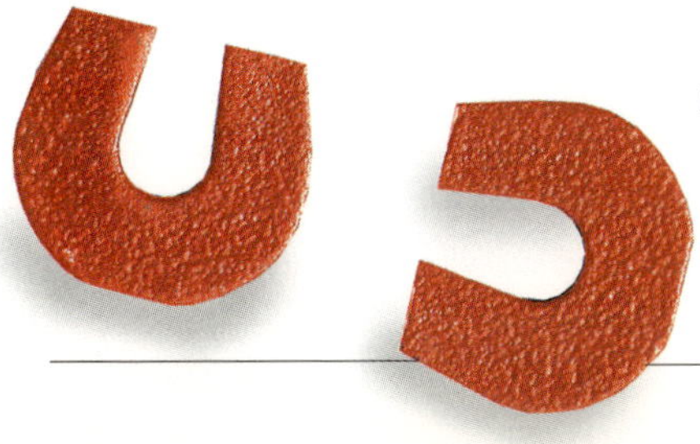

À GAUCHE *La kinésiologie utilise parfois des aimants.*

LA LIBÉRATION DU STRESS ÉMOTIONNEL

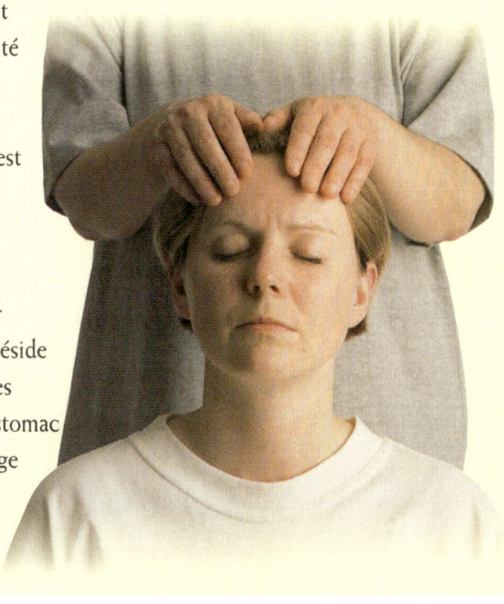

George Goodheart avait remarqué que les personnes soumises à un stress important présentent des taches rouges au-dessus des sourcils. Il s'aperçut qu'une légère pression sur ces zones, pendant que le patient revit la cause de son stress, augmente la capacité de celui-ci à surmonter son angoisse. Il baptisa cette technique « libération du stress émotionnel ». Cette technique est aujourd'hui encore l'une des pièces maîtresse de l'arsenal du kinésiologue. Pour se révéler efficace, la pression doit être exercée pendant environ 10 minutes.

L'explication rationnelle de ces résultats réside dans le fait que cette technique stimule les réflexes vasculo-nerveux qui affectent l'estomac – une zone souvent décrite comme le siège des émotions.

LE ROLFING

ROLFING

Le docteur Ida Rolf, biochimiste, inventa le Rolfing (ou « intégration structurelle ») à l'issue de plusieurs années de recherche sur l'impact des traumatismes sur les muscles et les tissus conjonctifs. Sa thérapie repose sur un travail en profondeur, visant à restructurer et rééquilibrer le corps – en le réalignant sur son centre de gravité, mais aussi sur celui de la Terre. Ida Rolf parvint à la conclusion que la gravité terrestre assiste l'équilibre et les mouvements du corps quand celui-ci est dans son alignement, ce qui permet de résoudre certains problèmes physiques et psychologiques.

C'est au terme de plusieurs années de recherches et d'expériences que le docteur Ida Rolf, l'une des pionnières dans le domaine des thérapies corporelles, élabora une méthode d'« intégration structurelle », qui devint la marque déposée « Rolfing ». Ida Rolf était parvenue à la conclusion que le souvenir de traumatismes physiques et psychologiques conservé dans les muscles et les tissus conjonctifs, allié à un désalignement de l'appareil musculo-squelettique par rapport au centre de gravité du corps, constitue la source de nombreux problèmes. Son système thérapeutique de massages profonds, visant à détendre et étirer le tissu conjonctif, est aujourd'hui utilisé par plus de 1000 praticiens à travers le monde.

Le docteur Ida Rolf (1896–1979) naquit à New York. En 1920, elle obtint un doctorat en biochimie au College of Physicians and Surgeons de Columbia University. Traitée par un ostéopathe pour un problème de côtes, elle s'intéressa à la mécanique du corps humain.

Au fil de ses recherches, Rolf acquit la certitude que morphologie, acquis psychologiques et réactions physiologiques sont liés, et que le corps réagit aux expériences passées, dont il « se souvient ». Elle estimait que ces « souvenirs » sont conservés dans le système myo-fascial, et non uniquement dans le système musculaire – « myo » renvoie au muscle, tandis que le fascia est le tissu conjonctif blanc et fibreux qui entoure chaque muscle et les relie entre eux, et qui s'agglomère en bandes pour former tendons et ligaments. Ida Rolf émit l'idée que, avec le temps, nous prenons l'habitude de nous tenir mal et de faire de mauvais mouvements en raison du stress provoqué par des traumatismes physiques ou psychologiques, et que ceux-ci demeurent inscrits dans le fascia. Aussi élabora-t-elle un traitement visant à libérer le fascia, pour permettre au corps de retrouver son état naturel.

Le docteur Rolf pensait également que l'attraction terrestre exerce un effet sensible sur l'appareil musculo-squelettique. Lorsque, en position debout, le corps est aligné par rapport à la gravité, cette force l'assiste dans son équilibre et ses mouvements. En revanche, quand il est désaxé – en raison d'une mauvaise posture, par exemple –, l'attraction de la gravité exerce un effet négatif sur l'appareil musculo-squelettique qui, perdant son équilibre naturel, doit travailler davantage pour maintenir sa position.

Le Rolf Institute

Ida Rolf consacra de nombreuses années au développement de son système de traitement – officiellement appelé « intégration structurelle », mais plus connu sous le nom de Rolfing – avant de le présenter, dans les années 1950, à d'autres physiothérapeutes (chiropracteurs et ostéopathes). À la faveur de l'engouement pour les traitements holistiques qui se développa dans les années 1960, Ida Rolf acquit une notoriété grandissante et, en 1971, elle fonda le Rolf Institute of Structural Integration, à Boulder, dans le Colorado, aux États-Unis. Aujourd'hui, des rolfers certifiés exercent également en Europe.

La théorie

En général, les muscles du corps humain fonctionnent par paires. Lorsqu'un muscle se contracte et se rétracte pour effectuer un mouvement, le muscle opposé se décontracte et s'étire. Si vous pliez le coude, par exemple, le biceps – muscle situé sur la face antérieure du bras – se contracte, tandis que le triceps – situé sur la face postérieure – s'étire. En revanche, lorsque vous laissez pendre le bras le long du corps, les deux muscles se relaxent, tout en conservant un certain tonus musculaire, ou tension.

Lorsque le corps est debout et que son centre de gravité le traverse en son milieu, la tension dont les muscles ont besoin pour maintenir cette position est minimale. En revanche, si la tête part vers l'avant, le corps est désaxé. Les muscles du cou et du haut du dos doivent se contracter afin de soutenir la tête entraînée par la gravité et empêcher le menton de tomber sur la poitrine. Dans le même temps, les muscles opposés se décontractent sans s'étirer, avec un minimum de tonus musculaire.

LE SYSTÈME MYO-FASCIAL

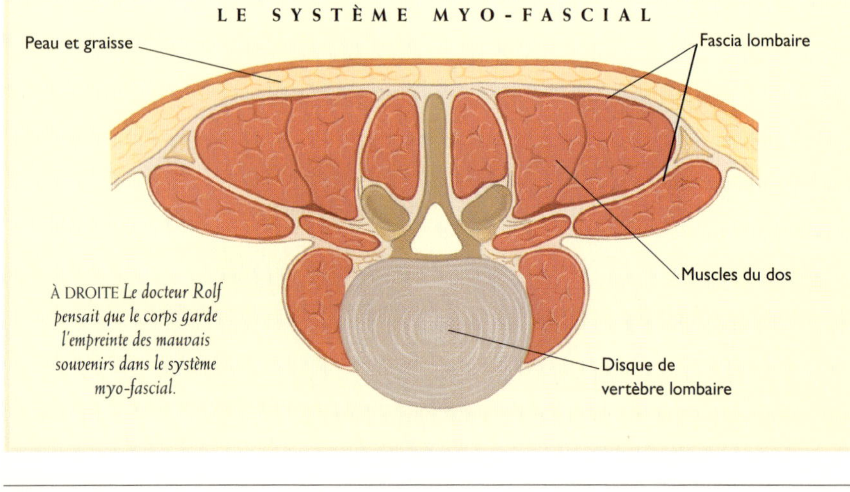

À DROITE *Le docteur Rolf pensait que le corps garde l'empreinte des mauvais souvenirs dans le système myo-fascial.*

LA PRATIQUE

Ida Rolf comparait le corps à un empilement de cubes. Si les cubes sont bien alignés et empilés les uns sur les autres, la construction est stable ; Par contre, dès qu'un ou plusieurs cubes sortent du rang, c'est toute la structure qui se fragilise et cède à la tension ainsi créée. Les rolfers visent à réaligner le corps de manière à ce que chacune de ses parties conserve sa position par rapport à celles qui l'entourent.

Lorsqu'elle parvint à déterminer la manière dont le corps doit être réaligné, Rolf estima qu'un fascia rigide et noué constitue l'obstacle majeur à cet objectif. Dans l'enfance, le fascia est flexible et souple. Aussi émit-elle la théorie qu'il est possible, à l'âge adulte, de le rééduquer pour qu'il retrouve ces qualités. Rolf consacra de nombreuses années à l'élaboration d'un système de massage profond, susceptible de restaurer la souplesse initiale du fascia. Chaque partie du corps est sollicitée tour à tour pour assouplir et étirer le fascia, afin qu'elle s'aligne correctement avec celles qui l'entourent. Le traitement vise à détendre le fascia dans l'ensemble du corps, afin que les muscles fonctionnent librement et correctement, avec, et non plus contre, la force de gravité.

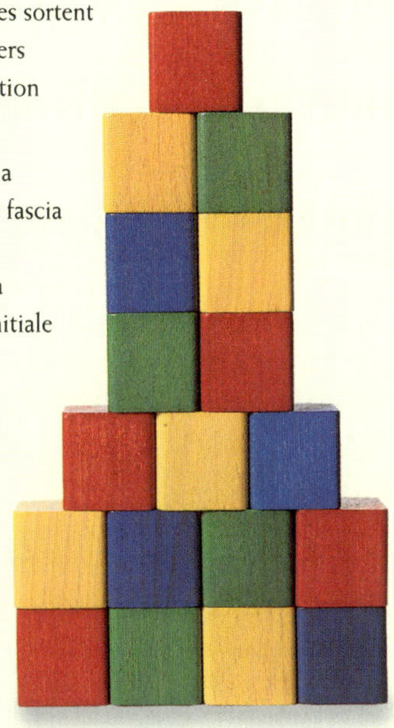

À DROITE *La célèbre analogie de la « pyramide » de Rolf. Dans ce jeu prisé par les enfants, tout se passe bien tant que chaque cube est correctement aligné. Mais qu'un seul bloc vienne à bousculer cet équilibre et c'est toute la structure qui s'effondre. Il en va de même pour le corps humain.*

LE POINT DE VUE DE LA MÉDECINE CLASSIQUE

La majorité des médecins considèrent le Rolfing comme une simple forme de massage profond dont les effets rejoignent ceux du massage thérapeutique (*voir* pages 96–105). Jusqu'à présent, cette thérapie est restée assez confidentielle et a fait l'objet de peu de recherches. Toutefois, selon un article paru dans *Physiological Therapy* en 1988, le Rolfing soulagerait les jeunes adultes atteints de lordose (dos concave). La même année, des chercheurs de l'université du Maryland révélèrent que le Rolfing réduit le stress et améliore la fonction neuromusculaire.

À long terme, les muscles subissent un état de surtension permanent et restent rétractés. Le fascia entourant chaque fibre musculaire et chaque muscle rétrécit également, tout en perdant de sa souplesse. Conséquence : le muscle se raidit et se rigidifie. De plus, le système neuromusculaire aura « appris » une posture incorrecte, qu'il interprétera comme normale. Les rolfers pensent que la tension nécessaire au maintien de cette mauvaise posture face à la force de gravité est à l'origine de la plupart des lésions structurelles de l'appareil musculo-squelettique. Ils estiment aussi qu'elle affaiblit l'organisme et ses capacités d'auto-guérison.

La mémoire myo-fasciale

Les praticiens du Rolfing affirment également qu'un traumatisme, physique ou psychologique, peut affecter le corps de manière durable, même après la guérison ou l'oubli. Ces « souvenirs » d'événements passés touchent le système myo-fascial, ce qui se traduit par un durcissement, une adhérence ou une perte de flexibilité du fascia, ainsi que par une surtension des muscles, qu'ils soient actifs ou au repos. La conjonction de ces deux phénomènes réduit la marge de manœuvre de l'articulation et oblige le muscle à fournir davantage d'efforts. Toutefois, ces effets se manifestant progressivement au fil du temps, les personnes concernées s'adaptent, persuadées que cette perte de souplesse et d'énergie est inhérente au vieillissement. Les rolfers soutiennent que la rigidité du système myo-fascial se répercute non seulement sur l'appareil musculo-squelettique, mais aussi sur les autres systèmes de l'organisme, ce qui compromet la santé physique et psychologique dans son ensemble.

Points de tension

En étirant et en décontractant le fascia, les muscles qu'il recouvre s'étirent et se détendent. Le praticien martèle et malaxe les zones douloureuses ou noueuses jusqu'à obtenir un état de relaxation totale. Les rolfers considèrent que les « points de tension » où se concentre la douleur, concentrent les stigmates des traumatismes physiques et psychologiques. Ce n'est que lorsque ces zones sont libérées de leur tension grâce au massage que la cause oubliée du choc peut remonter à la surface pour, à son tour, être évacuée.

À mesure que le corps retrouve son alignement, et que muscles et fascia se détendent, toutes les douleurs musculo-squelettiques provoquées par une mauvaise posture, d'anciennes lésions ou de mauvais mouvements s'atténuent. L'amélioration de la posture permet d'approfondir la respiration, de diminuer la fatigue et la fragilité des muscles, et d'augmenter les niveaux d'énergie. Le Rolfing est également susceptible de soulager des problèmes liés au stress, d'équilibrer l'humeur et de renforcer l'estime et la connaissance de soi. Nombre de personnes constatent, après une série de séances, qu'ils sont sensiblement plus grands – un effet du Rolfing qui s'avère permanent.

CONSULTER UN THÉRAPEUTE

Le traitement de base du Rolfing s'échelonne sur 10 séances, qui durent chacune entre 60 et 90 minutes. Il est important d'enchaîner les séances de manière régulière, une fois par semaine ou toutes les deux semaines. Les sept premières sont consacrées à une zone particulière du corps, en commençant par le tronc et la cage thoracique, afin d'aider le patient à mieux respirer. Ensuite, le praticien – appelé rolfer, praticien en Rolfing ou en Rolf –, travaille le bas du dos, avant de passer au cou, puis aux genoux, etc., à partir des résultats et des données de la séance précédente. (Certains rolfers prennent des photos avant et après chaque consultation, pour suivre l'évolution du patient). Au cours des trois dernières séances, le praticien s'applique à réajuster et aligner les nouveaux tissus flexibles.

Pour commencer, le rolfer s'enquiert de vos antécédents médicaux et personnels, et d'éventuelles lésions. Il observe avec attention la manière dont vous entrez dans la pièce, celle dont vous vous déplacez, vous asseyez et vous levez. Puis il vous demande de vous mettre en sous-vêtements – ou en maillot de bain –, afin d'examiner votre physique et vos mouvements. Il s'agit par exemple de voir si l'une de vos épaules est plus haute que l'autre, si votre colonne est droite et si votre poids est également réparti sur vos pieds – toutes ces observations fournissent autant d'indices sur la localisation de la tension et du stress.

Pendant la séance proprement dite, vous devez vous allonger, vous asseoir ou vous tenir debout sur une table de massage, selon la zone travaillée. Le rolfer pétrit, masse et martèle la chair avec ses mains, ses doigts, ses

LE TRAITEMENT

Le Rolfing est une forme de physiothérapie qui vise à réaligner le corps par rapport à la force de gravité. Le massage profond qu'il implique peut se révéler pénible, voire douloureux si le patient est tendu. Toutefois, cette thérapie a montré qu'elle pouvait améliorer la posture, procurer une détente et soulager les douleurs musculaires. De nombreux patients ressentent également un regain de vigueur et de mieux-être, tout en se voyant libérés des émotions refoulées ou accumulées.

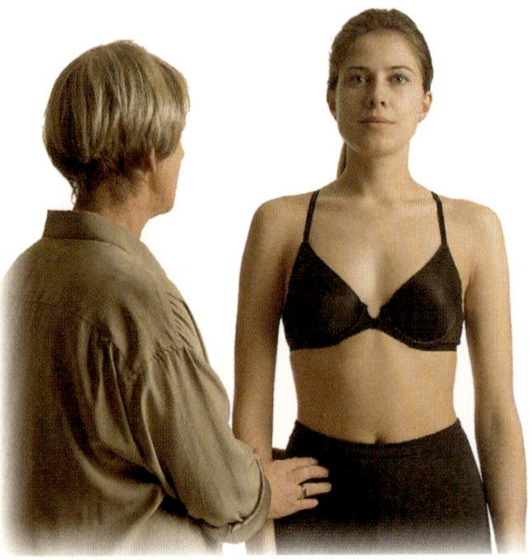

1 *Au début de chaque séance, le thérapeute observe avec attention les détails de la posture et de l'alignement du corps.*

2 *Les premières séances d'un traitement sont consacrées à différentes parties du corps. Le thérapeute utilise ses mains pour soulager les muscles tendus.*

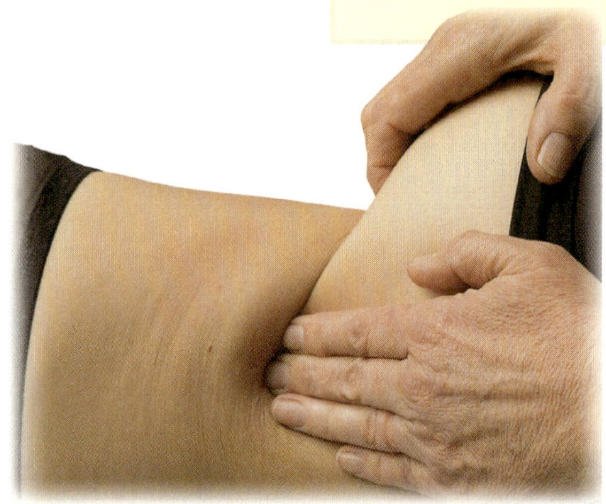

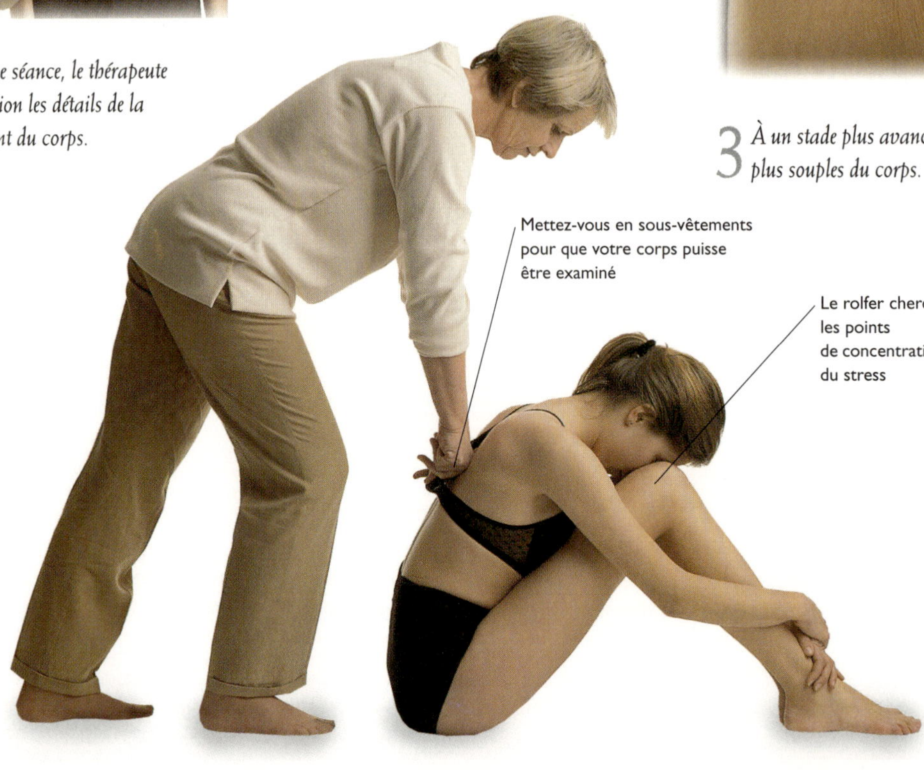

3 *À un stade plus avancé du traitement, le rolfer réajuste les tissus plus souples du corps.*

PRÉCAUTIONS

En général, le Rolfing est considéré comme sans danger (même si les massages sont parfois énergiques) lorsqu'il est pratiqué par un thérapeute confirmé. Toutefois, si vous avez le moindre doute sur votre santé, n'hésitez pas à en parler à votre médecin traitant. Sachez que le Rolfing ne doit pas être pratiqué sur les personnes souffrant de graves troubles mentaux et de maladies organiques ou inflammatoires, comme la polyarthrite rhumatoïde, le cancer ou l'arthrite.

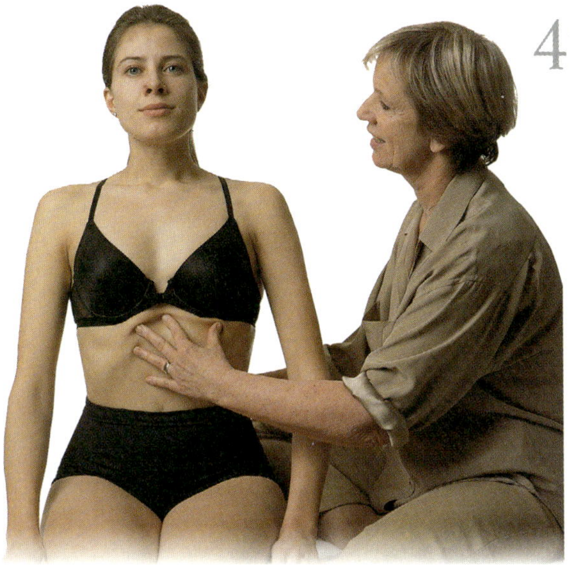

4 *L'expansion de la cage thoracique aide le patient à mieux respirer.*

CHAMP THÉRAPEUTIQUE

Le Rolfing peut également être utilisé pour traiter :

ASTHME *VOIR* PP. 294–295
FIBROMYALGIE *VOIR* P. 348
MAL DE DOS *VOIR* PP. 344–345
MAUX DE TÊTE *VOIR* P. 268–269
MIGRAINE *VOIR* P. 269
STRESS *VOIR* PP. 262–263

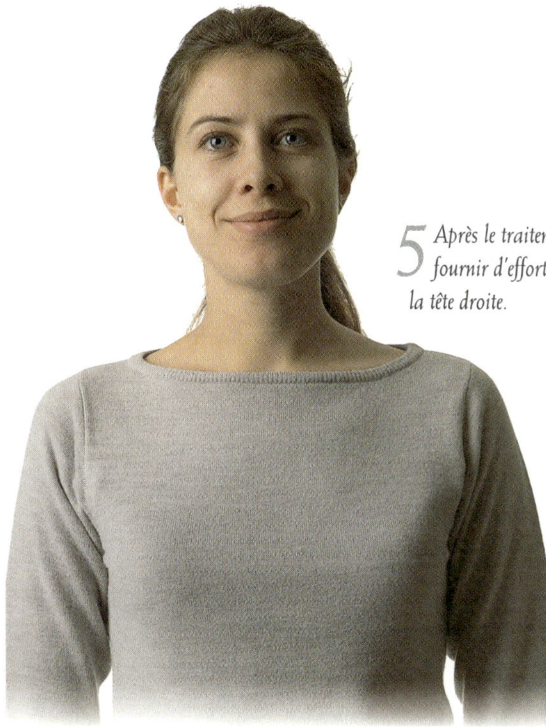

5 *Après le traitement, vous n'aurez plus à fournir d'effort supplémentaire pour garder la tête droite.*

jointures ou ses coudes. Le massage est lent et profond. Vous pouvez le faciliter en respirant profondément au moment des pressions. Lorsqu'il repère un point de tension, le rolfer s'attache à soulager le fascia de ses lésions ou adhésions avant de passer au suivant. Le massage devient alors plus intense. Il est important de ne pas se contracter – ce qui ne ferait qu'augmenter la douleur –, mais, au contraire, de se détendre pour tenter de soulager le nœud. Les rolfers pensent que ces points de tension renferment, dans bien des cas, le « souvenir » d'un traumatisme antérieur, et que l'événement peut resurgir dans la mémoire au cours du massage. En défaisant le nœud, on libère également le souvenir et la tension qu'il concentre. Durant la séance, le praticien peut vous demander d'effectuer des mouvements spécifiques et contrôlés, afin de l'aider à manipuler le fascia et à exploiter une nouvelle gamme de mouvements.

À l'issue de la première séance, il n'est pas rare de ressentir une profonde détente et un soulagement – et de s'apercevoir qu'on a grandi. Toutefois, il est important de suivre l'intégralité du traitement pour en retirer tous les bienfaits. Au fil des consultations, le rolfer indique au patient certains exercices qu'il peut effectuer chez lui. Ces exercices complémentaires d'« intégration du mouvement » ont été créés après l'élaboration du Rolfing ; comparables à ceux préconisés par les thérapeutes en Hellerwork, ils visent à rééduquer le système neuromusculaire pour qu'il adopte des schémas de mouvement corrects. Après le traitement, qui comprend en général une dizaine de séances, il vous sera toujours possible de revenir consulter votre thérapeute pour des séances d'entretien.

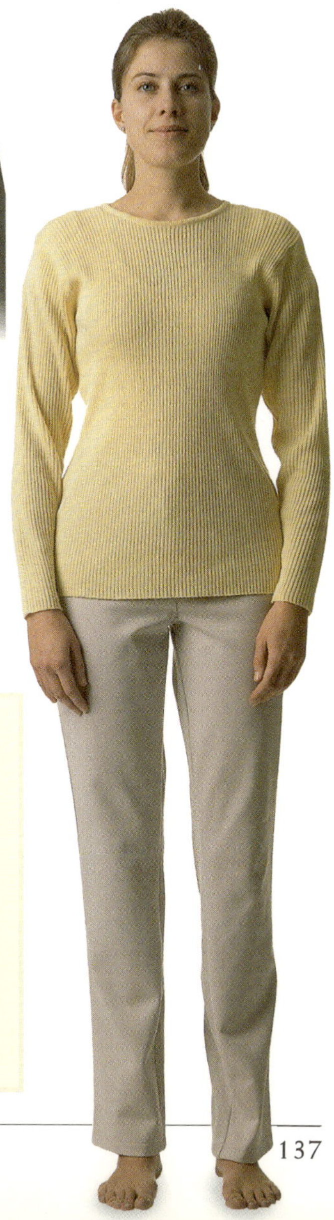

6 *Votre corps sera correctement aligné, vos épaules seront au même niveau et votre poids sera réparti de manière équitable. De manière générale, vous paraîtrez et vous vous sentirez plus détendu et plus à l'aise.*

PRATIQUE AUTONOME

Par sa nature même, le Rolfing ne se prête pas à une pratique autonome, mais un rolfer peut vous indiquer des exercices structurés à effectuer entre les séances. Il est important d'entretenir les acquis de posture et de souplesse en surveillant la façon dont vous vous tenez et dont vous vous déplacez. Le Rolf Institute (*voir* Adresses utiles, pages 368–369) propose une sélection de livres, de cassettes audio et vidéo sur l'intégration structurelle du Rolfing, dont beaucoup reprennent les écrits d'Ida Rolf, exposant ses théories et ses méthodes.

LE HELLERWORK

LE HELLERWORK

Joseph Heller, rolfer américain, est à l'origine de ce système destiné à soulager les tensions accumulées dans les tissus conjonctifs, ou fascia. Le Hellerwork se distingue du Rolfing par le fait que le massage n'est qu'un des aspects de la thérapie, qui comprend également des exercices similaires à ceux préconisés par la technique Alexander et la méthode Feldenkrais, ainsi qu'un dialogue entre le praticien et le patient sur la manière dont les émotions affectent le corps. Le traitement se compose de trois éléments : le travail corporel, l'apprentissage du mouvement et le dialogue – conçus pour aider le patient à retrouver un alignement et un équilibre corporels corrects.

Conçu par un ancien ingénieur en aéronautique qui fut un temps président du Rolf Institute, le Hellerwork est une forme d'apprentissage somatique. Il vise à soulager la tension accumulée dans le tissu conjonctif et à rétablir l'équilibre du corps, que le déséquilibre soit provoqué par des mouvements mal adaptés, une mauvaise posture, ou par des problèmes psychologiques. Peu connu en dehors des États-Unis, le Hellerwork connaît néanmoins une popularité grandissante. Cette technique holistique et préventive est susceptible d'améliorer la qualité des mouvements et de la posture, mais aussi d'augmenter la connaissance et l'estime de soi, ainsi que le bien-être.

Joseph Heller, fondateur du Hellerwork, ancien ingénieur en aéronautique spécialisé dans l'étude de la gravité sur les fusées spatiales, s'intéressait également au développement humain et à l'effet du massage profond sur la structure du corps. En 1972, il suivit l'enseignement d'Ida Rolf (*voir* pages 134–137), laquelle avait inventé une technique de réalignement des tissus corporels en fonction de la gravité par le biais de massages profonds du fascia (tissu conjonctif). En 1975, Heller devint président du Rolf Institute, fonction qu'il quitta trois ans plus tard, estimant que le massage seul ne produisait pas un effet durable. Heller travaillait aussi avec Judith Aston, professeur de danse et d'éducation physique, qui inaugura une variante du Rolfing, l'Aston Patterning, et étudia, parmi d'autres techniques, la bioénergétique (*voir* pages 204–205) et la Gestalt (*voir* pages 200–201).

Heller mit alors au point son propre système thérapeutique, le Hellerwork, dont le massage ne constitue qu'un aspect. Sa méthode inclut également des exercices destinés à rééduquer les mouvements de tous les jours qui ne sont pas sans présenter une certaine similarité avec la technique Alexander (*voir* pages 146–153) et la méthode Feldenkrais (*voir* pages 142–145). La troisième composante du Hellerwork est fondée sur le principe que le corps et l'esprit sont étroitement liés, et que stress et autres facteurs psychologiques affectent les tissus corporels : par le dialogue, le patient prend conscience de ses émotions et de la manière dont elles influencent sa posture et ses mouvements.

Heller vit et travaille à Mount Shasta, en Californie. Il a mis en place une formation pour enseigner sa technique, et continue parallèlement à développer ses travaux. Plus de 400 praticiens certifiés exercent le Hellerwork à travers le monde, dont près de 300 aux États-Unis.

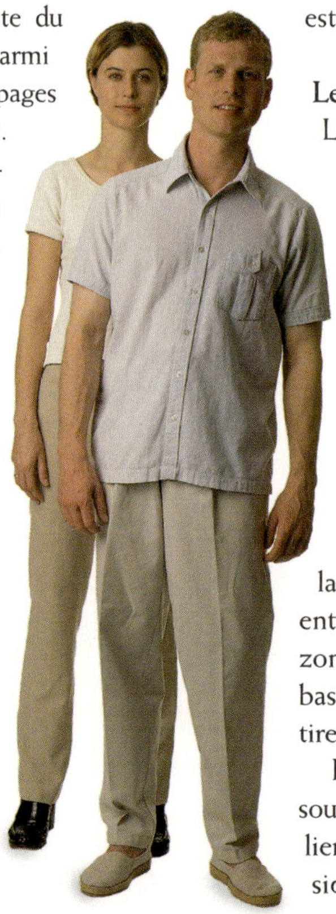

CI-DESSUS *Comme le Rolfing, le Hellerwork se concentre sur l'alignement du corps et l'utilisation de la gravité pour aider les mouvements au lieu de les entraver.*

LA THÉORIE

Les trois principes du Hellerwork sont le « travail corporel », l'« apprentissage du mouvement » et l'« échange verbal ». Si la thérapie ne se concentre pas sur des zones de tension particulières, elle les considère comme des signes de désalignement et de déséquilibre de l'ensemble du corps. Ces trois principes sont destinés à remédier aux causes possibles des problèmes. Le Hellerwork vise à remettre l'ensemble du corps dans une position correcte – obtenue lorsque la ligne verticale de gravité traverse le milieu du corps en position debout, que les articulations retrouvent leur entière mobilité et que le fascia est suffisamment lubrifié et souple.

Le travail corporel

Le travail corporel désigne une forme de massage profond du fascia. Le fascia est un tissu blanc et fibreux qui entoure et relie chaque muscle et fibre musculaire, s'épaississant à leur extrémité pour former le tendon, qui est rattaché à l'os. Dans l'idéal, le fascia est souple et extensible, mais il arrive qu'il se rigidifie. Plusieurs couches de fascia adhèrent parfois les unes aux autres, ce qui restreint les mouvements et provoque des douleurs. Heller soutient que c'est dans les fascias que s'accumulent les raideurs et la tension. Or, les différents tissus étant reliés entre eux, ces sensations se propagent d'une zone à l'autre. Heller compare ce réseau à un bas, qui, lorsqu'il est trop tendu à un endroit, tire à un autre.

Plusieurs facteurs peuvent causer la perte de souplesse d'un fascia : manque d'exercice régulier ; distorsions résultant de tensions physiques mal réparties, en cas de mauvaise posture par exemple ; traumatismes ; stress psychologiques profondément enracinés. Un élément supplémentaire peut aggraver la situation : en temps

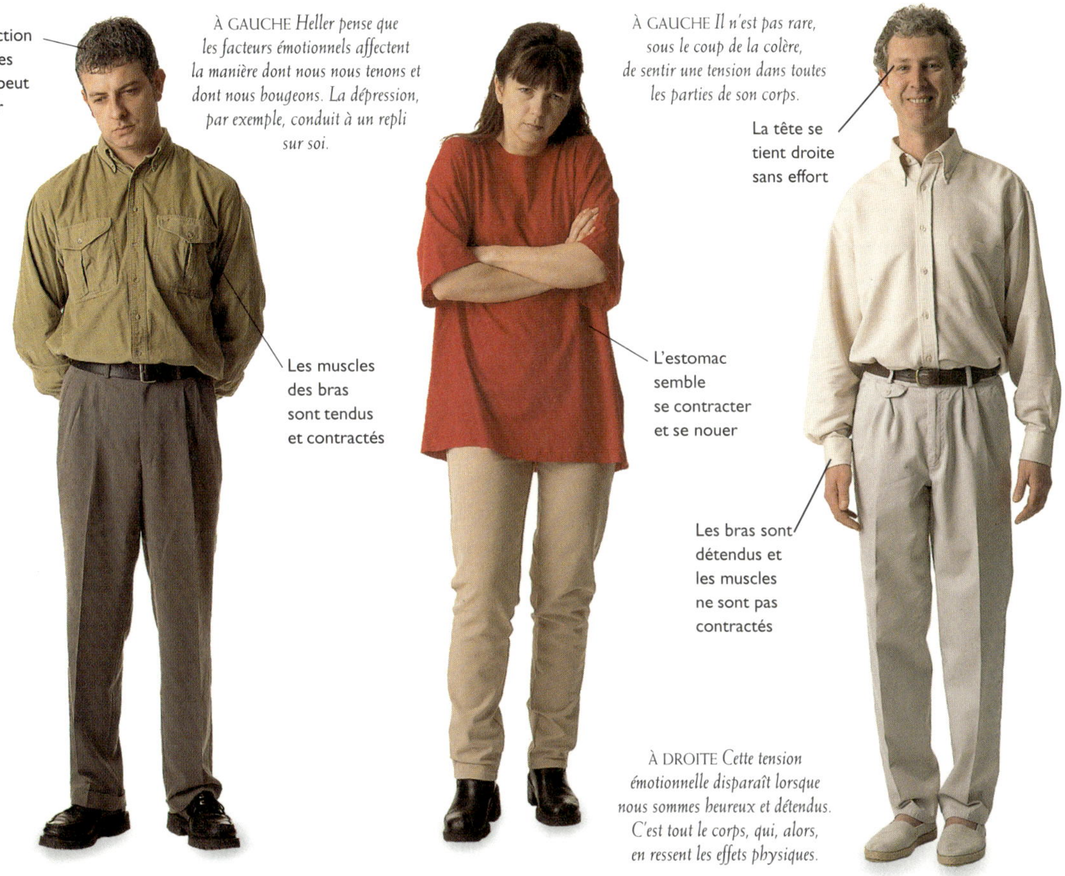

À GAUCHE *Heller pense que les facteurs émotionnels affectent la manière dont nous nous tenons et dont nous bougeons. La dépression, par exemple, conduit à un repli sur soi.*

À GAUCHE *Il n'est pas rare, sous le coup de la colère, de sentir une tension dans toutes les parties de son corps.*

À DROITE *Cette tension émotionnelle disparaît lorsque nous sommes heureux et détendus. C'est tout le corps, qui, alors, en ressent les effets physiques.*

normal, la contraction et le relâchement des muscles provoquent l'absorption par le fascia du liquide interstitiel qui entoure et irrigue chaque cellule ; mais en cas de mouvement insuffisant et, donc en l'absence de changement de pression, le fascia n'absorbe plus ce liquide : il s'assèche et se raidit, et perd donc sa souplesse.

L'apprentissage du mouvement

Pour fonctionner correctement, en position debout, le corps humain doit rester droit et bien équilibré, et la ligne de force gravitationnelle doit le traverser en son milieu – de la tête aux pieds en passant par la colonne vertébrale. Si le corps penche d'un côté, en avant ou en arrière, l'attraction exercée par la gravité se trouve accrue. L'organisme doit alors fournir davantage d'efforts pour se tenir debout et se crispe pour contrer la force de gravité. Le désalignement et les tensions qui en résultent se répercutent sur les mouvements. Au fil du temps, ces défauts de position deviennent une habitude, et les muscles et le fascia se déforment en perdant de leur souplesse.

La gravité n'est pas la seule responsable : après un accident ou un traumatisme physique ayant endommagé le fascia ou d'autres tissus corporels, on protège instinctivement la zone touchée, en sollicitant davantage la jambe ou le bras intact, par exemple. En l'absence de rééducation, ce phénomène devient une habitude, ce qui empêche le fascia de récupérer et provoque une perte de souplesse.

Pour pallier ces problèmes, le Hellerwork a recours à des exercices spécifiques, effectués avec un praticien. Heller pense aussi que l'esprit affecte le corps et vice-versa. Par exemple, un stress psychologique peut modifier l'alignement du corps : les personnes déprimées et angoissées rentrent souvent les épaules et le torse, tandis que les gens tendus et agressifs relèvent les épaules et avancent le menton. Ces postures résultent d'un état d'esprit ou d'une humeur particuliers qui, s'ils ne sont pas exprimés, ont des conséquences directes sur le corps. Les postures peuvent, elles aussi, se travailler avec l'aide d'un praticien.

Déterminer l'état d'esprit

Le dialogue est une technique psychothérapeutique qui vise à identifier et résoudre la cause d'un trouble psychologique. Les praticiens discutent avec leurs patients pour les aider à prendre conscience de la manière dont leur attitude envers le monde extérieur et leurs expériences passées ont modelé leur façon de se tenir et leurs actions quotidiennes, laissant leur empreinte dans le corps.

LE POINT DE VUE DE LA MÉDECINE CLASSIQUE

Si aucune étude scientifique sérieuse n'a été menée sur les effets du Hellerwork, certaines expériences confirment qu'il contribue à améliorer la posture et la souplesse, réduit la tension musculaire et favorise la relaxation. Toutefois, en raison du nombre limité de praticiens, notamment en dehors des États-Unis, peu de médecins ont eu l'occasion d'observer cette technique. Il n'existe aucun consensus en faveur ou en défaveur du Hellerwork.

PRATIQUE AUTONOME

Le Hellerwork ne se prête pas à une pratique autonome, bien qu'il soit souvent conseillé d'effectuer des exercices entre les séances et après la fin du traitement. Il existe cependant des vidéos et des livres qui donnent des explications sur la philosophie et la pratique de cette thérapie (*voir* Adresses utiles à la fin de cet ouvrage, pages 368–369).

CHAMP THÉRAPEUTIQUE

Le Hellerwork, plutôt qu'une thérapie, est une méthode d'apprentissage somatique et une technique préventive. Toutefois, il peut contribuer à soulager les problèmes musculo-squelettiques liés à une mauvaise posture et/ou à de graves défauts de mouvements. Le Hellerwork peut également se révéler utile aux personnes qui éprouvent des difficultés à se détendre ou qui souffrent de certains troubles liés au stress :

ASTHME *VOIR* PP. 294–295
FIBROMYALGIE *VOIR* P. 348
MAL DE DOS *VOIR* PP. 344–345
MAUX DE TÊTE *VOIR* PP. 268–269
MIGRAINE *VOIR* P. 269
STRESS *VOIR* PP. 262–263

CONSULTER UN THÉRAPEUTE

Pour trouver un praticien certifié, consultez le chapitre Adresses utiles, à la fin de cet ouvrage (*voir* pages 368–369). Le Hellerwork est une pratique assez confidentielle et ne compte que 400 thérapeutes certifiés. Si vous ne trouvez pas de praticien près de chez vous – peu exercent en dehors des États-Unis –, vous pouvez vous tourner vers d'autres méthodes d'apprentissage somatique, comme la technique Alexander (*voir* pages 146–153). Le Rolfing (*voir* pages 134–137) relève aussi d'une philosophie comparable au Hellerwork.

Un traitement en Hellerwork comprend 11 séances de 90 minutes. Chaque séance fait appel aux trois éléments principaux de cette méthode – le travail corporel, l'apprentissage du mouvement et le dialogue. Le traitement se déroule en trois phases : la section superficielle, la section profonde et la section intégrative. Les sept premières séances, réservées à la section superficielle, sont consacrées à des parties spécifiques du corps, dont trois aux muscles et au fascia superficiels, ainsi qu'aux premiers développements psychologiques de l'enfance. Les quatre suivantes, abordant la section profonde, traitent les muscles et les tissus profonds, tandis que le dialogue est focalisé sur l'évolution psychologique durant l'adolescence. Les quatre dernières séances reprennent tous les éléments précédents et se concentrent sur les mouvements de rotation et l'apprentissage du mouvement ; la conversation évolue, quant à elle, autour des questions liées à l'âge adulte et à l'attitude du patient envers le monde extérieur. La onzième – et dernière – séance n'inclut pas forcément de travail corporel, mais est centrée sur le mode de vie du patient et la façon dont il peut intégrer le Hellerwork à sa vie.

Avant la première séance, le praticien se renseignera sur vos antécédents et vous conseillera parfois de consulter votre médecin généraliste avant de commencer le traitement. Vous serez photographié avant et après chaque visite, afin de constater vos progrès. Au cours du traitement, le praticien vous informera du déroulement des événements et, éventuellement, vous filmera pour que vous preniez conscience de vos gestes. Les praticiens en Hellerwork conseillent à leurs patients ou à leurs étudiants d'effectuer certains exercices chez eux et de renouveler les séances après un traumatisme physique ou psychologique.

La séance débute avec environ une heure de travail corporel. Vous devez vous mettre en sous-vêtements et vous allonger ou vous asseoir sur une table de massage. Le praticien pétrit et masse votre corps en exerçant de profondes pressions manuelles, pour libérer et assouplir le fascia afin de le ramener à sa longueur normale.

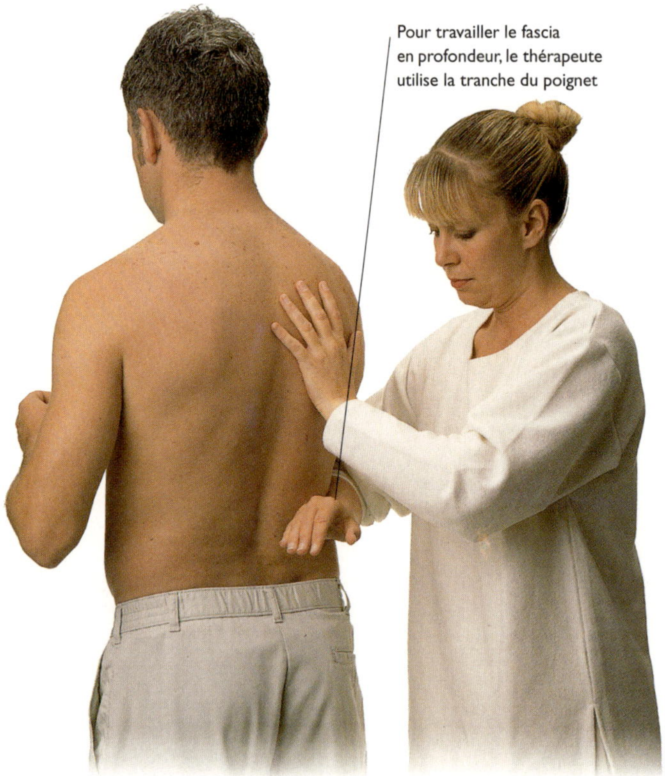

Pour travailler le fascia en profondeur, le thérapeute utilise la tranche du poignet

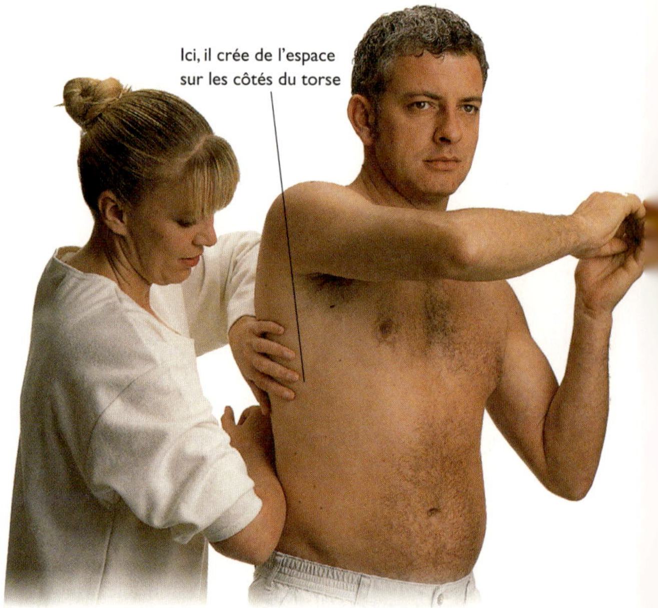

Ici, il crée de l'espace sur les côtés du torse

Suivent ensuite 30 minutes d'apprentissage du mouvement. Les exercices concernent essentiellement la zone massée. Tout au long de la séance, le praticien oriente la conversation sur un domaine psychologique donné. Par exemple, durant la section superficielle, les exercices et la rééducation sont axés sur les mouvements de développement de l'enfance : tendre le bras, se lever, s'asseoir, ou marcher. Ceci a pour but de vous montrer la manière la plus naturelle d'exécuter ces mouvements.

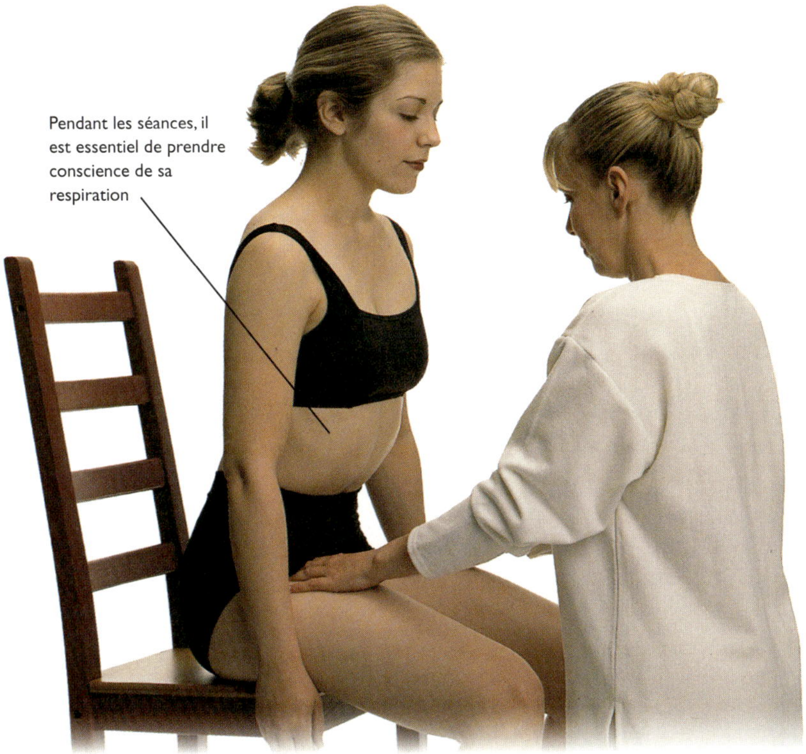

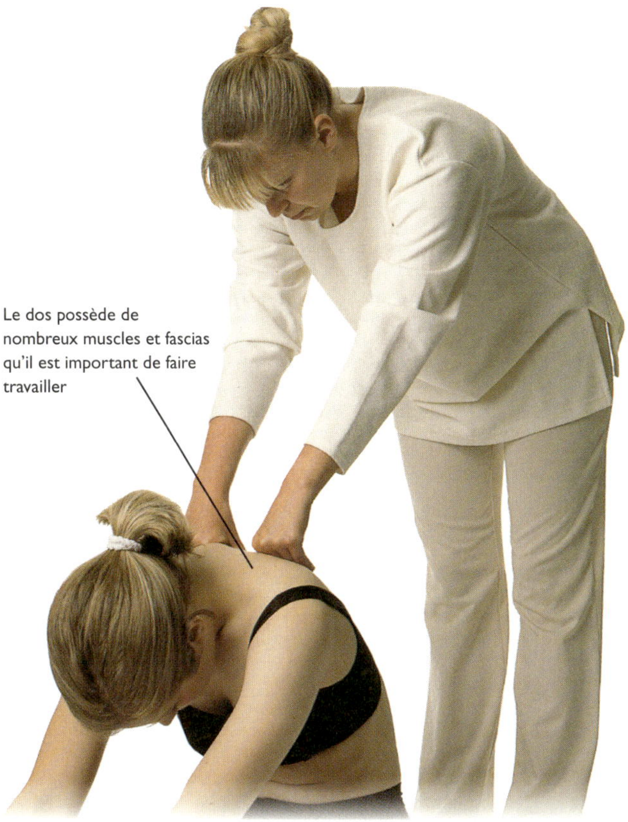

Il est possible que le praticien vous filme en train d'effectuer des gestes de tous les jours, pour vous permettre d'observer la manière dont vous évoluez habituellement. Une fois les actions visualisées, il est plus facile de modifier le mouvement afin de réduire la pression sur le corps. Après un traitement de Hellerwork, il est conseillé de poursuivre certains exercices d'apprentissage, afin d'entretenir vos acquis et de progresser. Les praticiens en Hellerwork recommandent également d'entreprendre une nouvelle séance après un traumatisme physique ou psychologique, pour éviter que les mauvaises habitudes ne se réinstallent subrepticement.

LES EFFETS DU HELLERWORK

Les praticiens en Hellerwork soutiennent que cette méthode d'apprentissage somatique est susceptible de :

- Améliorer la condition physique et augmenter l'énergie
- Renforcer la confiance en soi
- Renforcer la connaissance de soi
- Améliorer la posture et l'apparence physique
- Améliorer la coordination et l'équilibre
- Procurer un sentiment de bien-être
- Ralentir le processus de vieillissement

MISE EN GARDE

Le Hellerwork n'est pas une thérapie et n'est pas destiné à traiter des affections. Consultez votre médecin traitant si vous avez le moindre doute sur votre état de santé.

Le massage profond est déconseillé aux personnes souffrant de certains types de cancers, d'ostéoporose et de problèmes circulatoires, comme la thrombose.

Le Hellerwork peut ne pas convenir aux personnes atteintes de certains troubles mentaux.
Des problèmes émotionnels profondément enfouis peuvent resurgir lors du traitement et exiger l'attention d'un conseiller qualifié ou d'un médecin.

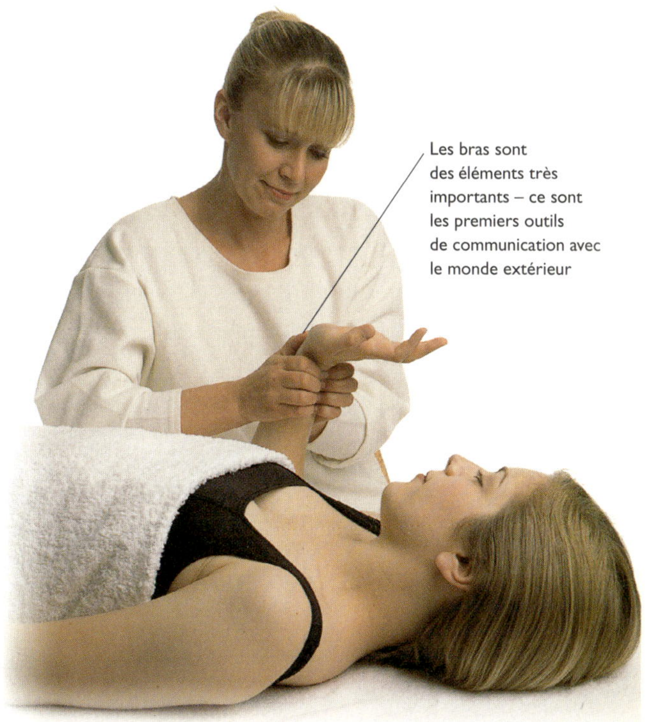

LA MÉTHODE FELDENKRAIS

HISTOIRE

C'est le docteur russe Moshe Feldenkrais qui mit au point cette méthode dans les années 1940 pour guérir la douleur récurrente (due à la pratique assidue du football) dont il souffrait au genou. Ce système a pour but de créer de nouveaux trajets neuromusculaires en apprenant à retrouver des mouvements naturels et harmonieux. Les étudiants apprennent à observer d'infimes changements dans la manière dont leur corps effectue des actions quotidiennes, et à rééduquer leur façon d'évoluer en gardant un alignement postural correct.

C'est dans les années 1940 que le docteur Moshe Feldenkrais mit au point la méthode qui porte son nom. Aujourd'hui, plusieurs milliers de praticiens qualifiés la pratiquent aux quatre coins du monde. La méthode Feldenkrais peut être assimilée à une thérapie, car elle enseigne une forme de connaissance et de contrôle corporels susceptibles de soulager, entre autres, les problèmes neurologiques et musculo-squelettiques. Elle constitue aussi un excellent outil pour améliorer la connaissance de soi, les mouvements, la posture et l'équilibre, mais aussi pour réduire le stress, renforcer la confiance en soi et le bien-être.

Le docteur Moshe Feldenkrais, créateur de la méthode du même nom, naquit en 1904 en Russie, pays qu'il quitta à l'âge de 13 ans pour la Palestine. À 20 ans, il commença des études d'ingénieur à Paris. Après l'obtention d'un doctorat de physique à la Sorbonne, il participa aux premiers programmes de recherches atomiques français. Pendant la Seconde Guerre mondiale, fuyant la France occupée, il se réfugia en Grande-Bretagne, où il collabora à un projet anti-sous-marin, avant de s'installer en Israël en 1949.

Lors de son séjour à Paris, Feldenkrais rencontra Jigaro Kano, judoka japonais, à qui l'on doit l'introduction du judo en Occident. Le scientifique obtint la ceinture noire – le grade le plus élevé – en 1936 et enseigna le judo pendant plus de 30 ans. Alliant l'intérêt qu'il portait aux méthodes d'entraînement de cet art martial à sa connaissance de la mécanique du corps, Feldenkrais élabora son propre système d'exercices contrôlés.

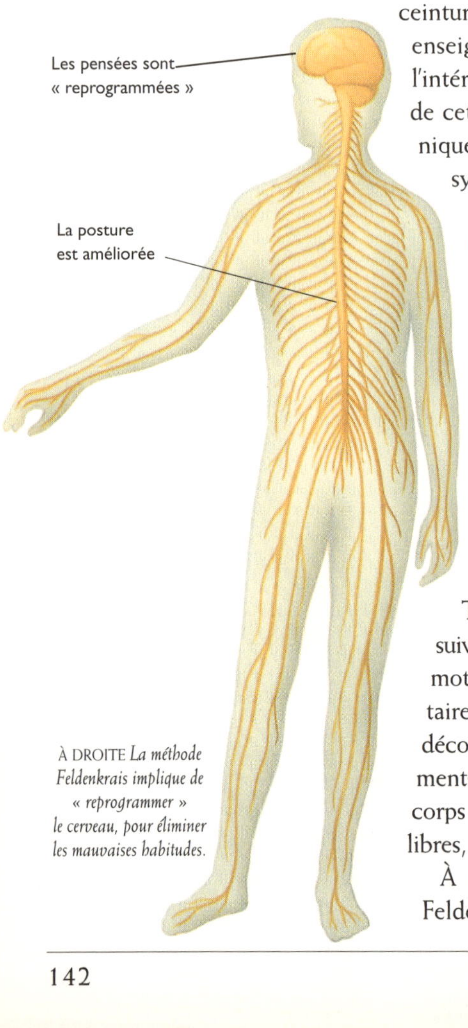

À DROITE *La méthode Feldenkrais implique de « reprogrammer » le cerveau, pour éliminer les mauvaises habitudes.*

En quête d'un remède

C'est une blessure au genou récurrente, due à l'origine à un accident de football – sport qu'il affectionnait particulièrement –, qui incita Feldenkrais à entamer ses recherches. Comme F.M. Alexander (*voir* page 146), il tenta de se soigner par lui-même. Feldenkrais intégra ses propres connaissances à certaines idées d'Alexander sur l'« apprentissage somatique » – expression consacrée par le docteur américain Thomas Hanna qui en propose la définition suivante : « l'utilisation de l'apprentissage sensorimoteur pour acquérir un meilleur contrôle volontaire sur notre processus physiologique ». Il découvrit qu'il pouvait remplacer des mouvements acquis exerçant une tension inutile sur le corps par d'autres mouvements qui, détendus et libres, ne provoquent aucun effet négatif.

À mesure qu'il élaborait son système, Feldenkrais étudiait l'anatomie, la physiologie, la neurologie, la psychologie et d'autres disciplines liées à la santé. En 1962, un institut Feldenkrais destiné à former des praticiens, ouvrit ses portes à Tel-Aviv en Israël. Bien qu'il fût difficile à l'initiateur de la méthode d'expliquer aux étudiants des idées qu'il élaborait de manière instinctive, nombre de personnes bénéficièrent de son enseignement. Aujourd'hui, ils sont des milliers à pratiquer ses techniques à travers le monde, en particulier en Israël, aux États-Unis, en Australie et en Europe. Feldenkrais s'éteignit en 1984, à l'âge de 80 ans.

LA THÉORIE

La méthode Feldenkrais est une forme d'apprentissage somatique. Elle relève donc davantage de la thérapie préventive que du traitement. Elle vise à approfondir la connaissance des schémas neuromusculaires habituels et

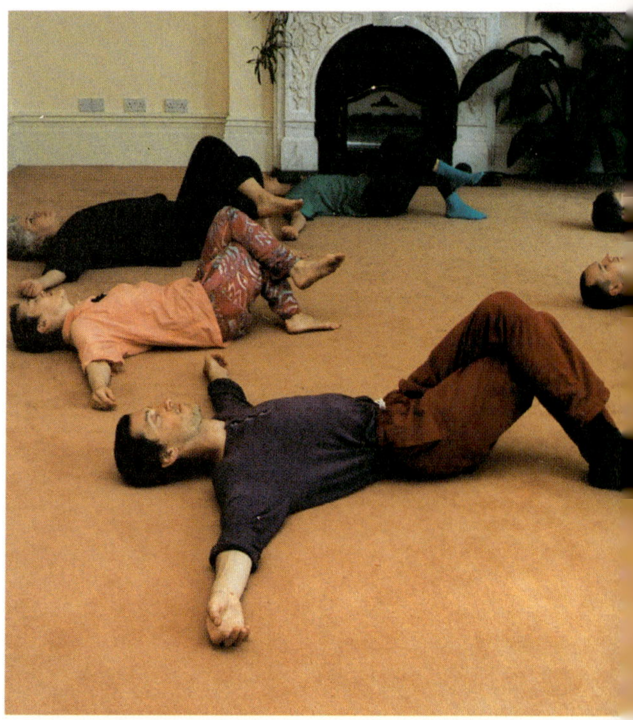

CI-DESSUS *Les premières séances comprennent souvent des exercices au sol qui, selon Feldenkrais, « facilitent la destruction des schémas musculaires ».*

LA MÉTHODE FELDENKRAIS

Si la méthode Feldenkrais ressemble à la technique Alexander (*voir* pages 146–153), elle s'en distingue par la priorité donnée à la rééducation des trajets neuromusculaires, et non uniquement des muscles – ce qui lui vaut le surnom de Taï-chi occidental. Elle ne traite pas les troubles physiques particuliers, bien que certaines personnes souffrant de problèmes neuromusculaires (accident cardio-vasculaire, sclérose en plaques ou infirmité motrice cérébrale) soient parfois adressées à des praticiens en Feldenkrais pour des séances individuelles. Toutefois, en cas de mauvaise posture, de raideur ou de mauvais mouvements devenus automatiques et instinctifs, la connaissance et la souplesse que peuvent procurer les séances se révèlent particulièrement bénéfiques. D'ailleurs, la méthode Feldenkrais, tout comme la technique Alexander, est pratiquée par de nombreux danseurs, musiciens et autres comédiens qui, en comprenant mieux la manière dont ils évoluent et exercent leur art, élargissent ainsi l'éventail de leurs possibilités.

à enseigner des mouvements fluides qui détendent les muscles et stimulent l'apparition de nouveaux trajets neuromusculaires. Enfants, nous évoluons avec une grâce et une aisance naturelles, mais, avec le temps, nous acquérons de mauvaises postures et des défauts de mouvements qui finissent par devenir automatiques et involontaires. Alors le corps se désaxe, certains muscles deviennent trop tendus et d'autres trop étirés. Entre temps, le cortex moteur du cerveau, conditionné à enregistrer cet état comme normal, maintient les muscles à ce niveau de tension et entretient le désalignement. Pour modifier durablement la tonicité musculaire, le cerveau doit être reprogrammé ; ce qui est possible en effectuant consciemment une succession de petits mouvements fluides. Ceux-ci inaugurent de nouveaux parcours nerveux qui permettent à un mouvement qu'on ne pouvait auparavant qu'exécuter sous un contrôle conscient, de s'effectuer de manière involontaire et automatique.

Feldenkrais mit au point plusieurs exercices faciles, qui miment les actions quotidiennes et reprogramment le cerveau. Ils sont enseignés en cours collectifs à des « étudiants » (personnes qui suivent la thérapie), dans le cadre d'un système baptisé « connaissance par le mouvement ». L'autre aspect de la méthode, l'« intégration fonctionnelle », se déroule en séances individuelles.

La conscience par le mouvement

Un praticien Feldenkrais enseigne à un petit groupe d'étudiants une brève série de mouvements simples. Au fil des séances, la complexité et la durée de ces mouvements augmente. Ils sont effectués au sol, assis ou debout. Nombre d'entre eux sont inspirés d'activités quotidiennes – ouvrir une porte, repasser –, tandis que d'autres visent à accroître l'amplitude d'une articulation ou à faire prendre conscience d'une posture. Pendant les séances, l'enseignant demande aux étudiants de se concentrer sur les mouvements qu'ils exécutent : ils doivent s'efforcer de sentir avec précision le travail des muscles et des articulations, observer la manière dont ceux-ci interagissent avec le reste du corps, et prendre pleinement conscience des composantes individuelles de l'action. Les gestes sont naturels et aisés, afin que chacun progresse à son rythme sans forcer et sans souffrir. À mesure que les étudiants comprennent la manière dont ils bougent et découvrent la facilité avec laquelle ils effectuent les mouvements justes, ils perdent vite leurs habitudes néfastes et se mettent instinctivement à reproduire les bons gestes.

L'intégration fonctionnelle

Cette autre facette de la méthode Feldenkrais se déroule en séance individuelle. En général, l'étudiant s'allonge, habillé, sur une table de massage. Il doit se détendre complètement et adopter une attitude totalement passive, pour permettre au praticien de le guider. L'enseignant manipule le corps et les membres en leur faisant faire des mouvements adaptés, afin de stimuler les terminaisons nerveuses sensorielles de la peau et des muscles. De son côté, l'étudiant se concentre sur la sensation que lui procure chaque mouvement et sur la facilité avec laquelle il l'exécute – les gestes doivent sembler agréables et ne provoquer aucune douleur. Les nerfs sensoriels transmettent alors ce message au cerveau, qui « apprend » le mouvement, de manière à le reproduire en envoyant le signal approprié aux muscles par le biais des nerfs moteurs. Facile, fluide et réalisé en étant détendu, le mouvement ne suscite aucun effort inutile : les muscles se relâchent et la tension disparaît progressivement.

Quelle que soit la version de la méthode Feldenkrais pratiquée, en groupe ou individuellement, l'amélioration croissante de la coordination et de la souplesse, accompagnée de la diminution de la tension musculaire, engendre un sentiment de détente chez les étudiants qui ressentent aussi un regain d'énergie. En outre, les gestes quotidiens leur demandant moins d'efforts et de contraintes, ils respirent plus profondément et plus facilement. Ces résultats peuvent contribuer à améliorer la condition psychologique et émotionnelle, la confiance en soi, la connaissance de soi et la clarté de l'esprit.

LE POINT DE VUE DE LA MÉDECINE CLASSIQUE

Peu d'études cliniques ont été menées sur l'efficacité à long terme de la méthode Feldenkrais pour soulager les troubles neuromusculaires. Toutefois, il est avéré qu'elle améliore la posture et la souplesse, tout en favorisant la relaxation.

Certains médecins conventionnels n'hésitent pas à recourir à cette technique comme méthode de rééducation parallèlement à une thérapie classique. Elle est considérée comme sans danger sur le plan neurologique et en général les médecins ne s'opposent pas à ce que leurs patients suivent une série de séances.

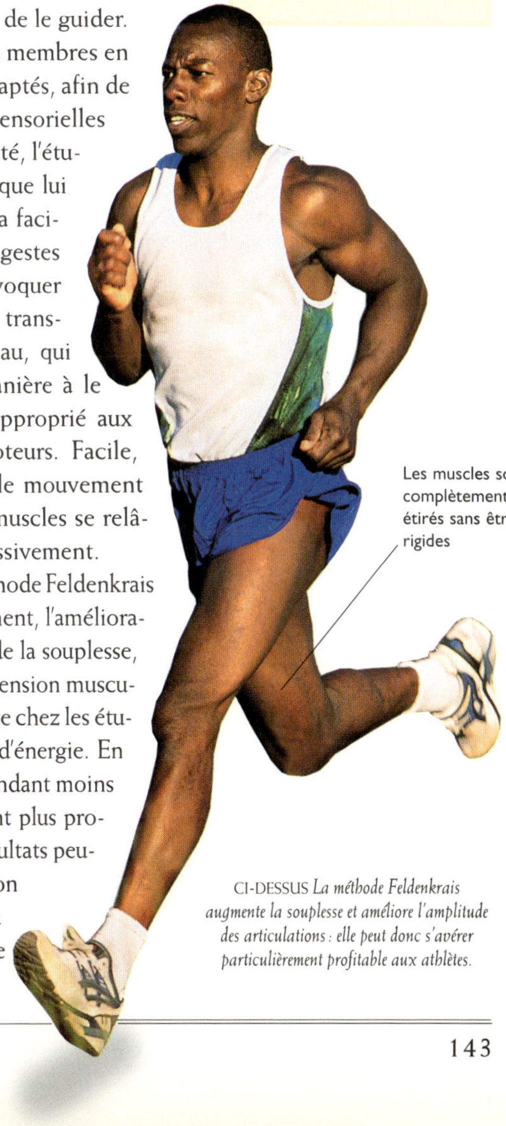

CI-DESSUS *La méthode Feldenkrais augmente la souplesse et améliore l'amplitude des articulations : elle peut donc s'avérer particulièrement profitable aux athlètes.*

CONSULTER UN THÉRAPEUTE

Plusieurs milliers de praticiens qualifiés exercent la méthode Feldenkrais à travers le monde – reportez-vous à Adresses utiles (*voir* pages 368–369). Tous ont effectué 1 000 heures de formation avant d'obtenir leur certificat d'aptitude. Le cursus comprend l'étude du mouvement kinesthésique dans sa forme et sa fonction, ainsi que des cours de neurophysiologie, des cours sur le développement de l'enfant et des cours de physique.

Les cours d'« apprentissage de la conscience par le mouvement » comprennent plusieurs niveaux, de « débutant » à « avancé ». Il est important d'être honnête envers le praticien et lucide sur soi-même, afin de commencer au bon niveau. Au fil de l'enseignement, cependant, chacun progresse à son rythme. Pendant la séance, qui dure environ 45 minutes, l'étudiant doit écouter l'enseignant, tout en se concentrant sur la sensation que lui procurent les mouvements et leur interaction avec le reste du corps. Il doit déterminer le geste qui lui semble le plus libre, le plus naturel et le moins difficile à exécuter. Il est donc préférable de porter des vêtements amples et confortables. Les enseignants Feldenkrais possèdent un répertoire de mouvements impressionnant. Chaque séance débute par un geste simple et rudimentaire, qui consiste par exemple à soulever un pied à quelques centimètres du sol. Une fois les composantes de ce geste maîtrisées, on passe à une séquence plus complexe. En général, il est conseillé de suivre plusieurs séances, mais leur nombre dépendra des besoins de chacun.

Les enseignants Feldenkrais ne pratiquent pas le massage, pas plus qu'ils n'étirent les muscles ou les articulations tendues : selon eux, un déséquilibre ou un trouble structurel ne vient pas du muscle ou de l'articulation eux-mêmes, mais de schémas de mouvements habituels inefficaces. Après avoir montré comment on peut les identifier, le praticien indique comment on peut les inhiber et les remplacer par d'autres mouvements qui ne provoquent ni tension musculaire ni pression articulaire.

MISE EN GARDE

Assurez-vous que le praticien choisi a suivi la formation adéquate et qu'il est certifié. La méthode Feldenkrais ne présente aucun danger lorsqu'elle est enseignée par des thérapeutes reconnus, qui procèdent de manière douce, non invasive et adaptée aux limites de chacun. En revanche, des mains inexpérimentées peuvent provoquer des dégâts.

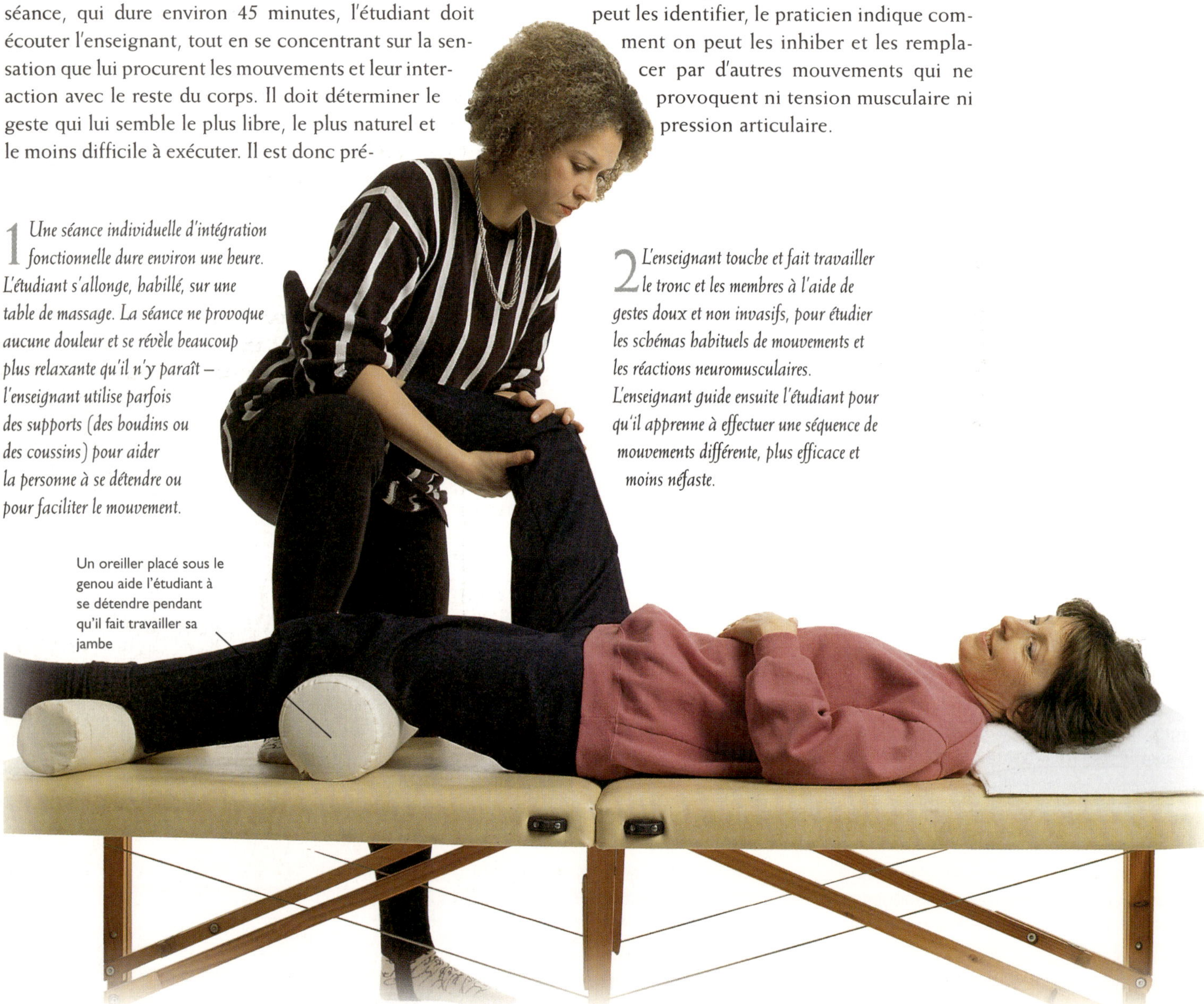

1 Une séance individuelle d'intégration fonctionnelle dure environ une heure. L'étudiant s'allonge, habillé, sur une table de massage. La séance ne provoque aucune douleur et se révèle beaucoup plus relaxante qu'il n'y paraît – l'enseignant utilise parfois des supports (des boudins ou des coussins) pour aider la personne à se détendre ou pour faciliter le mouvement.

2 L'enseignant touche et fait travailler le tronc et les membres à l'aide de gestes doux et non invasifs, pour étudier les schémas habituels de mouvements et les réactions neuromusculaires. L'enseignant guide ensuite l'étudiant pour qu'il apprenne à effectuer une séquence de mouvements différente, plus efficace et moins néfaste.

Un oreiller placé sous le genou aide l'étudiant à se détendre pendant qu'il fait travailler sa jambe

PRATIQUE AUTONOME

Les enseignants Feldenkrais conseillent aux étudiants désireux de faire des exercices tout seuls de commencer par suivre quelques séances, pour acquérir la théorie et la pratique de la méthode. Il existe un certain nombre de livres et de vidéos permettant de découvrir plusieurs séquences de mouvements. Les sites Internet sur le sujet décrivent également quelques exercices à effectuer seul, mis au point par des praticiens pour démontrer l'impact que peuvent avoir des ajustements, même minimes, sur les mouvements. Cette méthode, qui procède tout en douceur, ne présente aucun danger à être pratiquée seul, quels que soient l'âge et la condition physique de l'étudiant.

La première étape consiste à prendre conscience de la façon dont vous évoluez et dont vous vous tenez. Choisissez un geste simple, que vous exécutez plusieurs fois par jour, comme monter les escaliers. Commencez-vous toujours par le même pied ? Avez-vous l'impression de vous hisser, notamment à l'aide de la rampe ? Après avoir examiné une action en particulier, vous pouvez tenter de la modifier un peu, tout en gardant à l'esprit la notion d'équilibre – par exemple, en évitant de privilégier une jambe par rapport à l'autre, ou de toujours porter le sac à provisions de la même main. En essayant d'effectuer les mouvements de manière symétrique, vous permettrez à votre corps de travailler plus efficacement, tout en fournissant moins d'efforts.

En règle générale, essayez de reproduire les séquences avec des mouvements fluides et agréables. Si un mouvement vous semble difficile, c'est sans doute que vous l'effectuez de manière incorrecte et inefficace. Pour le corriger, vous devez prendre conscience de la manière dont vous l'exécutez, en analysant chacune de ses composantes. Essayez ensuite de le remplacer par une séquence équilibrée, naturelle et aisée.

À DROITE *La méthode Feldenkrais vise à corriger la manière dont nous effectuons des mouvements quotidiens, comme monter les escaliers.*

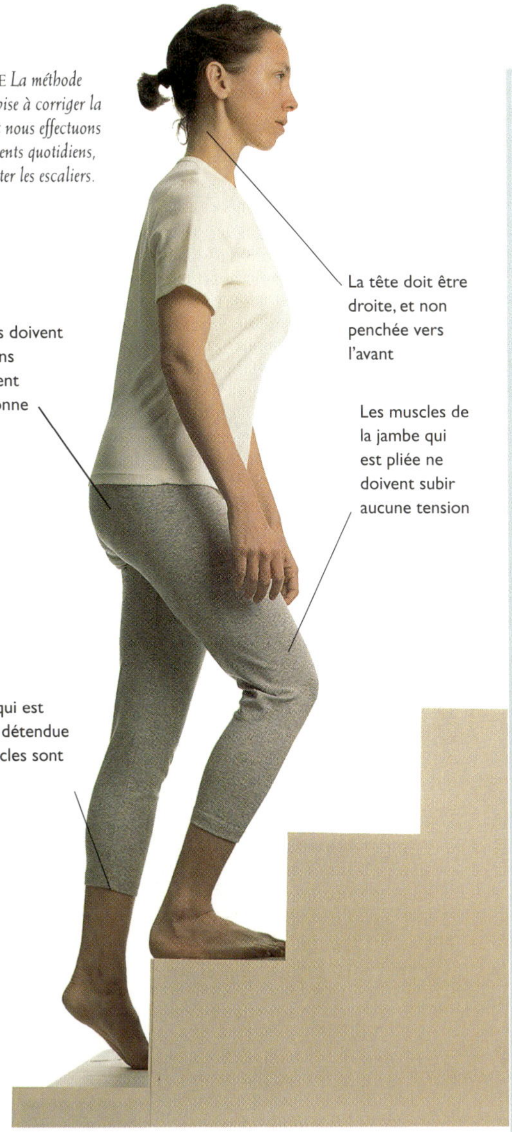
La tête doit être droite, et non penchée vers l'avant
Les fesses doivent rester dans l'alignement de la colonne
Les muscles de la jambe qui est pliée ne doivent subir aucune tension
La jambe qui est droite est détendue et les muscles sont étirés

CHAMP THÉRAPEUTIQUE

La méthode Feldenkrais est une forme d'apprentissage somatique qui s'effectue à travers des mouvements et des exercices spécifiques. Elle vise à inhiber des défauts auxquels le corps s'est habitué, pour les remplacer par des mouvements plus équilibrés et moins contraignants, créant ainsi de nouveaux trajets neuromusculaires.
Cette méthode relève moins du traitement que de la thérapie préventive. Elle contribue à soulager les troubles neuromusculaires – accident cardio-vasculaire, contraction musculaire excessive et infirmité motrice cérébrale –, mais également à réduire le stress et les problèmes liés. Cette technique améliore la posture, la coordination et l'équilibre, renforçant ainsi la confiance en soi et le mental. Elle peut aussi se révéler bénéfique en cas de :

ACCIDENT CARDIO-VASCULAIRE *VOIR* P. 359
ARTHRITE *VOIR* PP. 346–347
DÉPRESSION *VOIR* P. 261
MAL DE DOS *VOIR* PP. 344–345
MAUX DE TÊTE *VOIR* PP. 268–269
MIGRAINE *VOIR* P. 269
TÉNOSYNOVITE *VOIR* PP. 342–343
STRESS *VOIR* PP. 262–263

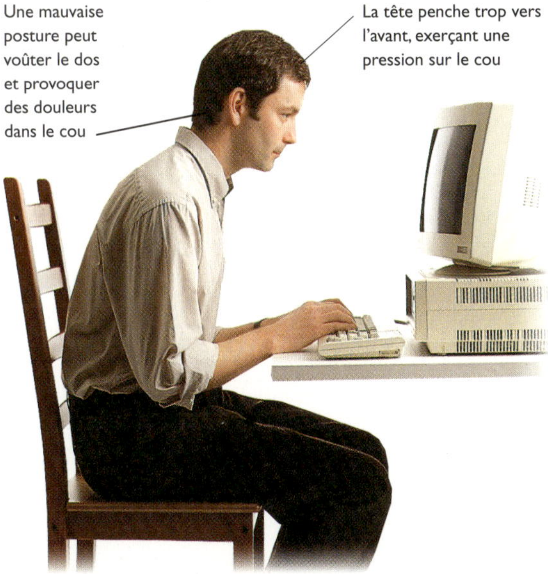
Une mauvaise posture peut voûter le dos et provoquer des douleurs dans le cou
La tête penche trop vers l'avant, exerçant une pression sur le cou

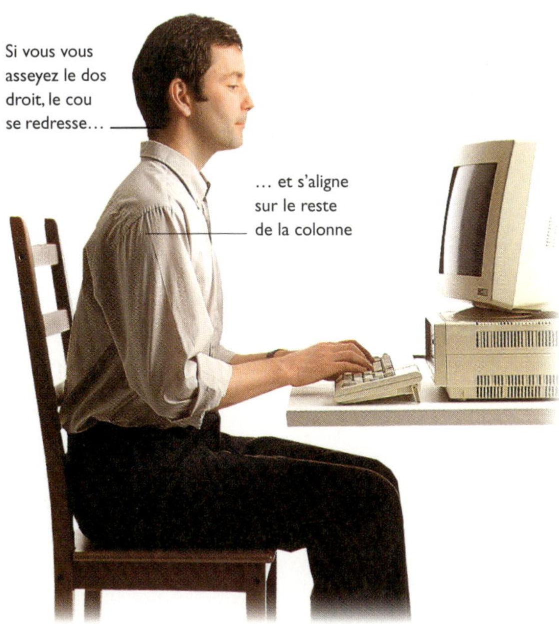
Si vous vous asseyez le dos droit, le cou se redresse…
… et s'aligne sur le reste de la colonne

LA TECHNIQUE ALEXANDER

LE CORPS ET L'ESPRIT

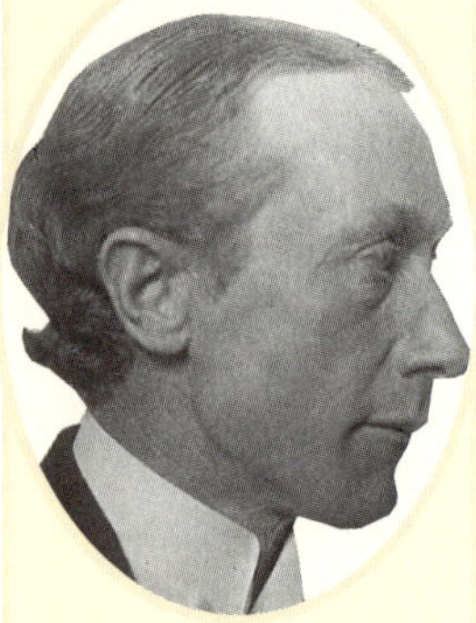

CI-DESSUS *F.M. Alexander élabora sa technique pour résoudre des problèmes nuisibles à sa carrière de comédien.*

Alexander estimait qu'il était « impossible, dans quelque activité humaine que ce soit, de séparer le « physique » du « mental ». En conséquence, les enseignants de la technique Alexander apprennent à leurs étudiants à « inhiber » mentalement les mauvais mouvements adoptés au fil des années, en modifiant les messages envoyés par le cerveau au système nerveux.
La pratique de la technique d'Alexander se révèle également bénéfique sur le plan psychologique :

- Attitude calme et sautes d'humeur moins fréquentes.
- Capacité à affronter les situations difficiles.
- Ouverture vers l'extérieur.

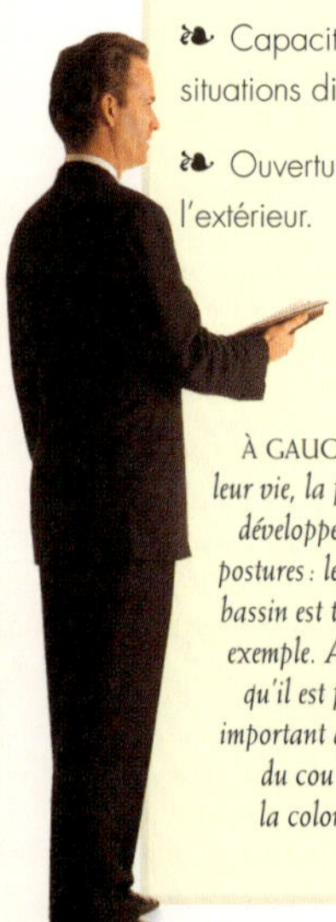

À GAUCHE *Au cours de leur vie, la plupart des adultes développent de mauvaises postures : leur menton ou leur bassin est trop en avant, par exemple. Alexander pensait qu'il est particulièrement important d'étirer les muscles du cou et de redresser la colonne vertébrale.*

Depuis que, à la fin du XIXe siècle, F.M. Alexander a élaboré une technique visant à recouvrer la puissance vocale dont dépendait sa carrière de comédien, ses méthodes ont acquis une reconnaissance et une popularité mondiales. Les mérites thérapeutiques de la technique Alexander sont aujourd'hui largement admis : elle est associée au traitement de certains problèmes musculo-squelettiques et répond efficacement au stress. Alexander le disait lui-même, « chaque homme, chaque femme, chaque enfant peut parvenir à la perfection physique ; c'est à chacun de nous de l'atteindre à travers une compréhension et un effort personnels ».

La technique Alexander doit son nom à son fondateur, Frederick Matthias Alexander (1869–1955), médecin australien. Né dans une ferme de Tasmanie, le jeune Alexander souffrait de diverses maladies respiratoires, dont l'asthme, qui l'empêchaient d'être scolarisé. S'il consacrait ses soirées à l'étude, il passait ses journées à la ferme, avec les chevaux de son père – auxquels il doit, dira-t-il plus tard, sa sensibilité de toucher.

Jeune homme, Alexander se rendit à Melbourne pour entamer une carrière de récitant et de comédien. Il connut un tel succès, principalement pour son interprétation dans des pièces de Shakespeare, qu'il fonda rapidement sa propre troupe de théâtre. Malheureusement, les effets des représentations quotidiennes ne tardèrent pas à se faire sentir : sa voix devint grave et rauque, il lui arrivait même parfois d'être aphone en plein spectacle. Après avoir essayé, sur les conseils de son médecin, nombre de remèdes qui se révélèrent inefficaces, Alexander résolut de trouver lui-même le moyen de se guérir.

L'observation et la guérison

Alexander commença par rechercher la source du problème. Il passa plusieurs mois à s'observer parler et jouer à l'aide de miroirs judicieusement disposés, et découvrit que lorsqu'il déclamait, il avait tendance à tenir sa tête en arrière et à l'incliner vers le bas – ce qui comprimait le larynx (la zone du cou contenant les cordes vocales). Il s'aperçut aussi que ce geste était devenu une habitude inconsciente et qu'il fallait deux choses pour y remédier : d'abord, cesser de tenir la tête dans cette position et tirer le sommet de la tête vers le haut et un peu vers l'avant, afin d'allonger la colonne.

Au prix d'une persévérance acharnée, Alexander parvint à se soigner et à se débarrasser définitivement de son enrouement. Après ce succès, il s'aperçut que quantité de problèmes musculo-squelettiques, entre autres troubles, étaient provoqués par ce qu'il appelait notre « mauvais usage » du corps.

Du mauvais au bon usage

Apprenant la guérison d'Alexander, d'autres comédiens lui demandèrent conseil. En faisant des expériences sur eux, Alexander constata qu'à l'aide de manipulations douces, il pouvait remplacer les mauvais schémas de mouvements à l'origine des troubles par un « bon usage » du corps. Tout en poursuivant sa carrière théâtrale, Alexander se mit à attirer une clientèle toujours plus nombreuse grâce au bouche à oreille sur ses talents de thérapeute. Il finit par ouvrir un cabinet et, rejoint par son frère cadet, Albert Redden Alexander, se mit à étudier les séquences de mouvements. Il mit au point des techniques pour lutter contre le mauvais usage et rééduquer ses clients à une juste utilisation de leur corps.

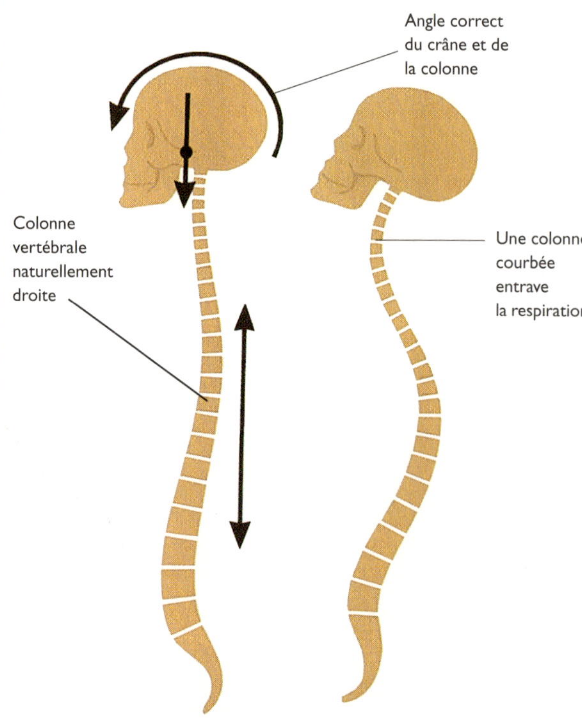

CI-DESSUS *Alexander découvrit que l'habitude de tenir la tête en arrière et vers le bas compressait la colonne, la poitrine et les côtes, ce qui se répercutait sur les poumons et rendait la respiration plus difficile.*

Alexander pratiqua à Melbourne et Sydney, avant de se rendre à Londres en 1904. Il y acquit rapidement une grande notoriété et comptait dans sa clientèle la société la plus huppée. Au début de la Première Guerre mondiale, il partit pour les États-Unis, où il fit école. Après la guerre, il partagea son temps entre l'Amérique et l'Angleterre, avant de s'établir définitivement à Londres en 1925.

Vers la médecine classique

À mesure que sa réputation s'étendait, Alexander voyait ses méthodes gagner le respect du corps médical. D'ailleurs, en 1939, un groupe de médecins britanniques demanda, dans le prestigieux *British Medical Journal* que sa technique soit intégrée au cursus des étudiants en médecine. La requête n'aboutit pas, mais depuis, nombre de médecins et de thérapeutes ont adopté cette approche – parmi lesquels le professeur Nikolaas Tinbergen, prix Nobel de médecine en 1973, qui rendit hommage à Alexander lors de son discours officiel. C'est notamment parce qu'elle ne revendique rien que cette technique inspire le respect : les praticiens ne prétendent ni diagnostiquer ni traiter, mais enseigner aux étudiants à prendre conscience de leur corps en mouvement et à réacquérir la posture et la liberté qu'ils possédaient lorsqu'ils étaient enfants.

Avant de mourir, en 1955, Alexander eut le temps de mettre au point un programme de formation. Depuis, sa technique s'est développée. Elle jouit d'une grande popularité et est enseignée dans de nombreux pays, notamment dans les écoles de musique et de théâtre : la Royal School of Music et la Royal Academy of Performing Arts de Londres ; le Sydney Symphony Orchestra d'Australie ; ainsi que la Juillard School et l'American Conservatory aux États-Unis, pour n'en citer que quelques-unes. Des études menées dans ces institutions ont révélé que, grâce à l'apprentissage de la technique Alexander, les élèves amélioraient leur posture, souffraient moins de syndromes de tension répétée et qu'ils étaient plus détendus lors des représentations.

LA CLÉ D'UNE BONNE RESPIRATION

Nous sommes nombreux à ne pas respirer aussi efficacement qu'il nous serait possible de le faire. La technique Alexander est notamment destinée à inculquer de bonnes techniques respiratoires.

* La respiration est une action involontaire, qui ne doit pas être forcée.
* En respirant par le nez, l'air est humidifié et réchauffé avant d'atteindre les poumons.
* Une respiration profonde contribue à tonifier les muscles.
* Notre respiration est affectée par l'interaction entre la tête, le cou et le dos.
* Liberté et aisance du corps signifient plus d'ouverture dans la cage thoracique et les poumons.

UNE MEILLEURE RESPIRATION

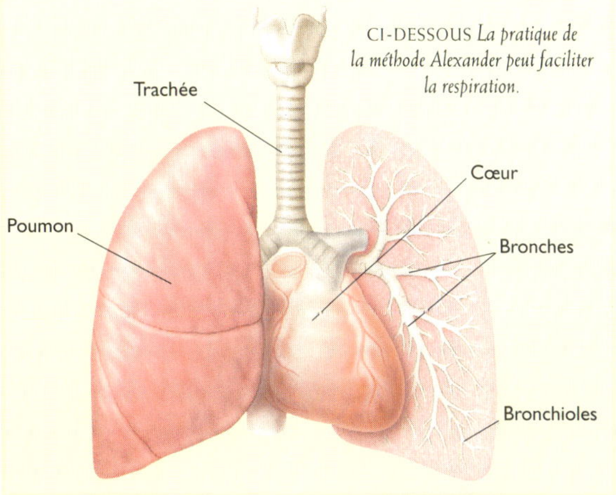

CI-DESSOUS *La pratique de la méthode Alexander peut faciliter la respiration.*

MISE EN GARDE

Si vous avez le moindre doute sur votre état de santé, consultez un médecin avant d'entamer une série de séances, afin d'éliminer tout problème sous-jacent.

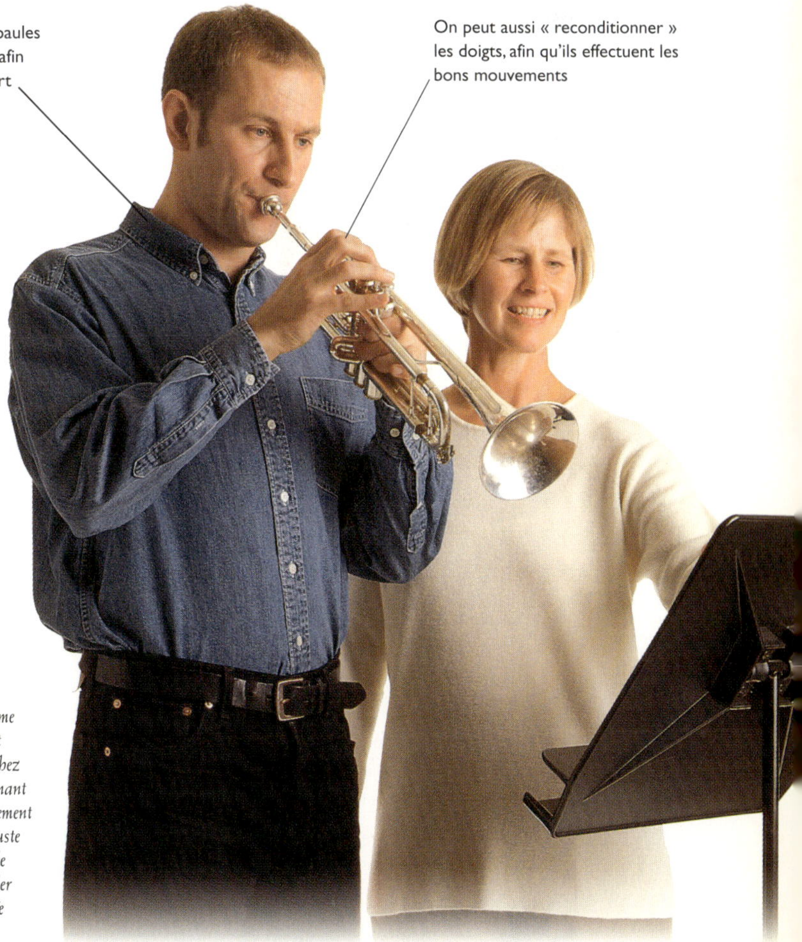

Le cou et les épaules sont détendus, afin de limiter l'effort

On peut aussi « reconditionner » les doigts, afin qu'ils effectuent les bons mouvements

À DROITE *Le syndrome de tension répétée est un problème courant chez les musiciens. En apprenant à exécuter chaque mouvement de la manière la plus juste possible, l'étudiant de la technique Alexander peut réduire la portée de ce phénomène.*

LA THÉORIE

La technique Alexander vise à éliminer les mauvaises habitudes profondément ancrées, pour les remplacer par les mouvements justes et naturels de la petite enfance. Les jeunes enfants se déplacent avec aisance et ont un bon maintien, alors que les adultes perdent cette faculté – perte qui peut résulter de positions assises prolongées, de techniques inadaptées pour soulever des objets, de mauvaises postures et de tensions musculaires dues au stress, à l'anxiété ou à une gêne. Au fil du temps, ces défauts (les « mauvais usages » en technique Alexander), s'installent. Postures et mouvements incorrects sont considérés comme normaux, tandis que perte de souplesse et douleurs occasionnelles sont associées au vieillissement.

Le contrôle primaire

Alexander estimait que l'interaction entre la tête, le cou et le dos influence le fonctionnement du reste du corps : c'est ce qu'il appelait le « contrôle primaire ». Lorsque la relation est équilibrée et libre, les muscles posturaux (qui nous permettent de nous tenir debout malgré la gravité) travaillent sans effort ni tension, permettant aux muscles phasiques (activés pour exécuter un mouvement spécifique) de déplacer librement les articulations. En revanche, en cas de mauvaise interaction, les muscles posturaux se tendent et les muscles phasiques doivent fournir davantage d'effort pour effectuer un mouvement. Avec le temps, le corps perd sa grâce et sa souplesse. Les enseignants de la technique Alexander visent à restaurer l'étirement et la flexibilité de la colonne, ainsi que sa coordination avec la tête – le « contrôle primaire » –, afin de les remettre toutes les deux dans une position correcte, que ce soit au repos ou en mouvement.

La tête et le cou adoptent souvent une mauvaise position, et ce pour une raison anatomique. La tête repose sur une simple petite articulation rotatoire située au sommet de la colonne. Le centre de gravité de la tête n'est pas pour autant aligné avec la colonne : il se situe plus en avant, à peu près au milieu d'une ligne courant du sommet de l'oreille à la pommette. La tête, qui pèse environ 7 kilos, est maintenue grâce aux muscles qui partent du crâne et descendent à l'arrière du cou jusqu'aux épaules. Hormis les moments où nous sommes couchés – et ceux où nous nous endormons en position assise –, les muscles du cou sont toujours légèrement contractés pour contrebalancer le poids de la tête et maintenir l'équilibre subtil de la position correcte. Lorsque le corps est en mouvement, ces muscles n'ont qu'à se relaxer pour permettre à la tête de s'incliner légèrement vers l'avant, suivie par le reste du corps. (Il suffit d'essayer de passer de la position assise à la position debout en inclinant la tête en arrière pour s'apercevoir que c'est aussi difficile que pénible).

Humeur et stress

Notre disposition mentale affecte la manière dont nous nous tenons et dont nous évoluons, tandis que la posture influence à son tour le mental. Quelqu'un de déprimé, stressé, anxieux ou mal à l'aise rentre les épaules, incline la tête en arrière, rentre le cou et a tendance à traîner les pieds. Nombreux sont ceux qui vivent dans un état de semi-tension permanent. À long terme, cela affecte l'appareil musculo-squelettique. Le système respiratoire, le rythme cardiaque et le bon fonctionnement du système digestif sont également touchés, ajoutant au stress.

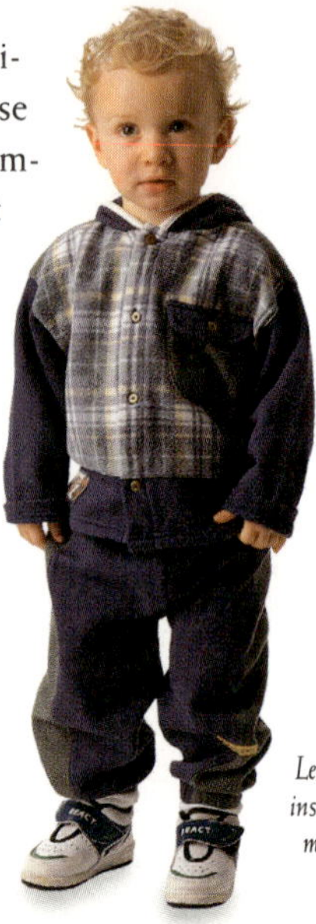

À GAUCHE *Les jeunes enfants ont instinctivement un bon maintien et évoluent avec une aisance naturelle.*

CORRIGER L'ALIGNEMENT DE LA COLONNE

À DROITE *L'alignement de la colonne vertébrale est primordial dans l'acquisition d'une posture juste.*

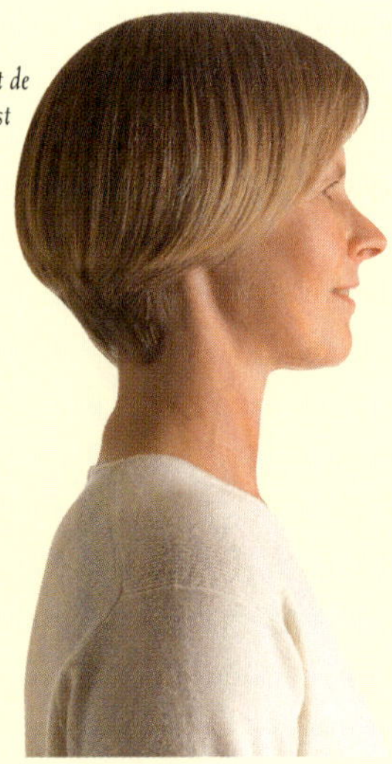

À DROITE *Nombre d'adultes tiennent leur tête trop bas. Ils contractent le cou et arrondissent les épaules, provoquant une tension permanente.*

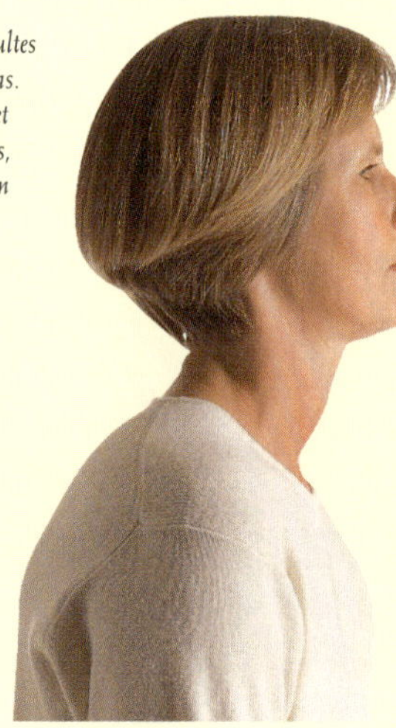

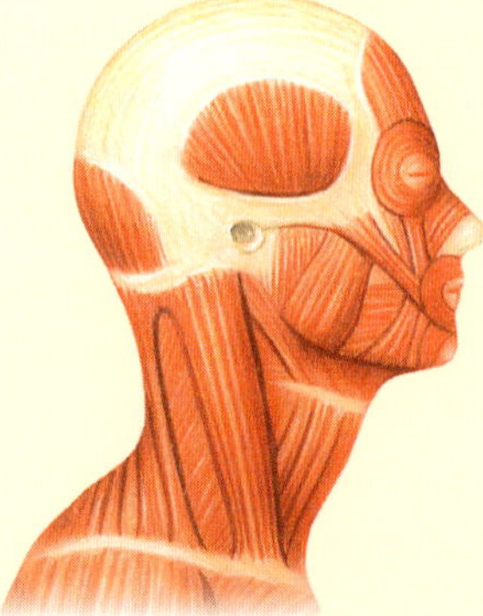

CI-DESSUS *Résultat : les muscles du cou sont trop contractés. La technique Alexander vise à rendre les étudiants conscients de ces défauts, afin qu'ils apprennent à les corriger.*

PRÉCAUTIONS

- Enseignée par un praticien qualifié, la technique Alexander ne présente aucun danger, quel que soit l'âge de l'étudiant.
- Si vous avez le moindre doute sur votre santé, consultez un médecin avant d'entamer une série de séances, afin d'éliminer tout problème sous-jacent.

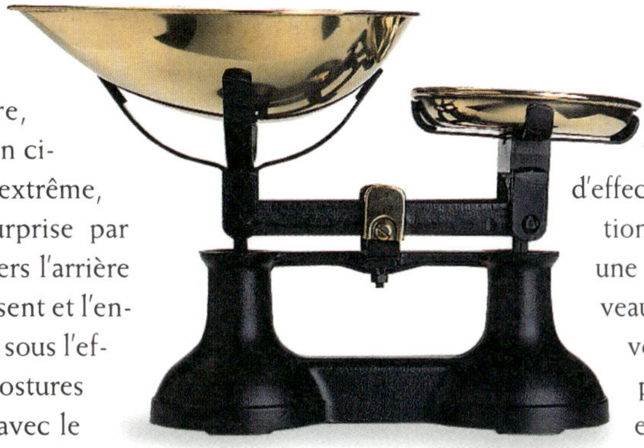

CI-DESSUS *La juste position de la tête relève d'un équilibre subtil. les muscles du cou doivent travailler contre le centre de gravité de la tête.*

Se défaire des mauvaises habitudes

Le stress affecte la posture, comme le montre l'illustration ci-contre. Pour prendre un cas extrême, imaginons une personne surprise par une explosion : la tête part vers l'arrière et le bas, les épaules se ramassent et l'ensemble du corps se contracte sous l'effet du bruit. Ces mauvaises postures peuvent devenir habituelles avec le temps, à la faveur d'un système dit de « proprioception ». Il désigne la perception que l'on peut avoir de la localisation de chaque partie de son corps, sans recourir au regard. Les propriocepteurs sont des terminaisons nerveuses sensorielles situées dans les muscles et les articulations, qui envoient des informations au cerveau sur le degré de contraction musculaire et la position des articulations. En réponse, le cerveau émet des messages destinés aux muscles, leur ordonnant de se détendre ou de se contracter selon le mouvement requis. Cette boucle – muscles-cerveau-muscles – assure notre équilibre et notre maintien, en position immobile ou en mouvement.

Lorsque nous sommes jeunes, la boucle fonctionne parfaitement. Un enfant choisit toujours la manière la plus efficace d'effectuer une action. Plus tard, la relation originelle peut céder la place à une boucle plus récente, que le cerveau a enregistré à la suite d'une nouvelle série de messages envoyée par les propriocepteurs. Par exemple, si vous tenez votre tête continuellement en arrière et vers le bas, les muscles de l'arrière du cou se rétractent et se tendent en permanence, et les récepteurs ne s'activent pas. Le cerveau, concluant que cette position est juste – puisqu'elle semble naturelle –, n'enverra pas de message de correction aux muscles. C'est en détendant et en étirant ceux-ci que la tête retrouvera une bonne position et que la seconde boucle pourra être éliminée. Le processus est long et répétitif, mais, finalement, ce sont des muscles étirés et une tête droite qui paraîtront naturels, permettant à la boucle d'origine de l'enfance de reprendre ses droits. Autrement dit, la technique Alexander nous aide à « désapprendre » nos mauvaises habitudes.

LES BIENFAITS DE LA TECHNIQUE ALEXANDER

La technique Alexander n'est pas à proprement parler une thérapie – elle ne prétend traiter aucune affection en particulier –, mais plutôt une méthode d'apprentissage. Elle apprend à relâcher la tension musculaire due à une mauvaise posture et à des mouvements inutiles, et à bien utiliser son corps. Toutefois, cet ajustement est susceptible d'influencer des systèmes corporels autres que l'appareil musculo-squelettique. Elle peut vous apporter :

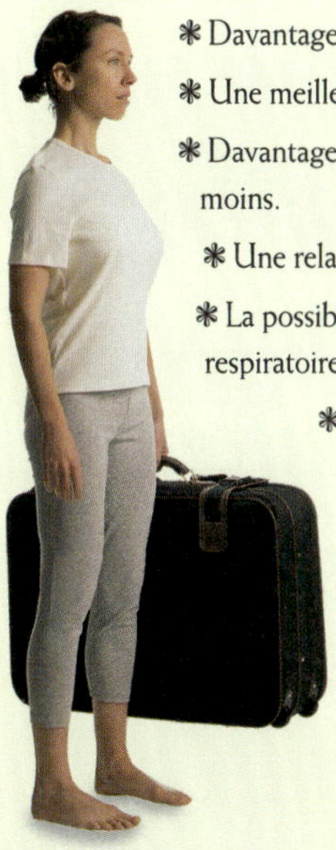

- ✱ Davantage de liberté de mouvement sans douleurs associées.
- ✱ Une meilleure coordination et un meilleur équilibre.
- ✱ Davantage d'énergie, puisque les actions quotidiennes vous en demandent moins.
- ✱ Une relaxation, car les muscles ne sont plus contractés, mais étirés et détendus.
- ✱ La possibilité de respirer correctement et profondément, soulageant ainsi certains troubles respiratoires.
- ✱ Une amélioration de certains troubles gastro-intestinaux, en particulier lorsqu'ils sont dus au stress.
- ✱ Une meilleure disposition psychologique, contribuant à soulager dépression, anxiété et autres troubles liés au stress.

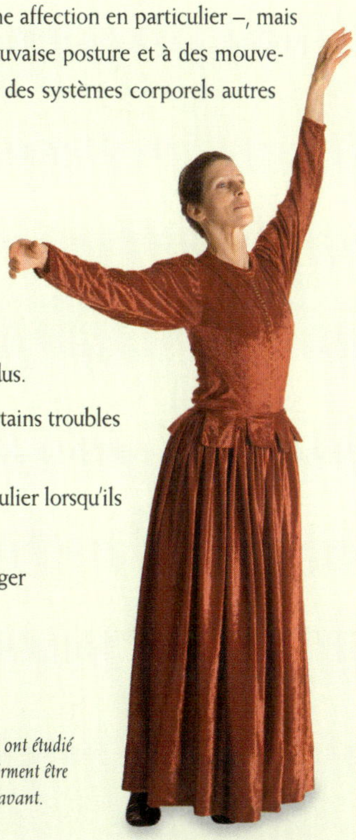

À GAUCHE *Une posture juste permet de porter des objets lourds sans gêne, ni désalignement.*

À DROITE *Les danseurs qui ont étudié la technique Alexander affirment être plus gracieux qu'auparavant.*

LE POINT DE VUE DE LA MÉDECINE CLASSIQUE

La technique Alexander jouit d'une bonne réputation auprès de la majorité des médecins conventionnels qui n'hésitent pas à conseiller à leurs patients de suivre des cours.

Les objectifs de la technique sont accessibles et clairement expliqués. Un important corpus d'études démontre son efficacité pour soulager douleurs et stress provoqués par une posture et des mouvements incorrects. L'une de ces enquêtes, menée depuis 1994 au Kingston Hospital de Londres, révèle qu'elle contribue à soigner les lumbagos. Une autre, effectuée en 1992 sur deux groupes d'adultes sains à Columbia University, aux États-Unis, montre que les personnes qui ont suivi des cours de technique Alexander ont sensiblement amélioré leur fonction respiratoire. Enfin, à Tufts University, plusieurs études conduites entre 1960 et 1980 concluent, d'après les radiographies d'étudiants de la technique, qu'à l'issue de l'enseignement, les muscles du cou sont étirés et subissent moins de tension.

Plus récemment, en 1997, une étude préliminaire a été menée à l'université de Hertfordshire, en Angleterre, sur l'effet de la technique sur les déficiences et la dépression de patients atteints de la maladie de Parkinson. Les résultats ont révélé une nette amélioration, qui devra cependant être confirmée par des études à venir.

CONSULTER UN THÉRAPEUTE

Il est relativement facile de trouver un praticien de la technique Alexander près de chez soi (*voir* Adresses utiles, pages 368–369). La plupart exercent en cabinet privé, bien que certains enseignants travaillent au sein d'hôpitaux ou d'universités. (L'obtention du certificat exige de suivre un cursus rigoureux, comprenant au moins 1 600 heures de formation réparties sur trois ans).

En général, les « cours » sont individuels, mais il existe des séances collectives. Un cours dure en moyenne entre 45 minutes et une heure, et il est conseillé d'en suivre deux par semaine. La durée de l'enseignement dépend en partie de la nature de votre problème, mais aussi de la vitesse à laquelle vous éliminez les mauvaises habitudes et réapprenez les bons gestes. Toutefois, comptez environ trois mois pour une première série de cours.

Portez des vêtements amples et confortables, au travers desquels l'enseignant peut distinguer la courbure de la colonne. Lors de votre première visite, il vous demandera de vous lever, de vous asseoir et d'évoluer naturellement, afin d'examiner posture, équilibre et fluidité des mouvements. Il tente également de détecter les tensions musculaires inutiles et les douleurs qui limitent vos gestes. Autrement dit, il cherche à débusquer vos mauvaises habitudes, dont vous n'êtes vous-même probablement pas conscient.

Après cet examen, l'enseignant vous demandera de vous allonger, de vous asseoir ou de vous lever, en vous guidant en douceur vers la bonne position. Il s'enquerra de ce que vous ressentez et vous indiquera ce que vous devez cesser de faire (inhiber) et ce que vous devez faire pour maintenir cette nouvelle posture. Vous devrez également effectuer des mouvements quoti-

TROIS INSTRUCTIONS

Les enseignants de la technique Alexander travaillent en fonction de trois principes majeurs, ou « instructions ».

1 *La première instruction consiste à détendre les muscles du cou. Massez le muscle qui relie le cou à l'épaule. S'il est raide ou douloureux, c'est qu'il est surtendu. Or des muscles contractés tirent la tête vers l'arrière et le bas, en la tassant sur la colonne. Celle-ci se trouve alors comprimée, ce qui donne lieu à divers problèmes : nerfs coincés, lumbagos et autres douleurs au cou. La position de la tête inhibe également sa fonction de « contrôle primaire », qui est d'amorcer et de guider chaque mouvement du corps.*

2 *La deuxième instruction, lorsqu'elle est maîtrisée, fonctionne de pair avec la première pour maintenir la tête dans sa position juste et naturelle. Il s'agit d'étirer le cou et de « permettre à la tête de se placer vers l'avant et le haut » – imaginez que le sommet de votre tête s'élève et s'incline vers l'avant, comme si vous deviez légèrement opiner du chef.*

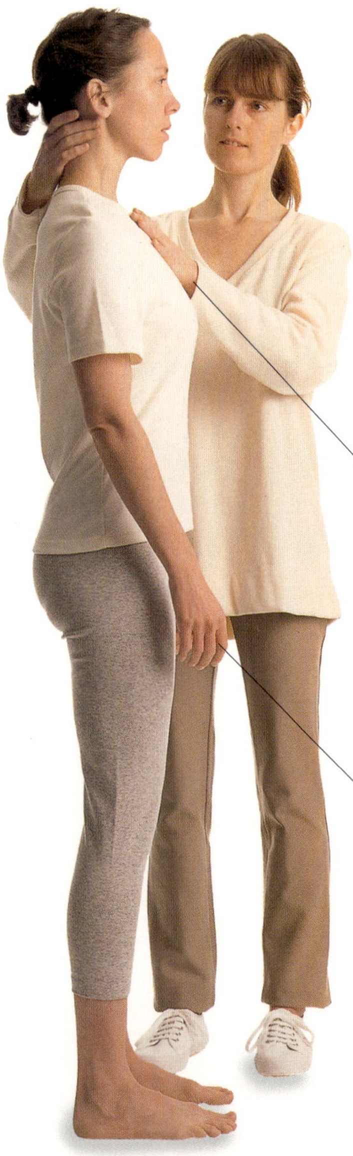

3 *La troisième et dernière instruction consiste à élargir le dos et étirer toute la colonne vertébrale. Ceci réduit la tension des muscles dorsaux et des muscles du tronc, étire le torse et facilite la respiration abdominale* (voir *Techniques de respiration, pages 166–171*).

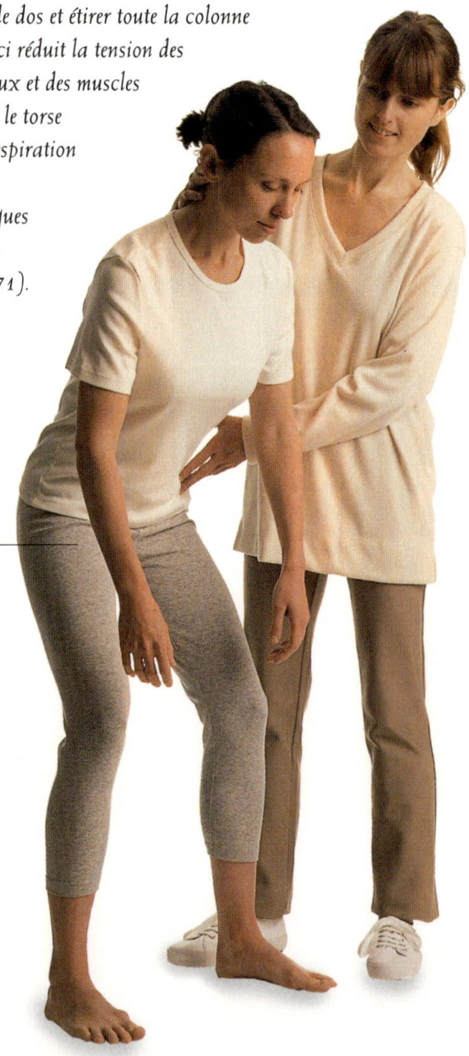

L'enseignant guide l'élève avec ses mains…

…et lui indique quelles sont les positions positives d'un point de vue mécanique

L'élève se tient debout dans une position d'équilibre

diens, comme passer de la position assise à la position debout, ou faire quelques pas. À l'aide de contacts légers et d'instructions verbales simples, le praticien vous incitera à adopter une position correcte. Au fur et à mesure de votre progression, d'autres activités, plus particulièrement liées à votre mode de vie, seront analysées – chanter, jouer d'un instrument, jouer au golf, repasser, voire tourner une poignée de porte ou serrer la main à quelqu'un. L'objectif est de vous faire comprendre la manière précise dont vous effectuez ces actions, et de vous apprendre à appliquer la technique Alexander au plus grand nombre d'entre elles.

Penser au mouvement

Les instructions d'Alexander peuvent sembler relativement simples, mais elles nécessitent parfois beaucoup de temps et d'entraînement avant de devenir une seconde nature. Afin d'aider les étudiants, les enseignants insistent sur le fait qu'il faut « penser » chaque instruction. Par exemple, au lieu d'exécuter un mouvement positif pour redresser la tête et l'incliner vers l'avant, imaginez-le. En effet, un mouvement a tendance à accroître la tension musculaire, tandis que sa visualisation entraîne l'étirement et la relaxation des muscles, ce qui permet à la force de gravité de s'exercer, sans les solliciter directement. Les autres instructions, relatives à différentes séquences de mouvements, confirment ce besoin de « penser », c'est-à-dire d'imaginer les différentes parties du corps se détendre, s'étirer et évoluer naturellement.

LES OBJECTIFS DE LA TECHNIQUE ALEXANDER

- ❖ Vous faire prendre conscience, à chaque instant, de la position de la tête, du cou et de la colonne, et de leur interaction.
- ❖ Vous faire prendre conscience de toute tension musculaire inutile.
- ❖ Vous révéler vos mauvaises habitudes.
- ❖ Vous indiquer comment réapprendre et pratiquer les bons mouvements, jusqu'à ce qu'ils deviennent une seconde nature.
- ❖ Vous procurer le sentiment de liberté de mouvement qui accompagne le bon usage du corps.

CI-DESSOUS *« Penser » les mouvements aide à appliquer la technique Alexander à ses actions quotidiennes.*

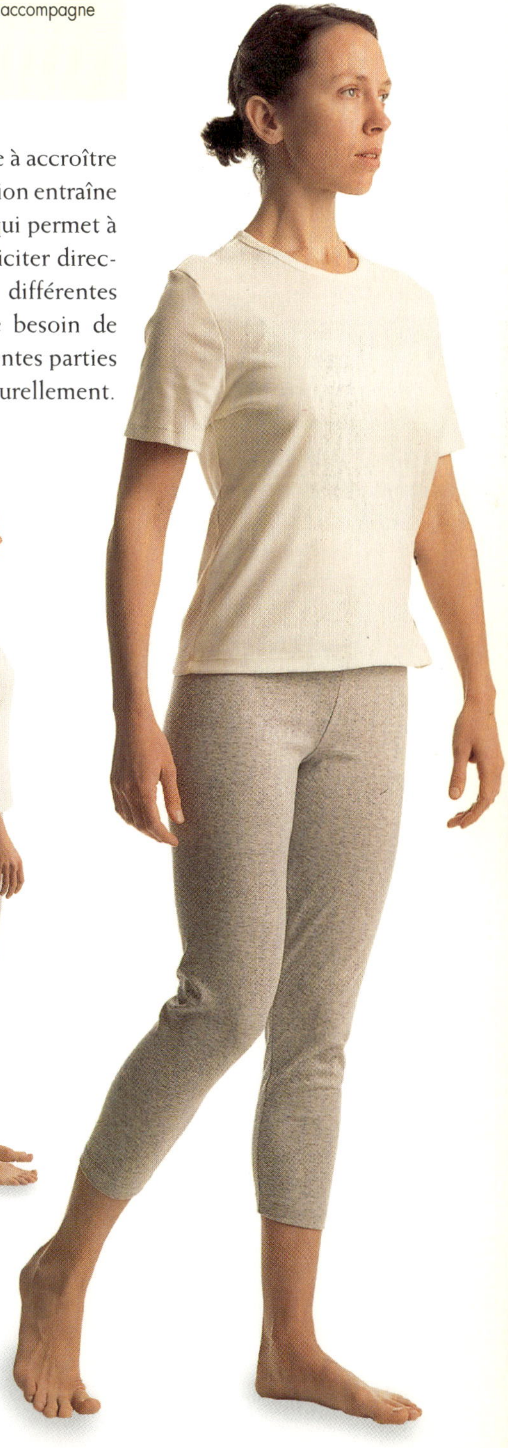

COMMENT PASSER DE LA POSITION ASSISE À LA POSITION DEBOUT

Effectuez vos mouvements quotidiens en utilisant la technique Alexander.

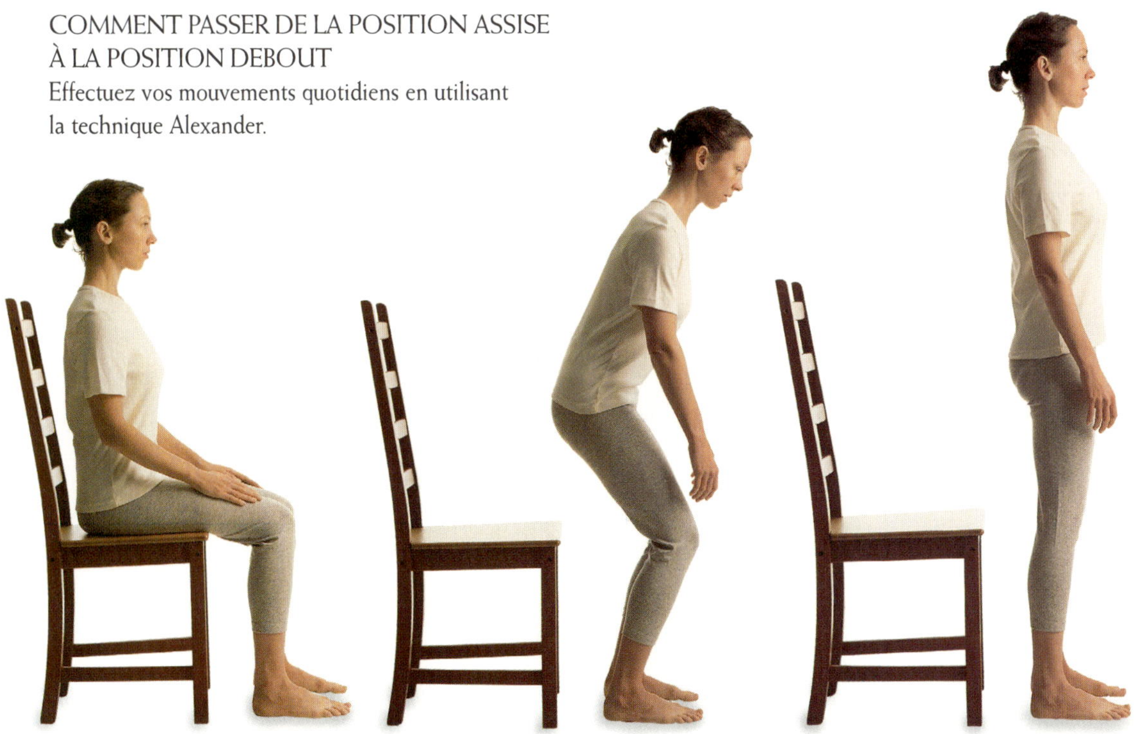

1 *Asseyez-vous les pieds écartés de la largeur des hanches, le poids également réparti entre le talon et l'avant du pied. Pieds et mollets doivent se trouver à la verticale des genoux.*

2 *Sans contracter les genoux et les chevilles, mettez-vous debout. N'arquez pas le dos et ne vous raidissez pas ; concentrez-vous sur l'étirement de la colonne : le poids est réparti de manière homogène.*

3 *Ne bloquez pas et ne pliez pas les genoux. Pensez au poids qui se déplace au centre du talon. Ne vous raidissez pas et ne vous penchez pas vers l'arrière ou en avant par rapport à l'articulation de la hanche.*

PRATIQUE AUTONOME

Il est difficile de rester objectif envers soi-même. C'est pourquoi il est conseillé d'apprendre la technique Alexander auprès d'un praticien. Toutefois, s'il vous est impossible de suivre ou de terminer un enseignement, vous pouvez utiliser livres, cassettes et autres vidéos (*voir* Adresses utiles, pages 368–369) pour vous initier à la technique ou compléter votre formation et profiter de ses bienfaits. Le troisième ouvrage d'Alexander, *Use of Self*, explique l'évolution de la technique et comprend des indications utiles, en dépit d'un texte parfois touffu.

En attendant, voici quelques indications de base pour analyser votre posture et commencer à réapprendre les gestes quotidiens. Prévoyez au moins un miroir en pied, sachant que deux miroirs formant un angle – comme dans les cabines d'essayage – permettent une vision plus complète. Mettez-vous en sous-vêtements ou portez une tenue moulante, afin de pouvoir distinguer clairement les contours du corps, et en particulier la colonne.

Auto-analyse

Tenez-vous face au miroir de la manière la plus naturelle possible et analysez ce que vous voyez, tout en essayant de détecter les zones tendues ou raides. N'essayez pas de corriger les problèmes en vous redressant de manière artificielle, et répondez aux questions 1 à 8 le plus objectivement possible :

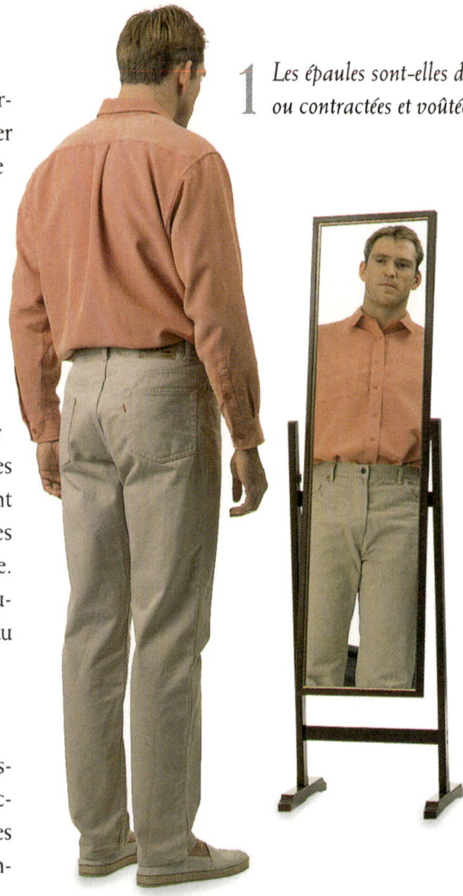

1 *Les épaules sont-elles détendues et relâchées, ou contractées et voûtées ?*

2 *La tête est-elle centrée et équilibrée, ou inclinée vers l'avant et vers le bas, tassée dans le cou ?*

3 *Le sommet de la tête est-il son point le plus élevé ? Le menton part-il vers l'avant ou tombe-t-il sur la poitrine ?*

4 *La cage thoracique est-elle ouverte et large, ou rentrée et affaissée ?*

5 *L'estomac est-il plat ou rond ?*

6 *Les hanches sont-elles au même niveau ? Sont-elles tournées vers l'avant ?*

7 *Votre poids est-il réparti de manière équitable entre les deux pieds ?*

8 *Votre poids est-il réparti sur la totalité de leur surface ou bien porte-t-il davantage sur l'extérieur ou l'intérieur du pied, les doigts de pied ou le talon ?*

Puis, placez-vous de côté et posez-vous les questions 9 et 10 :

9 *Votre corps est-il droit ? Penchez-vous vers l'avant ou vers l'arrière à partir du cou, des hanches ou des chevilles ?*

10 *Votre colonne dessine-t-elle naturellement un grand S ? Est-elle particulièrement arquée ou semble-t-elle plate ?*

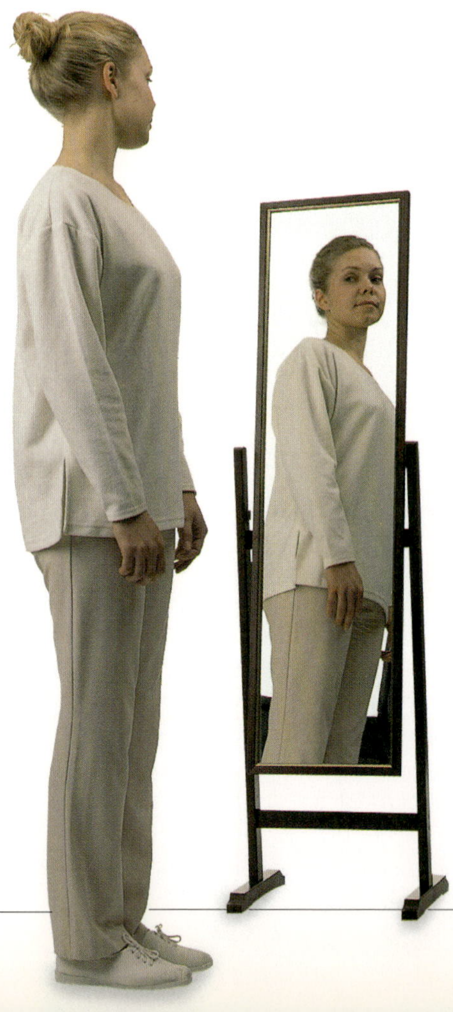

La première partie de chaque question correspond à la bonne position. Si vous ne pouvez y répondre « oui », vous avez un problème de posture. La seule manière de remédier aux défauts consiste à garder constamment à l'esprit la position d'ensemble du corps, et de modifier votre posture aussi souvent que nécessaire. (Pour vous aider à cerner et à corriger vos défauts, essayez d'accentuer les mauvaises postures, afin de sentir quels muscles se contractent et comment votre équilibre se rompt).

La concentration est un facteur important : cela ne sert à rien de se tenir correctement devant le miroir si vous vous relâchez aussitôt après. De plus, pour éliminer durablement les mauvaises habitudes, il faut non seulement voir, mais aussi ressentir la bonne position.

Autrement dit, les nerfs impliqués dans le maintien de la posture ou dans l'exécution d'un mouvement doivent envoyer les signaux adéquats aux muscles de manière automatique, sans que vous y pensiez. Pour cela, il faut conserver une posture juste – ou cesser de se tenir mal – le plus longtemps possible, afin que les nerfs réapprennent les trajets et les signaux corrects. Néanmoins, cette nouvelle position peut sembler peu naturelle et provoquer courbatures ou douleurs musculaires. Ces sensations disparaîtront avec le temps et la relaxation progressive des muscles.

ÉVALUER LE MOUVEMENT

Après l'examen de la posture, effectuez, devant un miroir, des gestes simples comme passer de la position assise à la position debout, chanter ou se brosser les dents. En bougeant, observez notamment l'interaction entre la tête et le cou. Demandez-vous si ce que vous croyez faire correspond réellement à vos gestes. Par exemple, lorsque vous chantez, la tête s'incline-t-elle vers l'arrière et le bas en faisant ressortir le menton ? Aviez-vous conscience de ce mouvement et vous paraît-il « normal » ? En réalité, il écrase les cordes vocales et entrave la respiration. La bonne position consiste à tirer le sommet de la tête vers le haut, pour allonger le cou, libérer les cordes vocales et ouvrir la poitrine.

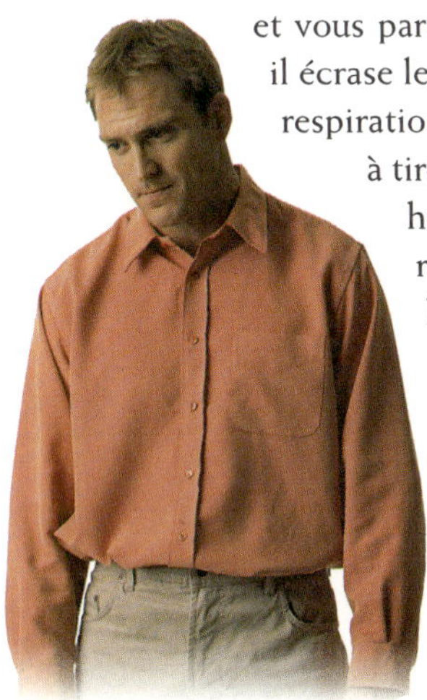

CI-DESSUS *Une posture correcte demande de la concentration. « Bien se tenir » devant le miroir ne sert à rien si on reprend ses mauvaises habitudes aussitôt après.*

Si vous sentez et constatez que vous effectuez mal une action donnée, exagérez ce mouvement afin de l'observer et de le ressentir dans tous ses détails. Puis exécutez à nouveau l'action sans reproduire les défauts. Cet exercice demande beaucoup de temps et d'efforts, ainsi qu'une concentration constante, afin d'éviter de voir réapparaître les anciennes habitudes.

Après avoir assimilé l'utilisation du corps et sa rééducation, élargissez votre analyse et intéressez-vous à la manière dont les sensations et les émotions influencent votre posture. Comment votre corps reflète-t-il vos sentiments ? Maintenir son corps droit, fluide et souple soulage non seulement la tension physique, mais aussi le stress (*voir* Techniques de relaxation, pages 158–165).

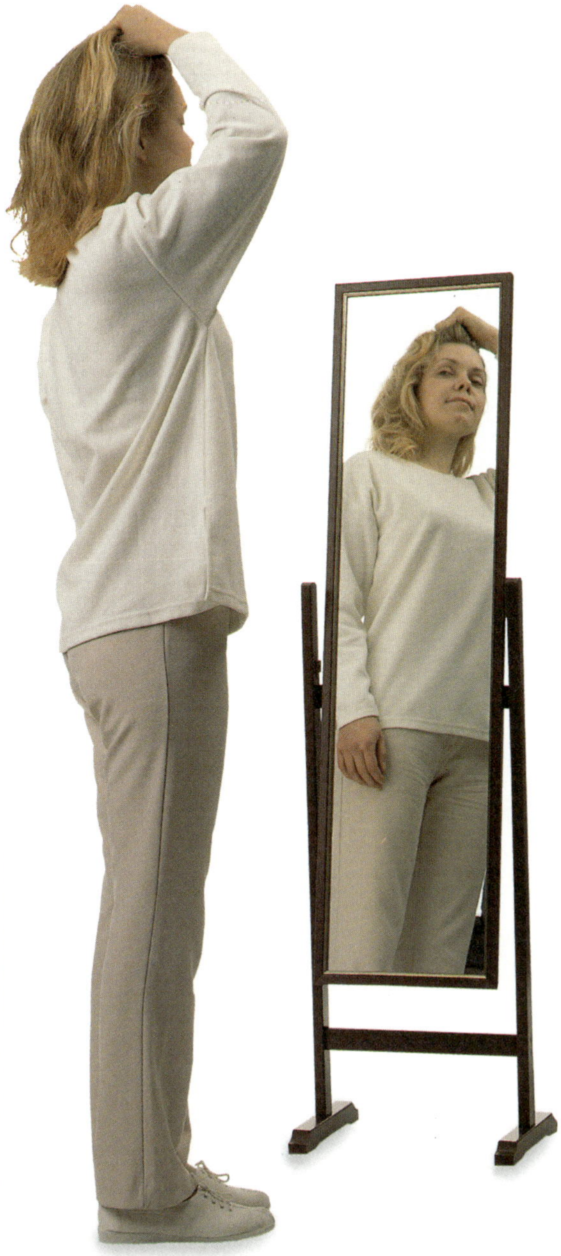

LIBÉRER VOTRE TÊTE ET VOTRE COU

Placez-vous debout face au miroir et saisissez une touffe de cheveux au sommet de votre tête. Tirez-la directement vers le plafond, puis élevez la tête aussi haut que possible, en dégageant le cou. Étirez aussi votre corps, sans vous dresser sur les orteils. Une fois que vous percevez exactement où se trouve le sommet de la tête, répétez l'exercice sans tirer vos cheveux. Vous sentirez votre cou s'allonger, vos épaules se détendre, votre cage thoracique s'élargir et votre colonne s'étirer.

CHAMP THÉRAPEUTIQUE

La technique Alexander n'est pas une thérapie en soi. Néanmoins, il est prouvé qu'elle contribue non seulement à soulager des problèmes liés à une mauvaise posture, mais aussi des affections de l'appareil musculo-squelettique, ainsi que certains troubles respiratoires et digestifs. Elle permet également d'atténuer la tension physique et mentale, et est donc recommandée pour les troubles liés au stress. Toutefois, les praticiens soulignent que la méthode, bénéfique en cas de problème précis, constitue également une technique préventive susceptible d'alléger les efforts et les contraintes des mouvements, ce qui accroît les flux énergétiques, réduit les risques de lésion et favorise le bien-être.

ANGINE *VOIR* P. 304
ANXIÉTÉ *VOIR* PP. 256–257
ASTHME *VOIR* PP. 294–295
DÉPENDANCES *VOIR* P. 258
DÉPRESSION *VOIR* P. 261
MAL DE DOS *VOIR* P. 344–345
MAUX DE TÊTE *VOIR* PP. 268–269
MIGRAINE *VOIR* P. 269
SCIATIQUE *VOIR* P. 348
STRESS *VOIR* P. 262–263
TÉNOSYNOVITE *VOIR* PP. 342–343
TROUBLES ALIMENTAIRES *VOIR* P. 265
TROUBLES DE LA GROSSESSE *VOIR* PP. 326–327
TROUBLES MENSTRUELS *VOIR* PP. 322–323
ULCÈRE PEPTIQUE *VOIR* P. 311

L'APPROCHE TRAGER

LE POINT DE VUE DE LA MÉDECINE CLASSIQUE

En dehors des États-Unis, l'approche Trager reste une pratique confidentielle. Toutefois, exercée par des praticiens qualifiés, elle est considérée comme inoffensive et susceptible de soulager tensions musculaires et douleurs chroniques, tout en procurant une sensation de détente. Ses bienfaits ont d'ailleurs été confirmés par une étude réalisée aux États-Unis en 1993.

En revanche, la médecine conventionnelle reste sceptique quant à l'aspect méditatif de la thérapie et au transfert de la force énergétique des mains du praticien au subconscient du client.

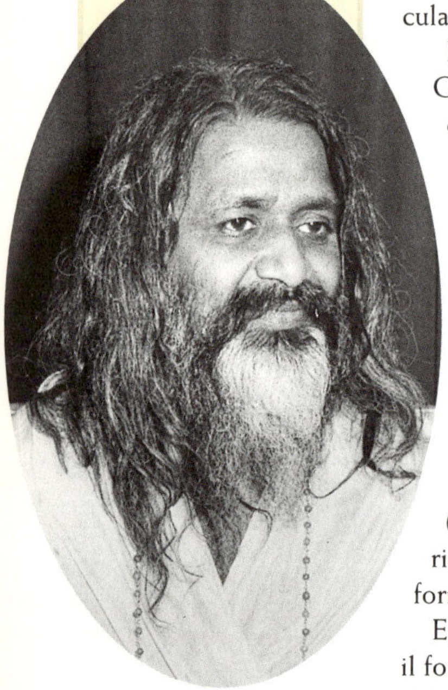

CI-DESSUS *Maharishi Mahesh Yogi, célèbre initiateur de la méditation transcendantale, influença l'un des aspects de l'approche Trager.*

Ce système d'« apprentissage somatique » (qui concerne la structure et la fonction du corps) fut élaboré par Milton Trager. Ancien acrobate et boxeur victime de dorsalgie chronique, il devint d'abord physiothérapeute, puis médecin. Les praticiens Trager pensent qu'en se connectant à la force énergétique qui se trouve tout autour de nous, ils peuvent reprogrammer le subconscient afin d'éliminer les tensions musculaires inutiles. Cette thérapie inclut également des petits mouvements légers et la suppression des réponses conditionnées néfastes au profit de réactions bénéfiques.

Milton Trager naquit à Chicago en 1908. Enfant, il souffrait de maux de dos chroniques, ce qui ne l'empêcha pas, plus tard, de devenir acrobate et boxeur. Un jour, Trager massa son entraîneur. Impressionné, celui-ci encouragea le jeune homme à utiliser ce qu'il considérait comme un don pour aider les autres. Trager s'occupa d'abord de son propre dos, puis de la sciatique de son père, avant de traiter d'autres personnes. Il soulagea ainsi par le massage divers problèmes allant de la dorsalgie chronique à la tension musculaire en passant par les séquelles de la polio et autres troubles neuromusculaires.

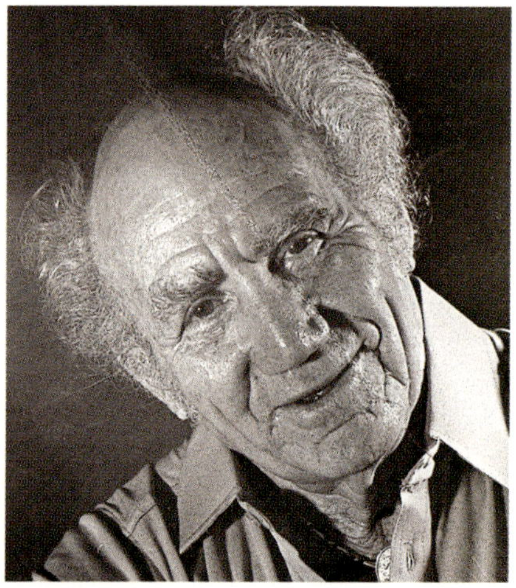

CI-DESSUS *Milton Trager ajouta une dimension méditative à sa méthode de rééducation corporelle.*

Devenu physiothérapeute avant la Seconde Guerre mondiale, Trager poursuivit ensuite des études de médecine. Installé à Hawaii, il y ouvrit un cabinet de médecine classique, tout en continuant à utiliser le massage sur ses patients. Peu à peu, il approfondit des techniques et une approche qui lui étaient propres – en réalité, Trager tenait davantage de l'éducateur somatique, comme F. M. Alexander (*voir* pages 146–153), que du thérapeute. En 1958, il fut l'un des premiers disciples du Maharishi Mahesh Yogi, qui devait, par la suite, devenir l'un des plus célèbres maîtres de méditation transcendantale (en initiant les Beatles notamment). Cette expérience conduisit Trager à intégrer à sa méthode une forme d'état méditatif.

En 1975, Trager ouvrit un cabinet en Californie et il fonda le Trager Institute en 1980. Depuis sa disparition, en 1997, plus de 1 000 thérapeutes qualifiés pratiquent son approche et sont installés aux quatre coins du monde, même si la majorité d'entre eux exercent aux États-Unis.

LA THÉORIE

Trager était convaincu que, en état de méditation profonde, il est possible de se « connecter » à la force énergétique qui entoure chaque corps. Celle-ci peut alors être « captée » par le « client » (comme on appelle le patient dans l'approche Trager), par les mains du praticien ou grâce à sa seule présence. L'énergie dépasse alors l'esprit conscient du client pour affecter son subconscient. Selon Trager, nombre de problèmes physiques chroniques persistent parce que le subconscient envoie des messages erronés aux muscles et aux tissus, leur imposant un état de tension inutile. Aussi, afin d'apporter un changement permanent et de rompre le cercle vicieux, il faut bombarder le subconscient de nouveaux messages véhiculant une sensation de détente et d'absence de douleur, forgeant de nouveaux liens entre le corps et l'esprit.

Les réponses conditionnées

Au fil du temps, toute action ou séquence d'actions ayant été suffisamment répétée constitue un schéma de « réponses conditionnées ». Par exemple, lorsque vous apprenez à conduire, il vous faut penser chaque étape et chaque geste de manière consciente pour exécuter correctement l'action. Puis, peu à peu, conduire devient un automatisme. Toutefois, certaines de nos réponses conditionnées sont inutiles ou néfastes. L'approche Trager vise à remplacer ces vieux schémas négatifs par de nouveaux automatismes, libérés et agréables – c'est pour cette raison que le logo du Trager Institute comprend les caractères chinois signifiant « un nuage qui danse ». Résultat : les séquences positives se renforcent et le corps peut se libérer des réponses conditionnées.

PRÉCAUTIONS

- L'approche Trager est un système d'apprentissage somatique, et non une méthode thérapeutique. Elle ne sert ni à diagnostiquer, ni à traiter des maladies spécifiques et ne remplace pas un traitement médical. Si vous avez le moindre doute concernant votre santé, prenez conseil auprès de votre médecin traitant avant de commencer les séances.
- L'approche Trager peut se révéler contre-indiquée pour les personnes atteintes de certains cancers ou ayant été victimes d'une thrombose. En cas de doute, consultez votre médecin.

CI-DESSOUS *Le praticien en approche Trager manipule vos membres d'un geste doux et rythmé, afin de vous procurer une plus grande liberté de mouvement et une sensation de légèreté.*

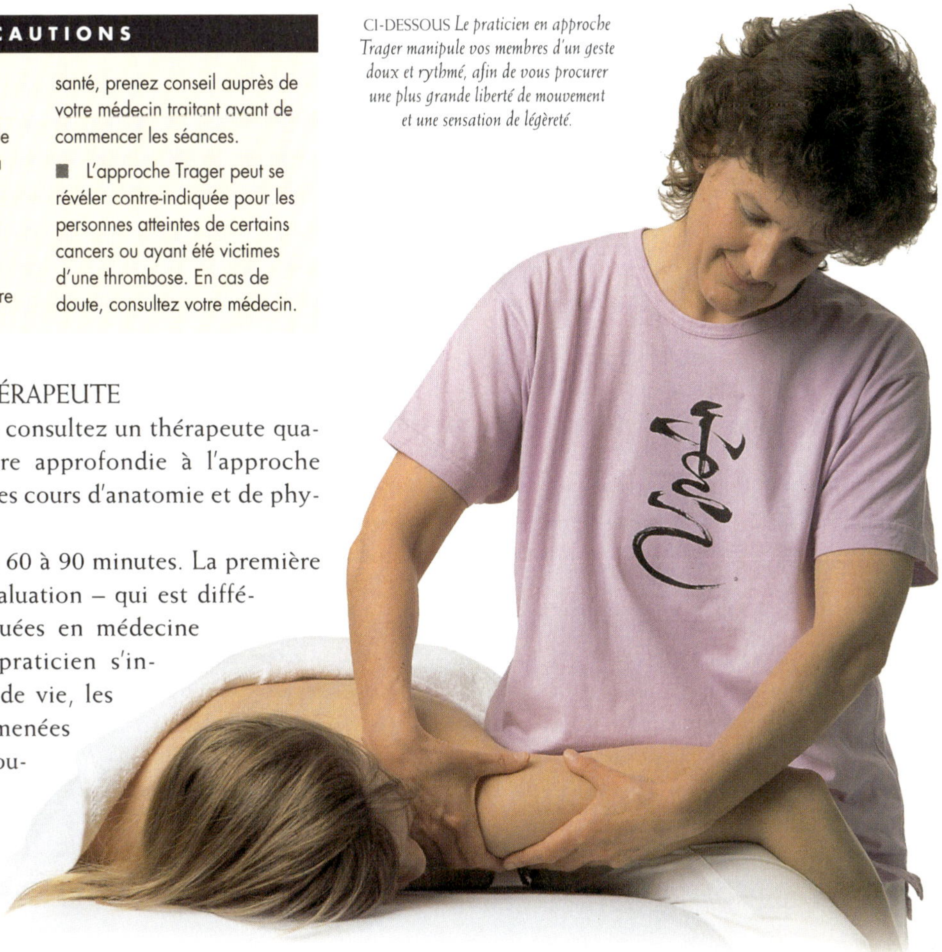

CHAMP THÉRAPEUTIQUE

L'approche Trager est une forme d'apprentissage somatique qui vise à soulager le corps et l'esprit des tensions indésirables, afin qu'ils fonctionnent en harmonie l'un avec l'autre, ainsi qu'avec le monde extérieur. Si elle ne prétend pas diagnostiquer ou traiter des troubles spécifiques, cette méthode constitue une thérapie préventive, qui peut aussi soulager certains problèmes liés au stress, ainsi que des troubles musculo-squelettiques ou neuromusculaires.

ACCIDENT CARDIO-VASCULAIRE *VOIR* P. 359
ANXIÉTÉ *VOIR* PP. 256–257
FIBROMYALGIE *VOIR* P. 348
MAL DE DOS *VOIR* PP. 344–345
MAUX DE TÊTE *VOIR* PP. 268–269
MIGRAINE *VOIR* P. 269
SCIATIQUE *VOIR* P. 348
STRESS *VOIR* PP. 262–263

CONSULTER UN THÉRAPEUTE

Assurez-vous que vous consultez un thérapeute qualifié, formé de manière approfondie à l'approche Trager, et ayant suivi des cours d'anatomie et de physiologie.

Une séance dure de 60 à 90 minutes. La première commence par une évaluation – qui est différente de celles pratiquées en médecine conventionnelle. Le praticien s'informe sur votre style de vie, les raisons qui vous ont amenées à le consulter, vos douleurs éventuelles, vos difficultés de mouvements et vos tensions musculaires. Six séances sont en général préconisées pour obtenir des résultats optimaux, suivies de consultations d'entretien, plus espacées.

L'approche Trager se déroule en deux phases : le travail sur table et les « Mentastics ». Pour commencer, vous vous allongez sur une table de traitement, rembourrée et ferme, dans une pièce bien chauffée. Portez une tenue confortable (mettez-vous par exemple en sous-vêtements ou en survêtement). Le praticien débute la séance en se relaxant, afin d'instaurer l'état méditatif recommandé par Trager pour mieux ressentir la tonicité, la tension et la résistance des tissus aux mouvements. Puis, à l'aide de gestes rythmiques – bercement, vibration, pétrissage et étirement –, le thérapeute cherche les zones de résistance ou de tension, sans utiliser ni huiles, ni lotions, ni talc. Dès qu'il en localise une, il allège ses pressions – contrairement aux thérapeutes en Hellerwork (*voir* pages 138–141) ou en Rolfing (*voir* pages 134–137), qui les renforcent. Le praticien Trager déplace le corps en douceur, dans plusieurs directions, sans jamais recourir à des manipulations inutiles. Le traitement n'est donc en aucun cas douloureux. Le praticien incite le client à se détendre et à se laisser aller physiquement et psychologiquement.

La seconde phase consiste à enseigner les « Mentastics ». Ces exercices simples, que l'on peut effectuer pendant les séances mais aussi chez soi, renforcent les messages subconscients transmis au corps et à l'esprit pendant le travail sur la table. D'ailleurs, ils ressemblent aux mouvements rythmiques d'étirement et de bercement pratiqués lors de la première phase.

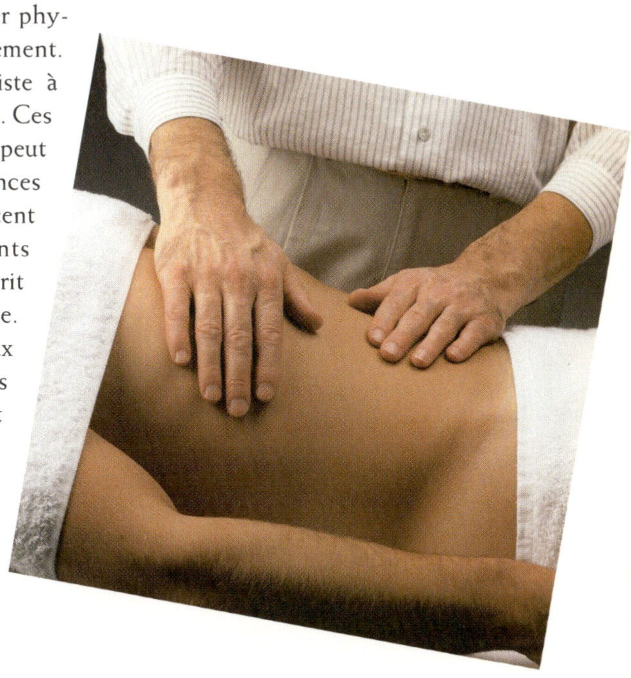

À DROITE *Une fois les zones de tension repérées, le thérapeute les manipule avec encore plus de douceur.*

LE ZERO BALANCING

LE POINT DE VUE DE LA MÉDECINE CLASSIQUE

Le zero balancing a rejoint depuis peu la panoplie des thérapies complémentaires. À ce jour, on ne dispose guère de preuves convaincantes de son efficacité – bien qu'il soit admis que toute méthode recourant au toucher, exercée par un praticien qualifié, soulage le stress et peut avoir un effet placebo sur d'autres affections.

Le zero balancing est une thérapie inoffensive et douce. Aussi peut-on affirmer que, malgré le scepticisme affiché par certains médecins, elle ne présente aucun danger.

Cette technique relativement récente est l'œuvre de « Fritz » Frederick Smith, médecin, ostéopathe, acupuncteur et rolfer, féru de philosophies orientales et de travail corporel occidental. Le zero balancing désigne une série de champs et de trajets énergétiques du corps. À l'aide de techniques spécifiques et de l'interaction énergétique entre le praticien et le patient, la méthode vise à réorganiser ces flux, tout en corrigeant un éventuel désalignement de l'appareil musculo-squelettique.

L'Américain « Fritz » Frederick Smith obtint son diplôme d'ostéopathe en 1955 et celui de médecin en 1961. Néanmoins, doutant que la médecine conventionnelle ou l'ostéopathie constituent les meilleurs moyens d'entretenir la santé, il se lança dans l'étude de philosophies médicales orientales et d'autres thérapies occidentales. Devenu acupuncteur (*voir* pages 20–31) et rolfer (*voir* pages 134–137), il découvrit une nouvelle approche du fonctionnement du corps, fondée sur les champs énergétiques. Au début des années 1970, il élabora une thérapie alliant techniques de travail corporel occidentales et conceptions orientales de l'énergie et de la guérison, qu'il baptisa zero balancing. Depuis qu'il s'est retiré du corps médical en 1991, Smith continue à développer et d'enseigner sa méthode.

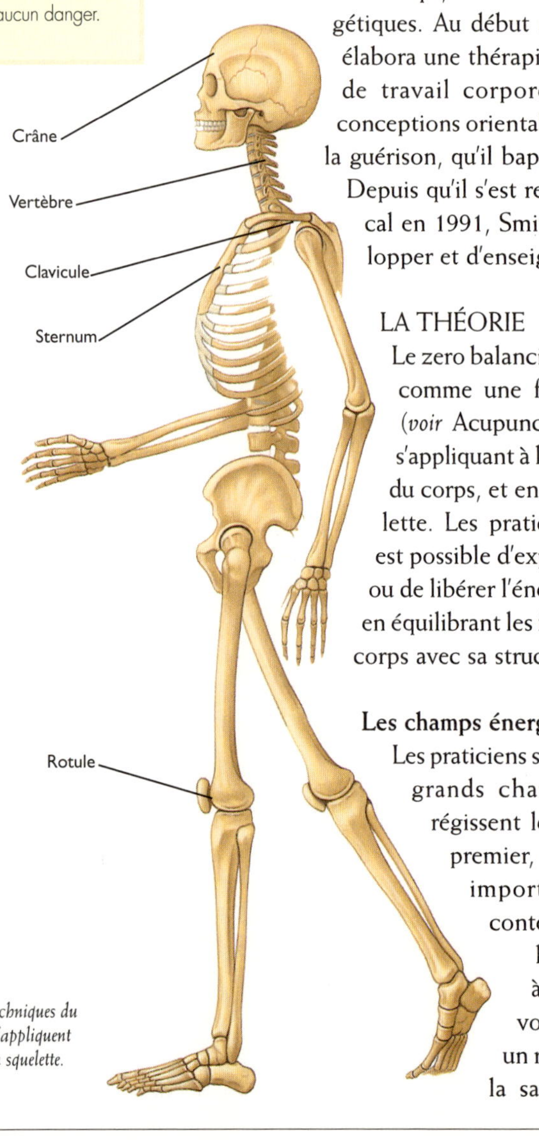

À DROITE *Les techniques du zero balancing s'appliquent essentiellement au squelette.*

LA THÉORIE

Le zero balancing est parfois décrit comme une forme d'acupressure (*voir* Acupuncture, pages 20–31) s'appliquant à la structure physique du corps, et en particulier au squelette. Les praticiens estiment qu'il est possible d'exploiter, de renforcer ou de libérer l'énergie en associant et en équilibrant les flux énergétiques du corps avec sa structure physique.

Les champs énergétiques

Les praticiens soutiennent que trois grands champs énergétiques régissent le corps humain. Le premier, qui est aussi le plus important, est l'énergie contenue dans le squelette. Elle échappe à notre contrôle volontaire, mais joue un rôle primordial pour la santé et l'adaptation aux changements de situation imposés par le monde extérieur. Trois trajets la caractérisent : le premier, et le principal, part du crâne, suit la colonne, traverse le bassin et les hanches, et aboutit aux pieds ; le deuxième commence aux épaules et suit les apophyses transverses jusqu'au bassin, où il rejoint le premier ; le troisième relie la ceinture scapulaire aux mains en passant par les bras.

Le deuxième champ énergétique possède également trois trajets, mais au lieu d'influencer nos relations avec l'extérieur, il nous définit en tant qu'individus. Le trajet d'énergie intérieur se situe dans les muscles, qui produisent un flux énergétique lorsqu'ils se contractent. Une partie de ce flux vient s'ajouter aux énergies du squelette, tandis que l'autre contribue à l'intégration des hémisphères gauche et droit du cerveau, de façon à en assurer un fonctionnement plus harmonieux. Le flux d'énergie du trajet intermédiaire est celui qui se rapproche le plus des méridiens chinois. Il est consacré, entre autres, à la satisfaction des besoins psychologiques, mentaux et spirituels de chacun. Quant au trajet extérieur, il se trouve juste sous la peau. Appelé « Wei chi », il marque la « limite énergétique » du corps. En absorbant ou rejetant les forces externes, ce champ a pour mission d'éviter que le corps ne perde trop d'énergie, ce qui se répercuterait sur les niveaux inférieurs.

Le troisième et dernier champ énergétique est global. Il imprègne l'ensemble du corps et l'espace qui l'entoure. Il aide l'organisme à s'adapter physiquement et psychologiquement à différentes situations.

Les articulations fondatrices

Les praticiens en zero balancing reconnaissent que certaines articulations, dites « fondatrices », peuvent affecter tous les champs énergétiques. Elles concourent à maintenir l'équilibre et à guider la force de gravité à travers le corps. Il s'agit notamment des articulations intervertébrales, costo-vertébrales (entre les côtes et les vertèbres), sacro-iliaque (entre le sacrum, à la base de la colonne, et le bassin), et intertarses (entre les os du pied). Ces articulations jouent également un rôle important dans la transmission de l'énergie dans l'ensemble du corps.

CONSULTER UN THÉRAPEUTE

Les praticiens en zero balancing sont généralement des thérapeutes qualifiés dans une autre discipline, comme le massage, l'acupuncture, etc., qui ont appris cette technique pour élargir leur éventail de traitements. Aujourd'hui, ils sont quelques-uns à exercer cette technique aux États-Unis, au Royaume-Uni, en Suisse et au Mexique.

Prévoyez des vêtements confortables. Une séance dure environ 30 minutes, et il est en général conseillé d'en suivre trois. Le praticien se renseigne sur vos antécédents médicaux, avant de vous demander la raison pour laquelle vous consultez. Alors que vous êtes en position assise, il examine la ceinture scapulaire, le haut du dos et l'articulation sacro-iliaque. Puis, vous vous allongez, habillé, sur une table de traitement.

Le praticien utilise des techniques spécifiques de « fulcrum ». Il travaille d'abord le bas du dos, les hanches et les pieds, avant de passer aux côtes, au cou et aux épaules. Enfin, il revient à la partie inférieure du corps pour équilibrer et aligner les articulations et les tissus mous – le dernier mouvement, ou fulcrum, étant destiné à réajuster l'ensemble du corps.

Le praticien ne cherche pas tant à obtenir un effet spécifique qu'à libérer le flux énergétique et à corriger le désalignement structurel. Nombre de personnes disent se sentir plus grandes, plus détendues et moins anxieuses à l'issue du traitement, tandis que leurs douleurs musculo-squelettiques tendent à disparaître.

CHAMP THÉRAPEUTIQUE

Le zero balancing vise à équilibrer le système squelettique et à favoriser la libre circulation de l'énergie à travers le corps. Il peut soulager certaines douleurs musculo-squelettiques, mais aussi réduire le stress et accroître la faculté de relaxation – ce qui aide les personnes souffrant de troubles liés à l'anxiété.

ANXIÉTÉ *VOIR* PP. 256–257
FIBROMYALGIE *VOIR* P. 348
MAL DE DOS *VOIR* PP. 344–345
MAUX DE TÊTE *VOIR* PP. 268–269
MIGRAINE VOIR P. 269
STRESS *VOIR* PP. 262–263

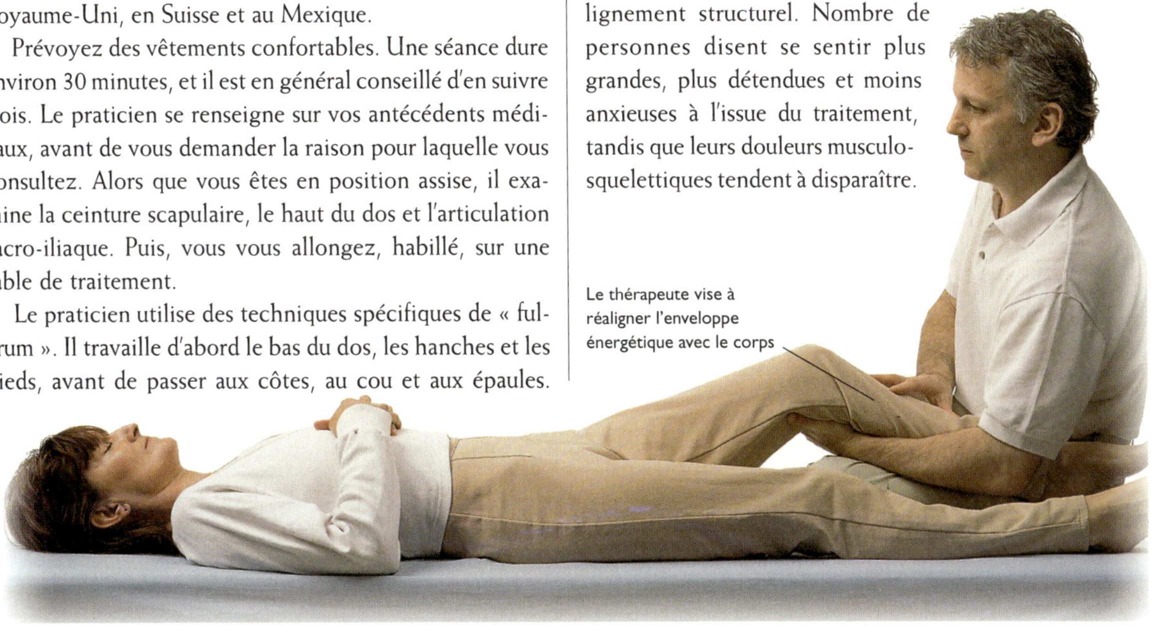

CI-DESSUS ET À DROITE
Selon la théorie du zero balancing, une énergie invisible épouse le corps, tel un gant.

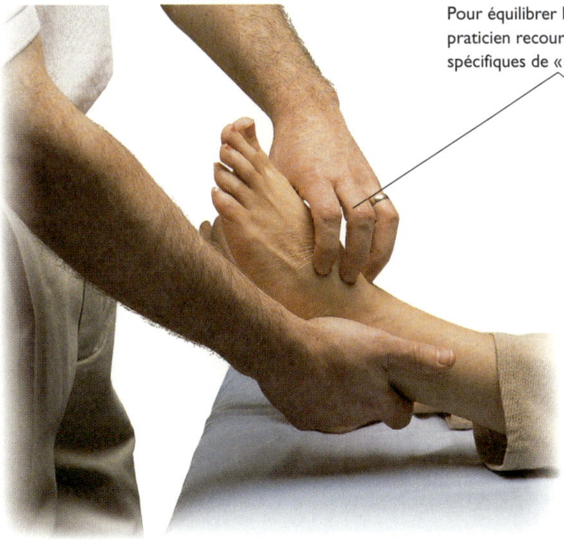

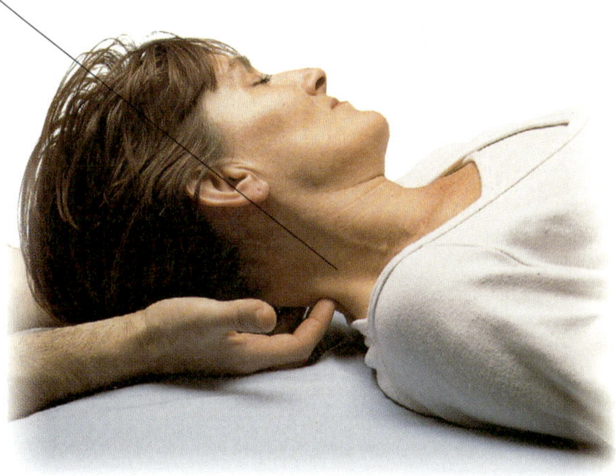

PRÉCAUTIONS

- Le zero balancing ne remplace en aucun cas un traitement médical classique. Si vous avez le moindre doute sur votre santé, consultez votre médecin.
- Cette thérapie est déconseillée aux personnes souffrant de graves troubles psychologiques ou physiques.

Les thérapeutes en zero balancing recourent à une méthode de travail corporel appelée « fulcrum », afin d'établir une connexion – ou une « interface » – entre leurs champs énergétiques et leur structure physique, et ceux du patient. (Un fulcrum est un moyen de transmission de l'influence). L'objectif de cette technique est de libérer l'énergie, d'élargir les champs énergétiques du corps et d'équilibrer les désalignements éventuels de l'appareil musculo-squelettique, puis de le maintenir dans une position correcte.

Lors d'une séance, le praticien se concentre sur les « signes de fonctionnement ». Ceux-ci témoignent de la réorganisation des champs énergétiques du patient. Ils se manifestent notamment par de rapides mouvements des paupières, une respiration courte suivie d'une profonde inspiration, des tremblements, des borborygmes et des changements d'expression faciale. Le traitement ne vise pas à obtenir un résultat spécifique, mais à libérer le flux énergétique et à corriger le désalignement structurel du corps, puis à observer les réactions.

LES TECHNIQUES DE RELAXATION

C'est la perception du stress et la réaction qu'il provoque, qui ont permis aux premiers hommes de survivre. Aujourd'hui encore, jusqu'à un certain point, le stress fait partie intégrante de la condition humaine. Cependant, s'il n'est pas évacué, il peut avoir des conséquences alarmantes. Nous savons à présent que le stress contribue à de nombreux troubles et est la cause directe de certains problèmes médicaux. D'après les médecins et les thérapeutes alternatifs, la réponse consiste à l'éviter autant que possible – ou bien à le dissiper grâce aux techniques de relaxation.

LE BON STRESS

Tous les stress ne sont pas négatifs. La plupart des gens considèrent qu'il n'y a rien de plus ennuyeux qu'une existence placée sous le signe d'une tranquillité absolue, dépourvue de sentiments extrêmes – et donc stressants – de joie, d'excitation, d'exaltation, ou privée des vertiges du succès et de la réussite. N'oublions pas que de nombreux événements heureux sont stressants : se marier, obtenir une promotion ou avoir un enfant par exemple. Cela dit, il importe que ce « bon stress » s'évacue aussi et ne s'accumule pas.

Si le terme « holisme » date du XXe siècle, le concept – qui part du principe que l'ensemble est plus important que ses composants – remonte à la nuit des temps. C'est peut-être parce qu'ils ne connaissaient ou ne comprenaient pas le fonctionnement du corps humain que les premiers guérisseurs le considéraient dans sa globalité – à la fois physiquement et mentalement –, au lieu de se limiter à l'un de ses éléments. C'était de la médecine holistique. Par la suite, lorsque les praticiens accédèrent aux systèmes internes de l'organisme et développèrent la faculté de surmonter certaines affections et maladies spécifiques, la médecine conventionnelle cessa de traiter le corps dans son ensemble, esprit compris, pour se concentrer exclusivement sur les zones malades.

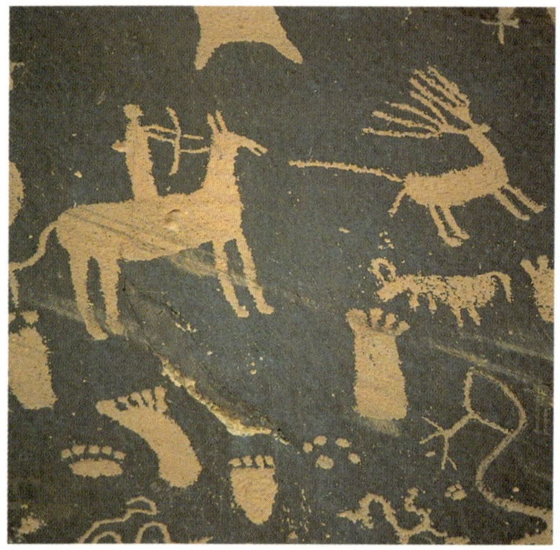

CI-DESSUS *Chaque fois qu'ils partaient chasser, les hommes des cavernes devaient répondre à des situations stressantes.*

Toutefois, au milieu du XXe siècle, les thérapies « alternatives » et « holistiques » connurent un regain de popularité, à la faveur d'une perte de confiance dans la médecine classique, avec ses maladies iatrogènes (de *iatros*, médecin en grec ; littéralement, le terme signifie « provoqué par les docteurs »), sa technologie, les effets secondaires des médicaments et son approche impersonnelle. Face à la pression du public et à l'essor des maladies « modernes », comme les maladies cardiaques et les ulcères, certains médecins se mirent à étudier l'impact du style de vie et de l'état d'esprit sur les maladies les plus fréquentes. Les conclusions ne tardèrent pas à s'imposer : un niveau de stress élevé provoque ou aide à s'installer de nombreux troubles physiques, comme le cancer, les maladies cardiaques dégénératives, les problèmes digestifs et autres affections chroniques. En 1976, le professeur Hans Seyle, de Montréal, au Canada, affirmait, dans son ouvrage *The Stress of Life*, que les facteurs psychologiques exercent un effet considérable sur les troubles physiques, que l'esprit affecte le corps et réciproquement. Ce principe est aujourd'hui largement intégré à la pensée médicale : la boucle est bouclée.

CI-DESSOUS *Avoir un enfant peut être considéré comme un facteur de « bon stress », auquel peu de parents souhaiteraient échapper.*

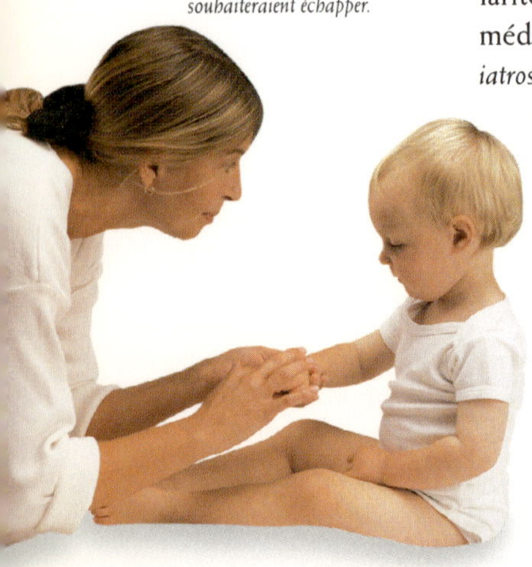

Cependant, si les méfaits du stress sont à présent reconnus, la question reste entière : comment peut-on le réduire ? La réponse réside dans la pratique de techniques de relaxation, car stress et relaxation ne sont que les deux faces d'une même pièce. Les techniques de « relaxation musculaire progressive », décrites dans les pages qui suivent, ont été élaborées par Sir Edmund Jacobson dans les années 1930. Il insistait, à juste titre, sur le fait que la relaxation ne concerne pas seulement le corps, mais aussi l'esprit : lorsque celui-ci est calme et serein, le corps se détend. Toutefois, afin de maîtriser le fonctionnement de ces techniques, il est important de comprendre le stress et son mécanisme.

LE MÉCANISME DU STRESS

« Stress » est, à l'origine, un terme technique, qui décrit les changements du corps face à une menace ou un défi, qu'il soit réel ou imaginaire. Ces changements sont déclenchés par la libération dans le flux sanguin de messagers chimiques, les catécholamines, et par des impulsions nerveuses préparant l'organisme à une action rapide et décisive. À cet instant, la nature de la réaction n'est pas encore définie ; c'est pourquoi on parle de réaction de « combat ou fuite » – il s'agit d'un mécanisme de survie.

MISE EN GARDE

La plupart des techniques de relaxation ne présentent aucun danger : elles n'exigent ni médicaments, ni préparations pharmaceutiques, et leur objectif est d'éviter le stress. Cependant, avant de vous engager dans une activité contraignante, qu'elle soit sportive ou autre, consultez votre médecin si vous avez le moindre doute sur votre santé, en particulier si vous souffrez d'une affection cardiaque ou circulatoire, ou bien si vous êtes sous traitement.

COMBATTRE OU FUIR

À DROITE *Le stress survient lorsque le cerveau détecte une menace, réelle ou imaginaire.*

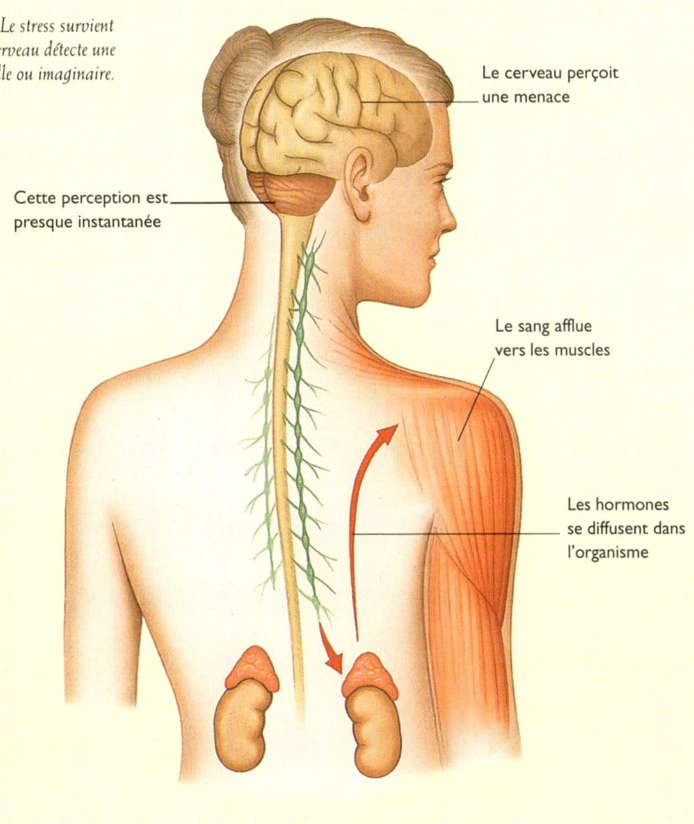

TROIS ÉTAPES

En termes physiologiques, la réaction « combattre ou fuir » se déroule en trois étapes : « à vos marques », « prêt » et « partez ».

À VOS MARQUES : une menace est perçue et évaluée par le cerveau. Presque instantané et involontaire, ce processus n'exige pas de contrôle conscient.

PRÊT : le subconscient prépare le corps à l'action en produisant des catécholamines, véhiculées par le sang jusqu'aux récepteurs de diverses glandes. Au même moment, une partie spécialisée du système nerveux, le « système sympathique », envoie des impulsions dans tout le corps.

PARTEZ : le cerveau est en alerte maximale, les muscles gonflés à bloc et le corps est prêt à entrer en action.

Une question de degré

Pendant des milliers d'années, la réaction « combattre ou fuir » fut salutaire à l'homme. C'est ainsi qu'un chasseur se retrouvant face à une hyène était prêt, en un clin d'œil, à lutter ou à décamper : l'issue était la blessure, la mort ou la victoire. Le danger écarté, l'organisme du chasseur retrouvait son état normal – l'équilibre, ou homéostasie.

Dans nos sociétés modernes, cependant, de telles menaces physiques et directes sont rares. Le stress est davantage lié à des facteurs émotionnels ou psychologiques, où l'alternative combattre ou fuir se révèle inadaptée – il est difficile de frapper votre patron s'il vous demande de faire des heures supplémentaires. Toutefois, cette réaction fait appel à une fonction physiologique que nous continuons d'utiliser dans une certaine mesure. Étant donné que la majorité des stress sont continus et cumulatifs plutôt que circonscrits, nombre de personnes vivent dans un état d'alerte perpétuel – sans se relaxer suffisamment, ni mener la réaction physique à son terme. Avec le temps, elles risquent de souffrir de problèmes d'hypertension artérielle, de troubles cardiaques ou circulatoires, de déficiences immunitaires, de troubles digestifs, de tensions musculaires et de problèmes psychologiques.

Apprendre à se relaxer

La relaxation est l'état inverse que l'organisme du chasseur primitif retrouve après sa confrontation avec la hyène. Le chasseur parvient à se relaxer parce que le stress de son face-à-face s'est dissipé à la faveur d'une action physique. De même, l'exercice – jogging, squash, ou même une longue promenade – aide à évacuer les hormones du stress et laisse le corps détendu et épanoui, même si on a quelques courbatures. Néanmoins, nous sommes nombreux à avoir du mal à pratiquer une activité physique régulière. Si tel est votre cas, il est important d'acquérir des techniques de relaxation à la fois physiques et mentales pour dissiper le stress.

QU'EST-CE QUE LA RELAXATION ?

Lorsqu'on est relaxé, le rythme cardiaque et la respiration sont lents et réguliers, la pression artérielle est basse, les muscles sont détendus les organes internes et les intestins sont suffisamment approvisionnés en nutriments et en sang. Des hormones particulières, les endorphines, sont libérées dans l'organisme. Elles affectent notre humeur et nous procurent un sentiment de bien-être, tout en faisant office

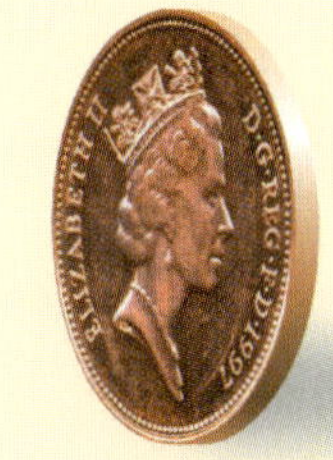

CI-DESSUS *Stress et relaxation : les deux faces d'une même pièce.*

d'antalgiques naturels (les endorphines se diffusent également lors d'une activité physique). La relaxation ne concerne pas que le corps, mais aussi l'esprit. Lorsque celui-ci est calme, le corps est détendu. À l'inverse, si l'esprit est agité, le corps accuse le coup. Cependant, quand tous deux sont relâchés, pendant le sommeil profond par exemple, le système immunitaire se renforce et les lésions des tissus se réparent. La relaxation et le stress sont tous deux essentiels à une vie saine et riche ; si le stress domine trop longtemps, des problèmes physiques ou psychologiques risquent d'apparaître.

ÉVALUEZ VOTRE NIVEAU DE STRESS

Les réponses individuelles au stress varient selon les individus. Certains sont en mesure d'affronter un niveau de stress plus élevé que d'autres – en réalité, ils en ont besoin pour fonctionner. D'autres s'y montrent plus sensibles et s'en remettent plus lentement. Chacun possède sa propre « limite élastique », qui désigne le stade où le stress inflige des dégâts irréparables à l'organisme.

Dans les années 1960, Thomas H. Holmes et Richard H. Rahe, de l'école de médecine de l'université de Washington, ont dressé la liste des événements les plus courants provoquant un stress important, les « changements de vie », en attribuant à chacun un certain nombre de points selon son impact. Ils ont découvert que la plupart des personnes qui totalisaient trop de points sur une période de 12 mois parvenaient mal à gérer leur stress et à se relaxer, et devenaient plus vulnérables face à la maladie.

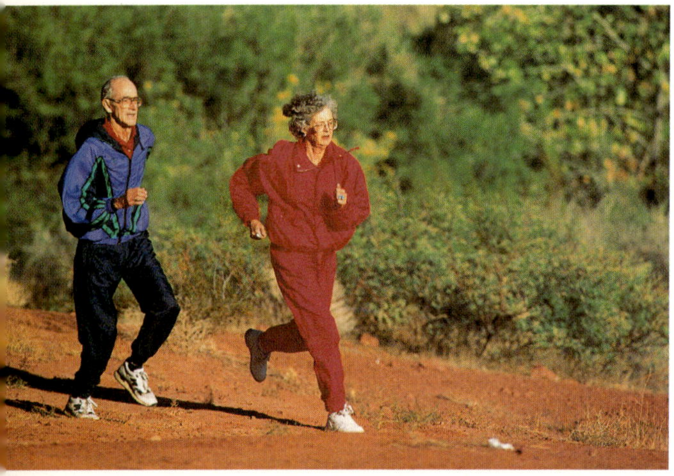

CI-DESSUS *Il est important, à tout âge, de rester actif et en forme.*

VOS RÉSULTATS

Calculez vos points-stress ; si un événement que vous considérez comme stressant ne figure pas sur la liste, évaluez vous-même son nombre de points :

- 50 à 100 points – niveaux de stress bas ; plus près de 100, comptez 10 % de risque supplémentaire de développer une maladie dans les deux ans.
- 100 à 200 points – niveaux de stress modérés ; comptez entre 10 % et 35 % de risque supplémentaire de développer une maladie dans les deux ans.
- 200 à 300 points – niveaux de stress élevés ; comptez entre 35 % et 50 % de risque supplémentaire de développer une maladie dans les deux ans.
- 300 points et plus – niveaux de stress extrêmement élevés ; le risque de développer une maladie dans les deux ans est dangereusement élevé.

L'ÉCHELLE HOLMES-RAHE DU NIVEAU DE STRESS

Points	Rang	Événement
100	1	Décès du conjoint
73	2	Divorce
65	3	Séparation
63	4	Séjour en prison
63	5	Décès d'un proche
53	6	Maladies ou blessures personnelles
50	7	Mariage
47	8	Licenciement
45	9	Réconciliation avec le conjoint
45	10	Retraite
44	11	Modification de l'état de santé d'un membre de la famille
40	12	Grossesse
39	13	Difficultés sexuelles
39	14	Un nouveau membre est accueilli dans la famille
39	15	Changement dans la vie professionnelle
39	16	Modification de la situation financière
37	17	Mort d'un ami proche
36	18	Changement de carrière
35	19	Augmentation des disputes avec le conjoint
33	20	Hypothèque importante
29	21	Départ de l'un des enfants
29	22	Problème avec les beaux-parents
28	23	Succès personnel
26	24	Début ou fin d'emploi du conjoint
26	25	Début ou fin d'emploi
25	26	Modification des conditions de vie
24	27	Changements dans ses habitudes personnelles
23	28	Difficultés avec son patron
20	29	Modification des horaires et des conditions de travail
20	30	Changement de domicile
20	31	Changement d'école
19	32	Changement dans ses loisirs
19	33	Modification des activités religieuses
18	34	Modification des activités sociales
17	35	Hypothèque ou prêt inférieur à un an de salaire
16	36	Modification des habitudes de sommeil
15	37	Modification du nombre de réunions familiales
15	38	Modification des habitudes alimentaires
13	39	Vacances ou voyage
12	40	Noël
11	41	Infractions mineures à la loi

Adapté de Holmes and Rahe's Life Change Index ; *Journal of Psychosomatic Research*, 1967, Volume 11, pages 213–218, © Pergamon Press.

SIGNES ET SYMPTÔMES DE STRESS

Un grand nombre d'affections sont liées au stress. Certains signes et symptômes peuvent révéler des niveaux de stress trop élevés. La réaction varie selon les individus, mais si vous éprouvez fréquemment au moins quatre signes ou symptômes dans chacune des catégories ci-dessous, ou huit de manière irrégulière, vous avez probablement besoin de techniques de relaxation pour diminuer votre niveau de stress.

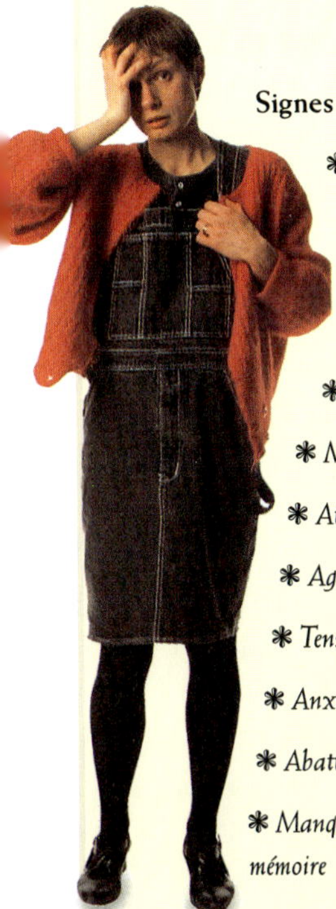

CI-DESSUS *Le manque de concentration révèle un stress.*

Signes émotionnels

- *Irritabilité et/ou surexcitation*
- *Sentiment de déprime*
- *Intolérance aux autres et/ou envers vous-même*
- *Agressivité et/ou colère*
- *Méfiance*
- *Attitude trop tatillonne*
- *Agitation et/ou impulsivité*
- *Tension*
- *Anxiété injustifiée*
- *Abattement*
- *Manque de concentration et/ou perte de mémoire*
- *Sentiment de frustration*
- *Sentiment de panique*
- *Cauchemars ou rêves agités*
- *Sentiment d'exclusion*
- *Indécision*
- *Pleurs fréquents*
- *Manque d'intérêt sexuel*
- *Sentiment de perte de contrôle*
- *Inquiétudes et/ou peurs irraisonnées*

Signes comportementaux

- *Augmentation de la consommation de tabac*
- *Augmentation de la consommation d'alcool*
- *Augmentation de la consommation de médicaments*
- *Multiplication des relations sexuelles occasionnelles*
- *Hyperphagie*
- *Obsession du régime alimentaire ou de l'utilisation de laxatifs*
- *Grincement de dents*
- *Tic oculaire*
- *Tapotements nerveux du pied ou des doigts*
- *Froncements de sourcils*
- *Tendance à se ronger les ongles*
- *Tendance à se gratter la tête ou à tripoter ses cheveux*
- *Tendance à marcher de long en large*
- *Préoccupation exagérée de l'heure*
- *Désintérêt pour son apparence physique*
- *Perte du sens de l'humour*
- *Léthargie accrue*
- *Tendance à avoir des accidents*
- *Difficultés à trouver le sommeil*
- *Difficultés à se rendormir*
- *Difficultés à se réveiller*

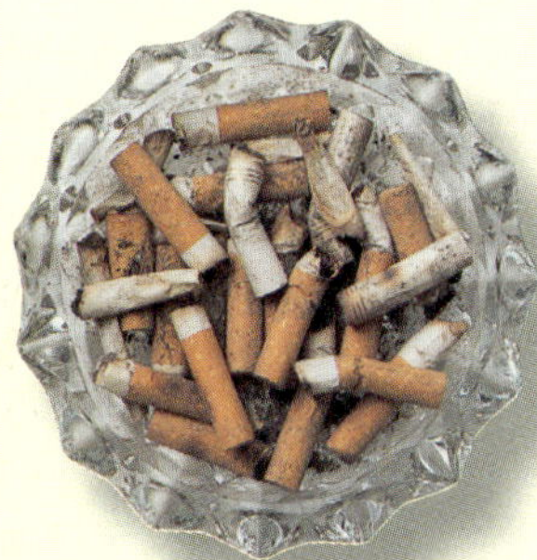

CI-DESSUS *Sous pression, on fume davantage.*

Signes physiques

- *Maux de tête*
- *Bouche et/ou gorge sèche*
- *Indigestion*
- *Nausées*
- *Trac*
- *Constipation*
- *Diarrhée*
- *Prise ou perte inhabituelle de poids*
- *Augmentation ou perte inhabituelle d'appétit*
- *Problèmes de peau – eczéma, urticaire, éruptions cutanées*
- *Ulcères*
- *Hypertension artérielle*
- *Palpitations*
- *Transpiration excessive et/ou sueurs froides*
- *Respiration rapide ou irrégulière*
- *Sensation d'oppression dans la poitrine*
- *Multiplication des allergies*
- *Rhumes ou refroidissements fréquents*
- *Tension prémenstruelle*
- *Impuissance ou frigidité*

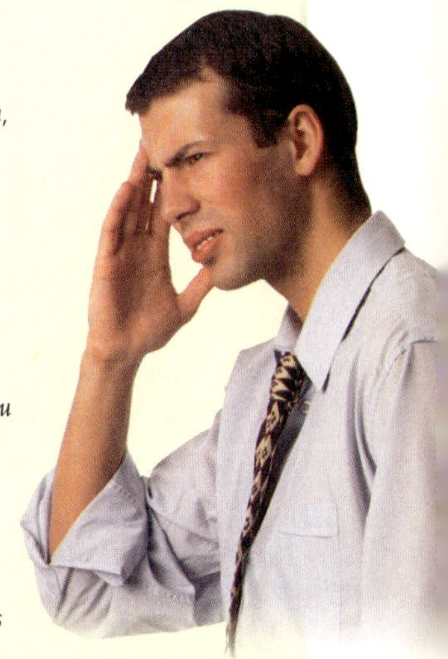

CI-DESSUS *Une tension dans l'organisme peut entraîner des maux de tête.*

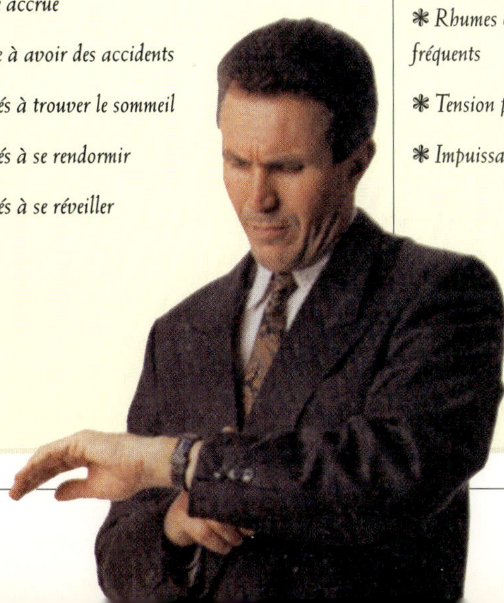

À GAUCHE *Vérifier l'heure de manière obsessionnelle est signe de tension excessive.*

UNE TECHNIQUE DE RELAXATION DE BASE

La « relaxation musculaire progressive » est utilisée de manières légèrement différentes dans la plupart des thérapies – d'ailleurs, dans nombre d'entre elles, comme la visualisation (*voir* pages 206–207) et la méditation (*voir* pages 60–63), la relaxation est un préliminaire essentiel. Quoi qu'il en soit, elle est facile à apprendre et à pratiquer chez soi.

Cet exercice consiste à contracter puis relâcher tour à tour chacun des grands groupes de muscles du corps, en commençant par les pieds pour finir avec le visage, afin de libérer la tension dans chacun d'entre eux. Certaines personnes éprouvent des difficultés à « laisser aller » leurs muscles – mais en persévérant, tout le monde y parvient.

Préliminaires

Cette technique exige de se concentrer sur soi, en faisant abstraction de son environnement immédiat. Aussi, choisissez un lieu où vous ne serez pas dérangé, et ce pendant au moins une heure. Les bruits de fond perturberaient l'atmosphère que vous aurez mis du temps à créer. Portez des vêtements lâches et confortables, et assurez-vous que vous n'aurez pas froid aux pieds – prévoyez, au besoin, une paire de chaussettes. Installez-vous dans une pièce bien chauffée, à l'éclairage tamisé. Allongez-vous sur le dos sur un lit ferme ou un tapis de sol. Placez un petit oreiller sous votre tête – certaines personnes coincent aussi un coussin sous leurs genoux. Vous pouvez laisser reposer vos bras le long du corps ou les croiser sur le ventre, selon ce qui vous semble le plus confortable.

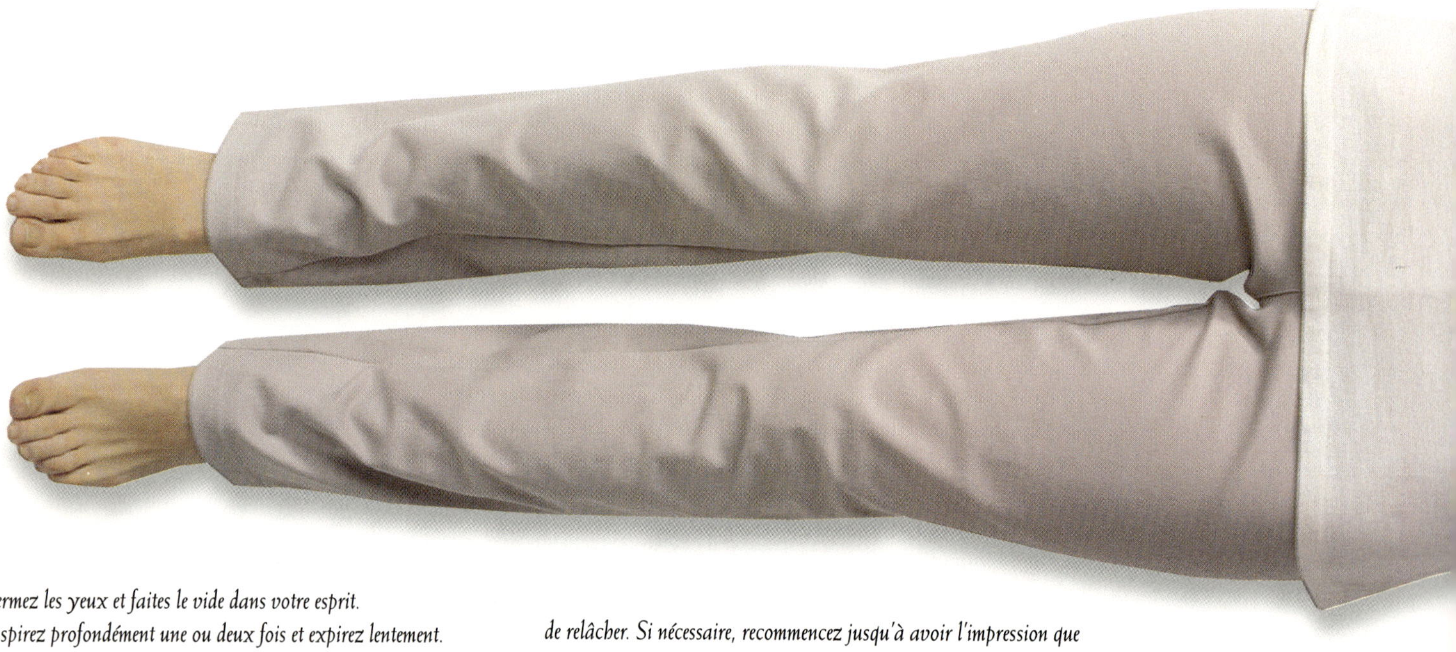

1 *Fermez les yeux et faites le vide dans votre esprit. Inspirez profondément une ou deux fois et expirez lentement. Détendez-vous et laissez-vous aller.*

2 *En commençant par le pied droit, recroquevillez les orteils et contractez l'ensemble du pied. Comptez jusqu'à 10, puis relâchez. Recommencez jusqu'à ce que vos pieds soient chauds et bien détendus.*

3 *Contractez les muscles du mollet de la jambe droite ; comptez jusqu'à 10 et relâchez. Recommencez jusqu'à ce que votre jambe vous paraisse lourde et détendue.*

4 *Continuez en remontant jusqu'à la cuisse droite. Les grands muscles de la cuisse sont parfois tendus. Une relaxation complète de la cuisse vous demandera peut-être un peu plus de temps.*

5 *Passez à la jambe gauche et répétez les étapes deux à quatre. Vos deux jambes sont-elles complètement détendues ? Si ce n'est pas le cas, contractez-les ensemble et tenez le plus longtemps possible avant de relâcher. Si nécessaire, recommencez jusqu'à avoir l'impression que vos jambes sont si lourdes que vous ne pouvez plus les bouger.*

6 *Contractez le plus possible les muscles des fesses, comptez jusqu'à 10, puis relâchez. Faites de même avec les abdominaux. Vous devez avoir l'impression de vous enfoncer dans le matelas ou le tapis.*

7 *Inspirez profondément et régulièrement trois fois, afin de faire travailler les muscles du thorax et d'augmenter le niveau d'oxygène dans le sang, puis expirez lentement : chassez l'air avec un soupir et imaginez que ce soupir emporte toute votre tension mentale.*

8 *En commençant par votre bras droit, crispez fortement le poing, comptez jusqu'à 10 puis relâchez. Répétez jusqu'à ce que votre main vous semble chaude et relâchée. Continuez en remontant (comme pour la jambe) jusqu'à l'avant-bras, puis jusqu'au bras. Faites de même avec le bras gauche, puis, si nécessaire, contractez les deux ensemble en suivant les indications de l'étape cinq.*

PRÉCAUTION

■ Durant les derniers mois d'une grossesse, évitez de vous allonger à plat sur le dos ; cette technique peut également se pratiquer le corps légèrement tourné sur le côté.

Il vous faudra peut-être du temps pour maîtriser la technique – armez-vous de patience. À mesure que vous prendrez conscience du processus de relaxation, vous découvrirez que vous pouvez, à tout instant, détendre le groupe de muscles de votre choix. À ce stade, même sans contracter vos muscles au préalable, vous serez capable de les « laisser aller » à volonté, quand et où vous le voudrez. Ceci vous aidera à rester calme et détendu, même en situation stressante. Néanmoins, il faut rester à l'écoute de son corps, afin de localiser avec précision la tension et de détecter le moment où elle s'amorce. Par exemple, si vous vous apercevez que vous êtes tendu lorsque vous conduisez, faites un effort pour vous « relâcher » et pour sentir la tension disparaître. Arrêtez-vous, décrispez les mains sur le volant et laissez-vous aller au fond de votre siège – vous pourrez ainsi vous éclaircir l'esprit, tout en évacuant la tension des bras et des épaules.

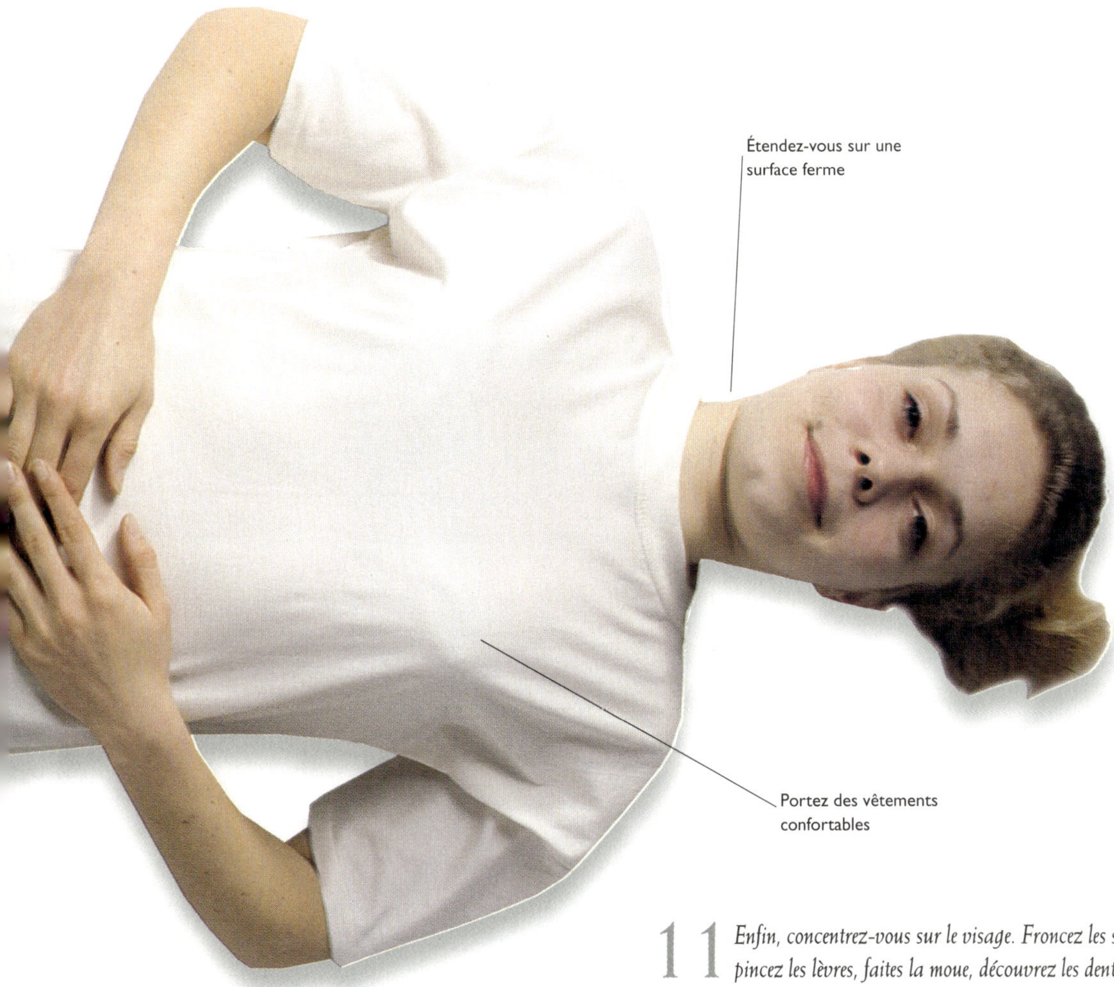

9 Une grande partie de la tension corporelle s'accumule dans les muscles des épaules et du cou. Leur relaxation demande donc davantage de temps et de concentration. Montez les épaules vers le plafond, tenez cette position le plus longtemps possible, puis relâchez. Haussez les épaules vers les oreilles (toujours en restant allongé), maintenez cette position, puis relâchez. Répétez ces mouvements autant de fois que nécessaire, jusqu'à ce que vos épaules soient lourdes et détendues.

10 Balancez la tête de droite à gauche pour détendre les muscles du cou – c'est le poids de la tête qui effectue presque tout le travail.

11 Enfin, concentrez-vous sur le visage. Froncez les sourcils, pincez les lèvres, faites la moue, découvrez les dents, souriez – autrement dit, faites des grimaces. Tenez chaque « grimace » pendant quelques secondes, puis relâchez.

12 Effectuez quelques respirations profondes en imaginant que chaque expiration emporte toutes les tensions qui restent. Répétez-vous « je me sens de plus en plus détendu ». Sentez votre corps s'enfoncer dans le lit ou le sol.

13 À ce stade, vous aurez probablement sommeil. Reposez-vous pendant environ 15 minutes. Ce quart d'heure écoulé, ne sautez pas sur vos pieds pour courir dans tous les sens, mais donnez-vous le temps de vous réveiller, étirez-vous comme un chat et secouez vos membres avant de vous lever et de reprendre votre activité.

LE POINT DE VUE DE LA MÉDECINE CLASSIQUE

Les médecins reconnaissent que la relaxation est un facteur de prévention essentiel et indispensable, et que de nombreuses affections sont provoquées ou favorisées par un stress excessif. Cependant, ils ont tendance à penser que les raisons psychologiques qui empêchent le patient de se relaxer doivent également être prises en compte. Mais, pressés par le temps, peu de médecins abordent cette question lors d'une consultation, même s'ils pressentent que le stress est l'une des causes du problème – bien souvent, ils se contentent de conseiller à leurs patients de se détendre davantage ou de prendre des vacances. De plus en plus d'employeurs encouragent cependant leur personnel à suivre des stages de gestion du stress. Si la plupart des médecins conventionnels admettent les bienfaits de la relaxation, ils restent sceptiques quant à certaines thérapies qui ne sont pas cautionnées par des études scientifiques et prétendent y conduire.

RELAXATION EXPRESS

Trouvez un coin tranquille où vous ne serez pas dérangé. Faites abstraction de ce qui vous entoure, respirez profondément deux ou trois fois et laissez-vous complètement aller. Reposez-vous un court instant, puis revenez à vous. En effectuant ainsi une pause de quelques minutes chaque jour, vous empêchez le stress de s'accumuler et de s'accroître.

LORSQUE LA GOUTTE FAIT DÉBORDER LE VASE

Nous possédons tous un seuil critique au-delà duquel le niveau de stress devient déstabilisant. Lorsque ce seuil est dépassé, une affection physique ou psychologique, ou les deux à la fois, peut se manifester. Écoutez les conseils de votre entourage et essayez de repérer vos limites. Consultez votre médecin et envisagez une psychothérapie (*voir* pages 188–195). Pour comprendre le fonctionnement des techniques de relaxation, il est important de savoir ce qu'est le stress et comment il agit (*voir* encadré page suivante). La relaxation n'est pas seulement un état physique, mais également un état mental : lorsque l'esprit retrouve calme et sérénité, le corps se détend.

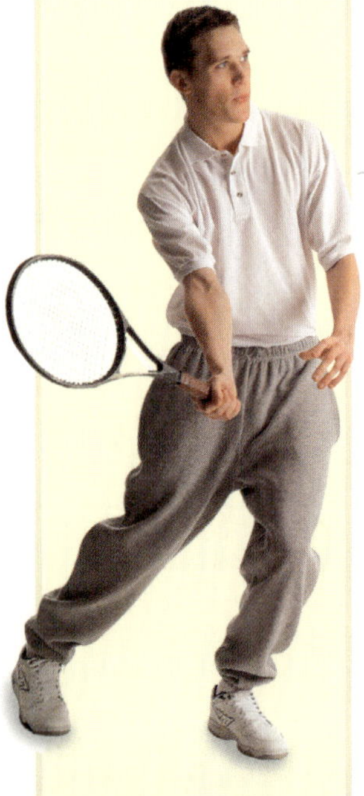

CI-DESSUS *Une activité physique régulière contribue à combattre les effets d'une vie stressante.*

AUTRES MOYENS DE COMBATTRE LE STRESS

Il existe d'autres moyens de se détendre et de réduire le stress. À chacun sa méthode. Certains ont besoin de se dépenser physiquement, tandis que d'autres se ressourcent dans la solitude et le calme. La plupart des gens savent ce qui leur correspond, mais en situation stressante, nous avons tendance à renoncer à l'activité physique et à « faire une pause » jusqu'à ce que la crise passe. Or une crise en suit souvent une autre et l'effet physiologique du stress perdure, se développant progressivement dans l'organisme jusqu'à bousculer l'équilibre nécessaire à la santé. Voici quelques conseils pratiques pour éviter le stress et se détendre lorsqu'il est impossible de faire des exercices de relaxation.

Faites de l'exercice

Comme nous l'avons vu précédemment, le stress mental ou physique modifie l'équilibre chimique de l'organisme pour le préparer à l'action. N'importe quel type d'exercice peut susciter cette préparation physiologique et permettre au corps de retrouver l'homéostasie. Marchez d'un pas rapide, jouez au squash, allez courir, faites de la bicyclette, de la natation ou de l'équitation, ou encore du roller. Si vous devez rester chez vous, mettez de la musique et dansez, jardinez ou faites le ménage, mais dépensez-vous.

Tenez-vous droit

Une personne tendue se tient souvent de manière un peu raide, les épaules voûtées, la mâchoire crispée et les poings fermés. Quelqu'un de déprimé et d'angoissé a tendance à rentrer les épaules, à pencher la tête vers l'avant et à arrondir le dos. Dans les deux cas, les signes de stress sautent aux yeux. Avec le temps, ces postures deviennent habituelles, sont ressenties comme « normales » et il est difficile de revenir en arrière. Désaxés, les muscles sont soit trop étirés, soit trop contractés, ce qui aggrave la tension et amorce un cercle vicieux : le stress mental génère une tension physique et inversement.

Certaines techniques spécifiques améliorent la posture, dont la technique Alexander (*voir* pages 146–153), l'ostéopathie (*voir* pages 106–115) et l'approche Trager (*voir* page 154). Renseignez-vous et choisissez celle qui vous correspond le mieux – comme pour toutes les thérapies abordées dans cet ouvrage, l'essentiel est de trouver celle avec laquelle vous êtes le plus à l'aise. C'est important, car une bonne posture réduit la tension musculaire, tout en procurant un bien-être psychologique qui se reflète dans votre attitude envers l'extérieur.

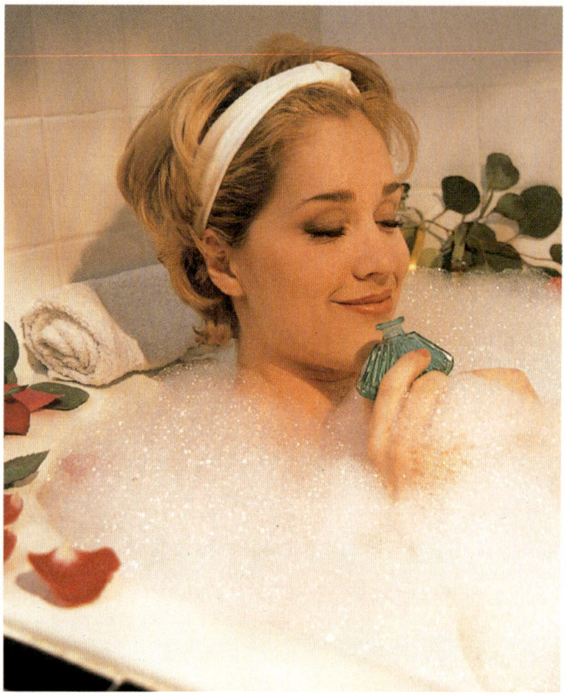

CI-DESSUS *Un bain chaud soulage le stress et les tensions de la journée.*

Accordez-vous une pause

Dans la mesure du possible, réservez-vous chaque semaine, des moments privilégiés, et ce quel que soit votre style de vie. N'attendez pas que les autres vous suggèrent de faire une pause : tant que vous donnez l'illusion de gérer votre temps, votre entourage ne prendra pas conscience de votre stress. Prenez le temps de vous occuper de vous et de faire ce que bon vous semble : vous faire masser (*voir* pages 96–105), plonger dans un bain chaud parfumé aux huiles essentielles (*voir* page 104), bouquiner, rendre visite à un(e) ami(e) – pourvu que cela vous fasse du bien.

Riez

Instinctivement, nous savons tous que le rire évacue la tension, à la fois en nous et chez ceux qui nous entourent. Les recherches ont révélé que cette intuition est fondée et, aujourd'hui, les thérapeutes en tiennent compte – à cette fin, certains hôpitaux et hospices programment des spectacles de comédie. Faites à nouveau une place au rire dans votre vie – constituez-vous une réserve de vidéos comiques, fréquentez des personnes drôles, prenez les choses avec humour !

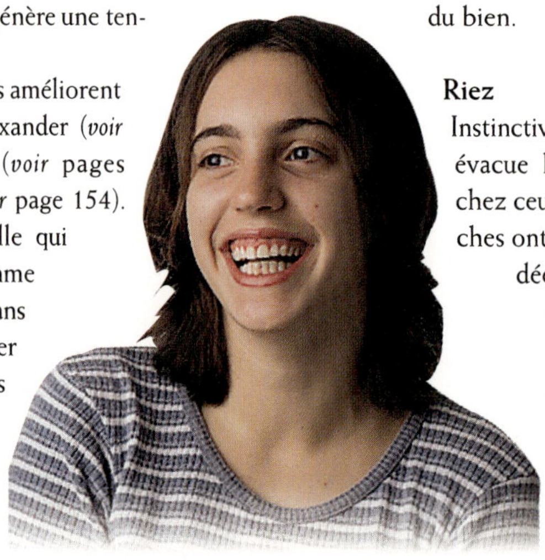

CI-DESSUS *Le rire est un excellent anti-stress.*

Apprenez à dire « non »

Nous aimons tous faire plaisir à notre entourage, quitte parfois à prendre sur nous. Forcez-vous à dire non, que ce soit à votre patron, à vos amis, à votre partenaire ou à vos enfants. De toute façon, quelqu'un d'épuisé et d'amer ne peut rien offrir de bon. En revanche, on respecte toujours quelqu'un qui sait ce qu'il veut et qui fait preuve de volonté et de fermeté de caractère.

Stimulez votre esprit

Beaucoup de tâches professionnelles sont souvent sans intérêt, entraînant stress et frustration. Si vous ne pouvez pas changer de travail, efforcez-vous d'occuper vos loisirs de manière enrichissante. Commencez une activité sportive ou artistique, sollicitez votre esprit en suivant un cours du soir ou investissez-vous dans une association de quartier. Un emploi ennuyeux et répétitif peut vous laisser épuisé à la fin de la journée, avec pour seule envie celle de vous affaler devant la télévision. Or cela ne remplace pas une véritable relaxation et, à long terme, cela n'empêchera pas le stress de s'accumuler.

Essayez d'oublier les soucis inutiles

Tout le monde s'inquiète, même si chacun sait que cela ne sert à rien. Tirez les leçons du passé et essayez de ne pas vous faire trop de soucis quant à l'avenir. Au contraire, faites des projets, en recourant éventuellement aux techniques de visualisation, puis laissez les choses advenir. Être sans cesse préoccupé aggrave le stress, perturbe le sommeil, provoque l'apparition de rides et rend timoré et grincheux. Pour y remédier, classez ce que vous avez à faire par ordre de priorité. Commencez par le plus important : laisser de côté un problème non résolu ou une tâche inachevée est souvent plus stressant que de les affronter.

Si la situation ne peut être améliorée et que l'issue vous échappe, efforcez-vous de l'accepter et de l'assumer. Essayez la méditation (*voir* pages 60–63), le yoga (*voir* pages 52–59) ou une psychothérapie (*voir* pages 188–195).

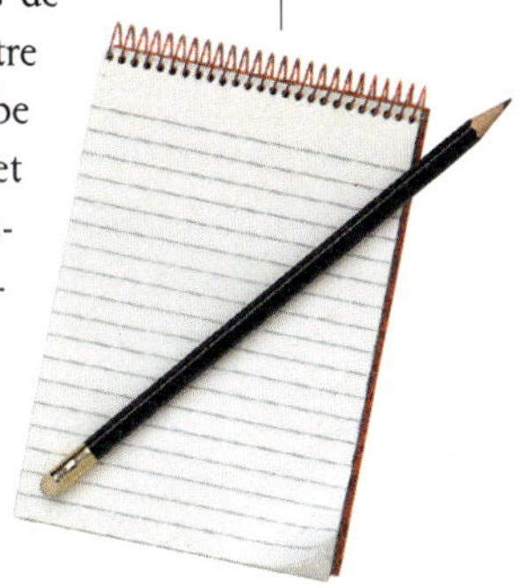

CI-DESSUS *Dresser la liste des tâches à effectuer aide à lutter contre l'inquiétude permanente.*

Faites l'amour

Une relation physique épanouissante évacue merveilleusement la tension et le stress. Se sentir désiré est à la fois stimulant et relaxant.

Adoptez un animal de compagnie

Bon nombre d'études ont montré que le fait de s'occuper d'un animal, notamment d'un chien, atténue les symptômes de stress. Caresser un chien ou un chat fait baisser la pression artérielle et le nombre de pulsations cardiaques. Si vous avez déjà un petit compagnon, consacrez-lui encore plus d'attention.

LES MÉCANISMES DU STRESS

- Une menace est perçue par le cerveau.
- Le corps libère des hormones qui accélèrent le rythme cardiaque et respiratoire, augmentent la pression artérielle et accroissent l'apport d'énergie aux muscles.
- Le cerveau est à présent en alerte ; le corps est prêt à entreprendre une action décisive, avec une efficacité maximale.

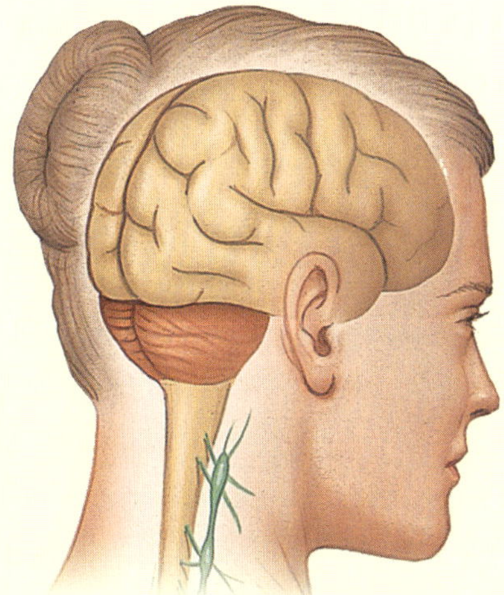

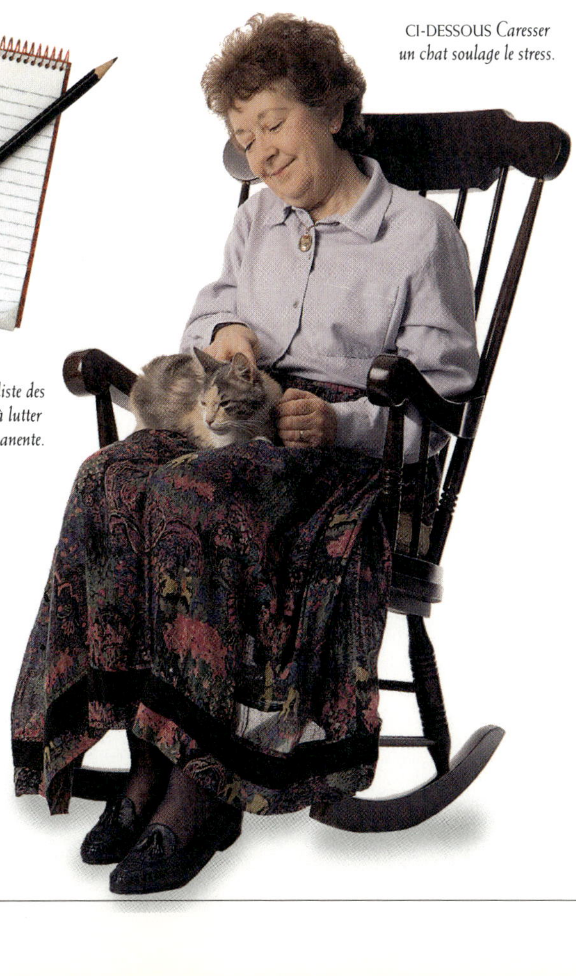

CI-DESSOUS *Caresser un chat soulage le stress.*

CHAMP THÉRAPEUTIQUE

Savoir se relaxer est essentiel pour rester en bonne santé : s'il n'est pas évacué, le stress peut provoquer des affections ou favoriser leur apparition. La relaxation n'est pas seulement préventive, mais aussi bénéfique dans le traitement de nombreux troubles, car elle améliore la qualité de la vie et renforce le système immunitaire. C'est un aspect important de beaucoup de traitements. Par exemple, un article publié en 1985 dans le magazine américain *Psychological Reports* affirme que la relaxation diminue de 30 % la fréquence des crises chez les épileptiques, tandis que le *British Journal of Psychiatry* constatait, en 1986, que la relaxation aide les patients souffrant d'anxiété.

ACNÉ *VOIR* P. 276
ANGINE *VOIR* P. 304
ANXIÉTÉ *VOIR* PP. 265–257
ARTHRITE *VOIR* PP. 346–347
ASTHME *VOIR* PP. 294–295
BRONCHITE *VOIR* P. 299
DÉPRESSION *VOIR* P. 261
DIARRHÉE *VOIR* P. 312
DOULEURS DE L'ACCOUCHEMENT *VOIR* P. 328
GASTROENTÉRITE *VOIR* P. 309
LARYNGITE *VOIR* P. 292
MAUX DE TÊTE *VOIR* PP. 268–269
MÉNOPAUSE *VOIR* PP. 330–331
MIGRAINE *VOIR* P. 269
NAUSÉE ET VOMISSEMENTS *VOIR* P. 308
PALPITATIONS *VOIR* P. 307
PEUR DU DENTISTE *VOIR* P. 286
PHOBIES *VOIR* P. 260
STÉRILITÉ *VOIR* P. 324
STRESS *VOIR* PP. 262–263
TROUBLES DE LA GROSSESSE *VOIR* PP. 326–327
TROUBLES DU SOMMEIL *VOIR* P. 264
V.I.H. ET SIDA *VOIR* PP. 340–341

LES TECHNIQUES DE RESPIRATION

LE POINT DE VUE DE LA MÉDECINE CLASSIQUE

Les médecins reconnaissent que la relaxation et une respiration correcte contribuent à combattre le stress et à soulager, entre autres, les troubles respiratoires. Toutefois, ils ne considèrent pas ces techniques comme thérapeutiques, même si une bonne respiration complète de manière efficace un traitement classique contre certaines maladies comme l'asthme, ou des troubles d'origine psychologique, comme les crises d'angoisse.

Si la médecine occidentale ne reconnaît ni le concept de « force de vie », ni celui de méridiens, elle admet le bien-fondé des techniques de respiration enseignées par les systèmes thérapeutiques orientaux.

Dans la médecine orientale traditionnelle comme dans la médecine occidentale classique, avoir une bonne respiration est d'une importance primordiale. Pour la première, c'est la « force de vie » que l'on inspire et que l'on expire ; pour la seconde, une bonne respiration permet d'optimiser à la fois l'apport d'oxygène dans le sang et l'évacuation du dioxyde de carbone. Peu de gens respirent correctement – profondément, lentement et calmement – mais il ne tient qu'à nous d'apprendre à bien respirer et d'en faire une habitude.

En temps normal, nous respirons sans y penser : c'est un automatisme, qui ne demande aucun contrôle conscient. Cependant, si nous le souhaitons, nous pouvons maîtriser ce processus. Cette possibilité est connue et exploitée par les médecins et guérisseurs orientaux depuis la nuit des temps. Ils considèrent qu'une respiration correcte et maîtrisée est vitale pour la santé, car, disent-ils, le souffle est le pont qui relie le corps à l'extérieur. Ils croient aussi que le monde, dans sa globalité – l'homme y compris –, est constitué d'une « force de vie », appelée, selon les systèmes thérapeutiques, « Prana », « Chi », « Qi », ou encore « Ki » : une énergie subtile et invisible, constituée d'ondes et de minuscules particules qui non seulement forment tous les corps, mais peuvent aussi les modifier. Lorsque nous respirons correctement, nous inspirons et expirons cette énergie, qui circule librement et entretient la santé physique et mentale. Dans le cas contraire, l'énergie de la vie stagne – et la maladie s'insinue. Aujourd'hui encore, la médecine orientale repose sur cette philosophie (*voir* Acupuncture, pages 20–31, Shiatsu, pages 32–37 ; Ayurvéda, pages 78–85).

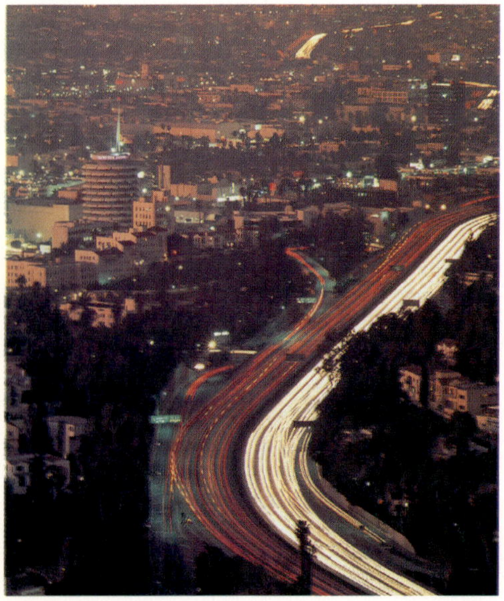

CI-DESSUS *L'air pollué des villes peut affecter la respiration.*

Le point de vue occidental

En Occident, c'est une approche toute différente qui prévaut. Les sages, chamans et sorciers de jadis avaient certainement conscience du rôle de la respiration dans la transe, la résistance physique et la santé, mais leurs techniques n'ont pas survécu à l'essor de la médecine classique. Il fallut attendre le milieu du XXe siècle, où l'on découvrit qu'une respiration correcte et profonde contribuait à combattre le stress pour que les techniques respiratoires reviennent à l'honneur. Si peu de médecins occidentaux croient au principe de la « force de vie », ils admettent volontiers qu'une bonne respiration apaise le corps et l'esprit, tandis qu'un souffle court et rapide accroît les symptômes du stress. En conséquence, de nombreux hôpitaux incluent aujourd'hui les techniques de respiration dans le traitement des problèmes respiratoires, le traitement du stress ou la préparation à l'accouchement.

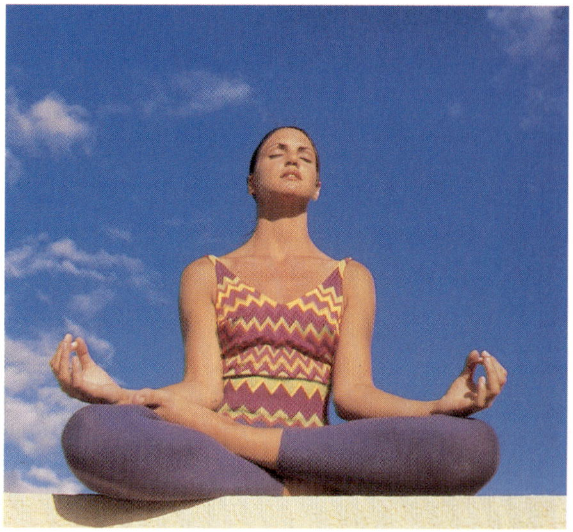

CI-DESSUS *Dans les techniques de méditation actuelles, on retrouve les principes de respiration orientaux.*

Le fait que la médecine occidentale et les méthodes thérapeutiques orientales se rejoignent sur ce point – même si le consensus porte sur les effets d'une bonne respiration plutôt que sur son mécanisme – revêt une signification particulière dans notre monde moderne : en effet, l'air extrêmement pollué des grandes villes est pauvre en oxygène et en ions négatifs (*voir* Ionisation, page 171).

LA PHYSIOLOGIE DU SOUFFLE

L'oxygène est le carburant de la vie. Il fournit l'énergie nécessaire à toute activité humaine, du métabolisme de chaque cellule à la contraction des muscles. En respirant nous puisons dans l'air (composé approximativement de 20 % d'oxygène et 80 % d'azote) l'oxygène nécessaire à l'organisme, avant de rejeter du dioxyde de carbone, résidu de cette absorption. Or l'organisme n'a pas de réserves d'oxygène, excepté en très faible quantité dans les muscles : nous devons donc nous approvisionner en permanence.

LES MÉCANISMES DE LA RESPIRATION

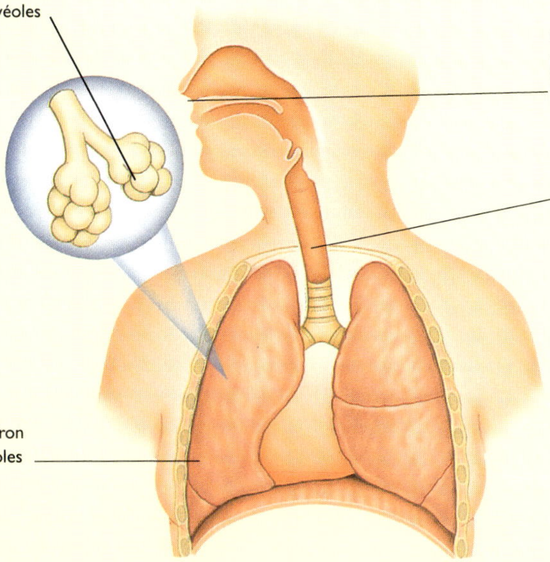

CI-DESSUS *Une bonne respiration est vitale pour notre bien-être.*

LES EFFETS D'UNE MAUVAISE RESPIRATION

Lorsque vous respirez calmement et profondément, les poumons s'emplissent d'air à chaque inspiration pour assurer au corps une quantité d'oxygène suffisante. Toutefois, la plupart des gens n'utilisent que la moitié de leur capacité pulmonaire, en n'alimentant que les lobes supérieurs. Aussi les alvéoles manquent-elles d'oxygène frais, ce qui se répercute sur la quantité d'oxygène véhiculée dans le sang, puis sur la quantité de dioxyde de carbone exhalé. Sous l'influence du stress ou de l'anxiété, la respiration devient courte et rapide – c'est l'hyperventilation. À long terme, le sang perd trop de dioxyde de carbone et son acidité baisse. Ceci a des conséquences sur les nerfs et les muscles, provoquant palpitations, pertes de connaissance, crises de panique, fatigue générale, maux de tête et tension musculaire.

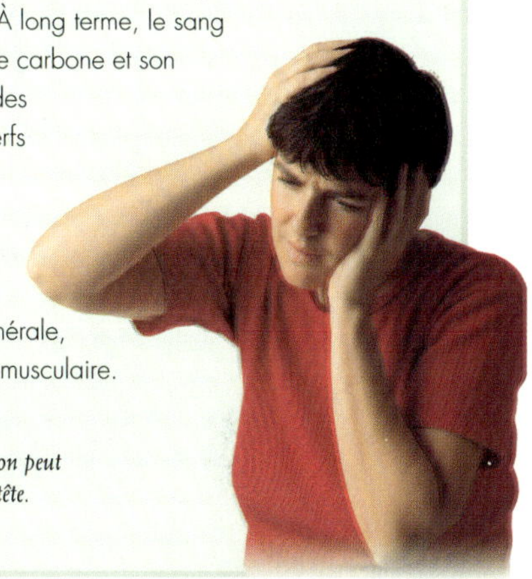

À DROITE *L'hyperventilation peut provoquer des maux de tête.*

Quand on inspire, l'air est acheminé dans les poumons par des canaux de taille décroissante – la trachée, les bronches et les bronchioles –, pour aboutir à de tout petits sacs, les alvéoles. Celles-ci, au nombre de 3 millions environ dans les poumons, sont constituées de parois très fines entourées de petits vaisseaux sanguins, les capillaires. L'oxygène traverse les parois et pénètre les capillaires, avant d'être récupéré par une substance chimique, l'hémoglobine, contenue dans les cellules rouges du sang. Dans le même temps, le dioxyde de carbone libéré par l'hémoglobine traverse les alvéoles pour être expulsé hors des poumons lors de l'expiration.

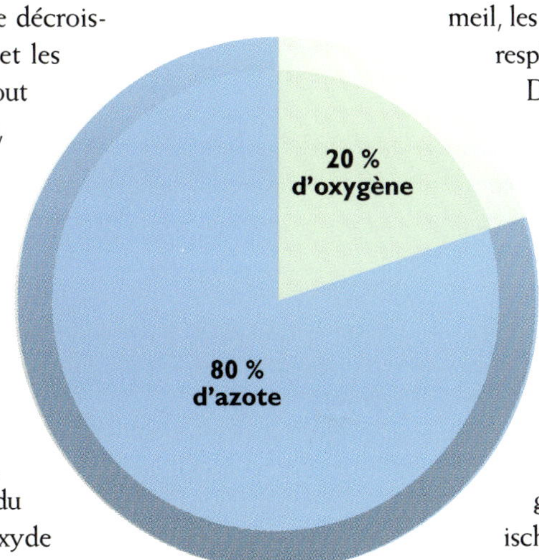

CI-DESSUS *L'air que nous respirons est composé approximativement de 20 % d'oxygène et de 80 % d'azote.*

Un apport en oxygène bien régulé

La respiration est un processus automatique et les niveaux d'oxygène et de dioxyde de carbone sont maintenus constants grâce à un système de régulation complexe. Mais les besoins de l'organisme évoluent en fonction des circonstances : par exemple, si vous courez pour attraper le bus, les muscles ont besoin de plus d'oxygène et produisent plus de dioxyde de carbone ; par conséquent, la respiration s'accélère. En revanche, pendant le sommeil, les besoins en oxygène diminuent et la respiration se ralentit.

D'autres éléments peuvent perturber ce système, provoquant soit une insuffisance d'oxygène dans le sang – hypoxie –, soit un excès de dioxyde de carbone. L'hypoxie est parfois liée à des facteurs extérieurs, comme l'altitude où l'oxygène se raréfie, ou à des troubles internes comme l'anémie qui se traduit par une quantité insuffisante d'hémoglobine dans le sang ; l'hypoxie ischémique est due quant à elle à une mauvaise circulation ou à une défaillance cardiaque. Une mauvaise respiration peut également entraîner une hypoxie, même s'il s'agit alors d'une forme mineure. Mais quelle que soit la gravité de l'hypoxie, le résultat est que le sang ne véhicule plus suffisamment d'oxygène aux organes. Les conséquences varient selon le degré d'hypoxie. Dans les cas les plus graves, des lésions peuvent affecter le foie, les reins, le cœur et le cerveau, qui meurt s'il est privé d'oxygène plus de quelques minutes. Même une hypoxie légère, due à une respiration incorrecte, peut détériorer l'organisme (*voir* encadré ci-dessus).

PRÉCAUTIONS

- Les asthmatiques doivent éviter les techniques de respiration comprenant des inhalations de vapeur, ou les utiliser avec prudence.
- Les asthmatiques doivent garder en permanence leurs médicaments sur eux, en cas d'urgence.

COMMENT RESPIRER CORRECTEMENT ?

Une bonne respiration permet de solliciter la totalité des poumons, et non uniquement les lobes supérieurs. C'est la respiration « abdominale » ou « diaphragmatique ». Les poumons sont enchâssés dans la cage thoracique, entre la colonne vertébrale et le sternum. Ils sont situés au-dessus d'un muscle large et mince, le diaphragme, qui sépare le thorax de l'abdomen. Lorsqu'on respire correctement, c'est ce muscle – aidé des muscles intercostaux – qui se contracte pour repousser la paroi thoracique, permettant aux poumons de se gonfler pour aspirer l'air. Lorsque le diaphragme et les muscles intercostaux se relâchent, ils retrouvent leur position antérieure, entraînant un léger affaissement du thorax et l'expulsion de l'air hors des poumons. En se contractant, le diaphragme s'abaisse et l'abdomen se soulève ; lorsqu'il se relâche, c'est le phénomène inverse qui se produit.

Lorsqu'on ne respire pas correctement, le diaphragme n'intervient pas autant qu'il le devrait et l'inspiration s'effectue principalement grâce aux muscles intercostaux situés entre les côtes supérieures. Néanmoins, il n'est pas difficile de se rééduquer et de prendre l'habitude de respirer en sollicitant le diaphragme. Pour acquérir cette technique, vous devriez y consacrer une quinzaine de minutes tous les jours. Répétez les exercices expliqués ci-dessous jusqu'à ce qu'ils deviennent une seconde nature, et jusqu'à ce que vous puissiez conserver cette technique de respiration quelle que soit votre activité ou votre situation.

CRISES DE PANIQUE

Une crise de panique est un brusque sentiment d'anxiété extrême. Il est normal que le corps se prépare à combattre ou à fuir (*voir* pages 158–165) en accélérant les battements cardiaques et la respiration, mais, lors d'une crise de panique, ceux-ci augmentent au-delà de la normale et la respiration devient très superficielle et rapide. Il en résulte une hyperventilation : les poumons exhalent une trop grande quantité de dioxyde de carbone et l'acidité du sang diminue. Conséquences : pertes de connaissance, palpitations, tension musculaire et, parfois, torpeur.

En cas d'urgence, respirez lentement et profondément dans un sac en papier recouvrant la bouche et le nez, pour faire augmenter le taux de dioxyde de carbone dans le sang et atténuer les symptômes. À long terme, les techniques de relaxation (*voir* pages 158–165) peuvent faire baisser la fréquence et la durée des crises, et la thérapie comportementale cognitive (*voir* pages 198–199) constitue un traitement de fond souvent efficace.

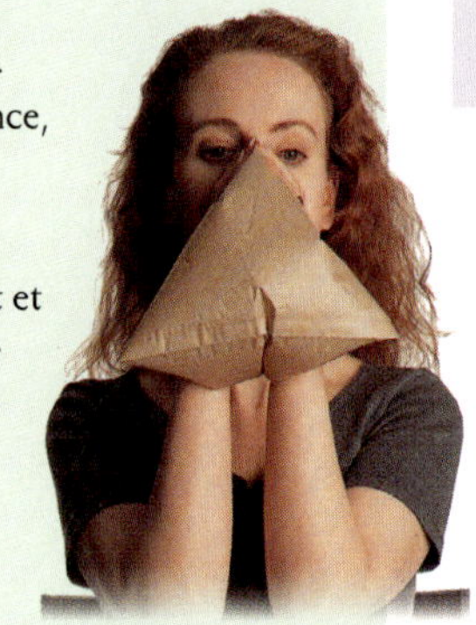

CI-DESSUS *Respirer dans un sac en papier peut aider à surmonter la crise de panique.*

MISE EN GARDE

Si vous êtes pris de vertiges et d'étourdissements lorsque vous respirez profondément, arrêtez-vous un instant et respirez calmement – c'est une réaction courante à l'afflux exceptionnel d'oxygène dans le cerveau et les autres organes.

APPRENDRE À BIEN RESPIRER EN POSITION ALLONGÉE

Allongez-vous sur un lit bien ferme ou un tapis de sol, dans des vêtements confortables et amples à la taille. Détendez-vous le plus possible ; choisissez pour cela une pièce où vous ne serez pas dérangé.

1 *Placez vos deux mains à plat en bas des côtes, les doigts se rejoignant presque au milieu.*

2 *Inspirez profondément par le nez, en visualisant l'air qui pénètre dans les poumons, situés sous vos doigts : si vous respirez correctement, vos doigts se soulèvent en s'écartant, l'abdomen se gonfle, mais les épaules restent immobiles. Retenez votre souffle en comptant jusqu'à sept.*

3 *Relâchez le souffle en comptant jusqu'à dix – cela ne demande aucun effort musculaire et il n'est pas nécessaire de pousser l'air hors des poumons. Les doigts et l'abdomen retrouvent leur position de départ.*

4 *Répétez cette séquence trois fois avant de reprendre votre respiration naturelle pendant quelques minutes. Puis reprenez la séquence – mais pas plus de deux fois de suite.*

Les mains reposent sur les côtes

Les épaules doivent rester immobiles

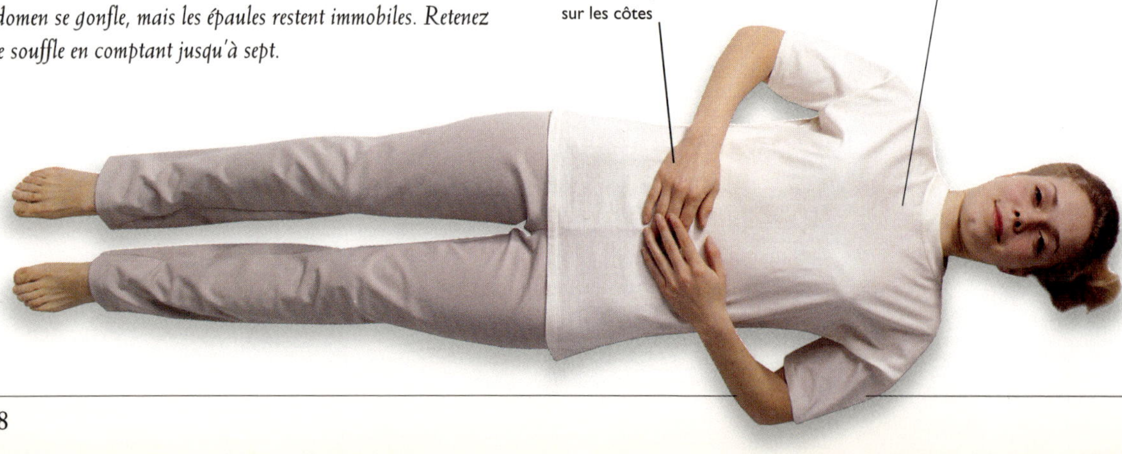

BIEN RESPIRER EN POSITION ASSISE

Une fois l'art de la respiration abdominale acquis en position allongée, passez à la position assise. À la maison ou au bureau, une bonne respiration permet de bénéficier d'un regain d'énergie pendant la journée et de retrouver son calme en situation stressante.

Apprendre à respirer profondément et calmement en position assise se révèle bénéfique pour les personnes qui travaillent toute la journée devant un bureau, et en particulier pour celles qui souffrent d'asthme : une bonne respiration permet de réduire à la fois l'intensité et la fréquence des crises. Si tel est votre cas, exercez-vous à pratiquer la technique décrite ci-dessous. Lorsque vous l'aurez assimilée, répétez l'exercice à califourchon sur la chaise, en plaçant vos bras derrière le dossier. Enfin, essayez de vous détendre et de mettre cette technique en pratique dès que vous sentez votre thorax se contracter ou une crise venir.

Asseyez-vous confortablement sur une chaise à dossier droit, la colonne vertébrale droite et bien soutenue. Desserrez votre ceinture si vous en portez une.

1 Détendez vos épaules et posez vos mains sur les genoux. Si vos épaules sont tendues, remontez-les vers les oreilles en les contractant le plus possible, comptez jusqu'à cinq, puis relâchez complètement.

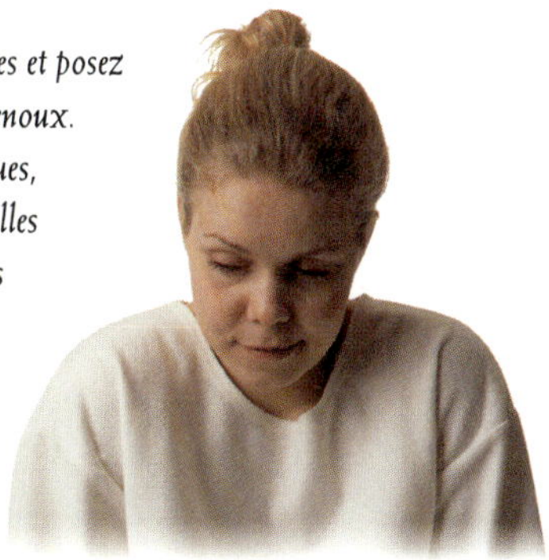

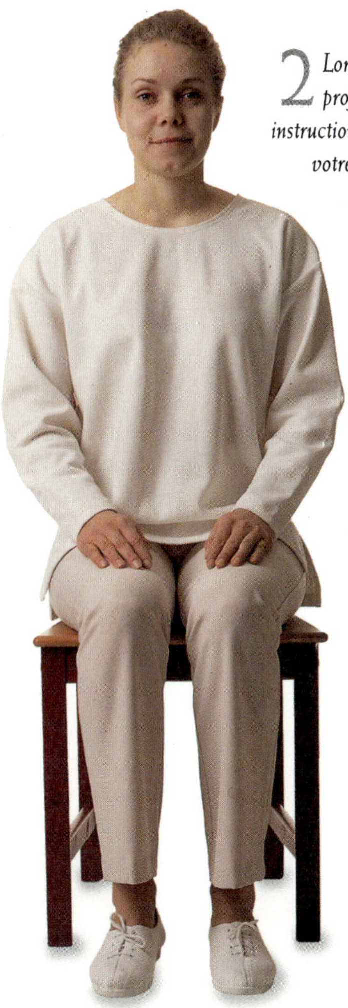

2 Lorsque vous êtes prêt, inspirez profondément en suivant les instructions de la page précédente. Sentez votre diaphragme se soulever et votre ventre se gonfler. Concentrez-vous sur l'air emplissant les lobes inférieurs de chaque poumon – les épaules doivent rester immobiles.

3 Si, en respirant, vos épaules bougent, placez les mains en bas de la cage thoracique, comme pour l'exercice précédent, afin de vérifier que le souffle part de l'abdomen.

4 Répétez l'exercice plusieurs fois, jusqu'à ce que le mouvement devienne une habitude que vous pourrez pratiquer n'importe où. Puis essayez d'exécuter la même séquence en position debout.

BIEN RESPIRER EN POSITION DEBOUT

Apprendre à bien respirer en marchant est important pour le bien-être général et la santé.

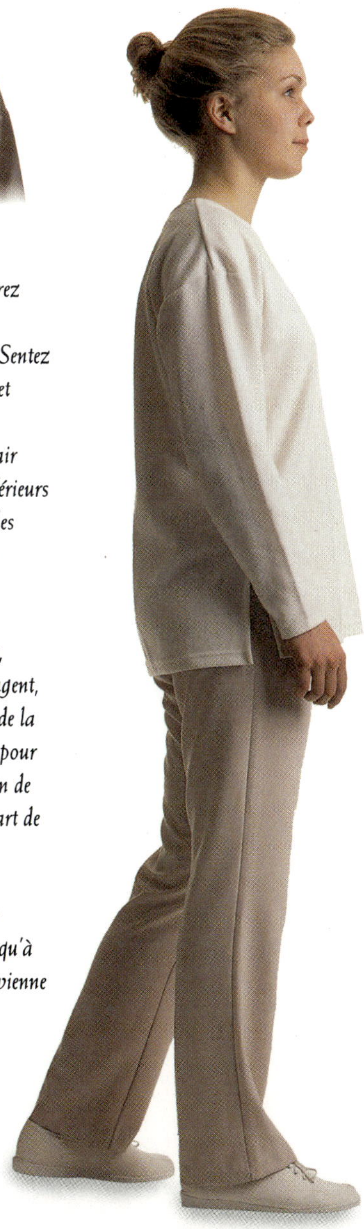

1 Marchez d'un pas régulier en balançant légèrement les bras de chaque côté.

2 Inspirez profondément – comme nous l'avons décrit précédemment – en effectuant environ quatre pas. Puis retenez votre souffle pendant deux pas et expirez sur les quatre pas suivants. Si cet exercice vous semble difficile, commencez avec une séquence deux-un-deux, puis augmentez progressivement le nombre de pas.

3 Répétez la séquence quatre fois, puis reprenez une respiration normale. Répétez la séquence plusieurs fois tout en marchant.

EXPIRATION FORCÉE

❧ De temps en temps – après une période prolongée en position assise dans les transports ou en voiture, par exemple –, il est bon de débarrasser nos poumons de tout l'air pollué qu'ils contiennent. Lorsque nous respirons normalement, il y a toujours de l'air qui reste dans les poumons, notamment dans les lobes inférieurs. Pour fonctionner efficacement, les alvéoles doivent se remplir et se vider à fond régulièrement.

❧ Inspirez profondément par le nez, jusqu'à ce que vos poumons semblent prêts à éclater. À ce stade, contractez les abdominaux en expirant par le nez.

❧ Essayez de vider complètement vos poumons – vous aurez peut-être à forcer un peu sur les abdominaux. Ne contractez pas les épaules ni les muscles de la cage thoracique, pour ne pas resserrer les bronchioles et entraver le flux régulier de l'air s'échappant des alvéoles.

LES TECHNIQUES DE RESPIRATION ORIENTALES

Si les guérisseurs orientaux estiment qu'il est important de bien respirer, ils pensent aussi que l'air possède des propriétés thérapeutiques intrinsèques. Leurs thérapies se fondent sur l'inspiration de la « force de vie » – « Qi » (ou « Chi ») en Chine (*voir* Acupuncture, pages 20–28), ou « Ki » au Japon (*voir* Respiration hara, Do-in, page 38) – et sur la visualisation (*voir* Visualisation, pages 214–217) de l'air pénétrant dans les poumons et circulant à travers le corps – en particulier dans la zone atteinte. Puis, en expirant, le sujet visualise l'expulsion de la maladie par le souffle et sa dissolution dans l'atmosphère.

En Inde, la force de vie est désignée par le terme « Prana » ; la respiration du Soleil et de la Lune, ou respiration « Prana », est pratiquée par les yogis (*voir* pages 52–59). La technique consiste tout simplement à s'asseoir les jambes croisées dans un endroit tranquille et à pincer les deux narines à l'aide du pouce et de l'index droits. Libérez la narine droite et inspirez profondément. Retenez votre souffle pendant une durée égale à celle de l'inspiration, puis pincez la narine droite et expirez par la narine gauche, pendant le même laps de temps. Continuez en inversant l'opération. Une fois l'exercice assimilé, essayez de retenir votre souffle plus longtemps, et d'expirer plus lentement, jusqu'à tenir deux fois plus longtemps que l'inspiration.

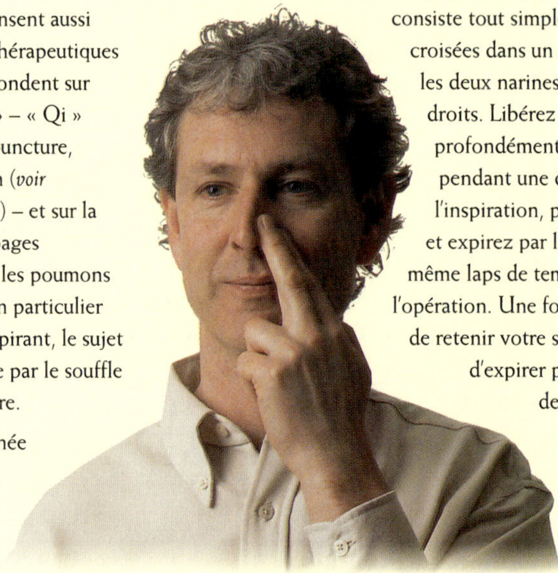

À GAUCHE *Les techniques orientales sont considérées comme thérapeutiques et relaxantes.*

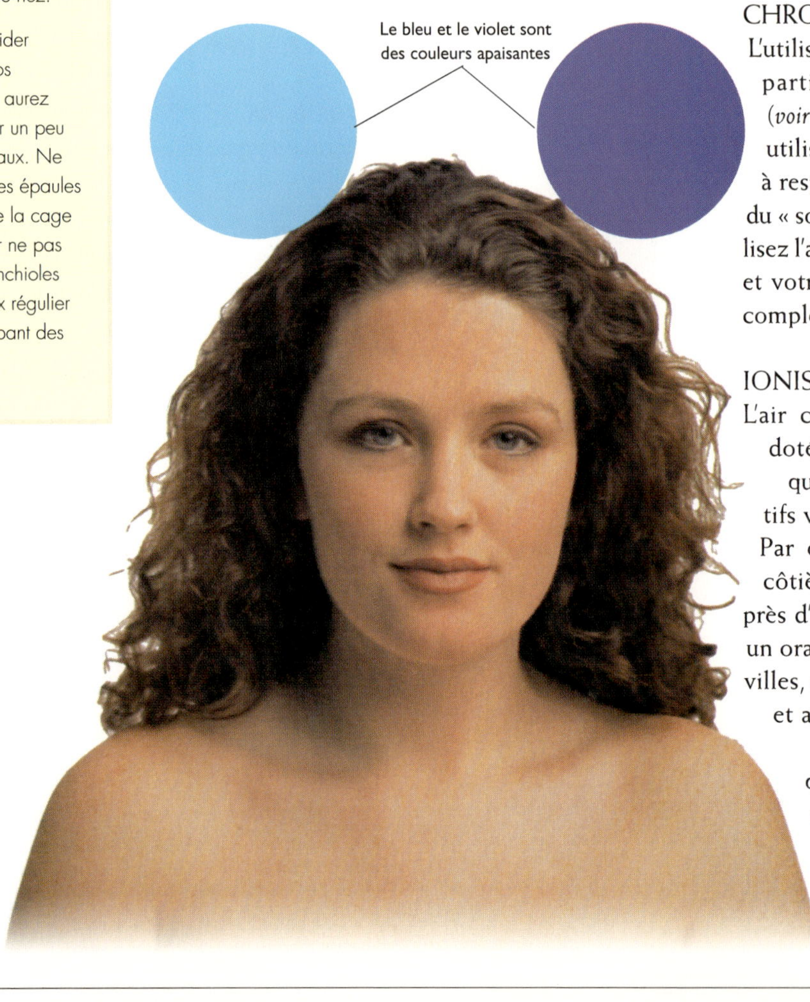

CHROMORESPIRATION

L'utilisation thérapeutique des couleurs a toujours fait partie intégrante de la médecine ayurvédique (*voir* pages 78–85). L'une de ses méthodes, également utilisée par les chromothérapeutes actuels, consiste à respirer profondément en respectant les principes du « souffle de vie » décrits ci-dessus. Ce faisant, visualisez l'afflux d'une couleur bénéfique dans vos poumons et votre corps. Puis expirez en visualisant sa couleur complémentaire.

IONISATION

L'air contient des particules électriques, les ions, dotées d'une charge positive ou négative. Leur quantité et le pourcentage d'ions négatifs et positifs varient d'une région à l'autre et selon le climat. Par exemple, les zones rurales, montagneuses et côtières, ainsi que l'air à proximité de l'eau vive – près d'une chute d'eau ou d'un torrent, ou bien après un orage – recèlent davantage d'ions négatifs que les villes, où ils ne survivent pas à la pollution, à la fumée et au chauffage central.

Au début du XXᵉ siècle, des études ont révélé que la proportion d'ions négatifs et positifs contenus dans l'atmosphère affecte l'humeur et la stabilité psychologique. Lorsque l'air est riche en ions positifs, nous devenons irritables et tendus, nous éprouvons des difficultés à nous concentrer, nous souffrons de céphalées, de malaises et de léthargie. (Le taux de criminalité, ainsi que la demande d'assistance médicale augmentent à l'apparition des vents secs et chauds, riches en ions positifs – tel le sharav en Israël et le sirocco en Afrique du Nord). En revanche, une atmosphère chargée d'ions négatifs nous insuffle optimisme et énergie. Les ions négatifs contribuent également à traiter les brûlures et certains problèmes de peau, comme l'eczéma, ainsi qu'à soulager la dépression, l'anxiété, les maux de tête et les problèmes respiratoires. Il existe aujourd'hui des « ioniseurs », qui libèrent des ions négatifs tout en chassant les agents polluants. Ces appareils – du petit dispositif portable pour la maison et la voiture aux installations de bureaux – sont disponibles dans les magasins de produits naturels et les centres de santé. Nombre d'hôpitaux et de locaux professionnels en sont désormais équipés.

Cependant, même sans ioniseur, vous pouvez faire augmenter le taux d'ions négatifs et diminuer celui d'ions positifs sous votre toit. Placez des récipients remplis d'eau à côté des radiateurs ou des climatiseurs pour humidifier l'atmosphère, ou achetez un humidificateur – et essayez d'utiliser les appareils de chauffage le moins souvent possible. Ouvrez toutes vos fenêtres après une averse pour laisser pénétrer les ions négatifs. Si vous vous sentez irritable ou tendu, ou si vous souffrez de maux de tête, prenez une douche prolongée en respirant profondément.

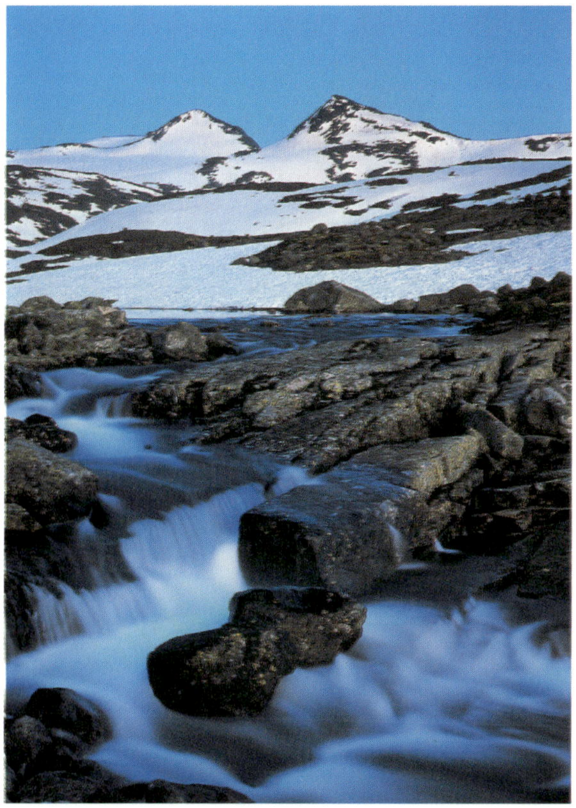

CI-DESSUS *Près de l'eau vive, l'air est chargé d'ions négatifs.*

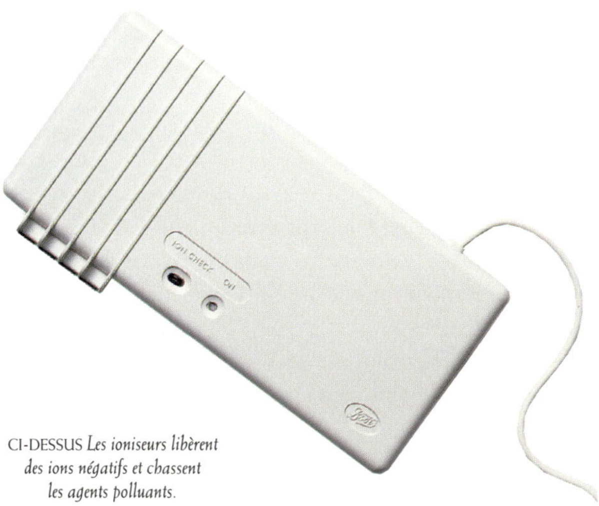

CI-DESSUS *Les ioniseurs libèrent des ions négatifs et chassent les agents polluants.*

CI-DESSOUS *Un air chargé d'ions positifs peut être à l'origine de difficultés de concentration.*

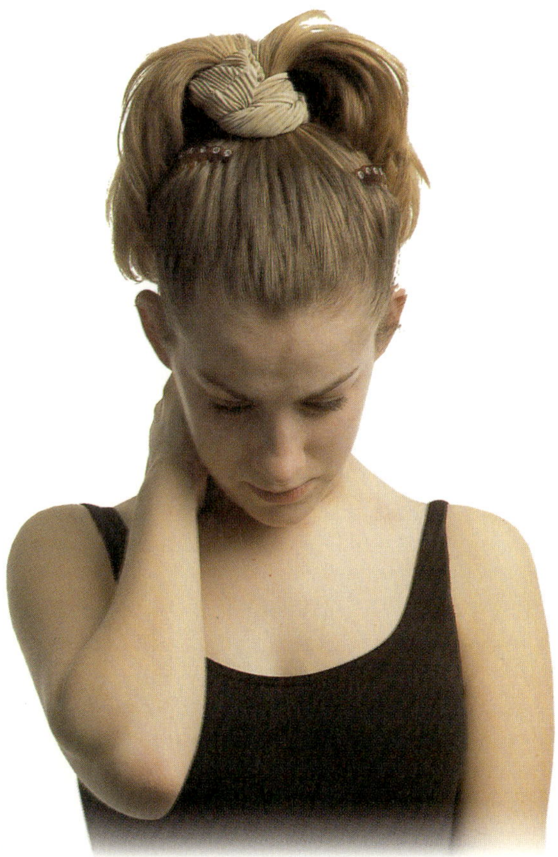

CHAMP THÉRAPEUTIQUE

La capacité à respirer correctement et profondément, à l'aide des deux poumons, procure à l'organisme des bienfaits physiques et mentaux. Ceci est particulièrement important si vous souffrez de troubles liés au stress – crises de panique et hypertension – ou de problèmes respiratoires – bronchite et asthme. Un air riche en ions négatifs peut avoir une incidence positive sur l'humeur et l'énergie, ainsi que sur les problèmes dermatologiques et psychologiques.

Les guérisseurs orientaux et les chromothérapeutes pensent également que l'air possède des vertus thérapeutiques intrinsèques et que les techniques de respiration, ainsi qu'une respiration correcte, peuvent contribuer au traitement de certains troubles.

ACNÉ *VOIR* P. 276
ACOUPHÈNES *VOIR* P. 281
ARTHRITE *VOIR* PP. 346–347
ASTHME *VOIR* PP. 294–295
BRONCHITE *VOIR* P. 299
DIABÈTE *VOIR* PP. 336–337
ÉTOURDISSEMENTS *VOIR* P. 271
ÉVANOUISSEMENTS *VOIR* P. 270
HOQUET *VOIR* P. 301
HYPERTENSION ARTÉRIELLE *VOIR* P. 302
HYPERVENTILATION *VOIR* P. 301
MAUX DE TÊTE *VOIR* PP. 268–269
MIGRAINE *VOIR* P. 269
NAUSÉE ET VOMISSEMENTS *VOIR* P. 308
PHOBIES *VOIR* P. 260
STÉRILITÉ *VOIR* P. 324
STRESS *VOIR* PP. 262–263
TOUX *VOIR* P. 297
TROUBLES DU SOMMEIL *VOIR* P. 264

L'HYDROTHÉRAPIE

LES CURES D'EAU SALÉE

Si l'eau de mer profite à certains, elle se révéla fatale au poète écossais Robert Burns. En 1796, alors âgé de 37 ans, il consulta pour surmenage et excès alimentaire. On lui prescrivit deux heures quotidiennes d'immersion jusqu'aux aisselles dans les eaux gelées du Solway Firth. Il mourut peu après, emporté par une fièvre rhumatismale.

Les vertus thérapeutiques de l'eau (en usage interne ou externe, froide ou chaude, sous forme liquide, à l'état de vapeur ou de glace) sont connues depuis des millénaires – outre des lieux de rencontre sociale, les thermes romains étaient de véritables centres de santé. Aujourd'hui considérée comme traitement à part entière, l'hydrothérapie reste pourtant méconnue dans nombre de pays. En France et en Allemagne, en revanche, elle jouit d'une grande popularité et est comprise dans les programmes de santé publique et les traitements préconisés par les compagnies d'assurances. Par sa nature même, l'hydrothérapie peut aisément se pratiquer chez soi. Bains, saunas, bains bouillonnants, ou simples compresses sont autant de moyens de profiter des bienfaits de l'eau.

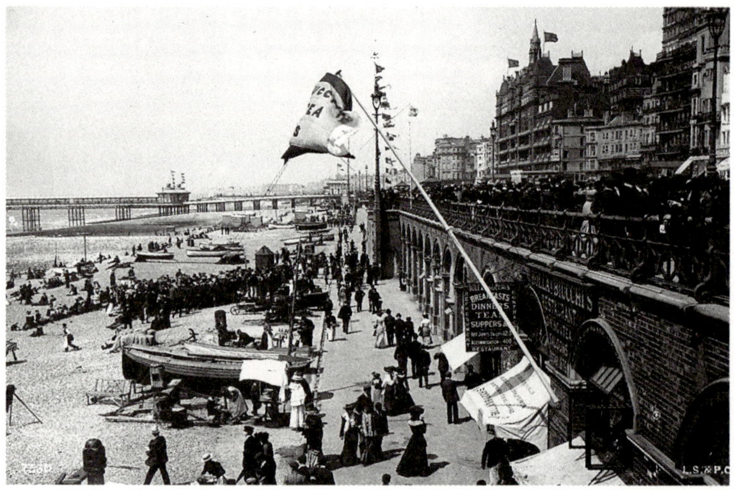

CI-DESSUS *Situé en bord de mer, Brighton devint une station balnéaire à la mode.*

Si le terme « hydrothérapie » date du XIXe siècle, le principe est connu depuis l'Antiquité. Les Grecs anciens pensaient que l'eau possédait des vertus thérapeutiques et préventives, tandis que les Romains firent du bain un rituel quotidien grâce aux thermes alimentés par des sources naturelles. En 23 av. J.-C., Antonius Musa, citoyen libre d'origine grecque et « père de l'hydrothérapie », fut exempté d'impôts et récompensé par de l'argent et un anneau d'or pour avoir guéri l'empereur Auguste de son affection au foie grâce à des bains froids. En fin de compte, on peut considérer les thermes romains, qui comprenaient salles de soins et de massage, bibliothèque et gymnase, et constituaient un lieu de rendez-vous de la société, comme les précurseurs de nos centres de loisirs, clubs de remise en forme et autres établissements de cure modernes.

Eau de mer et stations thermales

Populaires jusqu'au XVe siècle, les bains virent ensuite leur réputation chuter pendant des épidémies de syphilis et autres maladies que l'on croyait transmissibles par l'eau. Il fallut attendre le milieu du XVIIIe siècle pour que les vertus thérapeutiques de l'eau et en particulier de l'eau de mer, soient à nouveau à l'honneur. En 1754, dans le petit village britannique de Brighthelmstone, un certain docteur Richard Russell testa les bienfaits de l'eau de mer. Impressionné par les résultats, il rédigea un ouvrage intitulé *De l'utilisation de l'eau de mer contre les maladies des glandes* (*A Dissertation on the Uses of Sea Water in the Diseases of the Glands*). Le bourg, rebaptisé Brighton, attira rapidement les foules – et accéda au statut officiel de première station balnéaire sous le haut patronage de la royauté.

CI-DESSOUS *L'hydrothérapie peut apaiser les inflammations liées à l'arthrite.*

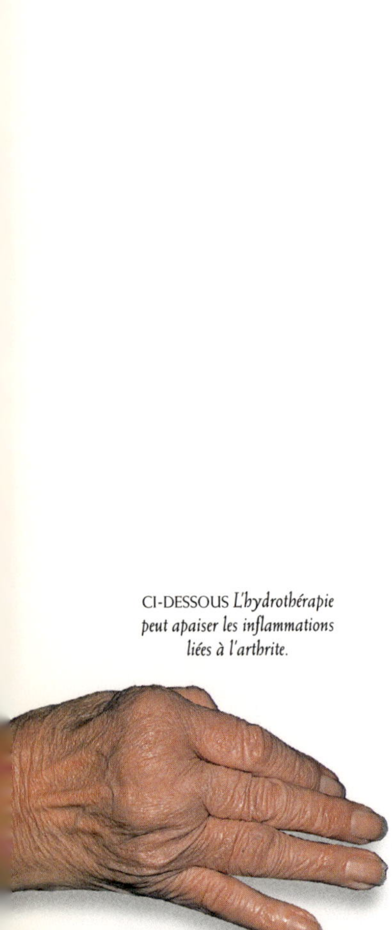

Des stations thermales fleurirent bientôt aux quatre coins de l'Europe, accueillant la bonne société, venue « prendre les eaux ». Soumises à une concurrence féroce, chaque ville vantait à outrance les vertus thérapeutiques de ses eaux.

Puis ce fut au tour de l'Amérique de succomber au « virus des eaux ». À la fin du XVIIIe siècle, Saratoga Springs, dans les montagnes de l'État de New York, devint grâce à ses sources chaudes la première station américaine à la mode. Cinquante ans plus tard, différents établissements médicaux avaient ouvert leurs portes dans les environs, dont le Remedial Institute, qui proposait divers traitements hydrothérapiques.

L'hydrothérapie contribue à soulager douleurs et inflammations, congestions et fièvre. Elle permet de réduire les spasmes musculaires et de détendre les muscles et les tissus mous, allégeant ainsi les raideurs articulaires et libérant les mouvements – elle est notamment recommandée dans le traitement de l'ostéo-arthrite et de l'arthrite rhumatoïde.

Cette thérapie exerce également des effets psychologiques considérables. En combattant le stress et en favorisant la relaxation, elle stimule la production d'antalgiques et d'antidépresseurs naturels (les endorphines), et procure un sentiment de bien-être.

LE FONCTIONNEMENT DE L'HYDROTHÉRAPIE

En dehors de ses vertus naturelles supposées, l'eau exerce un effet thérapeutique en fonction de sa température. L'eau chaude dilate les vaisseaux sanguins superficiels, stimule l'apport de sang vers la peau et les muscles, mais le réduit en direction des organes. Inversement, l'eau froide réduit l'afflux sanguin vers la peau, mais l'accélère en direction des organes et bloque les réactions chimiques qui provoquent l'inflammation.

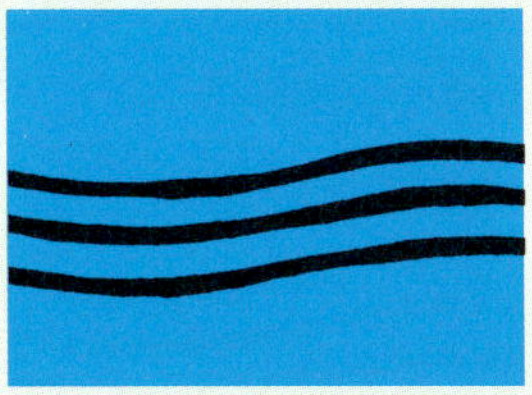

L'eau froide stimule.

L'eau chaude apaise et décontracte, tandis que l'eau froide donne un coup de fouet – toutes deux soulagent tensions et spasmes musculaires.

Une meilleure circulation renforce le système immunitaire, grâce auquel l'organisme combat maladies et infections. Elle accroît l'apport d'oxygène et autres nutriments aux cellules, qui en ont besoin pour fonctionner et réparer leurs lésions.

L'amélioration du système circulatoire stimule l'efficacité du système lymphatique et des glandes sudoripares qui permettent l'évacuation des déchets (produits par des réactions biochimiques) de l'organisme.

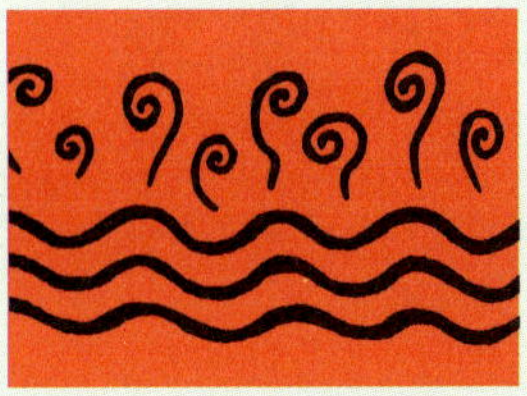

L'eau chaude apaise et détend.

PRIESSNITZ ET KNEIPP

Vincenz Priessnitz (1799–1851) découvrit qu'il pouvait soulager de nombreuses douleurs à l'aide de compresses froides. Comme sa réputation s'établissait, il ouvrit un centre d'hydrothérapie fondé sur des principes spartiates. Il proposait une vaste gamme de traitements pour le moins vigoureux, des compresses humides aux poches de glace abdominales, en passant par les douches glacées sur les parties génitales et la redoutable « lance à incendie » : les patients – ou victimes –, agrippés à une barre d'acier, recevaient un jet d'eau glacée lancé d'une hauteur de 6 m. Ce traitement, très apprécié de la haute société, attira à Gräfenberg de nombreux thérapeutes qui exportèrent par la suite les techniques de Priessnitz en Europe et aux États-Unis.

Le seul concurrent de Priessnitz était le père Sébastien Kneipp (1821–1897). À ses traitements d'hydrothérapie, moins barbares mais tout aussi efficaces, il associait un traitement à base de plantes médicinales. En dépit de la méfiance du corps médical, le père Sébastien attira une clientèle toujours plus nombreuse et enthousiaste. Le « kneipping » est encore pratiqué en Europe de nos jours.

L'HYDROTHÉRAPIE AUJOURD'HUI

L'émergence, à l'issue de la Première Guerre mondiale, d'une pratique médicale fondée sur la technologie entraîna la plupart des médecins à négliger les possibilités de l'hydrothérapie. Dans nombre de pays – France et Allemagne exceptées –, seuls les privilégiés fréquentant les centres de santé pouvaient bénéficier de ses bienfaits. Cependant, cette thérapie n'a jamais cessé de faire partie de l'arsenal des physiothérapeutes, notamment au sein d'unités hospitalières spécialisées. Peu à peu, elle acquit une importance primordiale en convalescence et en rééducation postopératoires, en permettant notamment d'effectuer des exercices impliquant la manipulation de charges. L'hydrothérapie fait aujourd'hui partie intégrante du traitement classique des troubles neurologiques, de la paralysie et d'affections comme la mucoviscidose et l'infirmité motrice cérébrale.

Depuis peu, l'hydrothérapie suscite un regain d'intérêt aux États-Unis et en Grande-Bretagne, à la faveur d'un engouement pour les systèmes alternatifs sans médication, et comme moyen de lutte contre le stress. En Europe continentale, elle n'a cessé d'être populaire et accessible à tous. L'hydrothérapie est souvent associée à la phytothérapie, notamment en France et en Allemagne.

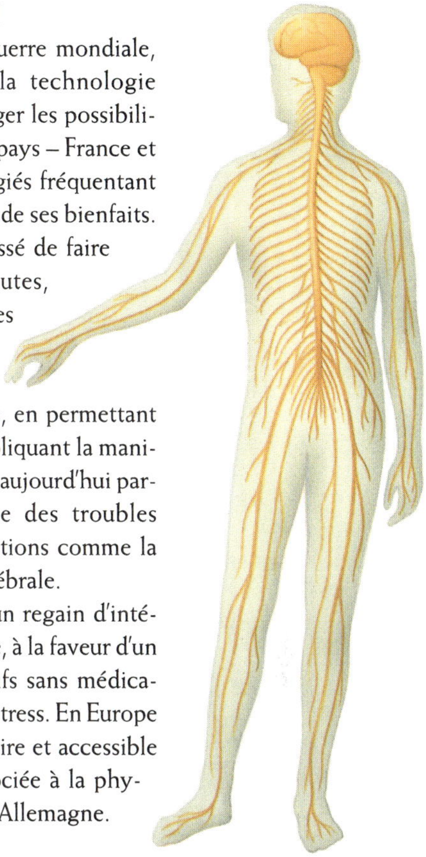

CI-DESSUS *L'hydrothérapie peut contribuer à traiter les troubles neurologiques.*

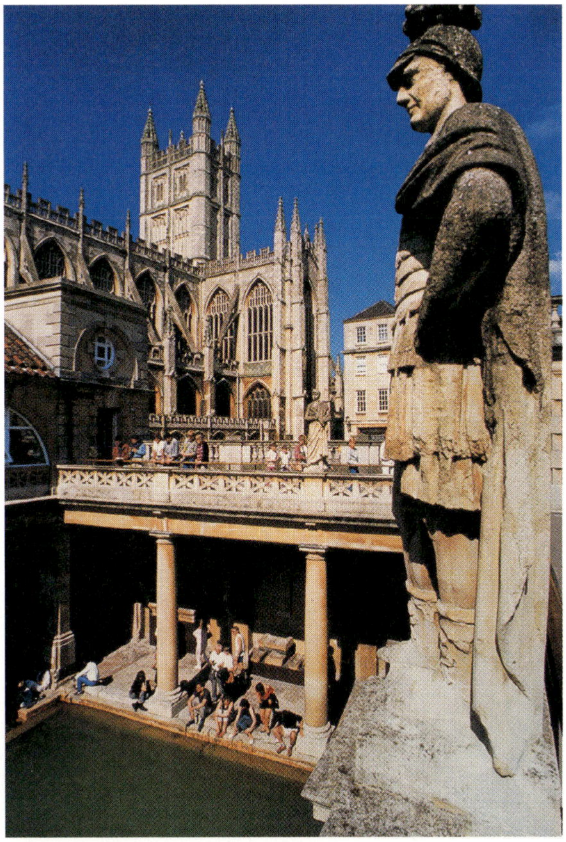

À GAUCHE *Les Romains développèrent toute une culture autour des thermes.*

LE POINT DE VUE DE LA MÉDECINE CLASSIQUE

Le corps médical a reconnu et démontré que l'hydrothérapie contribue au traitement de nombreuses affections, de l'arthrite aux varices, ainsi qu'à la rééducation physique. La plupart des grands hôpitaux sont dotés, au sein de leur service de physiothérapie, d'une piscine hydrothérapique, permettant d'effectuer des exercices impliquant la manipulation de charges pour soulager la tension musculaire et augmenter l'amplitude articulaire. On utilise également l'eau sous forme de poches de glace ou de compresses froides pour réduire l'inflammation et le gonflement, éliminer la douleur et décontracter les spasmes musculaires.

L'hydrothérapie est à la base des cures thermales pratiquées dans plus de 200 stations en France (600 000 curistes par an), ainsi qu'en Allemagne et en Italie, classées selon les propriétés de leurs eaux. Leur efficacité est démontrée dans douze domaines regroupant de nombreuses affections, et plus récemment dans la gestion du stress, la remise en forme et le sevrage tabagique. Les cures thermales sont remboursées par la Sécurité Sociale et les mutuelles.

MISE EN GARDE

L'hydrothérapie est parfois conseillée dans le traitement des plaies ouvertes et des lésions cutanées. Toutefois, il est impératif pour un patient souffrant d'une blessure à vif de ne pas recourir à des installations communes, en raison du risque d'infection croisée. En cas de doute, consultez votre médecin.

LES TECHNIQUES HYDROTHÉRAPIQUES

À chaque approche hydrothérapique correspond une technique, dont les principales sont exposées dans ce chapitre.

En général, les physiothérapeutes exerçant en médecine classique traitent des problèmes et des affections spécifiques. Ils prescrivent des exercices hydrothérapiques pour un problème donné (pour cette raison, ceux-ci ne sont pas évoqués ici), mais recourent également à la cryothérapie, aux bains de siège (souvent utilisés pour remédier à une mauvaise circulation dans les pieds), aux jets de grande puissance et aux compresses (certaines contenant de la boue, comme en thalassothérapie).

D'autres formes d'hydrothérapies, moins répandues, sont proposées dans les centres de santé, les établissements thermaux – dont l'objectif principal est la lutte contre le stress, la remise en forme et le bien-être général –, et autres cliniques, où les traitements reposent, en partie ou en totalité, sur des principes naturopathiques. (Le père Sébastien Kneipp, l'un des fondateurs de la naturopathie, était un ardent défenseur de l'hydrothérapie. Il est notamment célèbre pour s'être guéri de la tuberculose en s'immergeant dans le Danube).

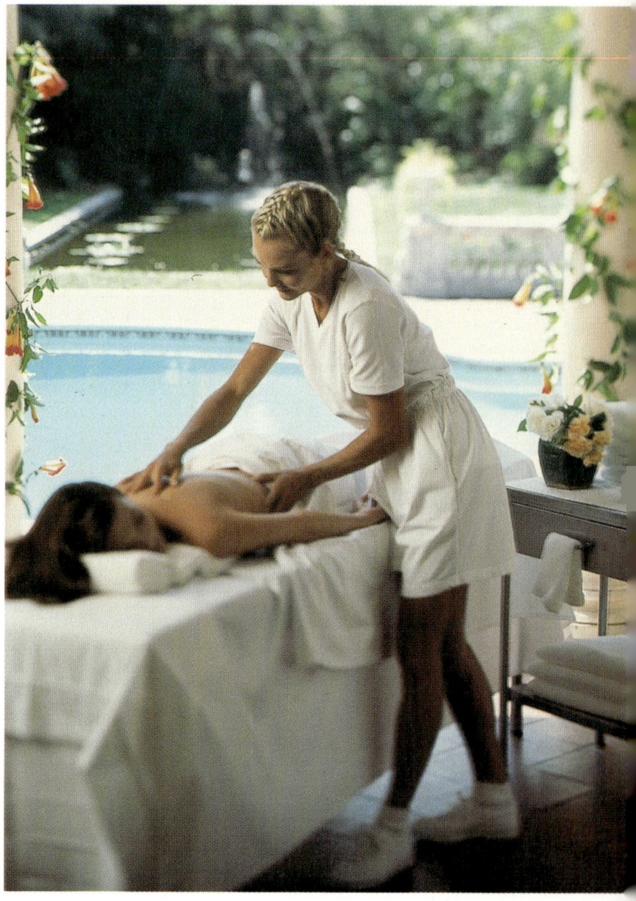

CI-DESSUS *La piscine fait partie intégrante des activités proposées par un centre de santé.*

La cryothérapie

L'utilisation thérapeutique de la glace ou de l'eau glacée, ou cryothérapie, fut inaugurée par Vincenz Priessnitz, dont les méthodes quelque peu brutales n'ont heureusement plus cours. La cryothérapie vise à insensibiliser la peau et les tissus sous-cutanés des zones atteintes de lésions structurelles – une foulure, par exemple. Elle comprend des massages avec de la glace, l'application de compresses froides, ainsi que des bains et des jets d'eau froide.

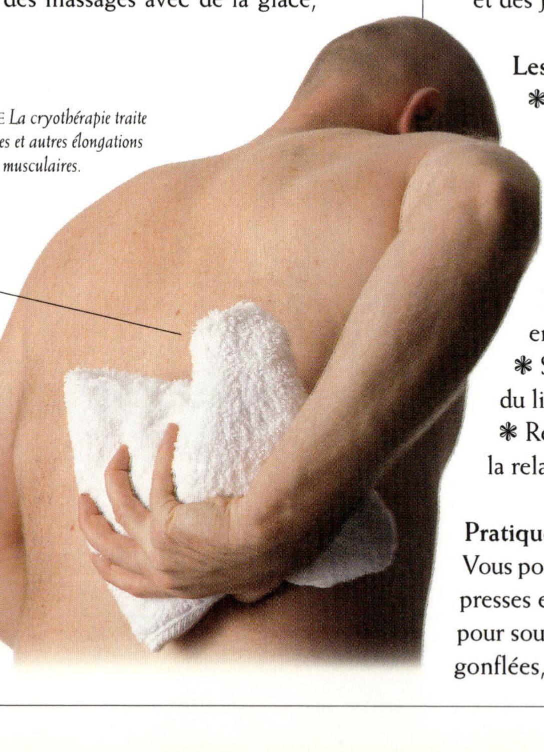

À DROITE *La cryothérapie traite les foulures et autres élongations musculaires.*

Les bienfaits de la cryothérapie

- Soulage temporairement la douleur en ralentissant la transmission des impulsions nerveuses. Peut remédier à une perte de mobilité due à une douleur et accroître l'amplitude des mouvements.
- Apaise l'inflammation en resserrant les capillaires sanguins, notamment en cas de gonflement post-traumatique.
- Stimule l'évacuation de la lymphe et du liquide des tissus.
- Réduit les spasmes musculaires et favorise la relaxation.

Pratique autonome

Vous pouvez vous procurer vaporisateurs de gel, compresses et autres poches de froid en pharmacie, mais, pour soulager les zones douloureuses, enflammées ou gonflées, un glaçon fait aussi bien l'affaire – passez un

LES BAINS DE SIÈGE À LA MAISON

Rien de plus facile que d'effectuer un bain de siège chez soi, à l'aide d'une bassine pour y tremper les pieds. Placez la bassine soit dans la baignoire, sur un petit support en plastique, soit à côté de la baignoire, sur un tabouret. La seule difficulté consiste à remplir alternativement la baignoire et la bassine d'eau chaude et froide. Plus pratique, le bain de pieds chaud ou froid contribue à améliorer le retour veineux et à réduire le gonflement des chevilles.

peu d'huile sur la peau avant d'y frotter le glaçon, pour éviter une réaction au froid. En cas d'urgence, n'hésitez pas à sortir un sac de légumes surgelés du congélateur pour l'appliquer pendant 10 minutes sur la région touchée – après l'avoir emballé dans une serviette. C'est un traitement simple et efficace contre les spasmes musculaires particulièrement douloureux du bas du dos.

Les bains de siège

On utilise pour ce traitement des baignoires spéciales, juste assez grandes pour y plonger les hanches. Deux de ces baignoires sont en général nécessaires. Le patient s'assied dans la première, immergé jusqu'à la taille dans l'eau chaude, et trempe les pieds dans la seconde, remplie d'eau froide, tout en gardant les genoux hors de l'eau. Trois minutes plus tard, il inverse sa position et, pendant deux minutes, s'assied dans l'eau froide en mettant les pieds dans l'eau chaude. Il répète l'opération à plusieurs reprises et peut se faire masser le dos et le bassin pendant l'immersion. Certains naturopathes préconisent de passer toutes les deux minutes de l'eau chaude à l'eau froide, en ne trempant que le bassin. L'objectif des bains de siège est de soulager la congestion des tissus, et de stimuler la circulation sanguine et lymphatique dans la région du bassin.

Les bienfaits du bain de siège

* Stimule la circulation aux extrémités.
* Diminue la congestion abdominale et pelvienne ; améliore la circulation sanguine et lymphatique dans cette zone.
* Contribue à réduire les hémorroïdes et à lutter contre la constipation, la cystite et les troubles menstruels.
* Peut stimuler le foie et les reins.

Les jacuzzis et les bains bouillonnants

Ces baignoires sont équipées sur les côtés, de jets qui propulsent des bulles pressurisées massant la peau et les tissus sous-jacents. La puissance du massage peut être modulée – en augmentant la pression et la taille des bulles –, pour détendre et apaiser le corps, ou bien malaxer et pétrir les grands muscles. Une séance dure environ 20 minutes.

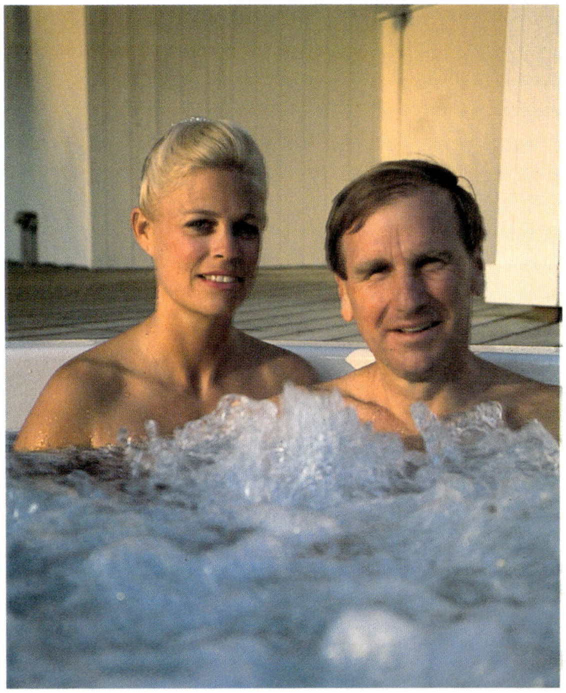

À GAUCHE *Le jacuzzi décontracte et masse le corps en douceur.*

Les bienfaits du jacuzzi

Un massage léger :

* Améliore la tonicité de la peau, détend les muscles et stimule la circulation ;
* Décontracte physiquement et mentalement en allégeant la tension et l'anxiété ;
* Aide à combattre l'épuisement et l'insomnie ;
* Favorise la remise en forme.

Un massage plus vigoureux :

* Réduit spasmes et tensions musculaires ;
* Soulage les douleurs du cou et du dos ;
* Stimule la circulation et contribue à l'élimination des toxines, réduisant ainsi les œdèmes (accumulations de liquide) ;
* Aide à retrouver la souplesse musculaire et à augmenter l'amplitude articulatoire, notamment chez les personnes souffrant d'arthrite.

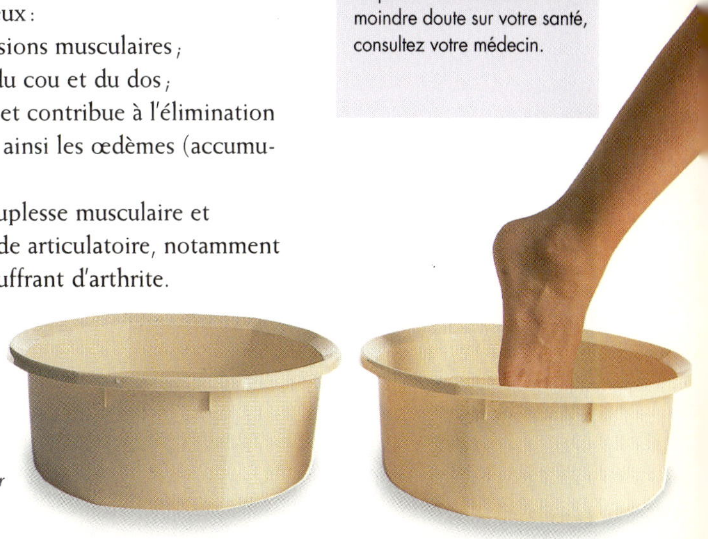

À DROITE *On peut facilement pratiquer l'hydrothérapie à la maison.*

PRÉCAUTIONS

■ N'utilisez pas l'hydrothérapie au lendemain d'une opération, sauf sous la surveillance d'un physiothérapeute.

■ Les sels d'Epsom, ou sulfate de magnésium, ne conviennent pas à toutes les peaux. Effectuez un test dermatologique ou demandez conseil à votre médecin.

■ Évitez les traitements ayant recours à la chaleur, comme les saunas et autres bains de vapeur, si vous souffrez de problèmes cardiaques, ou si vous avez été victime d'une thrombose ou d'un accident cardio-vasculaire.

■ Évitez les traitements ayant recours à la vapeur si vous êtes épileptique ou si vous souffrez de troubles respiratoires.

■ Bains publics et jacuzzis peuvent aggraver les infections urinaires (cystites). En règle générale, n'utilisez jamais d'installations collectives en cas d'infection.

MISE EN GARDE

L'hydrothérapie n'est pas sans risque. Si vous avez le moindre doute sur votre santé, consultez votre médecin.

PRATIQUE AUTONOME

Une douche à jet puissant peut exercer les mêmes effets qu'un traitement en centre de soins. Placez-vous sous l'eau chaude pendant quelques instants pour réchauffer la peau et les muscles. Imaginez que l'eau entraîne avec elle toutes vos tensions et savourez l'effet relaxant de l'eau qui s'écoule sur la peau. Puis dirigez le jet sur les muscles tendus ou les zones douloureuses. Attardez-vous sur les muscles du dos, du cou et des épaules, qui sont souvent contractés, ce qui provoque des maux de tête. Prenez le temps de bien masser ces régions avec le jet.

JETS À GRANDE PUISSANCE

L'utilisation des jets à grande puissance, chauds ou froids selon les besoins du patient, est inspirée du « traitement de la lance à incendie » de Vincenz Priessnitz (*voir* page 173). Aujourd'hui, cette méthode s'est adoucie : même si vous devez vous agripper à une barre, le thérapeute lance le jet d'une certaine hauteur ou de côté. Il vise les zones à traiter, afin de marteler, stimuler et masser la peau, les tissus sous-cutanés et les muscles sous-jacents. Une variante, la « douche écossaise », consiste à arroser, à une distance de 3 m, le dos et les muscles entourant la colonne, afin de le stimuler le système nerveux.

Bienfaits

- Stimule la peau et apaise les muscles tendus, améliorant ainsi leur tonicité.
- Contribue à éliminer les toxines des tissus.
- Améliore la circulation.

La thérapie du jet à grande puissance s'adresse notamment aux asthmatiques, en raison de la libération dans l'atmosphère d'ions négatifs. Elle traite également l'arthrite, les problèmes circulatoires et les troubles de l'appareil musculo-squelettique, tout en réduisant le stress et les maux de tête.

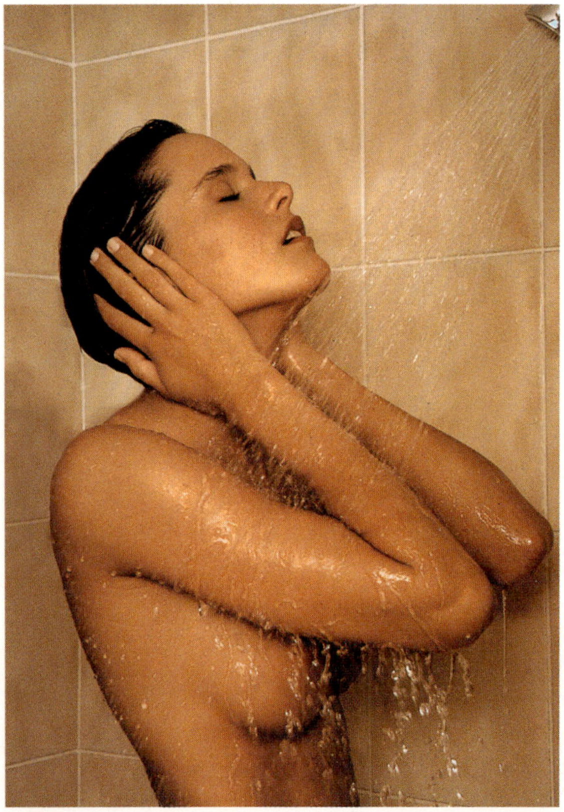

À GAUCHE *Une douche peut soulager les zones douloureuses.*

CONSULTER UN THÉRAPEUTE

L'hydrothérapie en médecine conventionnelle

Au cours de leur formation, les physiothérapeutes étudient l'hydrothérapie en vue de traiter des affections comme l'arthrite, l'infirmité motrice cérébrale et les blessures liées à la pratique d'un sport, et dans le cadre de la rééducation. Ces professionnels qualifiés sont membres d'un registre professionnel et exercent en collaboration avec des médecins.

Hydrothérapie et naturopathie

La naturopathie est fondée sur le principe que le corps possède son propre système de guérison et que, pour prévenir et soigner la maladie, c'est l'organisme dans son ensemble qu'il faut traiter. Cette thérapie est largement répandue en Occident. Les traitements, dans la mesure du possible, restent non-invasifs. La nutrition, l'hydrothérapie, le massage, le shiatsu, l'acupressure, la réflexologie, l'ostéopathie, la chiropractie, les plantes médicinales et le yoga sont autant de disciplines préconisées par les naturopathes. Ceux-ci exercent le plus souvent dans les centres de santé et les établissements thermaux, ainsi que dans les cliniques spécialisées. Ils insistent sur l'importance d'une alimentation saine, de l'air pur, de l'exercice physique et du repos. L'hydrothérapie entre dans le cadre de leurs traitements pour rééquilibrer le corps et stimuler ses facultés d'auto-guérison. Les naturopathes qualifiés sont reconnus dans certains pays, dont la France et l'Allemagne. Pour trouver un praticien, contactez un centre agréé (*voir* Adresses utiles, pages 368–369), un club de remise en forme ou un établissement thermal réputé.

Le thérapeute commence par se renseigner sur votre santé, votre style de vie et votre état d'esprit, avant d'adapter la thérapie à vos besoins. Outre la consommation d'eau minérale riche en divers éléments, le traitement peut comprendre des massages au jet, des bains de siège, des compresses chaudes ou froides, des bains, de la thalassothérapie, de la cryothérapie, des bains de vapeur ou des saunas.

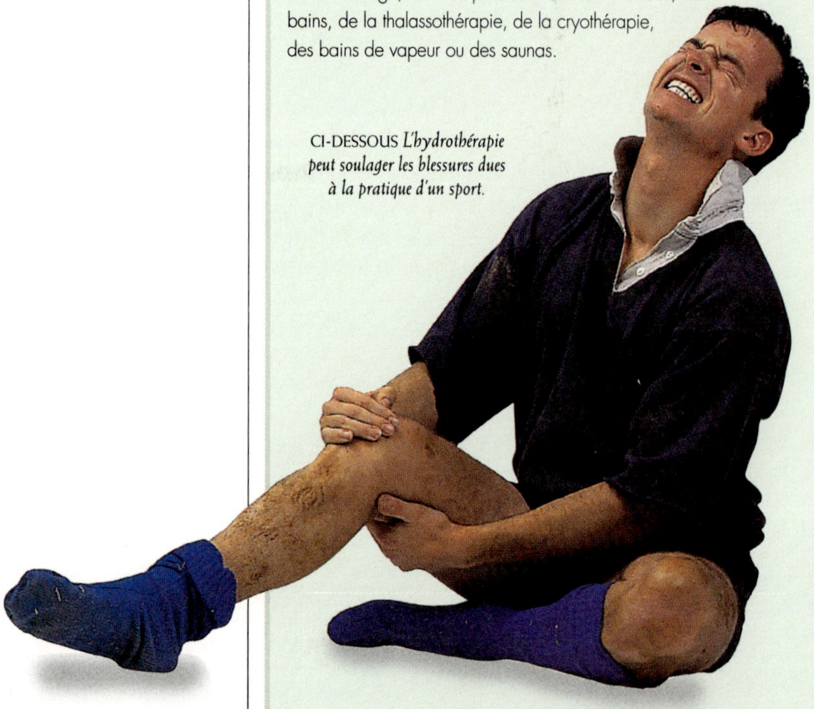

CI-DESSOUS *L'hydrothérapie peut soulager les blessures dues à la pratique d'un sport.*

LA THALASSOTHÉRAPIE

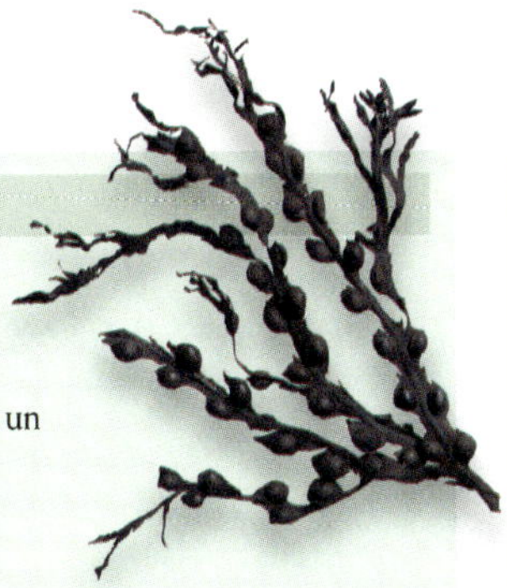

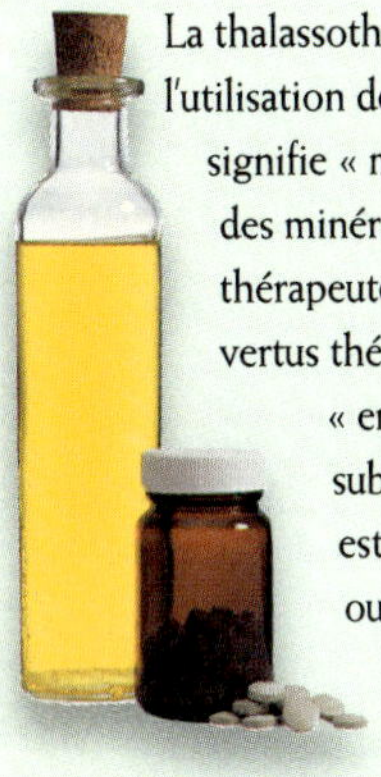

La thalassothérapie désigne un traitement fondé sur l'utilisation de l'eau et de l'air de la mer – *thalassa* signifie « mer » en grec. L'eau de mer contient des minéraux et notamment des sels. Certains thérapeutes estiment même qu'elle possède des vertus thérapeutiques naturelles, grâce aux « empreintes » laissées par d'autres substances bénéfiques avec lesquelles elle est entrée en contact. L'air marin est en outre plus riche en ions négatifs que celui qu'on trouve à l'intérieur des terres. Ces ions négatifs contribuent à réduire les niveaux d'histamines dus aux réactions allergiques et agissent sur l'humeur. Quant aux algues marines, elles renferment des minéraux comme l'iode, qui favorisent la transpiration, tout en nettoyant et tonifiant la peau.

CI-DESSUS *Les extraits d'algues tonifient la peau.*

Les bains ou les jets d'eau de mer ont également un effet stimulant sur la circulation. Dans un bain, les algues déclenchent la transpiration et l'élimination des toxines. En cataplasme, elles s'utilisent sur des parties spécifiques du corps.

- Contribue à soulager rhume des foins et allergies.
- Agit sur l'humeur ; améliore les états dépressifs et irritables.
- Accroît et accélère l'élimination des toxines en stimulant les systèmes lymphatique et circulatoire.
- Soulage l'arthrite et autres problèmes musculo-squelettiques.
- Il est possible de bénéficier des bienfaits de la thalassothérapie chez soi, grâce à des produits minéraux à ajouter au bain, des compresses et des extraits d'algues.

MISE EN GARDE

Si vous êtes allergique à l'iode ou si vous avez une plaie ouverte, n'entreprenez aucune forme de thalassothérapie ayant recours à l'utilisation d'algues ou de dérivés d'algues.

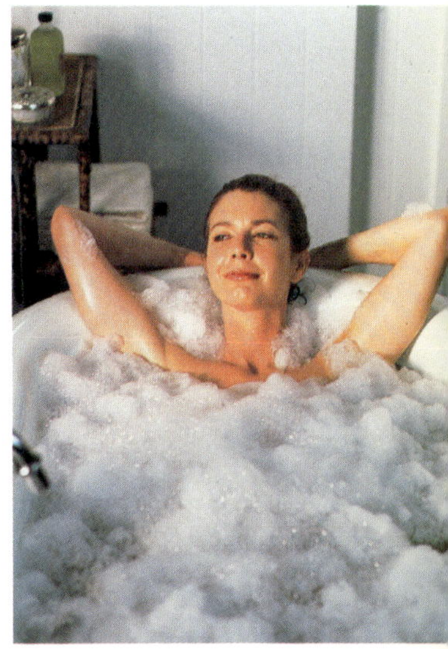

CI-DESSUS *Le bain est un des traitements les plus accessibles.*

Bains chauds et froids

Une séance de 20 minutes dans un bain chaud (à 38 °C environ) – pour décontracter les articulations et les muscles tendus –, ou dans un bain tiède ou froid – pour traiter divers autres troubles –, constitue déjà un véritable traitement hydrothérapique. Certains praticiens, et notamment les naturopathes ou les adeptes du kneipping (*voir* pages 173–174) préconisent en outre l'utilisation de plantes, de boue, de sels minéraux et d'huiles essentielles (*voir* Massages aux huiles essentielles, pages 104–105).

Parmi ces éléments figurent des boues minérales et les sels d'Epsom. Les premières sont des substances naturelles (provenant de la mer Morte, en Israël et en Jordanie, et d'autres régions situées en Autriche et en Italie), qui sont pour la plupart dotées de vertus thérapeutiques. Contre toute attente, un bain de boue chaud se révèle aussi agréable que soporifique, même s'il doit être suivi d'une douche froide pour enlever la boue. Les différentes substances que l'on peut ajouter au bain ont chacune leur effet. Les sels d'Epsom, par exemple, favorisent la transpiration ; les boues minérales sont censées nettoyer et adoucir la peau, éliminer les impuretés et les toxines et stimuler la circulation, ce qui contribue à traiter certaines affections dermatologiques, les troubles circulatoires, la fatigue psychologique, l'insomnie et le stress.

Bienfaits

Bains chauds :

* Décontractent articulations et muscles tendus ;
* Stimulent la circulation au niveau de la peau et des tissus sous-cutanés ;
* Soulagent efficacement l'arthrite et les douleurs en général.

Bains froids :

* Diminuent la fièvre ;
* Réduisent les inflammations ;
* Accroissent l'afflux sanguin vers les organes internes.

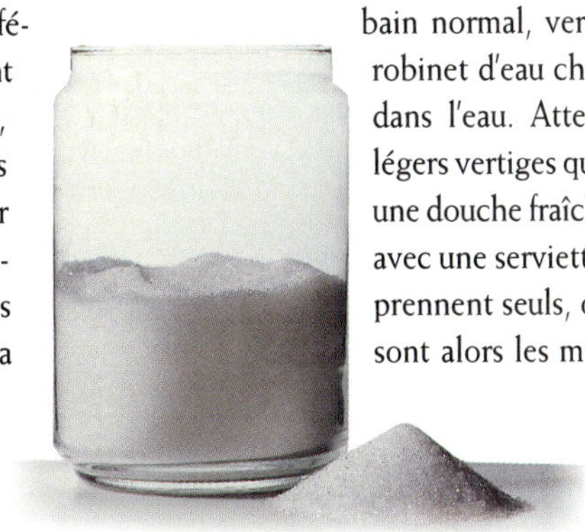

CI-DESSUS *Ajoutés à l'eau du bain, les sels d'Epsom, ou sulfate de magnésium, exercent un effet apaisant.*

Pratique autonome

Ajoutez les huiles essentielles (*voir* pages 104–105) ou les sels parfumés à l'eau du bain et détendez-vous, dans le calme, pendant environ 20 minutes.

Les sels d'Epsom sont disponibles dans la plupart des magasins de produits naturels et dans certaines pharmacies (parfois sous l'appellation de « sulfate de magnésium »). Pour un bain normal, versez environ 2,5 kg de sel sous le robinet d'eau chaude. Restez au moins 15 minutes dans l'eau. Attention : vous pouvez être pris de légers vertiges quand vous vous levez. Terminez par une douche fraîche et essuyez-vous vigoureusement avec une serviette éponge tiède. Les bains froids se prennent seuls, ou après un bain chaud – les effets sont alors les mêmes que ceux d'un bain de siège (*voir* pages 174–175). Ne restez pas trop longtemps dans un bain froid, afin de ne pas faire descendre la température centrale du corps – ne dépassez pas 10 minutes.

LA BALNÉOLOGIE

Littéralement, « balnéologie » désigne l'étude de la science du bain et des sources médicinales. Toutefois, le terme désigne aujourd'hui le traitement de divers troubles par les bains et englobe à ce titre la plupart des méthodes évoquées dans ce chapitre.

Selon l'effet désiré et la philosophie du thérapeute, le bain, constitué d'eau de source ou d'eau de mer, peut être chaud ou froid, et contenir diverses substances.

COMPRESSES

L'utilisation de compresses tour à tour chaudes et froides constitue un traitement de base de l'hydrothérapie, classique ou alternative. On peut appliquer différentes sortes de compresses, plus ou moins serrées.

Dans un traitement « intégral », le patient, allongé sur une table de traitement, est d'abord recouvert de serviettes chaudes et humides, puis emballé dans un drap, avant d'être empaqueté dans des couvertures, afin de conserver la chaleur. Au bout d'une vingtaine de minutes, on remplace les serviettes chaudes par des serviettes froides et humides. Le corps réagit à ce changement de température en accélérant l'afflux sanguin vers les organes, ce qui non seulement les stimule, mais renforce également le système immunitaire. On peut aussi traiter des zones plus restreintes, en posant en alternance des compresses de coton froides et chaudes. Cependant, en cas de blessure ou d'inflammation, il est possible de n'utiliser que des compresses froides.

La compresse intégrale

* Stimule le système immunitaire, ce qui renforce la résistance aux infections et aux maladies, et accélère la guérison ;
* Accroît l'afflux de sang vers les organes, améliorant leur efficacité, notamment au niveau du système digestif, ce qui aide à soulager flatulences et constipation chronique.

Les compresses spécifiques

* Apaisent les inflammations et les articulations enflées ;
* Soulagent les problèmes de sinus ;
* Décontractent les spasmes musculaires ;
* Accroissent l'afflux sanguin dans la zone traitée.

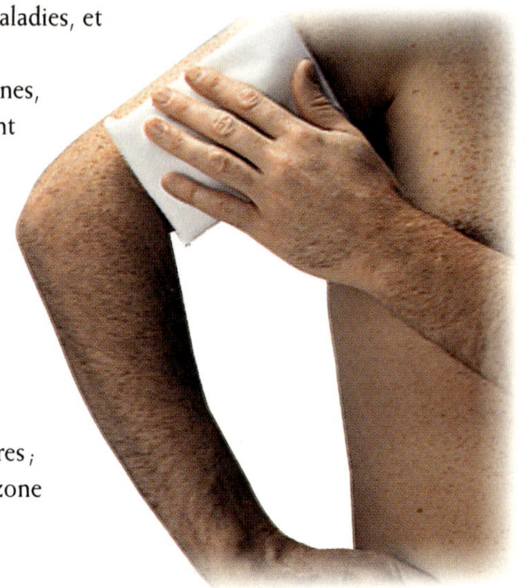

À DROITE *L'application de linges chauds peut soulager les articulations et les muscles enflés.*

L'IRRIGATION DU CÔLON

Le traitement du gros intestin par hydrothérapie – irrigation du côlon – est fondé sur la théorie que des résidus de matière fécale adhèrent parfois à la paroi du côlon et que leurs constituants risquent d'être réabsorbés par le flux sanguin. Dès lors, ces toxines peuvent être à l'origine de divers symptômes – léthargie, constipation, mal de tête, mais aussi mauvaise haleine, allergies et autres troubles digestifs. En nettoyant l'intestin avec de l'eau purifiée, on élimine déchets et toxines, et on fait disparaître du même coup ces symptômes.

Cette technique d'évacuation des résidus de fèces par l'eau remonte à l'Antiquité. Elle était notamment pratiquée en Chine, en Égypte et en Inde. Introduite dans les établissements thermaux occidentaux au XIXe siècle, elle suscite aujourd'hui un intérêt croissant.

L'irrigation du côlon, proposée par nombre de centres de santé et de cliniques, rencontre un accueil favorable auprès des patients. Il existe également sur le marché des appareils à utiliser chez soi. Toutefois, la plupart des médecins sont défavorables à cette technique, à moins qu'elle ne se déroule sous strict contrôle médical et pour un motif particulier – une constipation chronique, par exemple.

Selon eux, l'irrigation emporte, avec les fèces et les toxines, les bactéries protectrices et « saines » qui se développent naturellement dans l'intestin. Une bonne alimentation, riche en fibres, suffit à traiter et prévenir la constipation et ses maux, sans avoir à recourir à ce type d'intervention.

CI-DESSOUS *L'irrigation du côlon est une technique de plus en plus prisée.*

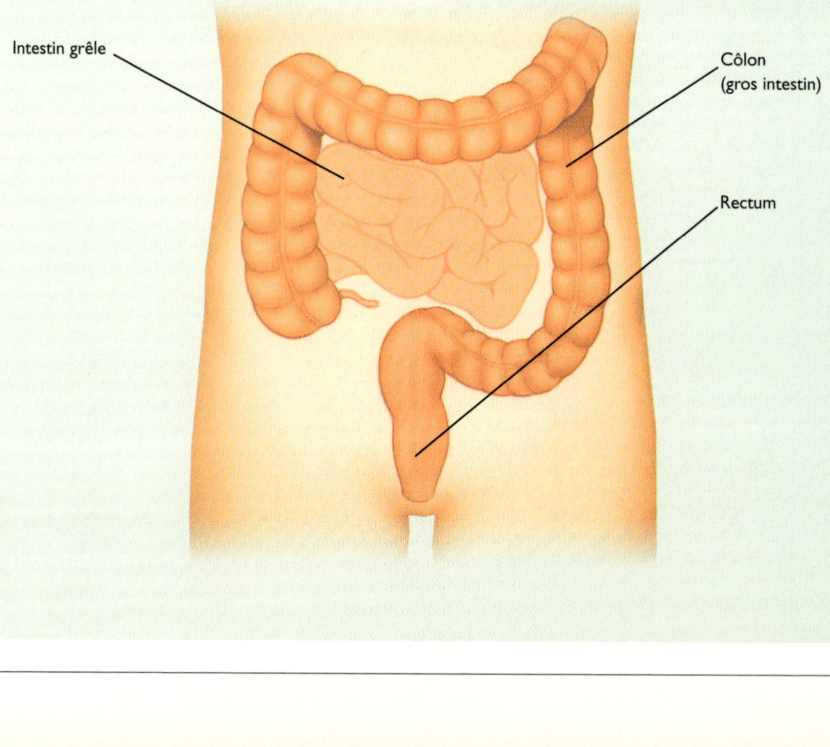

En outre, celle-ci présente des risques d'une autre nature. L'insertion de tubes dans le rectum et le côlon peut mener à une perforation et, en l'absence de matériel correctement stérilisé, il y a un risque d'infection croisée. De plus, la présence de quantités importantes de liquide dans le côlon est susceptible de bouleverser l'équilibre électrolytique de l'organisme, ce qui peut se révéler dangereux.

Pratique autonome

Les traitements à base d'eau froide ont été évoqués plus haut (*voir* Cryothérapie, page 174). Chez soi, Il est tout aussi facile de recourir à l'eau chaude sous forme de compresses. Une bouillotte d'eau chaude (mais non bouillante) contribue à soulager douleurs d'estomac et de dos, tandis qu'un linge chaud et humide appliqué sur les sinus favorise leur décongestion.

SAUNAS, BAINS DE VAPEUR ET HAMMAMS

Il ne faut pas confondre sauna et hammam : le sauna utilise une chaleur sèche et non la vapeur, même s'il produit sensiblement les mêmes effets. Ceux qui n'aiment pas respirer l'air chaud, qu'il soit sec ou humide, peuvent se tourner vers les caissons à vapeur, dans lesquels on garde la tête à l'extérieur. Ces séances sont suivies d'une douche ou d'un bain froid, afin de resserrer les vaisseaux sanguins superficiels, d'interrompre la transpiration et de stimuler la peau.

Contrairement aux bains de vapeurs, une séance dans un hammam comprend un nettoyage complet du corps, suivi d'un massage et d'un moment de repos sous des serviettes chaudes.

Bienfaits

* Nettoie, détend et revigore.
* Déclenche la transpiration pour débarrasser le corps de ses impuretés et réduire les œdèmes (accumulation de liquide dans les tissus).
* Accroît l'afflux sanguin vers la peau et les tissus sous-cutanés, améliorant la tonicité du derme et favorisant la réparation des tissus par l'apport de nutriments et d'oxygène.
* Décontracte les muscles tendus et douloureux, ce qui augmente l'amplitude des articulations.

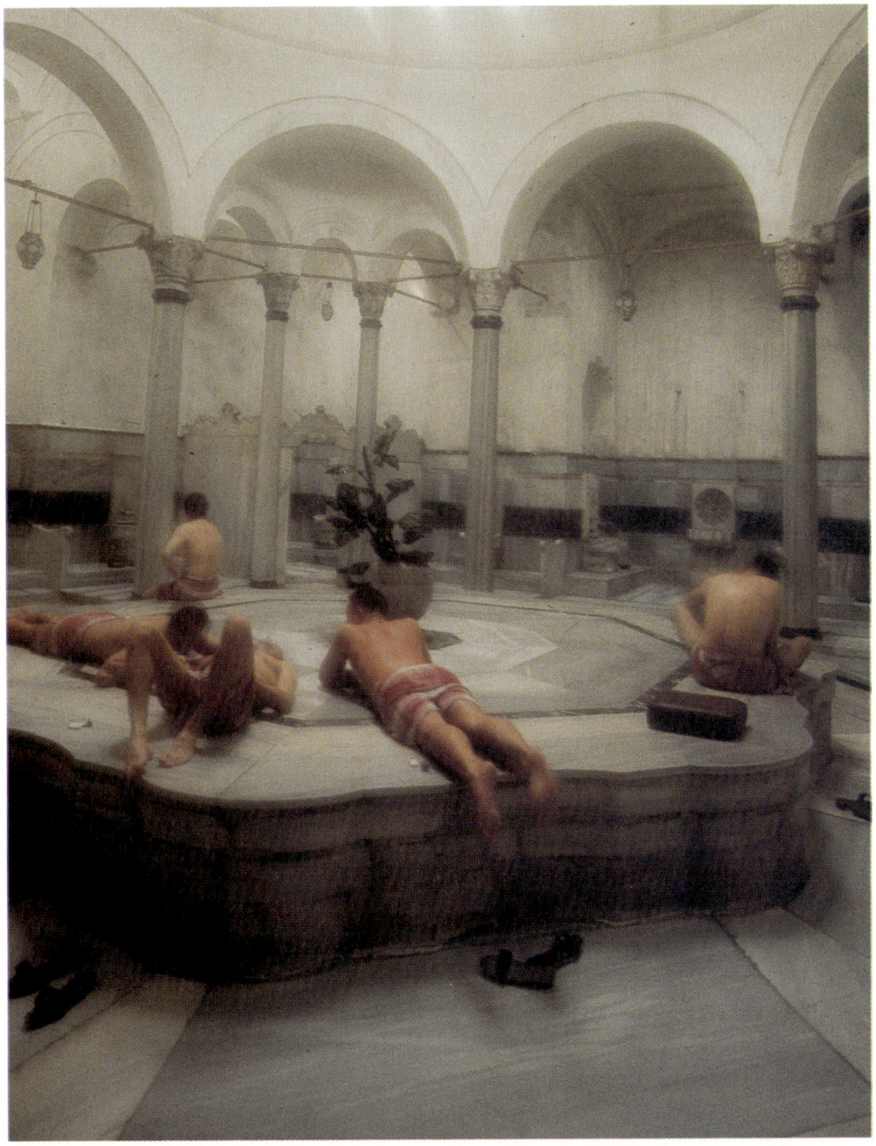

À GAUCHE *La vapeur du hammam favorise la transpiration et renforce la tonicité de la peau.*

PRATIQUE AUTONOME

Les centres de remise en forme ou de loisirs et les établissements thermaux possèdent presque tous un sauna ou un hammam. Respectez la marche à suivre et n'oubliez pas de terminer par une douche ou un bain froid.

MISE EN GARDE

Les hammams, saunas et autres bains de vapeur présentent un risque pour les personnes souffrant de troubles cardiaques ou circulatoires. En cas de doute, consultez votre médecin.

CHAMP THÉRAPEUTIQUE

L'hydrothérapie a de nombreuses vertus thérapeutiques. Elle stimule les systèmes lymphatique et circulatoire, réduit les inflammations, soulage les tensions articulaires et musculaires, et tonifie la peau et les muscles. L'eau permet également d'effectuer des exercices impossibles à réaliser sur la terre ferme, et d'acquérir ainsi davantage de puissance, de mobilité et de confiance en soi.

L'hydrothérapie est également utilisée pour traiter :

ACCIDENT CARDIO-VASCULAIRE *VOIR* P. 359
ACNÉ *VOIR* P. 276
ALLERGIES *VOIR* PP. 338–339
ARTHRITE *VOIR* PP. 346–347
ASTHME *VOIR* PP. 294–295
BOUTONS DE FIÈVRE *VOIR* P. 275
BRONCHITE *VOIR* P. 299
BURSITE *VOIR* P. 349
CRAMPES *VOIR* P. 349
CYSTITE *VOIR* P. 316
DÉPRESSION *VOIR* P. 261
DOULEURS DE L'ACCOUCHEMENT *VOIR* P. 328
ENGELURES *VOIR* P. 277
FIBROMYALGIE *VOIR* P. 348
GOUTTE *VOIR* P. 337
GRIPPE *VOIR* P. 298
MAL DE DENTS *VOIR* P. 288
MAL DE DOS *VOIR* PP. 344–345
MIGRAINE *VOIR* P. 269
NÉVRALGIE *VOIR* P. 267
OREILLONS *VOIR* P. 354
PSORIASIS *VOIR* P. 272
RHUME *VOIR* P. 285
ROUGEOLE *VOIR* P. 355
SINUSITE *VOIR* P. 284
TOUX *VOIR* P. 297
VARICELLE *VOIR* P. 353
VARICES *VOIR* P. 306
ZONA *VOIR* P. 266

L'ISOLATION SENSORIELLE

LE POINT DE VUE DE LA MÉDECINE CLASSIQUE

Un important corpus d'études scientifiques vient étayer la théorie selon laquelle l'isolation sensorielle diminue le stress et favorise la relaxation. Les médecins admettent également qu'elle peut améliorer l'état psychologique du patient, bien que le mystère subsiste quant au mécanisme de ce processus. À l'heure actuelle, seuls quelques hôpitaux sont équipés de caissons d'isolation sensorielle, également disponibles dans les cliniques et les centres spécialisés. Cette thérapie est déconseillée aux personnes ayant souffert de psychose. Les médecins recommandent aux patients phobiques, dépressifs ou sujets aux crises d'anxiété de n'effectuer des séances d'isolation sensorielle que sous surveillance professionnelle.

À la simple perspective de rester enfermé deux heures dans un espace exigu et rempli d'eau, certains sont parcourus de frissons. Pourtant, nombre de ceux qui ont essayé l'isolation sensorielle ne jurent plus que par cette méthode. Des études ont d'ailleurs révélé que l'immersion dans un caisson d'isolation sensorielle permet non seulement d'apaiser les tensions en procurant un état de relaxation particulièrement profond, mais agit également sur le plan psychologique. Actuellement, l'isolation sensorielle se pratique uniquement dans les cliniques et les centres spécialisés, mais ses adeptes ont bon espoir de voir cette technique se généraliser. L'immersion se déroule dans un caisson clos et insonorisé, plongé dans une obscurité partielle ou totale ; il est toutefois possible, à tout moment, d'allumer la lumière et d'ouvrir la porte.

Le « caisson d'isolation sensorielle » fut inventé en 1954 par le docteur John C. Lilly, neurophysiologue et psychanalyste américain. Plus connu pour ses travaux sur les relations entre l'homme et le dauphin, Lilly cherchait à tester les réactions du cerveau lorsque celui-ci se trouve privé de tout stimulus extérieur. Il avait présupposé que le cerveau se contenterait « d'entrer en sommeil ». Or il découvrit au contraire que, libéré de toute contingence physique, l'esprit s'ouvre, décuple sa capacité d'imagination et résout plus rapidement les problèmes.

Dans les années 1970, des chercheurs américains se penchèrent sur les effets thérapeutiques du caisson d'isolation. Ils s'aperçurent rapidement qu'une séance d'« isolation sensorielle » permettait d'accéder à un état de relaxation profond. Peu à peu, certaines cliniques américaines et européennes s'équipèrent de caissons. Les thérapeutes attribuent le succès mitigé de cette technique au sentiment diffus de claustrophobie que suscite la perspective de se laisser enfermer dans un espace exigu.

PRATIQUE AUTONOME

Des caissons d'isolation sensorielle sont disponibles dans les magasins de produits naturels et par correspondance. Avant d'acheter, assurez-vous que la porte s'ouvre facilement de l'intérieur et que le caisson est sous garantie de sécurité. N'hésitez pas à demander conseil à un hydrothérapeute.

COMMENT FONCTIONNE UN CAISSON D'ISOLATION SENSORIELLE ?

Les mécanismes de l'impact psychologique de l'isolation sensorielle sont mal connus. En revanche, son influence sur la réduction du stress apparaît plus clairement. Immergé pendant deux heures maximum dans un environnement exempt de tout stimulus, l'organisme est isolé de tout facteur extérieur susceptible de le faire réagir. En conséquence, les taux d'hormones du stress, comme l'adrénaline et l'hydrocortisone, diminuent sensiblement, tandis que les taux d'endorphines – antalgiques et antidépresseurs naturels

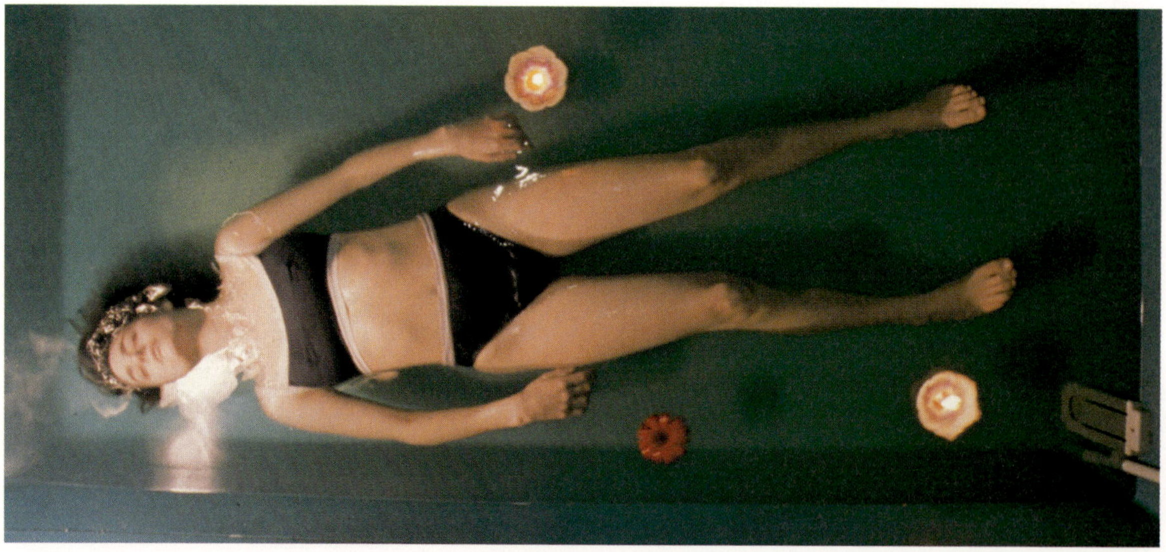

À DROITE *Une séance dans un caisson d'isolation procure calme et soulagement.*

– augmentent. Ces deux phénomènes s'allient pour générer un état de relaxation profond, ce qui ralentit le rythme cardiaque et respiratoire, et réduit la tension musculaire dans tout le corps.

LES APPLICATIONS DE L'ISOLATION SENSORIELLE

Grâce à ses vertus apaisantes, l'isolation sensorielle est un traitement préventif de choix. Elle contribue au maintien d'une bonne santé physique et psychologique en endiguant le développement de troubles liés au stress. Grâce à son action sur les endorphines, elle peut également traiter les douleurs chroniques (élancements persistant après la disparition d'une douleur aiguë par exemple). Une tension musculaire peut provoquer ce type de douleur, qui, à son tour, contracte les muscles, amorçant un cercle vicieux. Les endorphines libérées dans l'organisme à l'issue d'une séance d'isolation sensorielle sont susceptibles de bloquer la transmission de la douleur au cerveau ; les muscles se décontractent et le cercle vicieux est rompu. Aussi l'isolation sensorielle est-elle conseillée pour soulager les troubles musculo-squelettiques comme l'arthrite, les maux de tête et les lumbagos.

En raison de son impact sur le psychisme, l'immersion en caisson sensoriel est souvent associée à la méditation (*voir* pages 60–63) et à la psychothérapie (*voir* pages 188–195), en particulier dans le traitement des névroses obsessionnelles.

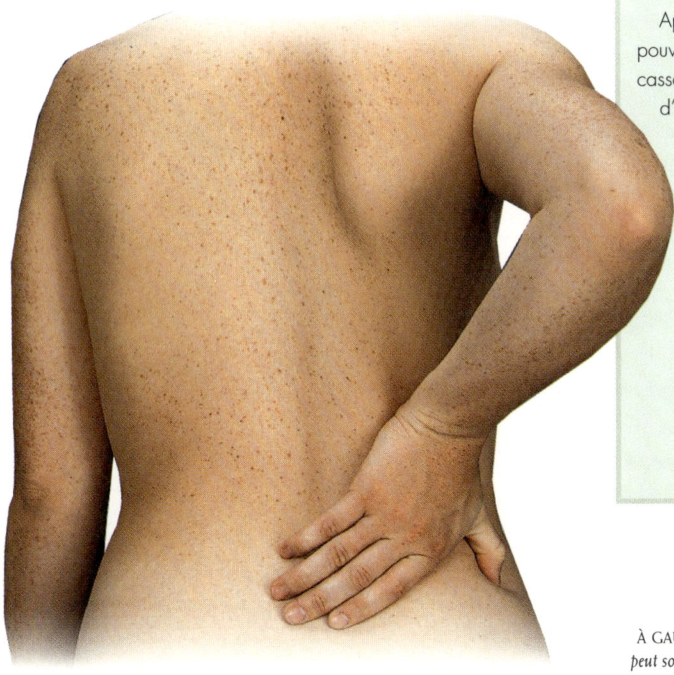

À GAUCHE *L'immersion sensorielle peut soulager les douleurs chroniques.*

PRÉCAUTIONS

- Ne pratiquez pas l'isolation sensorielle si vous avez souffert d'une psychose ou autres troubles psychologiques, et notamment de claustrophobie.
- Si vous êtes sujet à l'anxiété et/ou aux crises de panique, informez-en votre thérapeute et exigez sa présence durant toute la durée du traitement.
- Les sels d'Epsom (sulfate de magnésium) peuvent aggraver certaines affections de peau. Si vous souffrez de problèmes de peau, consultez votre médecin avant d'entreprendre des séances d'isolation sensorielle – un test dermatologique sera peut-être nécessaire.

LES CAISSONS D'ISOLATION SENSORIELLE

Un caisson d'isolation sensorielle mesure environ 2,40 m de long sur 1,20 m de large. L'eau, qui atteint une hauteur d'environ 25 cm, est maintenue à la température de la peau (35 °C), afin d'éviter toute réaction risquant de perturber la séance. C'est surtout la grande quantité de sels d'Epsom dans l'eau qui assure la flottabilité (la concentration en sel est supérieure à celle de la mer Morte). Le caisson est ventilé et doté d'un interphone permettant de communiquer avec le thérapeute.

CONSULTER UN THÉRAPEUTE

L'isolation sensorielle se pratique essentiellement en clinique ou en centre spécialisé. L'hydrothérapeute commence par se renseigner sur vos antécédents médicaux et vérifier que vous pouvez supporter le traitement – si vous souffrez de graves troubles psychologiques ou de claustrophobie, par exemple, les séances doivent se dérouler sous stricte surveillance médicale. Dans le cadre du traitement d'une dépendance ou d'une névrose obsessionnelle, votre psychothérapeute assiste à la séance et communique avec vous par le biais d'un interphone.

Après avoir pris une douche et pénétré dans le caisson, vous pouvez choisir de vous immerger en silence ou au son d'une cassette audio – que ce soit pour vos loisirs ou dans le cadre d'une thérapie. Certains centres disposent aussi d'écrans vidéo, dont l'usage est critiqué par la plupart des thérapeutes, sauf dans le cadre de l'apprentissage par visualisation (*voir* pages 214–217). La séance, qui dure jusqu'à deux heures, mais que vous pouvez interrompre quand bon vous semble, est suivie d'une douche.

CHAMP THÉRAPEUTIQUE

Une séance de deux heures dans un caisson d'isolation sensorielle réduit les niveaux d'hormones du stress, augmente le taux d'endorphines (antalgiques et antidépresseurs naturels) et améliore la vivacité mentale, la réceptivité et la réactivité. Les effets durent de quelques heures à quelques jours selon la fréquence des séances. La balnéothérapie soulage la douleur et traite les problèmes liés au stress, ainsi que certains troubles psychologiques.

ANXIÉTÉ *VOIR* P. 256
DÉPENDANCES *VOIR* P. 258
MAUX DE TÊTE *VOIR* P. 268
STRESS *VOIR* PP. 262–263

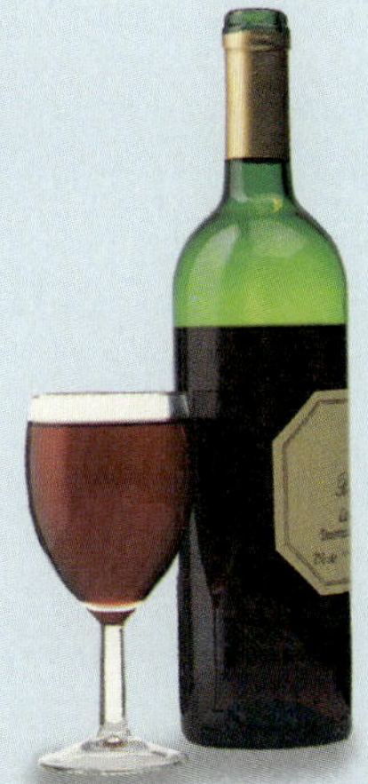

CI-DESSUS *L'isolation sensorielle peut s'inscrire dans le cadre du traitement de l'alcoolisme.*

LA MÉTHODE BATES

LE POINT DE VUE DE LA MÉDECINE CLASSIQUE

La plupart des ophtalmologistes soulignent que Bates pensait que les erreurs de réfraction étaient dues à une contraction des muscles situés autour du globe oculaire, et non à sa forme ou à la structure du cristallin. Or il a été démontré que cette théorie est fausse. Ils déplorent également que le succès de cette méthode repose davantage sur d'habiles stratégies de communication que sur une réelle efficacité et un fondement scientifique.

Tout en admettant qu'il est parfois utile de vérifier l'état des muscles qui entourent le globe oculaire, les ophtalmologistes font aussi remarquer que de nombreux thérapeutes préconisant la stimulation musculaire se trouvent en complète contradiction avec les adeptes de la méthode Bates, partisans de la décontraction musculaire.

À la vue d'un tout jeune enfant affublé de lunettes, William Horatio Bates, ophtalmologiste new-yorkais et inventeur de la méthode qui porte son nom, s'exclama que c'était un spectacle « à faire pleurer les anges ». Pour en finir avec l'utilisation des verres de correction qui, disait-il « emprisonnent » les yeux, il mit au point une technique « naturelle » visant à décontracter les muscles qui entourent l'œil à l'aide de différents exercices, afin que celui-ci remédie tout seul à certains troubles. Depuis la mort de Bates, les « thérapeutes visuels » se sont fondés sur ses travaux pour proposer d'autres formes de traitements oculaires.

Au début de sa carrière de médecin, William Bates acquit la conviction qu'on devait encourager les gens à « jeter leurs lunettes pour voir de leurs propres yeux ». Devenu ophtalmologiste, il consacra sa vie au traitement naturel des troubles oculaires. En 1920, il exposa ses techniques dans *The Cure of Imperfect Eyesight by Treatment Without Glasses* (*Guérir une mauvaise vue par un traitement sans lunettes*).

Bates mourut en 1931. Une édition révisée de son livre, *Better Eyesight Without Glasses* (*Une meilleure vue sans lunettes*) parut en 1940 et sa seconde épouse, Emily, continua de promouvoir sa méthode, assistée du docteur Harold Peppard. En 1932, Gayelord Hauser publia *Keener Sight Without Glasses* (*Une excellente vue sans lunettes*), ouvrage qui associe les techniques de Bates à des questions de nutrition. Aujourd'hui, en dépit des critiques formulées en 1956 par le docteur Philip Pollack, optométriste, dans son livre *The Truth About Eyes Exercices* (*La vérité sur les exercices oculaires*), la méthode Bates est pratiquée aux quatre coins du monde et a encore de nombreux partisans. Néanmoins, les « thérapeutes visuels » – parmi lesquels les optométristes « de développement » ou « comportementalistes » –, héritiers des travaux de Bates, prescrivent des « verres d'apprentissage » pour les personnes souffrant de dyslexie, ainsi que des lunettes « 3– D », en « pyramide » ou « à trou d'épingle » pour pallier la fatigue oculaire et autres facteurs de troubles de la vue.

LA THÉORIE

Dans un article, Bates écrivit : « Lorsque l'on commence à porter des lunettes, la puissance des verres augmente régulièrement (car les yeux s'affaiblissent). Les lunettes… servent de béquilles et ne traitent pas la cause d'une mauvaise vue. » Selon lui, la plupart des problèmes de vue ne sont pas dus à la forme du cristallin, mais au stress ou à des troubles psychologiques, qui contractent les muscles entourant l'œil. La réponse à ces problèmes, de la myopie à l'hypermétropie et à l'astigmatisme en passant par la cataracte et le glaucome, consisterait donc à relaxer les muscles à l'aide d'exercices spécifiques. Les ophtalmologistes, quant à eux, expliquent que les défauts de vision résultent soit d'une déformation congénitale (à la naissance) de la forme des globes oculaires ou de la structure du cristallin, soit d'une évolution dégénérative.

Aujourd'hui, la plupart des thérapeutes visuels adoptent le point de vue opposé. Convaincus que les problèmes d'yeux sont dus à une faiblesse des muscles qui entourent l'œil, ils préconisent des exercices pour les renforcer. Certains conseillent également le port de lunettes spéciales, à doubles foyers ou à prisme, ainsi que des exercices de coordination main-œil pour corriger les difficultés d'apprentissage et les troubles de la vision.

CI-DESSOUS *Bates mit au point une série d'exercices pour fortifier les muscles oculaires.*

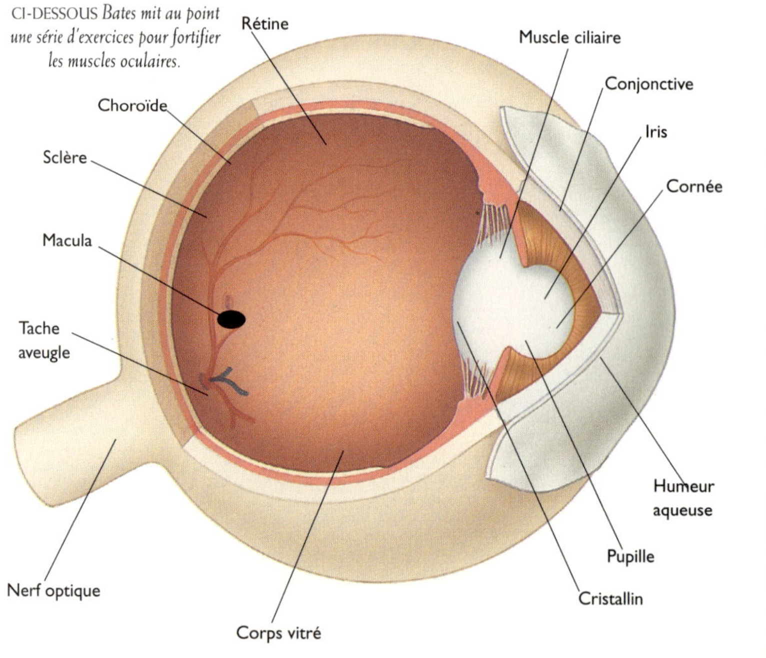

CONSULTER UN THÉRAPEUTE

La méthode Bates se pratique en général chez soi, après avoir appris la technique chez un praticien ou dans l'un des ouvrages du fondateur. Elle se compose de quatre exercices : le « palming », le « splashing », la mise au point et le balancement.

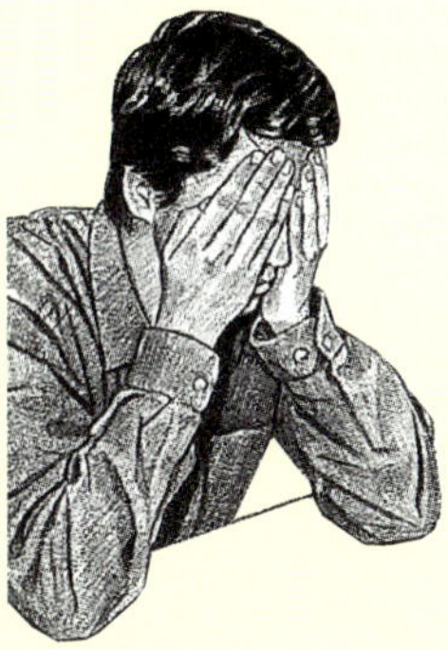

PALMING – *Placez vos mains sur vos yeux, sans appuyer, mais de manière à occulter toute source de lumière. Puis, faites un effort conscient pour détendre l'ensemble du corps. Fixez l'obscurité en vous y plongeant complètement et concentrez-vous uniquement sur le noir pendant 15 minutes. Effectuez cet exercice deux fois par jour.*

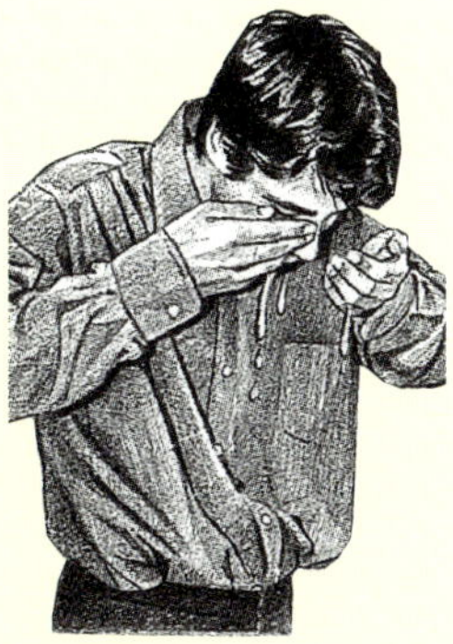

SPLASHING – *Le matin, arrosez vos yeux d'eau chaude, puis d'eau froide – jusqu'à 20 fois de suite. Répétez cette opération le soir, en commençant par l'eau froide.*

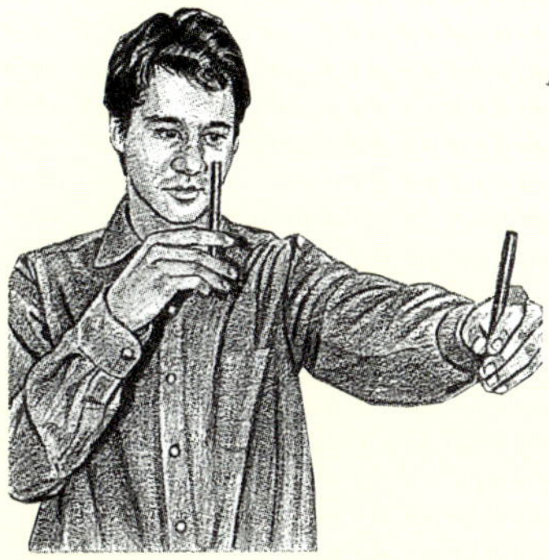

MISE AU POINT – *Tenez un objet (un stylo, par exemple) à bout de bras devant vous. Fermez un œil et fixez l'objet pendant 10 secondes. Puis, prenez un second objet dans l'autre main et, tout en gardant le premier à bout de bras, placez le second à une courte distance des yeux. Fixez-le pendant 10 secondes puis clignez des yeux avant de fixer à nouveau le premier objet. Répétez l'exercice cinq fois, deux à trois par jour.*

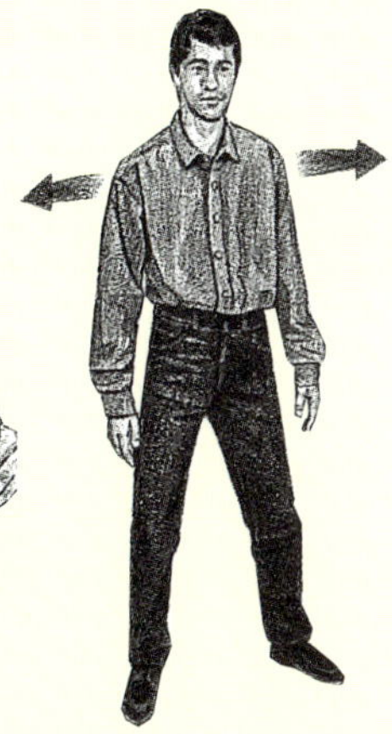

BALANCEMENT – *Fixez un point éloigné (un élément du paysage, par exemple). Balancez-vous de droite à gauche de manière naturelle, sans exagérer, tout en gardant le regard fixe et en clignant des yeux – l'œil gauche quand vous penchez à gauche, l'œil droit quand vous penchez à droite. Continuez pendant cinq à dix minutes ; refaites cet exercice aussi souvent que vous le souhaitez dans la journée.*

CHAMP THÉRAPEUTIQUE

Les adeptes de la thérapie visuelle et de la méthode Bates soutiennent que leurs techniques peuvent soigner certains troubles oculaires, en renforçant – pour les premiers – ou en décontractant – pour les seconds – les muscles, mais aussi en recourant à des lunettes spécifiques. Les deux techniques peuvent contribuer au traitement des affections citées ci-dessous. Toutefois, si vous pensez souffrir d'un glaucome ou d'une maladie qui n'entre pas dans le cadre d'une déficience visuelle progressive ou due à l'âge, n'entreprenez aucune de ces deux méthodes. En cas de doute, consultez votre médecin.

CATARACTE *VOIR* P. 279
FATIGUE OCULAIRE *VOIR* P. 280
GLAUCOME *VOIR* P. 279

MISE EN GARDE

La méthode Bates ne convient pas au traitement d'une affection oculaire grave, comme la cataracte ou le glaucome. Si vous avez le moindre doute à ce propos, consultez votre médecin.

LE MEILLEUR DES MONDES D'HUXLEY

Le romancier britannique Aldous Huxley, auteur du *Meilleur des mondes*, souffrait de graves problèmes de vue dus à des lésions de la cornée. Il fut traité par Margaret Dorst Corbett, qui dirigeait deux écoles utilisant la méthode Bates. Soutenant que cette technique avait changé sa vie, l'écrivain devint l'un de ses plus ardents défenseurs et en vanta les mérites jusqu'à sa mort, en 1963.
Ceci dit, les plus sceptiques citent un article de presse qui relate qu'en 1952, lors d'un discours, Huxley donna un moment l'impression de lire ses notes mais qu'en réalité, l'écrivain avait appris son laïus par cœur et utilisait une loupe lorsque sa mémoire lui faisait défaut.

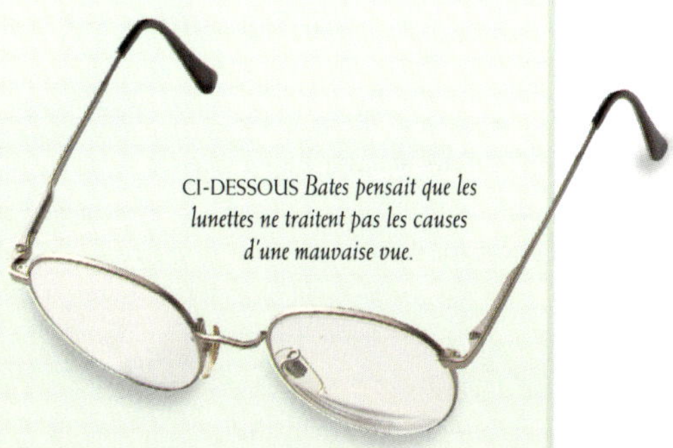

CI-DESSOUS *Bates pensait que les lunettes ne traitent pas les causes d'une mauvaise vue.*

3

TROISIÈME PARTIE

LES THÉRAPIES PSYCHIQUES ET SPIRITUELLES

INTRODUCTION

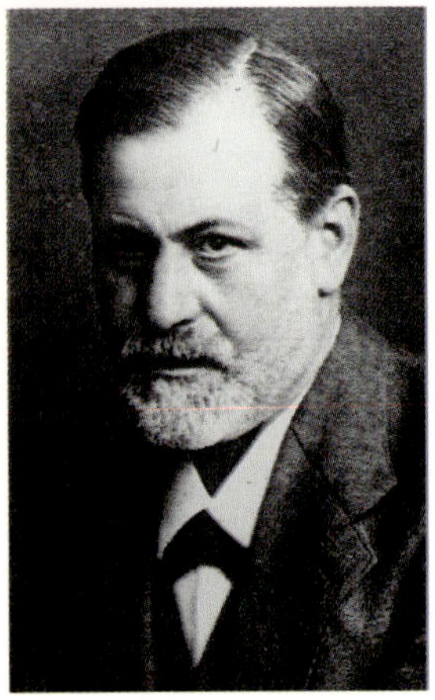

CI-DESSUS *Freud a élaboré une théorie de la personnalité humaine et créé les techniques de la psychanalyse.*

Le concept de maladie psychique, aujourd'hui parfaitement admis, est né au siècle dernier des travaux de Sigmund Freud, même si les théories relatives à ses causes et à son traitement s'en sont fortement éloignées depuis. Avec plus de 300 types d'approches pour la seule psychothérapie, il existe désormais une extraordinaire palette de traitements pour les problèmes d'origine mentale ou émotionnelle. De plus, certaines thérapies psychiques et spirituelles prétendent traiter un large éventail de troubles, débordant le cadre des maladies psychiques proprement dites.

Avec la compréhension croissante des liens qui unissent le corps et l'esprit et de la façon dont l'un influence l'autre, il est de plus en plus admis que des thérapies mentales peuvent soulager des symptômes de nature apparemment physique ou causés par certaines maladies organiques. De nombreux patients se voient prescrire une psychothérapie pour des problèmes allant de la phobie à la dépression, en passant par la dépendance et les comportements obsessionnels. La psychothérapie et des approches telles que la thérapie par la danse, l'art-thérapie et la musicothérapie sont également recommandées en complément d'autres types de traitement pour des troubles aussi bien physiques que psychiques. De nombreux individus, apparemment bien portants, consultent un psychologue ou un psychothérapeute pour faire face à des problèmes relationnels ou familiaux, modifier leurs attitudes et leur comportement ou parvenir à un certain épanouissement personnel.

CI-DESSOUS *Les entretiens individuels sont une façon courante d'aborder les problèmes quels qu'ils soient.*

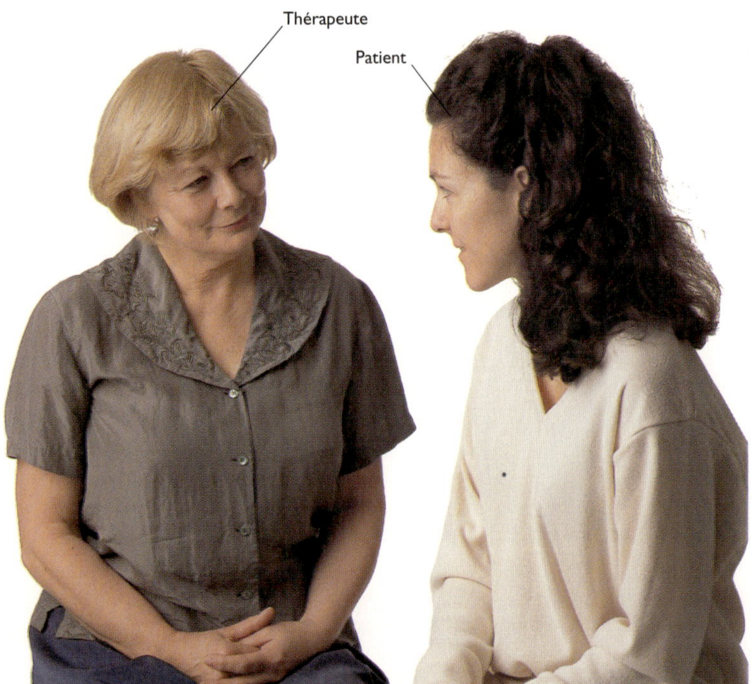

Alors que de nombreuses thérapies sont aujourd'hui plus ou moins intégrées à la médecine traditionnelle, d'autres sont considérées par les médecins comme moins efficaces ou plus discutables, voire irrecevables. Toute thérapie agissant sur le mental présente des risques potentiels, surtout chez les patients souffrant d'une maladie psychique ou de problèmes sous-jacents susceptibles de resurgir durant le traitement. C'est pourquoi il est indispensable de choisir un thérapeute qualifié qui saura comprendre votre problème et sera en mesure de le traiter. Si vous choisissez vous-même votre thérapeute en passant outre les recommandations spécifiques de votre médecin, vous devez vous informer sur ses antécédents et sa formation ainsi que sur les modalités du traitement et la façon dont il est censé agir. Même si le thérapeute vous a été recommandé par un professionnel de la santé, vous devez vous assurer qu'il vous convient et être prêt à en changer si, pour une raison ou une autre, vous doutez sérieusement de sa capacité à résoudre votre problème.

Tous les types de psychothérapie reposent sur l'écoute et la parole, mais leurs modalités, leur durée, leur approche et leurs objectifs varient considérablement. Certaines se pratiquent individuellement, d'autres en groupe, ou encore les deux selon les circonstances. D'une manière générale, les thérapies cognitives tentent de résoudre les problèmes dans l'immédiat, la psychanalyse explore de manière approfondie les expériences et les émotions remontant à l'enfance, et les approches humanistes tentent de développer la conscience de soi et l'épanouissement personnel. Le suivi psychologique se prête davantage à des domaines spécifiques tels que les problèmes relationnels ou familiaux.

Dans ce cadre général, il existe toutefois un large éventail d'approches théoriques, les thérapeutes s'inspirant plus ou moins directement des différentes écoles

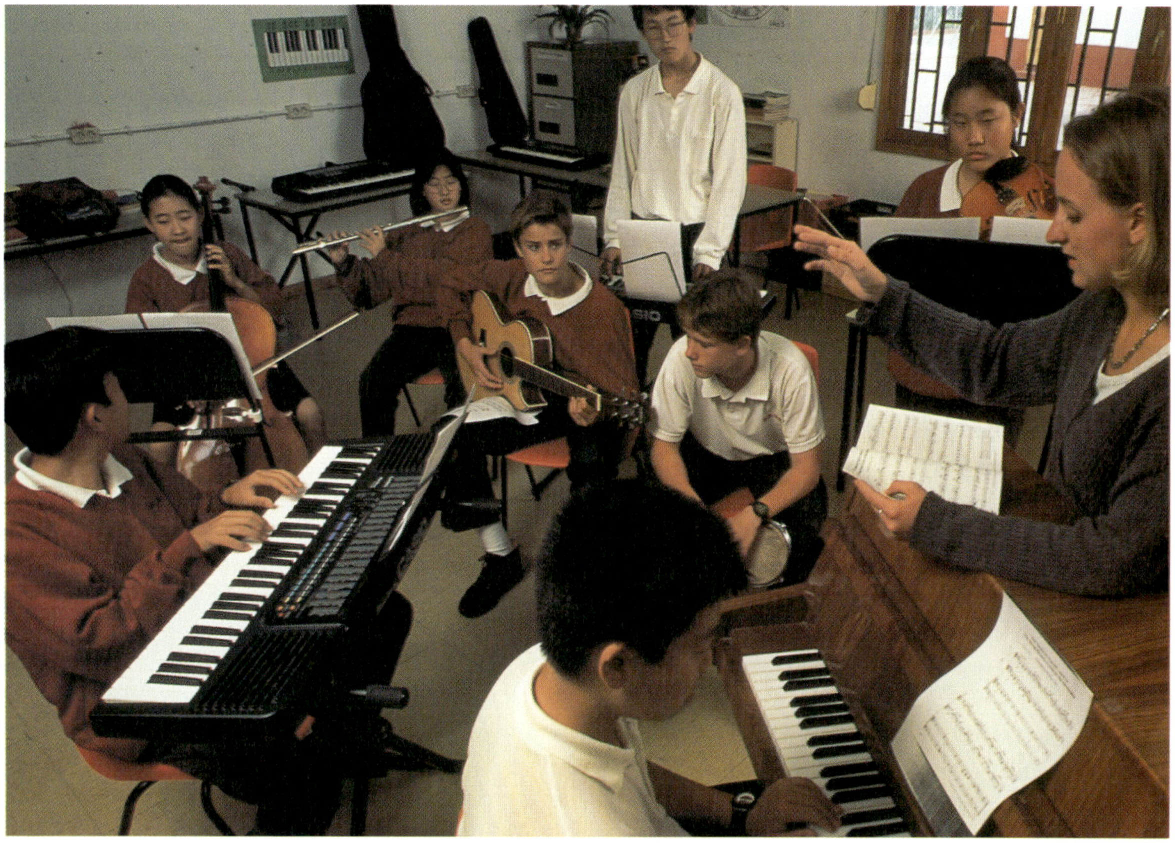

CI-DESSUS *En tant que technique non verbale, la musicothérapie peut aider les patients à communiquer par d'autres moyens*

de pensée. Vous devez non seulement trouver le traitement le mieux adapté à vos besoins psychologiques, mais également vous demander si vous vous sentez à l'aise dans la situation clinique proposée, car les méthodes employées dans certaines thérapies, telles que la confrontation, le jeu de rôles ou le psychodrame, ne conviennent pas à tout le monde.

Avant de démarrer une thérapie, il est préférable de solliciter un entretien préalable au cours duquel vous pourrez évaluer le thérapeute et son approche, et qui permettra au thérapeute d'estimer s'il est en mesure de vous apporter l'aide dont vous avez besoin. À ce stade, il est également sage de se renseigner sur le nombre de séances requises, la durée probable du traitement, le temps nécessaire avant d'en ressentir les bienfaits et éventuellement le coût du traitement.

Il existe de nombreux autres types de thérapie ne faisant pas appel à la parole comme outil thérapeutique : la thérapie par la danse, l'art-thérapie et la musicothérapie, le biofeedback, le training autogène, la sonothérapie, la photothérapie et la chromothérapie sont des méthodes non verbales. Bien qu'elle passe par la parole, l'hypnose se distingue par l'importance primordiale accordée à l'altération de l'état de conscience induite par le thérapeute.

Certaines de ces thérapies ne peuvent être pratiquées seul, même si nombre d'entre elles impliquent des exercices et des « devoirs » à effectuer entre deux séances. Vous pourrez apprendre à pratiquer l'autohypnose ou à appliquer à vous-même les méthodes du biofeedback et du training autogène, mais la capacité à atteindre seul l'état mental requis varie d'un individu à l'autre. Vous pourrez également apprendre le travail sur le rêve et la visualisation, ce qui nécessite un engagement considérable de votre part.

EN BREF

Une fois que vous aurez trouvé le bon thérapeute et commencé des consultations régulières, il est important de comprendre que, quel que soit le talent du thérapeute, il ne pourra pas faire des miracles. Ce sera à vous d'effectuer une grande partie du travail. Sans un investissement personnel dans le processus thérapeutique et sans votre coopération, le thérapeute n'a guère de chances de réussir. Vous aborderez parfois des sujets difficiles et douloureux qui rendront certaines consultations pénibles ou exaspérantes, mais il est certain que la majorité des individus ont quelque chose à apprendre et à gagner de ces expériences dont ils ressortiront plus forts sur le plan psychique.

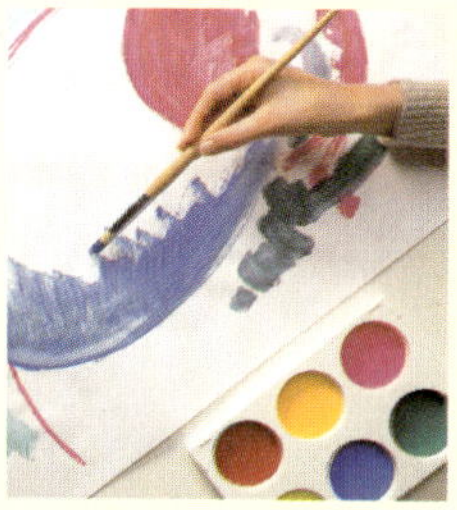

CI-DESSUS *L'art-thérapie est à la fois un traitement et une pratique individuelle.*

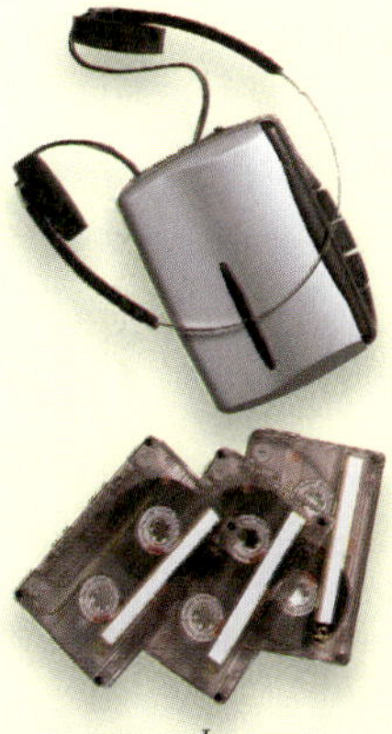

CI-DESSUS *Les cassettes thérapeutiques peuvent également favoriser le processus de relaxation.*

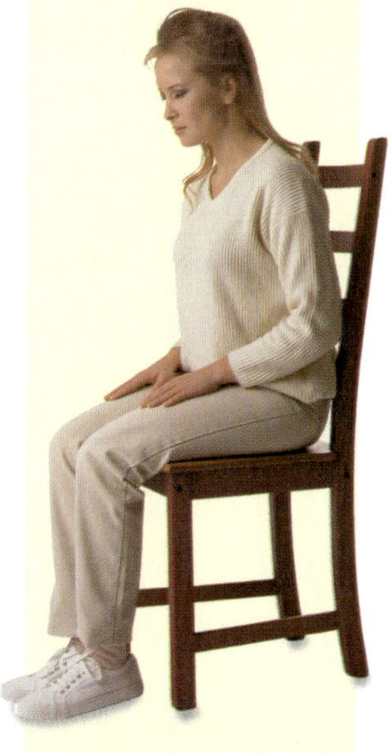

CI-DESSUS *L'état d'hypnose peut être décrit comme une intense détente physique et mentale.*

LA PSYCHOTHÉRAPIE

Le terme psychothérapie recouvre une pléthore de disciplines permettant à des praticiens qualifiés d'aider les patients souffrant de troubles mentaux et émotionnels. L'origine de la psychothérapie remonte aux travaux du psychiatre autrichien Sigmund Freud et de ses disciples, qui ont autant marqué le XXe siècle que la théorie de la relativité d'Einstein et l'application des théories communistes de Marx. Face à l'incapacité de la médecine traditionnelle à guérir des troubles aussi courants que la dépression, l'anxiété et les phobies, la psychothérapie s'est extraordinairement développée et diversifiée. Aujourd'hui, elle forme une part importante de la médecine moderne, et de plus en plus d'établissements hospitaliers emploient des psychologues et des psychothérapeutes.

L'ESSOR DE LA PSYCHOTHÉRAPIE

Vers la fin du XIXe siècle, Sigmund Freud regroupa de nombreux courants de la psychologie, de la médecine et de la philosophie au sein du premier véritable système de psychothérapie baptisé psychanalyse.
La psychothérapie demeura une activité marginale jusque dans les années 1950, lorsque l'approche centrée sur la personne de Carl Rogers popularisa le « counseling » ou aide psychologique. L'essor exponentiel de la psychothérapie a souvent été attribué à l'érosion des structures sociales traditionnelles et à la perte consécutive du sentiment d'appartenance et de la raison d'être des individus.
La différence entre la psychothérapie et l'aide psychologique fait l'objet d'un débat considérable. En visant un changement fondamental du sujet, la psychothérapie se veut plus ambitieuse que le simple conseil psychologique et s'adresse à des patients plus gravement atteints.

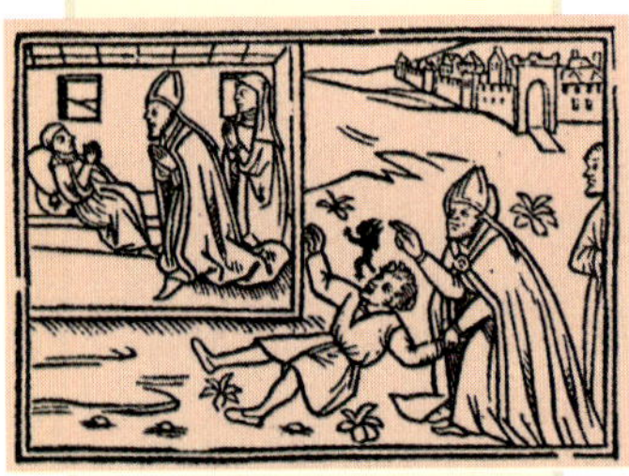

CI-DESSUS *Avant l'élaboration de techniques thérapeutiques, la folie était perçue comme une possession démoniaque.*

Jusqu'au XIXe siècle, les troubles psychiques et comportementaux étaient attribués à des influences extérieures malignes ou à des déséquilibres corporels. On pensait que la possession démoniaque, la pratique de la sorcellerie et les mauvais esprits étaient à l'origine des manifestations de démence et que des déséquilibres sanguins pouvaient provoquer les sautes d'humeur, la dépression, la timidité ou l'impétuosité. Le cerveau était considéré comme un mécanisme entièrement séparé de l'âme – l'essence même de la nature humaine –, dont le siège se trouvait ailleurs dans le corps. À l'époque préindustrielle, les personnes souffrant de troubles émotionnels ou comportementaux étaient prises en charge soit par le prêtre, soit par d'autres membres de la collectivité. Mais au XIXe siècle, suite à la révolution industrielle et à la sécularisation croissante de la société, de nouvelles institutions et professions se consacrèrent aux maladies mentales. La folie ne fut plus envisagée sous l'angle de la religion mais sous celui de la science, et les malades mentaux furent soumis à un plus grand contrôle social.

La psychanalyse

Le « Moi », le « Ça » et le « complexe d'Œdipe » sont devenus des notions familières (*voir* page 192), les concepts freudiens étant passés dans le langage courant. La contribution majeure de Freud à la modernité ne se limite pourtant pas à l'élaboration de quelques termes. Il a transformé à la fois la façon dont nous appréhendons l'esprit humain et notre compréhension de la personnalité humaine.

L'étude des troubles psychiques entreprise par Freud entraîna inévitablement l'utilisation de la psychanalyse comme forme de psychothérapie. Le seul fait de dévoiler des souvenirs et des désirs refoulés fournit le moyen d'en guérir les effets. Au fil des ans, Freud mit au point une série de techniques telles que l'« association libre » et le « transfert », qui sont encore largement employées aujourd'hui (*voir* page 192). Mais dès 1910, des scissions se firent jour au sein du mouvement psychanalytique. Carl Jung fonda sa propre école de « psychologie analytique » (*voir* page 194), et Alfred Adler instaura la « psychanalyse adlérienne » (*voir* page 195). D'autres disciples de Freud tels que Melanie Klein (*voir* page 195) se tournèrent vers la psychologie de l'enfant et la psychologie de l'apprentissage.

Cependant, d'autres approches de l'étude et de la manipulation de l'esprit s'ajoutèrent bientôt à la psychanalyse freudienne et à ses dérivés. La psychothérapie, sous ses diverses formes, entra dans une phase de croissance extraordinaire qui s'est poursuivie jusqu'à nos jours.

La thérapie comportementale

La première grande remise en cause des théories de Freud sur la personnalité humaine et la psychanalyse provint des spécialistes du comportement animal, et en particulier de deux chercheurs américains, John B. Watson et B. F. Skinner (*voir* pages 196–197). Selon eux, le comportement humain était entièrement le fruit du conditionnement, c'est-à-dire qu'il était possible d'obtenir les comportements souhaitables et de décourager les comportements indésirables par un système de récompenses et de punitions. L'« inconscient », avec ses motivations obscures et ses désirs refoulés, ne jouait selon eux aucun rôle. La thérapie devait consister en une manipulation des schémas comportementaux par l'application de récompenses et de punitions appropriées (*voir* pages 196–199).

Les idées et les techniques de Watson et Skinner exercent encore une influence dans certains domaines, tels que l'éducation et le traitement de phénomènes comme les obsessions, les phobies et les comportements de dépendance. Mais surtout, elles préparèrent le terrain pour les thérapies « cognitives » qui allaient apparaître au sortir de la Deuxième Guerre mondiale. Celles-ci rejetèrent également la nécessité d'une exploration profonde des expériences passées et de leurs effets sur l'inconscient et mirent l'accent sur l'importance de l'« ici et maintenant ».

CHOISIR UN THÉRAPEUTE

Face à l'éventail des psychothérapies, il peut être extrêmement difficile de savoir laquelle choisir. Le choix dépendra en grande partie du problème à résoudre, de votre personnalité, ainsi que du temps et de l'argent dont vous disposez.

Le tableau ci-dessous indique les principales branches (ou « orientations ») de la psychothérapie, dont la théorie et les techniques sont décrites de manière plus détaillée dans les chapitres suivants. Avant de choisir le type de thérapie qui vous convient, étudiez-les et consultez votre entourage et votre médecin. Mieux vous serez informé, plus vous aurez de chances de faire le bon choix. Gardez toujours les points suivants à l'esprit.

* La personne la mieux placée pour vous recommander un psychologue ou un psychothérapeute est un professionnel de santé qualifié. Ainsi, vous serez sûr d'avoir affaire à un thérapeute qualifié et de choisir une thérapie adaptée à vos besoins.
* Définissez clairement ce que vous attendez de la thérapie. Si votre problème est lié à un domaine spécifique, par exemple un problème professionnel ou relationnel, une thérapie cognitive sera plus adaptée qu'une psychanalyse ou une approche humaniste. Si vous êtes insatisfait de votre mode de vie et aspirez à un épanouissement personnel, une approche humaniste sera plus appropriée. Et si vous souhaitez explorer votre personnalité et son développement à un niveau plus profond, envisagez alors de commencer une psychanalyse.
* Choisissez une forme de thérapie correspondant à votre personnalité. Si vous êtes extraverti et appréciez la compagnie d'autrui, une thérapie de groupe peut s'avérer adaptée. Si vous ne supportez pas l'idée de prendre la parole en public et de vous livrer à des jeux de rôles, une approche individuelle est préférable. Mais si le manque de confiance en vous est l'un des problèmes à traiter, vous aurez peut-être intérêt à opter pour une thérapie où alternent des séances individuelles et collectives au stade approprié du traitement.
* N'oubliez pas que vous n'êtes pas tenu de poursuivre un traitement donné, même si vous avez commencé une série de consultations. Rien ne vous empêche d'essayer deux « orientations » différentes en parallèle (si vous disposez d'assez de temps et d'argent) avant d'opter pour celle qui vous convient le mieux.
* La relation avec votre psychologue ou votre psychothérapeute est essentielle. Si vous sentez qu'il ne vous comprend pas ou ne vous aide pas, vous êtes libre d'arrêter le traitement à tout moment sans que cela implique une remise en cause de ses capacités. Les thérapeutes ont eux aussi leurs attitudes et leur personnalité propres, qu'ils ne peuvent pas changer pour s'adapter à un patient. Tout ce qu'ils peuvent faire, c'est employer les aspects les plus appropriés de leur personnalité de la manière la plus utile aux patients. Si vous ne parvenez pas à établir une relation de confiance mutuelle, il est préférable d'arrêter les consultations et de redémarrer ailleurs.

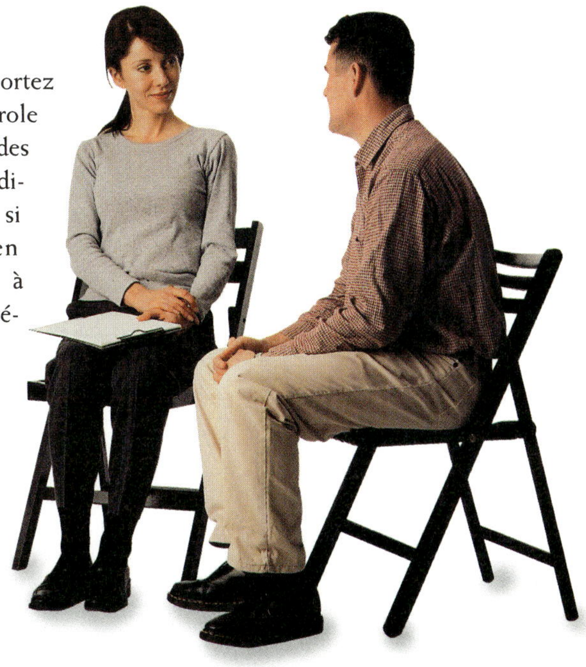

CI-DESSUS *Au cours des entretiens individuels, il est essentiel que le patient et le thérapeute établissent une relation de confiance.*

TYPES DE PSYCHOTHÉRAPIE

Thérapies psychanalytiques
(*voir* pages 188–195)
Psychanalyse freudienne
Psychothérapie analytique jungienne
Psychothérapie adlérienne
Thérapie psychodynamique

Thérapies comportementales et cognitives
(*voir* pages 196–199)
Thérapie comportementale
Thérapie cognitive, cognitivo-analytique et cognitivo-comportementale
Thérapie émotivo-rationnelle
Thérapie de la réalité
Thérapie constructiviste personnaliste
Thérapie brève (centrée sur la solution)

Thérapies humanistes
(*voir* pages 200–203)
Gestalt-thérapie
Thérapie centrée sur la personne
Analyse transactionnelle
Thérapie primale et rebirthing
Psychosynthèse
Bioénergie

Thérapies transpersonnelles et intégratives
(*voir* pages 204–205)
Programmation neuro-linguistique
Thérapie transpersonnelle

Thérapies familiales
(voir pages 206–207)
Thérapies de couple

Thérapies de groupe
(voir pages 208–209)
Psychodrame
Groupes de rencontre

CHAMP THÉRAPEUTIQUE

La psychothérapie traite aussi bien le mal-être général que les troubles psychiques assez graves. Les principales applications des techniques psychanalytiques sont :

ACCIDENT VASCULAIRE CÉRÉBRAL *VOIR* P. 359
ANXIÉTÉ *VOIR* PP. 256–257
DÉPENDANCES *VOIR* P. 258
DÉPRESSION *VOIR* P. 261
DOULEURS DE L'ACCOUCHEMENT *VOIR* P. 328
ECZÉMA ET DERMATITE *VOIR* P. 273
FAUSSE COUCHE *VOIR* P. 325
HYPERVENTILATION *VOIR* P. 301
PSORIASIS *VOIR* P. 272
SUITES DE COUCHE *VOIR* P. 329
STRESS *VOIR* PP. 262–263
TROUBLES ALIMENTAIRES *VOIR* P. 265
V.I.H. ET SIDA *VOIR* PP. 340–341

CI-DESSOUS
La psychanalyse freudienne ne parvint pas à guérir les séquelles psychologiques de la Deuxième Guerre mondiale, et la psychothérapie s'orienta vers de nouvelles voies afin de relever les défis du monde moderne.

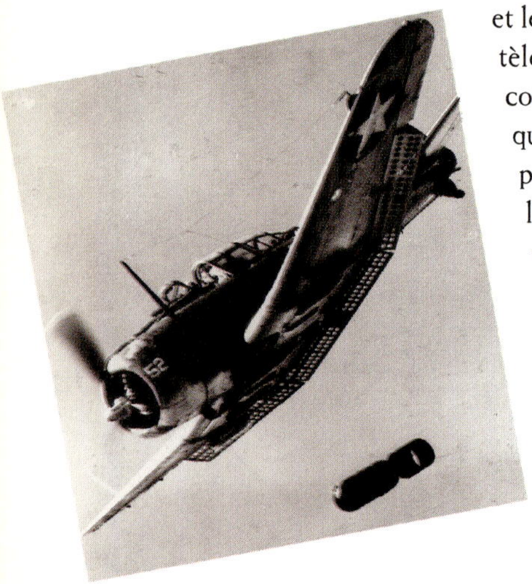

LA PSYCHOTHÉRAPIE MODERNE

Après la Deuxième Guerre mondiale, la psychothérapie commença à évoluer, notamment sur la côte ouest des États-Unis. Les doutes concernant la validité de la psychanalyse freudienne classique s'intensifièrent. La psychanalyse ressemblait trop souvent à un processus interminable, s'éternisant pendant des années, sans apporter d'amélioration visible. Comme beaucoup le soulignèrent, l'expérience et les travaux de Freud étaient circonscrits à une clientèle restreinte dans le Vienne d'avant-guerre. Ses conclusions étaient donc peu susceptibles de s'appliquer, du moins en l'état, à un monde à peine sorti du profond traumatisme et des bouleversements sociaux liés à la guerre. Les psychologues et les psychothérapeutes se mirent à rechercher des moyens plus rapides et plus pragmatiques de traiter les problèmes mentaux et émotionnels de leurs patients.

Cette évolution contribua à l'émergence de deux courants distincts. Le premier allait regrouper les théories dites « cognitives ». Le second englobait les approches dites « humanistes » et « centrées sur la personne ».

Les thérapies cognitives

Le terme « cognitif » se réfère à la connaissance, à la perception et à la conscience, et les thérapies cognitives mettent plutôt l'accent sur les perceptions parfois erronées que les patients ont d'eux-mêmes et du monde qui les entoure. Les principes de base des thérapies cognitives découlent des travaux réalisés aux États-Unis par des psychologues cliniciens durant les années 1950 et 1960. Les conclusions de leurs travaux furent que de nombreuses anomalies mentales étaient le résultat et non la cause de schémas comportementaux indésirables et de schémas de pensée irrationnels et routiniers. Ils élaborèrent donc des thérapies visant à remplacer ces attitudes et ces comportements négatifs et nocifs par d'autres plus positifs et plus bénéfiques (*voir* pages 198–199).

CI-DESSOUS *Dans tous les types de psychothérapie,une relation privilégiée s'établit entre le patient et son thérapeute.*

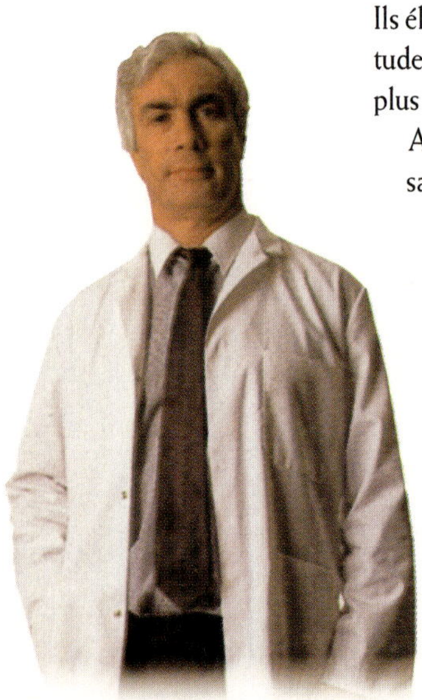

Avec le temps, ces thérapies cognitives donnèrent naissance à d'autres formes de thérapies appelées thérapie émotivo-rationnelle et thérapie de la réalité ainsi qu'à des hybrides tels que les thérapies cognitivo-comportementales et cognitivo-analytiques. La thérapie cognitive est également la technique de base de la thérapie brève ou centrée sur le problème, ainsi que des thérapies destinées à réduire différents types de stress.

Les thérapies cognitives et comportementales sont toutes fondées sur une approche structurée visant la résolution des problèmes ou la réduction des symptômes, où le thérapeute joue un rôle extrêmement actif.

Le mouvement humaniste

La psychothérapie humaniste encourage les individus à explorer leur vie effective et à se sentir responsables de leurs actes. Elle met l'accent sur la réalisation du potentiel individuel et sur l'épanouissement personnel. Bien que le courant humaniste soit principalement associé à l'évolution de la psychothérapie aux États-Unis dans les années 1950, il porte l'empreinte du mouvement très influent de la « Gestalt » (*voir* page 200).

La Gestalt-thérapie (*voir* pages 200–201) fut élaborée dans les années 1940 par Frederick et Laura Perls. L'un des aspects essentiels de cette thérapie est qu'elle privilégie l'expérience immédiate de l'individu et se défie des théorisations abusives. La Gestalt mit l'accent sur « l'ici et maintenant » et prôna une perception globale du « client », envisagé dans le contexte de son environnement tel qu'il le perçoit. La Gestalt élabora en outre toute une série de techniques nouvelles tirant souvent partie des possibilités offertes par le psychodrame et le jeu de rôles dont allaient librement s'inspirer des écoles de pensée ultérieures.

Le courant humaniste fut développé plus avant, dans les années 1950, par deux psychothérapeutes américains, Carl Rogers et Abraham Maslow. Carl Rogers lança le concept de

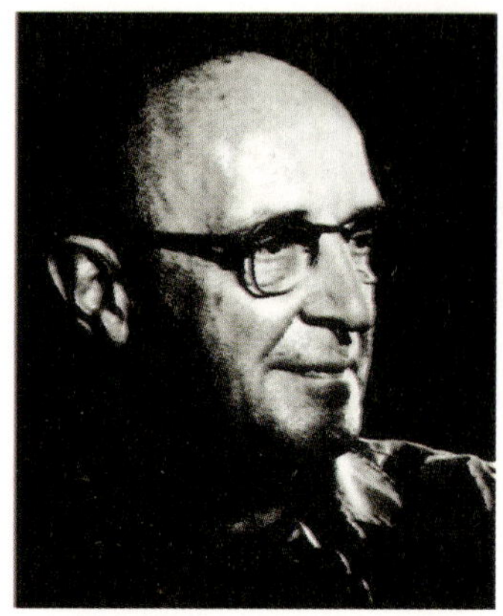

CI-DESSUS *Le psychothérapeute américain Carl Rogers fut le pionnier de l'approche « centrée sur la personne » dans les années 1950.*

« psychothérapie centrée sur la personne » (*voir* page 202), dans lequel le rôle du thérapeute est non directif et principalement destiné à permettre au client d'analyser et de résoudre lui-même ses problèmes. Maslow élabora ses théories autour d'une hiérarchie de besoins élémentaires allant de la nourriture à la sécurité en passant par la confiance en soi et le respect de soi, besoins dont la satisfaction était selon lui indispensable à l'épanouissement personnel. L'amélioration de l'estime de soi et de la confiance en soi joue un rôle dans ce type de thérapie, de même que la notion globale d'épanouissement et de développement personnels.

La psychothérapie aujourd'hui

Parmi les autres approches humanistes figurent l'analyse transactionnelle (A.T.), la thérapie primale et le rebirthing. L'A.T. (*voir* page 202) part du principe que chaque individu possède en lui-même trois « états du moi », à savoir l'enfant, l'adulte et le parent. Dans chaque interaction sociale, c'est l'un de ces états qui domine. La thérapie primale et le rebirthing (*voir* page 203) reposent sur la théorie selon laquelle les traumatismes refoulés de la naissance et de la petite enfance peuvent refaire surface par la suite sous la forme de névroses, de dépressions et de nombreux autres problèmes psychiques.

On a assisté ces dernières années à une prolifération des formes de psychothérapie, chacune offrant une approche spécifique sur le plan théorique et pratique. Les approches intégratives s'inspirent librement d'autres types de thérapies, tandis que les approches transpersonnelles intègrent une dimension spirituelle à la pratique thérapeutique (*voir* pages 204–205).

PRÉCAUTIONS

Lorsqu'elles sont conduites par un praticien dûment qualifié, toutes les formes reconnues de psychothérapie sont sans danger. Vous devez cependant prendre les précautions suivantes :

■ N'entreprenez aucune forme de psychothérapie si vous souffrez de troubles mentaux graves.

■ Demandez toujours au praticien à quelle association professionnelle il appartient, et en cas de doute, vérifiez auprès de l'association. La formation dans la discipline concernée doit généralement avoir duré trois ans au minimum pour les psychologues, quatre à cinq ans pour les psychothérapeutes et beaucoup plus longtemps pour les psychanalystes, qui ont souvent suivi une formation médicale classique. Les praticiens doivent eux-mêmes avoir suivi une analyse ou une psychothérapie.

■ Renseignez-vous au préalable sur la durée et le coût probables du traitement. Demandez également si vous devez régler la première consultation.

LA PSYCHOTHÉRAPIE AUJOURD'HUI

La psychothérapie fait désormais partie intégrante du paysage social. En médecine classique, les patients se voient régulièrement recommander une aide psychologique pour traiter des problèmes spécifiques tels que la dépendance, le deuil, le stress post-traumatique, les problèmes conjugaux, les difficultés sexuelles, l'anxiété chez les étudiants, la délinquance, le stress et divers autres problèmes émotionnels et comportementaux. L'utilité de l'aide psychologique en tant que complément du traitement médical classique est communément admise pour les patients atteints d'un cancer au stade terminal. Il existe des thérapies pour les individus, les groupes, les familles ou les couples. Certaines consultations s'inscrivent dans le système de santé classique et sont remboursées par la sécurité sociale ou les mutuelles.

Cependant, de plus en plus de personnes s'adressent à des thérapeutes ne dépendant pas du système de santé classique. Face à la fragmentation croissante de la société, les individus se tournent souvent vers les thérapies alternatives pour lutter contre des sentiments d'aliénation, de solitude ou d'insatisfaction générale vis-à-vis de leur mode de vie et de leurs schémas relationnels. C'est sur ce terrain fertile que foisonnent les thérapies parallèles. Bien que la plupart de ces praticiens soient honnêtes, certains sont moins scrupuleux. Le manque de réglementation a permis à des membres de sectes quasi religieuses telles que l'Église de Scientologie de se présenter comme des thérapeutes. Des méthodes de groupes de rencontres potentiellement dangereuses ont également prospéré.

En France, un projet de loi est actuellement à l'étude, visant à réserver le terme de psychothérapeute aux seuls diplômés d'études universitaires de médecine (avec une spécialité de psychiatrie) ou de psychologie clinique. Une fois cette loi votée, tout usage abusif du terme psychothérapeute sera poursuivi et sanctionné.

En général, la psychothérapie a cependant démontré son efficacité. Que vous souhaitiez traiter un problème spécifique ou que vous soyez tout simplement insatisfait de certains aspects de votre vie ou de votre personnalité, vous trouverez sans doute dans les pages suivantes une forme de thérapie répondant à vos besoins.

La psychothérapie vise notamment :

- La conscience de soi
- L'acceptation de soi
- L'actualisation de soi
- La lucidité
- La résolution des problèmes
- L'éducation psychologique (acquisition de connaissances et de techniques permettant la compréhension et la maîtrise de son comportement)
- L'acquisition d'aptitudes sociales
- Le changement cognitif (modification des croyances ou des schémas de pensée associés à un comportement auto-destructeur)
- Le changement comportemental (modification des schémas de comportement auto-destructeurs)
- Le changement systémique (modification du mode de fonctionnement des systèmes sociaux tels que les familles)
- L'habilitation (amélioration des aptitudes permettant à l'individu d'affronter les inégalités sociales)
- La restitution (réparation des comportements destructeurs)

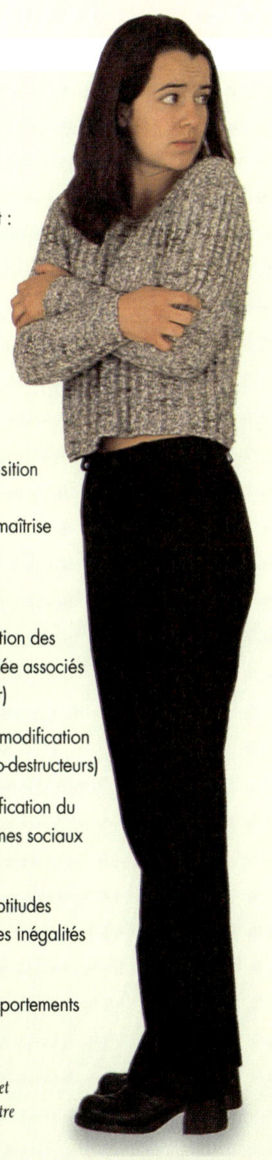

À DROITE *La psychothérapie permet à de nombreux individus de lutter contre la peur, la dépression et l'aliénation.*

LE POINT DE VUE DE LA MÉDECINE CLASSIQUE

La plupart des médecins admettent désormais l'utilité de la psychothérapie, notamment lorsqu'une détresse émotionnelle est provoquée par un événement particulier ou un changement de mode de vie. Le deuil, l'annonce d'une maladie grave (telle que le cancer), les problèmes conjugaux et sexuels, les dépendances sont couramment traités par un suivi psychologique. Celui-ci est également proposé aux survivants d'événements traumatisants tels que des accidents graves ou des prises d'otages. Les grandes entreprises proposent parfois une aide de ce type au personnel licencié. Un soutien médico-psychologique est souvent offert aux étudiants. La plupart des cliniques et des hôpitaux proposent une aide psychologique.

L'opinion de la médecine est plus divisée quant à l'efficacité des différentes formes de thérapie. Les thérapies cognitives et comportementales se sont avérées utiles dans le traitement de l'anxiété, des phobies, de la dépression et des problèmes relationnels et sexuels. La plupart des médecins reconnaissent que les patients souffrant de détresse émotionnelle, pour lesquels les soins conventionnels sont de peu d'utilité, peuvent être efficacement pris en charge par un psychologue.

L'efficacité de la cure psychanalytique est, quant à elle, plus difficile à établir que celle des techniques cognitives et comportementales. La psychanalyse traditionnelle nécessite en outre un fort investissement en temps et en argent.

L'HISTOIRE D'ANNA O.

Freud commença à élaborer ses théories à partir des expériences menées auprès de Bertha Pappenheim, une patiente alors âgée de 21 ans de son confrère Josef Breuer. Freud et le Dr Breuer allaient par la suite étudier le cas de « Anna O. », ainsi qu'ils la surnommèrent, dans *Études sur l'hystérie*, publié en 1895.

Bertha présentait d'étranges symptômes d'hystérie, tels que des pertes de mémoire et une paralysie partielle, qui s'avérèrent sous hypnose résulter d'expériences traumatisantes remontant à l'enfance. Une fois la cause identifiée, les symptômes disparurent. Parallèlement, il s'instaura entre le médecin et sa patiente une étroite relation de dépendance mutuelle qui leur causa une profonde gêne.

Ce cas faisait la synthèse de plusieurs idées qui allaient devenir les clés de voûte de la psychanalyse. Premièrement, les problèmes de la patiente semblaient découler d'événements traumatisants remontant à la petite enfance, et leur refoulement déclenchait des effets physiques sans rapport apparent. Deuxièmement, la découverte de l'origine de ses troubles permit à la patiente de l'assumer suffisamment pour que les symptômes disparaissent. Troisièmement, les souvenirs refoulés semblaient souvent liés à des expériences de nature sexuelle. Enfin, le processus de guérison instaura une relation de dépendance mutuelle entre la patiente et le médecin, phénomène que Freud baptisa « transfert » et qu'il en vint à considérer comme un aspect crucial de la cure psychanalytique.

LA PSYCHANALYSE FREUDIENNE

La contribution majeure de Freud fut d'élaborer une théorie complète de la personnalité humaine, qu'elle soit dans un état sain ou pathologique, et de développer les techniques de base de la psychanalyse. La psychanalyse freudienne moderne s'inspire toujours largement de ces deux composantes. Si le génie de Freud est indubitable, son approche a cependant été marquée par les modes intellectuelles et sociales de son époque. Par exemple, la conception de la libido comme énergie vitale reflète les théories des biologistes du XIXe siècle. De même, l'idée selon laquelle les problèmes émotionnels ont une origine sexuelle était largement répandue chez ses contemporains.

La théorie de la personnalité

Freud considérait que nous sommes tous régis par trois entités mentales distinctes, le « Ça », le « Moi » et le « Sur-moi ». Le Ça, qui réside dans l'inconscient, est la source de nos désirs, de nos sentiments et de nos pulsions les plus élémentaires. Le Moi, qui représente la partie consciente, est responsable de la pensée, de la conscience de soi, du jugement et de la prise de décision. Quant au Sur-moi, il réside également dans l'inconscient et son rôle consiste à censurer et à contrôler nos pensées et nos actes – c'est en quelque sorte notre conscience. Ces trois entités sont animées par une force vitale appelée « libido », dont Freud considérait qu'elle était principalement orientée par l'énergie sexuelle.

Les problèmes psychiques surviennent lorsque le Moi, le Ça et le Sur-moi sont en conflit. Si l'une des trois instances est constamment contrecarrée ou frustrée par l'une des deux autres ou les deux, le refoulement s'exprime sous la forme de troubles émotionnels, comportementaux ou même physiques. Pour Freud, la plupart de ces problèmes résultaient d'expériences vécues dans la petite enfance et étaient souvent liés au développement psychosexuel de l'enfant. Se basant notamment sur sa propre psychanalyse, il identifia le fameux « complexe d'Œdipe » selon lequel le fils tente constamment d'évincer son père pour conquérir l'affection de sa mère. Les conflits et les frustrations qui en résultent peuvent resurgir par la suite de multiples manières.

Les techniques psychanalytiques

Pour Freud, l'essence de la cure psychanalytique était la découverte des éléments inconscients et refoulés, généralement par une exploration approfondie du passé du patient. Il eut d'abord recours à l'hypnose (*voir* pages 218–223), mais s'estima bientôt insatisfait des résultats.

SIGMUND FREUD

Le psychiatre autrichien Sigmund Freud (1856–1939) fut le fondateur de la psychanalyse, méthode destinée à comprendre le fonctionnement du psychisme et à traiter les troubles psychologiques. Selon Freud, l'enfant traverse en grandissant une série de phases (stade oral, anal, phallique, latent, génital), qui s'accompagnent du complexe d'Œdipe (*voir* encadré) ainsi que du développement du « Ça », du « Moi » et du « Sur-moi ». Nombre de ses idées, telles que le refoulement et les mécanismes de défense, ont eu un profond retentissement sur la société occidentale dans son ensemble.

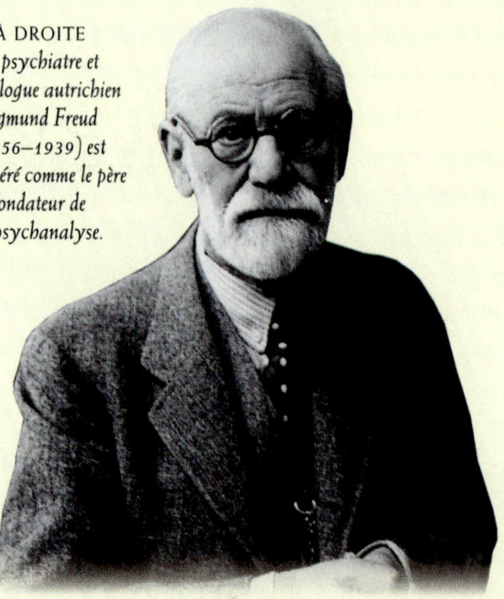

À DROITE *Le psychiatre et neurologue autrichien Sigmund Freud (1856–1939) est considéré comme le père fondateur de la psychanalyse.*

Il mit donc au point une technique appelée « association libre » qui consistait à encourager le patient, une fois détendu, à dire à peu près tout ce qui lui passait par la tête et à poursuivre le fil de sa pensée, aussi fantasque et sinueux qu'il puisse paraître. Il tenta également de découvrir les éléments refoulés de l'inconscient du patient par l'analyse des rêves, technique qu'il avait employée durant sa propre psychanalyse (son livre le plus célèbre, *L'Interprétation des rêves*, fut publié en 1899) ainsi que des lapsus révélateurs.

Un autre élément clé de l'analyse freudienne est le phénomène du transfert. Durant le traitement, le patient en vient à identifier le psychanalyste à des objets aimés ou haïs de son passé, souvent à des membres de sa famille. Ceci peut créer des liens émotionnels forts auxquels l'analyste répond en assumant le rôle qui lui est assigné. Freud considérait cette relation comme un élément crucial de la réussite de la thérapie et un outil essentiel de l'exploration de l'inconscient du patient.

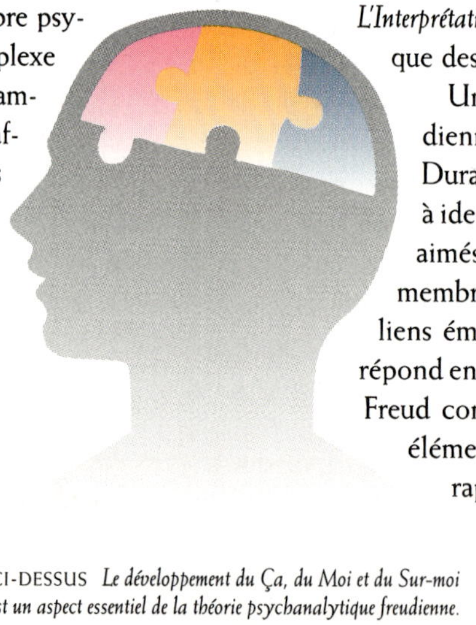

CI-DESSUS *Le développement du Ça, du Moi et du Sur-moi est un aspect essentiel de la théorie psychanalytique freudienne.*

CONSULTER UN PSYCHANALYSTE

Dans l'imagerie populaire, le personnage du psychanalyste est souvent représenté de manière satirique comme un un sphinx laconique ponctuant la litanie de son patient de quelques rares onomatopées, quand il ne s'endort pas dans son fauteuil Les patients ne sont guère mieux lotis : dans les films de Woody Allen et d'autres cinéastes, ils sont dépeints comme des êtres infantiles totalement dépendants et enclins à appeler leur « psy » à toute heure du jour et de la nuit au moindre signe de crise.

La réalité est bien sûr toute différente. Pour commencer, de nombreux psychanalystes sont aujourd'hui des femmes et la profession s'est beaucoup rajeunie. Ils possèdent une formation approfondie et sont également soumis à des règles déontologiques strictes dans le cadre de leurs associations professionnelles.

Il peut être difficile de trouver le psychanalyste qui vous convient. Il est sans doute préférable de suivre les recommandations de votre médecin ou d'un ami digne de confiance. Si vous êtes au fait des différentes écoles – freudienne, jungienne, adlérienne, kleinienne ou lacanienne, pour n'en citer que quelques-unes –, il est utile de savoir de laquelle l'analyste se réclame. Cependant, les analystes varient presque autant que leurs patients, et ces étiquettes ne donnent qu'une image très générale de leur approche.

Avant de vous lancer dans une analyse, vous devez savoir que le traitement durera probablement plusieurs années et implique un investissement considérable, en temps et en argent. Deux à cinq séances de 50 minutes par semaine pendant deux ans sont généralement considérées comme un minimum, et les analyses de cinq ans et plus sont courantes. De nombreuses personnes sont toutefois prêtes à renoncer à l'achat d'une nouvelle voiture ou à une partie de leurs vacances pour trouver le soutien et la paix de l'esprit que leur apporte une analyse.

En quoi consiste l'analyse ?

La première consultation sert à établir la fréquence des séances, le prix et le déroulement probable du traitement. Le psychanalyste vous demandera pourquoi vous pensez avoir besoin d'une analyse, et ce que vous espérez en tirer. À ce stade, il doit vous dire franchement s'il estime ne pas être en mesure de vous aider. De votre côté, vous êtes libre de décider de ne pas entamer de traitement avec cette personne en particulier.

Les consultations suivantes respecteront toutes le même schéma. L'analyste fera en sorte de vous détendre et de vous mettre à l'aise (le légendaire divan est encore employé, même si le fauteuil est devenu plus courant). Il vous demandera ensuite de parler librement de ce qui vous traverse l'esprit. Durant toute la séance, l'analyste vous guidera vers les domaines qui lui semblent intéressants. Son travail consiste notamment à déceler des indices sur des sujets méritant d'être approfondis, par exemple si vous semblez éviter certains sujets, ou si vous avez tendance à hésiter, à vous troubler ou à vous mettre en colère dès qu'ils sont abordés. La direction dans laquelle il vous oriente dépendra de l'école à laquelle il appartient. Un analyste freudien tentera de vous faire remonter dans le temps jusqu'à votre petite enfance et à vos expériences traumatisantes ; un analyste jungien adoptera une approche plus large, en mettant l'accent non seulement

UNE INFLUENCE ABUSIVE ?

Bien que Sigmund Freud soit indubitablement le père de la psychanalyse, sa réputation n'est pas sortie indemne du siècle qui s'est écoulé depuis la publication du cas Anna O.

Ses détracteurs soulignent que par sa nature même, la psychanalyse n'est pas scientifique dans le sens où aucune expérience contrôlable n'est possible et où les données collectées sont influencées par la perception du psychanalyste.

De plus, un doute a récemment été jeté sur la nature de la relation d'Anna O. avec Freud. Certains vont jusqu'à dire que le contenu du livre *Études sur l'hystérie* est soit exagéré, soit inventé de toutes pièces.

LE COMPLEXE D'ŒDIPE

Terme psychanalytique freudien pour décrire l'attirance sexuelle inconsciente du fils pour sa mère ainsi que sa haine jalouse du père, le complexe d'Œdipe est considéré comme un phénomène normal qui s'applique aussi bien aux filles qu'aux garçons. Jung baptisa complexe d'Électre le phénomène équivalent qui pousse les filles à désirer leur père.

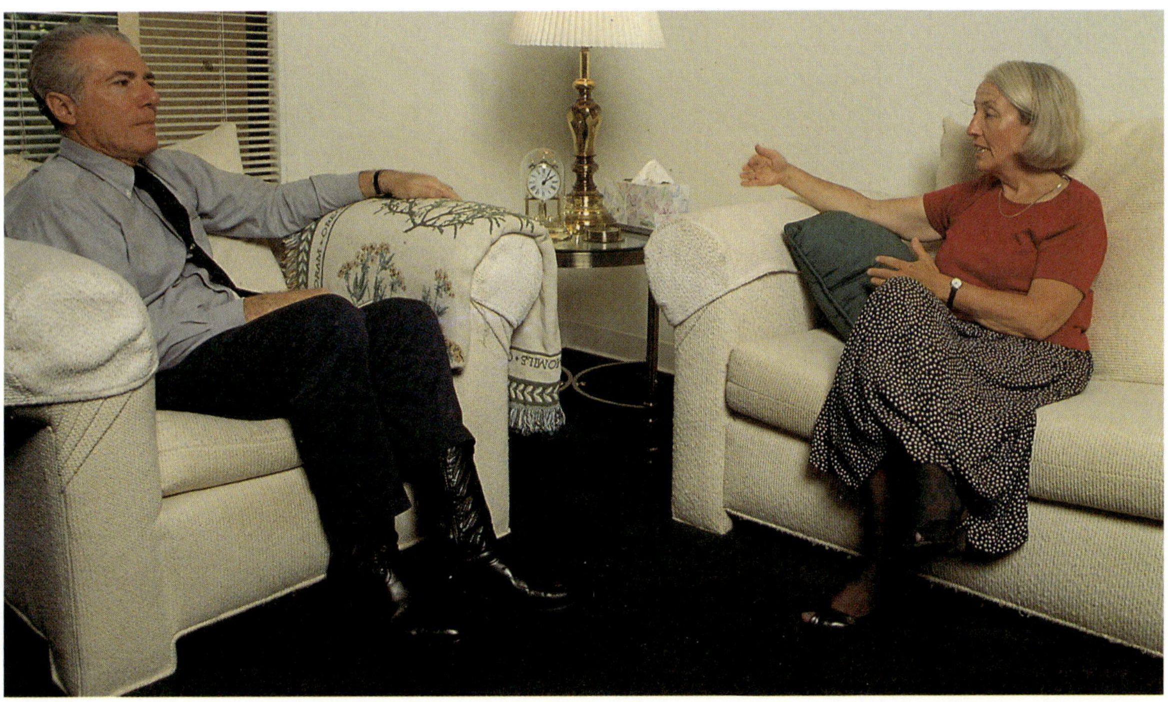

À GAUCHE *Les entretiens individuels peuvent être intenses pour le patient.*

sur vos premiers souvenirs, mais aussi sur vos sentiments présents ainsi que sur vos rêves et vos fantasmes. Certains analystes s'intéresseront plus aux émotions sexuelles primitives, d'autres aux sentiments d'impuissance ou d'incapacité, d'autres encore aux mots que vous employez. Mais dans tous les cas, l'objectif est d'explorer votre inconscient et d'identifier les conflits et les émotions non résolues qui vous posent des problèmes. Les identifier et les affronter permettra peut-être de s'en libérer, et en tout cas d'accéder à une connaissance et une compréhension beaucoup plus approfondies de vous-même.

Au fil du traitement, vous éprouverez probablement des sentiments intenses – amour, haine, sympathie ou antipathie intense – à l'égard de votre analyste. Vous deviendrez fortement dépendant de lui (ou d'elle). C'est le phénomène appelé « transfert », qui sera encouragé par l'analyste. Le transfert consiste à transposer sur votre analyste les sentiments que vous éprouvez pour les personnages de votre existence passée (parents, frères et sœurs, amis, amants). Ces sentiments pourront ainsi être explorés et analysés au présent.

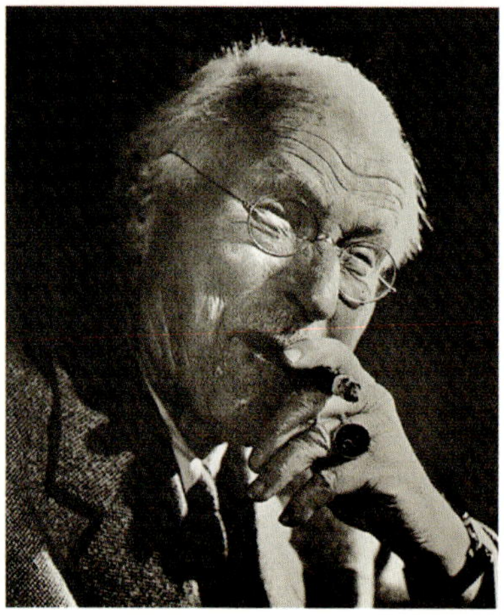

CI-DESSUS *Pour Carl Gustav Jung (1875-1961), l'inconscient est empli de vérités psychiques partagées collectivement par l'humanité entière.*

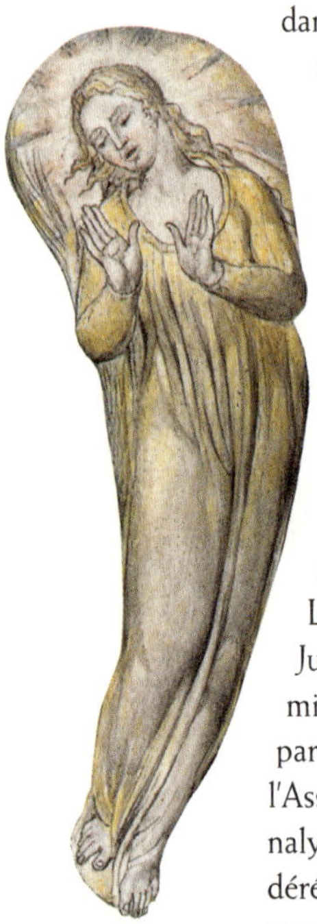

CI-DESSUS *Jung considérait l'expérience mystique et la religion comme faisant partie intégrante de la personnalité humaine.*

LA PSYCHOTHÉRAPIE ANALYTIQUE JUNGIENNE

Le psychiatre suisse Carl Gustav Jung (1875–1961) fut l'un des premiers disciples de Sigmund Freud. Il participa à la première conférence de l'Association internationale de psychanalyse en 1908 à Vienne et est considéré comme l'un des pères fondateurs du mouvement psychanalytique et de ses découvertes.

Ce mouvement commença à se scinder et Jung s'éloigna de Freud pour fonder vers 1911 ce qu'il baptisa la « psychologie analytique ». La principale source de désaccord portait sur l'importance accordée par Freud à la sexualité infantile dans le développement de l'enfant et l'apparition ultérieure des névroses. Jung était, à bien des égards, un penseur aussi profond que Freud, et en outre beaucoup plus éclectique. Très intéressé par les expériences religieuses et mystiques (ce qui lui valut les sarcasmes de Freud), il les incorpora dans ses théories sur la personnalité humaine. Ses idées ont influencé le développement de nombreuses approches humanistes et « New Age ».

La théorie jungienne

Jung adopta une vue beaucoup plus globale de la nature humaine que Freud, ce qui se refléta dans son attitude vis-à-vis de la thérapie. Comme il le disait lui-même, « l'objet de la thérapie n'est pas la névrose mais l'homme qui a la névrose. » De plus, il estimait que la névrose elle-même ne provient pas « … de quelque obscur recoin de l'inconscient, comme de nombreux psychothérapeutes s'acharnent à le penser ; elle provient de l'ensemble de la vie d'un homme et de toutes les expériences accumulées au fil des ans et des décennies, et enfin, non seulement de sa vie en tant qu'individu mais de son expérience psychique au sein de la famille ou même du groupe social. »

Au centre de la théorie jungienne de la personnalité se trouve l'idée selon laquelle les individus sont motivés non pas seulement par la sexualité, mais par la volonté de vivre et par un désir d'épanouissement et de « totalité » qui les accompagne toute leur vie, processus qu'il baptise « individuation ». De même, Jung pensait que notre subconscient n'est pas seulement peuplé d'expériences, d'instincts et de désirs individuels, mais également de mythes et de souvenirs communs formant « l'inconscient collectif ». Il créa par ailleurs les termes « introverti » et « extraverti » pour décrire les deux grands types de personnalités dans leur rapport au monde.

Les techniques anatlytiques jungiennes

En tant qu'analyste, Jung faisait preuve de pragmatisme et de souplesse. Conscient du danger qu'il y avait à plaquer ses propres hypothèses sur un cas particulier, il considérait

LES ARCHÉTYPES

Jung pensait que l'humanité a hérité de modes de pensée ancestraux appelés archétypes. Ceux-ci sont des représentations symboliques de l'expérience humaine, véhiculées par l'inconscient collectif. Les archétypes sont des images classiques puissantes qui reviennent fréquemment dans la mythologie et dans l'art, telles que la terre-mère, le chevalier, la vierge ou encore la mer comme symbole de renaissance. L'archétype le plus connu est peut-être « l'ombre » ou « anima » (chez les hommes) et « animus » (chez les femmes), qui représente les aspects de soi qui échappent à la perception consciente.

CI-DESSOUS *L'interprétation des rêves joue un rôle central dans la psychothérapie analytique jungienne.*

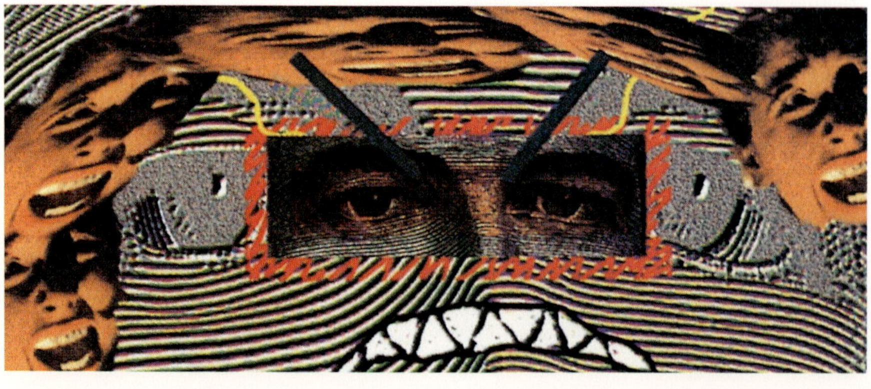

que chaque cas individuel doit être traité différemment et selon ses spécificités. Comme il l'écrivit : « Le patient est ici pour être traité et non pour vérifier une théorie. »

Il estimait également que la névrose constitue une tentative pour résoudre des problèmes non identifiés et offre par conséquent une possibilité de développement et d'épanouissement personnels. Selon lui, l'un des rôles de la thérapie était donc de s'appuyer sur ces névroses pour construire quelque chose de positif.

Tout comme Freud, Jung croyait en l'importance du transfert, qu'il considérait non seulement comme une manière de résoudre les conflits passés, mais aussi comme un précieux outil permettant d'explorer l'importance de ces conflits et d'en faire un usage créatif. Il prônait également l'utilisation de l'association libre et l'interprétation des rêves.

En surface, l'analyse jungienne est très similaire à l'analyse freudienne, puisqu'elle repose sur une communication verbale entre le patient et l'analyste qui se déroule dans un environnement apaisant. Néanmoins, les réactions de l'analyste orienteront souvent le patient dans des directions très différentes de celles déterminées par l'analyse freudienne. L'accent sera notamment mis sur les problèmes émotionnels affectant la vie du patient. La cure est tout aussi longue. Elle nécessite au moins une ou deux consultations de 50 minutes par semaine pendant six mois, et dure fréquemment deux ans ou plus.

LA PSYCHANALYSE ADLÉRIENNE

D'abord spécialiste des yeux, le médecin autrichien Alfred Adler (1870–1937) se tourna vers la psychanalyse après s'être intéressé aux travaux de Freud. Comme Jung, il fut l'un des fondateurs du mouvement psychanalytique et se démarqua de la tendance de Freud consistant à identifier libido et pulsions sexuelles.

Adler fonda sa propre école de psychanalyse. Il s'intéressa aux effets des troubles et des handicaps hérités sur les états psychiques, mais est surtout connu pour sa théorie selon laquelle la principale force motrice n'est pas le sexe mais la volonté de puissance. C'est lui qui inventa l'expression « complexe d'infériorité ».

La technique psychanalytique d'Adler présente certaines similarités avec les thérapies cognitives ultérieures (*voir* pages 198–199). Le transfert cesse d'être l'un des principaux outils de l'analyse, même si l'établissement et le maintien de bonnes relations de travail restent importants. Au départ, l'accent est mis sur la compréhension du fonctionnement psychique du patient, de sa « dynamique psychique », afin de l'aider à mieux explorer et comprendre son psychisme et sa personnalité. À partir de là, l'analyste aide le patient à comprendre les erreurs fondamentales qu'il commet dans son mode de vie et dans ses relations et l'encourage à trouver de nouvelles solutions et à exercer son libre arbitre.

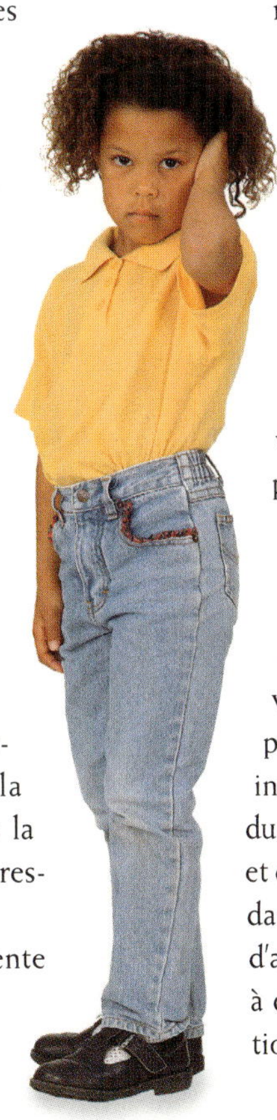

CI-DESSUS *Melanie Klein mit au point une technique permettant d'analyser le comportement des enfants pendant le jeu, afin d'explorer leurs fantasmes et leurs angoisses.*

LA PSYCHANALYSE KLEINIENNE

La psychiatre autrichienne Melanie Klein (1882–1960) fut l'une des figures de proue des cercles psychanalytiques, des années 1920 jusqu'à sa mort. Elle compta elle aussi parmi les premiers disciples de Freud qui remirent en cause l'importance de la sexualité infantile. Rompant finalement avec Freud, elle élabora entre les deux guerres ses propres théories de la personnalité et de la névrose, qui n'ont cessé depuis d'influencer la pratique psychanalytique. Ses travaux ont marqué les théories des deux grands noms de la psychologie infantile, Jean Piaget et Erik Erikson.

Spécialiste de la psychanalyse infantile, Melanie Klein estimait que le développement de l'enfant est autant influencé par le besoin de comprendre le monde extérieur et d'établir des relations sociales que par la confrontation à son propre corps et à sa sexualité naissante. L'analyse kleinienne tente d'identifier les domaines où ce processus a dérapé ou avorté et de les corriger en conséquence.

LA THÉRAPIE PSYCHODYNAMIQUE

La thérapie psychodynamique est la seule forme de thérapie psychanalytique qui peut être relativement brève et traiter des problèmes spécifiques plutôt que généraux, tels que les relations familiales (*voir* pages 206–207). Entre 20 et 40 séances peuvent suffire pour traiter un problème donné.

La thérapie psychodynamique tente de comprendre le présent, c'est-à-dire le mode de vie actuel du patient et les problèmes qui se posent au quotidien. Ceci nécessite souvent des incursions dans le passé où plongent les racines du malaise actuel. Les techniques du transfert et de l'association libre sont employées comme dans les autres formes de psychanalyse, et d'autres techniques peuvent être empruntées à différentes écoles en fonction des inclinations et de l'expérience du thérapeute.

Le but est de donner au patient une perception des causes de ses difficultés présentes ainsi que la confiance nécessaire pour exercer sa liberté et pour changer sa vie.

CI-DESSOUS *La thérapie psychodynamique tente de résoudre les conflits mentaux et les pulsions intérieures destructrices du patient.*

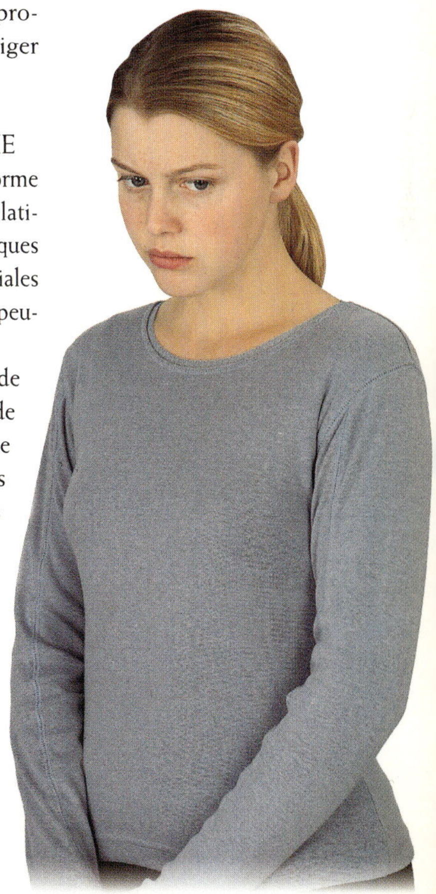

LES THÉRAPIES COMPORTEMENTALES ET COGNITIVES

LE CONDITIONNEMENT

C'est au physiologiste et médecin russe Pavlov, que l'on doit la découverte des réflexes conditionnés lors d'expériences réalisées sur des chiens. Elle donna naissance au principe du conditionnement classique, qui consiste à associer un stimulus artificiel à un stimulus naturel produisant une réponse ; le stimulus artificiel finissant par produire la même réponse que le stimulus naturel. Affinant cette idée, Skinner établit le principe du conditionnement opérant, par lequel une réponse est suivie de conséquences qui vont la renforcer.

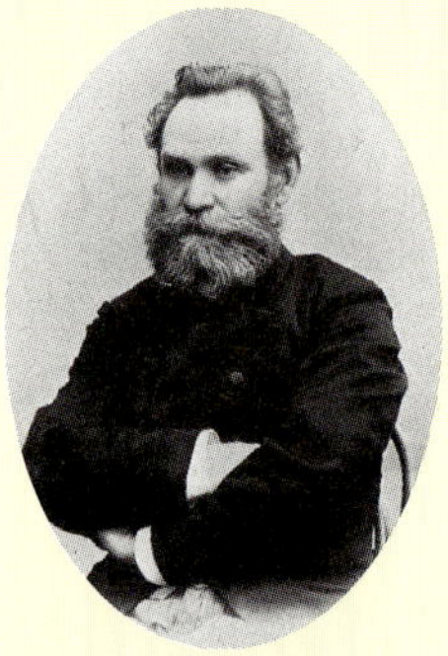

CI-DESSUS *Ivan Pavlov (1849–1936) découvrit que les réflexes conditionnés des chiens étaient applicables au comportement humain.*

PRÉCAUTIONS

- N'entreprenez aucune forme de thérapie si vous souffrez de troubles mentaux graves tels qu'une psychose maniaco-dépressive ou une schizophrénie.
- Assurez-vous toujours que votre thérapeute est un praticien qualifié. Demandez-lui à quelle association professionnelle il appartient, et en cas de doute, vérifiez directement auprès de l'association.
- Établissez la durée et le coût probables du traitement. Demandez à l'avance si vous êtes censé payer la première consultation.

Les thérapies comportementales et cognitives sont plus directes et plus pragmatiques que les techniques psychanalytiques ou humanistes. Elles reposent sur une idée simple selon laquelle les schémas de comportement indésirables, tels que la timidité ou les peurs et les phobies irrationnelles, sont la cause et non le résultat des troubles de la personnalité. En traitant les comportements indésirables, c'est la personnalité tout entière qui retrouve la santé. Les techniques très variées vont du système de « récompenses » et de « punitions » relativement primaire appliqué par les behavioristes à des manipulations plus subtiles de la perception que le patient a de lui-même et de ses relations au monde extérieur. Ces thérapies permettent de traiter des problèmes spécifiques et ont l'avantage d'apporter des résultats tangibles dans un délai assez court.

LA THÉRAPIE COMPORTEMENTALE

Le courant appelé « behaviorisme » ou psychologie du comportement tenta d'expliquer la psychologie humaine par l'étude du comportement animal. Les idées sur lesquelles se fonde la thérapie comportementale proviennent à l'origine des travaux d'Ivan Pavlov, un physiologiste russe qui remporta le Prix Nobel de médecine en 1904. Lors de ses expériences sur les chiens, Pavlov découvrit que si on faisait sonner une cloche à chaque fois qu'on leur donnait de la nourriture, les chiens finissaient par saliver au seul bruit de la cloche, même si elle ne s'accompagnait pas de nourriture. Pavlov appela cette réaction un « réflexe conditionné », car le comportement du chien avait été conditionné par l'apprentissage et l'expérience.

Durant les années suivantes, un certain nombre de chercheurs, et notamment les Américains John B. Watson et B. F. Skinner, commencèrent à appliquer ces découvertes à l'étude du comportement humain. En transférant l'étude du comportement animal à la psychologie humaine, ils en déduirent que si notre comportement est le produit de l'apprentissage et de l'environnement, il devait être possible de le changer par une modification comportementale.

La popularité du « behaviorisme » coïncida avec le développement de l'industrie publicitaire, laquelle a besoin de maîtriser et de manipuler les désirs des consommateurs à l'égard de certains produits. Watson finit d'ailleurs par abandonner ses recherches théoriques pour travailler dans la publicité.

Le renforcement positif

Selon les thérapeutes du comportement, un comportement inadapté et des attitudes négatives se répercutent sur l'environnement, ce qui ne fait que l'empirer et renforcer les stimuli qui sont à l'origine du problème. Si nous pouvons améliorer notre comportement, nous pouvons en faire autant pour notre environnement et amorcer ainsi une spirale de renforcement positif et d'amélioration comportementale.

Même si les souvenirs, les rêves et les fantasmes peuvent faire partie de l'image de soi qui a besoin d'être modifiée, les thérapeutes jugent inutile de fouiller le passé pour y découvrir l'origine d'un schéma comportemental. Le but de la thérapie est simplement de corriger les schémas de comportement et les perceptions indésirables et d'encourager la formation de comportements et d'attitudes à la fois adaptés et productifs.

CI-DESSOUS *Les thérapies comportementales permettent de traiter les schémas de comportement indésirables et les troubles liés au stress.*

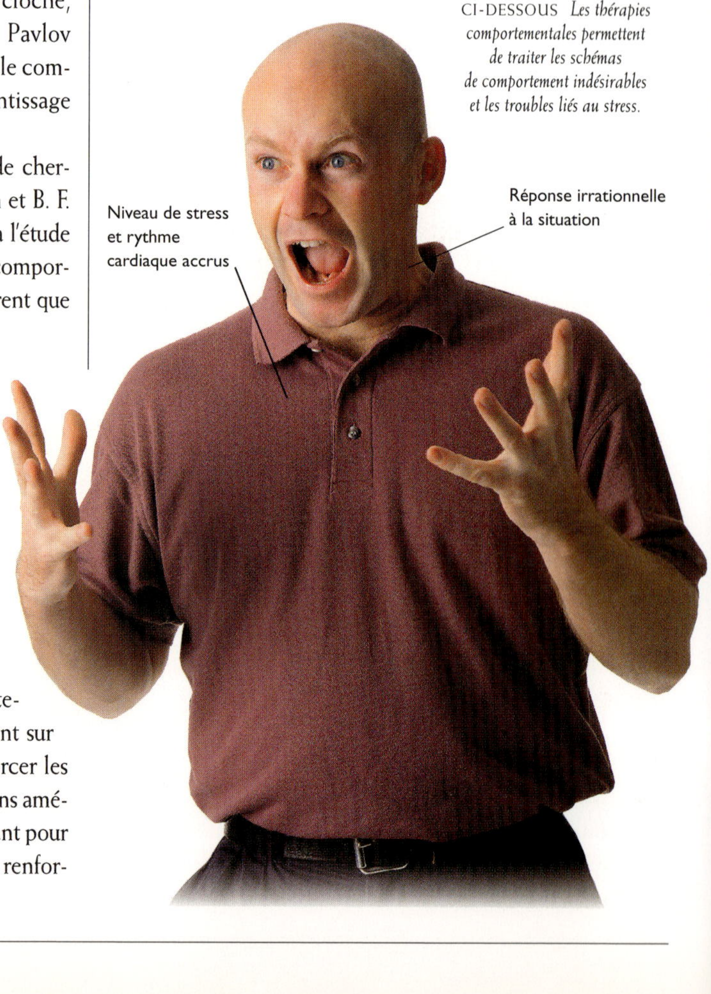

SUIVRE UNE THÉRAPIE COMPORTEMENTALE

Comme pour d'autres formes de thérapie, les méthodes employées varient en fonction de l'expérience et des préférences du praticien choisi, ainsi que du problème spécifique à traiter. Cependant, les techniques de base sont pratiquement les mêmes pour toutes les thérapies comportementales.

La thérapie débute par une évaluation complète de la personnalité à l'aide d'une méthode appelée « BASIC ID ». Ce terme est formé des initiales des mots anglais Behavior (votre schéma de comportement et vos habitudes observables en public), Affect (terme de psychologie désignant les sentiments, les humeurs et les émotions), Sensation (votre rapport sensible au monde englobant les douleurs et autres sensations agréables ou désagréables), Imagery (la manière dont vous voyez vous-même et votre personnalité), Cognition (votre « philosophie » personnelle du monde, vos idées, votre entendement), Interpersonal relationships (vos relations avec autrui) et Drugs and biology (les médicaments que vous prenez, votre état de santé et vos éventuelles préoccupations à ce sujet).

Une fois cette évaluation effectuée, le thérapeute vous aidera à identifier les domaines méritant votre attention et discutera avec vous de la manière de les traiter. Les objectifs fixés seront spécifiques plutôt que généraux. Par exemple, le thérapeute vous suggérera de traiter vos problèmes relationnels familiaux en mettant l'accent sur une situation particulière où ces problèmes surviennent. Vous serez amené à examiner comment vos propres attitudes et votre comportement contribuent à aggraver la situation et apprendrez à l'aborder d'une manière différente et plus positive.

Le thérapeute pourra vous faire rejouer la situation en calquant votre comportement sur les différentes possibilités qu'il vous a indiquées. Il vous demandera de mettre en pratique chez vous ce que vous avez appris et vous donnera des « devoirs » à faire à la maison. Il pourra également vous demander de négocier avec lui une sorte de contrat par lequel vous vous engagerez à poursuivre certains objectifs dans votre vie quotidienne et à noter les résultats obtenus. Il pourra même vous inciter à adopter un système de récompenses pour marquer vos réussites, et éventuellement une forme de punition ou de sanction pour décourager les échecs.

Certains thérapeutes du comportement utilisent également des techniques telles que la désensibilisation et le conditionnement par aversion. La désensibilisation est une méthode efficace pour lutter contre les phobies et autres peurs irrationnelles. Une fois détendu, le patient est progressivement (en plusieurs fois si nécessaire) confronté au stimulus provoquant la peur. Le processus de familiarisation commence généralement par un exercice mental ou de visualisation, mais est progressivement mis en pratique de manière concrète. Cette technique est employée pour lutter contre la peur de l'avion, du vide, des ascenseurs ou encore du dentiste.

Le conditionnement par aversion est une méthode destinée à décourager des habitudes agréables mais destructrices en les associant à des expériences désagréables. Par exemple, des médicaments provoquant une sensation immédiate de nausée lors de la consommation d'alcool sont parfois employés pour traiter l'alcoolisme.

La thérapie comportementale peut être individuelle ou en groupe et peut s'inscrire dans le cadre d'une thérapie familiale ou de couple (y compris sexuelle) (*voir* pages 206–207). Outre son efficacité dans le traitement des phobies, de la dépression, des troubles obsessionnels compulsifs et des problèmes liés au stress, elle est souvent employée dans un contexte éducatif et pour traiter les enfants atteints de troubles du comportement.

L'ANALYSE FONCTIONNELLE

La modification du comportement nécessite une analyse fonctionnelle des schémas de comportement problématiques afin d'identifier ce qui déclenche des réactions spécifiques. Par exemple, le thérapeute d'un patient souhaitant arrêter de fumer analysera ses habitudes de fumeur, ce qu'il fait quand il fume et les plaisirs que cela lui procure.

CI-DESSOUS *La thérapie comportementale peut accompagner le traitement de toutes sortes de phobies.*

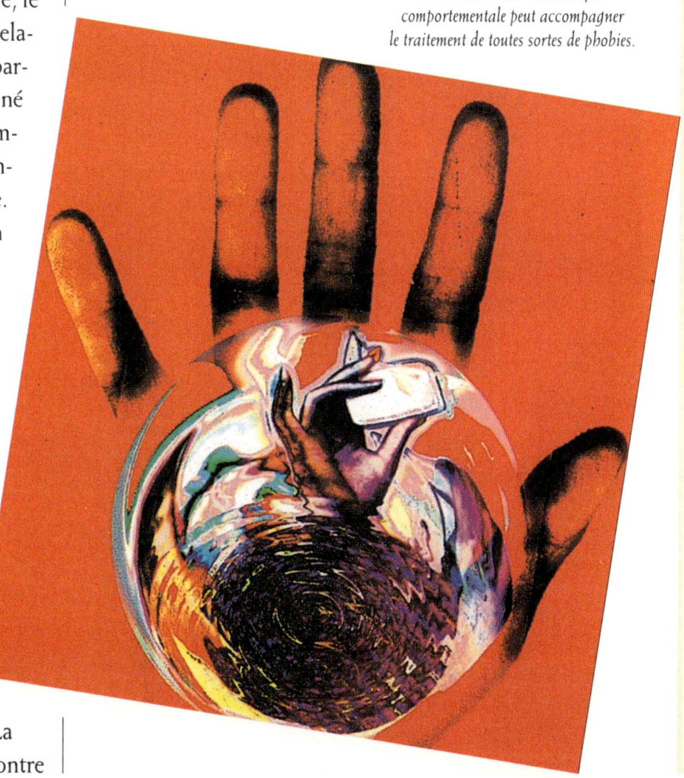

LE POINT DE VUE DE LA MÉDECINE CLASSIQUE

Parmi les différentes approches psychothérapeutiques, les thérapies comportementales et cognitives sont celles qui ont été le plus étudiées et évaluées. Les études montrent généralement une amélioration de l'état des patients, notamment dans le traitement de l'anxiété, de la dépression, des phobies, des crises de panique, des problèmes relationnels, notamment de couple, et des problèmes sexuels. Aucune technique ne semble particulièrement plus efficace qu'une autre.

La plupart des médecins reconnaissent l'utilité des thérapies comportementales et cognitives, ne serait-ce que parce qu'il est toujours réconfortant de se sentir écouté et compris. Elles peuvent aussi atténuer le fardeau des troubles mal définis auxquels les médecins sont souvent confrontés et réduire la fréquence des troubles psychosomatiques bénins. Des psychothérapeutes, des infirmières et des généralistes spécialement formés exercent désormais dans des cabinets ou des hôpitaux, et les problèmes émotionnels ou liés au mode de vie sont souvent évoqués dans le cadre d'un traitement plus large.

Dans la plupart des pays développés, les thérapies comportementales et cognitives sont également proposées par des organismes privés, publics ou bénévoles proposant une aide psychologique dans des domaines tels que la préparation au mariage ou le traitement du deuil, du stress post-traumatique et des dépendances.

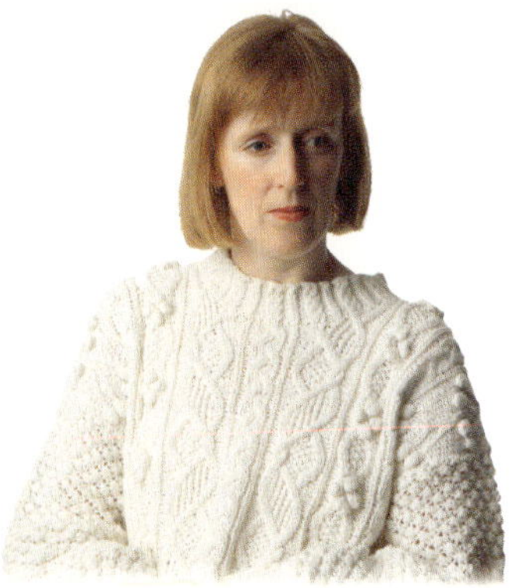

CI-DESSUS *Les thérapies cognitives modifient la perception de soi et remettent en cause nos attitudes et nos sentiments.*

LES THÉRAPIES COGNITIVES

Le terme « thérapie cognitive » est quelque peu abusif, car il recouvre en réalité toute une gamme de thérapies qui reposent sur les mêmes hypothèses de base mais diffèrent par les aspects sur lesquels elles mettent l'accent et dans le détail des techniques employées. Leurs frontières ne sont pas toujours clairement définies et des psychothérapeutes expérimentés peuvent tout à fait s'inspirer de différentes thérapies en fonction des besoins du patient.

Le fondement de toutes les thérapies cognitives est l'idée selon laquelle ce sont nos perceptions de nous-mêmes et des autres, ainsi que les événements qui les ont fait naître qui sont à l'origine de nos problèmes émotionnels et comportementaux, et non les événements eux-mêmes. Les expériences datant de l'enfance sont importantes, mais seulement dans la mesure où elles affectent nos représentations actuelles au sujet de nous-mêmes et du monde qui nous entoure. La thérapie est donc destinée à modifier le système de croyances du patient de manière à éliminer les problèmes.

Les méthodes cognitives permettent des thérapies brèves centrées sur la solution ainsi qu'une aide psychologique à plus long terme. Tout comme les thérapies humanistes (*voir* pages 200–203), ces méthodes sont fondées sur le postulat que notre esprit est capable d'orienter positivement nos attitudes et nos émotions.

La thérapie cognitivo-analytique

Cette approche s'inspire à la fois de techniques psychanalytiques et cognitives. Elle reconnaît l'importance de l'inconscient et encourage une relation de « transfert » entre le thérapeute et le patient (*voir* page 192). Cependant, la thérapie se déroule dans un cadre structuré et ciblé et encourage surtout le patient à comprendre les origines de ses attitudes et de ses croyances – ainsi que leur effet sur ses sentiments et son comportement actuels –, afin qu'il puisse travailler avec le thérapeute en vue de les améliorer. Le traitement dure souvent plusieurs mois, à raison d'une séance hebdomadaire de 50 minutes, mais peut être beaucoup plus long.

CI-DESSOUS *En thérapie cognitive, le thérapeute identifie les schémas de pensée à l'origine d'un comportement dysfonctionnel.*

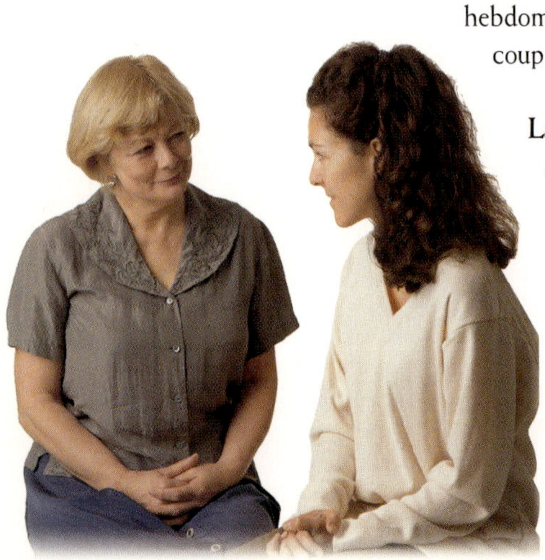

La thérapie cognitivo-comportementale

Issue de la thérapie comportementale (*voir* pages 196–197), la thérapie cognitivo-comportementale fut développée au cours des années 1950 et 1960, surtout aux États-Unis, par des psychologues cliniciens plutôt que par des psychothérapeutes. L'un des éléments clés de cette thérapie est la « restructuration cognitive », qui exige du patient une remise en cause de son rapport au monde. Le défaitisme et le dénigrement de soi sont remplacés par des pensées positives et les problèmes spécifiques sont abordés dans un contexte global.

Dans ce type de thérapie, l'engagement du patient dans le processus est vital : le thérapeute vous fixera certains objectifs et vous donnera des « devoirs » à faire pour les atteindre. Des techniques issues de la thérapie comportementale, telles que la relaxation et la désensibilisation, sont également employées. Le traitement peut ne durer que trois mois, à raison d'une séance de 50 minutes par semaine.

La thérapie émotivo-rationnelle

Proche, par bien des aspects, de la thérapie cognitivo-comportementale, la thérapie émotivo-rationnelle a été mise au point en 1955 par le psychothérapeute américain Albert Ellis. Pour ces praticiens, la détresse émotionnelle est généralement le résultat de croyances irrationnelles ou nocives. Ils utilisent une technique de débat pour aider les patients à remettre en cause leurs attitudes et leurs attentes actuelles et remplacer celles qui sont erronées ou stériles par d'autres plus positives et plus productives. Par exemple, de nombreuses personnes se fixent des objectifs irréalistes et se sentent coupables et honteuses lorsqu'elles ne sont pas à la hauteur. Le thérapeute apprend aux patients (ou aux « élèves ») à reconnaître leurs forces et leurs faiblesses et à construire une image plus rationnelle et plus utile d'eux-mêmes.

Si vous consultez un spécialiste de la thérapie émotivo-rationnelle, il vous incitera à tester d'autres croyances, vous fera éventuellement participer à des jeux de rôles et à des exercices destinés à briser le « mur de la honte » et vous donnera des « devoirs » afin de mener à bien la restructuration cognitive. Des techniques issues de la thérapie comportementale, telles que les récompenses accordées ou refusées, pourront être employées pour favoriser votre engagement. Le traitement peut être individuel ou en groupe et dure généralement plusieurs mois, à raison d'une séance par semaine.

1 *Dans l'approche pragmatique adoptée par la thérapie comportementale, les patients apprennent à adapter leur comportement afin d'atteindre leur objectif.*

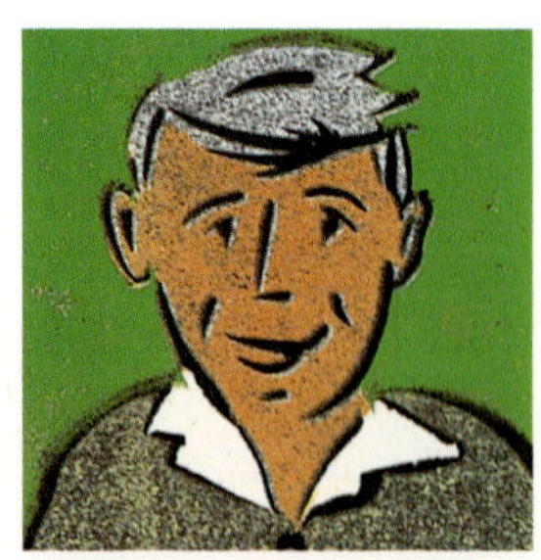

2 *Ici, le thérapeute montre qu'il est beaucoup plus efficace de présenter au monde un visage heureux qu'une mine renfrognée.*

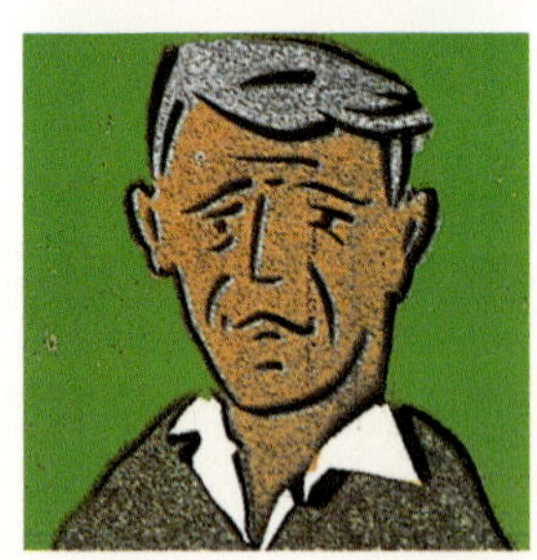

La thérapie de la réalité

Comme d'autres formes de thérapie cognitive, la thérapie de la réalité mise au point par un psychologue américain, le Dr William Glasser, est fondée sur l'idée selon laquelle la détresse émotionnelle est provoquée par un système de croyances erroné ou inadapté. Les spécialistes de la thérapie de la réalité estiment que le comportement humain est destiné à satisfaire cinq besoins fondamentaux : la survie, l'appartenance, le pouvoir, la liberté et le plaisir. Lorsque notre comportement ne parvient pas à satisfaire ces besoins, nous avons tendance à revêtir une « identité d'échec », favorisant la démission et l'irresponsabilité ainsi que la dépression, l'anxiété et divers problèmes émotionnels.

La thérapie est destinée à faire prendre conscience au patient du fait qu'il est responsable de ses actes et que ses croyances et ses schémas de comportement actuels ne lui permettent pas de satisfaire ses cinq besoins fondamentaux. Une fois que le patient a assumé sa liberté de choix, le thérapeute le guide dans l'exploration de comportements et de sentiments plus adaptés. Ce travail aboutit à la formation d'une « identité de réussite » et à la disparition des sentiments d'inadaptation, de frustration ou de désespoir. Le traitement dure généralement plusieurs mois et exige un engagement considérable de la part du patient.

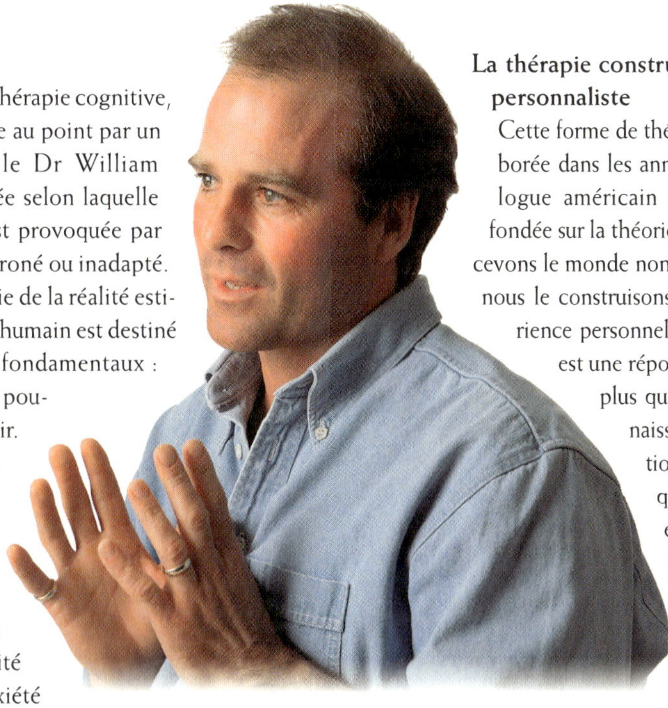

CI-DESSUS *Le dialogue aide le patient à construire une meilleure vision du monde.*

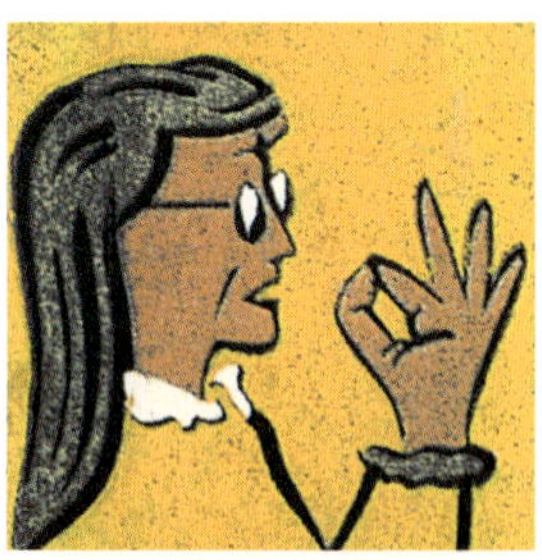

3 *Le thérapeute montre au patient comment « rejouer » une situation qui risque d'être douloureuse sur le plan émotionnel.*

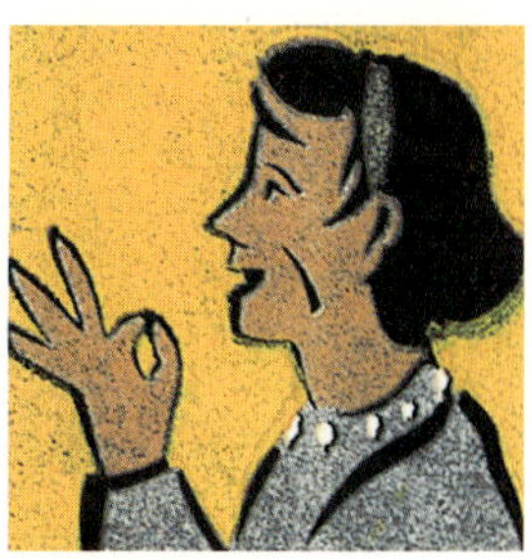

4 *En « rejouant » ces scènes, le patient apprend à anticiper la situation et à se préparer à toute éventualité.*

La thérapie constructiviste personnaliste

Cette forme de thérapie cognitive a été élaborée dans les années 1950 par le psychologue américain George Kelly. Elle est fondée sur la théorie selon laquelle nous percevons le monde non tel qu'il est, mais tel que nous le construisons à partir de notre expérience personnelle. Notre comportement est une réponse à ce monde construit plus qu'à la réalité, et s'il donne naissance à des troubles émotionnels ou psychiques, c'est que notre vision du monde est « erronée ». Kelly élabora un questionnaire afin d'enregistrer les constructions propres à chaque individu. Il mit également au point un certain nombre de méthodes thérapeutiques, la plus connue consistant à contraindre le patient à adopter un comportement différent de son schéma habituel.

La thérapie est destinée à aider le patient à restructurer sa vision du monde. Le traitement commence par un questionnaire permettant une analyse complète de vos attentes, de vos croyances, de vos pensées et de vos attitudes actuelles vis-à-vis de vous-même et du monde extérieur. Les sources des problèmes sont identifiées et vos espoirs, vos besoins et vos désirs sont explorés. Différentes techniques cognitives et comportementales sont alors employées pour explorer d'autres modes de perception ou de réaction ; on vous demandera par exemple de penser et d'agir pendant une semaine comme si vous étiez quelqu'un de totalement différent. À la fin du traitement, vous devriez avoir reconstruit votre image du monde de manière à vous y sentir à l'aise.

La thérapie brève centrée sur la solution

Dans le cas de problèmes très spécifiques tels qu'une phobie, la thérapie brève centrée sur la solution offre un traitement rapide. Le thérapeute et le patient discutent de la nature du problème et se mettent d'accord sur la meilleure manière de le traiter à la lumière des forces et des faiblesses du patient. Durant les deux séances suivantes, celui-ci s'entraîne à mettre en pratique les techniques cognitives et comportementales appropriées, et le thérapeute lui donne un plan d'action à suivre. Une dernière séance permet de faire le bilan des progrès réalisés et de convenir d'une stratégie pour l'avenir.

CHAMP THÉRAPEUTIQUE

Les thérapies cognitives et comportementales se sont avérées efficaces dans le traitement des troubles suivants :

- ANXIÉTÉ *VOIR* PP. 256–257
- ASTHME *VOIR* PP. 294–295
- DÉPENDANCES *VOIR* P. 258
- DÉPRESSION *VOIR* P. 261
- HYPERACTIVITÉ *VOIR* P. 351
- HYPERVENTILATION *VOIR* P. 301
- INCONTINENCE NOCTURNE *VOIR* P. 352
- OBÉSITÉ *VOIR* P. 334-5
- PEUR DU DENTISTE *VOIR* P. 286
- STRESS *VOIR* PP. 262–263
- TÉNOSYNOVITE *VOIR* P. 342
- TROUBLES DE L'APPAREIL REPRODUCTEUR MASCULIN *VOIR* PP. 332–333

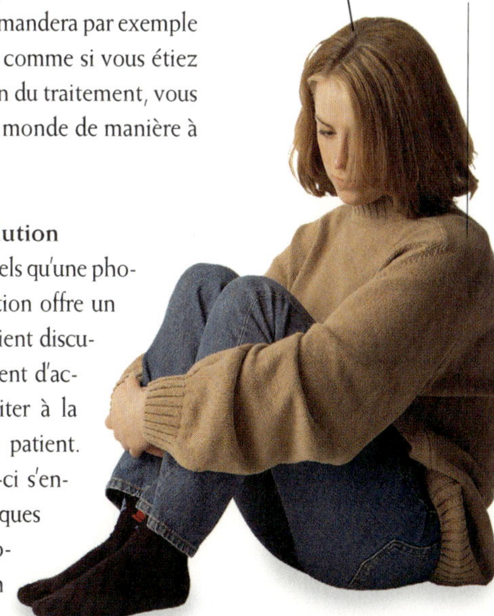

CI-DESSUS *La reconstruction de la vision de soi peut aider à lutter contre la dépression et l'anxiété.*

LES THÉRAPIES HUMANISTES

Les thérapies humanistes reflètent un important courant de pensée de la fin du XXᵉ siècle. Toutes reposent d'une manière ou d'une autre sur l'idée selon laquelle les troubles psychiques sont dus à l'incapacité de l'individu à réaliser son potentiel ou à une perception fausse et à une inaptitude à l'épanouissement personnel. Le but de toutes ces thérapies est d'inciter le patient à réintégrer sa personnalité, à prendre conscience de soi et de son univers et à revendiquer la responsabilité de son existence et de ses actes.

Si les thérapies humanistes telles que la Gestalt-thérapie, la psychothérapie centrée sur la personne, l'analyse transactionnelle, la thérapie primale et le rebirthing ressemblent par certains aspects aux thérapies comportementales et cognitives (*voir* pages 196–199), elles n'ont en revanche quasiment rien à voir avec la psychothérapie analytique classique (*voir* pages 192–195). Les expériences passées ainsi que les motivations, les peurs et les désirs inconscients ne sont pris en compte que dans la mesure où ils affectent, ici et maintenant, les pensées et les sentiments. Le thérapeute n'est pas une figure autoritaire (professeur, juge ou interprète) mais un compagnon chaleureux et attentif qui noue avec le patient une relation de respect mutuel.

LA GESTALT-THÉRAPIE

Le terme « Gestalt » est un mot allemand signifiant « forme globale ». L'un des principes fondamentaux de la psychologie de la Gestalt consiste à percevoir le monde comme une mosaïque d'expériences, d'individus et d'événements entremêlés plutôt que comme un ensemble d'éléments disparates. En Gestalt, le tout est toujours plus que la somme des parties.

La psychologie de la Gestalt, qui se popularisa en Europe pendant la première moitié du XXᵉ siècle, s'opposait à l'approche mécaniste de l'école behavioriste américaine conduite par Watson et Skinner (*voir* page 196). Elle s'intéressait plus à la perception et à la pensée humaines qu'au conditionnement d'une réponse à un stimulus et considéraient de nombreux aspects de la perception, de la mémoire et des processus d'apprentissage comme un « tout » ne pouvant être décomposé en sous-éléments. Quand nous apprenons quelque chose, la perception entière de notre environnement s'en trouve modifiée. La psychologie de la Gestalt fut à l'origine de concepts tels que la « disposition mentale », état qui nous prédispose à effectuer certaines opérations mentales et à en négliger d'autres, et tenta de définir des lois d'organisation perceptuelle.

Dans les années 1940, aux États-Unis, Frederick (dit « Fritz ») et Laura Perls commencèrent à appliquer les concepts de la Gestalt à la psychothérapie, mariant une « introspection » européenne à des valeurs américaines pour produire une thérapie anti-intellectualiste fondée sur la confrontation. Dans les années 1960, ils ouvrirent l'Institut d'Esalen sur la côte californienne. Pendant la décennie turbulente qui suivit, celui-ci allait devenir l'un des centres de psychothérapie les plus influents et les plus novateurs au monde. Même si son heure de gloire est peut-être passée, la Gestalt est encore largement pratiquée, et son influence ainsi que les techniques développées par ses praticiens imprègnent encore la plupart des écoles humanistes.

La théorie de la Gestalt

La théorie de la personnalité développée par la Gestalt est complexe et souvent difficile à comprendre. Son principe essentiel est qu'elle considère le « soi » comme une entité organique faisant partie intégrante de son environnement (le monde dans son ensemble) et en interaction constante avec lui.

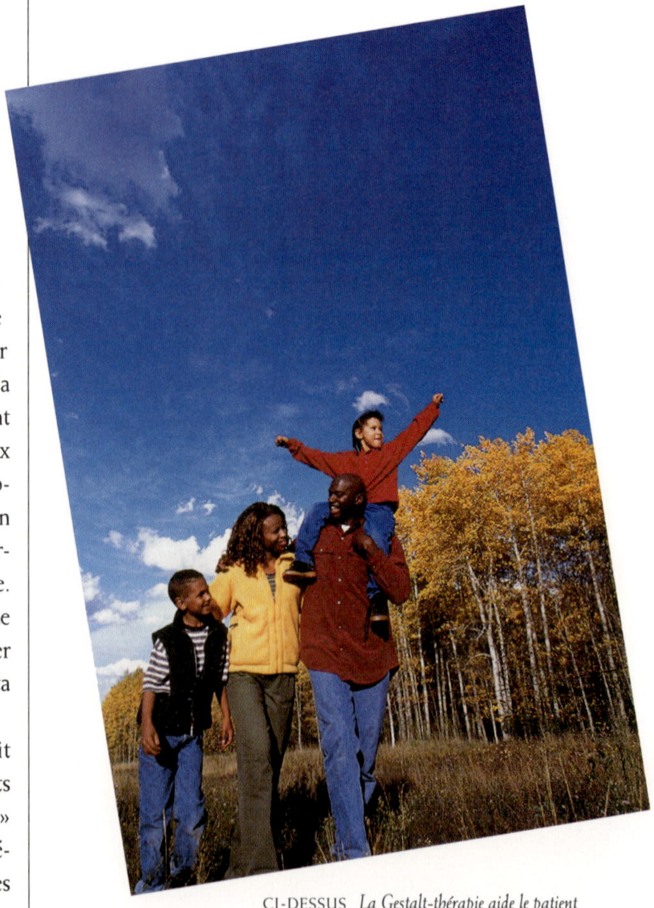

CI-DESSUS *La Gestalt-thérapie aide le patient à réintégrer son environnement et à s'épanouir dans ses relations personnelles.*

LA PSYCHOLOGIE DE LA GESTALT

La psychologie de la Gestalt s'est développée en Europe, notamment en Allemagne, dans les années 1920 et 1930. C'était à la fois une réaction à la rigidité de la psychologie freudienne et une réponse à l'effondrement des vieilles certitudes qui affectait à l'époque la science et la philosophie occidentales. Elle s'inspirait de nombreuses théories contemporaines telles que l'existentialisme de Jean-Paul Sartre et du théologien allemand Martin Buber (dont le concept du « je-tu » demeure un aspect essentiel de la Gestalt-thérapie), les idées de Jan Smuts, le Premier ministre sud-africain, qui inventa la notion de « holisme », les recherches de Wilhelm Reich sur l'impact des émotions sur le mouvement et la posture, les travaux des psychologues de la perception et bien d'autres. Ce brassage intellectuel toucha de nombreux domaines extérieurs à la psychologie, tels que les beaux-arts, l'architecture, la littérature et la philosophie.

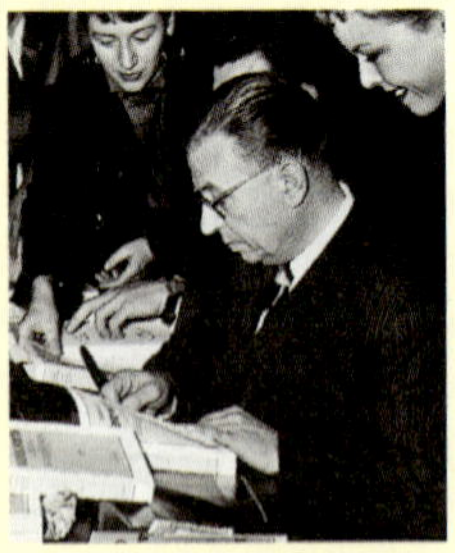

CI-DESSUS *Les écrits existentialistes de Jean-Paul Sartre ont contribué à la théorie de la Gestalt.*

Le « soi » peut uniquement revêtir une identité en se différenciant du monde extérieur et doit établir la frontière entre le « soi » et le « non-soi », entre le « je » et le « tu ». Comme tout organisme, le « moi » tire sa subsistance de son environnement. Le développement personnel passe par la reconnaissance de ce qui est nourrissant et de ce qui est nocif ou toxique au sein de l'environnement, ce qui nécessite à son tour une perception de la « Gestalt », c'est-à-dire de l'image globale de l'environnement et de la relation du « soi » avec lui.

Préserver la frontière

Les problèmes surviennent lorsque le développement personnel est perturbé par une mauvaise définition de la frontière : si elle est trop rigide, l'individu devient isolé et aliéné, et si elle trop floue, l'individu devient excessivement dépendant et incapable d'assumer ses responsabilités et sa liberté de choix. Les problèmes peuvent également découler de l'incapacité à percevoir l'environnement comme un tout. L'environnement est normalement perçu comme un arrière-plan sur lequel se détachent de temps à autre les expériences et les événements particuliers qui viennent occuper le premier plan. Une fois que la question située au premier plan a été réglée, elle se fond à nouveau dans l'arrière-plan et est remplacée par une nouvelle question. Mais si elle n'est pas réglée de manière satisfaisante, elle ne s'estompera pas et continuera d'occuper le premier plan au détriment d'autres questions nécessitant notre attention. Si les questions au premier plan se fondent trop rapidement dans l'arrière-plan, elles demeurent non résolues ; si elles s'estompent trop lentement, elles s'accumulent.

Ici et maintenant

Chez un individu sain, la « Gestalt » change constamment en fonction des événements extérieurs et de l'évolution des besoins intérieurs. Par conséquent, c'est « l'ici et maintenant » qui compte, et non le passé ou le futur. Ces derniers affectent nos perceptions actuelles mais doivent s'intégrer à notre perception de la situation présente ; vivre dans le passé ou dans le futur est une distorsion de la « Gestalt ». De même, c'est ce que nous voulons maintenant et la façon dont nous tentons de l'obtenir qui est important, et non notre interprétation ni notre rationalisation des événements. Fonder son comportement sur des « il faudrait » et des « je devrais » revient à tenter de se conformer à une image plutôt qu'à se percevoir tel que l'on est réellement.

En fin de compte, la psychologie de la Gestalt tire de ses racines existentialistes l'idée que nous sommes tous libres de choisir et que nous devons apprendre à vivre en fonction de nos propres besoins plutôt que de tenter de satisfaire les souhaits et les attentes d'autrui.

LE POINT DE VUE DE LA MÉDECINE CLASSIQUE

Pour la plupart des médecins, les thérapies humanistes et centrées sur la personne, qui mettent l'accent sur le développement et l'épanouissement personnel, n'ont aucun rapport avec la médecine.

Il existe cependant un courant de pensée, au sein du corps médical, considérant la vision psychanalytique classique de la personnalité humaine et de ses troubles comme dépassée et qui affirme que les théories humanistes pourraient bien contribuer à l'émergence de nouveaux schémas mentaux et émotionnels.

SUIVRE UNE GESTALT-THÉRAPIE

En Gestalt-thérapie, patient et thérapeute sont sur un pied d'égalité. Le thérapeute est là pour faciliter et représenter le dialogue entre « je » et « tu », aidant ainsi le patient à définir les frontières de son individualité et à explorer la façon dont il réagit actuellement aux autres et au monde en général. Le thérapeute ne dirige pas le patient et n'est pas responsable de lui, ce qui reviendrait à être complice de son incapacité ou de son refus d'assumer sa responsabilité individuelle. C'est au patient de décider quels aspects de sa personnalité il a besoin d'explorer ou de « travailler ».

La thérapie peut reposer en grande partie sur le dialogue, en attachant une importance à l'observation et à la prise de conscience du langage corporel. Néanmoins, de nombreuses autres techniques ont été élaborées pour aider le patient à éliminer les questions non résolues restées au premier plan de sa conscience et à améliorer sa perception.

L'une des innovations les plus célèbres de la Gestalt-thérapie est la méthode de la « chaise vide ». Le patient doit imaginer que la question non résolue ou la personne avec laquelle il est en conflit non résolu est assise sur la chaise vide, et doit discuter avec elle comme si elle était présente. Le patient peut également occuper à tour de rôle les deux chaises représentant deux facettes d'un conflit interne. Ce processus peut faire resurgir des émotions profondes. Une autre technique consiste à inciter le patient à frapper des chaises et des canapés avec des battes capitonnées afin de ressentir des sentiments de rage ou de frustration. Il existe également des « thérapies marathons » dans lesquelles les participants suivent une thérapie de groupe en non-stop pendant deux journées et deux nuits entières. Sous une forme moins extrême, les « groupes de rencontre » permettent d'approfondir la perception de soi par le biais d'une interaction physique et émotionnelle avec les autres membres du groupe sous la supervision du thérapeute.

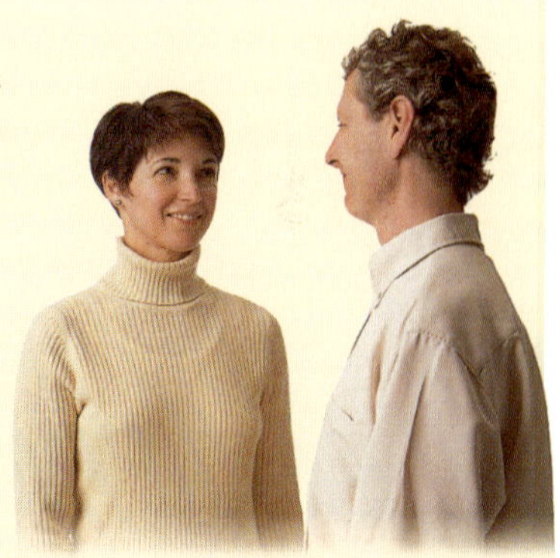

CI-DESSUS *En Gestalt-thérapie, le thérapeute a un rôle de « facilitateur » permettant au patient d'explorer, souvent par le biais du dialogue, des sentiments conflictuels.*

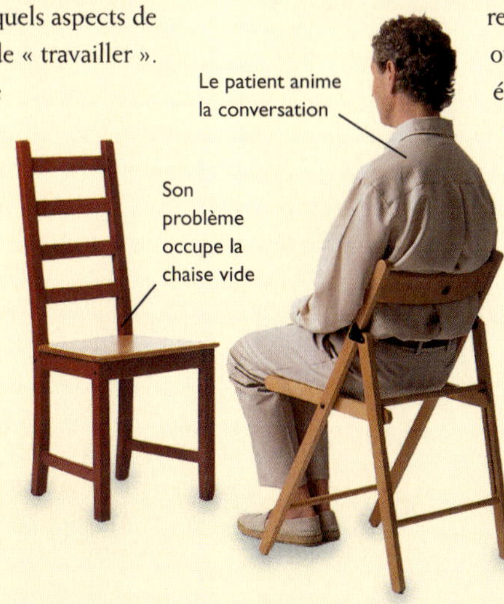

À GAUCHE *La technique de la « chaise vide » produit sur le patient un effet cathartique puissant.*

LA PSYCHOTHÉRAPIE CENTRÉE SUR LA PERSONNE

La thérapie centrée sur la personne est parfois assimilée aux thérapies humanistes dans leur ensemble. Mais bien qu'il existe de nombreuses similitudes dans les principes de base, les techniques et les objectifs, les thérapies centrées sur la personne se distinguent par plusieurs aspects.

Les principes fondamentaux de la thérapie centrée sur la personne furent établis dans les années 1950 par deux psychologues américains, Abraham Maslow et Carl Rogers. Maslow affirma qu'il était futile d'appliquer des théories et des pratiques dogmatiques au traitement de problèmes émotionnels, car chaque individu est différent et perçoit le monde différemment. Pour pouvoir l'aider, le thérapeute doit comprendre et pénétrer le cadre de référence du patient. Pour Maslow, l'épanouissement personnel dépendait de la satisfaction d'un certain nombre de besoins fondamentaux dont l'importance suit une progression systématique. Les plus importants sont d'abord les besoins primaires tels que la nourriture et la sécurité. Les besoins « supérieurs » tels que l'estime de soi ne deviennent importants que lorsque les premiers ont été satisfaits. Ainsi, les enfants doivent d'abord satisfaire le premier niveau avant de passer au suivant, et il faut parfois 30 ans pour atteindre le sommet de la pyramide, qui peut ne jamais être atteint. Par ordre croissant, ces besoins sont les besoins physiologiques (nourriture, eau, abri), la sécurité (suppression des dangers), les besoins sociaux (avoir des amis, être accepté), l'estime de soi (confiance en soi et respect de soi) et enfin l'actualisation de soi (développement de son potentiel).

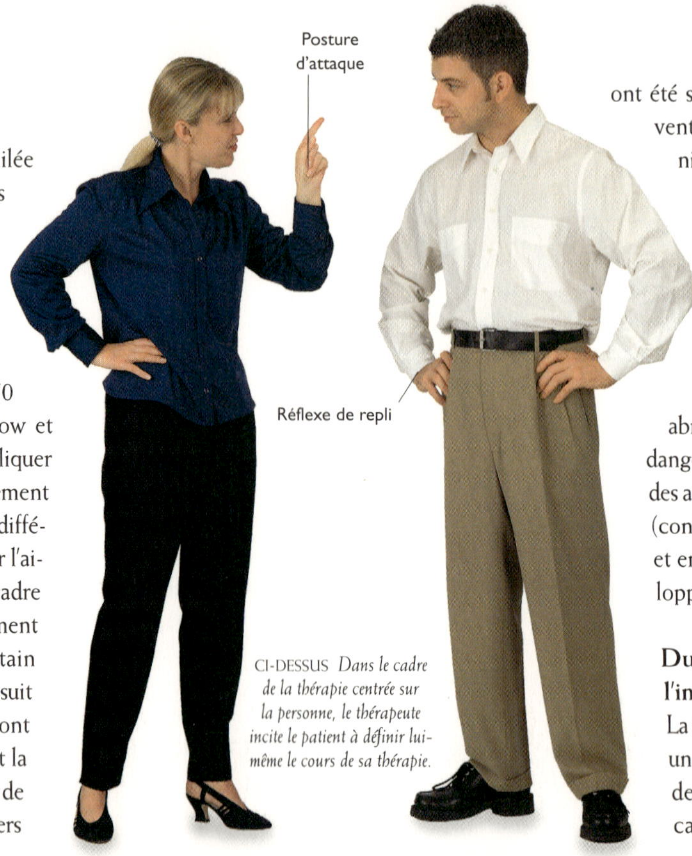

CI-DESSUS *Dans le cadre de la thérapie centrée sur la personne, le thérapeute incite le patient à définir lui-même le cours de sa thérapie.*

Du conditionnel à l'inconditionnel

La tâche du thérapeute est de créer un climat de chaleur, de liberté et de sécurité, de comprendre le cadre de référence interne du

LA THÉRAPIE CENTRÉE SUR LA PERSONNE

C'est Carl Rogers qui donna tout son sens à la notion de psychothérapie « centrée sur la personne ». Il pensait que le « client » (plutôt que le « patient ») est la seule personne capable de développer des solutions à ses problèmes.
Pour lui, le rôle du thérapeute était de faciliter ce développement en comprenant les problèmes du client et en créant un environnement détendu dans lequel il pouvait s'exprimer librement.

La thérapie rogérienne met l'accent sur l'acceptation positive inconditionnelle, qui libère le client de la recherche de l'approbation et lui permet ainsi d'explorer sa propre actualisation.

L'ANALYSE TRANSACTIONNELLE

De toutes les thérapies humanistes, l'analyse transactionnelle (A.T.) est l'une des plus séduisantes en raison de son apparente simplicité. Créée dans les années 1960 par le psychologue d'origine canadienne Eric Berne, l'A.T. part du principe que toutes les interactions individuelles impliquent que chaque acteur assume un rôle spécifique. Les rôles élémentaires, ou « états du moi », sont le Parent, l'Adulte et l'Enfant (modèle « PAE »). Selon le moment et les circonstances, l'individu assume ces différents rôles pour devenir « victime », « persécuteur » ou « sauveteur ». Toute communication entre deux individus revêtant chacun un « état du moi » est appelée « transaction ». L'analyse transactionnelle s'appuie sur le modèle PAE pour comprendre les séquences de transactions et expliquer comment nous reproduisons les schémas de l'enfance dans notre vie adulte. Les rôles que nous revêtons à chaque instant dépendent de notre « scénario », sorte de schéma de vie qui se construit pendant l'enfance et qui détermine le comportement actuel, l'image de soi et les relations avec autrui. Bien qu'il soit rarement conscient de ce scénario, l'adulte continue à s'y conformer. Pour réaliser son plein potentiel, il doit donc se libérer de son scénario en développant sa capacité de perception, de spontanéité et d'intimité.

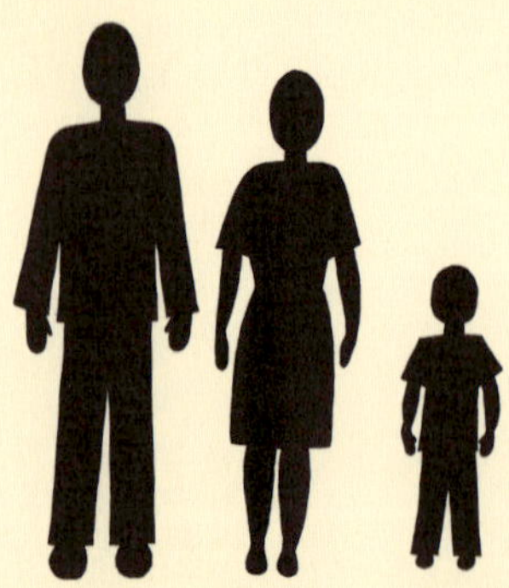

CI-DESSUS *Selon l'A.T., nous assumons tous différents rôles ou « états du moi » élaborés pendant l'enfance.*

Les prémisses philosophiques qui sous-tendent l'A.T. sont que chacun décide de sa propre destinée, mais que cette décision peut être modifiée. Plusieurs concepts de l'A.T. se sont largement répandus, tels que l'idée d'« enfant intérieur » et la notion de crises de transition entre les différentes étapes de la vie.

Confrontation et contrat

La thérapie par l'A.T. est plus directive et parfois plus conflictuelle que la plupart des thérapies humanistes. Le thérapeute provoque délibérément le patient au sujet des rôles qu'il adopte et l'encourage à réévaluer activement son scénario de vie. Un contrat peut être conclu entre le thérapeute et le patient pour déterminer les comportements et les attitudes qui doivent être changés. L'A.T. emploie souvent les techniques de la Gestalt-thérapie (*voir* pages 200–201), même si les spécialistes de la Gestalt estiment qu'il serait préférable d'intégrer les théories de l'A.T. à la pratique de la Gestalt.
L'A.T. possède de nombreuses applications. Outre les thérapies individuelles, de groupe, familiales et de couple, elle est appliquée avec succès à l'éducation ainsi qu'à la formation en management et en communication.

patient et de faire preuve d'une acceptation positive inconditionnelle. La thérapie est fructueuse lorsque le patient apprend à remplacer l'acceptation positive conditionnelle par une acceptation positive inconditionnelle et parvient à se percevoir sous un jour plus positif.

La thérapie peut consister principalement en un dialogue empathique, mais elle comporte souvent certaines des techniques employées par les autres thérapies humanistes, telles que l'expression picturale (*voir* pages 236–239), la danse (*voir* pages 226–229), le psychodrame, les groupes de rencontre et les jeux de rôles (*voir* pages 206–209) ou encore le travail sur le rêve (*voir* pages 224–225). De plus, les patients ont souvent des « devoirs » à effectuer à la maison.

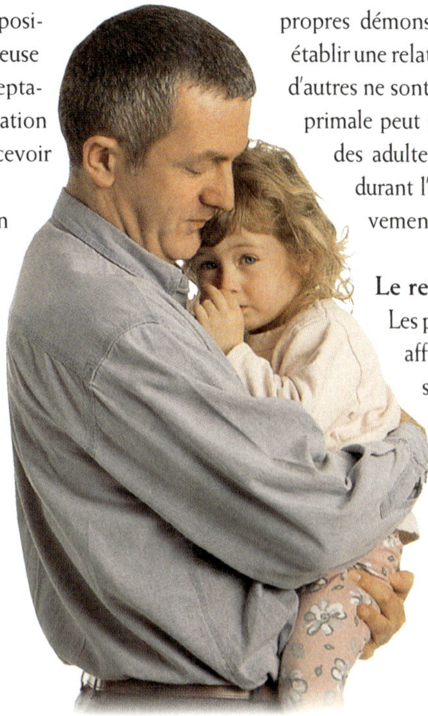

À GAUCHE *L'amour ou le manque d'amour durant l'enfance contribuent largement à la formation de la personnalité.*

LA THÉRAPIE PRIMALE ET LE REBIRTHING

En 1970, le psychothérapeute américain Arthur Janov publia *Le cri primal*, dans lequel il pose les fondements de ce qui allait devenir la thérapie primale. La thèse de Janov est simple et convaincante. Selon lui, notre besoin fondamental durant les premières années de la vie est l'amour. Le petit enfant implore l'attention, l'affection physique et les preuves d'amour de ses parents. Si celles-ci lui sont refusées ou prodiguées de manière inadéquate, l'enfant ressent une douleur terrible. La colère provoquée par cette douleur devient vite l'émotion dominante.

Ces traumatismes infantiles laissent des séquelles. Ils se manifestent chez l'adulte par des névroses, des obsessions, des dépressions, de l'anxiété, des sentiments d'inadaptation, des problèmes relationnels et un désespoir parfois paralysant. La thérapie primale vise à venir à bout de ces traumatismes en les revivant afin de libérer les sentiments refoulés qu'ils ont suscités.

L'expérience cathartique

La thérapie primale demande un état de profonde relaxation, souvent obtenue par des exercices respiratoires (*voir* pages 166–171) et un massage biodynamique (*voir* pages 204–205). Cette expérience peut libérer des émotions violentes. Les patients ressentent souvent une grande douleur émotionnelle et une profonde angoisse, parfois exprimées par un besoin de crier (« cri primal »). Ils ressortent de cette expérience cathartique avec le sentiment d'être purifiés et « allégés ».

Dans la thérapie primale, le rôle du thérapeute varie selon les praticiens. Certains orientent le patient vers des expériences particulières de son enfance, d'autres le laissent progresser à sa manière jusqu'à la confrontation avec ses propres démons. Certains thérapeutes souhaitent établir une relation forte avec le patient, tandis que d'autres ne sont que des agents passifs. La thérapie primale peut s'avérer efficace pour le traitement des adultes ayant été négligés ou maltraités durant l'enfance, ainsi que des enfants gravement traumatisés.

Le rebirthing

Les patients suivant une thérapie primale affirment souvent qu'en approfondissant la thérapie, ils revivent des expériences de plus en plus primitives. Ils finissent parfois par revivre la plus traumatisante de toutes les expériences humaines, à savoir la naissance.

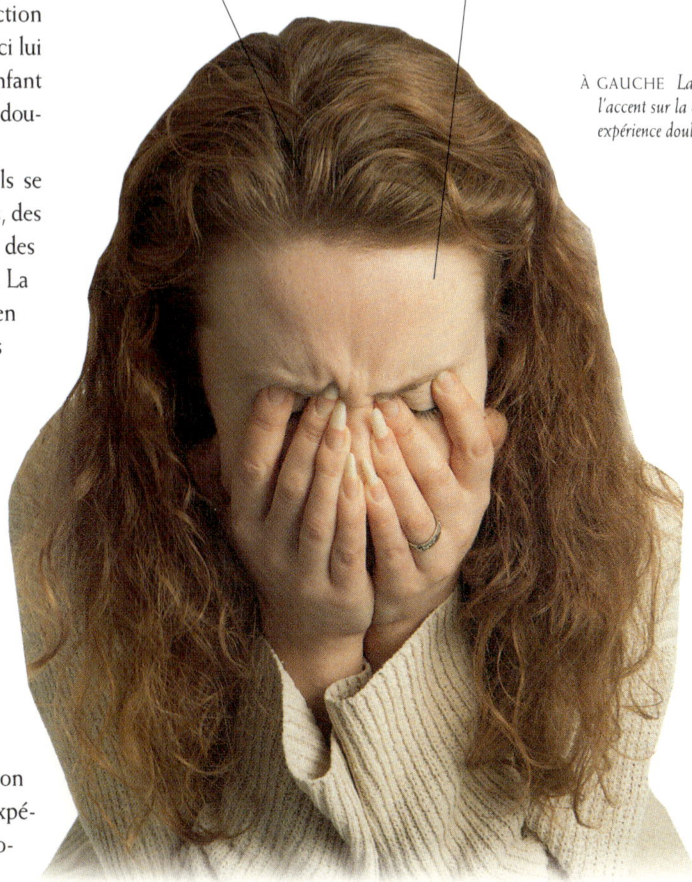

À GAUCHE *La thérapie primale, qui met l'accent sur la catharsis, peut être une expérience douloureuse pour le patient.*

CHAMP THÉRAPEUTIQUE

Les thérapies humanistes se sont avérées efficaces dans le traitement des troubles suivants :

ANXIÉTÉ *VOIR* PP. 256–257
DÉPENDANCES *VOIR* P. 258
DÉPRESSION *VOIR* P. 261
HYPERACTIVITÉ *VOIR* P. 351
HYPERVENTILATION *VOIR* P. 301
OBSESSIONS *VOIR* P. 259
STRESS *VOIR* PP. 262–263

Ces thérapies sont également employées pour traiter les difficultés d'apprentissage, les troubles du développement, la psychose maniaco-dépressive, les troubles obsessionnels compulsifs, le stress post-traumatique ainsi que les problèmes relationnels et sexuels.

LES THÉRAPIES TRANSPERSONNELLES ET INTÉGRATIVES

LE POINT DE VUE DE LA MÉDECINE CLASSIQUE

Tout comme les thérapies humanistes, les thérapies transpersonnelles et intégratives sont généralement considérées comme n'ayant rien à voir avec la médecine classique.

La programmation neuro-linguistique est considérée comme la combinaison intelligente d'éléments empruntés à des techniques apportant de bons résultats dans d'autres thérapies et semble s'avérer assez efficace.

Les autres thérapies transpersonnelles possédant une dimension spirituelle sont considérées avec scepticisme.

Les thérapies transpersonnelles et intégratives sont essentiellement fondées sur une approche humaniste, mais elles combinent des théories et des pratiques humanistes à d'autres formes de psychothérapie ou intègrent une dimension spirituelle, religieuse ou mystique. Les thérapies transpersonnelles, en particulier, s'adressent avant tout aux personnes désireuses de donner une dimension spirituelle à leur vie.

LA PROGRAMMATION NEURO-LINGUISTIQUE (PNL)

La programmation neuro-linguistique ou PNL se distingue des autres psychothérapies, car elle est basée non pas sur une théorie de la personnalité et du comportement, mais sur un ensemble d'outils thérapeutiques. Elle fut fondée par deux universitaires dont le principal centre d'intérêt n'était pas la psychologie : John Grinder, professeur de linguistique, et Richard Bandler, diplômé en sciences de l'information.

Au milieu des années 1970, Grinder et Bandler tâchèrent d'expliquer pourquoi des systèmes thérapeutiques totalement différents permettaient d'obtenir des résultats également probants sur certains individus. Ils se dirent qu'en étudiant la démarche de ces individus, ils pourraient en extraire les éléments qui faisaient la réussite de ces méthodes et construire ainsi un ensemble de modèles thérapeutiques. Ils s'appliquèrent à étudier différentes méthodes telles que la thérapie familiale (*voir* pages 206–207), la Gestalt-thérapie (*voir* pages 200–201), l'hypnothérapie (*voir* pages 218–223) et l'anthropologie. Ils y ajoutèrent leur propre expérience tirés du champ de la linguistique et des communications.

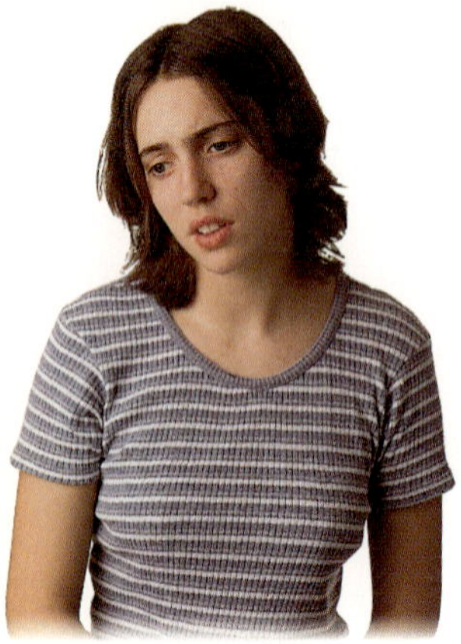

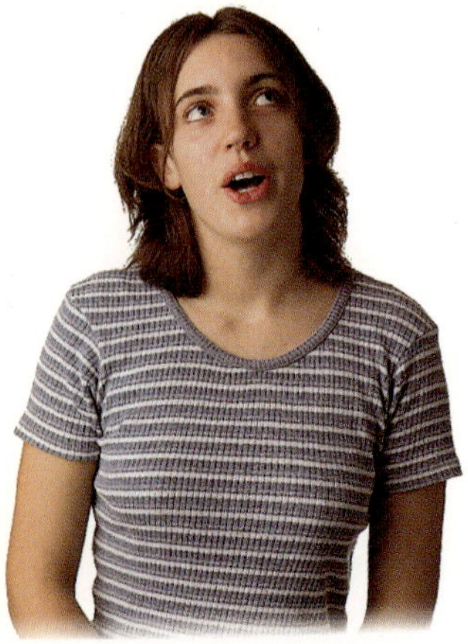

CI-DESSUS *Le langage corporel, tel que les gestes et les mouvements des yeux, est employé en PNL pour déterminer la façon dont nous gérons l'information.*

Composants doubles

Le système qui en découla, appelé programmation neuro-linguistique, est formé d'un certain nombre de composants chacun assorti de techniques thérapeutiques. Par exemple, le composant linguistique tente d'explorer la signification et l'importance profondes des mots employés par le patient. Ainsi, une personne affirmant qu'une situation se produit « toujours » verra peut-être les choses sous un autre angle si on lui demande si « toujours » est le mot approprié et non « la plupart du temps » ou « parfois ». Ceci peut lui ouvrir de nouveaux horizons. Le composant neurologique traite la manière dont le mental affecte le physique et vice versa, ainsi que la façon dont le patient se représente intérieurement ses expériences, de manière visuelle ou verbale par exemple.

La PNL établit également un lien entre les gestes corporels, tels que la posture et les mouvements des yeux, et la façon dont le patient accède à l'information et l'analyse. La prise de conscience de ces mouvements permet à la fois d'étendre le « vocabulaire » de la communication et d'appliquer des techniques thérapeutiques. Pendant une séance de PNL, le patient apprend à modifier certains schémas de son langage verbal et corporel afin de communiquer de manière plus efficace et d'opérer des changements internes.

Certaines des techniques élaborées par la PNL ont été adoptées par d'autres formes de thérapie, par exemple la technique du « fondu enchaîné » qui consiste à remplacer des images négatives par des images positives (*voir* Visualisation, pages 214–217), ainsi que les techniques destinées à atténuer ou à accroître l'intensité des sentiments suscités par les représentations internes (*voir* Hypnothérapie, pages 218–223).

La PNL prétend guérir en une seule séance de nombreux problèmes psychologiques courants, tels que les phobies et les traits de comportement indésirables. Même si cette prétention peut paraître exagérée, il est vrai que la PNL semble capable de guérir en seulement trois séances des troubles qui auraient nécessité un long suivi thérapeutique.

LA THÉRAPIE TRANSPERSONNELLE

La thérapie transpersonnelle est une approche récente surtout populaire aux États-Unis, qui tente d'introduire une dimension spirituelle dans la psychothérapie. Combinant des éléments de la psychosynthèse (*voir* page 205) et les aspects les plus mystiques de l'analyse jungienne (*voir* page 194), avec l'utilisation des archétypes notamment, elle s'inspire également des idées et des techniques de la méditation (*voir* pages 60–63), des « chakras » (*voir* Ayurvéda, pages 78–85), du travail sur le rêve (*voir* pages 224–225), de la visualisation (*voir* pages 214–217), des guérisseurs (*voir* pages 86–87), du bouddhisme ou encore de l'astrologie.

Le but de la thérapie est d'encourager le patient à transcender sa propre personnalité par le biais de techniques créatives et rituelles ainsi que de sentir qu'il ne fait qu'un avec l'univers. En trouvant son propre chemin spirituel, la personne peut parvenir à un état ultime. La thérapie se pratique individuellement ou en groupe et peut se prolonger indéfiniment.

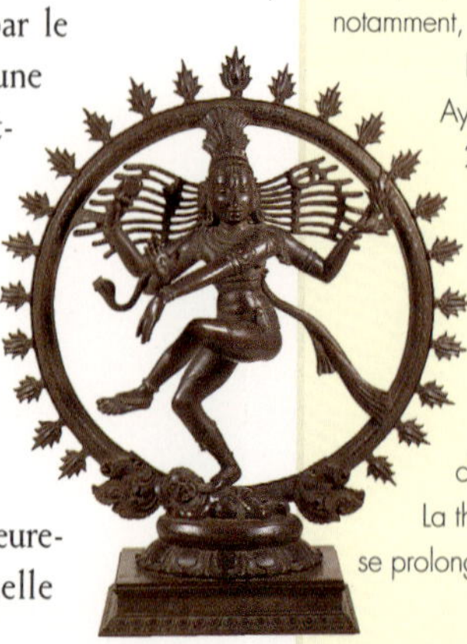

CI-DESSUS *La thérapie transpersonnelle englobe des éléments empruntés à la philosophie et aux rites orientaux.*

LA PSYCHOSYNTHÈSE

La psychosynthèse fut fondée au début du XXe siècle par le psychiatre italien Roberto Assagioli. Tout comme la thérapie transpersonnelle, elle met l'accent sur l'aspect spirituel de la nature humaine et tente de « synthétiser » notre état de conscience normal avec des états de conscience supérieurs ou modifiés afin de les intégrer dans un même ensemble spirituel. Elle emploie différentes techniques créatives parmi lesquelles la peinture, la danse, l'écriture et la thérapie, laquelle se pratique individuellement ou en groupe et est souvent de longue durée.

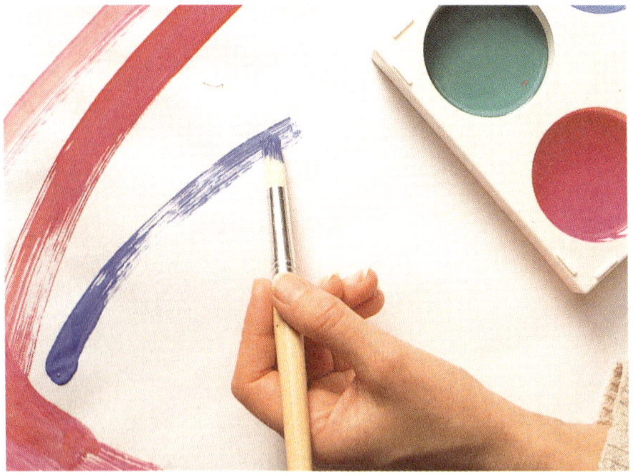

À DROITE *La psychosynthèse emploie des techniques créatives telles que la peinture et le dessin libres.*

CHAMP THÉRAPEUTIQUE

Du fait de leur dimension spirituelle, les thérapies transpersonnelles ne doivent pas être considérées comme des « thérapies » au sens médical du terme, mais plutôt comme des méthodes d'épanouissement personnels.
La programmation neurolinguistique, thérapie intégrative regroupant les éléments les plus efficaces de nombreuses autres formes de psychothérapie, est employée dans le traitement des troubles comportementaux chez l'enfant, des troubles du développement, des difficultés d'apprentissage, de la psychose maniaco-dépressive, du stress post-traumatique, des problèmes relationnels et sexuels ainsi que des troubles suivants :

ANXIÉTÉ *VOIR* PP. 256–257
DÉPENDANCES *VOIR* P. 258
DÉPRESSION *VOIR* P. 261
HYPERACTIVITÉ *VOIR* P. 351
HYPERVENTILATION *VOIR* P. 301
OBSESSIONS *VOIR* P. 259
STRESS *VOIR* PP. 262–263

LA BIOÉNERGIE

La bioénergie (ou analyse bioénergétique) est une psychothérapie orientée vers le corps qui, comme certains éléments de la Gestalt-thérapie (*voir* pages 200–201) et de la programmation neurolinguistique (*voir* page ci-contre), s'inspire fortement des théories du psychologue Wilhelm Reich. Parfois appelée psychothérapie reichienne, cette méthode a été mise au point dans les années 1960 par un psychothérapeute américain élève de Reich, le Dr Abraham Lowen.

Reich estimait que notre corps, et en particulier le système musculaire, reflète et participe à notre réaction face à nos émotions profondes. Durant l'enfance, certains apprennent par exemple à serrer les muscles et à adopter des postures défensives pour réprimer des émotions ou des comportements inacceptables ou pour faire barrage à la douleur. Une fois adultes, ils continuent à présenter les mêmes réactions chaque fois que survient une situation similaire. C'est ce qu'on appelle « la cuirasse corporelle ».

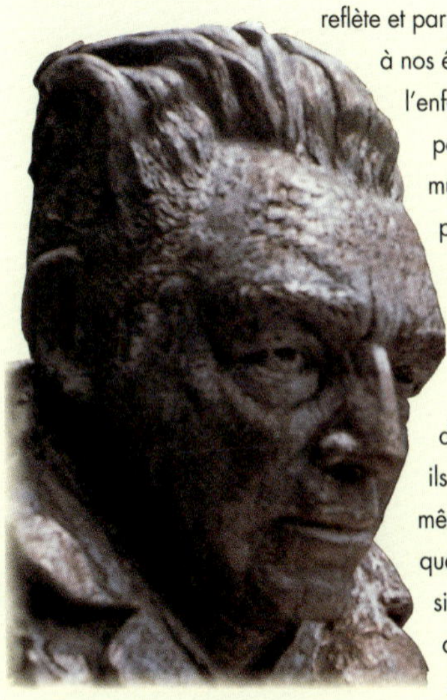

CI-DESSUS *La bioénergie a été élaborée dans les années 1960 à partir des travaux de Wilhelm Reich.*

La posture et la tension musculaire sont donc une forme de communication importante qui, lorsqu'elle est interprétée par un thérapeute qualifié, peut fournir de précieux indices sur l'existence et la nature de souvenirs d'enfance refoulés et souvent inconscients. Mais tandis que d'autres thérapies tentent d'utiliser cette information pour accroître la connaissance de soi ou orienter positivement le comportement, la bioénergie l'emploie pour explorer et libérer les émotions suscitées par le souvenir même de ces expériences traumatiques.

L'enracinement

La thérapie se pratique généralement en groupes d'une douzaine de personnes ou plus, et consiste en une série d'exercices destinés à permettre la prise de conscience puis la libération des tensions présentes dans différentes parties du corps, le plus souvent la poitrine, les épaules, le pelvis, la mâchoire. Une grande importance est accordée à la façon de se tenir debout, car un bon « enracinement » (grounding) fournit un socle au corps et aux émotions. Diverses positions de « stress » sont adoptées pour focaliser et concentrer l'énergie émotionnelle, qui peut ensuite être libérée par des exercices tels que tordre une serviette ou frapper un lit avec une raquette. Des techniques psychothérapeutiques sont également employées. Ce processus peut faire surgir des souvenirs douloureux et refoulés, mais également des souvenirs heureux et agréables.

Le massage biodynamique

Reich s'intéressait aussi beaucoup au flux d'énergie circulant à travers le corps et aux facteurs susceptibles de le bloquer et de le libérer. Sa théorie des flux énergétiques a donné naissance à une méthode de massage appelée massage biodynamique, mise au point dans les années 1960 par Gerda Boyesen. Celle-ci joue un rôle particulièrement important dans la thérapie primale et le rebirthing (*voir* page 203).

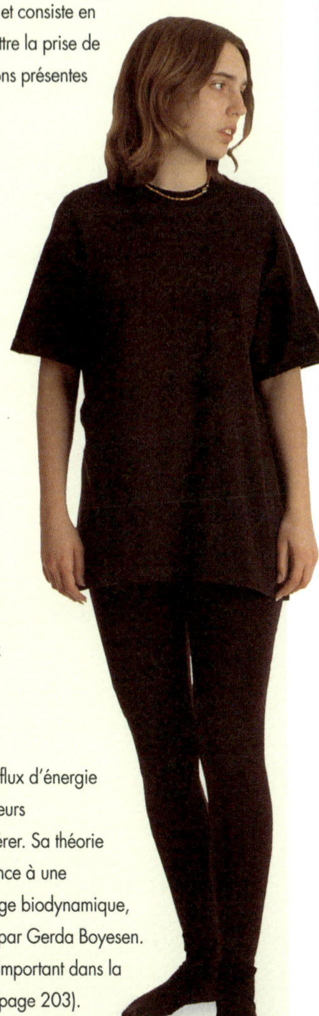

À DROITE *Une posture équilibrée permet un « enracinement » favorisant l'équilibre aussi bien physique qu'émotionnel.*

LES THÉRAPIES FAMILIALE ET RELATIONNELLE

LE POINT DE VUE DE LA MÉDECINE CLASSIQUE

La plupart des médecins admettent désormais qu'une thérapie familiale peut s'avérer utile dans de nombreuses circonstances. Pour les enfants présentant des troubles comportementaux et des difficultés d'apprentissage, il est souvent bon que toute la famille participe à la thérapie, tout comme pour les adolescents souffrant de troubles de l'alimentation et les étudiants atteints de dépression.

La thérapie familiale peut aussi être utile pour apprendre à faire face à des événements traumatisants tels que la mort soudaine d'un membre de la famille ou à des formes de dépendance telles que l'alcoolisme.

La thérapie de couple et la thérapie sexuelle sont également considérées comme des approches légitimes, ne serait-ce que parce qu'elles offrent un forum au sein duquel les partenaires peuvent discuter et tenter de résoudre leurs problèmes.

Dans presque toutes les cultures, la cellule de base de la société est la famille. La vie familiale a cependant évolué au cours des 50 dernières années avec la multiplication des divorces et la mobilité professionnelle des individus, qui ont contribué à éroder le modèle de la famille nucléaire. Nous grandissons pourtant presque tous au sein d'une famille, que nous élargissons lorsque nous avons nous-mêmes des enfants. La thérapie familiale traite la famille comme une entité et tente de guérir les problèmes de chacun de ses membres en traitant la famille dans son ensemble. Certains psychologues sont spécialisés dans les problèmes conjugaux et sexuels.

La thérapie familiale est fondée sur l'idée que la famille constitue une entité organique, ce qui affecte un de ses membres affectant la structure familiale dans son ensemble. Si un membre de la famille souffre de détresse émotionnelle, l'ensemble de la famille participe à cette souffrance, et sa réaction joue un rôle crucial dans l'évolution du problème.

Dans une famille saine et harmonieuse, les relations entre les différents membres et entre la famille et le monde extérieur fluctuent en permanence. À mesure que les individus grandissent, changent et traversent les grandes étapes de la vie – enfance, adolescence et âge adulte, naissance, mariage et décès, mais aussi séparation et divorce –, la famille doit continuellement s'adapter et procéder aux ajustements nécessaires. Les membres de la famille renégocient constamment leur rôle, que ce soit comme parents, enfants ou frères et sœurs. Et la famille dans son ensemble réagit aux circonstances et aux influences changeantes du monde extérieur.

Lorsque ce processus d'ajustement se dérègle, l'un des membres de la famille peut commencer à montrer des signes de détresse émotionnelle ou psychologique. C'est un symptôme de malaise au sein de la famille dans son ensemble, et pour le guérir, il faut traiter toute la famille comme une entité et non pas seulement l'individu concerné.

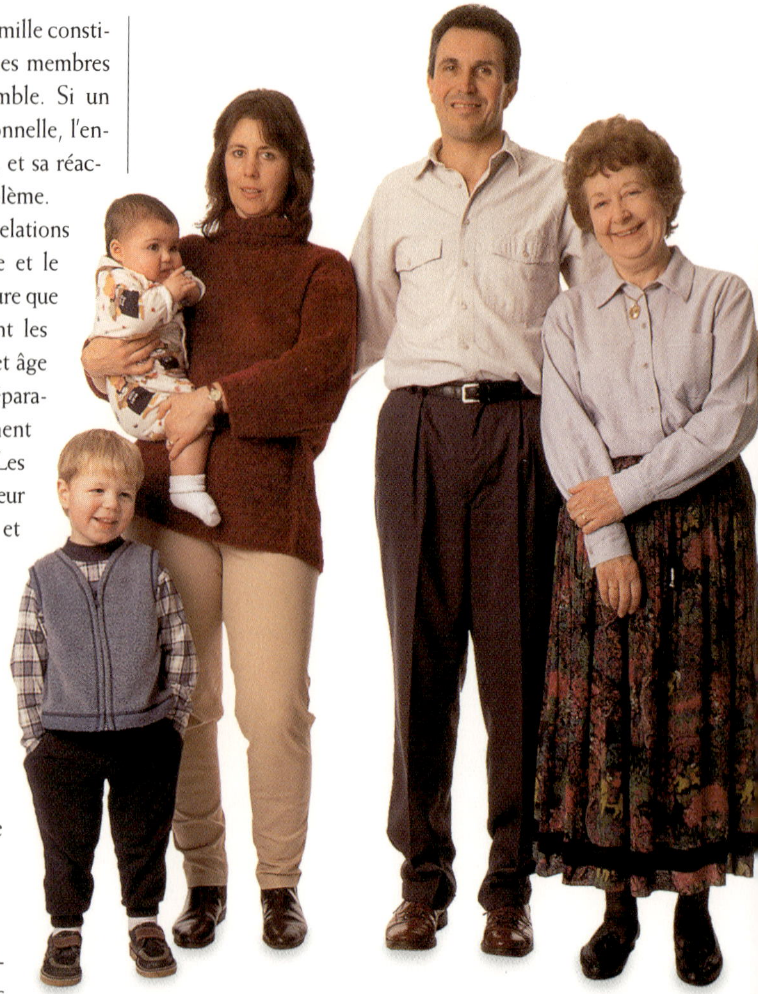

CI-DESSUS *La thérapie familiale est destinée à traiter l'individu par le biais de la cellule familiale.*

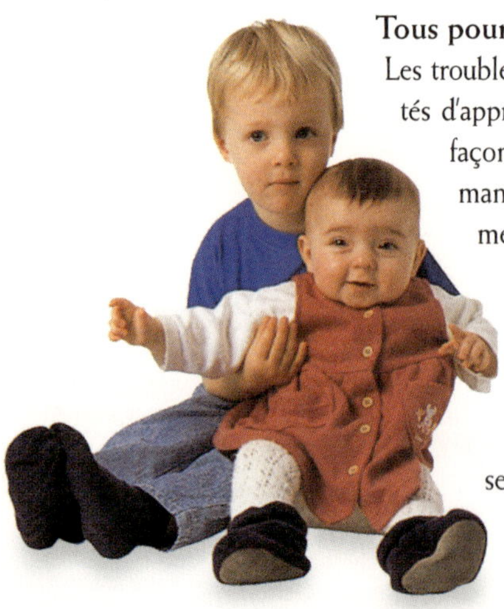

CI-DESSOUS *Les problèmes familiaux peuvent se manifester par des troubles comportementaux chez les enfants.*

Tous pour un

Les troubles comportementaux et les difficultés d'apprentissage de l'enfant sont une des façons dont les problèmes familiaux peuvent se manifester au niveau d'un individu. Les événements extérieurs tels que des difficultés financières, un changement de mode de vie ou un déménagement dans un lieu inconnu, combinés par exemple à la naissance d'un frère ou d'une sœur, peuvent conduire l'enfant à éprouver un sentiment d'insécurité ou à se sentir mal aimé. Les troubles du comportement sont souvent une façon d'attirer l'attention des parents. Dans ce cas, la thérapie nécessite un changement d'attitude et de comportement non seulement de l'enfant perturbé, mais aussi de tous les membres de la famille. De même, chez les adolescents, la dépression et les troubles de l'alimentation tels que l'anorexie gagnent souvent à être traités dans le cadre d'une thérapie familiale plutôt qu'individuelle.

FORMES DE THÉRAPIE

Toutes les formes de thérapie familiale visent à aider la famille à mieux communiquer et à mieux comprendre les besoins et les inquiétudes de chacun. Selon l'orientation du thérapeute, de nombreuses techniques pourront être employées pour y parvenir. Son rôle consiste à agir comme un catalyseur permettant à la famille (ou au « système ») de changer dans son ensemble et non à former une alliance ou à entretenir une relation privilégiée avec l'un de ses membres.

Un thérapeute axé sur la psychanalyse sera généralement formé à l'une des principales écoles de pensée psychanalytiques (*voir* pages 192–195) et mettra l'accent sur la libération des émotions refoulées ou enfouies en identifiant les événements ou les circonstances traumatisantes qui les ont suscitées. Cette forme de thérapie peut être longue et alterner séances individuelles et familiales.

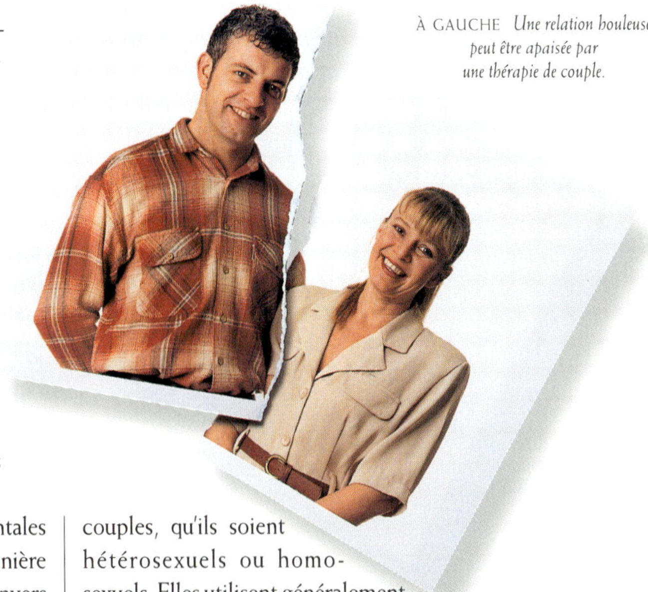

À GAUCHE *Une relation houleuse peut être apaisée par une thérapie de couple.*

CHAMP THÉRAPEUTIQUE

La thérapie familiale s'est avérée efficace dans le traitement des troubles du développement et notamment des problèmes suivants :

DÉPENDANCES *VOIR* P. 258
DÉPRESSION *VOIR* P. 261
HYPERACTIVITÉ *VOIR* P. 351
TROUBLES DE L'ALIMENTATION *VOIR* P. 265

Les thérapies de couple et les thérapies sexuelles sont employées pour traiter les problèmes de couple et les dysfonctionnements sexuels.

Les thérapeutes formés aux méthodes comportementales ou cognitives (*voir* pages 196–199) examineront la manière dont les membres de la famille se comportent les uns envers les autres ainsi que la perception qu'ils ont d'eux-mêmes et de leurs relations entre eux et avec le reste du monde. La thérapie consistera notamment à apprendre aux différents membres de la famille de nouveaux comportements plus utiles et plus productifs dans le cadre familial. Les membres de la famille devront par exemple se mettre à la place de leurs parents ou de leurs frères et sœurs et jouer leur rôle. On pourra leur demander d'expérimenter différents comportements, à la fois pour en découvrir les mérites et pour approfondir leur compréhension et leur confiance mutuelles. La thérapie doit être considérée comme un processus continu et permanent qui se prolonge bien au-delà du cabinet de consultation et doit s'inscrire dans la vie quotidienne de la famille.

Les thérapies comportementales et cognitives peuvent être assez brèves. Dans la thérapie centrée sur la solution (*voir* page 199), l'attention est focalisée sur un problème spécifique et non sur la santé psychique de la famille dans son ensemble. Trois ou quatre séances peuvent alors suffire pour apporter une amélioration significative. L'aide psychologique proposée par les services sociaux est généralement comportementale et cognitive plutôt que psychanalytique ou humaniste.

La thérapie familiale peut également prendre la forme d'une Gestalt-thérapie ou d'une thérapie humaniste ou centrée sur la personne (*voir* pages 200–203). Elle vise alors surtout à sensibiliser les membres de la famille à l'importance du respect et du soutien mutuels afin que chacun puisse atteindre un meilleur épanouissement personnel.

THÉRAPIE DE COUPLE

Les problèmes conjugaux sont de plus en plus courants dans les sociétés occidentalisées. Lorsqu'il s'agit d'une famille, les problèmes relationnels et les séparations peuvent perturber non seulement le couple concerné, mais l'ensemble de la famille. Les thérapies de couple sont ouvertes à tous les couples, qu'ils soient hétérosexuels ou homosexuels. Elles utilisent généralement des techniques comportementales et cognitives, mais les approches psychanalytiques et humanistes sont également employées.

Le succès d'une thérapie de couple dépend de l'engagement des deux partenaires. Si l'un des partenaires doute du degré d'engagement de l'autre vis-à-vis de la relation, il en résulte un manque de confiance mutuelle qui peut conduire à la rupture.

Une fois cet engagement bien établi, la thérapie a généralement pour but d'améliorer la communication entre les partenaires et de les mettre à l'écoute de leurs points de vue respectifs. Elle vise à faire comprendre au couple que la plupart des conflits sont dus non pas au fait qu'une personne a tort et l'autre raison, mais à ce que chacune aborde le problème selon une perspective différente.

Thérapie sexuelle

Lorsque les problèmes de couple sont liés à des dysfonctionnements sexuels tels que l'impuissance, la frigidité ou des rapports douloureux, la consultation d'un sexologue est conseillée. Celle-ci peut viser à améliorer l'estime de soi des partenaires et à supprimer leurs appréhensions au moyen d'exercices destinés à restaurer l'affection et l'intimité physiques. Un psychologue aidera le couple à améliorer sa communication verbale et physique et le conseillera sur les problèmes sexuels qu'ils doivent affronter. Les méthodes comportementales et cognitives sont particulièrement efficaces pour les troubles psychosexuels. Là encore, il est important que les deux partenaires fassent preuve d'un engagement vis-à-vis de leur relation et apprennent à parler ouvertement entre eux de leurs besoins et de leurs problèmes sexuels.

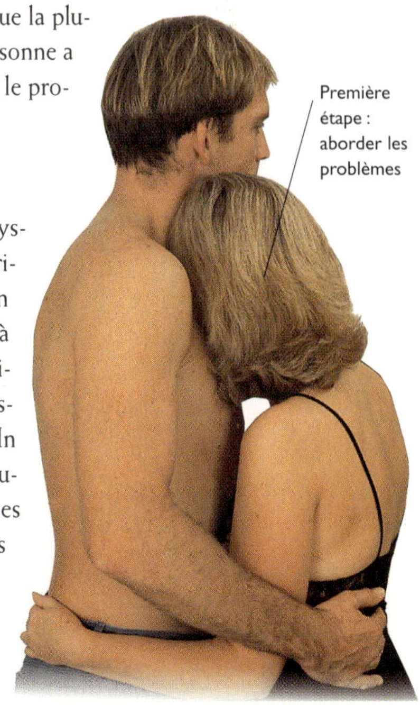

CI-DESSUS *La thérapie de couple s'intéresse à la dynamique de la relation et aide le couple à envisager l'avenir.*

LA THÉRAPIE DE GROUPE

LE POINT DE VUE DE LA MÉDECINE CLASSIQUE

La thérapie de groupe et le psychodrame sont généralement reconnus comme des formes valables de psychothérapie. Ils sont particulièrement indiqués lorsque les membres du groupe partagent le même problème, car ils permettent à l'individu de mieux sonder la nature de son problème tout en lui faisant sentir qu'il n'est pas seul.

Face à la recrudescence des phénomènes sectaires, les groupes de rencontre, en revanche, doivent inciter à la plus grande prudence. Les sectes utilisent souvent ces groupes pour modifier le comportement et les attitudes des participants.

La plupart des formes de thérapie peuvent aussi bien être pratiquées en groupe qu'individuellement. La thérapie de groupe peut être particulièrement efficace pour les patients confrontés à un problème que partagent d'autres membres du groupe, tel que l'alcoolisme, la toxicomanie ou des mauvais traitements subis durant l'enfance. Un groupe peut apporter un précieux soutien, et la conscience de ne pas être le seul à affronter tel ou tel problème est en elle-même thérapeutique. La thérapie de groupe est généralement le fruit d'une démarche volontaire et s'effectue par le biais de divers groupes d'entraide. Par ailleurs, elle est largement employée comme outil d'épanouissement personnel et d'amélioration des aptitudes sociales et interpersonnelles.

Lorsque des individus entament une thérapie de groupe, ils recréent généralement les problèmes qui ont motivé la thérapie au départ. Le groupe est destiné à offrir un environnement chaleureux apportant aux participants un soutien émotionnel qui leur permet de tester de nouveaux schémas de comportement et de nouveaux modes relationnels.

Les groupes sont le plus souvent restreints (de 6 à 12 personnes environ) et encadrés par des praticiens formés à la thérapie de groupe. Les méthodes employées vont de la simple discussion de groupe au psychodrame en passant par le jeu de rôle. Certains groupes se concentrent sur un problème psychique ou émotionnel particulier tel que les troubles alimentaires, telle ou telle expérience traumatisante, l'alcoolisme, la toxicomanie ou la confrontation à une maladie grave. D'autres, sont plus conçus comme des forums favorisant le changement de mode de vie, le renforcement de l'estime de soi et l'amélioration générale de la qualité des relations et des autres aspects de la vie émotionnelle.

La thérapie de groupe présente trois grandes orientations : psychodynamique, humaniste et cognitivo-comportementale. Les groupes psychodynamiques mettent l'accent sur la connaissance de soi. L'approche humaniste est consacrée à l'épanouissement personnel et à l'actualisation de soi. Enfin, la tradition cognitivo-comportementale vise un changement de comportement efficace et s'emploie pour développer l'affirmation de soi et traiter des comportements tels que la boulimie et l'anorexie.

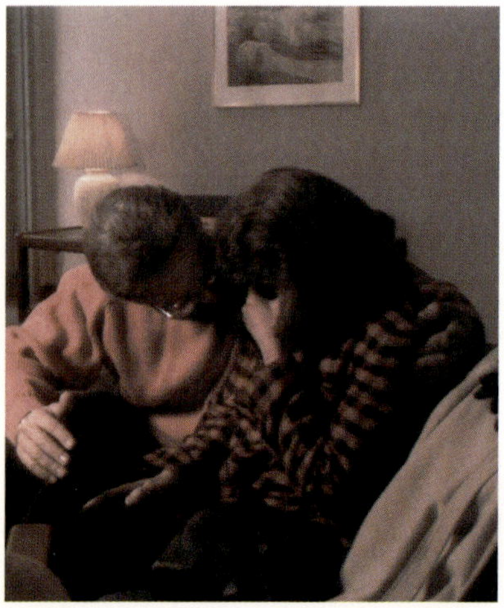

CI-DESSUS *Les séances de thérapie de groupe peuvent être bénéfiques aux personnes craignant d'exprimer et d'affronter leurs problèmes.*

L'approche varie tout autant d'un thérapeute à l'autre. Certains préfèrent une discussion calme et rationnelle, tandis que d'autres encouragent l'expression d'émotions aussi violentes que peuvent le supporter les participants. Certains se contentent de jouer un rôle de guide principalement passif, tandis que d'autres dirigent activement les séances et définissent des objectifs thérapeutiques précis.

La thérapie de groupe peut consister en une séance hebdomadaire sur une longue durée ou être plus intensive, avec plusieurs séances par semaine sur une période plus courte. Certains « groupes de rencontre » peuvent se réunir pendant 24 heures ou plus.

La pratique de la thérapie de groupe

La plupart des groupes ont des règles assez strictes. Les paroles échangées et les événements survenus durant les séances de groupe ne doivent pas être évoqués à l'extérieur du groupe, et on dissuade souvent les membres de se fréquenter en dehors des séances. Tout ce qui affecte la dynamique de groupe doit se dérouler au sein du groupe. Les participants doivent également s'engager vis-à-vis du groupe et se garder de manquer une séance, d'être en retard ou de se retirer. Les personnes intéressées par une thérapie de groupe subissent souvent un ou plusieurs entretiens indivi-

LES GROUPES DE RENCONTRE

Les groupes de rencontre s'inscrivent dans une technique thérapeutique mise au point par Carl Rogers (*voir* page 202). Leur objectif premier est la connaissance de soi et l'épanouissement personnel. Les participants sont encouragés à libérer leurs émotions, aussi pénibles soient-elles, et à avoir des relations aussi bien physiques qu'émotionnelles les uns avec les autres. Certains groupes encouragent la nudité afin de faire tomber les inhibitions.

Bien que les groupes de rencontre se soient avérés utiles, notamment dans le monde de l'entreprise, pour améliorer la cohésion des équipes et la répartition des tâches, ils présentent aussi des inconvénients. Le groupe de rencontre peut faire surgir des émotions puissantes et nocives auxquelles le groupe n'est pas toujours en mesure de faire face. Un autre danger est que les participants s'identifient si pleinement au groupe qu'ils modifient leur comportement pour se conformer aux attentes et aux aspirations du groupe. Leurs autres relations (collègues, famille, amis) peuvent alors être négligées et en pâtir. Les sectes religieuses et pseudo-religieuses ont souvent recours aux méthodes des groupes de rencontre pour faire naître une dépendance totale vis-à-vis du groupe et de son chef et pour détacher les individus de leur famille et du monde extérieur.

duels préalables afin que le thérapeute puisse juger si elles sont aptes à participer au groupe.

Les premières séances de thérapie de groupe sont en général destinées à instaurer un climat de confiance entre les participants. Vous êtes encouragé à parler de votre problème particulier, c'est-à-dire de la raison qui vous pousse à participer, et les autres sont incités à donner leur avis. Le groupe vous apporte un soutien et un encouragement, critiquant parfois avec douceur ce qui lui semble inadéquat ou indésirable. Il vous permet de tester de nouvelles façons de vous exprimer, de nouveaux comportements et de nouvelles perceptions de vous-même. Vous devrez éventuellement tenter de les appliquer dans votre vie quotidienne, puis faire le compte rendu de vos expériences. Le groupe sert avant tout à offrir un environnement favorable, favorisant le processus de guérison.

LE PSYCHODRAME

Le psychodrame est une forme de thérapie de groupe mise au point aux États-Unis dans les années 1930 par Jacob L. Moreno, un psychiatre formé à Vienne, à partir de ses observations des jeux d'enfants. Ses travaux ne commencèrent toutefois à attirer l'attention du public que dans les années 1960. Avec le développement et la diffusion de la psychothérapie, certains aspects de ses travaux furent adoptés et adaptés par des thérapeutes appartenant à diverses écoles allant de la Gestalt et des thérapies centrées sur la personne (*voir* pages 200–203) aux thérapies cognitives (*voir* page 196). Le psychodrame est désormais reconnu comme un puissant outil thérapeutique qui, associé à d'autres techniques, peut apporter assez rapidement des améliorations comportementales considérables.

Dans une séance de psychodrame de groupe, le thérapeute – toujours formé à cette pratique – assume le rôle de metteur en scène et guide les acteurs à travers différentes phases de l'action. Durant la première phase dite « d'échauffement », un « protagoniste » est choisi pour représenter le thème de la séance et d'autres membres du groupe endossent les rôles des personnages secondaires. Le reste du groupe devient le public, qui représente le monde en général.

Durant la seconde phase « d'action », le problème choisi est représenté sur scène par le protagoniste qui explore différentes manières de le résoudre. Durant la troisième phase de « partage », tous les membres du groupe sont invités à donner leur avis sur l'action et à proposer d'autres manières de traiter le problème. Les séances durent au moins 90 minutes, voire plus.

Un laboratoire de la vie

Le psychodrame permet aux participants d'extérioriser leurs conflits et leurs émotions internes de manière à les examiner sans douleur ni crainte. La dimension ludique et théâtrale permet de jouer les scénarios et d'exprimer les sentiments sans crainte des conséquences indésirables. De nouveaux comportements et de nouveaux modes de relation à autrui peuvent être testés dans un environnement libre de tout jugement et de toute menace, ce qui encourage une approche dynamique et créative des problèmes de chacun.

CHAMP THÉRAPEUTIQUE

Les thérapies de groupe se sont avérées efficaces pour traiter toute une série de problèmes. Elles peuvent être pratiquées en vue d'une amélioration générale de la santé émotionnelle et mentale, par exemple pour renforcer la confiance en soi et l'affirmation de soi, les aptitudes sociales et interpersonnelles ou l'épanouissement personnel. Elles sont également utiles pour traiter les troubles suivants :

ANXIÉTÉ *VOIR* PP. 256–257
DÉPENDANCES *VOIR* P. 258
OBSESSIONS *VOIR* P. 259
STRESS *VOIR* PP. 262–263

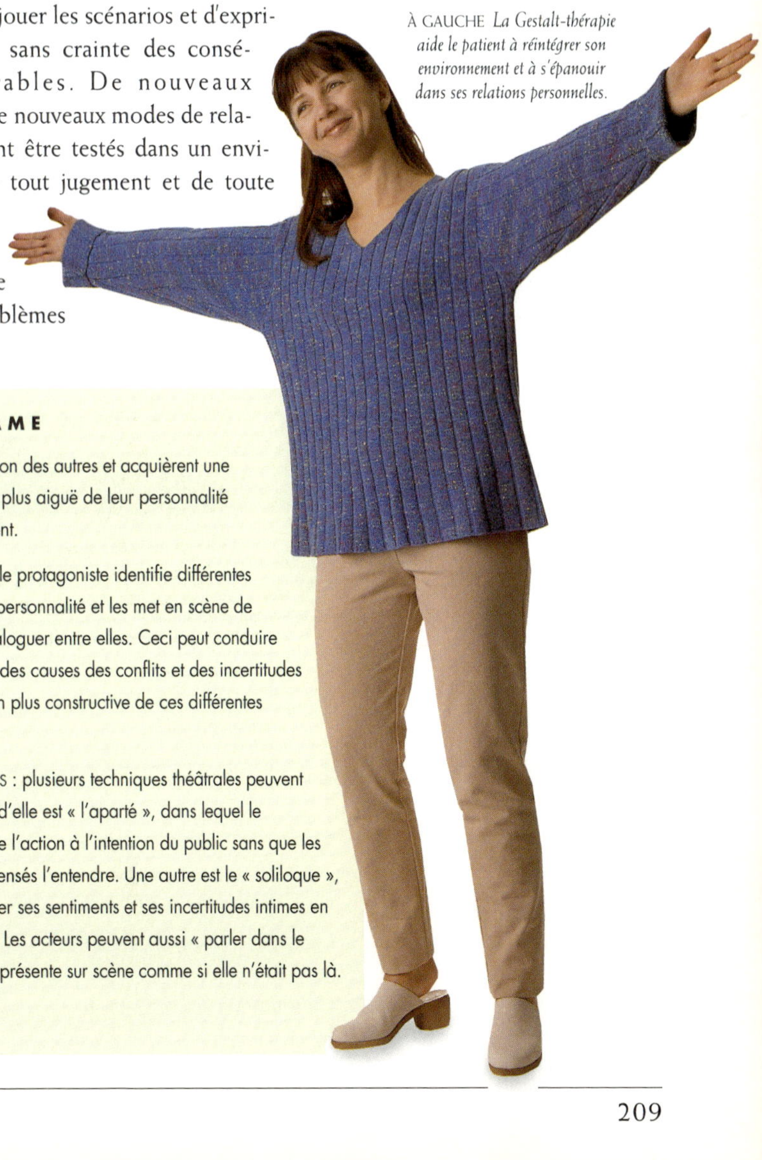

À GAUCHE *La Gestalt-thérapie aide le patient à réintégrer son environnement et à s'épanouir dans ses relations personnelles.*

LES TECHNIQUES DU PSYCHODRAME

Les participants rejouent les situations problématiques rencontrées dans leur vie quotidienne. Le protagoniste est incité à rejouer ses conflits dans « l'ici et maintenant » plutôt que de s'en distancer émotionnellement en en parlant au passé. Voici quelques-unes des nombreuses techniques mises au point par les spécialistes du psychodrame pour faciliter la représentation théâtrale des conflits internes et des problèmes émotionnels :

■ RÉPÉTITION DE COMPORTEMENTS : les événements qui suscitent une appréhension sont traités comme si on pouvait les « rejouer ». Différentes manières d'aborder la situation sont testées et débattues et la meilleure approche est répétée jusqu'à ce que le protagoniste la joue parfaitement. Des techniques similaires peuvent être employées pour rejouer des expériences passées, douloureuses ou humiliantes, et pour expérimenter de meilleures façons de les aborder à l'avenir.

■ RÉPÉTITION DE RÔLES : le protagoniste doit s'imaginer dans le rôle d'une autre personne et interpréter ses sentiments sur scène. Sous la conduite prudente du thérapeute, les participants développent souvent une meilleure compréhension des autres et acquièrent une perception nouvelle et plus aiguë de leur personnalité et de leur comportement.

■ JEU DE RÔLE MULTIPLE : le protagoniste identifie différentes facettes de sa propre personnalité et les met en scène de manière à les faire dialoguer entre elles. Ceci peut conduire à une compréhension des causes des conflits et des incertitudes internes et à une fusion plus constructive de ces différentes facettes.

■ TECHNIQUES SCÉNIQUES : plusieurs techniques théâtrales peuvent être employées. L'une d'elle est « l'aparté », dans lequel le protagoniste commente l'action à l'intention du public sans que les autres acteurs soient censés l'entendre. Une autre est le « soliloque », qui consiste à verbaliser ses sentiments et ses incertitudes intimes en parlant seul sur scène. Les acteurs peuvent aussi « parler dans le dos » d'une personne présente sur scène comme si elle n'était pas là.

LE TRAINING AUTOGÈNE

LE POINT DE VUE DE LA MÉDECINE CLASSIQUE

Le T.A. n'a pas fait l'objet de recherches aussi approfondies que l'hypnothérapie (*voir* pages 218–223) ou le biofeedback (*voir* pages 212–213), employés pour traiter des troubles similaires. Néanmoins, des études cliniques contrôlées ont montré que le T.A. est plus efficace que l'absence de traitement ou l'emploi d'un placebo pour lutter contre les crises d'asthme, les céphalées d'origine nerveuse, l'anxiété et la maladie de Raynaud. Bien que le T.A. soit encore considéré comme une thérapie marginale par la majorité des médecins, il est de mieux en mieux accepté du fait de l'intérêt croissant pour les thérapies « holistiques » ou globales. En Angleterre et aux États-Unis, il est proposé dans certains hôpitaux, et la plupart des praticiens sont eux-mêmes des médecins ou des infirmières.

Le training autogène, l'une des formes les plus simples et les plus souples de thérapie psycho-corporelle, est parfois présenté comme l'équivalent occidental de la méditation orientale. Il s'adresse notamment aux personnes convaincues des bienfaits de la méditation, mais réticentes vis-à-vis des croyances et des doctrines spirituelles inhérentes aux pratiques orientales. Considéré à l'origine comme une méthode anti-stress, le training autogène a, ces dernières années, fait la preuve de son efficacité dans de nombreux domaines. Comme d'autres thérapies psychiques et spirituelles, il sert également de base à l'épanouissement personnel et à l'élargissement des capacités mentales.

Le training autogène (T.A.) fut créé en Allemagne dans les années 1920 par le psychiatre et neurologue berlinois Johannes Schulz. Ayant employé l'hypnose dont les résultats l'avaient impressionné, il tenta de mettre au point un système utilisable par tous qui apporterait les mêmes bienfaits. Le Dr Schulz élabora six exercices mentaux qui furent affinés par son confrère, le Dr Wolfgang Luthe, lequel en tira les techniques de base employées aujourd'hui. Lorsque cette méthode commença à faire parler d'elle, d'autres médecins dans le monde s'y intéressèrent et au cours des 20 dernières années, le nombre de praticiens n'a cessé d'augmenter tant en Europe qu'en Amérique du Nord.

Aujourd'hui, de nombreuses recherches ont attesté l'efficacité du T.A. Au Royaume-Uni, cette thérapie est proposée dans certains hôpitaux où elle s'avère d'une utilité inestimable dans la préparation à l'accouchement. Elle est également employée dans les entreprises, par exemple pour atténuer les troubles dus au décalage horaire chez le personnel volant des compagnies aériennes, ou dans des programmes de formation. Aux États-Unis, le T.A. a été intégré au programme de formation des astronautes. Le training autogène est souvent décrit comme un système « de repos, de relaxation et de récréation » destiné à optimiser les performances et la concentration et à réduire le stress.

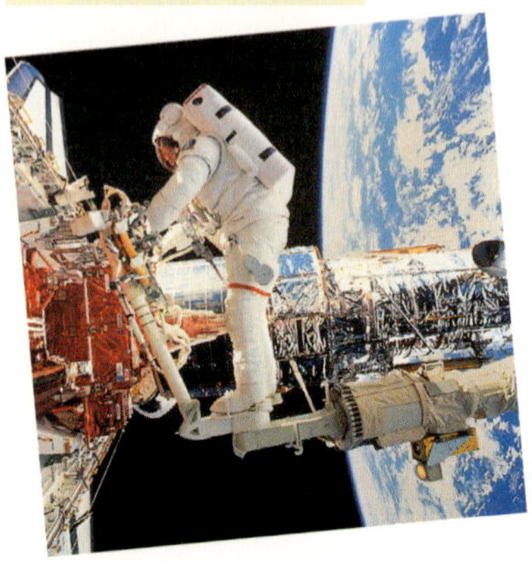

CI-DESSUS *Les astronautes américains pratiquent le training autogène pour conserver leur équilibre mental et leur précision dans les circonstances les plus extrêmes.*

QU'EST-CE QUE LE TRAINING AUTOGÈNE ?

Le T.A. présente plusieurs points communs avec d'autres thérapies psycho-corporelles, notamment avec la relaxation (*voir* pages 158–165), la méditation (*voir* pages 60–63) et l'autohypnose (*voir* pages 222–223). Il implique la création d'un état de « concentration passive » dans lequel l'esprit peut se focaliser, tour a tour, sur différentes parties du corps, sans angoisse ni inquiétude. Le T.A. est une méthode assez précise pour la pratique duquel il convient d'abord d'apprendre les postures correctes, les suggestions et les formules à employer ainsi que les méthodes utilisées pour atteindre la concentration passive. Il est également essentiel de pratiquer régulièrement les exercices entre les cours, pendant environ dix minutes trois fois par jour. Au bout de quelques mois, vous devriez être capable de conserver votre état de concentration pendant une demi-heure.

Certains prétendent que les effets bénéfiques du T.A., et en particulier l'amélioration de la créativité, des performances sportives et des aptitudes à la communication, proviennent de sa capacité à rééquilibrer les deux hémisphères cérébraux. Il permettrait ainsi à l'hémisphère droit, siège de l'imagination et de l'intuition, de s'exprimer, alors qu'il joue normalement un rôle marginal dans les activités quotidiennes.

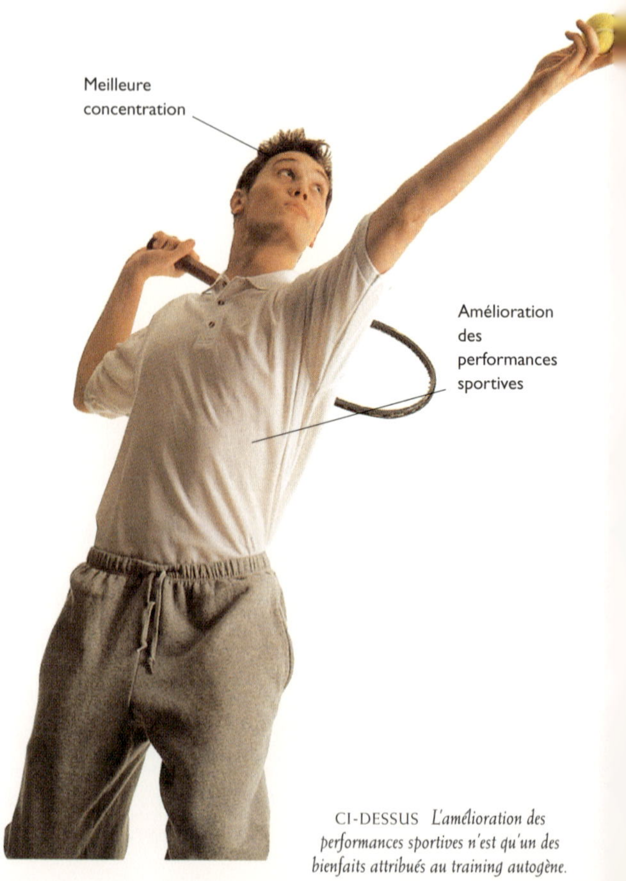

CI-DESSUS *L'amélioration des performances sportives n'est qu'un des bienfaits attribués au training autogène.*

CONSULTER UN THÉRAPEUTE

La première étape du training autogène consiste en un apprentissage auprès d'un professeur qualifié. Celui-ci se déroule en général en petits groupes et dure huit semaines à raison d'une séance hebdomadaire de 90 minutes.

Lors de la consultation initiale, le praticien vous interrogera sur vos antécédents médicaux et votre mode de vie. Il vous conseillera alors les postures à adopter lors de la pratique du T.A. Destinées à atténuer la perception du monde extérieur, les trois principales postures sont les suivantes :

* Allongé par terre sur le dos, dans une position aussi détendue et confortable que possible.
* Assis dans un fauteuil confortable, avec les mains sur les accoudoirs ou sur les cuisses.
* Assis sur le bord d'une chaise avec les épaules arrondies et la tête tombante.

Aucun de ces exercices ne vise à guérir un trouble spécifique. L'idée est que le corps et l'esprit sont capables de guérir ou d'apaiser seuls ce qui ne va pas dès qu'ils sont libérés des contraintes de l'activité cérébrale.

Une fois ces techniques de base assimilées, il est possible d'apprendre des techniques plus avancées. La modification autogène consiste par exemple à adopter des formules mettant l'accent sur des problèmes particuliers afin de diriger le travail vers des zones spécifiques. La neutralisation autogène peut être employée pour traiter des problèmes comportementaux et promouvoir un développement personnel plus positif, tandis que la méditation autogène permet d'explorer des niveaux plus profonds .

CHAMP THÉRAPEUTIQUE

Les recherches ont montré que le training autogène peut être efficace pour le traitement de divers troubles, et l'intérêt de cette méthode est qu'une fois formé par un professeur qualifié, vous pourrez la pratiquer seul au quotidien.

ANXIÉTÉ *VOIR* PP. 256–257
ASTHME *VOIR* PP. 294–295
COLOPATHIE FONCTIONNELLE *VOIR* PP. 314–315
DÉPRESSION *VOIR* P. 261
ECZÉMA ET DERMATITE *VOIR* P. 273
HYPERTENSION ARTÉRIELLE *VOIR* P. 302
INSOMNIE *VOIR* P. 264
MALADIE DE RAYNAUD *VOIR* P. 306
MAUX DE TÊTE *VOIR* P. 268
STRESS *VOIR* PP. 262–263
V.I.H. ET SIDA *VOIR* PP. 340–341

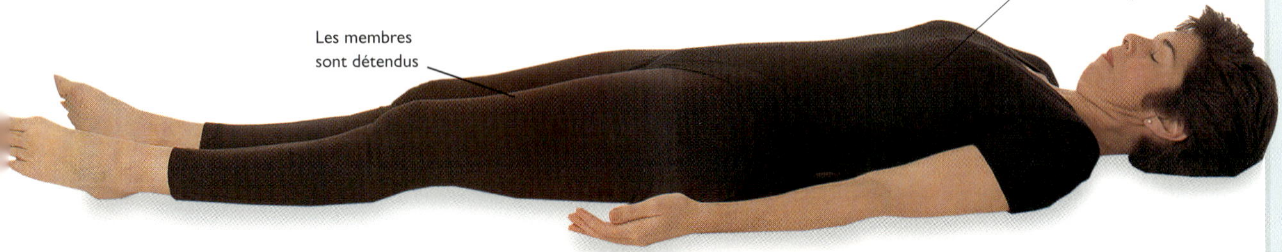

CI-DESSUS *La relaxation progressive vise à libérer l'esprit des contraintes de la vie quotidienne afin qu'il puisse se concentrer sur le processus de guérison. Une pratique régulière est nécessaire, et les programmes doivent toujours être suivis sous la surveillance d'un professeur qualifié.*

L'objectif est d'atteindre un état de conscience modifié similaire à celui de la méditation, afin de permettre aux processus d'auto-guérison d'opérer. On procède ensuite à une série d'exercices :

1 *Le premier consiste à porter une attention passive à ses membres, en commençant par le bras droit. Vous devez penser que votre bras droit est lourd. Cette impression de lourdeur est alors étendue au bras gauche, puis à la jambe droite et à la jambe gauche. À ce stade, vos membres sont normalement détendus.*

2 *Vous devez ensuite penser que vos membres sont chauds, en procédant dans le même ordre qu'auparavant.*

3 *Durant le troisième exercice, vous devez penser que votre rythme cardiaque est calme et régulier.*

4 *Le quatrième exercice consiste à calmer la respiration en la rendant fluide et régulière.*

5 *Le cinquième exercice se concentre sur l'apaisement et le réchauffement du plexus solaire et de l'abdomen.*

6 *Enfin, vous devez penser que votre front est frais, comme si une main fraîche était posée sur un front fiévreux.*

PRÉCAUTIONS

Le T.A. est une méthode sans danger ne présentant aucun effet secondaire à long terme. Cependant, la formation initiale auprès d'un professeur qualifié est essentielle, car le T.A. est un outil puissant susceptible de libérer des sentiments de frustration ou de colère enfouis. Il est donc important de disposer des conseils d'un spécialiste. Si votre état de santé est altéré, par des problèmes psychiatriques, une grossesse ou des troubles cardiaques, consultez toujours votre médecin avant de pratiquer le T.A., et assurez-vous que le praticien possède une formation médicale. Souvenez-vous également que le T.A. est un complément et non un substitut d'un traitement médical. Certains patients ressentent parfois des maux de tête ou des douleurs dans la poitrine après une séance de T.A., ce qui peut nécessiter un examen plus approfondi.

PRATIQUE AUTONOME

Une fois que vous maîtrisez les techniques du T.A., celui-ci devient l'une des thérapies les plus souples et les plus utiles pour réduire le stress et promouvoir le bien-être. Du fait de la diversité des postures pouvant être employées, il est possible de pratiquer le T.A. presque partout : dans le train, au bureau, à la maison ou sur la plage.

Dix minutes par jour peuvent suffire pour apporter des bienfaits physiques et psychiques notables, et une pratique un peu plus intensive s'avérera encore plus fructueuse. Comme dans toutes les pratiques individuelles, le résultat est proportionnel à l'effort consenti.

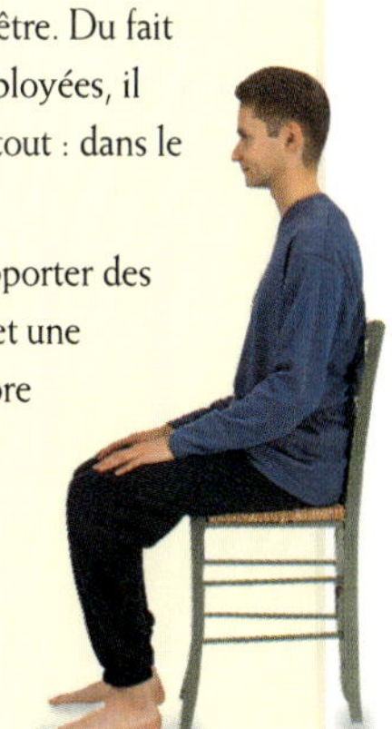

LE BIOFEEDBACK

LE POINT DE VUE DE LA MÉDECINE CLASSIQUE

Récemment encore, rares étaient les médecins prêts à admettre que l'on puisse maîtriser sa tension artérielle ou son flux sanguin dans différentes parties de son corps. Cependant, les preuves sont irréfutables. De nombreuses études ont été conduites, principalement aux États-Unis, et il est désormais indubitable que l'esprit peut commander de manière très précise des aspects infimes de notre physiologie.

Ces études ont par exemple montré que l'élévation de la température des doigts ou l'abaissement de celle du front guérit de l'insomnie, soulage la migraine jusque dans 80 % des cas et constitue l'un des meilleurs traitements contre la maladie de Raynaud et d'autres problèmes dus à une mauvaise circulation périphérique. La réduction de la tension musculaire soulage le stress, l'anxiété et les céphalées d'origine nerveuse, et les mesures de la tension artérielle ont montré qu'il est possible d'agir sur l'hypertension. Le champ d'application du biofeedback s'élargit constamment, et des recherches sont en cours aux États-Unis concernant son utilisation dans le traitement de troubles aussi divers que l'épilepsie, la colopathie fonctionnelle, les ulcères d'estomac et l'hyperactivité infantile.

Le principal inconvénient de cette pratique réside dans la difficulté à poursuivre le traitement après les consultations. Si la capacité du patient à atteindre le bon état d'esprit s'estompe, la thérapie a peu de chances d'être bénéfique à long terme.

Qui aurait cru que l'une des formes de thérapie les plus récentes et les plus axées sur la technologie marcherait dans les traces d'anciennes traditions orientales ? Et pourtant, c'est exactement ce que fait le biofeedback. Employant toute la panoplie des appareils de mesure, le biofeedback ou rétrocontrôle, nous apprend à maîtriser le fonctionnement de certains mécanismes physiologiques qui étaient encore récemment considérés comme indépendants de notre volonté, tels que les ondes cérébrales, le rythme cardiaque, la tension artérielle et la température de la peau. Désormais largement reconnu en tant que méthode de relaxation, le biofeedback permet également de maîtriser toute une série de troubles allant des problèmes liés au stress jusqu'à l'asthme et à la migraine.

Les origines du biofeedback remontent aux travaux de l'école de psychologie dite « behavioriste », dans les années précédant la Deuxième Guerre mondiale. À l'aide d'animaux tels que des rats et des pigeons, ces chercheurs tentèrent de démontrer que la plupart des comportements sont conditionnés et que les comportements positifs peuvent être encouragés par des récompenses (*voir* pages 196–197).

À l'époque, on pensait que seuls les comportements soumis à notre volonté pouvaient être influencés de cette manière. Mais durant la fin des années 1950 et les années 1960, il s'avéra que des processus jusque-là considérés comme involontaires pouvaient également être modifiés à volonté par le biais d'un conditionnement. Des individus pouvaient apprendre à produire des ondes cérébrales alpha relaxantes, et les rats de laboratoire parvenaient à maîtriser des paramètres tels que la tension artérielle, le rythme cardiaque et l'afflux sanguin dans différentes parties du corps.

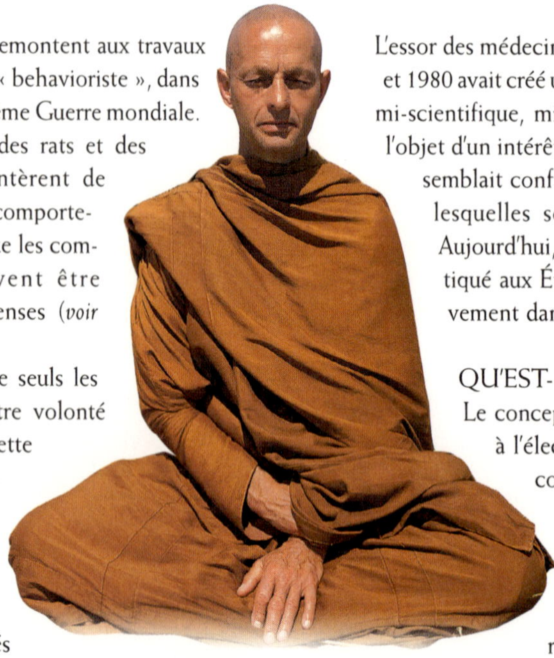

CI-DESSUS *À l'instar de nombreuses méthodes ancestrales venues d'Orient, le biofeedback repose sur l'idée que nos fonctions physiques, mentales et émotionnelles sont toutes interconnectées.*

Les scientifiques ne tardèrent pas à se dire que les résultats obtenus avec les rats pouvaient être transposés au corps humain. L'apparition d'appareils de mesure sophistiqués tels que l'électro-encéphalographe (EEG) et l'électromyographe (EMG) permit aux chercheurs de vérifier leurs théories. Et les résultats furent à la hauteur de leurs espérances. Ce qui n'aurait pas étonné un yogi indien ou un moine bouddhiste. Mais pour les sceptiques occidentaux, c'était une totale remise en cause de l'idée communément admise selon laquelle les aspects « involontaires » de la physiologie humaine ne pouvaient être modifiés par la conscience.

Cependant, cette découverte tombait à point nommé. L'essor des médecines douces durant les années 1970 et 1980 avait créé un climat idéal pour cette approche mi-scientifique, mi-holistique, et le biofeedback fit l'objet d'un intérêt croissant, notamment parce qu'il semblait confirmer nombre des hypothèses sur lesquelles se base la médecine holistique. Aujourd'hui, le biofeedback est largement pratiqué aux États-Unis et est adopté progressivement dans le reste du monde occidental.

QU'EST-CE QUE LE BIOFEEDBACK ?

Le concept de « feed-back » est emprunté à l'électronique, où il désigne le fait de contrôler un système en lui communiquant les résultats de ses opérations précédentes. Par exemple, un thermostat est un dispositif à feed-back, puisqu'il répond à la température extérieure en activant ou en éteignant une source de chaleur. Le biofeedback est l'application de ce principe aux systèmes biologiques et en particulier au corps humain.

Le biofeedback nécessite tout d'abord un moyen de mesurer la fonction physiologique que l'on souhaite maîtriser. Il peut s'agir d'un simple appareil de mesure du flux sanguin au bout des doigts, mais on emploie également du matériel de mesure plus sophistiqué : un EEG pour l'activité cérébrale, un EMG pour la tension musculaire, un ECG (électrocardiographe) pour le rythme cardiaque et divers moniteurs pour enregistrer la résistance électrique, la transpiration ou encore la température de la peau. Le patient est relié à l'appareil de biofeedback par des sondes ou des électrodes.

Les informations ainsi recueillies doivent ensuite être présentées au patient sous une forme facilement compréhensible. Il peut s'agir de voyants lumineux ou de sons dont la hauteur ou le rythme varie. Grâce au développement de l'informatique, les résultats sont de plus en plus souvent affichés sous forme d'images sur une console de visualisation. Le patient suit alors un apprentissage qui lui permet d'obtenir le résultat souhaité – réduction du nombre de voyants lumineux ou de la hauteur du signal sonore – par un acte de volonté. La plupart des patients apprennent à se mettre dans l'état d'esprit qui leur convient en l'espace de quelques heures et doivent ensuite parvenir à s'y replonger à volonté. Le biofeedback fut à l'origine considéré comme une méthode de relaxation efficace et le soulagement du stress demeure l'une de ses principales applications. Mais aux États-Unis, notamment, il est également perçu comme une thérapie holistique permettant une meilleure perception de soi et la réalisation de ses objectifs personnels.

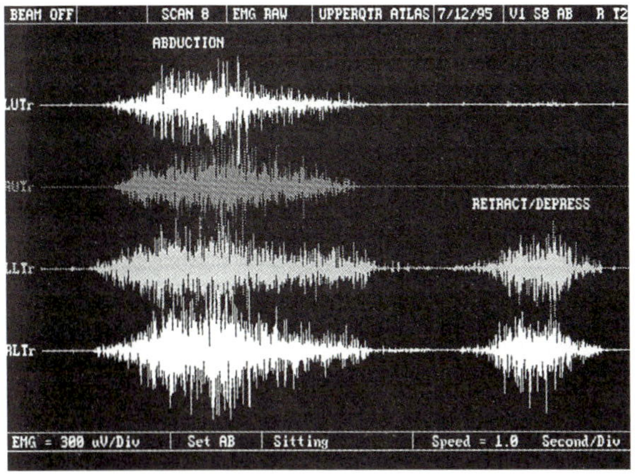

CI-DESSUS *Exemple d'électromyogramme normal sur un moniteur de biofeedback.*

CONSULTER UN THÉRAPEUTE

À l'issue d'une première consultation, le praticien – souvent un médecin – déterminera la fonction à mesurer et vous reliera au matériel approprié. Il vous demandera alors de vous concentrer sur l'affichage, qu'il soit visuel ou sonore, et de tenter de le modifier.

L'apprentissage du biofeedback nécessite à la fois un état de détente et d'éveil aux perceptions. Le praticien emploiera diverses techniques pour vous aider à vous détendre, en vous parlant de manière apaisante ou en vous incitant à « visualiser » des images réconfortantes. Certains thérapeutes renforcent l'apprentissage en offrant une forme ou une autre de « récompense ».

L'apprentissage prend du temps : il nécessite au moins six séances d'environ une demi-heure chacune. Malheureusement, alors que de nombreux patients obtiennent de bons résultats lorsqu'ils sont reliés aux machines dans le cabinet du praticien, ils perdent peu à peu leurs capacités une fois rentrés chez eux, car il est difficile de recréer le bon état d'esprit dans son environnement quotidien. Il est donc important que le thérapeute vous apprenne aussi à travailler sans les machines. Les techniques de pratique individuelle (*voir* ci-dessous) peuvent également être utiles.

PRATIQUE AUTONOME

Il existe un certain nombre d'appareils de mesure pouvant être employés à la maison. Ceux-ci vont du « relaxomètre » mesurant la résistance cutanée aux appareils de mesure du flux sanguin des tissus profonds, en passant par des EEG et des EMG rudimentaires.

Même sans ces appareils, il est important de pratiquer quotidiennement les méthodes que vous aurez apprises, sans quoi la thérapie risque de n'avoir aucun effet à long terme.

PRÉCAUTIONS

Le biofeedback est sans danger. Mais si vous suivez un traitement médical quel qu'il soit, vous devez consulter votre médecin avant de le pratiquer. Le biofeedback ne doit pas être employé comme un substitut à un traitement médical, car il risque de masquer des symptômes dus en réalité à des troubles graves.

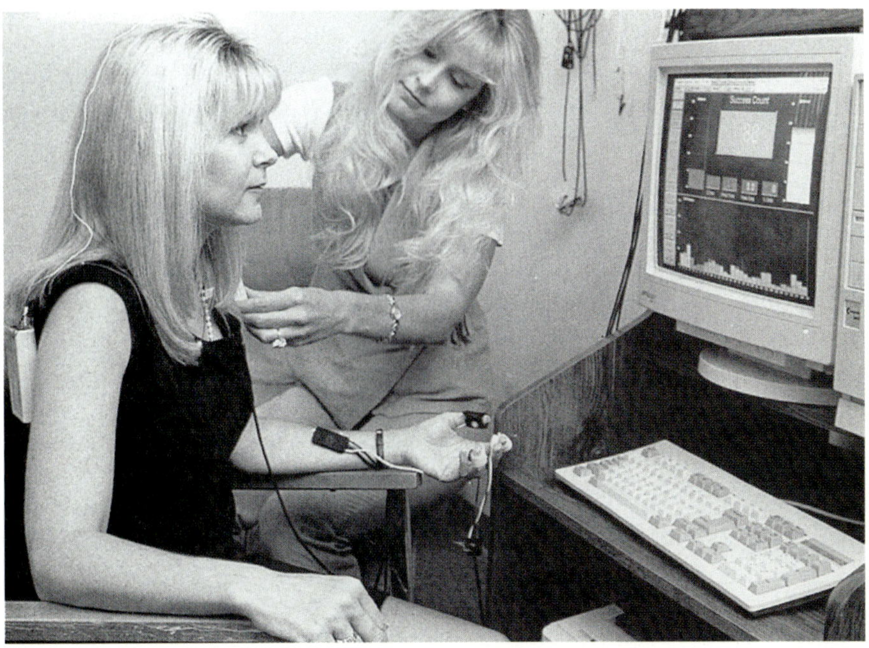

À DROITE *Le matériel de mesure employé durant la consultation permet au patient d'apprendre à maîtriser ses propres fonctions physiologiques.*

CHAMP THÉRAPEUTIQUE

L'efficacité du biofeedback a été démontrée pour de nombreux troubles liés au stress tels que l'anxiété, l'insomnie, l'hypertension artérielle, la tachycardie et les céphalées d'origine nerveuse. C'est le meilleur traitement connu contre la maladie de Raynaud et le pied des tranchées, et il s'est avéré efficace contre les migraines, les problèmes de dos, l'asthme ou encore l'incontinence.
Le biofeedback est également employé pour lutter contre les troubles de l'alimentation, l'alcoolisme ou le tabagisme. Ses domaines d'application concernent notamment :

ACCIDENT VASCULAIRE CÉRÉBRAL *VOIR* P. 359
ACOUPHÈNES *VOIR* P. 281
ALLERGIES *VOIR* PP. 338–339
ANXIÉTÉ *VOIR* P. 256–257
ATHÉROSCLÉROSE *VOIR* PP. 305
COLOPATHIE FONCTIONNELLE *VOIR* PP. 314–315
DIABÈTE *VOIR* P. 336
HYPERTENSION ARTÉRIELLE *VOIR* P. 302
INCONTINENCE *VOIR* P. 317
MAL DE DOS *VOIR* P. 344–345
MALADIE DE RAYNAUD *VOIR* P. 306
MIGRAINE *VOIR* P. 269
PEUR DU DENTISTE *VOIR* P. 286
STRESS *VOIR* PP. 262–263

LA VISUALISATION

UNE IDÉE ANCESTRALE

La visualisation était déjà connue dans la Rome antique, même si elle n'était pas encore employée à des fins thérapeutiques. Le poète romain Ovide conseillait à un jeune homme malade d'amour d'imaginer l'objet de ses rêves dans des situations peu flatteuses afin de guérir de sa passion.

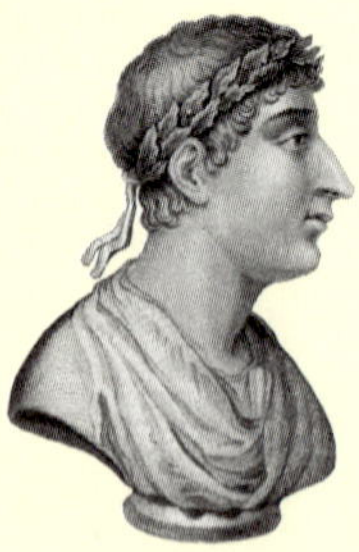

CI-DESSUS *Ovide peut être considéré comme l'un des premiers avocats de la visualisation.*

La visualisation est une forme de rêve éveillé constructif. Elle canalise l'imagination pour créer une sensation de bien-être, remplacer les attitudes négatives par des attitudes positives et accroître le pouvoir de guérison naturel du corps. La visualisation est l'une des formes de thérapie les plus agréables et les plus relaxantes. Au départ, elle consiste uniquement à créer et à explorer des images mentales plaisantes ou satisfaisantes. Mais les images peuvent également être ciblées afin de traiter directement des problèmes émotionnels ou des troubles spécifiques. La visualisation intervient dans bon nombre de méthodes de relaxation et de thérapies psychiques et spirituelles.

Bien que relativement récente en Occident, la visualisation est employée par les médecines orientales depuis des millénaires. Elle fait partie intégrante de la médecine chinoise et constitue une tradition tout aussi ancienne chez les bouddhistes tibétains qui apprennent à visualiser une divinité guérisseuse afin de se soigner. Dans les sociétés chamanistes, les sorciers et les prêtres guérisseurs utilisent le pouvoir de l'imagination pour guérir (ou provoquer) les maladies.

En Occident, la valeur de la visualisation n'était pas entièrement ignorée. Dans son ouvrage *Les Amours*, le poète romain Ovide recommandait à un jeune homme consumé par la passion amoureuse d'imaginer sa bien-aimée dans des situations peu flatteuses : si elle chante mal, imaginez-la en train de chanter ; si ses dents sont gâtées, représentez-vous son sourire. La visualisation a également été employée par certains hypnotiseurs du XIXe et du début du XXe siècle. Néanmoins, ce n'est que dans les années 1960, à la suite notamment des recherches entreprises sur le biofeedback (*voir* pages 212–213), que la visualisation a commencé à être considérée comme une thérapie à part entière.

Aujourd'hui, elle est largement acceptée en tant que traitement complémentaire et est souvent employée en conjonction avec d'autres thérapies psycho-corporelles telles que l'hypnothérapie (*voir* pages 218–223), le training autogène (*voir* pages 210–211), le biofeedback et les techniques de relaxation (*voir* pages 158–165). Dans une certaine mesure, elle a également fait son entrée dans le milieu médical. Certains cancérologues, en particulier aux États-Unis, en Europe et en Australasie, la recommandent dans le cadre d'un programme thérapeutique global, affirmant qu'elle apporte aux patients une meilleure qualité de vie. Les techniques de visualisation sont également utilisées depuis quelque temps pour améliorer les performances des sportifs.

QU'EST-CE QUE LA VISUALISATION ?

La plupart des individus sont capables de faire surgir des images mentales, qu'il s'agisse de souvenirs de scènes passées ou de visions purement imaginaires. La visualisation fournit des techniques permettant d'utiliser ces images à bon escient. Les images sont employées de deux manières. La première est la visualisation passive ou réceptive dans laquelle le sujet, détendu, laisse doucement surgir des images mentales. L'exploration et l'examen de l'image dans tous ses détails, y compris les sons et les odeurs, peuvent fournir des indications sur d'éventuels problèmes émotionnels inconscients et sur la manière de les traiter. La visualisation réceptive est donc un outil d'auto-exploration.

La seconde forme est la visualisation active, qui consiste à se concentrer sur une image directement liée à un problème

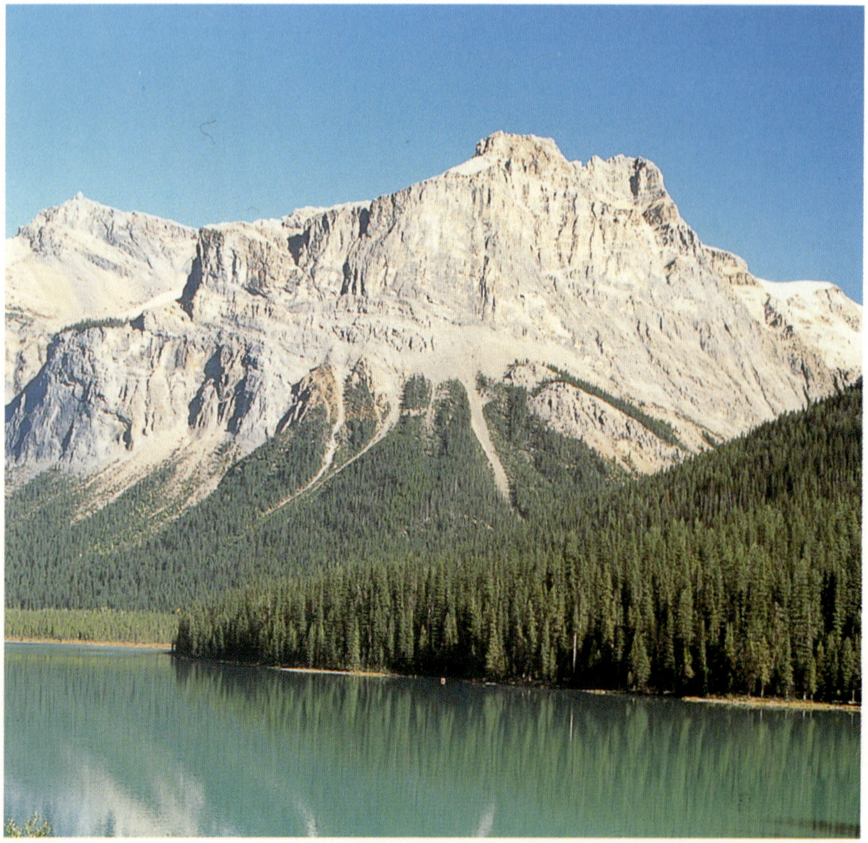

À GAUCHE *Imaginer un paysage paisible d'une grande beauté aide à combattre le stress.*

émotionnel ou physique particulier. Si vous souffrez du stress, vous pouvez vous détendre profondément en vous concentrant sur des scènes calmes et apaisantes. Si vous êtes asthmatique, vous pouvez imaginer un torrent de montagne avec une eau limpide et un air frais et pur. Cette forme de visualisation est souvent accompagnée d'une forme d'autosuggestion, par exemple « J'éprouve une sensation de chaleur et de bien-être, et ma respiration est profonde et régulière » (*voir* Auto-hypnose, pages 222–223).

La visualisation active peut aller beaucoup plus loin. Vous pouvez imaginer une bataille qui se déroule dans votre corps et dont vous êtes l'un des participants. Les malades du cancer, par exemple, peuvent se voir sous la forme de globules blancs livrant une bataille rangée contre les cellules cancéreuses de la tumeur et repoussant l'ennemi.

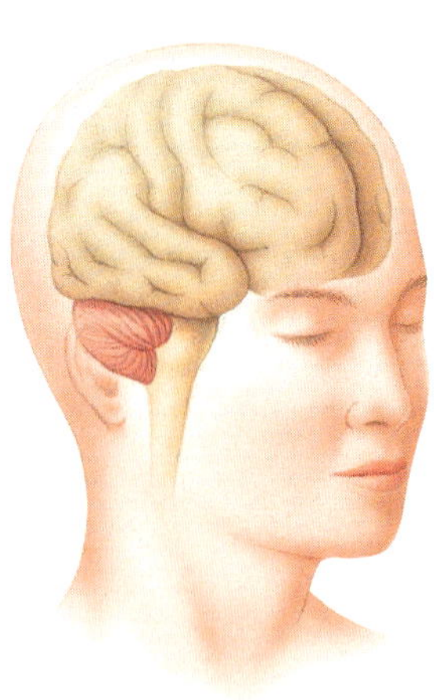

CI-DESSUS *La visualisation active stimule l'hémisphère droit du cerveau.*

Comment ça marche ?

Le cortex cérébral, qui occupe la majeure partie du cerveau, est chargé du traitement de l'information. Il est divisé en deux hémisphères, chacun associé à différents types d'activité mentale. L'hémisphère dominant est généralement le gauche, chargé de la logique, du langage et du calcul, tandis que le droit serait le siège de l'imagination, de la créativité et de l'intuition. Il a été démontré que la visualisation stimule l'hémisphère droit. La production d'images mentales envoie sans doute des messages du cortex cérébral au système nerveux autonome qui contrôle les processus automatiques dits « involontaires » tels que les battements cardiaques, la digestion et la température corporelle, ainsi qu'au système hormonal par le biais de l'hypophyse. Mais on ignore encore comment l'imagination affecte ces processus.

CONSULTER UN THÉRAPEUTE

Après une première consultation destinée à évaluer vos besoins et à choisir les images appropriées, le thérapeute vous demandera de vous asseoir ou de vous allonger dans une position confortable, de vous détendre et de fermer les yeux. Il vous fera souvent faire quelques exercices de relaxation simples (*voir* pages 162–163) afin de libérer les tensions et le stress.

Le thérapeute vous aidera ensuite à mobiliser une image mentale. Il vous demandera de remplir la scène autant que possible et de la décrire en détail, y compris les sons et les odeurs éventuellement associés. Vous devrez vous concentrer entièrement sur votre image mentale sans vous laisser distraire par les événements extérieurs. Le thérapeute pourra également vous demander de répéter diverses propositions ou affirmations positives allant dans le sens de la thérapie.

À la fin de la séance, vous devrez rouvrir les yeux et prendre le temps de réintégrer l'environnement extérieur.

Entre les séances, il est généralement conseillé de répéter le processus au moins une fois par jour, parfois avec l'aide d'une cassette. Théoriquement, une pratique régulière conduit le patient à se comporter comme si les images étaient réelles.

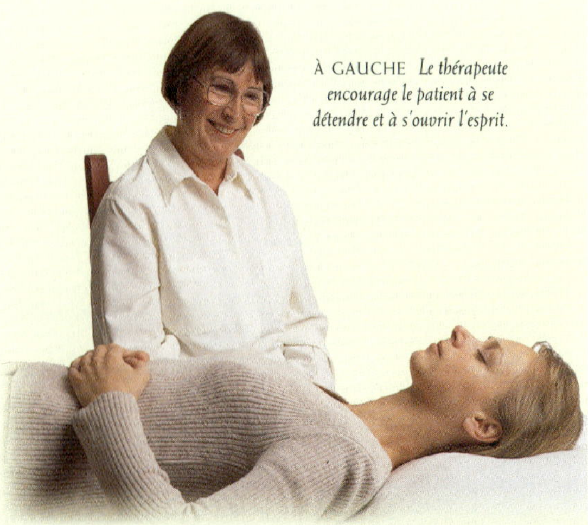

À GAUCHE *Le thérapeute encourage le patient à se détendre et à s'ouvrir l'esprit.*

Quelques rares individus éprouvent de grandes difficultés à former des images mentales et à se concentrer dessus ; pour eux, la visualisation n'est sans doute pas la meilleure forme de thérapie. De même, alors que certains ressentent immédiatement les bienfaits de la visualisation, la plupart ont besoin de plusieurs séances avant qu'une amélioration soit visible. Néanmoins, une fois la technique apprise et entretenue, il est possible de faire surgir presque instantanément une image thérapeutique afin de traiter un problème imminent tel qu'une crise douloureuse.

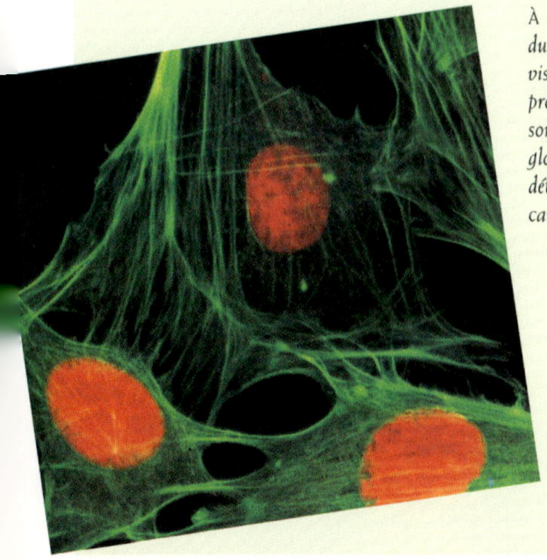

À GAUCHE *Les malades du cancer intégrant la visualisation à leur programme thérapeutique sont incités à visualiser les globules blancs en train de détruire les cellules cancéreuses.*

LE POINT DE VUE DE LA MÉDECINE CLASSIQUE

Bien que les phénomènes psychosomatiques n'aient pas encore été expliqués scientifiquement, certaines études montrent que la visualisation est une méthode efficace pour réduire le stress. Canaliser le pouvoir de l'imagination pour agir sur les processus neurovégétatifs peut permettre au corps de trouver d'autres manières de lutter contre la douleur et la maladie. La plupart des médecins reconnaissent que dans la mesure où elle facilite la détente et soulage le stress, la visualisation est bénéfique pour la santé. Beaucoup admettent également qu'une attitude positive face à la maladie peut accroître l'efficacité des autres traitements. C'est pourquoi certains spécialistes recommandent la visualisation en complément d'une chimiothérapie ou d'une radiothérapie dans le traitement du cancer et pour faire face à une douleur chronique.

Cependant, la plupart des médecins se montrent profondément sceptiques quant à la capacité des images mentales, aussi vivaces soient-elles, à influencer directement l'évolution des maladies organiques.

PRATIQUE AUTONOME

Avant de démarrer une séance de visualisation à la maison, choisissez un endroit calme et paisible où vous ne risquez pas d'être dérangé pendant au moins 15 minutes. Installez-vous confortablement – l'idéal est un fauteuil muni d'un appui pour la tête et la nuque – et détendez-vous complètement. Il peut être approprié d'utiliser une méthode de relaxation simple (*voir* pages 162–163) ou d'entrer en légère transe si vous pratiquez l'autohypnose (*voir* pages 222–223). Puis commencez à vous concentrer sur l'image choisie.

La visualisation étant une forme de thérapie très personnelle, choisissez des images adaptées au problème que vous souhaitez traiter. Veillez à ne pas choisir des situations associées à des expériences désagréables : ne vous imaginez pas dans un jardin fleuri si vous souffrez du rhume des foins, ni dans un tunnel obscur si vous êtes claustrophobe.

Bien qu'il soit préférable d'apprendre la visualisation auprès d'un praticien expérimenté, il existe quelques exercices simples que vous pouvez pratiquer seul ou en prolongement des séances. N'oubliez pas que la visualisation est un processus créatif. Ne vous bornez pas à représenter une scène de manière littérale, mais employez des symboles, des associations et des souvenirs personnels. Testez différentes images et techniques jusqu'à ce que vous trouviez celles qui vous conviennent.

Pour modifier des habitudes indésirables

La visualisation peut vous aider à modifier des habitudes indésirables telles que fumer, trop boire ou trop manger. On emploie pour cela la méthode du « fondu enchaîné », composée des étapes suivantes :

PRÉCAUTIONS

- Attention à ne pas visualiser des situations dont certains éléments pourraient vous perturber.
- N'essayez pas d'utiliser la visualisation pour faire disparaître des symptômes nécessitant un traitement médical. En cas de doute, consultez un médecin.

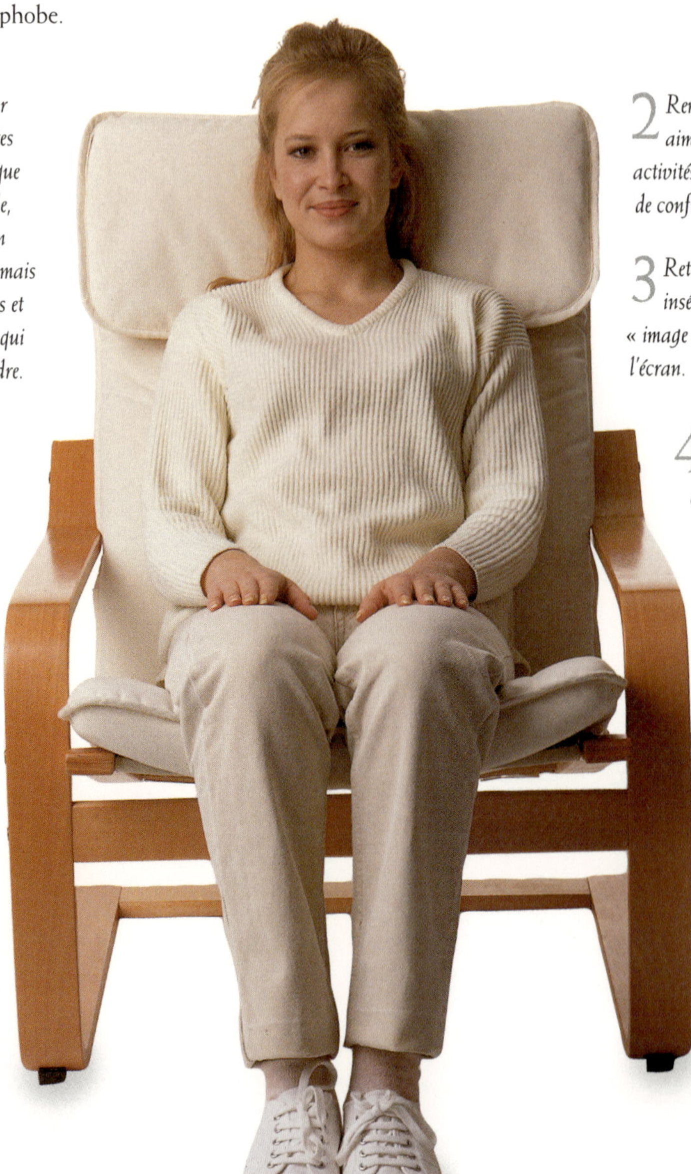

1 *Imaginez que vous regardez un grand écran sur lequel vous projetez une image de ce que vous êtes maintenant. Rendez cette image aussi désagréable que possible. Si vous souffrez d'une surcharge pondérale, imaginez-vous sur la plage dans un maillot de bain trop petit. Imaginez que vous voulez vous baigner, mais que vous avez peur qu'on se moque de vos bourrelets et que l'exercice vous essouffle. Regardez vos proches qui jouent sur la plage mais que vous n'osez pas rejoindre.*

2 *Remplacez ensuite cette image par ce que vous aimeriez être : mince, en forme, participant aux activités collectives. Vous ressentez plus de bonheur et de confiance en vous.*

3 *Retournez à l'image négative, mais cette fois, insérez l'image positive à la manière d'une petite « image dans l'image » dans le coin inférieur droit de l'écran.*

4 *Tout en regardant, laissez la petite image positive grandir et devenir plus vive jusqu'à ce qu'elle couvre et obscurcisse l'image négative. Laissez l'image négative s'effacer complètement.*

5 *Faites à nouveau le vide sur l'écran et répétez l'exercice cinq ou six fois en vidant l'écran ou en ouvrant les yeux à chaque fois.*

6 *Avant de terminer la séance, faites à nouveau venir les images. L'image positive doit être plus facile à faire surgir, plus vive et plus claire que l'image négative. Sinon, répétez l'exercice et modifiez éventuellement les images employées. Répétez l'exercice au moins une fois par jour, de préférence deux ou trois fois, jusqu'à ce que vous ayez obtenu le résultat souhaité.*

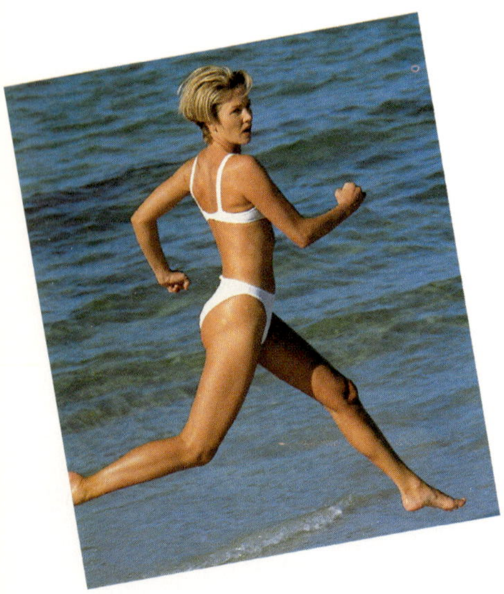

CI-DESSUS *La projection mentale d'une image positive de soi est un élément de la technique de visualisation.*

Pour soulager la douleur

La douleur, qui peut aller d'un léger désagrément à une souffrance insupportable, est le moyen employé par l'organisme pour signaler un dysfonctionnement. Elle peut avoir une origine précise ou se manifester sans raison apparente. On considère que l'esprit est capable d'influencer notre tolérance à la douleur. En effet, la douleur dépend de la quantité d'endorphines, nos analgésiques naturels, qui sont en circulation dans le corps. Or, le niveau d'endorphines est influencé par notre état psychique : un individu déprimé produit moins d'endorphines et perçoit donc la douleur de manière plus aiguë. Plusieurs techniques de visualisation permettent de maîtriser la douleur.

Une méthode efficace pour soulager la douleur chronique, notamment lorsqu'elle est aiguë, est la « technique du cadran ». Associée à des images adaptées, celle-ci peut aussi être utile dans d'autres situations. Par exemple, il est parfois possible de résoudre des problèmes sexuels en imaginant que les chiffres du cadran sont des stades d'excitation sexuelle qui peuvent être stimulés par des fantasmes, ou en visualisant le désir comme un fluide descendant en cascade à travers le corps. La réaction deviendra de plus en plus naturelle jusqu'à ce qu'elle soit automatique et que le problème soit résolu.

1 *Évaluez votre degré de douleur actuel et notez-le sur un cadran gradué de un à dix, où dix représente la douleur maximale que vous éprouvez normalement. Conservez l'image du cadran à l'esprit.*

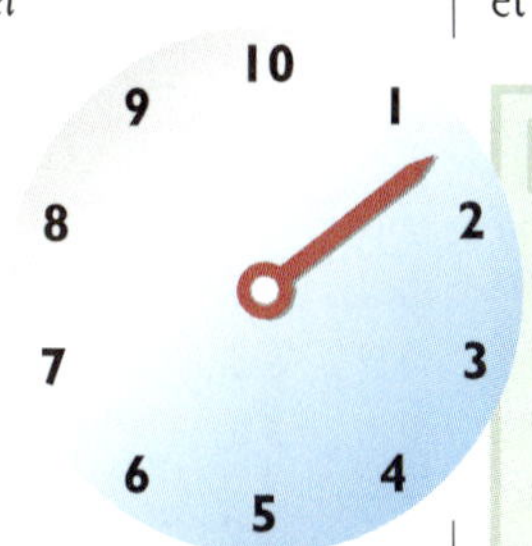

CI-DESSUS *La « technique du cadran » peut être employée pour maîtriser et surmonter la douleur.*

2 *Imaginez que vous entrez dans un tunnel obscur représentant votre douleur. La douleur devient un peu plus aiguë lorsque vous entrez dans le tunnel, et l'aiguille du cadran monte légèrement.*

3 *En avançant dans le tunnel, vous remarquez un minuscule point de lumière tout au bout du tunnel. Celui-ci grossit et devient plus brillant à mesure que vous avancez, et vous sentez parallèlement votre douleur diminuer. L'aiguille du cadran descend lentement.*

4 *Continuez à avancer dans le tunnel jusqu'à ce que la douleur atteigne un niveau tolérable, mettons deux ou trois sur le cadran. Ne vous attendez pas à supprimer entièrement la douleur, car vous y parviendrez rarement, et l'échec risque de miner les effets positifs de la visualisation. Atteignez alors le bout du tunnel et sortez au grand jour.*

5 *Avant d'ouvrir les yeux, notez à quel point vous vous sentez mieux et dites-vous que ce cela va durer.*

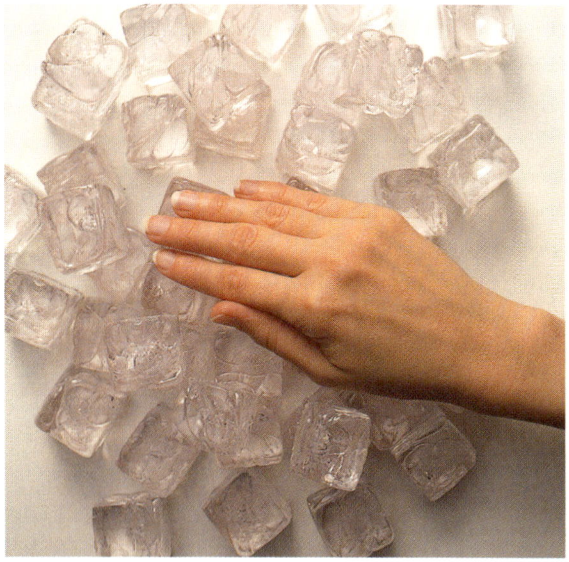

CI-DESSUS *Visualiser de la glace autour d'une zone douloureuse peut aider à soulager la douleur.*

Une autre méthode consiste à se concentrer sur l'idée d'engourdissement. Si vous imaginez votre main entourée de glaçons, vous la sentirez s'engourdir progressivement. Vous pourrez alors la déplacer pour la poser sur l'endroit douloureux et imaginer que l'engourdissement est transféré à cet endroit.

L'ACTION THÉRAPEUTIQUE DE LA VISUALISATION

Le traitement de maladies et de troubles spécifiques peut souvent être facilité par la visualisation du processus de guérison qui est en cours dans le corps. Ceci nécessite des connaissances de base concernant le processus de la maladie en question ; il faudra donc vous renseigner à ce sujet.

Pour l'eczéma, par exemple, imaginez que votre problème est dû à des insectes rampant sur votre peau. Puis imaginez que les insectes sont balayés par une eau rafraîchissante et purifiante et voyez le flux sanguin s'intensifier dans la peau pour accélérer le processus de guérison.

Pour l'hypertension artérielle, imaginez le cœur comme un sac musculaire et les artères comme des tubes musculaires. Observez comment le cœur répond aux signaux émis par le cerveau en accélérant et en augmentant la tension artérielle ou en ralentissant et en diminuant la tension. Puis imaginez peu à peu que les signaux de ralentissement surpassent les signaux d'accélération, et sentez votre tension diminuer.

Pour les infections, visualisez les globules blancs qui s'attaquent aux envahisseurs, les tuent et les éliminent de l'organisme. Si vous prenez des antibiotiques, imaginez les médicaments en train de détruire les bactéries étrangères.

Pour la dépression ou le syndrome prémenstruel, imaginez que vous portez vos problèmes dans un sac à dos jusqu'au sommet d'une montagne. Déchargez progressivement le contenu de votre sac à dos dans un coffre, fermez-le à clé et profitez du cadre magnifique qui s'offre à vous.

CHAMP THÉRAPEUTIQUE

La visualisation est souvent employée pour soulager la douleur. Néanmoins, elle peut aider le processus de guérison dans le traitement des troubles suivants :

ALLERGIES *VOIR* PP. 338–339
ANXIÉTÉ *VOIR* PP. 256–257
ASTHME *VOIR* PP. 294–295
BOUTONS DE FIÈVRE *VOIR* P. 275
DÉPRESSION *VOIR* P. 261
DOULEURS DE L'ACCOUCHEMENT *VOIR* P. 328
ECZÉMA ET DERMATITE *VOIR* P. 273
HYPERTENSION ARTÉRIELLE *VOIR* P. 302
OBÉSITÉ *VOIR* PP. 334–335
PSORIASIS *VOIR* P. 272
STRESS *VOIR* PP. 262–263
SUITES DE COUCHE *VOIR* P. 329
SYNDROME PRÉMENSTRUEL *VOIR* P. 323
TROUBLES ALIMENTAIRES *VOIR* P. 265
TROUBLES MENSTRUELS *VOIR* PP. 322–323
V.I.H. ET SIDA *VOIR* PP. 340–341
ZONA *VOIR* P. 266

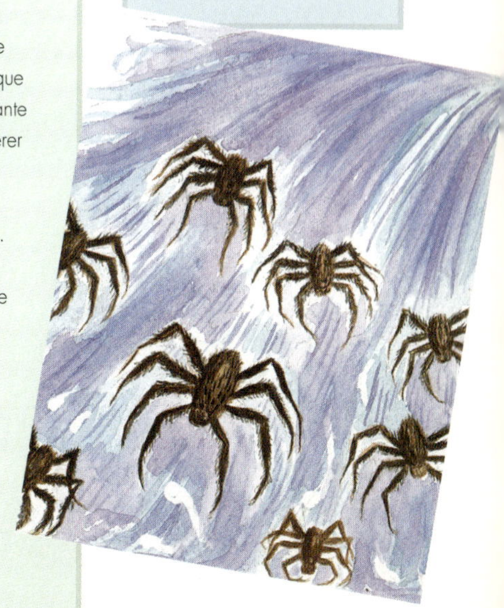

CI-DESSUS *La visualisation du processus de guérison peut être bénéfique pour les problèmes cutanés tels que l'eczéma.*

L'HYPNOTHÉRAPIE

L'hypnose est un état de conscience étrange proche du rêve, qui est employé depuis des siècles pour favoriser la guérison. On peut le comparer à un état d'extrême détente physique et mentale qui permet au patient de se détacher de la réalité et d'être plus réceptif aux suggestions. Considérant que l'esprit a un impact direct sur le corps, les hypnothérapeutes tentent de stimuler les mécanismes inconscients de guérison et de résolution des problèmes afin d'affecter les processus psychiques et corporels. L'hypnothérapie, qui est parvenue à se distancer de ses antécédents quelque peu douteux, est de plus en plus acceptée comme une forme de thérapie légitime.

LE MESMÉRISME

Ce terme désigne la forme d'hypnose popularisée au XVIIIe siècle par le médecin autrichien Mesmer, qui découvrit qu'une grande partie des troubles aujourd'hui considérés comme psychosomatiques ou hystériques pouvaient être atténués voire guéris par la suggestion. Malgré une bonne part de charlatanisme, Mesmer suscita un véritable intérêt scientifique pour l'hypnose parmi d'éminents chirurgiens et physiologistes du XIXe siècle. À la fin du siècle, celle-ci était devenue une méthode établie pour le traitement de certains troubles psychiatriques. Aujourd'hui, l'hypnose permet de traiter efficacement les phobies et les dépendances, et notamment le tabagisme.

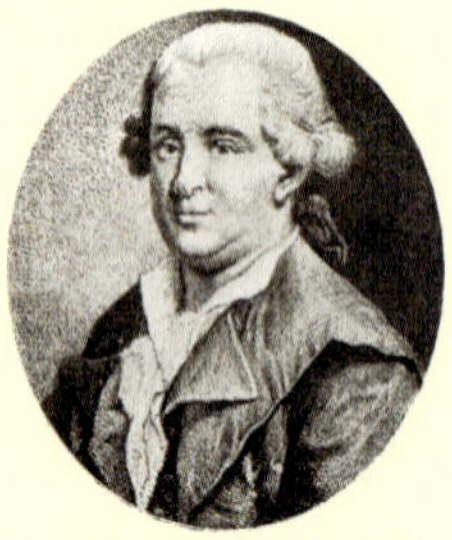

CI-DESSUS *Franz Anton Mesmer (1734-1815) fut un pionnier de l'utilisation thérapeutique de l'hypnose.*

La transe hypnotique a vraisemblablement été pratiquée depuis l'aube de l'humanité. Présente dans les rites aussi bien païens que religieux, elle était employée dans la Grèce antique pour traiter l'hystérie et au temps des druides (qui l'appelaient le « sommeil magique ») pour soigner les verrues. Cependant, on considère généralement que l'utilisation thérapeutique de l'hypnose remonte au XVIIIe siècle et aux travaux d'un médecin autrichien, le Dr Franz Anton Mesmer.

Mesmer exerçait à l'origine à Vienne, où il découvrit qu'il avait le don de guérir toutes sortes de maladies sans recourir à la chirurgie ni à aucun médicament. Attribuant ce don à l'existence d'une forme de « magnétisme animal » circulant à travers le corps, il fonda sa pratique médicale sur divers rituels souvent extravagants destinés à rétablir une bonne circulation de ces « fluides magnétiques ». Ses travaux firent grand bruit, et en 1778, il fut convié à Paris par Louis XVI. Mais sa popularité alarma le corps médical qui créa en 1784 une commission chargée d'examiner les fondements du « mesmérisme ». Celle-ci conclut bien entendu que les guérisons indubitablement obtenues étaient dues non au magnétisme mais à l'imagination des patients. Mesmer et son « magnétisme animal » tombèrent peu à peu en discrédit et l'on n'entendit plus parler d'eux.

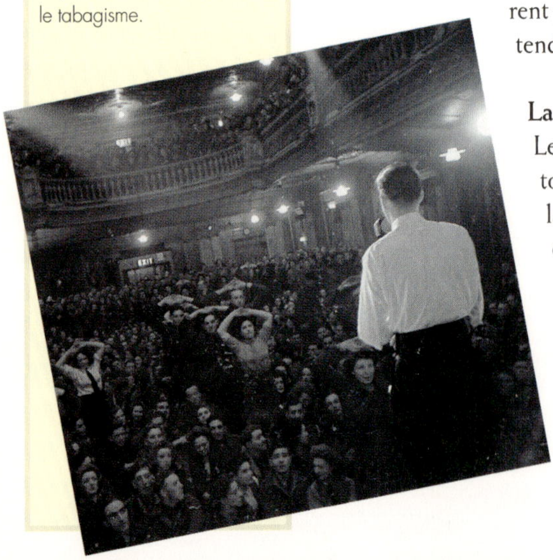

À GAUCHE *Aujourd'hui, l'hypnose est plus souvent connue comme une sorte de divertissement spectaculaire que comme méthode thérapeutique.*

La médecine de l'imagination

Les détracteurs de Mesmer avaient toutefois négligé un point crucial : si la « médecine de l'imagination » était efficace, pourquoi ne pas la pratiquer ? Ce point n'échappa heureusement pas à certains disciples de Mesmer, et quelques médecins poursuivirent les expériences. Au début du XIXe siècle, à l'hôpital universitaire de Londres, un chirurgien du nom de John Elliotson commença à employer des techniques hypnotiques pour anesthésier ses patients. Malgré sa notoriété, il fut traité avec dérision et démis de ses fonctions. Un éminent chirurgien écossais, le Dr James Baird, s'intéressa également au mesmérisme et conféra une certaine respectabilité à cette pratique en la rebaptisant hypnose, du grec *hupnoein* signifiant « endormir ». Ce terme est d'ailleurs impropre car de nombreuses études ont montré que l'activité cérébrale sous hypnose est très différente de celle observée durant le sommeil.

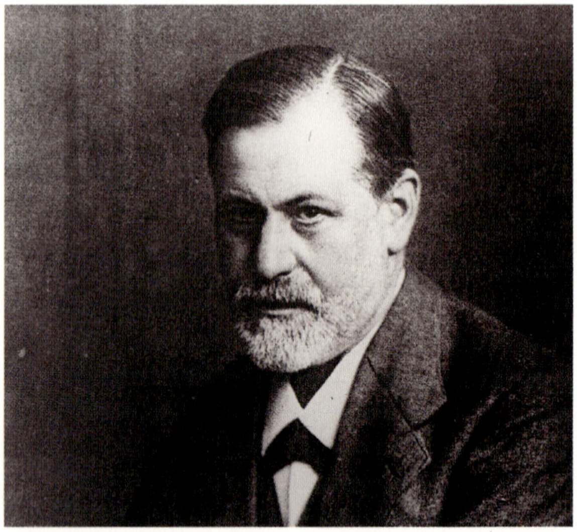

CI-DESSUS *Développée à partir d'une méthode controversée appelée mesmérisme, l'hypnose fut employée par Freud au début de sa carrière.*

En 1891, un comité de l'ordre des Médecins britannique approuva prudemment l'emploi de l'hypnose dans certaines formes de thérapie. Mais tout cela ne suffit pas pour vaincre l'hostilité traditionnelle du corps médical, et l'hypnose suscita très peu d'intérêt en Grande-Bretagne pendant toute la première moitié du XIXe siècle. Réservée aux bonimenteurs et aux charlatans, elle devint un spectacle plutôt qu'une thérapie.

La légitimation des hommes de science

En France, l'hypnose suscita un intérêt plus vif. À la Faculté de médecine de l'hôpital de la Salpêtrière, à Paris, le professeur Jean-Martin Charcot étudia longuement le sujet et affirma de manière persuasive que l'hypnose devait être prise au sérieux. Ses idées furent reprises par Ambroise Liébeault et Hippolyte Bernheim, qui fondèrent une école d'hypnotisme à Nancy dans les années 1890. Ces hommes n'avaient rien de charlatans : il s'agissait au contraire d'éminents hommes de science dont l'opinion commanda le respect de leurs confrères et du public.

Parmi ceux qui s'intéressèrent à l'hypnose figurait également Sigmund Freud (*voir* pages 188 et 192), qui suivit les cours de Bernheim et de Charcot. Freud utilisa un certain temps l'hypnose dans le traitement des maladies mentales, mais préférant travailler avec des patients pleinement conscients, il mit au point ses propres méthodes psychanalytiques. En réalité, celles-ci ne différaient guère des méthodes aujourd'hui employées par l'hypnothérapie moderne.

L'AUTOSUGGESTION

Technique hypnotique popularisée dans les années 1920 par le pharmacien français Émile Coué, l'autosuggestion consiste à modifier son propre comportement en se répétant certaines idées avec force et conviction.
La formule la plus célèbre est sans doute « Tous les jours et à tous les points de vue je vais de mieux en mieux ». Cette méthode peut être employée pour supprimer de mauvaises habitudes ou traiter l'anxiété, le caractère répétitif des formules scandées ayant un effet calmant sur le patient. Avec la pratique, l'impact des formules se fait ressentir de plus en plus rapidement.

Aux États-Unis, où l'hypnose ne sombra jamais dans le même discrédit qu'en Angleterre, les recherches et les expériences se poursuivirent tranquillement au début du XXᵉ siècle. En 1933 fut publié le premier ouvrage moderne consacré au sujet, *Hypnosis and Suggestibility* de C.L. Hull. La forme moderne de l'hypnothérapie, largement pratiquée en Occident, fut mise au point dans les années 1950 et 1960 par un psychothérapeute américain, Milton H. Erickson.

L'ordre des Médecins britannique recommanda dès 1953 l'emploi de l'hypnothérapie pour le traitement de troubles psychiques et corporels, suivi trois ans plus tard par son homologue américain. L'essor des thérapies complémentaires durant les années 1980 explique la croissance du nombre des praticiens, et l'hypnose est aujourd'hui pratiquée dans de nombreux hôpitaux.

QU'EST-CE QUE L'HYPNOSE ?

Lorsque nous sommes en état de veille, notre esprit conscient fonctionne en permanence. Celui-ci agit comme un filtre sur l'inconscient, censurant et interprétant nos impulsions inconscientes afin qu'elles se conforment à notre vision actuelle du monde.
En état de transe hypnotique, les deux flux – le conscient et l'inconscient – se dissocient. Chacun continue à fonctionner indépendamment l'un de l'autre, mais l'esprit se concentre de plus en plus sur l'inconscient. Le rêve éveillé, la concentration intense sur une tâche et l'état de demi-sommeil qui précède et suit souvent le sommeil véritable sont des états comparables à l'hypnose.

Les hypnothérapeutes divisent généralement l'hypnose en trois phases distinctes. La première est la transe légère ou superficielle. Les yeux sont fermés, mais le sujet demeure pleinement conscient du monde extérieur et des événements qui l'entourent. Même à ce stade, le sujet accepte déjà les suggestions l'incitant à avoir une image plus positive de lui-même et une plus grande confiance en soi.

La deuxième phase, ou transe moyenne, peut produire des effets plus spectaculaires. Le rythme cardiaque et d'autres processus physiologiques sont ralentis et le cerveau produit des ondes alpha, ondes associées aux états paisibles et réceptifs. Les douleurs peuvent disparaître, les réactions allergiques cesser, et l'esprit devient fortement réceptif aux suggestions. L'hypnothérapie se pratique le plus souvent dans cet état.

La régression

La troisième phase est la transe profonde. Le sujet est totalement anesthésié et capable de véritables exploits en termes de mémoire. L'hypnotiseur peut guider le sujet jusqu'à sa petite enfance, et même jusqu'à sa naissance, et le sujet se souvient d'événements et de scènes dans leurs moindres détails. Cette méthode appelée régression est employée pour dévoiler et traiter des souvenirs enfouis ou refoulés qui peuvent être responsables de toutes sortes de troubles psychiques ou corporels.

Plus l'état d'hypnose est profond, plus le sujet se rapproche du sommeil. Cependant, puisqu'il ne dort pas, il reste généralement conscient de son environnement et se souvient de ce qui s'est passé. Normalement, l'amnésie ne survient que si cela lui a été suggéré durant la transe.

La plupart des individus sont capables d'entrer en transe hypnotique, et environ 10 pour cent d'entre eux peuvent atteindre un état de transe profonde. Cela dépend beaucoup de la volonté du sujet de se laisser hypnotiser.

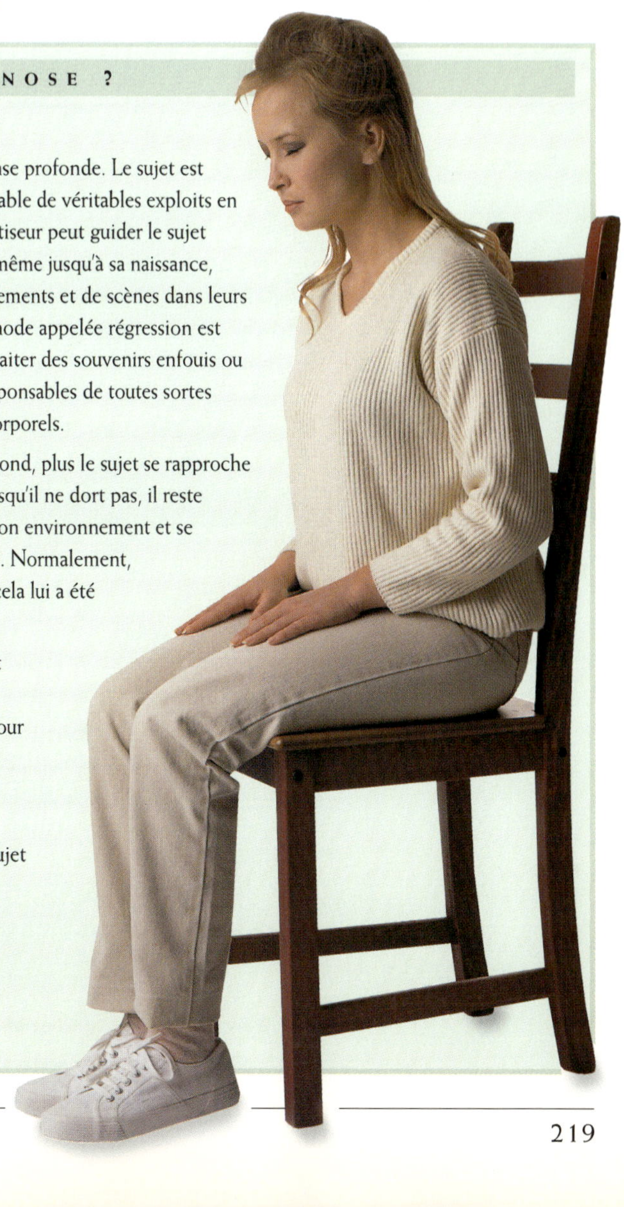

L'IMAGINATION

L'imaginaire est souvent considéré comme le langage de l'inconscient, et son utilisation sous hypnose est un outil de développement personnel très puissant. Le patient peut apprendre à utiliser son imagination de manière positive, ce qui peut à son tour améliorer ses résultats. L'imagination permet également de maîtriser les sentiments négatifs et de modifier ou de supprimer les sentiments indésirables. (*Voir aussi* Archétypes, page 194, Visualisation, pages 214–217 et Travail sur le rêve, pages 224–225.)

CONSULTER UN THÉRAPEUTE

La plupart des hypnothérapeutes s'accordent sur le fait que toute hypnose est une autohypnose. Le rôle de l'hypnotiseur consiste à vous guider vers la transe. On ne peut être hypnotisé contre son gré, et si on le souhaite vraiment, il est possible de sortir de la transe à tout moment. On ne peut pas non plus être poussé à faire sous hypnose des choses que l'on trouve choquantes ou répugnantes. Certains, craignant de perdre tout contrôle de leurs pensées et de leurs actes, ont peur qu'un hypnotiseur peu scrupuleux en profite pour abuser d'eux. En réalité, le pire qui puisse arriver est que le patient perde toutes ses inhibitions, un peu comme sous l'effet de l'alcool, et que l'hypnotiseur le persuade de faire des choses qu'il regrettera par la suite. Pour prévenir ce risque, il suffit de choisir un hypnothérapeute compétent.

Une hypnothérapie commence habituellement par une consultation durant laquelle le thérapeute vous interroge sur vos antécédents médicaux et sur vos problèmes psychiques ou corporels actuels, et vous explique en quoi consiste l'hypnose ainsi que le nombre de séances normalement requises.

TECHNIQUES D'HYPNOTHÉRAPIE

L'hypnothérapie consiste généralement en séances hebdomadaires d'une heure dont le nombre varie en fonction du problème à traiter. Bien que les techniques employées pour provoquer la transe varient d'un praticien à l'autre, les principes de base demeurent identiques.

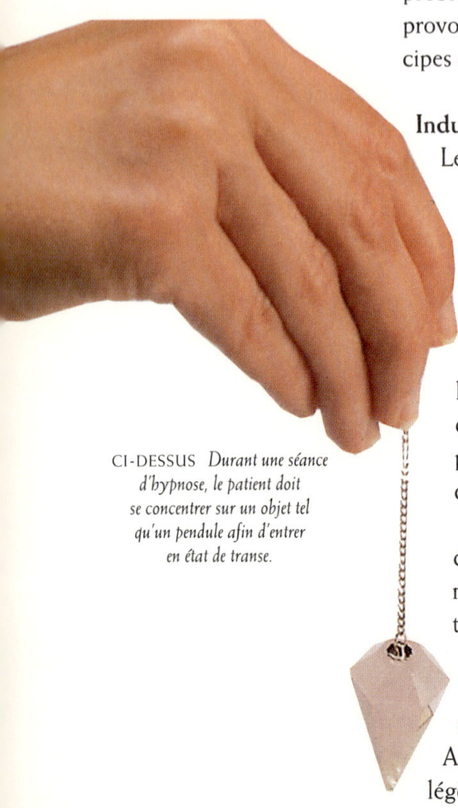

CI-DESSUS *Durant une séance d'hypnose, le patient doit se concentrer sur un objet tel qu'un pendule afin d'entrer en état de transe.*

Induction classique

Le thérapeute vous demandera de vous détendre, par exemple en imaginant que vous êtes dans l'un de vos lieux favoris ou en vous souvenant d'un moment où vous vous êtes senti bien. Il vous parlera ensuite d'un ton calme, mesuré et apaisant, soit en répétant constamment une formule donnée, soit en vous décrivant par exemple une promenade au soleil le long d'une rivière. Il pourra également vous demander de fixer un point sur le mur, la pointe d'un crayon ou les mouvements d'un pendule.

Au bout d'un moment, vos paupières deviendront lourdes, et tout en parlant sur le même ton lent et paisible, le thérapeute vous incitera à fermer les yeux. Peu à peu, vous vous sentirez de plus en plus détaché du monde extérieur. Hormis la voix de l'hypnotiseur, les sons sembleront venir de très loin. Vous vous sentirez apaisé et détendu. Au bout de 15 minutes, vous serez en état de transe légère. Cela peut suffire dans certains cas : pour s'arrêter de fumer, il suffit souvent d'une seule séance en transe légère. Cependant, la plupart des thérapies nécessitent une transe moyenne ou profonde.

Pour conduire le patient vers une transe plus profonde, on emploie souvent l'image d'un escalier ou d'un ascenseur. L'hypnothérapeute vous demandera de vous imaginer au sommet d'un escalier ou dans un ascenseur et comptera lentement jusqu'à dix le temps que vous descendiez les marches ou les étages. Ce faisant, il vous demandera de vous enfoncer plus profondément dans votre moi intérieur.

Sous hypnose

À ce stade, l'hypnotiseur peut se contenter d'implanter les suggestions voulues dans l'esprit du patient : pour guérir les symptômes allergiques tels que les démangeaisons liées à l'eczéma ou l'essoufflement dû à l'asthme, il suffit souvent de suggérer au patient qu'ils ont disparu. Toutefois, les hypnothérapeutes les plus réputés mettent en doute ces pratiques. La plupart des troubles psychiques et corporels ont en effet des causes profondes qu'il convient de découvrir afin de les guérir réellement. Une part importante de la thérapie consiste donc à dévoiler les sentiments refoulés tels que l'anxiété ou la colère et à les remplacer par des sentiments positifs tels que la confiance en soi et en sa capacité à affronter les problèmes. Il est essentiel que les suggestions continuent de faire effet lorsque le patient sort de transe. Les suggestions post-hypnotiques mettent parfois un certain temps à s'enraciner, et il faut souvent plusieurs séances avant que les sentiments négatifs cèdent la place à d'autres plus positifs.

CI-DESSOUS *Le praticien doit veiller à ce que le patient soit en transe avant de commencer le traitement.*

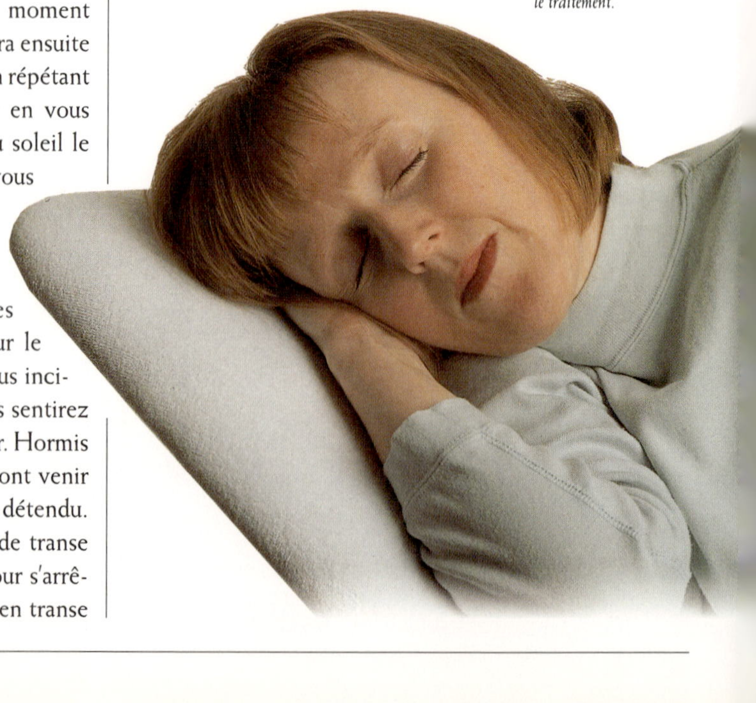

LA RÉGRESSION HYPNOTIQUE

Certains hypnothérapeutes et psychothérapeutes emploient des techniques de régression (*voir* page 219) pour permettre au patient d'exprimer des souvenirs qui semblent remonter à une vie antérieure. Encouragé à faire resurgir des événements passés susceptibles d'avoir un impact sur le présent, le patient évoque parfois des événements et des lieux qu'il ne connaît pas. Bien que certains y voient la preuve d'une réincarnation, il s'agit plus vraisemblablement de représentations symboliques de pensées et d'émotions enfouies qu'il est déconseillé d'interpréter de manière littérale.

Quelle que soit leur origine, ces « souvenirs » peuvent avoir un effet cathartique et provoquer la libération soudaine d'angoisses ou de tensions dues à la découverte de traumatismes refoulés, ce qui peut favoriser le traitement de troubles émotionnels tels que l'anxiété et les phobies.

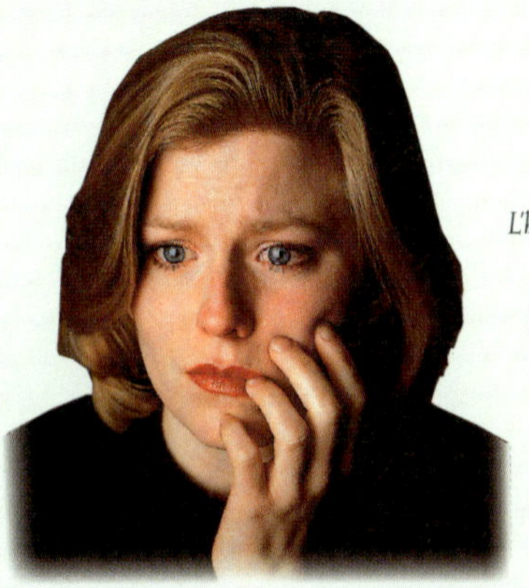

À GAUCHE *L'hypnose peut mettre au jour des angoisses profondes qui sont à l'origine des troubles du patient.*

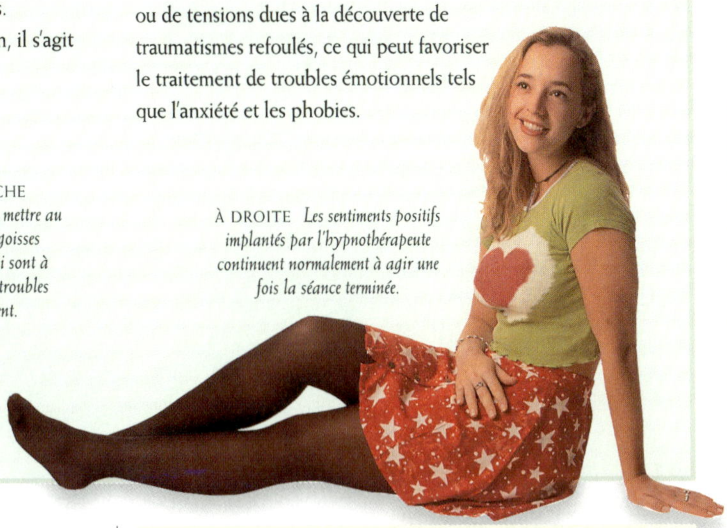

À DROITE *Les sentiments positifs implantés par l'hypnothérapeute continuent normalement à agir une fois la séance terminée.*

L'hypnothérapeute implantera des suggestions vous permettant d'entrer plus facilement en transe par la suite et vous apprendra des techniques d'autohypnose, car la plupart des hypnothérapies nécessitent que les séances chez le thérapeute soient complétées par des séances régulières d'autohypnose (*voir* pages 222–223). C'est particulièrement vrai pour le traitement de la douleur chronique, par exemple en cas d'arthrite aiguë, ou lorsque l'autohypnose ne se contente pas de soulager la douleur, mais modifie l'attitude du patient à son égard et neutralise la colère ou la dépression causées par la douleur chronique.

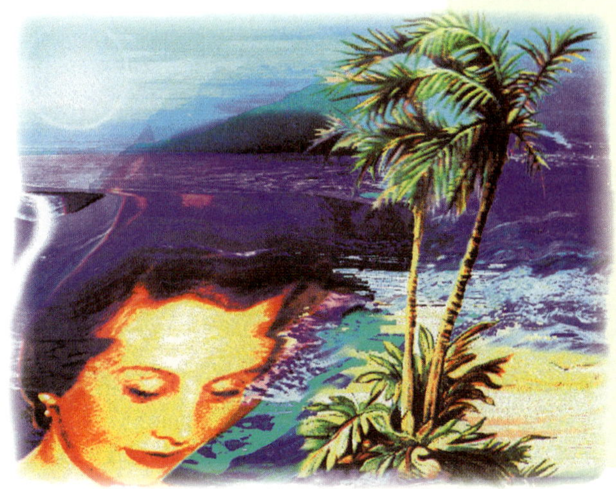

À DROITE *En état de transe, le sujet hypnotisé est invité à se représenter un cadre apaisant.*

LE CHOIX D'UN THÉRAPEUTE

Il est toujours préférable de consulter un hypnothérapeute qualifié possédant la formation et l'expérience nécessaires pour gérer les problèmes psychiques susceptibles de resurgir durant la thérapie. Autant l'hypnothérapie peut être un outil puissant pour le traitement des troubles et des maladies, autant elle peut aggraver la situation si elle est mal employée. Un hypnotiseur qui se contente de soigner les symptômes sans rechercher leurs causes profondes risque de préparer le terrain pour l'apparition de nouveaux symptômes : il vous aura guéri de votre eczéma, mais vous souffrirez soudain de migraines. Un hypnotiseur non qualifié risque également de ne pas remarquer que ces symptômes sont le signe d'une maladie grave. Des maux d'estomac peuvent être dus au stress, et donc être soulagés par l'hypnose, mais ils peuvent aussi être le symptôme d'un ulcère qui aura des conséquences graves s'il n'est pas traité.

En règle générale, évitez les hypnotiseurs qui font de la publicité, même si ce n'est que pour des traitements contre le tabagisme et les troubles de l'alimentation. Votre médecin est le mieux placé pour vous conseiller. De nombreux médecins sont formés à l'hypnose et même s'ils ne la pratiquent pas, ils pourront vous recommander un bon hypnotiseur.

LE POINT DE VUE DE LA MÉDECINE CLASSIQUE

Dans l'ensemble, l'hypnose souffre depuis longtemps d'un certain discrédit, d'abord parce qu'elle a été détournée par certains pour devenir une forme de spectacle, et ensuite parce que le mécanisme qui la sous-tend n'a pas été élucidé. Néanmoins, des preuves scientifiques irréfutables confirment l'efficacité de l'hypnose, bien que l'on ne sache pas exactement pourquoi, et l'hypnothérapie est de plus en plus reconnue par le corps médical. Des études ont montré que certains patients sont capables de s'auto-anesthésier à l'aide de l'hypnose, et des taux accrus d'endorphines, les analgésiques naturels du corps, ont pu être mesurés à la suite de séance d'hypnose.

Le secret de l'hypnothérapie consiste apparemment à encourager le patient à utiliser ses ressources internes. La suggestion et l'imaginaire, qui sont les outils les plus courants de l'hypnothérapie, sont souvent employées dans les thérapies comportementales et cognitives (*voir* pages 196–199).

L'hypnose est particulièrement efficace pour le traitement des phobies et des dépendances, mais elle permet également de soulager les douleurs de l'accouchement et des interventions dentaires ou chirurgicales. Bien qu'elle soit un phénomène naturel, certaines précautions s'imposent (*voir* page 222). De plus, elle ne peut se substituer à un traitement classique, et vous devez toujours consulter votre médecin avant de la pratiquer. La plupart des médecins sont favorables à l'autohypnose en tant que méthode de relaxation.

PRÉCAUTIONS

■ L'hypnothérapie est une forme de traitement particulièrement sûre ne présentant aucun effet secondaire connu. Néanmoins, méfiez-vous des hypnothérapeutes qui font de la publicité ou ne possèdent pas une formation en psychothérapie. Demandez toujours l'avis de votre médecin avant de consulter un hypnothérapeute.

■ Ne pratiquez pas l'hypnothérapie ni l'autohypnose si vous êtes épileptique, car il existe un faible risque de déclencher une crise. Évitez également l'hypnothérapie si vous avez souffert d'une psychose ou d'une dépression grave.

■ N'employez pas l'autohypnose pour supprimer une douleur ou un trouble susceptible d'être le symptôme d'un problème nécessitant un traitement médical.

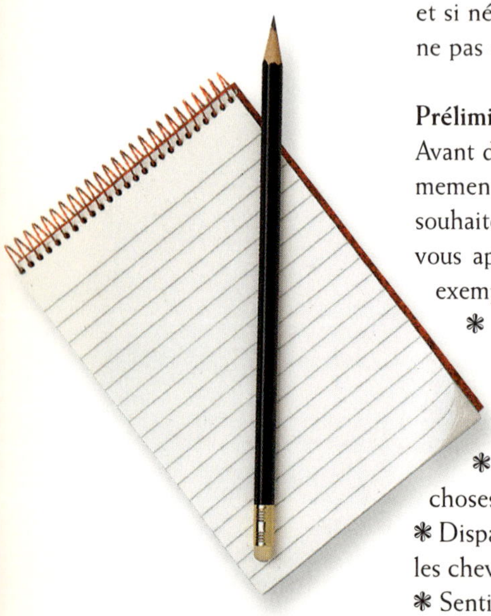

CI-DESSUS *Pour atteindre votre objectif, la première étape consiste à dresser la liste de ce que vous espérez obtenir à l'aide de l'hypnose.*

L'AUTOHYPNOSE

La plupart des individus peuvent apprendre à s'hypnotiser eux-mêmes. L'autohypnose est couramment employée pour renforcer les suggestions posthypnotiques implantées par un hypnothérapeute professionnel. En effet, celles-ci ont souvent besoin d'être renforcées progressivement pendant un certain laps de temps, notamment si elles impliquent un changement substantiel des attitudes ou du mode de vie. De plus, votre motivation et votre détermination personnelles peuvent être essentielles pour la réussite du traitement. Si, au fond de vous, vous ne souhaitez pas réellement modifier votre comportement ou votre mode de vie, ou si un tel changement vous inspire une peur profonde, l'autohypnose risque d'être sans effets.

Il est également important de ne pas trop en attendre. Comme pour toutes les formes de thérapie, l'efficacité de l'hypnose varie énormément d'une personne à l'autre. Certains obtiennent des résultats spectaculaires en très peu de temps, mais il s'agit là des exceptions. Chez la plupart des individus, les améliorations sont graduelles et d'abord imperceptibles. Enfin, certains ne perçoivent aucun bénéfice apparent.

La plupart des thérapeutes recommandent de pratiquer l'autohypnose au moins une fois par jour pendant 20 à 30 minutes, même si ce temps peut être raccourci une fois que vous maîtriserez mieux l'entrée en transe. Si possible, effectuez vos séances tous les jours à la même heure, de préférence à un moment où vous ne risquez pas d'être distrait, afin que cela devienne une habitude. Choisissez une pièce calme et un fauteuil confortable, et si nécessaire, décrochez le téléphone et demandez à ne pas être dérangé.

Préliminaires

Avant de vous lancer dans une autohypnose, il est extrêmement utile de prendre le temps d'analyser ce que vous souhaitez améliorer et quels bénéfices ces changements vous apporteront. Si vous voulez arrêter de fumer, par exemple, dressez la liste des avantages :

* Mieux-être général ;
* Diminution du risque de cancer du poumon, de maladie de cœur et d'autres troubles liés au tabagisme ;
* Augmentation du budget disponible pour d'autres choses, comme les vêtements ou les vacances ;
* Disparition de l'odeur de tabac froid sur les vêtements, les cheveux, dans la maison ;
* Sentiment de s'être libéré d'une dépendance.

Il est également utile d'analyser les motivations sous-jacentes, les « avantages secondaires » que vous apporte l'habitude que vous souhaitez modifier. Attire-t-elle sur vous l'attention ou la sympathie de votre entourage, vous

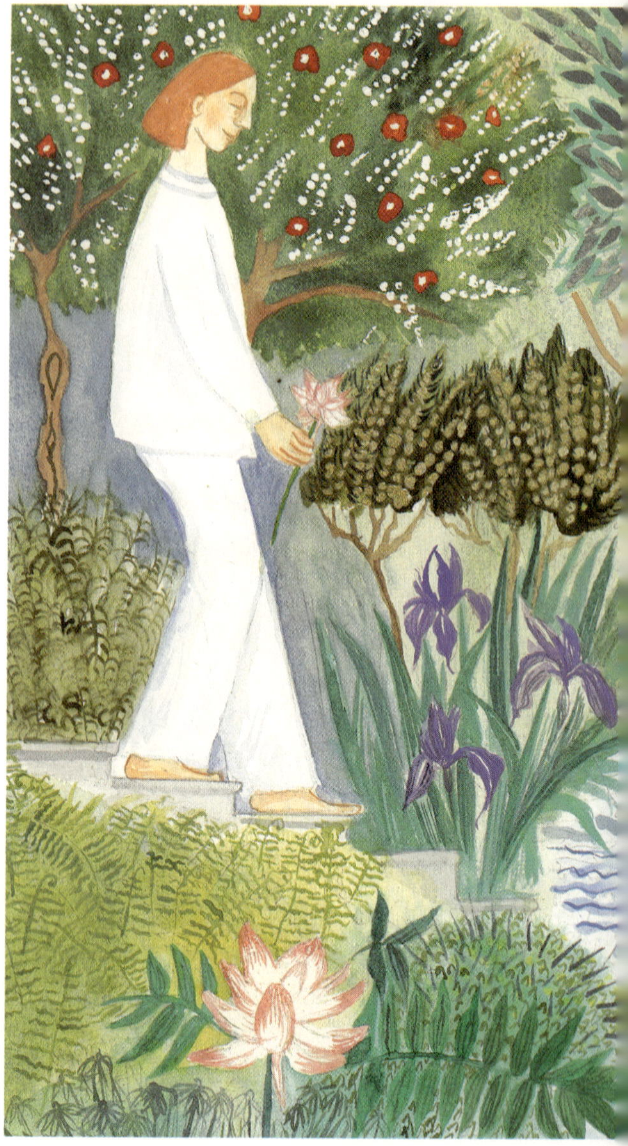

évite-t-elle d'avoir à affronter quelque chose de désagréable ? Dans ce cas, il sera sans doute difficile d'atteindre votre objectif sans vous attaquer au problème sous-jacent.

Vous devez par ailleurs préparer de manière très précise les suggestions que vous voulez implanter. Celles-ci doivent toujours être formulées de manière positive et non négative. Vous ne devez pas dire « Je ne serai plus anxieux et nerveux dans les réunions de travail », car les mots « anxieux » et « nerveux » ne feront que renforcer votre anxiété et votre nervosité. Dites plutôt « Je peux être confiant et détendu dans les réunions de travail ». Si la suggestion fait mention d'une réunion précise, elle fera entrer en jeu une suggestion posthypnotique : la phrase « Lorsque j'arriverai à la réunion lundi matin, je serai détendu, calme et confiant » conditionnera votre attitude au moment souhaité.

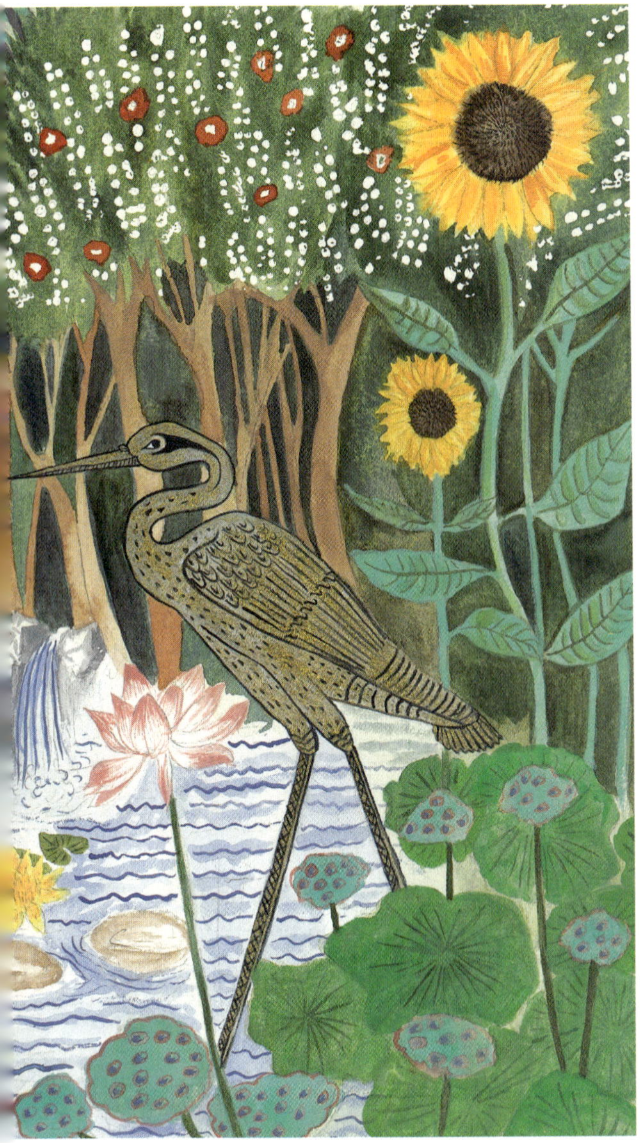

Pratique de l'autohypnose

La technique de l'autohypnose peut s'apprendre à l'aide de livres ou de cassettes, mais il peut être utile de consulter d'abord un hypnothérapeute. Commencez par dresser la liste des suggestions que vous voulez répéter sous hypnose. Si vous avez du mal à répéter les suggestions une fois que vous êtes en transe, notez-les sous forme de liste et lisez-les plusieurs fois. Vous pourrez alors suggérer que votre inconscient vous aide en retenant les suggestions et en les répétant sous hypnose.

Une autre méthode consiste à enregistrer vos suggestions sur une cassette et à vous les repasser durant l'autohypnose. Votre hypnothérapeute, si vous en avez un, pourra éventuellement vous donner une cassette ou au moins vous expliquer comment la préparer. Lorsque vous serez calme et détendu, employez l'une des techniques suivantes ou un mélange des deux pour entrer en transe.

La « technique de l'escalier » est très similaire à celle employée par les hypnothérapeutes professionnels.

* Fermez les yeux et imaginez que vous êtes en haut d'un escalier de dix ou vingt marches conduisant à un lieu d'une grande beauté et d'un grand calme.
* Descendez lentement l'escalier en comptant les marches. Tâchez de synchroniser le décompte avec votre respiration, par exemple une marche toutes les deux expirations.
* Tout en descendant, dites-vous que vous vous sentez de plus en plus à l'aise et détendu et qu'en arrivant en bas, vous serez satisfait et paisible. Dites-vous que vous descendez de plus en plus profondément en vous.
* Lorsque vous atteindrez ce lieu, explorez-le en détail avant de trouver un endroit où vous asseoir. Puis répétez les suggestions afin de les implanter solidement dans votre inconscient.
* Pour sortir de la transe, refaites le processus inverse en remontant les marches et en comptant à rebours de dix (ou vingt) jusqu'à un. Avant d'ouvrir les yeux, suggérez-vous que vous allez vous sentir frais et dispos.

La technique de « fixation » est un autre élément du répertoire des hypnothérapeutes qui peut être employé à la maison.

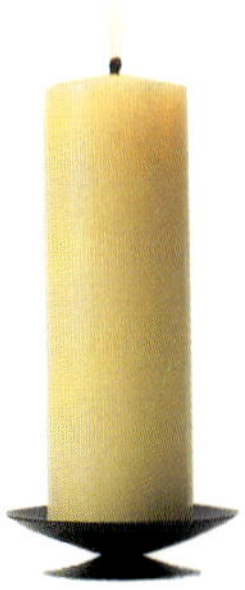

* Asseyez-vous dans un fauteuil confortable et détendez-vous. Cherchez un point sur le mur ou un petit objet situé juste au-dessus de votre ligne de vision et fixez-le.
* Fixez attentivement ce point et concentrez-vous dessus en ne pensant à rien d'autre. Au bout d'un moment, il commencera sans doute à bouger ou à se déformer. Continuez à le fixer en notant ces changements.
* Vos paupières vont commencer à être lourdes, jusqu'à ce que vous ne parveniez plus à garder les yeux ouverts.
* Savourez la sensation de détente qui vous envahit. Votre respiration ralentit. Pour mieux vous relaxer, répétez des suggestions telles que « À chaque respiration, je suis un peu plus détendu » ou « À chaque respiration, je m'enfonce plus profondément en moi-même ».
* Répétez les suggestions destinées à induire des sentiments positifs.
* Lorsque vous êtes prêt, sortez de l'état de transe en comptant à rebours de trois à un. Avant d'ouvrir les yeux, suggérez-vous que vous allez vous sentir frais et dispos.

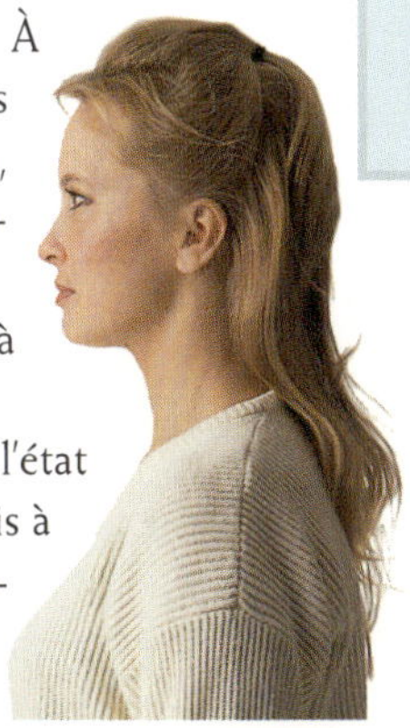

À GAUCHE *Bien qu'elle soit habituellement pratiquée par un hypnothérapeute, la technique de « fixation » peut être employée chez soi.*

CHAMP THÉRAPEUTIQUE

L'hypnothérapie est employée pour traiter les problèmes psychiques et de nombreux troubles ayant une composante psychique, tels que les problèmes sexuels. Elle joue également un rôle considérable dans la réduction de la douleur et peut accroître l'efficacité des autres formes de traitement pour les maladies organiques.

ALLERGIES *VOIR* PP. 338–339
ANXIÉTÉ *VOIR* PP. 256–257
ASTHME *VOIR* PP. 294–295
COLOPATHIE FONCTIONNELLE *VOIR* PP. 314–315
DÉPENDANCES *VOIR* P. 258
DÉPRESSION *VOIR* P. 261
DOULEURS DE L'ACCOUCHEMENT *VOIR* P. 328
ECZÉMA ET DERMATITE *VOIR* P. 273
HYPERTENSION ARTÉRIELLE *VOIR* P. 302
INSOMNIE *VOIR* P. 264
MIGRAINE *VOIR* P. 269
NAUSÉE ET VOMISSEMENTS *VOIR* P. 308
OBÉSITÉ *VOIR* PP. 334–335
OBSESSIONS *VOIR* P. 259
PEUR DU DENTISTE *VOIR* P. 286
PHOBIES *VOIR* P. 260
PSORIASIS *VOIR* P. 272
STRESS *VOIR* PP. 262–263
TROUBLES ALIMENTAIRES *VOIR* P. 265
TROUBLES MENSTRUELS *VOIR* PP. 322–323

LE TRAVAIL SUR LE RÊVE

LE POINT DE VUE DE LA MÉDECINE CLASSIQUE

Le travail sur le rêve est considéré comme une thérapie complémentaire très marginale.

Sachant que personne ne prétend qu'il s'agit d'une thérapie curative, on ne dispose guère d'éléments pour juger les affirmations de ses adeptes. Les praticiens eux-mêmes affirment qu'il ne doit pas se substituer à des formes de psychothérapie plus reconnues et qu'il ne doit pas être pratiqué par des personnes atteintes de troubles mentaux.

Lorsque nous rêvons, nous sommes inconscients, mais notre esprit est loin d'être inactif. Des images visuelles, des sentiments de peur ou de plaisir et toute une palette de sensations créent un paysage intérieur d'une grande richesse. Les rêves ont de tout temps véhiculé des visions, des révélations, des prophéties et des inspirations. Il n'est donc pas surprenant que les rêves aient été une source de fascination depuis l'aube de l'humanité, ni que les scientifiques les considèrent comme l'une des clés de l'esprit et de la personnalité humaine. Ce qui distingue le travail sur le rêve des autres formes de thérapie est qu'il considère que c'est en rêve et non en état d'éveil que nous révélons notre véritable « moi ». Il vise à construire notre « totalité », c'est-à-dire à réconcilier les éléments conflictuels du moi, en suivant les messages implicites contenus dans nos rêves.

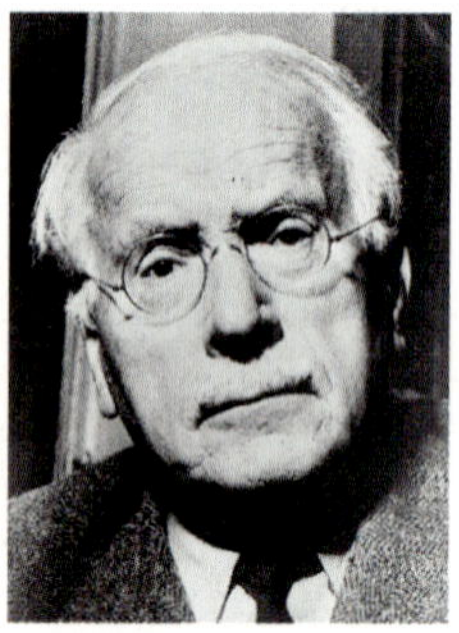

CI-DESSUS *Selon Jung, le rêve permet de nous connecter à « l'inconscient collectif ».*

Presque toutes les formes de travail sur le rêve se fondent sur les théories du psychologue suisse Carl Gustav Jung, fondateur de la psychologie analytique (*voir* pages 194–195). Jung pensait que les rêves ne sont pas uniquement le reflet de l'inconscient individuel, mais puisent dans le passé de l'humanité – l'inconscient collectif – pour représenter les buts et les aspirations de l'individu. Il estimait que les êtres sont principalement motivés par le désir de construire leur « totalité » et leur complétude, processus qu'il appelait « individuation ». Le problème, c'est que le conscient a été conditionné par l'éducation, le milieu et une foule d'autres expériences, et fonctionne donc selon des objectifs différents. Le conscient prend le dessus sur l'inconscient, mais au prix de perturbations mentales telles que les névroses et les phobies. Selon cette théorie, ces conflits sont reflétés dans nos rêves et l'analyse des rêves permet donc d'identifier et de supprimer les causes de conflit.

Les idées de Jung furent reprises par le mouvement appelé Gestalt-thérapie (*voir* pages 200–201), qui se développa notamment en Californie dans les années 1960. Le travail sur le rêve se développa, principalement sous l'impulsion de Frederick Perls, comme une branche de la Gestalt, en mettant notamment l'accent sur la thérapie de groupe. La popularité de cette méthode s'accrut au fil des ans, et il existe désormais de nombreux groupes de travail sur le rêve, notamment sur la côte Ouest des États-Unis.

Le travail sur le rêve a été lent à gagner l'Europe, mais on trouve aujourd'hui des praticiens dans la plupart des pays européens.

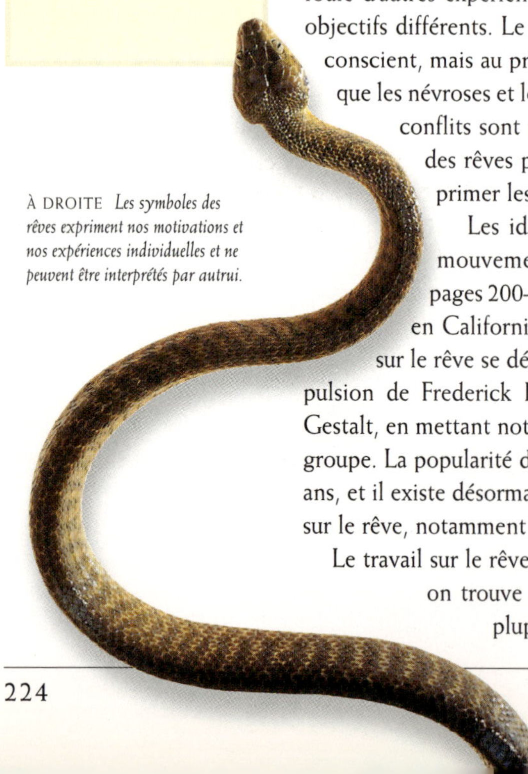

À DROITE *Les symboles des rêves expriment nos motivations et nos expériences individuelles et ne peuvent être interprétés par autrui.*

QU'EST-CE QUE LE TRAVAIL SUR LE RÊVE ?

Les techniques employées varient selon les groupes et les professeurs. Cependant, elles reposent généralement sur des principes identiques.

* Par les rêves, l'esprit tente d'absorber et d'assimiler les expériences récentes et de les réconcilier avec les expériences antérieures ainsi qu'avec les « archétypes » (*voir* page 194) présents dans l'inconscient.
* Le centre d'intégration est la source de nos rêves et peut être assimilé au « moi ». C'est lui, et non le moi conscient, qui représente le véritable moi, et ce n'est qu'en le laissant s'exprimer que l'on peut atteindre la totalité et l'épanouissement de notre potentiel (individuation).
* Ce n'est pas aux rêves de résoudre les conflits du moi conscient. Au contraire, c'est le moi conscient qui doit être au service du rêve et de la source dont il provient.
* Nous ne devons pas plaquer des interprétations standard sur les symboles qui surgissent dans nos rêves. Nous devons interroger nos rêves et les laisser parler afin de mieux nous connaître.
* Nous ne devons pas laisser les autres interpréter nos rêves pour nous. Si nous tentons d'interpréter les rêves d'autrui, nous risquons de projeter notre propre personnalité inconsciente sur eux.
* Chaque rêve est considéré comme un « tout » et chaque élément de ses images peut être interprété d'une manière ou d'une autre comme une projection de nous-mêmes. Cela s'applique aussi bien à une falaise, un arbre, un chien ou un sentiment d'angoisse qu'au « moi » qui observe la scène dans le rêve.
* Le moi est composé d'éléments opposés : positif et négatif, masculin et féminin. Nous ne devons pas tenter d'exclure ou de supprimer ceux qui nous semblent indésirables, mais les reconnaître et les accepter.

PRÉCAUTIONS

Les techniques de travail sur le rêve peuvent être très révélatrices, à tel point qu'elles risquent d'être difficiles à gérer pour les personnes atteintes de problèmes psychiques. Si vous avez déjà souffert de troubles psychiques ou si vous sentez que vous pourriez y être sujet en raison d'antécédents familiaux ou de votre parcours personnel, consultez un médecin avant de vous livrer seul à un travail sur le rêve. Même si ce n'est pas le cas, procédez toujours avec une grande prudence.

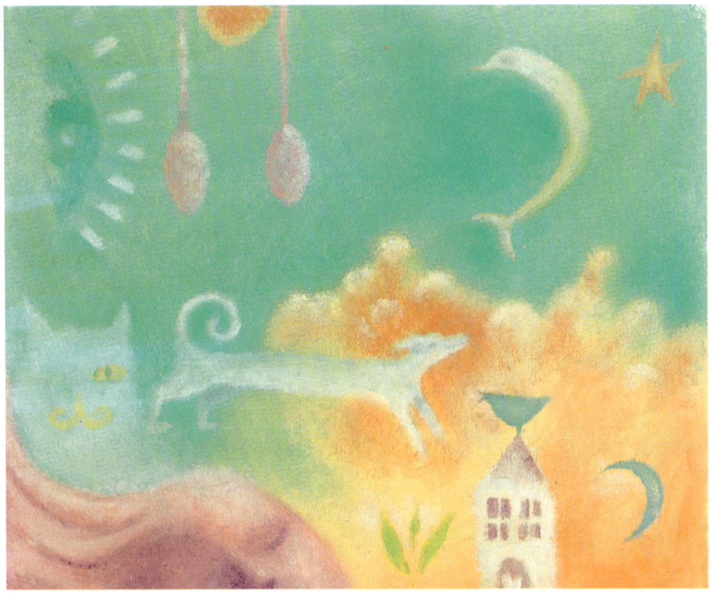

À GAUCHE *L'imagerie visuelle d'un rêve peut sembler disparate et confuse, mais les adeptes du travail sur le rêve estiment que chaque détail est une sorte de projection de soi.*

CHAMP THÉRAPEUTIQUE

Sachant que le travail sur le rêve ne prétend pas être une thérapie curative, aucune indication spécifique n'est fournie ici. Néanmoins, le travail sur le rêve peut aider certaines personnes à prendre conscience des pulsions inconscientes qui les poussent vers leur « totalité » et leur « complétude » et atténuer ainsi les névroses et les phobies. Le travail sur le rêve est un outil essentiel dans les thérapies psychanalytiques.

LA PRATIQUE DU TRAVAIL SUR LE RÊVE

La première condition pour toutes les formes de travail sur le rêve est de se souvenir de ses rêves. Les rêves s'effacent rapidement à la lumière du jour, si bien qu'il est préférable de garder un papier et un crayon à côté de son lit afin de noter immédiatement le contenu de son rêve en se réveillant. Vous pourrez ainsi travailler dessus de manière constructive.

Diverses méthodes sont employées, que ce soit en groupes ou en séances individuelles. La plus simple est une série de questions que l'on peut se poser sur n'importe quel rêve. En voici quelques-unes :

* Que faites-vous dans le rêve et quels sentiments sont associés à chaque action ?
* Quelles similarités et quels contrastes existe-t-il entre les événements et les objets du rêve ?
* Quels sont les liens entre ce rêve et des événements réellement vécus ?
* Qu'est-ce que vous aimeriez le plus changer dans ce rêve ?
* Qu'est-ce qui vous plaît le plus dans ce rêve ?
* Qu'est-ce qui est le plus fascinant, effrayant ou inquiétant dans ce rêve ?
* Qu'est-ce qui demeure non résolu ou inachevé dans ce rêve ?

Vous pouvez ensuite examiner le rêve de manière plus approfondie, en analysant par exemple de plus près votre « moi » tel qu'il s'exprime dans le rêve. Que faites-vous, et que ne faites-vous pas ? Pourquoi ? Quelles sont vos attitudes ? Vos motivations ? Vos émotions ? Quelle autre conduite auriez-vous pu avoir dans le rêve ?

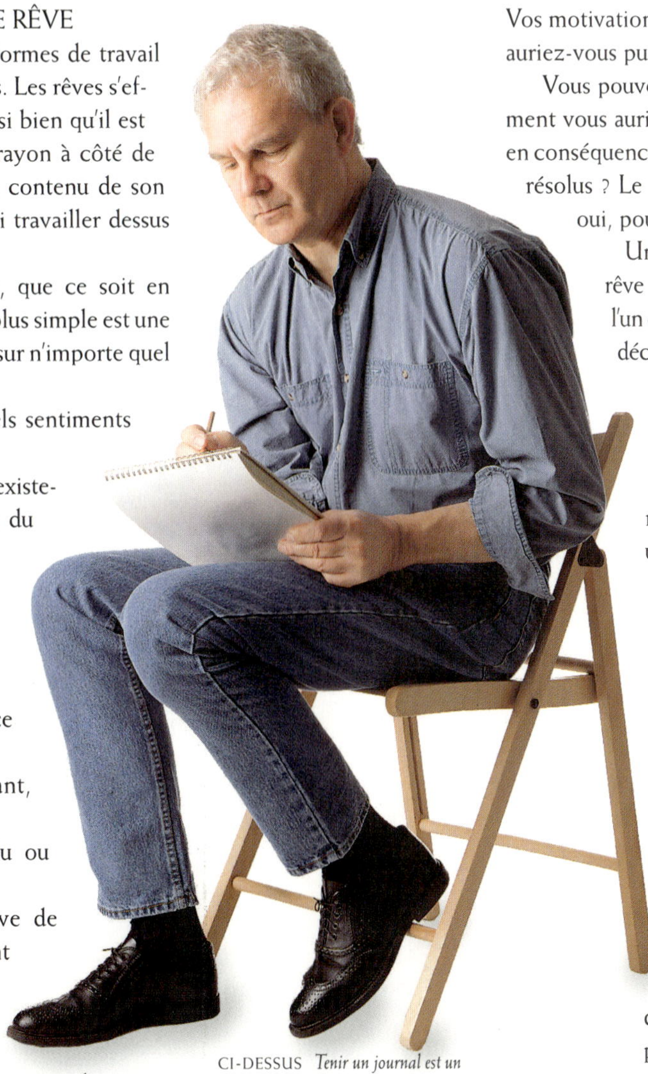

CI-DESSUS *Tenir un journal est un élément essentiel du travail sur le rêve.*

Vous pouvez alors réécrire le rêve. Déterminez comment vous auriez aimé vous conduire et modifiez le rêve en conséquence. Est-ce que cela résout des problèmes non résolus ? Le résultat est-il meilleur que l'original, et si oui, pourquoi ?

Une manière utile et amusante d'examiner un rêve consiste à le rejouer. Imaginez que vous êtes l'un des éléments du rêve (animé ou inanimé), puis décrivez ce que vous ressentez et le rôle que vous jouez dans le rêve, si possible en le mimant. Puis, à l'aide de deux chaises que vous occuperez à tour de rôle, mimez un dialogue entre deux éléments du rêve en explorant la relation entre eux et le moi du rêve. Si un conflit surgit, prenez une troisième chaise occupée par le « problème non résolu », qui doit également prendre part au débat.

Dans le travail de groupe ou sous la conduite d'un praticien expérimenté, il est possible d'employer des méthodes d'exploration plus approfondies. La première consiste à entrer dans un état de méditation afin de revivre le rêve. Vous pouvez alors modifier consciemment la manière dont vous réagissez à l'intérieur du rêve jusqu'à ce que celui-ci se résolve de manière satisfaisante. La deuxième consiste à rejouer votre rêve en demandant à d'autres membres du groupe d'interpréter les différents rôles. Ces deux méthodes sont de puissants outils de travail sur le rêve.

LA THÉRAPIE PAR LA DANSE

De tout temps, les hommes et les femmes ont utilisé la danse non seulement à des fins rituelles, mais comme un moyen d'expression et de cohésion sociale. Née après la Première Guerre mondiale, la thérapie par la danse est une méthode destinée à exprimer ses idées et ses émotions par le biais du mouvement. Elle est devenue un complément de la médecine classique et ses bienfaits sont reconnus dans le traitement des problèmes psychiatriques, des troubles du comportement, des difficultés d'apprentissage et des handicaps physiques. La thérapie par la danse et le mouvement est largement employée dans les hôpitaux américains et est de plus en plus reconnue en Europe.

La danse est et a toujours été l'un de nos moyens d'expression les plus fondamentaux, que ce soit sous la forme de petits pas complexes dans les danses celtiques traditionnelles ou de mouvements plus libres dans les danses des Indiens d'Amérique destinées à faire tomber la pluie ou à se préparer pour la guerre. C'est ce que comprit le chorégraphe Rudolf von Laban, qui établit le lien entre les danses folkloriques et la thérapie moderne par la danse. Né à Bratislava, en Slovaquie, Rudolf von Laban (1879–1958) consacra sa vie à ce qu'on appela par la suite « l'art du mouvement ». Inventeur d'un système de notation chorégraphique encore en vigueur aujourd'hui, il encouragea en outre des communautés entières à pratiquer le « théâtre dansé », convaincu de ses bienfaits sur le plan émotionnel, psychologique et spirituel. Ses convictions reflétaient les idées de Jung (*voir page 194*) sur l'utilisation du mouvement expressif en psychothérapie. Rudolf von Laban fonda également un réseau d'écoles de danse où ses principes furent enseignés aux danseurs professionnels, aux athlètes et aux thérapeutes.

L'évolution de la thérapie par la danse

Contraint juste avant la Deuxième Guerre mondiale de fuir l'Allemagne nazie où il était chef des ballets à l'Opéra national de Berlin, Rudolf von Laban s'installa en Grande-Bretagne afin de poursuivre ses travaux. Aux États-Unis, des psychiatres de Washington découvrirent dans les années 1940 que leurs patients faisaient des progrès considérables en suivant les cours du professeur de danse Marian Chace. Celle-ci finit par donner des cours dans les hôpitaux aux patients considérés trop perturbés pour participer aux autres activités collectives, et appliqua sa méthode au traitement de la schizophrénie. En Californie, la danseuse Trudi Schoop se mit également à donner des cours à des patients perturbés.

Au cours des décennies suivantes, la thérapie par la danse gagna en popularité, et en 1966, l'American Dance Therapy Association (ADTA) fut créée. L'ADTA mis sur pied un certain nombre de formations universitaires sanctionnées par un diplôme de thérapie par la danse et comprenant des cours théoriques et pratiques en psychothérapie, des cours de kinésiologie (étude des muscles et du mouvement), une étude des processus de développement et des processus pathologiques ainsi que des cours sur la danse et le mouvement. Elle tient désormais à jour un annuaire des praticiens qualifiés pour lesquels elle a défini un code de déontologie. De nombreux thérapeutes diplômés exercent désormais dans les hôpitaux psychiatriques américains.

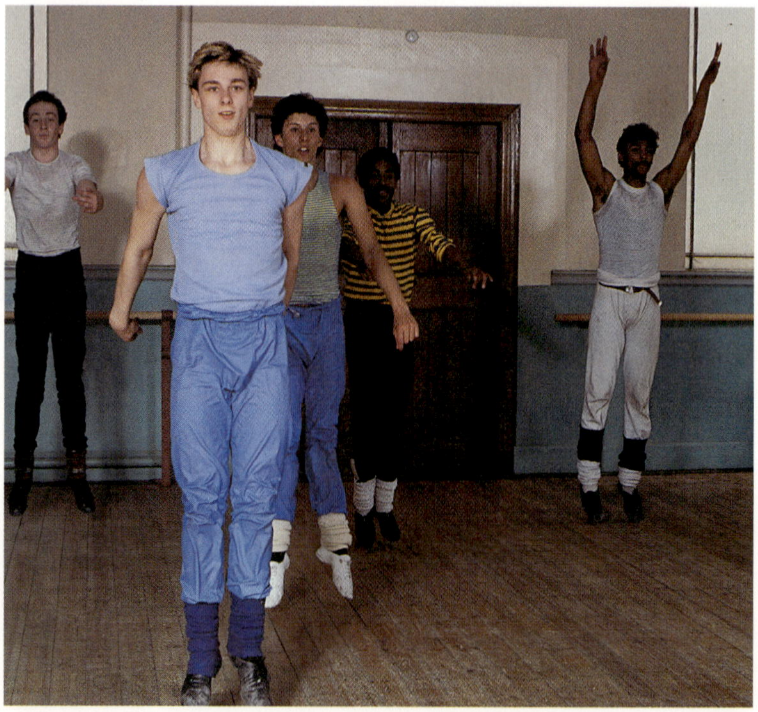

À DROITE *La thérapie par la danse est une méthode utile pour les individus éprouvant des difficultés à s'exprimer verbalement.*

LA THÉRAPIE PAR LE MOUVEMENT

La pratique de la danse en tant que mode d'expression est vieille comme le monde, mais ce n'est que depuis un siècle environ qu'elle a donné naissance à une forme de thérapie traitant les problèmes psychiatriques et les troubles du comportement.

L'utilisation du mouvement expressif comme outil thérapeutique fut explorée par Jung (*voir* page 194) et articulée en un système de notation par le chorégraphe Rudolf von Laban après la Première Guerre mondiale. Dans les années 1940, des professeurs de danse américains s'appuyèrent sur ses travaux pour élaborer une thérapie destinée à briser les barrières linguistiques et sociales grâce à une communication non verbale. La thérapie par la danse vise à recréer l'unité du corps, de l'esprit et de l'âme et à promouvoir l'exploration de soi et le processus de guérison. Elle ne recherche pas des figures chorégraphiques définies mais un mouvement authentique et créatif.

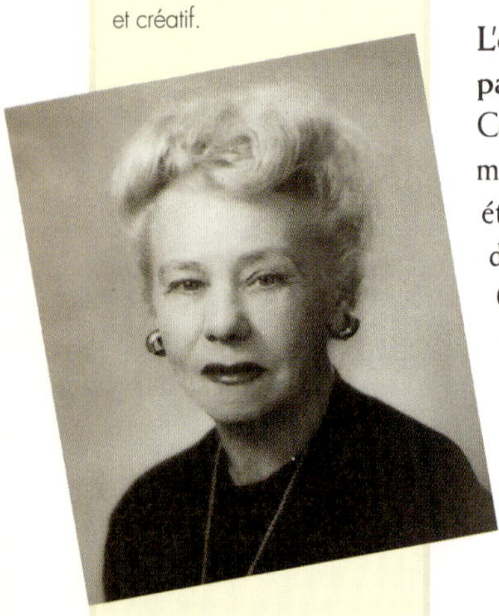

CI-DESSUS *Marian Chace développa les idées de Rudolf von Laban sur les vertus thérapeutiques de la danse.*

LE PRINCIPE DE LA THÉRAPIE PAR LA DANSE

L'ADTA définit la thérapie par la danse comme « l'utilisation psychothérapeutique du mouvement en tant que processus améliorant l'intégration émotionnelle, cognitive et physique de l'individu. » Cette définition repose sur l'idée que notre façon de bouger reflète notre personnalité et notre état d'esprit, et qu'en la modifiant, le thérapeute peut influer sur l'humeur et le fonctionnement physique et mental du patient.

À première vue, cette idée peut paraître extravagante. Mais les enfants sont connus pour la spontanéité de leurs mouvements, par lesquels ils expriment leur exubérance, leur satisfaction ou leur tristesse. C'est le moule de la société qui, à l'adolescence et au début de l'âge adulte, brise ce lien spontané entre nos émotions et nos mouvements. Cependant, un lien subsiste : la plupart des individus admettent aisément l'existence d'un langage du corps, aussi inconscient et subtil soit-il, et reconnaissent qu'il constitue un important moyen de communication, tant en termes de transmission que de réception de l'information.

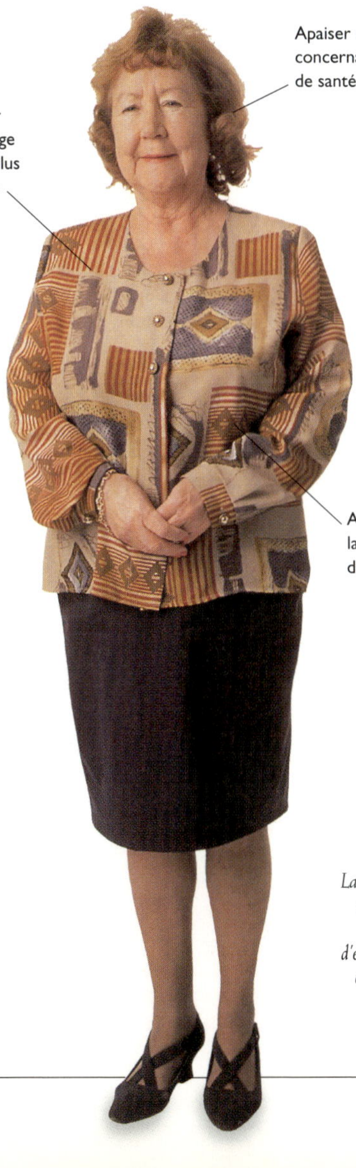
Apaiser ses craintes concernant son état de santé
Obtenir une image de soi plus positive
Améliorer la souplesse de ses membres

À GAUCHE *La thérapie par la danse offre aux personnes âgées un moyen d'exprimer leurs craintes et de rester en forme.*

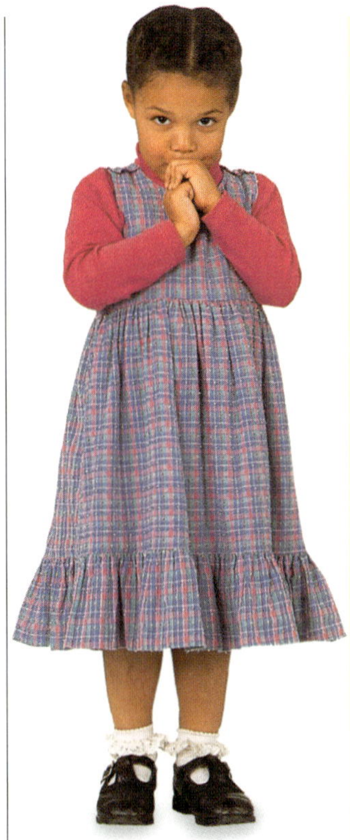

CI-DESSUS *Chez l'enfant, le lien entre les émotions et les mouvements du corps n'est pas inhibé.*

L'EURYTHMIE

Le savant autrichien Rudolf Steiner (1861–1925) élabora une doctrine philosophique baptisée « anthroposophie » qui englobait de nombreux domaines de l'activité humaine, tels que la médecine, l'agriculture, le théâtre, le mouvement et même l'architecture. Selon Steiner, chaque individu possède non seulement un corps physique, mais aussi un corps végétatif « subtil » (« végétatif » désignant les fonctions communes aux animaux et aux végétaux, comme la croissance, la circulation et la génération), un corps « astral » ou « âme » et un « ego » ou « esprit ». En ce qui concerne la médecine anthroposophique, les praticiens, qui possèdent une formation de médecins, estiment qu'une bonne interaction entre ces corps est vitale pour le maintien de la santé et que les méthodes anthroposophiques peuvent aider à réparer les déséquilibres.

L'une de ces méthodes est la thérapie par le mouvement appelée « eurythmie », qui améliore l'interaction entre le corps physique et l'ego. Dans cette méthode artistique, proche de la danse, la musique et la parole sont exprimées par des mouvements chorégraphiés dont chacun correspond à des notes ou à des sons spécifiques, d'où le surnom de « parole visible » ou de « chant visible » donné à l'eurythmie. Cette thérapie est couramment pratiquée par les enfants éduqués dans les « écoles Rudolf-Steiner ».

La thérapie par la danse emploie les rythmes et les mouvements de la danse, généralement accompagnés de musique, pour restaurer ce lien. Le mouvement permet d'entrer en contact avec la partie inconsciente et émotionnelle du cerveau sans passer par la partie consciente. Le but est d'exprimer des émotions enfouies de manière non verbale par le biais de la danse et du mouvement. Le thérapeute observe soigneusement les mouvements du patient afin de voir s'ils révèlent des problèmes émotionnels inconscients, qu'il l'encourage alors à révéler plus complètement. Au terme de la thérapie, le patient aura exploré et analysé ses problèmes en profondeur, ce qui lui permettra de les résoudre à un niveau conscient. Très utile dans le traitement des problèmes émotionnels, la thérapie par la danse peut aussi être employée dans d'autres domaines. Elle aide par exemple les personnes âgées à conserver leur souplesse et leur vitalité et à exprimer leurs peurs et leurs chagrins, et permet aux handicapés mentaux de développer leurs capacités relationnelles.

La thérapie par la danse est souvent employée en conjonction avec l'ergothérapie ou la physiothérapie pour promouvoir une image plus positive de soi. Même les handicapés physiques peuvent apprendre à accroître leurs capacités par les postures, les gestes, le mime, les séquences rythmiques et la différenciation du mouvement.

LE POINT DE VUE DE LA MÉDECINE CLASSIQUE

Les études sur la thérapie par la danse accumulées depuis la Deuxième Guerre mondiale prouvent de manière assez irréfutable l'efficacité de cette thérapie dans le traitement des troubles émotionnels et psychiques, ainsi que son utilité en tant que complément au traitement des handicaps physiques et de certaines maladies chroniques.

Le corps médical reconnaissant par conséquent la valeur de la thérapie par la danse, celle-ci est pratiquée dans de nombreux établissements publics et privés, principalement dans les pays anglo-saxons.

CONSULTER UN THÉRAPEUTE

Le corps médical considérant que la thérapie par la danse a un rôle important à jouer dans la médecine classique, celle-ci est souvent prescrite par un médecin. Un certain nombre de praticiens accrédités acceptent néanmoins des patients à titre privé.

Les séances peuvent être individuelles ou en groupe. Les séances en groupe sont souvent plus utiles pour les personnes âgées et les patients souffrant de difficultés d'apprentissage ou de troubles psychiatriques, car elles permettent aux premières de développer des liens sociaux et aux seconds d'améliorer leurs aptitudes relationnelles. Les séances individuelles sont plus appropriées en cas de problèmes émotionnels.

La durée de la thérapie peut aller de six semaines à plusieurs années. Après un échauffement destiné à ménager les muscles et les tendons, le thérapeute tente d'évaluer la manière dont les patients s'expriment par la danse, souvent à l'aide du système de notation mis au point par Rudolf von Laban (*voir* page 226). Des chorégraphies formelles sont parfois employées au début, bien que certains thérapeutes préfèrent demander aux patients d'effectuer à leur rythme des mouvements spontanés, par exemple en mimant un rêve.

Un certain nombre de techniques sont utilisées pour inciter les patients à mettre au jour leurs émotions enfouies. La plus importante est la méthode du « miroir » conçue par Rudolf von Laban, dans laquelle le thérapeute « réfléchit » les mouvements du patient en les copiant et en les exagérant afin de l'encourager à exprimer ses émotions par la danse. L'idée est que les émotions sont exprimées sous la forme de sensations physiques dans le corps, et que lorsque le patient est incité à ne pas « retenir » ces sensations, celles-ci deviennent de plus en plus intenses jusqu'à ce que l'émotion soit dévoilée. À la fin de la séance, le thérapeute parle avec le patient afin de l'aider à affronter les causes du problème ainsi révélé.

MISE EN GARDE

Outre leur formation à la danse et à l'art du mouvement, les praticiens accrédités possèdent également une formation en psychothérapie et respectent le code de déontologie de leur organisation. Sans cette formation, la thérapie par la danse peut avoir des effets contraires à ceux recherchés. Consultez un thérapeute dûment qualifié.

L'EUTONIE

L'eutonie est une thérapie par le mouvement élaborée à Copenhague dans les années 1930 par Gerda Alexander – à ne pas confondre avec F.M. Alexander, fondateur de la technique Alexander (*voir* pages 146–153). Encore relativement peu connue, l'eutonie est surtout pratiquée en France, au Canada, en Allemagne et en Scandinavie. Gerda Alexander mettait principalement l'accent sur la perception sensorielle du corps, car elle estimait que le développement de la « sensibilité proprioceptive » (*voir* pages 146–153) avait en soi un effet thérapeutique. Tout en affinant cette perception sensorielle, les patients ou « élèves » apprennent à dénouer les « blocages d'énergie » dus aux tensions musculaires et à adapter leur tonus au geste à accomplir ou à la situation à vivre. Il en résulte non seulement une amélioration de la posture et de la coordination, comme dans la méthode Alexander, mais également une plus grande sérénité mentale, due à l'harmonie retrouvée du corps et de l'esprit. C'est pourquoi l'eutonie est parfois employée comme outil de psychothérapie.
Les séances individuelles ou collectives durent entre 60 et 90 minutes, le nombre de séances variant selon les besoins de chacun. L'eutonie est particulièrement efficace pour les troubles des muscles et du squelette et est recommandée par les médecins qui la connaissent.

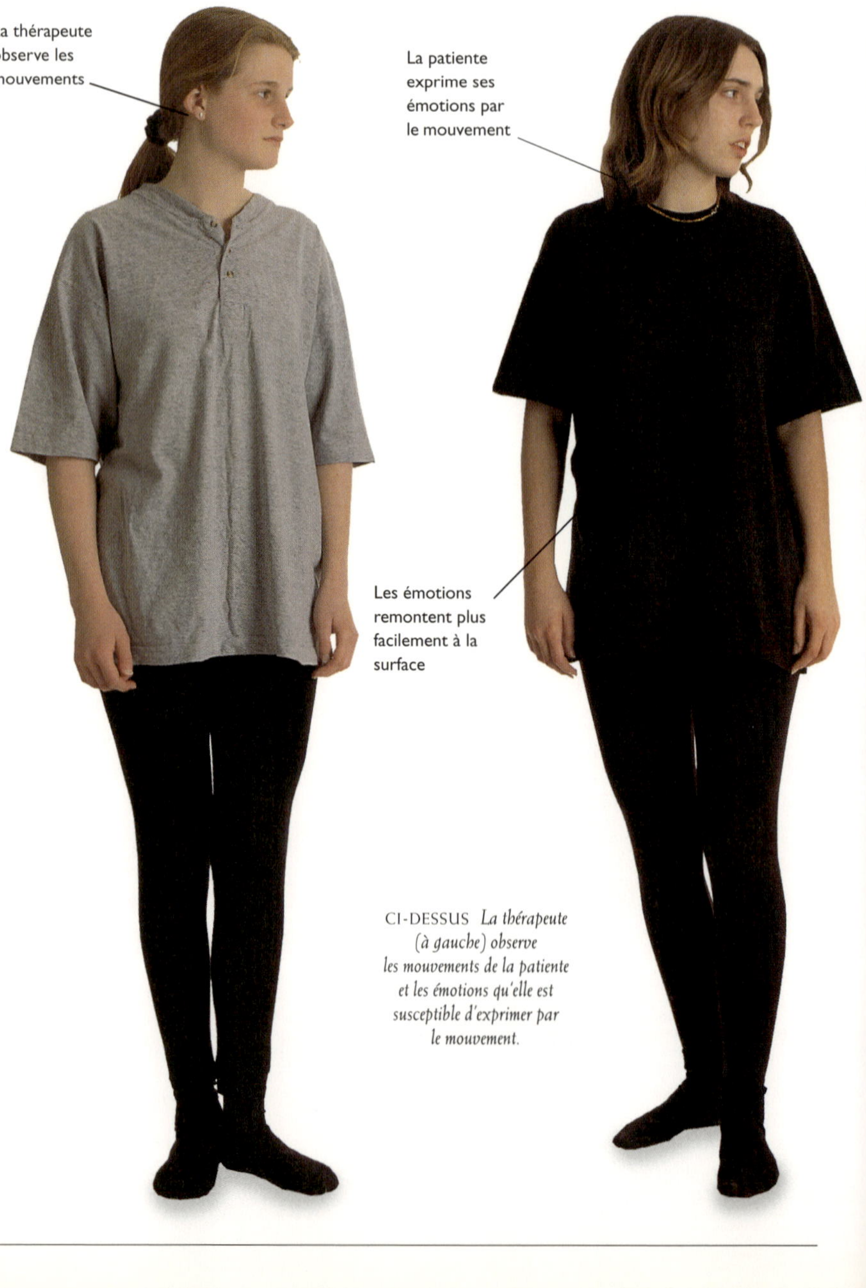
La thérapeute observe les mouvements
La patiente exprime ses émotions par le mouvement
Les émotions remontent plus facilement à la surface

CI-DESSUS *La thérapeute (à gauche) observe les mouvements de la patiente et les émotions qu'elle est susceptible d'exprimer par le mouvement.*

LA THÉRAPIE EXPRESSIVE CENTRÉE SUR LA PERSONNE

Le psychologue américain Carl Rogers, qui créa dans les années 1950 la thérapie humaniste baptisée psychothérapie centrée sur la personne, l'appliqua dans les années 1970 dans le cadre des groupes de rencontre (*voir* page 208). Sa fille, Natalie Rogers, psychothérapeute utilisant la thérapie par l'art et par le mouvement, commença alors à travailler avec lui, ce qui la conduisit à expérimenter sur des groupes la thérapie par l'expression artistique.

Ces expériences débouchèrent vers 1985 sur une méthode de groupe inspirée de l'approche psychothérapique de son père et combinant la thérapie par le mouvement, la musique, l'écriture et les beaux-arts. Natalie Rogers fonda en Californie le PCETI (Institut de thérapie expressive centrée sur la personne). Cette méthode est utilisée sur des enfants souffrant de troubles émotionnels, des adolescents perturbés et des adultes atteints de problèmes psychiatriques. Elle peut également être pratiquée par des personnes de toutes conditions sociales comme une méthode d'affirmation de soi.

Le PCETI propose aux thérapeutes une formation sanctionnée par un diplôme. Il possède des centres aux États-Unis, en Angleterre, en Russie, au Mexique et en Argentine.

CHAMP THÉRAPEUTIQUE

La thérapie par la danse et le mouvement est avant tout considérée comme un outil psychothérapeutique employé dans le traitement et la rééducation de patients atteints de troubles émotionnels ou psychiques.

Elle s'est avérée bénéfique dans le traitement des douleurs chroniques, des problèmes circulatoires, des troubles de l'audition, de la vue et de l'intellect, des difficultés d'apprentissage, de la psychose, de la schizophrénie et des séquelles d'abus sexuels. Elle est également employée pour traiter les troubles suivants :

ARTHRITE *VOIR* PP. 346–347
ASTHME *VOIR* PP. 294–295
DÉPENDANCES *VOIR* P. 258
DÉPRESSION *VOIR* P. 261
HYPERACTIVITÉ *VOIR* P. 351
MALADIE D'ALZHEIMER *VOIR* P. 356
STRESS *VOIR* P. 262-3
TROUBLES ALIMENTAIRES *VOIR* P. 265

PRÉCAUTIONS

Bien que la thérapie par la danse et le mouvement soit généralement sans danger, la confrontation à des problèmes émotionnels refoulés peut être un processus perturbateur aux conséquences psychologiques non négligeables. Consultez votre médecin avant de démarrer une thérapie si vous avez des doutes à ce sujet ou si vous souffrez de problèmes de santé tels que des troubles circulatoires et des douleurs musculaires ou articulaires susceptibles d'être exacerbés par des mouvements vigoureux.

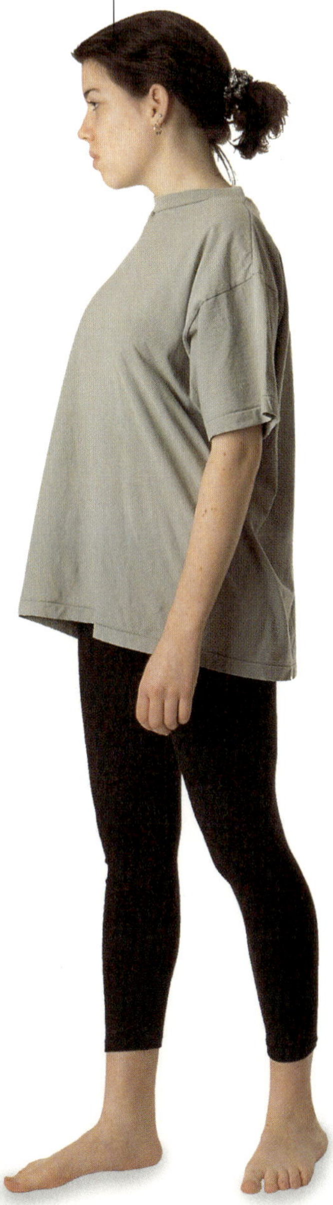

Certains gestes sont répétés

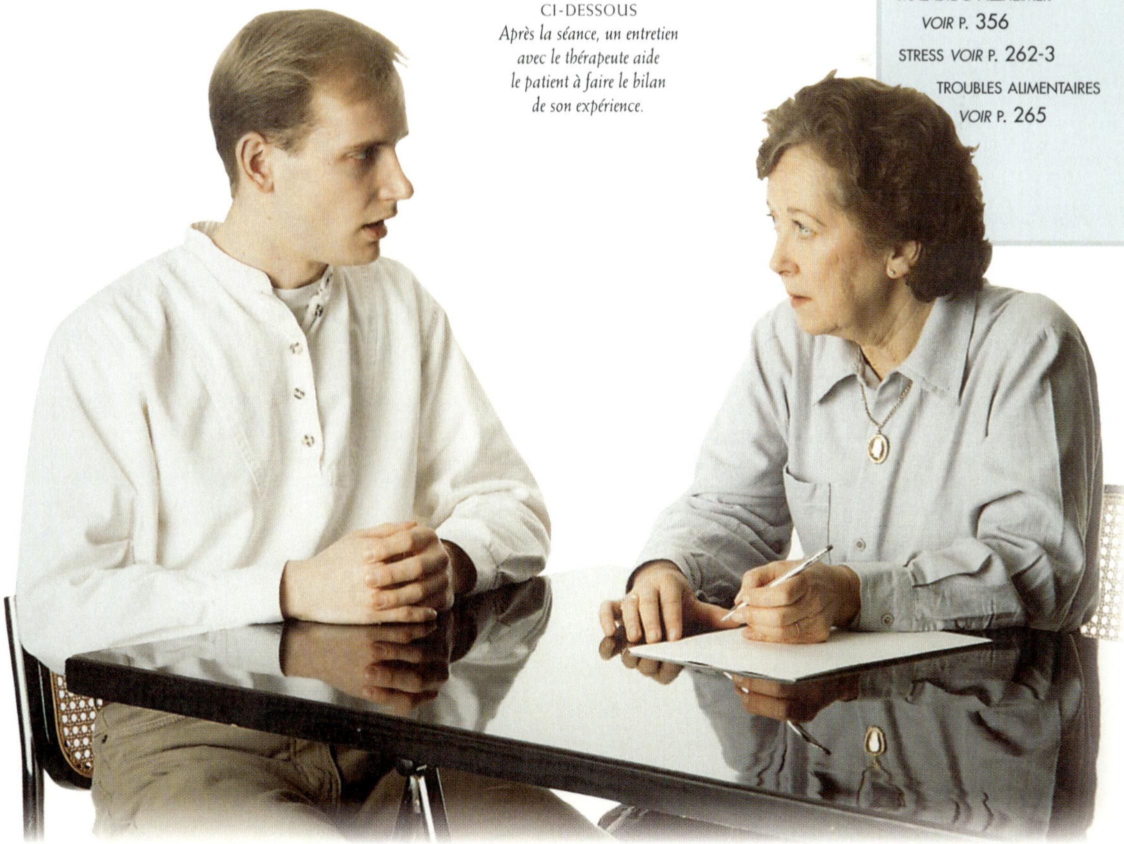

CI-DESSOUS
Après la séance, un entretien avec le thérapeute aide le patient à faire le bilan de son expérience.

LA MUSICOTHÉRAPIE

UNE LONGUE HISTOIRE

La musique est l'art d'organiser les sons de manière à produire des mélodies, des harmonies et des rythmes. Des cultures musicales se développèrent dans les civilisations antiques, notamment en Chine, en Perse, en Inde ou encore en Europe. La musique est depuis longtemps employée comme moyen d'expression et comme remède, et la Bible évoque déjà ses vertus curatives. Dans la Grèce antique, ces vertus étaient si prisées qu'Apollon était à la fois le dieu de la musique et de la médecine.

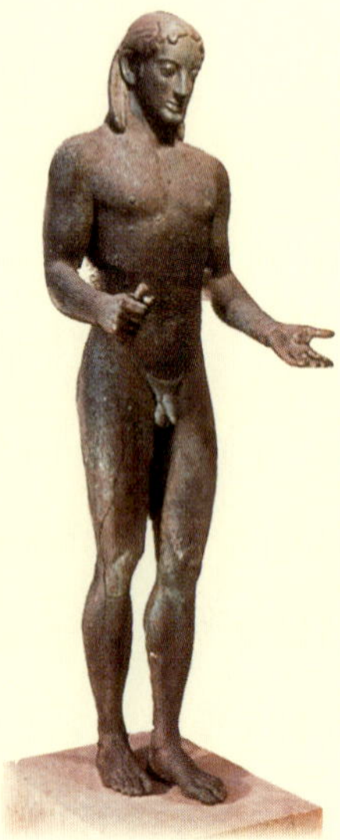

CI-DESSUS *Les Grecs de l'Antiquité croyaient aux vertus curatives de la musique et firent d'Apollon le dieu de la musique et de la médecine.*

La musique est la plus pure des formes d'expression artistique, elle s'adresse directement à nos sentiments et à nos émotions. Dans toutes les religions du monde, les psalmodies, les hymnes et les incantations font partie intégrante du rituel, de la contemplation ou de la prière. La musique est l'incarnation même de l'harmonie, du rythme et de la forme, autant de concepts qui sont au fondement de la médecine holistique. C'est pourquoi la musique est considérée comme un précieux outil thérapeutique par la médecine classique comme par les thérapies parallèles, et est employée depuis les années 1940 pour traiter les patients atteints d'handicaps mentaux. La pratique active de la musique est souvent employée pour favoriser la socialisation et l'expression de soi, notamment chez les personnes souffrant de difficultés de communication, et la simple écoute s'est avérée efficace pour soulager le stress et traiter la dépression.

La musique est sans doute apparue avec le langage. La parole est musicale par essence, et le rythme, le phrasé et la cadence sont au moins aussi importants que le sens des mots. C'est pourquoi l'emploi de la musique à des fins thérapeutiques est probablement antérieur à l'apparition de tout témoignage écrit. Pendant l'Antiquité, on sait que les Égyptiens et les Grecs appréciaient les vertus curatives de la musique. En Grèce, Apollon était à la fois le dieu de la musique et de la guérison, et c'est Pythagore qui formula les règles de l'harmonie et en fit le fondement d'une école de philosophie et de médecine.

La musique et les incantations ont toujours joué un rôle crucial dans les médecines orientales. Les hindouistes, les bouddhistes, les Chinois, les Japonais et les Indonésiens utilisent tous le son « om » dans leurs méditations et leurs prières curatives, auquel correspond le mot « amen » chez les chrétiens et les juifs et « amin » chez les musulmans. L'incantation des mantras est au cœur de la médecine ayurvédique indienne (*voir* pages 78–85) et de diverses formes de méditation, notamment transcendantale (*voir* pages 60–63).

En Occident, la musique a été utilisée de tout temps, mais de manière plus informelle. Les mères du monde entier chantent des berceuses pour calmer leurs bébés, et les mélopées funèbres chantées par les femmes durant les veillées mortuaires sont une manière traditionnelle d'exprimer son chagrin. Cependant, il a fallu attendre le XXe siècle pour que l'utilisation thérapeutique de la musique soit sérieusement étudiée. Elle fut d'abord employée pour traiter les combattants traumatisés par la Deuxième Guerre mondiale. Aujourd'hui, la musicothérapie est couramment employée en complément d'autres formes de psychothérapie et est proposée dans nombre d'hôpitaux et de cliniques. Avec l'approche plus globale appelée sonothérapie (*voir* pages 234–235), c'est une branche florissante de la médecine holistique qui met autant l'accent sur l'harmonisation de la personnalité et la globalité du moi que sur la guérison proprement dite.

QU'EST-CE QUE LA MUSICOTHÉRAPIE ?

Au niveau le plus élémentaire, la musique a le pouvoir d'apaiser, de calmer et d'améliorer ou de modifier l'humeur. Les publicitaires, les supermarchés, les cinéastes et bien d'autres exploitent ce pouvoir à des fins diverses. Les hôpitaux emploient de plus en plus la musique pour créer une atmosphère détendue qui facilite et rend plus efficaces les autres formes de soins.

Toutefois, la musicothérapie va bien plus loin. Tout comme la lumière, le son est une énergie vibratoire (*voir* page 234). De même que les diverses parties du corps réagissent aux vibrations d'ondes lumineuses de différentes couleurs, elles réagissent aussi aux sons plus ou moins graves ou aigus. Même si tous les sons peuvent avoir des vertus thérapeutiques, la musique a une valeur particulière en raison de son harmonie. Les musicothérapeutes estiment qu'une exposition à la musique permet aux tissus et aux organes du corps de retrouver leur harmonie.

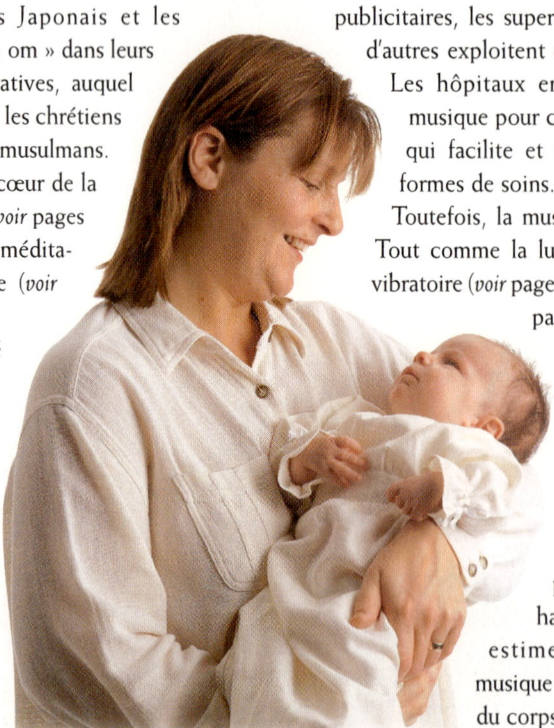

À GAUCHE *L'effet apaisant du chant sur les bébés est universellement reconnu.*

CONSULTER UN THÉRAPEUTE

La musicothérapie est souvent prescrite par un médecin ou un psychiatre. Cependant, il est facile d'assister à un atelier, ne serait-ce que pour une séance, ou de suivre des séances individuelles.

La thérapie s'effectue habituellement en groupe à raison d'au moins une séance d'une heure ou plus par semaine. Vous serez encouragé à vous joindre au reste du groupe pour jouer d'un instrument ou pour chanter. Peu importe que vous ne soyez pas doué pour la musique : battre le tempo avec un tambourin peut être aussi satisfaisant que jouer de la flûte. La musique est généralement improvisée sous la direction du thérapeute et peut être adaptée aux besoins individuels des patients. La musicothérapie active est surtout indiquée pour des patients éprouvant des difficultés d'expression et des problèmes relationnels. Également utile dans le cas de la maladie d'Alzheimer, elle permet aux personnes âgées ou handicapées d'entretenir leur mobilité ainsi que leur coordination mentale et corporelle.

La musicothérapie passive, qui consiste simplement à écouter de la musique, se pratique généralement de manière individuelle. Le choix de la musique est soigneusement adapté aux goûts du patient et au problème à traiter. Elle est employée pour les troubles émotionnels tels que l'anxiété et la dépression, mais aussi pour l'autisme et les troubles du développement.

LA MÉTHODE TOMATIS

La méthode de musicothérapie passive mise au point par le médecin et chercheur français Alfred Tomatis suscite depuis quelque temps un intérêt croissant. Cette méthode se fonde sur la théorie selon laquelle le son voyage par divers canaux jusqu'au système nerveux central, où il peut avoir un profond impact sur le cortex cérébral. La méthode Tomatis consiste à faire écouter de la musique (généralement du Mozart ou des chants grégoriens) en filtrant par moment certaines fréquences de manière presque imperceptible. Ces subtiles altérations stimulent l'attention et l'activité cérébrale et conduisent à une meilleure perception des stimuli externes.

Cette méthode née en France s'étend peu à peu à d'autres pays, un centre ayant notamment été ouvert au Royaume-Uni en 1995. Elle est employée pour traiter les handicaps mentaux, le trouble déficitaire de l'attention (hyperactivité) et d'autres troubles du développement ainsi que l'autisme, la dyslexie, les acouphènes et le vertige.

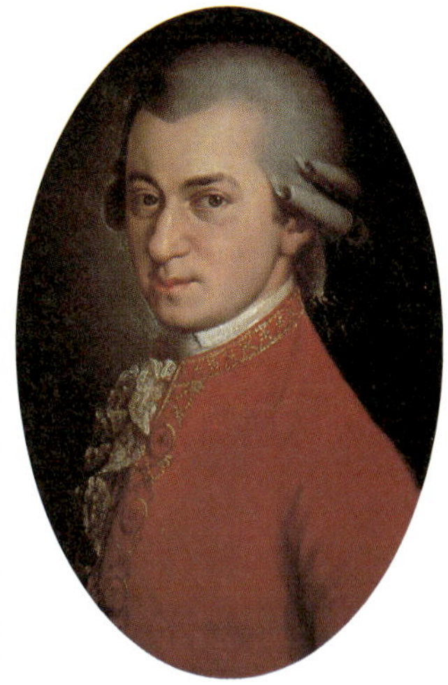

CI-DESSUS *Selon certains, la musique de Mozart affecterait le cortex cérébral.*

CI-DESSOUS *Pour les personnes éprouvant des difficultés à communiquer, la musique constitue un puissant moyen d'expression.*

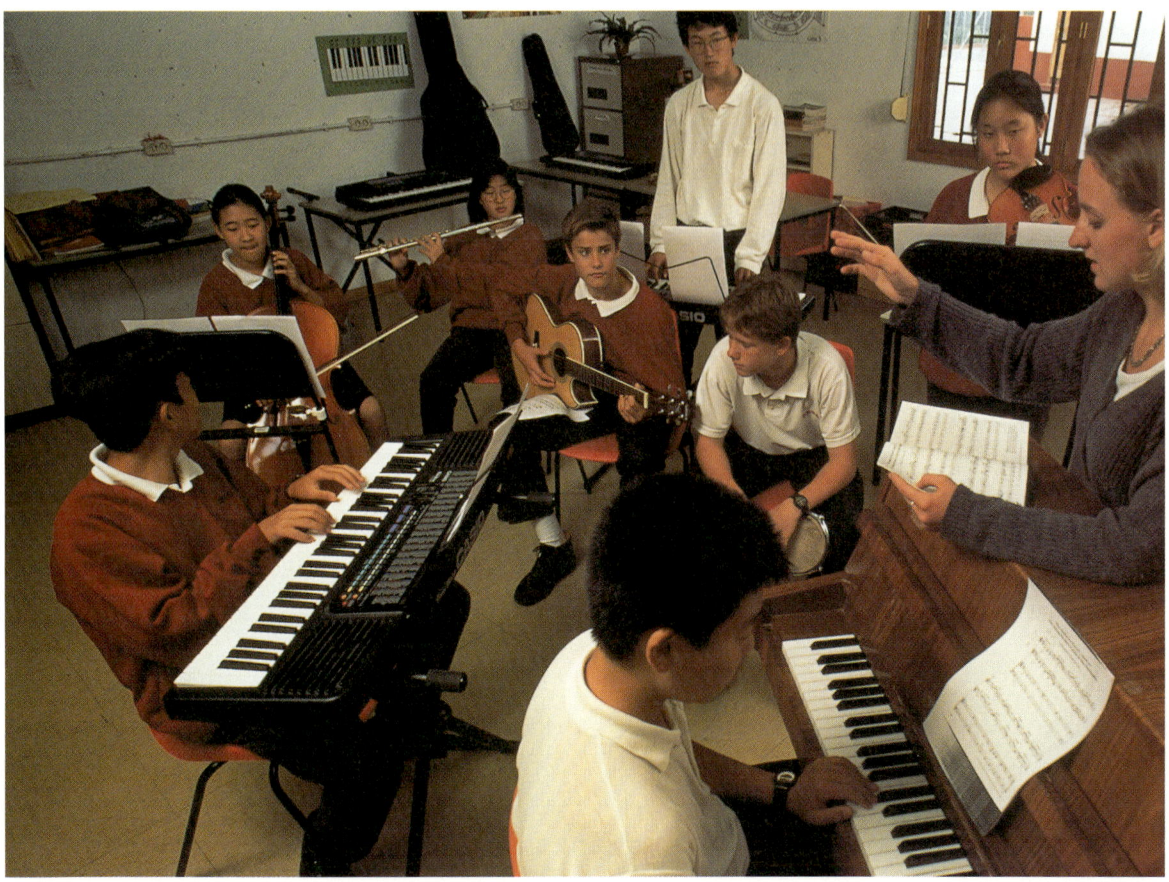

LE POINT DE VUE DE LA MÉDECINE CLASSIQUE

Les bienfaits de la musicothérapie dans le soulagement du stress, la relaxation et les soins aux personnes âgées sont largement reconnus. Certaines études ont montré que la musique peut affecter le rythme respiratoire et cardiaque ainsi que la tension artérielle. L'implication du patient joue néanmoins un rôle important, puisque la musique jouée en direct semble plus efficace que les enregistrements.

La plupart des médecins reconnaissent que la musique peut aider les patients à se détendre et qu'elle constitue un merveilleux moyen de communication pour les handicapés. En revanche, rares sont ceux qui admettent qu'elle puisse avoir un effet direct sur les maladies physiques. L'idée que la maladie puisse être guérie par le recours à une énergie vibratoire demeure étrangère à la médecine classique.

PRATIQUE AUTONOME

La musicothérapie est très facile à pratiquer seul. Sous sa forme la plus simple, elle ne nécessite ni équipement, ni investissement. Avec un simple lecteur de disques ou de cassettes, les possibilités sont beaucoup plus étendues. Et si vous avez le temps et la patience d'apprendre à jouer d'un instrument, vous vous enrichirez d'une manière qui aura un effet thérapeutique indirect. Il est aisé de se procurer des livres et des cassettes de musicothérapie, et les cours sont généralement faciles à trouver et peu coûteux si vous commencez par les techniques de base. Une seule séance peut suffire pour obtenir ensuite des résultats gratifiants à la maison.

Les objectifs de la musicothérapie ne sont pas musicaux : elle vous aide à relâcher vos tensions et à vous exprimer de manière non verbale ainsi qu'à améliorer vos aptitudes cognitives, physiques, relationnelles, sociales et émotionnelles. Le rythme de la musique est censé réduire le stress en influant sur les processus physiologiques. Il encouragerait également la fabrication et la libération d'endorphines, les analgésiques naturels du corps. La musicothérapie est particulièrement bénéfique chez les enfants, qui sont plus susceptibles de réagir de façon spontanée et désinhibée.

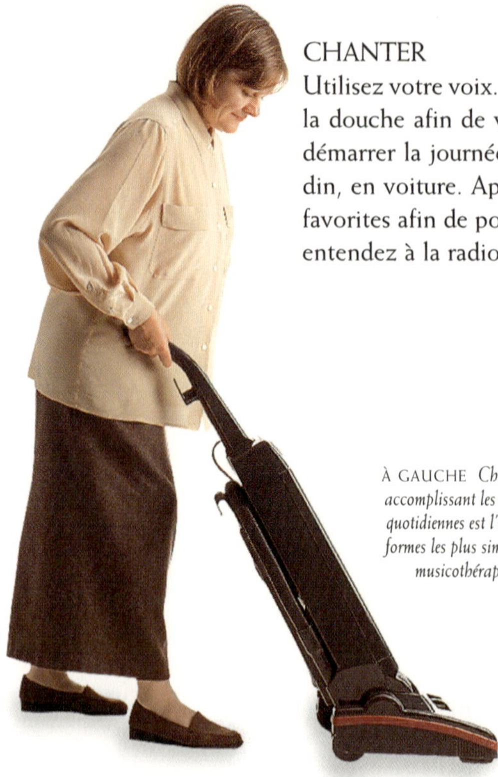

À GAUCHE *Chanter en accomplissant les corvées quotidiennes est l'une des formes les plus simples de musicothérapie.*

CHANTER

Utilisez votre voix. Chantez un air joyeux le matin sous la douche afin de vous mettre de bonne humeur pour démarrer la journée. Chantez à la maison, dans le jardin, en voiture. Apprenez les paroles de vos chansons favorites afin de pouvoir les fredonner lorsque vous les entendez à la radio.

TRAVAIL SUR LA VOIX

Le travail sur la voix permet de perdre ses inhibitions et de relâcher le stress. Durant l'enfance, nous exprimons naturellement nos émotions en criant et en chantant. Une fois adultes, nous n'osons plus extérioriser nos émotions, si bien que nous les refoulons. Le travail sur la voix consiste à chanter de la manière la plus primitive possible à l'aide de grognements, de cris et de soupirs, afin de donner libre cours à nos émotions refoulées et de les libérer.

PRÉCAUTIONS

La musicothérapie est sans danger et ne présente aucun effet secondaire. Gardez toutefois à l'esprit les points suivants.

- La musicothérapie ne peut pas se substituer à un véritable traitement médical. Si vous souffrez de troubles mentaux ou émotionnels graves, consultez un spécialiste.
- Lorsque vous écoutez de la musique à l'aide d'un casque, veillez à ne pas trop monter le volume. Une exposition prolongée à un niveau de décibels trop élevé peut causer des dommages irréversibles.

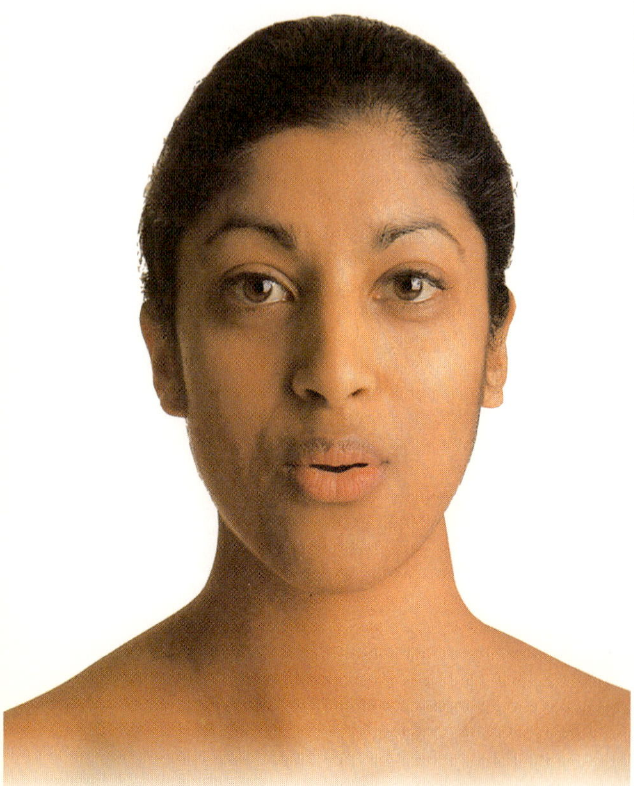

À GAUCHE *L'expression vocale sous sa forme la plus primitive permet de libérer les émotions refoulées.*

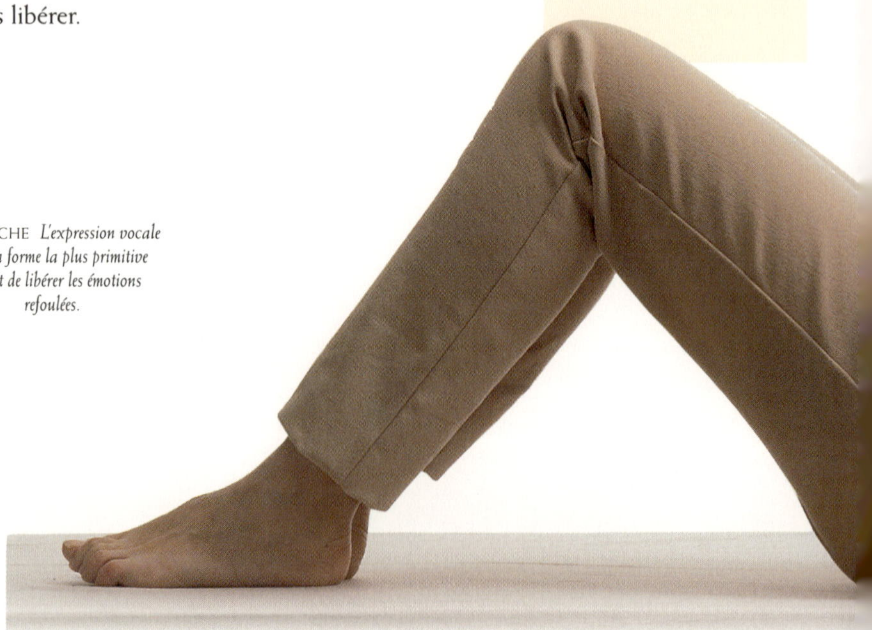

CASSETTES THÉRAPEUTIQUES

Des cassettes thérapeutiques – nécessitant pour certaines une participation active de l'auditeur – peuvent être obtenues par correspondance ou dans les librairies spécialisées. Elles ne correspondent pas forcément à tous les goûts et nécessitent un certain temps d'adaptation. Mais il est bon de persévérer, car de nombreux utilisateurs affirment avoir ressenti grâce à elles une profonde impression de calme et de détente.

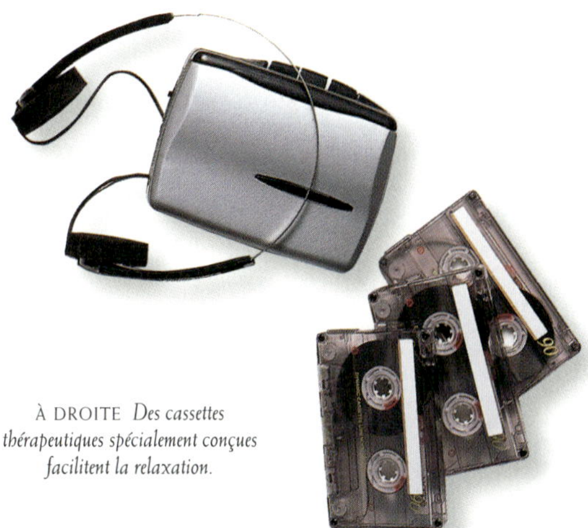

À DROITE *Des cassettes thérapeutiques spécialement conçues facilitent la relaxation.*

CHOIX PERSONNEL

Choisissez dans votre collection personnelle une musique correspondant exactement à votre humeur du moment ou à celle que vous souhaitez ressentir, et contentez-vous de l'écouter. Il est préférable d'être détendu et confortablement installé et de pouvoir se concentrer pleinement sur la musique, en utilisant si possible un casque plutôt que des haut-parleurs. Si vous voulez avoir confiance en vous, écoutez une musique gaie et entraînante ; si vous souhaitez être d'humeur romantique, choisissez un morceau doux et mélodieux. Vous pouvez employer cette méthode non seulement pour influer sur votre humeur, mais aussi pour l'explorer et l'analyser. Si vous êtes en colère, une musique agressive vous permettra peut-être de découvrir les causes de votre colère et de vous en débarasser.

CRÉEZ VOTRE PROPRE CASSETTE

L'une des manières les plus efficaces et les plus satisfaisantes de pratiquer la musicothérapie chez soi consiste à se plonger entièrement dans la musique, puis à se laisser entraîner graduellement d'une humeur indésirable vers une humeur plus agréable et plus positive. Il vous faut pour cela deux ou trois cassettes de 30 ou 45 minutes et une bonne sélection de disques ou de cassettes.

1 Commencez par choisir une musique qui reflète votre humeur du moment. Si vous êtes déprimé et souhaitez vous remonter le moral, commencez par environ 10 minutes de musique triste et plaintive. Vous pouvez aussi bien utiliser du rock que de la musique classique ou du jazz en fonction de vos goûts.

2 Choisissez ensuite trois ou quatre morceaux qui se situent à mi-chemin entre votre humeur présente et celle que vous souhaitez atteindre, en allant progressivement du plus triste au plus gai. La transition doit être graduelle, sans changement brutal dans le tempo.

3 Terminez par trois ou quatre morceaux exprimant l'humeur souhaitée : légère, confiante, joyeuse. Enregistrez d'autres cassettes pour vous détendre lorsque vous êtes en colère ou stressé, ou pour vous concentrer lorsque vous êtes agité.

Écoutez ces cassettes à chaque fois que vous voulez changer d'humeur. Souvenez-vous que plus vous serez concentré sur la musique, plus la méthode sera efficace.

CHAMP THÉRAPEUTIQUE

Tout comme l'art-thérapie (*voir* pages 236–239), la musicothérapie est couramment employée pour les troubles mentaux tels que les psychoses et la maladie d'Alzheimer, pour les difficultés d'apprentissage et les troubles du développement chez l'enfant, ou encore pour les malades chroniques et les personnes âgées. Elle permet également de réduire le stress dans les unités de chirurgie et de soins intensifs.

Plus généralement, elle peut servir à améliorer les aptitudes relationnelles et sociales, notamment chez les personnes atteintes de troubles du langage.

La musicothérapie peut être utile dans le traitement des troubles suivants :

ANXIÉTÉ *VOIR* PP. 256–257
COLIQUE DU NOURRISSON *VOIR* P. 350
DÉPRESSION *VOIR* P. 261
DOULEURS DE L'ACCOUCHEMENT *VOIR* P. 328
HYPERACTIVITÉ *VOIR* P. 351
MALADIE D'ALZHEIMER *VOIR* P. 356
STRESS *VOIR* PP. 262–263

À GAUCHE *L'utilisation d'un casque permet de s'immerger entièrement dans la musique.*

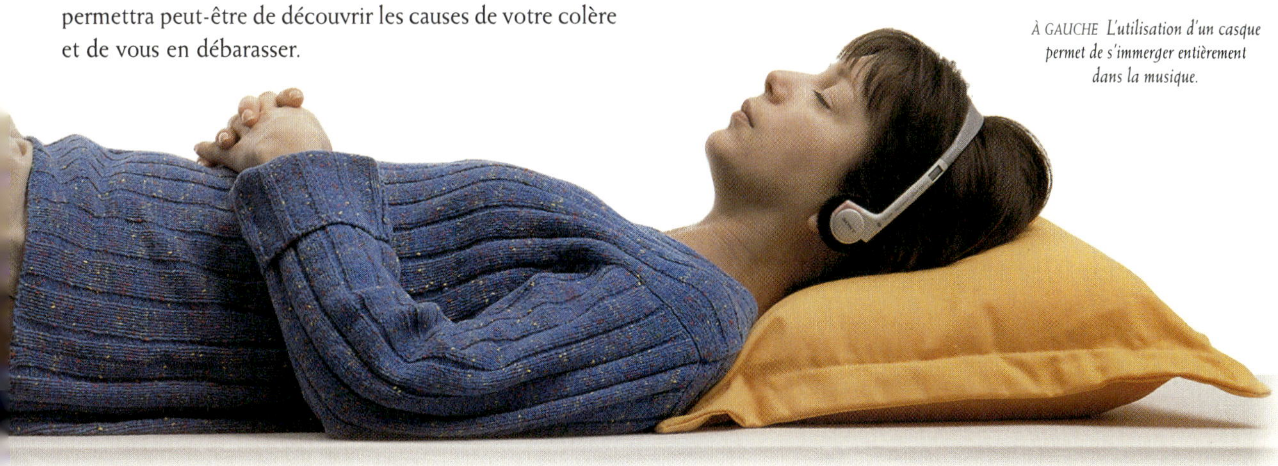

LA SONOTHÉRAPIE

LE POINT DE VUE DE LA MÉDECINE CLASSIQUE

L'utilité des traitements par ultrasons dans le cadre de la physiothérapie est largement reconnue, et l'emploi d'ultrasons pour dissoudre les calculs rénaux est désormais courant. Outre qu'il démontre que les organes internes absorbent bien les fréquences, le scanner à ultrasons s'est avéré un précieux outil de diagnostic, notamment pour les soins prénataux. En revanche, rares sont les médecins qui admettent l'hypothèse selon laquelle la maladie découle d'une discordance vibratoire dans les tissus et les organes pouvant être guérie par une exposition aux fréquences adéquates.

En thérapie, les sons peuvent être employés de diverses façons. On peut les écouter, les créer ou les diriger directement vers des zones spécifiques du corps. Contrairement à la musicothérapie, qui s'intéresse principalement à l'impact des mélodies, des harmonies et des rythmes sur notre humeur et nos émotions, la sonothérapie tente de restaurer l'équilibre de l'organisme et d'influer sur les processus de guérison en exposant les parties du corps dont les schémas vibratoires ont été perturbés à des fréquences spécifiques. Bien qu'il s'agisse d'une méthode assez récente, du moins sous sa forme actuelle, la sonothérapie s'est déjà avérée efficace et semble promise à un brillant avenir.

Les perspectives offertes par l'utilisation thérapeutique du son commencèrent à être explorées à la fin du XIXe siècle, lorsque l'on découvrit que les sons pouvaient influer sur la physiologie en modifiant par exemple le débit sanguin. L'attention se focalisa principalement sur le pouvoir curatif de la musique (*voir* pages 230–233), notamment pour les troubles psychologiques et émotionnels. Mais depuis quelques années, l'utilisation du son sous une forme non musicale est devenue une forme de thérapie à part entière.

Cet intérêt est né de la recherche scientifique. En 1925, le physicien français Louis de Broglie posa le postulat selon lequel l'électron, qui tourne autour du noyau de l'atome, n'est pas une particule mais une onde non matérielle. Lorsqu'elle est réduite à son plus petit composant, la matière se résume à de l'énergie. Il en découle que tous les éléments de l'univers sont soumis à des vibrations, y compris le corps humain. On peut donc présumer que si le corps humain vibre, tout déséquilibre ou problème présent dans le corps réagira à des vibrations telles que des ondes sonores. C'est de cette théorie qu'est née la médecine vibratoire, qui depuis les années 1950 emploie les ondes sonores à des fins thérapeutiques.

La méthode vibratoire appelée « thérapie cymatique », mise au point par le médecin et ostéopathe anglais Peter Manners, est devenue particulièrement populaire aux États-Unis et fait des adeptes dans le monde entier. Une autre technique récente s'appuyant en partie sur la musique et en partie sur les sons est la méthode Tomatis (*voir* page 231). Au début des années 1990 a été mise au point en Finlande une technique baptisée méthode physioacoustique (M.P.A.). Celle-ci consiste à diffuser des ondes sonores générées par ordinateur dans les haut-parleurs d'un fauteuil spécial où est installé le patient, et permettrait semble-t-il de réduire la tension artérielle et musculaire.

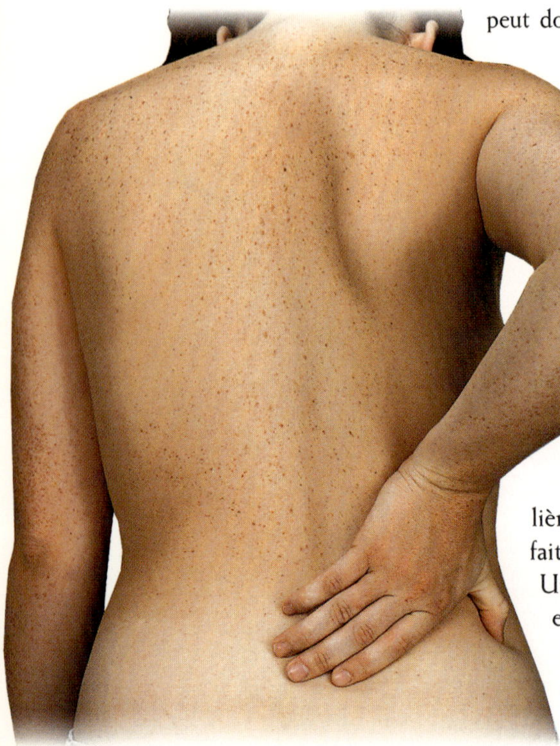

CI-DESSOUS *La sonothérapie est surtout employée pour traiter les problèmes osseux et articulaires et peut être particulièrement efficace contre le mal de dos.*

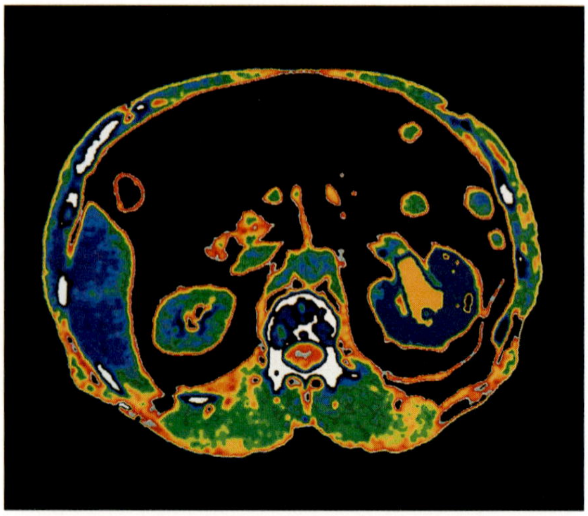

CI-DESSUS *Dans la médecine occidentale classique, les ultrasons sont employés pour dissoudre les calculs rénaux.*

QU'EST-CE QUE LA SONOTHÉRAPIE ?

Tout comme la lumière, le son est une vibration qui voyage dans l'espace selon un mouvement ondulatoire. Mais alors que la lumière est formée d'oscillations dans un champ électromagnétique, le son est dû au mouvement de molécules dans l'air – il ne peut pas se déplacer dans le vide. Le son audible ne constitue qu'une partie du spectre sonore. Les sons de fréquence très élevée (ultrasons) ou très basse ne sont pas perçus par l'oreille humaine.

Les ultrasons sont employés pour dissoudre les calculs rénaux sans intervention chirurgicale. Ils sont également à la base du scanner à ultrasons, l'un des outils de diagnostic modernes les plus utiles. Par ailleurs, le son est couramment utilisé en physiothérapie pour atténuer les inflammations articulaires et les douleurs musculaires.

Mais à l'instar de la photothérapie et la chromothérapie (*voir* pages 240–241 et 246–249), la sonothérapie va plus loin que cela. Ses adeptes pensent que tous les tissus du corps vibrent à une fréquence caractéristique et que la maladie se manifeste par des perturbations dans la fréquence normale de vibration. Ils estiment qu'ils peuvent restaurer l'équilibre de l'énergie vibratoire en appliquant des sons de la bonne fréquence directement sur les organes et les tissus concernés, afin de rendre au corps son harmonie et sa santé.

CONSULTER UN THÉRAPEUTE

Les méthodes employées en sonothérapie varient énormément d'un praticien à l'autre. Elles diffèrent également selon qu'elles sont destinées à traiter un trouble spécifique ou seulement à soulager le stress et à créer une sensation de bien-être.

À l'issue d'une première consultation, le thérapeute applique généralement des sons sur des zones spécifiques du corps à l'aide d'un appareil manuel qui émet les fréquences sonores adéquates à partir d'une cassette préenregistrée. C'est la méthode la plus courante, appelée « thérapie cymatique ». D'autres thérapeutes préfèrent utiliser le son de leur propre voix. Ils dirigent les sons – tels que des mélopées, des incantations, des cris ou des grognements – vers différentes régions du corps du patient. Aussi surprenante soit-elle, cette méthode est apparemment efficace.

LA THÉRAPIE CYMATIQUE

La thérapie cymatique se pratique à l'aide d'un appareil à main qui transmet les ondes sonores à travers la peau. Celui-ci est placé au-dessus de la région du corps à traiter et réglé à la fréquence correspondant à celle des cellules d'un corps sain.

Ces fréquences extrêmement complexes sont spécifiquement destinées à l'organe ou au tissu à traiter. Selon les cas, le patient ressent ou non les vibrations et entend ou non les sons durant le traitement. Chaque séance dure de 10 à 15 minutes et la durée du traitement est variable.

LES INCANTATIONS

De plus en plus populaires en Occident, les incantations sont communes à de nombreuses cultures. Au cours de séances hebdomadaires d'une heure, l'élève apprend à utiliser sa voix pour créer des sons purs qui résonnent à travers tout le corps et apportent une impression de bien-être physique et émotionnel. Les incantations permettent également d'accroître sa confiance en soi.

PRÉCAUTIONS

- La sonothérapie ne présente généralement aucun danger. Il existe néanmoins certains cas dans lesquels elle doit être évitée ou pratiquée seulement après avis médical.
- Ne suivez pas une sonothérapie si vous portez un stimulateur cardiaque.
- Consultez votre médecin avant de suivre une sonothérapie si vous souffrez d'une maladie cardiaque ou rénale.
- Ne dirigez jamais un son vers la tête si le volume est réglé très fort. Les dégâts causés à l'oreille interne peuvent conduire à une surdité partielle ou totale.

PRATIQUE AUTONOME

Il est possible d'acheter un appareil à main ainsi que des cassettes préenregistrées pour pratiquer la sonothérapie à la maison. Cet appareil peut s'avérer très utile, notamment en cas d'entorse et de douleurs musculaires ou articulaires. Il offre une alternative à la manipulation physique, qui est souvent douloureuse ou désagréable. Toutefois, les résultats seront sans doute moins bons que ceux obtenus par un physiothérapeute qualifié dans le cadre d'un traitement continu.

Le travail sur la voix (*voir* Musicothérapie, page 232) est une forme de sonothérapie qui peut être pratiquée chez soi. L'idée consiste à faire résonner sa voix à travers son corps afin d'accroître la sensation d'harmonie, de complétude et de bien-être.

CHAMP THÉRAPEUTIQUE

La sonothérapie s'est avérée particulièrement efficace dans le traitement des troubles musculaires, articulaires, tendineux et ligamenteux. Elle peut soulager la douleur et l'inflammation liées aux problèmes arthritiques et rhumatismaux. Elle réduit la gêne et le délai de convalescence dans les opérations de remplacement de la hanche. La sonothérapie est également employée pour traiter les troubles suivants :

ARTHRITE *VOIR* PP. 346–347

DOULEURS DE L'ACCOUCHEMENT *VOIR* P. 328

FIBROMYALGIE *VOIR* P. 348

MAL DE DOS *VOIR* PP. 344–345

SCIATIQUE *VOIR* P. 348

TÉNOSYNOVITE *VOIR* PP. 342–343

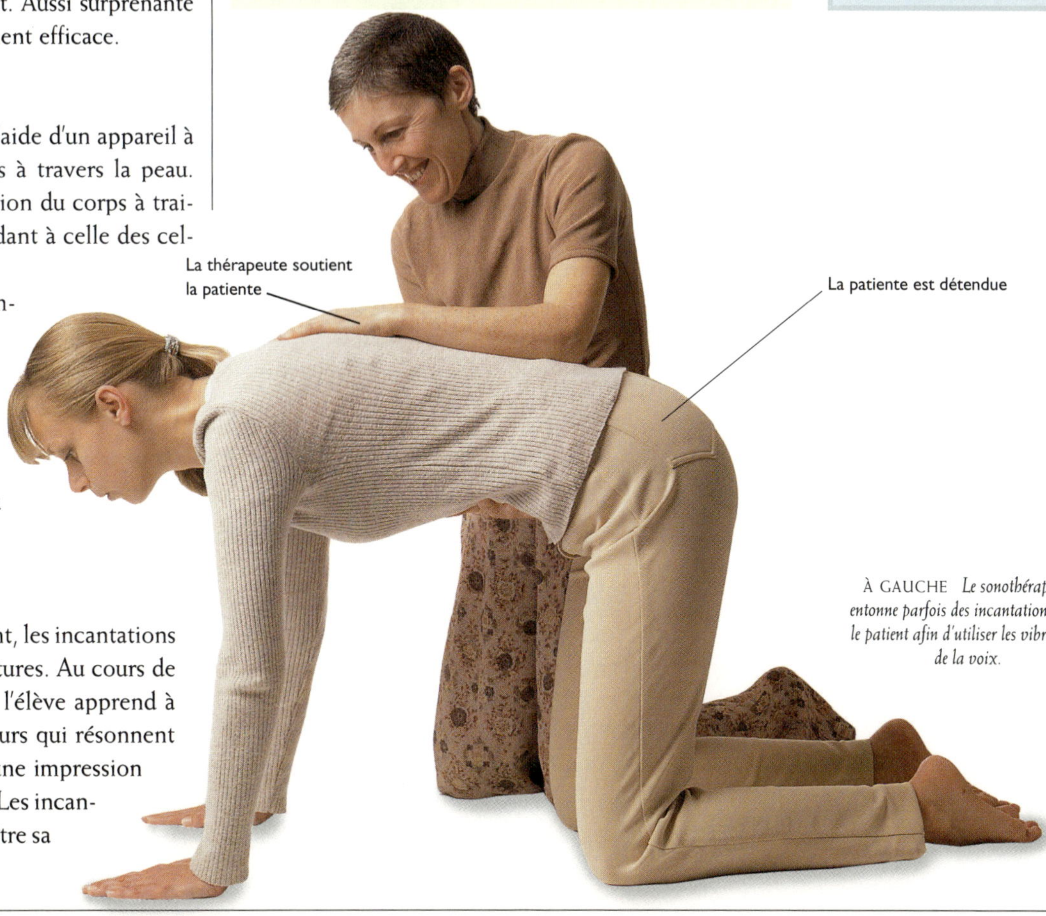

À GAUCHE *Le sonothérapeute entonne parfois des incantations avec le patient afin d'utiliser les vibrations de la voix.*

L'ART-THÉRAPIE

IMAGES VISUELLES

L'art a toujours été employé pour exprimer des sentiments qui ne pouvaient pas se dire avec des mots. Il a pourtant fallu attendre le début du XXe siècle pour que soient reconnus l'importance de l'expression artistique et du potentiel de l'art comme outil psychothérapeutique. Après la Deuxième Guerre mondiale, l'art-thérapie fut employée pour faciliter le retour à la vie civile des combattants traumatisés par la guerre. Aujourd'hui, elle est pratiquée dans de nombreuses institutions, dans les écoles spécialisées et les prisons notamment, et s'avère particulièrement bénéfique pour ceux qui éprouvent des difficultés à s'exprimer verbalement, tels que les enfants et les personnes souffrant de troubles émotionnels ou de difficultés d'apprentissage.

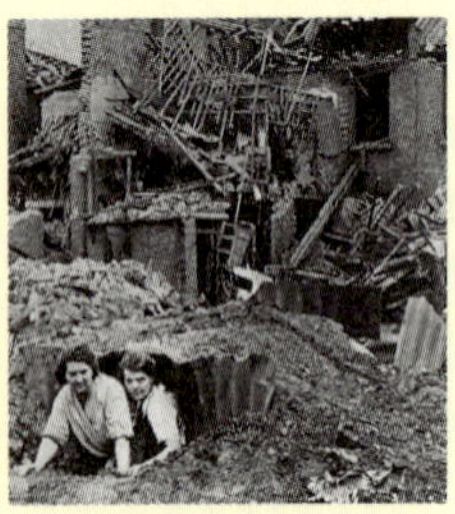

CI-DESSUS *L'art-thérapie fut employée pour aider les victimes de la Deuxième Guerre mondiale.*

Les thérapies créatives que sont l'art-thérapie et la musicothérapie ont ceci de particulier qu'elles comblent le fossé entre la médecine classique et les médecines douces. Elles intègrent l'approche holistique et centrée sur la personne d'autres thérapies psychologiques et spirituelles en mettant l'accent sur le développement et l'épanouissement personnels, mais sont également utilisées dans de nombreux services hospitaliers pour traiter les maladies mentales et psychosomatiques et les troubles du développement ainsi que pour soigner les personnes âgées et les malades en phase terminale. Par ailleurs, l'art-thérapie est largement reconnue comme l'un des meilleurs moyens de révéler les émotions fortes et profondément enfouies que nous n'osons pas exprimer autrement.

L'utilisation des arts plastiques – peinture, dessin, sculpture, etc. – dans le traitement des troubles mentaux et émotionnels remonte au tout début du XXe siècle. Rudolf Steiner, qui comptait Jung (*voir* page 194) et Montessori parmi ses relations et dont les théories sur l'éducation et la psychologie exercèrent une grande influence, incorpora aussi bien les arts plastiques que la musique et la danse dans la médecine anthroposophique (*voir* page 227). Freud (*voir* pages 188 et 192) et Jung reconnaissaient tous deux que l'expression artistique permet d'explorer l'inconscient et d'autres psychanalystes et éducateurs comprirent rapidement l'importance de l'expression artistique dans le développement normal de l'enfant.

Après la Deuxième Guerre mondiale, l'art-thérapie fit son entrée dans les hôpitaux afin d'aider les survivants à surmonter les traumatismes de la guerre et à reprendre une vie normale. Elle était généralement pratiquée par un artiste qui venait travailler de manière informelle avec les patients de l'hôpital. Néanmoins, les psychothérapeutes comprirent rapidement le potentiel de l'art-thérapie en psychiatrie et des thérapeutes professionnels commencèrent à apparaître. En Angleterre, une association nationale d'art-thérapie fut fondée en 1963 et les praticiens sont diplômés d'État depuis 1997.

Aux États-Unis, le travail de Margaret Naumberg contribua à faire connaître l'art-thérapie dans la période de l'après-guerre. Elle est aujourd'hui couramment pratiquée dans tout le pays.

QU'EST-CE QUE L'ART-THÉRAPIE ?

Durant l'enfance, nous nous amusons tous à dessiner, à peindre et à sculpter l'argile ou la pâte à modeler. C'est d'abord une façon d'explorer le monde qui nous entoure et de nous familiariser avec lui. Mais c'est aussi un important moyen d'expression, en particulier lorsque les compétences verbales ne sont pas encore bien développées.

Les enfants utilisent le dessin et la peinture pour exprimer leurs sentiments et leurs émotions de manière libre et désinhibée. Les arts plastiques fournissent une soupape de sécurité aux accès de colère ou de frustration et peuvent parfois permettre l'expression d'émotions plus profondes telles que la peur de l'abandon ou l'absence d'amour parental. L'art peut offrir un moyen d'expression aux enfants atteints de troubles émotionnels ou de difficultés d'apprentissage.

À partir de dix ans environ, cette spontanéité se perd en grande partie. Le dessin devient plus formel, plus réaliste et plus maîtrisé. La capacité à s'exprimer par le biais de l'art est perdue chez la plupart des adultes, et c'est ce que tente de restaurer l'art-thérapie.

L'impression de ne pas savoir dessiner ou peindre, qu'elle soit justifiée ou non, ne doit surtout pas vous décourager. Le but n'est pas de produire une œuvre d'art ni même quelque chose de visuellement satisfaisant. Le principe de l'art-thérapie consiste à laisser l'inconscient s'exprimer librement par le biais des couleurs et des formes. Les images qui en résultent reflètent vos éventuels conflits intérieurs, vos peurs et autres émotions refoulées et vous permettent ainsi de les affronter et de les résoudre.

Émotions refoulées

Il est généralement préférable de pratiquer l'art-thérapie sous la supervision d'un thérapeute qualifié capable de vous guider dans l'interprétation des images ou des formes produites. Le thérapeute peut également vous aider si ces images sont horribles, terrifiantes ou choquantes. Certaines personnes ont refoulé des sentiments de haine, de peur, de rage ou d'aliénation qui trouvent un exutoire dans la création artistique et qu'il peut être difficile d'affronter seul. L'art-théra-

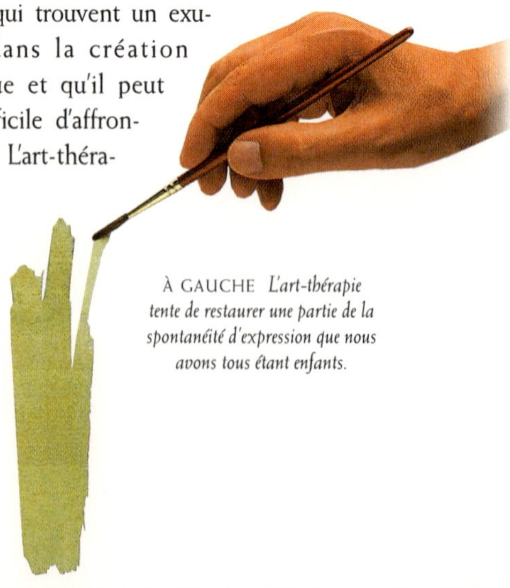

À GAUCHE *L'art-thérapie tente de restaurer une partie de la spontanéité d'expression que nous avons tous étant enfants.*

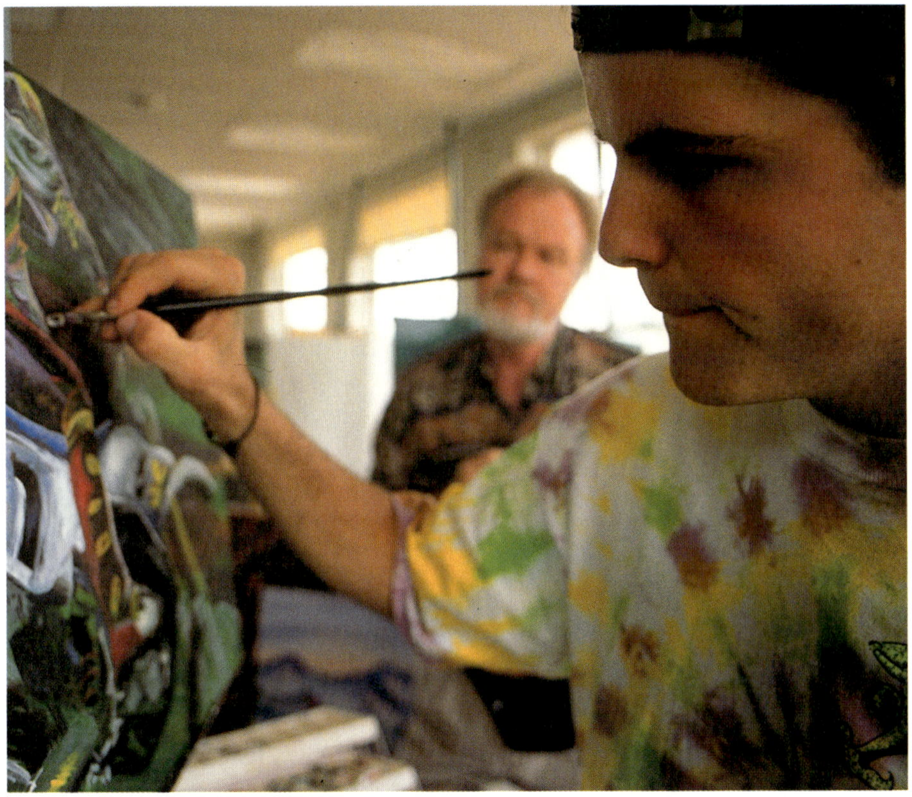

À GAUCHE *Lors des séances de groupe, les participants sont invités à peindre en toute liberté.*

LE POINT DE VUE DE LA MÉDECINE CLASSIQUE

L'efficacité de l'art-thérapie dans le traitement des troubles psychiques et émotionnels a été démontrée par de nombreuses études. Il est d'ailleurs courant dans les pays anglo-saxons que des médecins conseillent à leurs patients de consulter un spécialiste de l'art-thérapie.

L'art-thérapie est couramment employée dans les hôpitaux, les prisons et diverses institutions. Elle ne suscite le scepticisme du milieu médical que lorsque des thérapeutes font appel à certains éléments de la psychologie analytique jungienne. En effet, tous les médecins ne reconnaissent pas la validité de l'auto-interprétation des symboles présents dans les dessins.

pie fait souvent apparaître des problèmes qui n'auraient pas été révélés aussi rapidement par d'autres formes de psychothérapie, telles que la psychanalyse. Elle permet par conséquent de les traiter à un stade précoce, avant qu'ils ne s'aggravent.

Outre le traitement des troubles psychiques, l'art-thérapie est de plus en plus pratiquée pour développer la conscience de soi et l'épanouissement personnel. Elle met alors l'accent non seulement sur la résolution des conflits internes et des problèmes émotionnels, mais aussi sur la transformation d'images négatives en images positives. Le travail réalisé sur les images en vue de les modifier peut constituer un puissant outil d'évolution personnelle.

Rôle thérapeutique

Il existe deux écoles de pensée concernant le rôle du thérapeute dans l'art-thérapie. La première estime que le thérapeute est là uniquement pour aider et pour guider, l'accent étant mis sur le patient et sur l'image. Pour cette école, toute tentative d'interprétation par le thérapeute interfère dans le dialogue intérieur du patient et décourage la totale liberté d'expression indispensable à l'efficacité de la thérapie. L'acte de peindre est considéré comme thérapeutique en lui-même, car il permet au patient d'exprimer et d'assumer ses conflits internes et ses émotions.

Les tenants de la deuxième école considèrent en revanche l'art-thérapie comme faisant partie d'un processus psychothérapeutique plus général. La peinture, qui devient un moyen de communication non verbale entre le thérapeute et le patient, est employée de la même façon que l'expression verbale. Sa principale fonction est de permettre au thérapeute d'identifier l'origine inconsciente des problèmes et d'aider le patient à les résoudre.

Symboles de l'inconscient

Une autre branche de l'art-thérapie découle de la psychologie analytique jungienne. Pour elle, les dessins et les peintures, tout comme les rêves, contiennent des symboles qui peuvent être interprétés en termes d'archétypes et de pulsions inconscientes (*voir* page 194). En général, les patients sont invités à trouver la signification personnelle de ces symboles afin de les interpréter eux-mêmes avec l'aide du thérapeute, plutôt que d'attendre que ce soit le thérapeute qui leur fournisse l'interprétation. Vous et vous seul possédez la clé des symboles qui sont nés de votre inconscient.

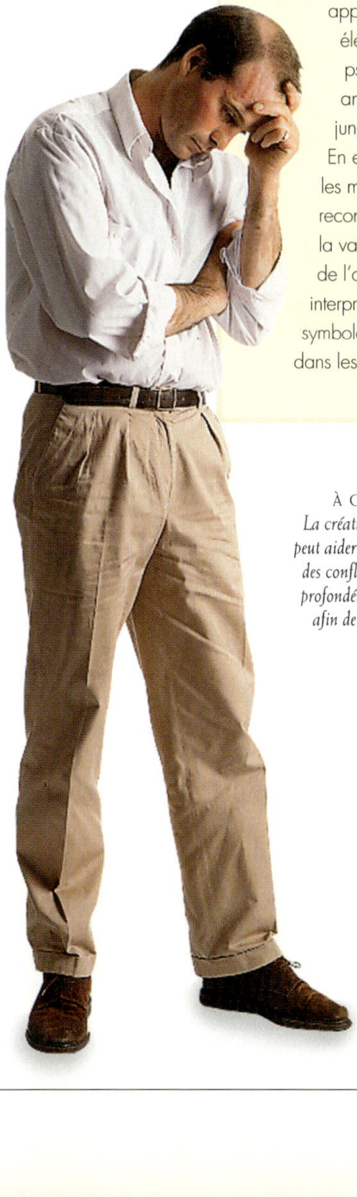

À GAUCHE
La créativité artistique peut aider à faire resurgir des conflits psychiques profondément enracinés afin de les résoudre.

CONSULTER UN THÉRAPEUTE

La plupart des praticiens en art-thérapie travaillent dans des hôpitaux, des cliniques psychiatriques, des établissements d'éducation spécialisée ou des prisons, et les patients leur sont souvent adressés à la demande des psychologues ou des médecins. Si vous souhaitez pratiquer l'art-thérapie à titre privé, demandez à votre médecin de vous recommander un praticien ou renseignez-vous auprès d'une association spécialisée.

Le thérapeute commencera par un entretien préliminaire durant lequel il consultera éventuellement votre dossier médical pour connaître vos antécédents et vous interrogera sur votre mode de vie, vos problèmes, votre équilibre psychique et vos attentes vis-à-vis du traitement. C'est aussi l'occasion pour vous de vous renseigner sur les modalités exactes de la thérapie et pour discuter du support que vous souhaitez utiliser : aquarelle, crayon, pastel ou argile.

La thérapie peut consister en séances individuelles, mais peut également se pratiquer en groupes comprenant jusqu'à huit ou dix participants. Les séances durent généralement une heure ou plus et s'effectuent à un rythme hebdomadaire pendant au moins six mois. Que les séances soient individuelles ou collectives, le thérapeute vous suggérera probablement diverses méthodes pour vous relaxer et pour libérer des contraintes quotidiennes la partie de votre cerveau vouée à l'imagination et à l'intuition. Les techniques de visualisation (*voir* pages 214–217) sont parfois employées. Vous serez invité à imaginer une scène de manière aussi détaillée que possible et à la reproduire sur le papier en vous concentrant sur votre image mentale et non sur ce que vous peignez. D'autres méthodes consistent à prendre un objet familier et à le considérer sous un angle inhabituel, par exemple la tête en bas, puis à le peindre très lentement en vous concentrant sur chaque courbe et sur les différentes textures.

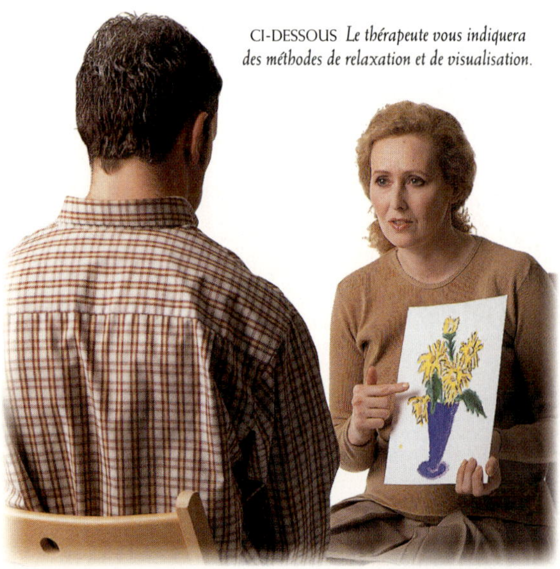

CI-DESSOUS *Le thérapeute vous indiquera des méthodes de relaxation et de visualisation.*

PRATIQUE AUTONOME

La pratique individuelle de l'art-thérapie offre une excellente forme de relaxation. Le matériel nécessaire est simple, peu coûteux et facile à transporter. La peinture, le dessin et la sculpture aident à soulager le stress et favorisent généralement la conscience de soi et le bien-être émotionnel. Vous pouvez suivre des cours d'arts plastiques (sans que ce soit nécessairement des cours d'art-thérapie), mais ce n'est pas indispensable. Souvenez-vous qu'il n'est pas nécessaire d'avoir du talent. Le but n'est pas de produire des œuvres d'art mais de libérer les tensions internes et d'améliorer l'équilibre émotionnel en apprenant à communiquer avec votre inconscient.

Lorsque vous avez terminé, observez attentivement votre travail afin de voir s'il existe des couleurs ou des formes dominantes ou des symboles particulièrement visibles. Si c'est le cas, réfléchissez à leur éventuelle signification en termes d'émotions et de sentiments.

Conservez vos créations afin de pouvoir identifier des éléments ou des thèmes récurrents, même si leur signification n'est pas claire. Sont-elles parfois sombres et lugubres et parfois gaies et vivantes, et ces fluctuations sont-elles liées à votre humeur ? Évoluent-elles au fil du temps, et cette évolution reflète-t-elle un changement dans votre mode de vie ou votre situation personnelle ?

CI-DESSOUS *Le matériel de peinture est peu coûteux et accessible à tous.*

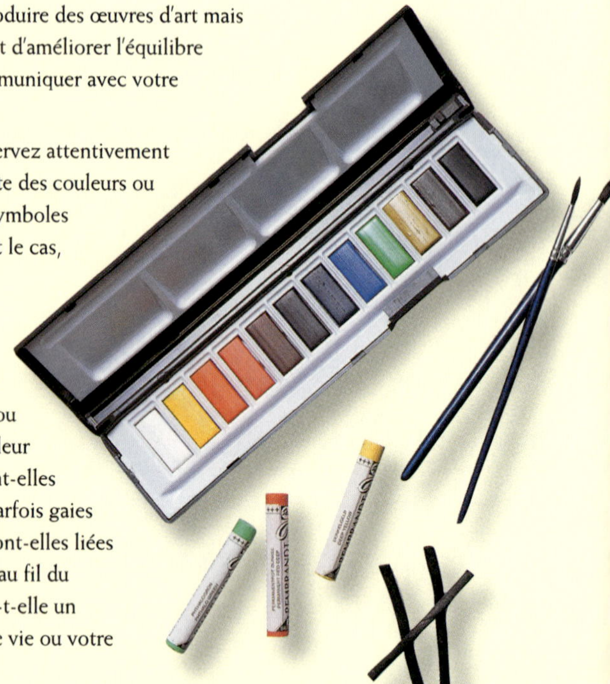

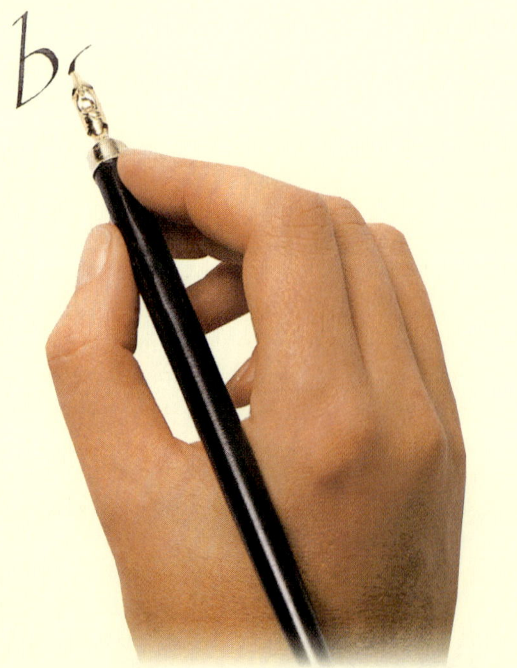

1 *Isolez-vous dans une pièce où vous pouvez être sûr de ne pas être dérangé pendant environ une demi-heure, et détendez-vous afin de laisser libre cours à votre imagination et à votre intuition. Si vous les maîtrisez, les méthodes de visualisation, de relaxation* (voir *pages 158–165*) *et de méditation* (voir *pages 60–63*) *peuvent toutes vous être utiles.*

2 *Tâchez de travailler le plus spontanément possible afin que les images coulent directement de votre esprit vers le papier. Pour vous aider, commencez par exemple à dessiner avec la main gauche si vous êtes droitier, ou inversement. Vous pouvez également dessiner un objet familier sous un angle inhabituel (voir plus haut).*

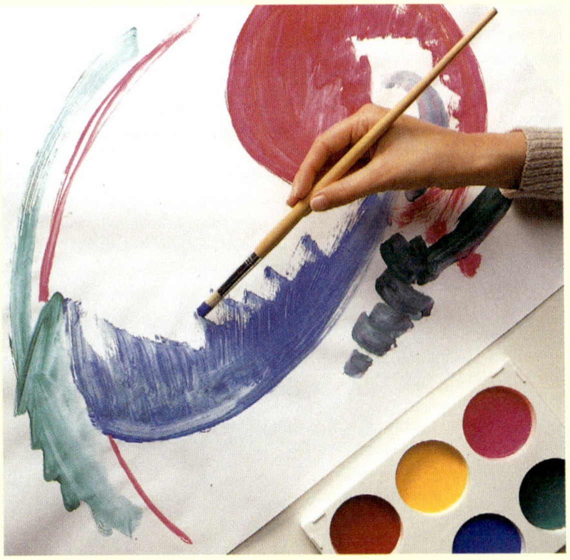

3 *Peignez ou dessinez ce qui vous passe par la tête. Prenez votre temps, mais ne laissez pas intervenir votre intellect. N'essayez pas d'évaluer votre tableau en termes esthétiques, n'utilisez pas de gomme et n'apportez pas de corrections. Peu importe que le résultat ressemble à un barbouillage sans queue ni tête aux couleurs criardes ou à un gribouillis de lignes enchevêtrées.*

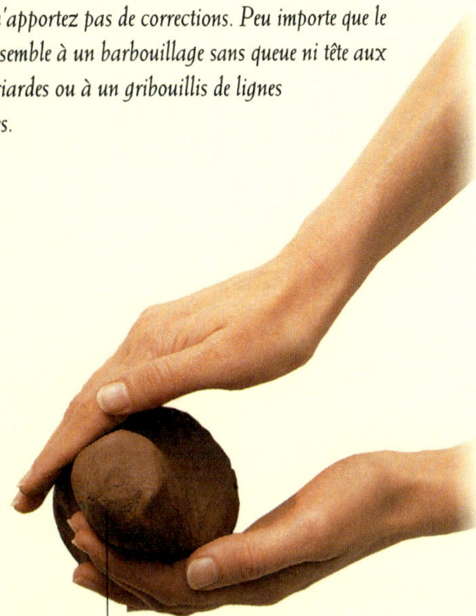

La manipulation de l'argile peut être très thérapeutique

CHAMP THÉRAPEUTIQUE

L'art-thérapie est couramment employée dans le traitement des troubles de l'alimentation, de la toxicomanie et de l'alcoolisme. Elle est également pratiquée dans les centres de rééducation, les hôpitaux psychiatriques et les cliniques pour personnes âgées ou malades chroniques, et peut être utile pour les personnes atteintes du sida ou de la maladie d'Alzheimer. Elle joue enfin un rôle important dans le traitement des enfants présentant de difficultés d'apprentissage et de problèmes émotionnels ou comportementaux.

L'art-thérapie est également employée dans le traitement des troubles suivants :

DÉPENDANCES *VOIR* P. 258
DÉPRESSION *VOIR* P. 261
HYPERACTIVITÉ *VOIR* P. 351
MALADIE D'ALZHEIMER *VOIR* P. 356
OBSESSIONS *VOIR* P. 259
PHOBIES *VOIR* P. 260
STRESS *VOIR* P. 262–263
TROUBLES ALIMENTAIRES *VOIR* P. 265
V.I.H. ET SIDA *VOIR* PP. 340–341

PRÉCAUTIONS

L'art-thérapie s'est avérée très efficace dans le traitement de nombreux troubles émotionnels et psychiques. Pratiquée à la maison, elle aide à se détendre et à mieux comprendre sa personnalité et ses changements d'humeur.

Cependant, l'art-thérapie ne doit pas être employée pour se soigner soi-même si l'on souffre d'un problème psychique. Dans ce cas, vous devez consulter un médecin ou un thérapeute qualifié.

4 *Si vous ne vous sentez pas à l'aise, changez de support. Si vous n'êtes pas satisfait par la peinture, le dessin ou la sculpture, essayez de découper des images qui vous plaisent dans des magazines ou utilisez des morceaux de papier coloré et faites des collages.*

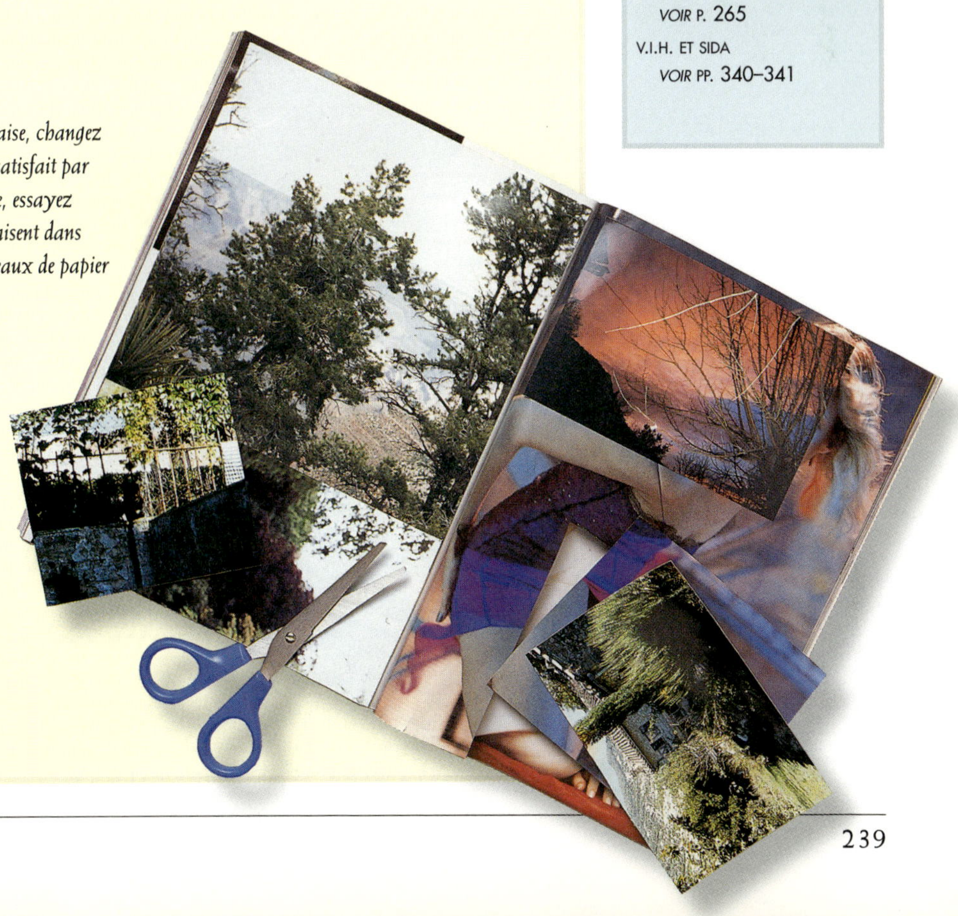

LA PHOTOTHÉRAPIE

LE POINT DE VUE DE LA MÉDECINE CLASSIQUE

Le lien entre la lumière naturelle et la production de mélatonine est parfaitement démontré. La photothérapie pratiquée depuis longtemps en France à l'hôpital est désormais accessible à tous grâce aux lampes spéciales vendues en grandes surfaces. Ses principales indications sont la dépression saisonnière dont souffre 5 % de la population, la dépression atténuée chronique, les troubles du sommeil dont l'insomnie d'endormissement et les effets du décalage horaire (exposition matinale). Les recherches portent sur le sevrage des toxicomanes, les attaques de panique et les maladies dégénératives du cerveau. La lumière ultraviolette associée à un fixateur pris par voie orale est aussi l'un des traitements possibles du psoriasis.
La photothérapie est contre-indiquée chez les migraineux.

Outre qu'elle accroît la vitalité et apporte une impression générale de bien-être, la lumière joue un rôle important dans la régulation de « l'horloge biologique », qui commande le sommeil et la production d'hormones. Les recherches ont montré que l'exposition à la lumière vive du soleil a un effet indiscutable sur la santé physique et mentale. La photothérapie pratiquée à l'aide de la lumière naturelle ou d'un substitut artificiel est aujourd'hui largement employée par le corps médical pour traiter la dépression saisonnière ainsi que divers problèmes de peau. Permettant par ailleurs d'intervenir sur l'horloge biologique, elle est parfois employée pour combattre les effets du décalage horaire.

Nous savons par d'anciens écrits que les Égyptiens, les Grecs et les Arabes de l'Antiquité connaissaient les vertus thérapeutiques de la lumière du soleil. Cependant, les origines de la photothérapie moderne ne remontent qu'au XIXe siècle et au développement de la naturopathie. La lumière du soleil combinée à l'air pur et à l'exercice physique était alors considérée comme une sorte de panacée. On s'intéressait particulièrement à l'utilisation de la lumière dans le traitement de la tuberculose. En 1903, un médecin danois du nom de Niels Finsen reçut le prix Nobel de médecine pour ses travaux sur les effets de la lumière ultraviolette sur la tuberculose.

Tout au long du XXe siècle, la photothérapie et la discipline voisine appelée chromothérapie (*voir* pages 246–249) ne cessèrent de se développer. Grâce à une meilleure connaissance des effets de la lumière sur la physiologie humaine, la photothérapie occupe désormais une place à part entière dans le répertoire médical.

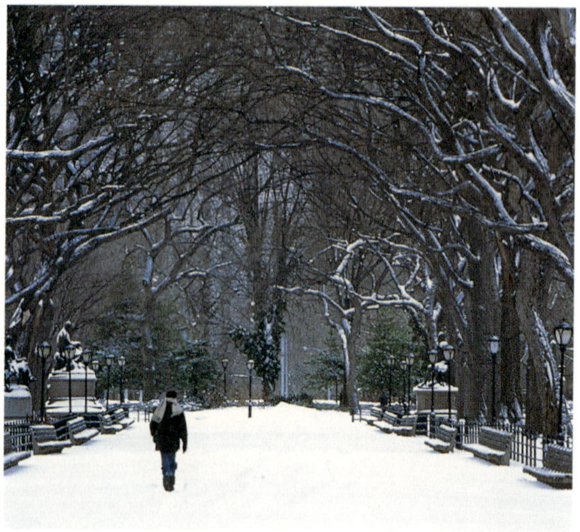

CI-DESSUS *La dépression saisonnière, caractérisée par une sensation de fatigue et un état dépressif, serait causée par le manque de lumière en hiver.*

LE PRINCIPE DE LA PHOTOTHÉRAPIE

La lumière du soleil est une lumière à spectre complet, c'est-à-dire qu'elle contient toutes les couleurs du spectre, lesquelles, mélangées ensemble, forment une lumière blanche. La lumière blanche artificielle comme celle des tubes au néon possède les mêmes caractéristiques. La différence entre la photothérapie et la chromothérapie est qu'elle n'emploie que de la lumière blanche.

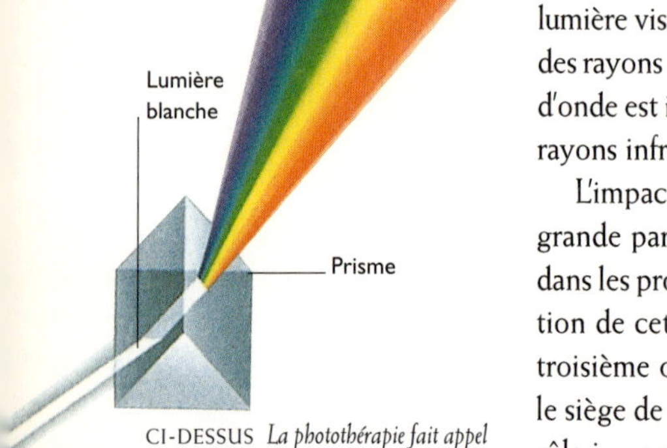

CI-DESSUS *La photothérapie fait appel à la lumière blanche pour influencer le fonctionnement de l'épiphyse.*

La lumière solaire n'est pas seulement constituée de lumière visible. Elle comprend également des rayons gamma, des rayons X et des rayons ultraviolets (U.V.) dont la longueur d'onde est inférieure à celle de la lumière visible, ainsi que des rayons infrarouges dont la longueur d'onde est supérieure.

L'impact de la lumière solaire sur l'organisme est dû en grande partie à l'épiphyse ou glande pinéale, qui est située dans les profondeurs du cerveau. Pendant des siècles, la fonction de cette glande demeura un mystère. Surnommée « le troisième œil », elle était considérée par Descartes comme le siège de l'âme. Aujourd'hui, on sait que l'épiphyse joue un rôle important dans la régulation hormonale. Elle influence la production de sérotonine, une hormone qui affecte notre humeur, et produit également de la mélatonine, notamment dans l'obscurité.

Le lien entre la mélatonine et la lumière ne fut mis en évidence que dans les années 1980, mais les chercheurs comprirent rapidement qu'en soumettant les patients à une lumière vive afin de stopper la production de mélatonine, on pouvait traiter efficacement les symptômes de la « dépression saisonnière », ou encore surmonter les effets du décalage horaire. Cette méthode a permis à de nombreuses personnes d'échapper à la léthargie et à la dépression dues à l'absence d'ensoleillement pendant la période hivernale.

L'exposition à une lumière à spectre complet accroît également la vitesse de synthèse de la vitamine D par l'organisme. La vitamine D est essentielle pour l'absorption de certains minéraux tels que le calcium, le magnésium et le phosphore, qui contribuent tous à la formation et au renforcement des os. La lumière naturelle contribue donc à soulager des troubles tels que l'arthrite ou l'ostéoporose.

Les patients ayant suivi une photothérapie ont consaté une nette amélioration, allant d'une réduction de la tension artérielle et du taux de cholestérol à une atténuation de la

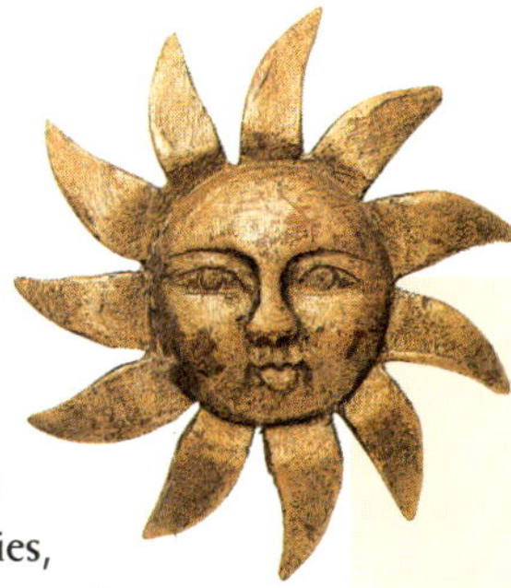

dépression et des douleurs articulaires. La lumière naturelle peut tuer certaines bactéries, ce qui la rend efficace contre les infections cutanées telles que l'acné. Elle est employée pour soulager le syndrome prémenstruel et comme alternative au traitement hormonal substitutif ; elle peut même affecter la libido en stimulant le désir sexuel. Elle aide également les insomniaques grâce à son action sur la production de mélatonine. Enfin, elle procure à la plupart des sujets un regain de vitalité et un sentiment de bien-être.

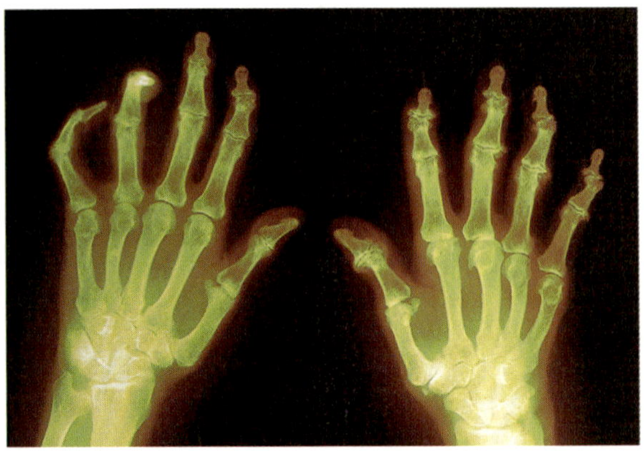

CI-DESSUS *L'arthrite n'est que l'une des nombreuses affections réagissant bien à la photothérapie.*

PRATIQUE AUTONOME

Il existe de nombreuses manières de mettre un peu de soleil dans votre vie.

- En hiver, passez le plus de temps possible dehors. Allez vous promener ou faites du jardinage.
- En été, laissez votre peau absorber le soleil pendant quelques minutes avant d'appliquer un écran solaire. Si vous restez au soleil plus longtemps, il faut bien entendu appliquer une crème solaire adaptée à votre peau en cas d'exposition prolongée.
- Vous pouvez pratiquer la photothérapie chez vous en achetant un appareil spécial. Essayez de passer environ 20 minutes par jour sous la lampe.
- Si vous entamez une cure de photothérapie, vous ne devez pas consommer en même temps des compléments vitaminés contenant de la vitamine D. Votre organisme en produisant suffisamment, il y a un risque d'intoxication.

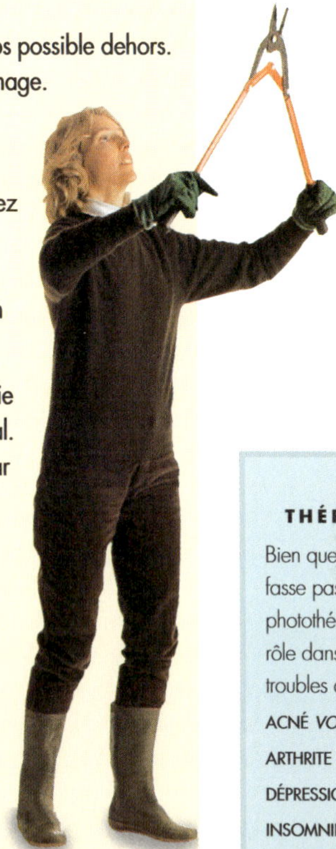

CI-DESSOUS *Les passe-temps tels que le jardinage sont une bonne manière de s'exposer à la lumière du soleil.*

CHAMP THÉRAPEUTIQUE

Bien que son efficacité ne fasse pas l'unanimité, la photothérapie peut jouer un rôle dans le traitement de troubles divers.

ACNÉ *VOIR* P. 276
ARTHRITE *VOIR* PP. 346–347
DÉPRESSION *VOIR* P. 261
INSOMNIE *VOIR* P. 264
MÉNOPAUSE *VOIR* PP. 330–331
OSTÉOPOROSE *VOIR* P. 358
PSORIASIS *VOIR* P. 272
SYNDROME PRÉMENSTRUEL *VOIR* P. 323

CONSULTER UN THÉRAPEUTE

Les cures de photothérapie consistent généralement en séances hebdomadaires d'une heure. Les besoins varient bien entendu selon les circonstances et l'époque de l'année. L'unité de mesure de la luminosité est le lux. La lumière du jour représente en moyenne 5000 lux et l'éclairage des bureaux est généralement inférieur à 1000 lux, alors qu'au moins 2500 lux sont nécessaires pour produie un effet thérapeutique.

Si vous souffrez de troubles oculaires, consultez un ophtalmologue avant de démarrer une photothérapie.

Vous devez vous débarrasser de vos lunettes ou de vos lentilles de contact avant le traitement, car celles-ci interfèrent avec l'absorption de la lumière par les yeux. Vous devez ensuite poser vos chaussures et vos vêtements et vous allonger sur le dos sous une ou plusieurs lampes fluorescentes. Les lampes émettent de la lumière à spectre large dont les U.V. ont été filtrés afin d'éviter tout risque de brûlure ou de lésion de la peau. Pour une efficacité maximum, vous devez garder les yeux ouverts le plus longtemps possible – une vingtaine de minutes pour une exposition d'une heure.

Dans certains centres, des séances de réflexologie plantaires (*voir* pages 68–73) sont proposées en complément de la photothérapie. Le thérapeute doit alors vous interroger sur vos antécédents médicaux afin de déterminer les points de pression à stimuler. Ce massage doux, généralement très agréable, a souvent un effet bénéfique et a au moins le mérite de vous éviter de vous ennuyer pendant que vous êtes étendu sous la lampe.

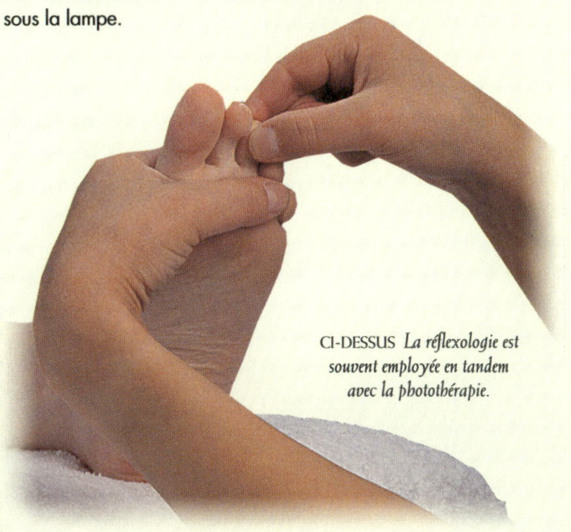

CI-DESSUS *La réflexologie est souvent employée en tandem avec la photothérapie.*

PRÉCAUTIONS

Tant qu'elle est pratiquée sans excès en respectant les précautions ci-dessous, la photothérapie ne présente pas de dangers. Elle ne doit toutefois pas se substituer à un traitement médical quel qu'il soit.

- Consultez votre médecin si vous avez le moindre symptôme.
- Ne vous exposez pas directement à la lumière du soleil plus longtemps qu'il n'est recommandé pour votre type de peau.

LES BIORYTHMES

LES RYTHMES NATURELS

Les biorythmes sont des schémas de comportement ou d'activité métabolique périodiques qui affectent bon nombre d'animaux et de végétaux. De nombreuses fonctions corporelles telles que le sommeil et l'éveil suivent un rythme de 24 heures (le rythme circadien). Les biorythmes sont souvent commandés par « l'horloge biologique » de l'organisme (*voir* Photothérapie, pages 240–241) en conjonction avec des stimuli environnementaux tels que la longueur du jour ou la marée.

MISE EN GARDE

Les biorythmes ne doivent pas être confondus avec un outil de diagnostic ou de prévention. Vous ne devez pas tenter d'expliquer par les biorythmes des symptômes liés à un problème de santé.
En cas de doute, consultez votre médecin.

Notre organisme est gouverné par un certain nombre de rythmes naturels et de cycles biologiques tels que le cycle reproductif chez la femme ou le rythme circadien (du latin circa diem, *« presque un jour »), qui provoquent des modifications chimiques dans le cerveau en réaction à la lumière, ainsi que des problèmes de « décalage horaire » lorsque ces cycles sont perturbés. Mais selon la théorie des biorythmes, il existe un certain nombre d'autres cycles qui s'entrecroisent inexorablement dès la naissance et tout au long de notre vie et qui gouvernent nos capacités physiques, émotionnelles, intellectuelles, intuitives, esthétiques et spirituelles. Les tenants de cette théorie pensent qu'en surveillant chacun de ces cycles, il est possible de prévenir certains problèmes et d'expliquer les variations de nos humeurs et de nos facultés.*

La théorie des biorythmes est relativement récente. Elle est née en Europe il y a un peu plus d'un siècle. Curieusement, deux médecins travaillant indépendamment en revendiquent la paternité : Wilhelm Fleiss et Hermann Swoboda.

Les nombres magiques

Wilhelm Fleiss, ami et correspondant régulier de Sigmund Freud (*voir* pages 192–193), était un numérologiste, c'est-à-dire un spécialiste qui croit aux pouvoirs magiques des chiffres et étudie leur influence sur notre existence. Exerçant à Berlin à la fin du XIXe siècle, il observa que quel que soit le nombre qu'il choisissait, il pouvait créer une équation dont ce nombre était le résultat si son calcul comprenait les nombres 23 et/ou 28.

Fleiss en conclut que le 23 et le 28 possédaient des propriétés magiques, ce qui est évidemment une vue de l'esprit (*voir* Le point de vue de la médecine classique, page suivante). Mais dans son livre, publié en 1906, *The Rhythms of Life; Foundations of an Exact Biology* – qui s'inspirait de sa correspondance avec Freud – il démontra que ces nombres jouaient un rôle considérable dans une foule de phénomènes biologiques et physiques. Convaincu qu'il devait exister un lien similaire avec le fonctionnement du corps et de l'esprit humain, il en déduisit que la vie était fondée sur deux rythmes de 23 et 28 jours. Notant que le second correspondait au cycle menstruel de la femme, il baptisa le cycle de 28 jours le cycle « féminin » et celui de 23 jours le cycle « masculin ».

Une curieuse coïncidence

À la même époque, offrant ainsi un exemple de ce que Jung (*voir* page 194) appelait le « synchronisme », le Dr Hermann Swoboda parvenait aux mêmes conclusions à l'Université de Vienne, en Autriche. En analysant les humeurs, les rêves et les crises de ses patients, il découvrit lui aussi qu'il existait deux cycles de 23 et 28 jours. Cependant, Swoboda baptisa le premier le cycle « physique » et le second le cycle « émotionnel ». (C'est cette terminologie plutôt que celle de Fleiss qui est aujourd'hui employée.)

Les trois cycles

Les travaux de Fleiss et Swoboda furent approfondis dans les années 1920 par l'Autrichien Alfred Teltscher, professeur de génie mécanique à Innsbruck. En examinant les devoirs de ses élèves, il remarqua que leurs capacités intellectuelles semblaient fluctuer selon un cycle de 33 jours qu'il baptisa le « cycle intellectuel ».

Pendant de nombreuses années, la théorie des biorythmes se limita à ces trois rythmes : physique (23 jours), émotionnel (28 jours) et intellectuel (33 jours). Sous cette forme, elle fut défendue dans les années 1970 par deux auteurs distincts, Bernard Gittleson et George S. Thommen. La théorie des biorythmes gagna rapidement en popularité, surtout au Japon, où le professeur. K. Tatai, directeur du département des Sciences comportementales de l'Université de Tokyo, combina ces trois cycles

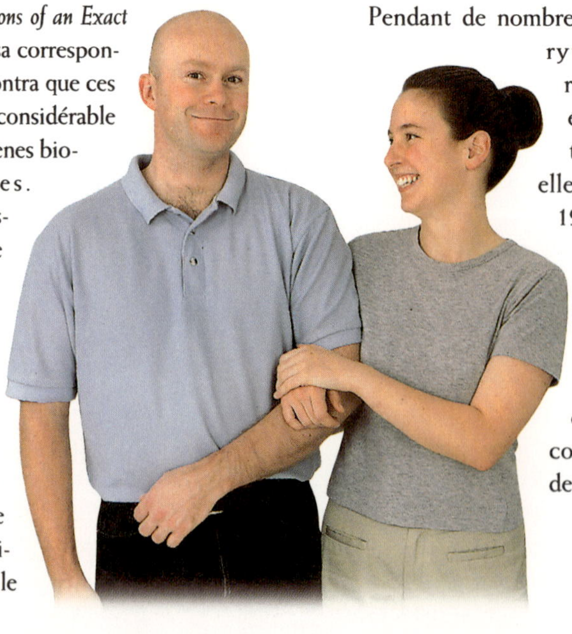

À GAUCHE *L'interprétation des biorythmes peut vous aider à mener une existence plus détendue et plus équilibrée.*

QUE SONT LES BIORYTHMES ?

De nombreuses fonctions biologiques, comme la veille et le sommeil, obéissent à certains schémas récurrents. Les biorythmes correspondent à des cycles internes commandant les émotions, le physique et l'intellect. Ils commencent à zéro et sont calculés à partir de la date de naissance. Présentés sous forme de diagramme, chacun d'eux s'élève jusqu'à un point culminant, puis descend progressivement en repassant par zéro. Le trajet de chaque courbe étant différent, les cycles se recoupent par endroits.

Lorsque les cycles franchissent le zéro, cela correspond à un jour « critique », attendez-vous à affronter des situations désagréables. Si plusieurs cycles se recoupent, vous êtes considéré comme particulièrement vulnérable.

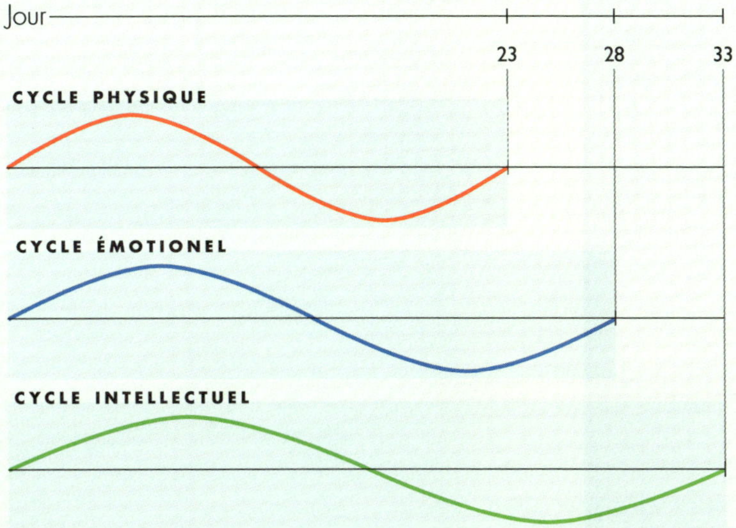

LE POINT DE VUE DE LA MÉDECINE CLASSIQUE

Les médecins et les scientifiques considèrent en général que la théorie des biorythmes s'appuie sur des bases erronées. Ils soulignent le fait que les observations de Fleiss sur les nombres 23 et 28 s'appliquent aussi bien à tous les nombres n'ayant pas de sous-multiples communs.

Par ailleurs, ils font remarquer qu'alors que la théorie des biorythmes est par essence très facile à vérifier, seules une ou deux études statistiquement fiables l'ont confirmée, alors que la plupart tendent à la démentir.

De plus, les personnes qui font établir le diagramme de leurs biorythmes ont tendance à agir en se conformant à ses prévisions, ce qui la confirme inévitablement ; c'est le phénomène appelé « validation subjective ».

En bref, l'opinion de la médecine classique est qu'en dépit de ses attraits superficiels, cette théorie n'est pas fondée.

pour créer le diagramme des biorythmes. Celui-ci est encore employé aujourd'hui pour calculer les biorythmes, soit en faisant appel à un cabinet spécialisé, soit à l'aide d'un programme informatique.

L'étape suivante

On a assisté ces dernières années à un regain d'intérêt pour les biorythmes, dont la théorie a incorporé des cycles supplémentaires. Cette évolution est due en partie au développement des ordinateurs personnels et de l'Internet, car il est relativement facile de concevoir un programme permettant de calculer les biorythmes de chacun. Ces programmes partent du principe que tous les cycles démarrent à zéro au moment de la naissance. (Selon la théorie à trois cycles, ceci signifie que les trois cycles reviennent à zéro à l'âge de 58 ans et 66 jours, moment qualifié de « renaissance ».) Exprimé sous forme de courbe sinusoïdale, chaque cycle part de zéro, s'élève jusqu'à un point culminant, puis redescend progressivement, repasse par zéro et continue jusqu'à son point le plus bas. En cours de route, il croise régulièrement les courbes des autres cycles. Le point où la courbe repasse par zéro représente un jour « critique » (*voir* page 244) où les risques d'accidents ou d'événements négatifs sont plus élevés. Si plusieurs courbes passent par zéro le même jour les risques sont encore plus importants.

Ce regain d'intérêt a conduit à la découverte de nouveaux cycles. Un cycle « intuitif » de 38 jours nous rend plus ou moins prévoyants et prudents, un cycle « esthétique » de 43 jours gouverne notre intérêt pour la beauté et l'harmonie, et un cycle « spirituel » de 53 jours détermine notre harmonie interne. De plus, certains affirment que d'autres cycles découlent de la combinaison des trois cycles de base : le cycle de la « maîtrise » combine les cycles intellectuel et physique, le cycle de la « passion » les cycles physique et émotionnel, et celui de la « sagesse » les cycles émotionnel et intellectuel.

Les biorythmes aujourd'hui

L'attrait de la théorie des biorythmes est compréhensible, puisqu'elle semble fournir une méthode scientifique pour prédire l'avenir de chacun. Les biorythmes sont de plus en plus employés par les entreprises et les administrations municipales aux États-Unis, en Allemagne et surtout au Japon. Au début des années 1960, l'Institut de santé publique de Tokyo publia une étude montrant que les chauffeurs de bus et de taxi avaient nettement plus d'accidents durant leurs journées « critiques ». Cependant, ces résultats furent infirmés par une étude réalisée en 1979 par le Laboratoire britannique de recherche sur les transports, qui n'établit aucune corrélation significative. Cependant, une société de taxis ayant entrepris de prévenir ses chauffeurs de leurs jours « critiques » observa une réduction de 50 pour cent des accidents. Mais on peut très bien expliquer ce chiffre par la prudence redoublée des chauffeurs avertis de courir un danger.

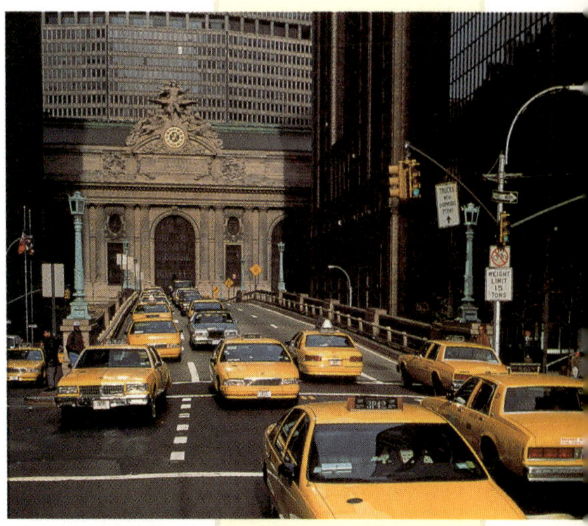

CI-DESSUS *Les entreprises utilisent désormais les biorythmes pour prévoir l'avenir de chacun.*

L'INTERPRÉTATION DES BIORYTHMES

La connaissance des biorythmes ne peut pas empêcher les accidents, mais les praticiens affirment qu'elle peut vous aider à éviter des situations potentiellement problématiques. Le diagramme de vos biorythmes peut non seulement vous indiquer vos forces et vos faiblesses potentielles à telle ou telle date, il vous permet également de planifier votre emploi du temps de manière à choisir le jour le plus propice pour entreprendre des tâches importantes ou affronter des situations difficiles. Par exemple, si vous devez rédiger un rapport ou une dissertation, il est logique de le faire le jour où vos cycles intellectuel et émotionnel sont au plus haut. De même, il semble déconseillé de participer à une course automobile le jour où votre cycle physique est au plus bas. En étant particulièrement vigilant autour des dates critiques, vous pourrez réduire les risques d'accident.

Le diagramme des biorythmes

L'axe horizontal du diagramme des biorythmes, ou « ligne critique », indique les jours du mois. L'axe vertical, qui s'étend au-dessus et en dessous de l'axe horizontal, indique les valeurs positives et négatives des cycles. Les courbes représentant les différents cycles oscillent entre leurs valeurs extrêmes en se croisant régulièrement du fait de la différence de longueur entre les cycles.

Les points le plus haut et le plus bas de chaque cycle ne sont pas nécessairement opposés mais, dans une certaine mesure, complémentaires. Lorsqu'une courbe atteint son point culminant, la force qu'elle représente est à son plus haut niveau ; mais lorsque la courbe atteint son point le plus bas, cette force ne devient pas forcément négative, elle est seulement moins active. Ainsi, lorsque deux ou trois cycles sont à leur point culminant en même temps, votre humeur, votre confiance en vous et vos performances seront toutes à leur maximum, alors que s'ils sont tous à un niveau bas, vous vous sentirez sans doute déprimé, stressé et peu performant.

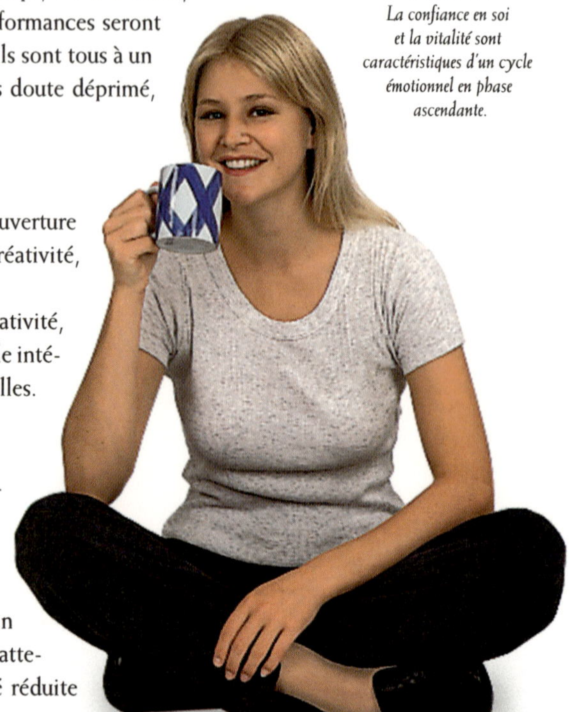

À GAUCHE *La confiance en soi et la vitalité sont caractéristiques d'un cycle émotionnel en phase ascendante.*

Le cycle émotionnel

* Élevé : intensité émotionnelle, ouverture aux expériences émotionnelles, créativité, positivité, motivation, curiosité.
* Bas : asthénie, morosité, négativité, manque d'idées et de créativité, faible intérêt pour les expériences émotionnelles.

Le cycle physique

* Élevé : énergie physique, activité, force, enthousiasme, vivacité des réflexes, résistance aux infections bénignes.
* Bas : léthargie, indolence, besoin de se reposer et de recharger ses batteries, lenteur des réflexes, immunité réduite contre les infections bénignes.

LES JOURS CRITIQUES

Le point où une courbe croise l'axe horizontal représente un « jour critique » (de même, selon certains, que le jour précédent et le jour suivant), durant lequel les aptitudes correspondant au cycle en question seront faibles. Cette vulnérabilité est accrue lorsque deux cycles atteignent simultanément ce point, et devient extrême lorsque les trois cycles se croisent.

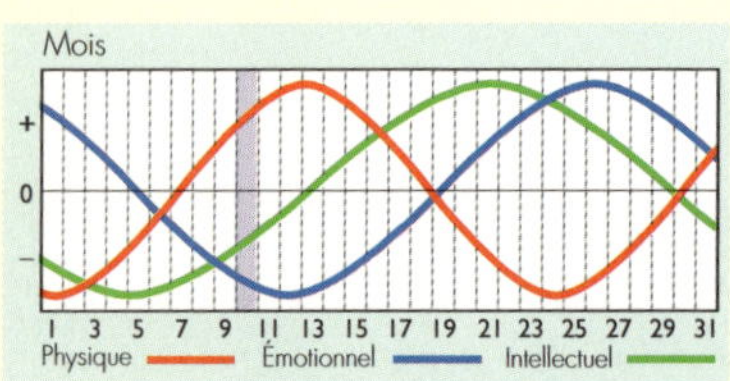

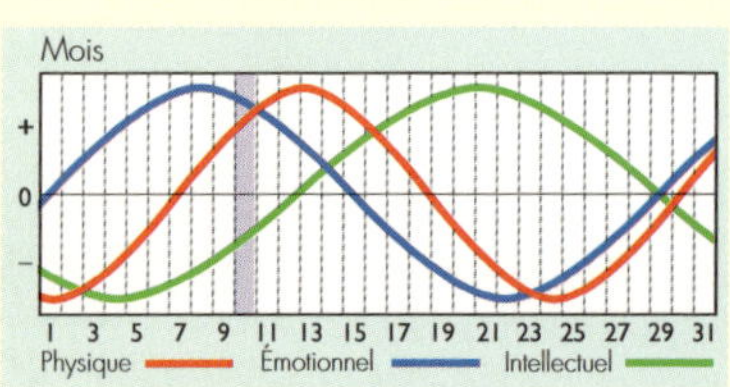

CI-DESSUS *La vulnérabilité est accrue pendant les jours critiques.*

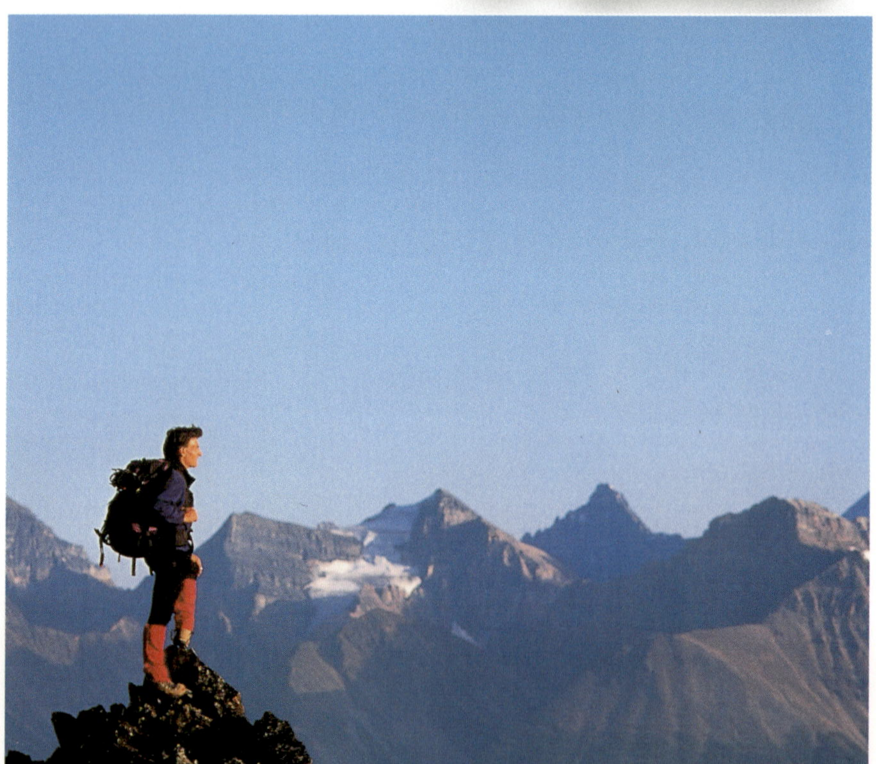

CI-DESSUS *Il est préférable d'entreprendre de violents efforts physiques lorsque le cycle physique est élevé.*

CONSULTER UN THÉRAPEUTE

Les biorythmes sont principalement un outil à utiliser chez soi, même si certains naturopathes les emploient dans le cadre de leurs consultations. Les « praticiens » sont donc généralement des entreprises travaillant par correspondance qui dresseront le diagramme de vos biorythmes à partir de la date et de l'heure approximative de votre naissance. Si vous disposez d'un ordinateur, il existe de nombreux programmes informatiques relativement peu coûteux qui vous permettront de générer des diagrammes biorythmiques pour vous et les membres de votre famille. Et si vous avez accès à l'Internet, vous trouverez facilement (en tapant simplement « biorythmes » dans un moteur de recherche) des sites qui élaboreront le diagramme de vos biorythmes et vous permettront de le télécharger gratuitement.

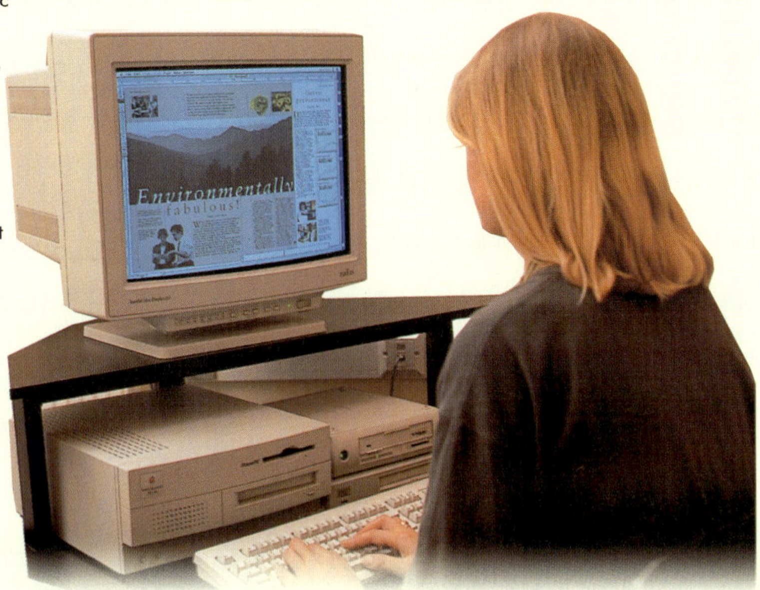

À DROITE *Vous pouvez générer le diagramme de vos biorythmes sur votre ordinateur.*

CHAMP THÉRAPEUTIQUE

Les biorythmes n'ont pas leur place dans le traitement des troubles physiques ni psychiques. Mais de même que les horoscopes rassurent et réconfortent de nombreux individus, les biorythmes peuvent permettre d'expliquer des changements d'humeur et ainsi aider à combattre l'anxiété, les états dépressifs et le stress lorsqu'ils sont assez bénins pour ne pas nécessiter un traitement médical.

ANXIÉTÉ *VOIR* PP. 256–257
DÉPRESSION *VOIR* P. 261
PEUR DU DENTISTE *VOIR* P. 286
STRESS *VOIR* PP. 262–263

Le cycle intellectuel

❋ Élevé : bonne capacité à résoudre les problèmes, rationalité accrue, vivacité et rapidité intellectuelles, créativité.

❋ Bas : comportement plus intuitif que rationnel, capacités intellectuelles affaiblies, léthargie.

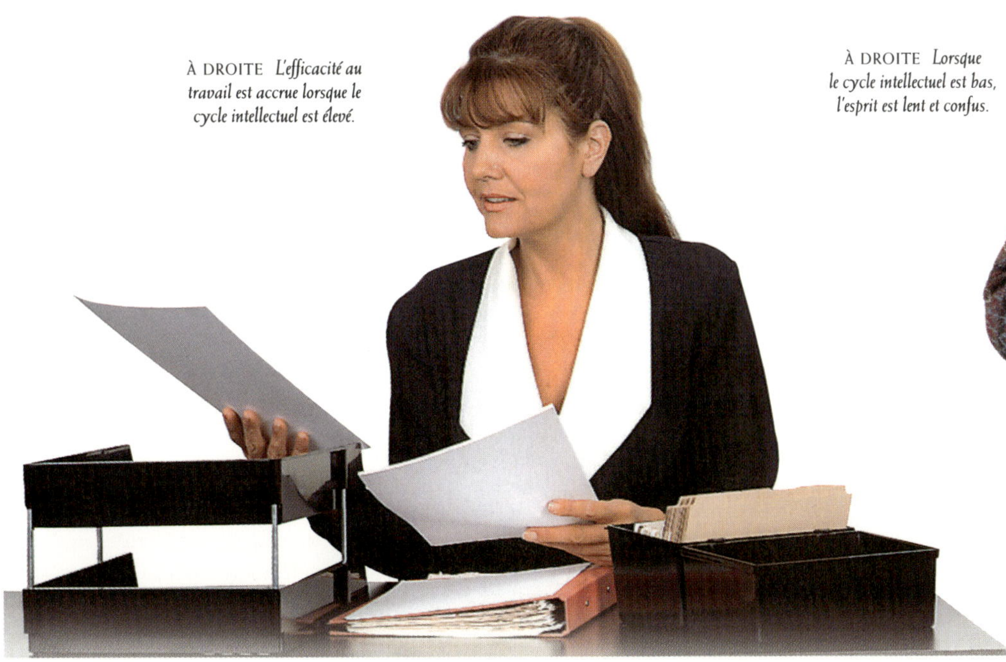

À DROITE *L'efficacité au travail est accrue lorsque le cycle intellectuel est élevé.*

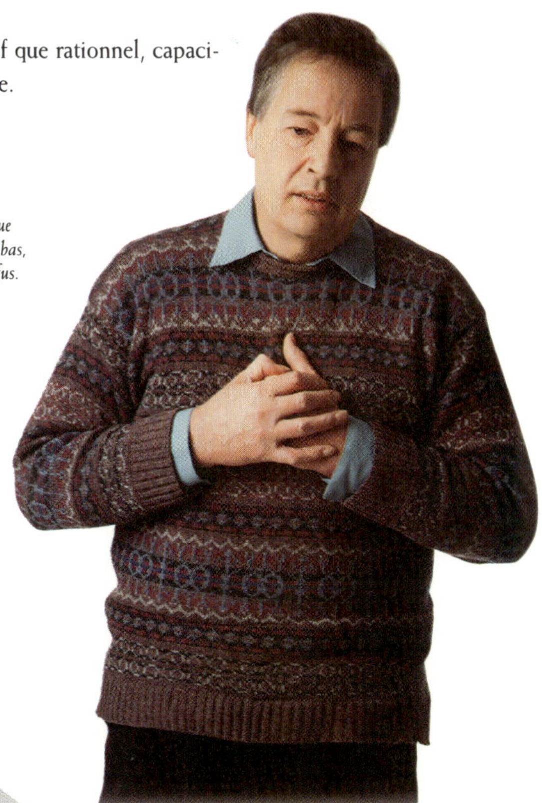

À DROITE *Lorsque le cycle intellectuel est bas, l'esprit est lent et confus.*

LA CHROMOTHÉRAPIE

Chacun sait combien les couleurs peuvent jouer sur notre humeur et nos émotions. Cette constatation tirée de notre expérience quotidienne est étayée par de nombreuses études scientifiques. La chromothérapie utilise cette sensibilité à la couleur pour identifier et corriger les éventuels déséquilibres du schéma énergétique interne du corps susceptibles de provoquer des troubles émotionnels ou physiques. Selon les chromothérapeutes, chaque organe et chaque appareil de l'organisme possède une énergie vibratoire caractéristique. Les troubles peuvent donc être guéris en appliquant sur l'ensemble du corps ou sur l'organe concerné une couleur possédant l'énergie vibratoire correspondante.

LE POINT DE VUE DE LA MÉDECINE CLASSIQUE

L'efficacité thérapeutique des couleurs n'est absolument pas fondée.

Par ailleurs, la plupart des médecins se montrent particulièrement sceptiques dès que l'on évoque les notions d'aura, de chakra et d'énergie vibratoire des différentes parties du corps.

En revanche, l'influence des couleurs sur l'humeur, les émotions et certaines capacités mentales est largement avérée. Le jaune semble favoriser un comportement plus destructeur dans certaines circonstances, ce qui laisse à penser que l'éclairage urbain pourrait jouer un rôle dans les statistiques de la délinquance.

L'importance de la couleur dans les bâtiments administratifs est de plus en plus reconnue, et son rôle dans le traitement des enfants autistes et souffrant de troubles psychiques a fait l'objet de nombreuses études.

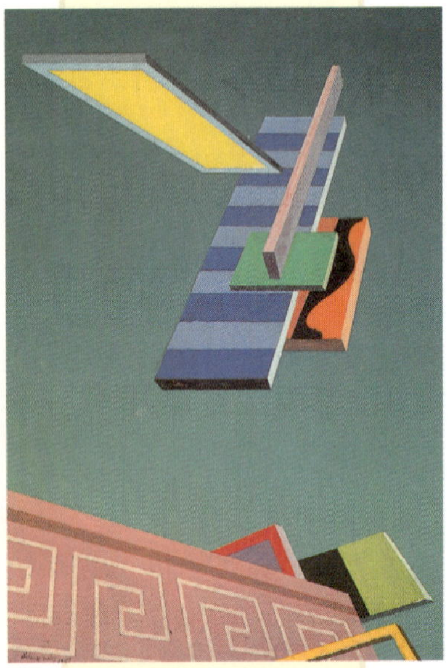

CI-DESSUS *Les couleurs vives de la peinture abstraite peuvent affecter notre humeur de différentes manières.*

L'utilisation de la couleur à des fins thérapeutiques ne date pas d'hier. Dans l'Antiquité, les Égyptiens, tout comme les Grecs, construisirent des temples de lumière et de couleur destinés à guérir les malades. L'emploi de la couleur était profondément enraciné dans la médecine chinoise et indienne, et il fait encore partie intégrante de la médecine ayurvédique (*voir* pages 78–85).

En Europe et aux États-Unis, l'intérêt pour l'emploi thérapeutique de la couleur se développa durant la seconde moitié du XIXe siècle. En 1878, le Dr Edwin Babbitt publia *The Principles of Light and Color*, dans lequel il recommandait différentes méthodes de traitement basées sur la couleur. Il fallut toutefois attendre 1933 pour qu'un ouvrage complet sur la question, *The Spectro Chrometry Encyclopedia*, soit publié par le savant indien Dinshah Ghadiali. C'est vers la même époque qu'une forme de chromothérapie baptisée « thérapie syntonique » fut mise au point aux États-Unis par le Dr Harry Riley Spitler, qui constata qu'il pouvait provoquer de profonds changements physiologiques et psychiques chez ses patients en modifiant la couleur de la lumière qu'ils regardaient.

Depuis, l'intérêt suscité par la chromothérapie n'a cessé de croître, en particulier aux États-Unis, où il existe aujourd'hui des centaines de praticiens employant tout un éventail de méthodes. En Europe, le développement de la chromothérapie a été plus lent, mais le développement des connaissances et de la pratique a fini par lui assurer une place à part entière dans le répertoire des médecines douces.

QU'EST-CE QUE LA CHROMOTHÉRAPIE ?

Pour les chromothérapeutes, toute matière constituant une forme d'énergie, l'application d'une énergie sur le corps a forcément une action, positive ou négative. La lumière est une forme d'énergie, et du fait qu'elle peut être décomposée en différentes couleurs, il est possible de diffuser cette énergie à un niveau très précis et à des doses facilement mesurables. La maladie correspond à un déséquilibre énergétique. Le but de la chromothérapie est donc de restaurer cet équilibre en appliquant sur le corps des couleurs émettant l'énergie manquante. Certaines

LA SIGNIFICATION DES COULEURS

Chaque couleur est associée à l'un des sept chakras du corps et possède une couleur complémentaire. Seules ou associées à leur couleur complémentaire, les couleurs sont employées pour résorber les déséquilibres entre les chakras ou les troubles affectant la région du corps concernée.

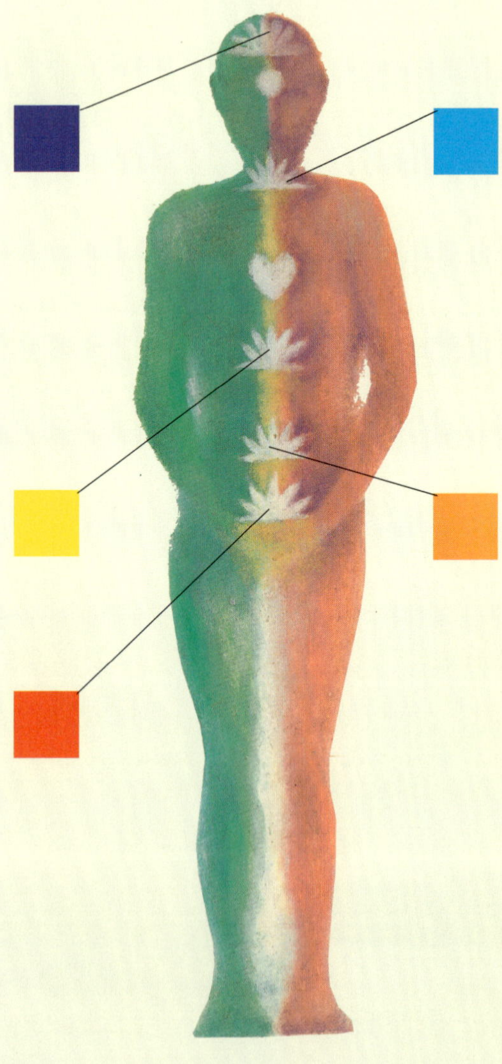

couleurs présenteraient également une affinité particulière avec tel ou tel organe, et les troubles affectant les différents organes peuvent donc être traités à l'aide des couleurs appropriées.

De nombreux chromothérapeutes reprennent à leur compte une des théories de la médecine traditionnelle indienne, selon laquelle l'énergie du corps est concentrée dans sept points appelés « chakras » qui absorbent la lumière. Chaque chakra est associé à des organes ou à des systèmes organiques spécifiques et correspond à une couleur particulière. Différents tests permettent de déterminer les couleurs nécessaires pour maintenir la bonne harmonie entre les chakras.

Rouge : associé au chakra racine dans la région sacrée. Il favorise la vitalité, la force, la sexualité, la volonté et l'éveil. Le rouge est employé pour contrebalancer l'anémie, le manque d'énergie, l'impuissance et l'hypotension artérielle. Couleur complémentaire : le turquoise.
Orange : associé au chakra de la rate, qui régule la circulation et le métabolisme. L'orange favorise le bonheur et la gaîté. Il est employé pour traiter la dépression, les problèmes rénaux et les troubles pulmonaires tels que l'asthme et la bronchite.
Couleur complémentaire : le bleu.
Jaune : associé au chakra du plexus solaire qui gouverne l'intellect et le jugement. Le jaune stimule les capacités mentales et la concentration et favorise le détachement. Il est employé pour traiter les rhumatismes et l'arthrite, ainsi que les troubles liés au stress. Couleur complémentaire : le violet.
Vert : associé au chakra du cœur. Le vert est la couleur de la nature et représente la pureté et l'harmonie. Doté de grandes vertus curatives, il est employé pour équilibrer et stabiliser l'organisme. Couleur complémentaire : le magenta.
Turquoise : aucun chakra n'y est associé. C'est une couleur apaisante, purifiante et calmante. Elle est employée pour combattre les maladies inflammatoires et pour renforcer le système immunitaire. Couleur complémentaire : le rouge.
Bleu : associé au chakra de la gorge, qui gouverne la volonté et la communication. C'est une couleur calmante, indiquée en cas d'insomnie. Elle est employée contre les problèmes de gorge, l'asthme, le stress et la migraine et pour améliorer les capacités verbales. Couleur complémentaire : l'orange.
Violet : associé au chakra de la couronne, qui gouverne l'énergie de l'esprit supérieur. C'est la couleur de la dignité, de l'honneur, du respect de soi et de l'espoir. Elle est employée pour accroître l'estime de soi et combattre le désespoir, ainsi que pour traiter les troubles mentaux et nerveux. Couleur complémentaire : le jaune.
Magenta : couleur éminemment spirituelle, elles est associée à la méditation et au détachement. Elle favorise le changement, l'abandon des habitudes et des obsessions, la rupture avec le passé. Couleur complémentaire : le vert.
Noir, blanc, gris et brun : couleurs possédant également des associations. Le noir n'est pas employé en chromothérapie, et le gris ne l'est que très rarement (contre l'excès de fierté et d'arrogance). Le brun est parfois utilisé (dans l'habillement) pour lutter contre l'égoïsme. La lumière blanche est le fondement de la photothérapie (*voir* pages 240–241).

CONSULTER UN THÉRAPEUTE

Il existe tellement de formes de chromothérapie différentes qu'il est difficile d'indiquer en quoi consistera précisément la consultation. Certains thérapeutes prétendent par exemple posséder des dons de médium qui leur permettent de voir à œil nu « l'aura » du patient (les enveloppes multicolores entourant chaque individu) et donc d'établir un diagnostic et de déterminer quelles sont les couleurs nécessaires. Pour visualiser cette aura, d'autres ont recours à la photographie Kirlian, une technique photographique à haute fréquence mise au point en Russie dans les années 1940.

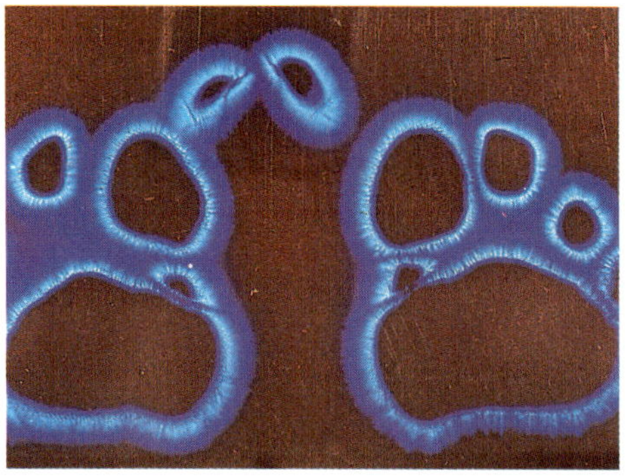

CI-DESSUS *La photographie Kirlian est un processus qui permet au chromothérapeute de visualiser « l'aura » entourant le corps du patient.*

Toutefois, de nombreux chromothérapeutes ne se basent pas sur l'aura et emploient des méthodes plus conventionnelles. Ils vous interrogeront sur vos antécédents médicaux, vos émotions, votre niveau d'énergie pendant la journée, ainsi que sur la nature et l'historique de vos troubles éventuels. Certains consultent votre horoscope. D'autres encore effectuent leur diagnostic à partir de la couleur du globe oculaire, de l'urine, des selles et des ongles. Si ces derniers tirent vers le rouge, par exemple, c'est que le patient a besoin de bleu. D'autres encore emploient un « diagramme chromatique » et parcourent la colonne vertébrale avec le doigt pour noter les vertèbres qui donnent lieu à une sensation de picotement ou de fourmillement. Chaque vertèbre est associée à une couleur et à sa couleur complémentaire, ce qui permet au thérapeute de déterminer le régime approprié.

Cette liste des méthodes de diagnostic n'est pas exhaustive. De nombreux chromothérapeutes estiment que nous savons instinctivement de quelles couleurs nous avons besoin pour restaurer notre équilibre interne. Un test simple appelé test de Lüscher consiste à demander au patient de classer les huit principales couleurs par ordre de préférence. Pour un spécialiste, ce classement en dit long sur votre personnalité, votre état de santé et le fonctionnement de votre esprit conscient et inconscient. Il permet de repérer les tensions et les déséquilibres qui peuvent être source de maladies potentielles ou réelles. Encore plus simple, la méthode appelée aura-soma (*voir* page 249) est de plus en plus appréciée pour se soigner soi-même.

Une fois que le thérapeute a établi son diagnostic, il calcule quelle quantité de la couleur manquante est requise et à quelle fréquence elle doit être administrée. Il existe de nombreuses méthodes d'administration de la couleur. Le plus souvent, le thérapeute vous demandera de revêtir une blouse blanche et de vous allonger sur le dos, puis vous exposera à une lumière de la couleur requise. La lumière est projetée soit

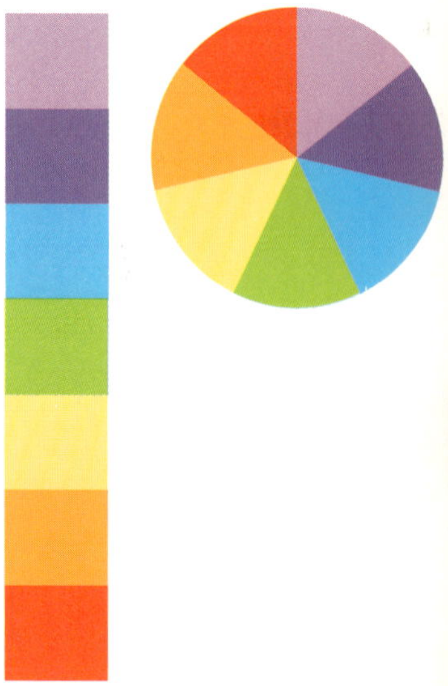

CI-DESSUS *Notre réaction instinctive face à différentes couleurs, qu'elle soit positive ou négative, peut servir au chromothérapeute pour établir son diagnostic.*

sur le corps entier, soit, pour certains traitements spécifiques, sur une petite partie seulement. La lampe comporte normalement deux couleurs : la couleur principale et sa couleur complémentaire. Le traitement consiste généralement en une longue exposition à la couleur principale, suivie d'une exposition plus brève à la couleur complémentaire. Certains systèmes alternent les couleurs à une cadence particulière afin d'obtenir différents résultats. Par ailleurs, le faisceau lumineux a souvent une forme particulière, car les formes géométriques ont un effet puissant sur le corps et l'esprit, surtout lorsqu'elles sont associées à des couleurs. Les séances durent normalement une heure environ.

Une variante très relaxante consiste à plonger le patient dans un bain, éclairé sur les côtés par des lampes colorées. Les couleurs les plus couramment utilisées sont le bleu et son complément, l'orange, qui réduisent le stress et la tension musculaire. On obtient des effets similaires en s'enveloppant pendant environ 30 minutes dans un morceau de soie colorée.

Il existe diverses autres manières de traiter le corps par la couleur. Dans la médecine indienne, on utilise couramment des pierres précieuses et des cristaux pour concentrer la lumière sur certaines parties du corps. Certains thérapeutes occidentaux pratiquent des massages à l'aide de sacs de mousseline contenant des sels de chrome qui ont été placés au soleil ou sous une lampe colorée pendant environ une heure avant le traitement. Vous apprendrez sans doute d'autres méthodes utiles qui peuvent être employées à la maison. Celles-ci peuvent consister à manger des aliments d'une couleur particulière, à boire de l'« eau solarisée » imprégnée de l'énergie d'un récipient coloré, à « respirer des couleurs » ou à utiliser les couleurs dans votre tenue vestimentaire et dans d'autres aspects de la vie quotidienne.

PRÉCAUTIONS

- La chromothérapie ne doit pas se substituer à un traitement conventionnel en cas de maladie physique.
- Bien qu'elle puisse être un complément utile des traitements classiques, consultez toujours votre médecin avant d'entamer une chromothérapie.
- Avant de commencer, informez-vous de la méthode choisie par le chromothérapeute parmi les nombreuses approches possibles.

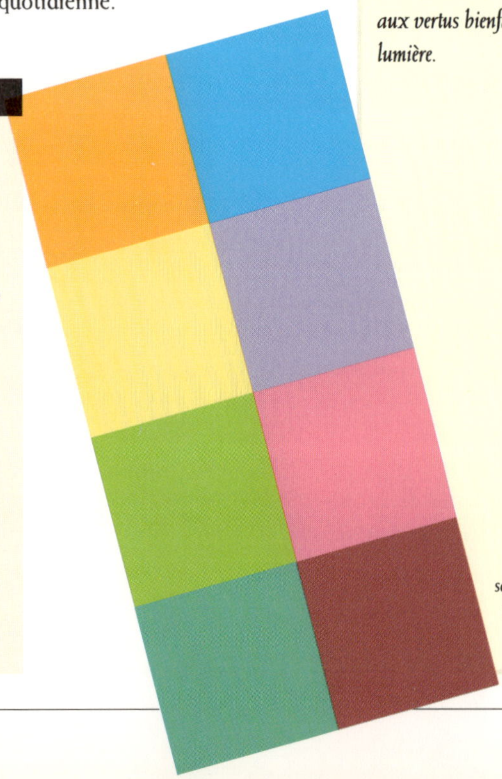

À GAUCHE *Certaines couleurs sont complémentaires, par exemple le bleu et l'orange.*

PRATIQUE AUTONOME

Il existe diverses manières de pratiquer la chromothérapie chez soi. Si vous ne suivez pas une chromothérapie auprès d'un spécialiste, choisissez simplement la couleur qui semble vous rendre plus gai ou plus détendu selon le cas.

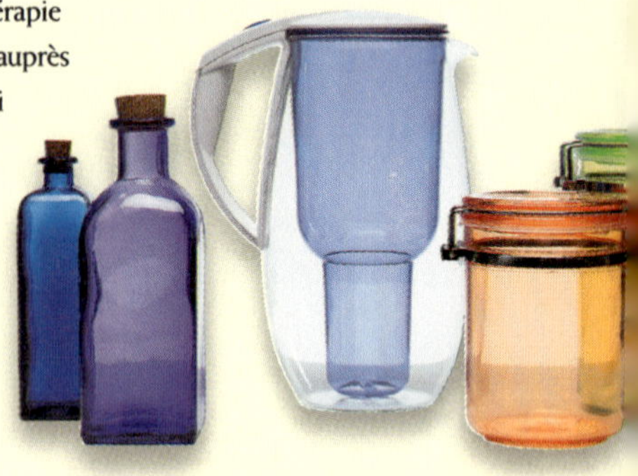

CI-DESSUS *L'eau peut s'imprégner de l'énergie vibratoire des différentes couleurs.*

Eau solarisée

C'est une méthode simple et peu coûteuse pour profiter des bienfaits de la couleur. Lorsqu'on place de l'eau dans un récipient teinté et qu'on l'expose au soleil, la couleur du récipient transmet une partie de son énergie vibratoire à l'eau. Vous pouvez acheter des récipients spécialement teintés, mais vous pouvez aussi en confectionner à l'aide de cellophane colorée. Buvez cette eau à intervalles réguliers durant la journée.

Respiration

Une forme de méditation ou de visualisation consiste à imaginer que vous inspirez et que vous expirez des couleurs. Vous pouvez par exemple la pratiquer dans votre lit avant de vous endormir ou au réveil.

1 *Trouvez un endroit confortable pour vous asseoir ou vous allonger, et détendez-vous.*

2 *Respirez profondément, régulièrement et calmement.*

3 *Imaginez que vous êtes entouré d'une lumière intense de la couleur choisie. Soyez sensible aux vertus bienfaitrices de cette lumière.*

4 *En inspirant, imaginez que vous inhalez cette couleur et suivez son cheminement à travers vos poumons, votre plexus solaire et votre corps tout entier.*

5 *En expirant, imaginez que vous exhalez la couleur complémentaire.*

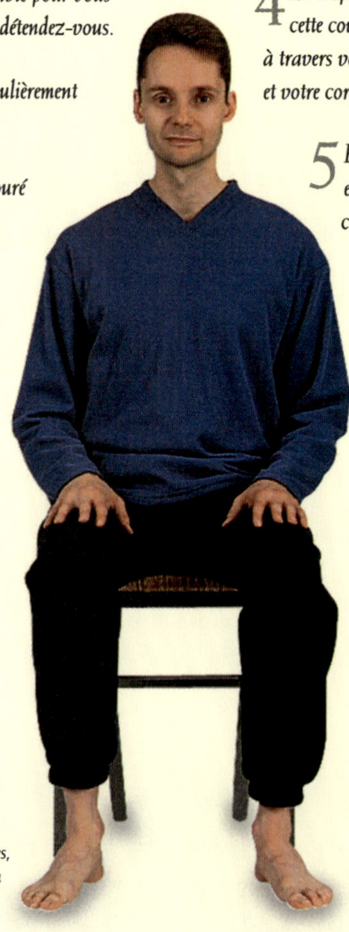

À GAUCHE *La méthode consistant à « respirer des couleurs » est facile à pratiquer à la maison.*

Alimentation

Introduisez dans votre alimentation des aliments de la couleur choisie. Si vous avez besoin de jaune, mangez des bananes et autres fruits jaunes, du maïs, du beurre, du riz au safran, etc. Votre chromothérapeute peut vous aider à choisir un régime équilibré.

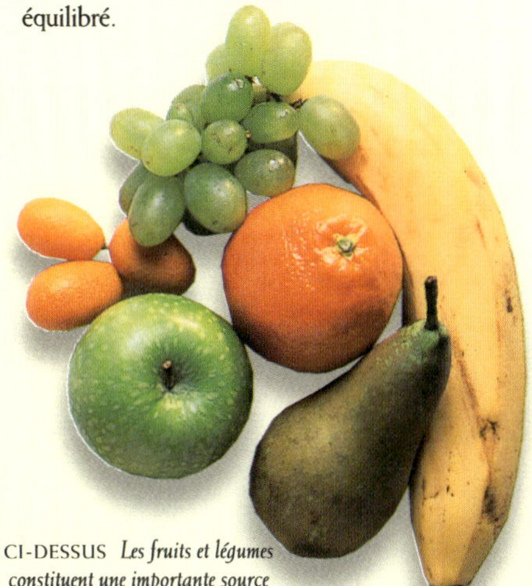

CI-DESSUS *Les fruits et légumes constituent une importante source de couleurs vives.*

L'AURA-SOMA

L'aura-soma se pratique à l'aide d'une série de petits flacons « rééquilibrants » contenant chacun une couche d'huile essentielle colorée et une couche d'eau de source colorée additionnée d'extraits végétaux. La plupart sont bicolores et il existe environ 90 combinaisons différentes. Vous devez simplement choisir les quatre flacons qui vous attirent le plus et vous asperger tous les jours la peau (c'est-à-dire le contour de votre « aura ») à l'aide de ces mixtures. Le traitement n'a pas de durée définie : poursuivez-le aussi longtemps qu'il semble vous faire du bien.

Ces remèdes ont été mis au point en 1984 par Vicky Wall, une pédicure britannique qui développa des pouvoirs médiumniques après être devenue aveugle. Il s'agit selon elle d'une « thérapie de l'âme non directive et personnelle ». L'aura-soma est principalement pratiqué au Royaume-Uni.

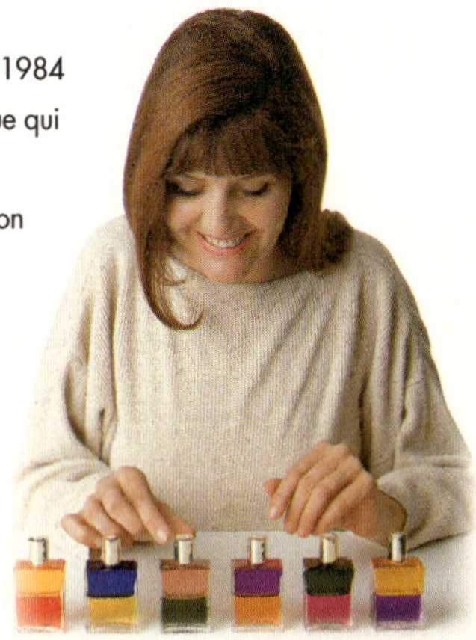

À DROITE *Choisissez les flacons rééquilibrants qui vous attirent le plus.*

Habillement et décoration

De même que les vêtements que nous portons reflètent souvent notre humeur, la couleur de nos vêtements peut modifier notre état d'esprit. Si vous êtes déprimé ou si vous manquez de confiance en vous, portez des couleurs vives. Si vous êtes irritable ou stressé, portez des couleurs apaisantes. Les mêmes principes s'appliquent à la décoration intérieure. Même si vous ne pouvez redécorer entièrement votre maison, il suffit de changer de dessus de lit ou de taie d'oreiller, d'abat-jour ou de rideaux pour faire la différence.

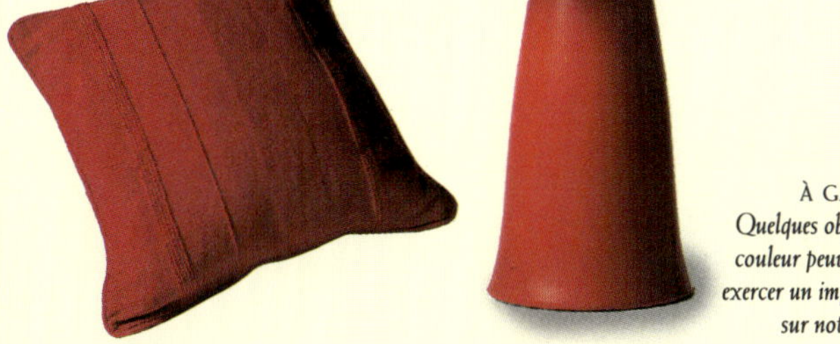

À GAUCHE *Quelques objets de la bonne couleur peuvent suffire pour exercer un impact considérable sur notre humeur.*

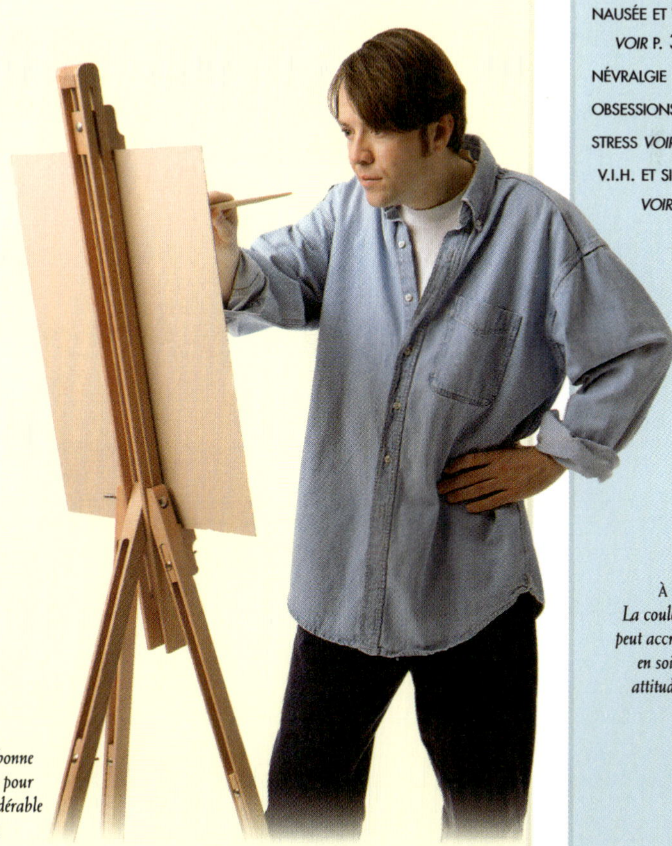

À GAUCHE *La couleur des vêtements peut accroître la confiance en soi et donner une attitude plus positive.*

CHAMP THÉRAPEUTIQUE

La chromothérapie s'est surtout montrée efficace dans les domaines impliquant l'humeur, les émotions et certaines performances mentales. Ses adeptes affirment pourtant qu'elle peut être employée pour traiter de nombreux troubles, et notamment :

ALLERGIES *VOIR* PP. 338–339
ANÉMIE *VOIR* P. 303
ANXIÉTÉ *VOIR* PP. 256–257
ARTHRITE *VOIR* PP. 346–347
ASTHME *VOIR* PP. 294–295
DÉPRESSION *VOIR* P. 261
HYPERACTIVITÉ *VOIR* P. 351
HYPERTENSION ARTÉRIELLE *VOIR* P. 302
HYPOTENSION ARTÉRIELLE *VOIR* P. 303
INSOMNIE *VOIR* P. 264
MIGRAINE *VOIR* P. 269
NAUSÉE ET VOMISSEMENTS *VOIR* P. 308
NÉVRALGIE *VOIR* P. 267
OBSESSIONS *VOIR* P. 259
STRESS *VOIR* P. 262–263
V.I.H. ET SIDA *VOIR* P. 340–341

4

QUATRIÈME PARTIE

LES AFFECTIONS COURANTES

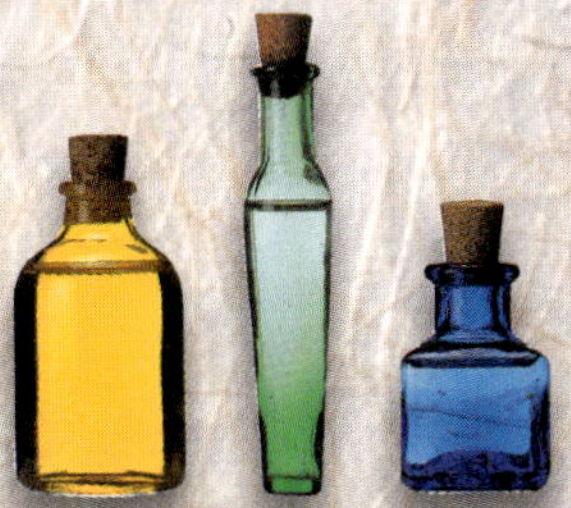

INTRODUCTION

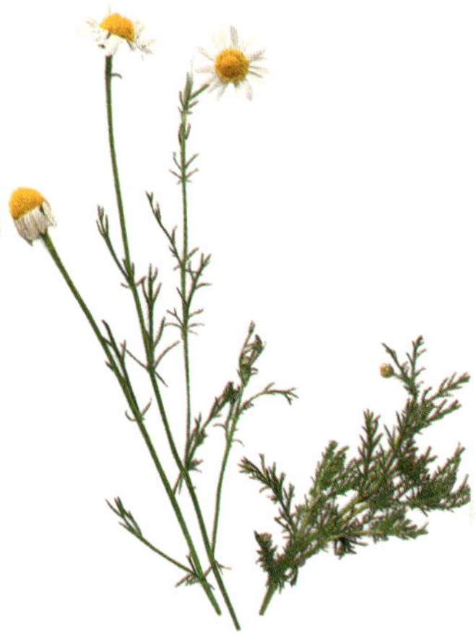

CI-DESSUS *L'utilisation des plantes sauvages et des herbes médicinales fait souvent partie des thérapies dites alternatives.*

Vous trouverez dans ce chapitre des renseignements sur les affections courantes, graves et moins graves, sur leurs symptômes caractéristiques, sur les différents traitements proposés par la médecine classique et par les thérapies alternatives ainsi que, pour beaucoup d'entre elles, sur la façon de vous soigner vous-même par des moyens simples. Dans certains cas, si vous êtes certain qu'il s'agit d'un mal bénin sans risques d'aggravation, comme un rhume ou une indigestion passagère, vous pouvez éventuellement vous dispenser de consulter votre médecin.

Dans la plupart des cas, la première chose à faire est toutefois de vous rendre à sa consultation afin qu'il vous ausculte et vous prescrive un traitement ou des examens plus approfondis s'il y a lieu. Toute prescription doit être précédée d'un examen clinique et d'un diagnostic, quand bien même ce dernier ne servirait qu'à décrire ou à identifier l'affection. Il peut arriver que votre médecin soit impuissant à résoudre, par les moyens classiques, le problème qui vous amène dans son cabinet, comme c'est par exemple souvent le cas avec le mal de dos, la chute des cheveux ou la colopathie fonctionnelle, mais il pourra au besoin vous orienter vers d'autres thérapies.

Même si vous suivez un traitement classique, comme c'est probablement le cas si vous souffrez d'une affection chronique telle que l'arthrite, il existe certainement de nombreuses autres façons de soulager vos symptômes et de rendre la maladie plus supportable. Aucun thérapeute sérieux ne vous demandera d'interrompre ou de modifier un traitement en cours qui vous aura été prescrit par votre médecin traitant, ni ne vous proposera, dans la plupart des cas, de solution rapide à vos problèmes. Par une thérapie adéquate, il se peut toutefois qu'il parvienne à diminuer les symptômes dont vous souffrez, voire à en éradiquer la cause, notamment en cas de maladies liées au stress, aux mauvaises postures ou à l'hygiène de vie.

CI-DESSOUS *Une séance en tête-à-tête avec votre thérapeute peut vous aider à vous sentir mieux.*

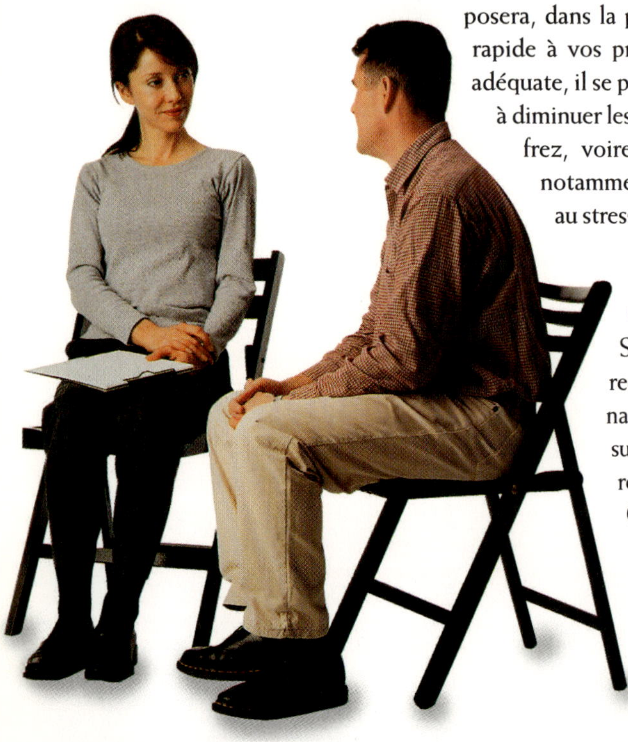

Consulter un thérapeute

Si vous avez l'intention de recourir à une thérapie alternative et que vous êtes déjà suivi par un médecin, il est recommandé de l'en informer. Cela dit, tous les médecins pratiquant la médecine conventionnelle n'étant pas favorables aux thérapies alternatives, surtout lorsqu'il s'agit de disciplines nouvelles ou peu connues, il se peut qu'il ne voie pas cela d'un bon œil et cherche à vous en dissuader. Si tel était le cas, demandez-lui les raisons de ses réticences et prêtez attention à ce qu'il vous répondra. Essayez surtout de savoir s'il pense que la thérapie à laquelle vous songez n'est pas adaptée à votre cas, si elle n'a selon lui aucune efficacité thérapeutique ou s'il est par principe réfractaire à toute médecine non conventionnelle. Selon ce qu'il ressortira de cet entretien, ce sera à vous de décider de suivre ou non son conseil. Quoi qu'il en soit, toute mise en garde contre d'éventuels risques d'aggravation de la maladie doit être prise au sérieux.

Cela dit, de plus en plus de médecins reconnaissent aujourd'hui les limites de la médecine classique et se félicitent que leurs patients cherchent à prendre une part plus active dans la gestion de leur santé en prenant l'initiative de recourir aux thérapies alternatives ou à l'automédication.

TABLE DES MATIÈRES

COMMENT UTILISER CETTE SECTION ?

Claire et facile d'utilisation, cette partie rassemble les principales affections courantes. En un clin d'œil, vous y puiserez les renseignements dont vous avez besoin sur les maux qui vous concernent. Outres les affections communes, qui peuvent toucher chacun de nous quels que soient l'âge et le sexe, plusieurs pages sont consacrées aux maladies de l'appareil reproducteur masculin et féminin, aux maladies infantiles et aux maladies du troisième âge. Une présentation homogène facilite l'accès à l'information. Chaque page ou double page est composée d'une description détaillée de l'affection et des symptômes qui la caractérisent, d'un encadré sur le « Traitement classique » généralement proposé par les médecins ; d'un encadré « Mise en garde » faisant état des éventuelles contre-indications ou des mesures d'urgence ; d'un encadré intitulé « Le saviez-vous ? » contenant des informations sur les groupes à risques et des statistiques concernant la maladie en question ; et enfin d'un grand encadré sur les « Thérapies » adaptées avec renvoi systématique aux pages afférentes. Chaque point abordé est en outre accompagné de photographies illustrant avec précision les symptômes caractéristiques de la maladie et la mise en œuvre concrète des thérapies proposées.

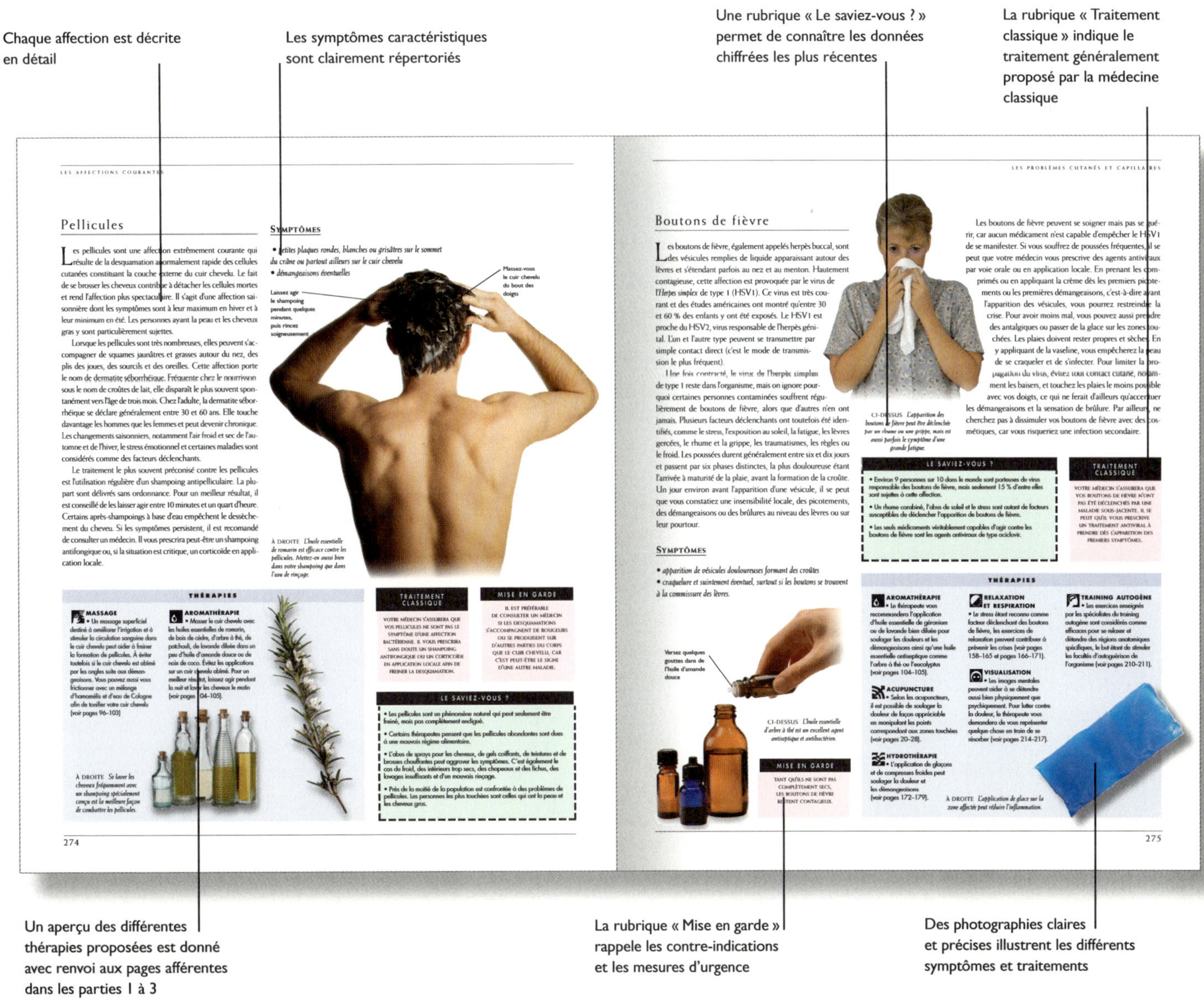

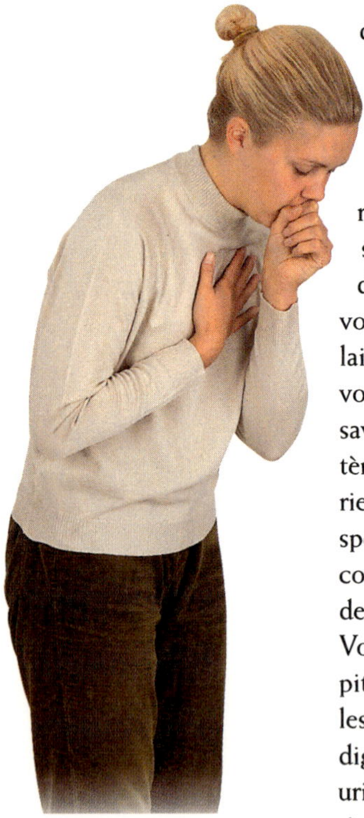

CI-DESSUS *Si vous toussez, le thérapeute déterminera le type de toux dont vous souffrez.*

Dans cette partie, les éventuelles contre-indications des différentes thérapies concernant la maladie traitée seront systématiquement mentionnées.

Comme vous pouvez le constater en regardant la table des matières de la page 252, les affections dont il est question dans les pages suivantes sont regroupées en fonction de la partie du corps ou du système organique concerné. Si par exemple, vous désirez vous informer sur la conjonctivite, il faudra vous reporter au chapitre consacré aux affections oculaires et auriculaires. Si en revanche, c'est le diabète qui vous intéresse, vous trouverez tout ce que vous désirez savoir à ce sujet dans le chapitre sur les troubles du système endocrinien. Les affections propres à une catégorie d'âge déterminée ou survenant lors d'une phase spécifique de la vie font l'objet de chapitres distincts, comme celui sur les maladies infantiles, sur les troubles de l'appareil génital ou sur les maladies du troisième âge. Vous n'aurez normalement aucun mal à trouver le chapitre qui traite des symptômes dont vous souffrez. Pour les nausées, vous consulterez le chapitre sur l'appareil digestif, pour la cystite celui sur les affections des voies urinaires, pour les allergies celui sur les troubles du système immunitaire et ainsi de suite. En cas de doute sur la classification de votre trouble, vous pourrez toujours vous reporter à l'index commençant à la page 376.

Comment utiliser l'article qui vous intéresse ?

Une fois que vous aurez trouvé la page correspondant à votre trouble, vous trouverez une description de l'affection, de ses causes probables et de ses symptômes caractéristiques. Si vous n'êtes pas tout à fait sûr de ce dont vous souffrez, il est préférable de consulter un médecin pour qu'il établisse un diagnostic. Si, par contre, vous connaissez la nature de vos troubles – et c'est souvent le cas –, les informations et les conseils prodigués dans cette partie vous seront d'un grand secours. Vous trouverez une brève description du traitement classique, des tests et des examens le plus souvent proposés par les médecins.

Les symptômes pouvant être le signe d'une maladie grave ou nécessitant une prise en charge médicale rapide sont clairement décrits. Par exemple, une douleur vive à l'œil ou une baisse soudaine d'acuité visuelle, une fièvre supérieure à 39 °C ou des douleurs dans la poitrine sont autant de signes qui devraient vous inciter à consulter d'urgence un médecin. Pour la plupart des affections abordées, vous trouverez également un encadré intitulé « Le saviez-vous ? » traitant de l'incidence de la maladie, des facteurs de risque, des risques de contagion, etc.

Pour nombre d'affections, des mesures simples peuvent être mises en œuvre. Si par exemple, vous souffrez de quintes de toux ou d'aigreurs, vous pourrez soulager vos symptômes en surélevant votre buste et votre tête pour dormir. De même, si vous êtes anémique, le fait de prendre une boisson riche en vitamine C lors des repas vous aidera à absorber et à fixer le fer. Il arrive toutefois que l'automédication soit un peu plus contraignante, comme par exemple en cas d'athérosclérose ou de syndrome prémenstruel. Les praticiens holistiques assortissent leurs soins de conseils diététiques. Faire de l'exercice est également recommandé à quantité de patients, notamment aux personnes qui souffrent de problèmes cardiovasculaires, de diabète, de dépression ou de surcharge pondérale, ainsi que chez les femmes, durant la grossesse ou lors de la ménopause. Cependant, si vous n'êtes pas en bonne santé et que vous souffrez de troubles cardiaques ou d'angine de poitrine, il est indispensable de demander l'avis de votre médecin avant de commencer toute activité physique, a fortiori si vous n'en avez jamais fait. Vous trouverez dans cette partie des conseils pour changer de mode de vie en fonction de vos troubles.

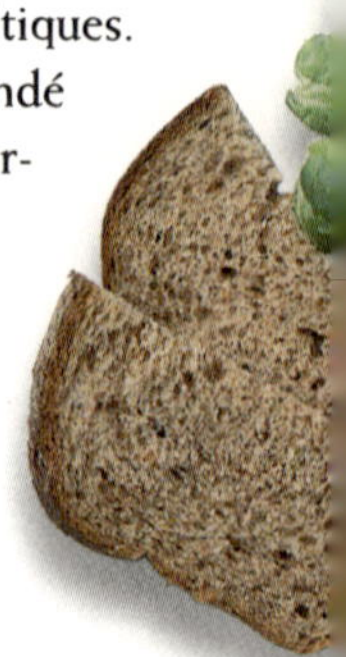

À GAUCHE *Tous les thérapeutes s'accordent à dire qu'il faut boire beaucoup, que vous soyez malade ou non.*

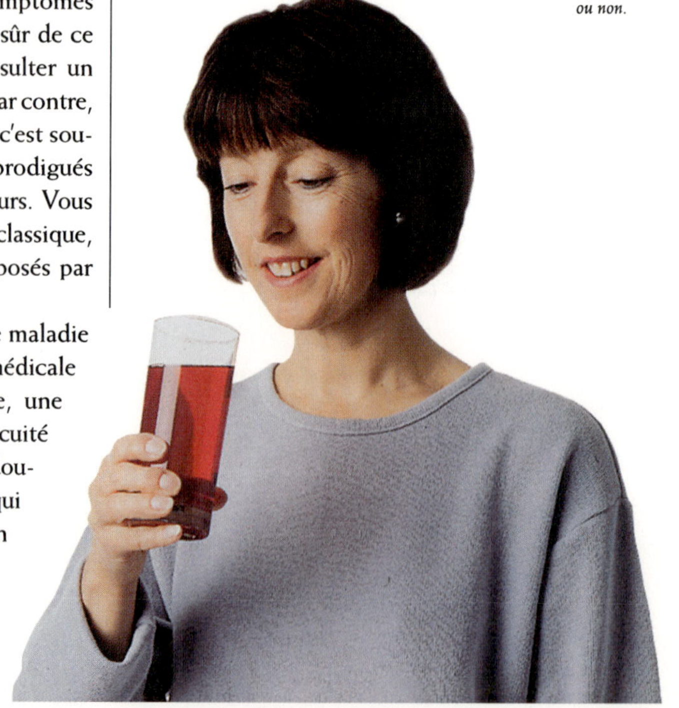

Beaucoup de thérapies alternatives, comme le yoga, le Taï-chi, la technique Alexander ou la thérapie par la danse reposent sur une gestuelle spécifique. Aussi vaut-il mieux mettre votre thérapeute au courant de vos problèmes de santé afin qu'il puisse décider si vous pouvez oui ou non prendre part aux activités de groupe.

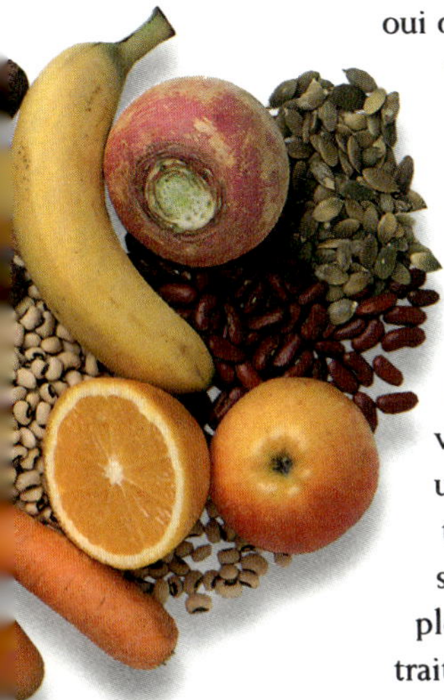

CI-DESSUS *Un régime alimentaire sain, riche en fruits et en légumes frais, est essentiel au bien-être.*

Comme il a été expliqué dans les parties de ce livre consacrées aux différentes thérapies alternatives, il est souvent indispensable de s'adresser à un praticien qualifié qui seul pourra évaluer vos besoins et vous proposer un programme thérapeutique taillé sur mesure. De fait, il est souvent impossible de profiter pleinement des bienfaits d'un traitement sans l'aide d'une personne compétente et expérimentée. Certaines thérapies sont néanmoins plus faciles que d'autres à mettre en pratique chez soi. Vous pourrez notamment soulager vos symptômes en utilisant quelques techniques simples employées en thérapeutique. Celles-ci seront encore plus efficaces si vous en avez acquis les bases auprès d'un thérapeute professionnel, mais vous n'aurez toutefois aucun mal à suivre les instructions données pour chaque affection dans la rubrique « Thérapies », même si vous débutez. Les thérapies qui se prêtent le mieux à l'automédication sont le massage aux huiles essentielles, l'hydrothérapie, la digitopression, le shiatsu, l'ayurvéda, le massage thérapeutique, la visualisation, la chromothérapie, la relaxation, les techniques respiratoires et le yoga. Pratiquées seul, elles ne représentent bien sûr qu'une partie restreinte des prestations offertes dans le cabinet d'un professionnel, mais elles peuvent néanmoins apporter une amélioration appréciable.

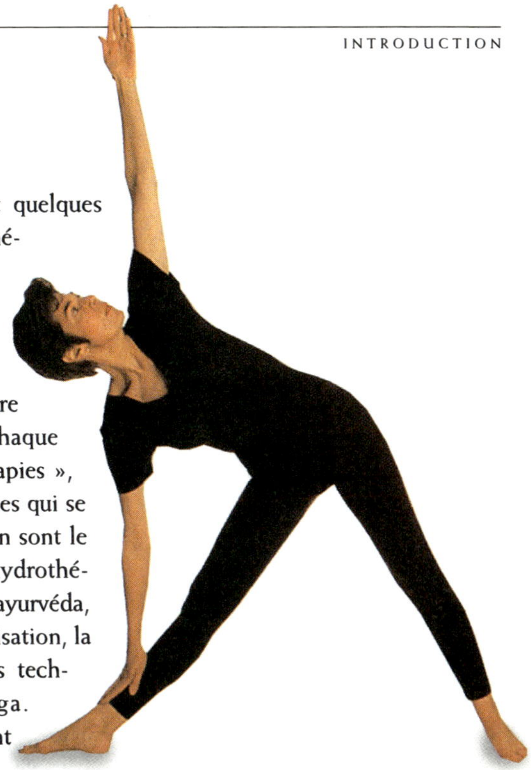

CI-DESSUS *Les étirements du yoga sont utilisés pour traiter quantité de troubles.*

EN BREF

Les certitudes de la médecine classique sont de plus en plus souvent remises en cause. L'idée se fait jour selon laquelle la médecine occidentale moderne ne serait pas aussi efficace que l'on a bien voulu nous le faire croire. De fait, les médicaments, qui constituent l'essentiel de son arsenal thérapeutique, sont à l'origine de quantité d'effets secondaires et de réactions indésirables. Une meilleure compréhension des traitements holistiques a encouragé l'étude des pratiques médicales traditionnelles et a permis de recueillir des informations précieuses concernant le régime alimentaire, le mode de vie, les maladies, la santé et le bien-être.

Cette partie, en présentant la plupart des troubles et des affections que chacun d'entre nous est appelé à rencontrer un jour ou l'autre au cours de son existence, constitue une bonne entrée en matière pour les personnes qui désirent privilégier les thérapies alternatives plutôt que les traitements médicamenteux. Gardez toutefois bien présent à l'esprit que l'intervention d'un médecin est indispensable dans certains cas et n'hésitez pas à consulter si vous avez le moindre doute sur votre état de santé. Utilisée à bon escient, cette section peut néanmoins vous offrir, à vous et à votre famille, les moyens d'accéder à d'autres formes thérapeutiques, comme par exemple lorsque l'un de vos enfants souffre d'un rhume ou de maux de gorge. Ces thérapies alternatives ont plusieurs objectifs en commun : renforcer le système immunitaire, prévenir les complications et la survenue de maladies graves, telles que le cancer ou les troubles cardiaques, favoriser le bien-être psychique et la relaxation, accroître la résistance du corps et stimuler le fonctionnement des différents systèmes organiques. Les thérapies alternatives parviennent souvent mieux que la médecine classique à nous rendre notre énergie et notre vitalité, elles ont moins d'effets secondaires et sont au moins aussi efficaces dans la prévention des maladies. Avec toutes les méthodes et les connaissances dont nous disposons aujourd'hui, notre corps peut enfin fonctionner à plein régime.

En plus des conseils vous permettant de mettre en pratique certaines méthodes thérapeutiques, la rubrique « Thérapies » vous donne également un bref aperçu d'autres méthodes thérapeutiques qui se sont avérées efficaces, mais qui ne peuvent être appliquées que par un thérapeute qualifié. Si ces méthodes vous intéressent, vous pouvez vous reporter au chapitre correspondant dans l'une des parties précédentes, afin de savoir en quoi elles consistent exactement et ce que vous pouvez en attendre.

Quelle que soit la nature du trouble dont vous souffrez, le fait de prendre vous-même les choses en mains ne peut qu'être bénéfique, et cela aussi bien au plan psychologique qu'au plan physique. Les mesures simples que vous prendrez au quotidien ne vous guériront probablement pas, mais elles feront beaucoup pour soulager vos symptômes et les rendre dans certains cas moins récurrents. Il en résultera donc assurément un meilleur confort de vie. Les remèdes alternatifs peuvent s'avérer quant à eux très efficaces contre les maladies chroniques et même contre certaines maladies graves. Ils sont souvent au moins aussi indiqués que les remèdes classiques lorsqu'il s'agit de soigner certaines affections de l'appareil locomoteur ou des maladies liées au stress. Les informations que vous trouverez dans cette partie vous permettront de savoir comment améliorer votre bien-être au quotidien et participer activement à la gestion de votre santé.

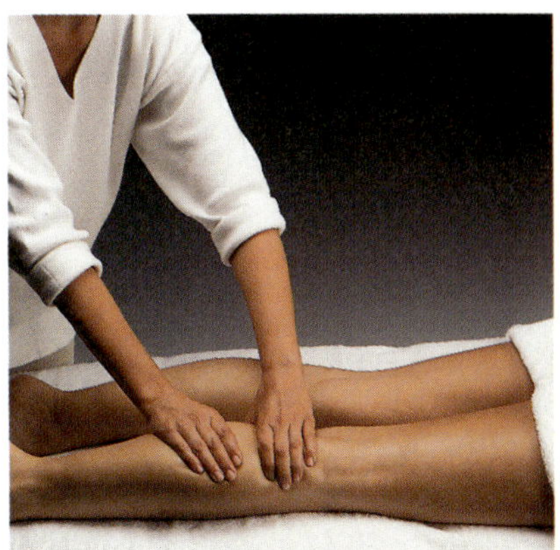

CI-DESSUS *Facile à mettre en œuvre, le massage s'avère efficace dans la plupart des affections de l'appareil locomoteur.*

LES TROUBLES PSYCHOLOGIQUES ET AFFECTIFS

Anxiété

L'anxiété est un état psychologique qui se caractérise par un fort sentiment d'inquiétude ou de crainte. Dans certaines circonstances, cet état est tout à fait normal et même souvent bénéfique, car il permet au corps de se préparer à affronter un danger ou à fuir, deux réactions appelées réponses adaptatives (*voir* Stress pages 262–263). Chez certains individus, l'anxiété peut toutefois se déclencher ou perdurer sans raison apparente. Si la situation ne s'améliore pas d'elle-même, un suivi médical doit alors être envisagé.

Les principaux symptômes physiques de l'anxiété sont les palpitations, la difficulté à respirer, la bouche sèche, les nausées, le besoin fréquent d'uriner, l'accélération du pouls, les maux de tête, la fatigue, les étourdissements, la tension musculaire, la sudation, l'estomac noué, les troubles digestifs, des tremblements et une peau froide au toucher. Les symptômes psychiques ou émotionnels sont les sentiments d'inquiétude et d'angoisse, la peur, l'irritabilité, la panique, l'appréhension, la prostration, le fait de s'en faire pour un rien, les difficultés de concentration, l'insomnie et l'incapacité à se détendre. L'anxiété est souvent associée à la dépression et s'accompagne parfois d'idées suicidaires. Le traitement classique consiste généralement à prescrire des anxiolytiques, des antidépresseurs et des somnifères pour une courte période, jusqu'à la disparition des symptômes.

Votre médecin vous conseillera peut-être de faire davantage d'exercice et notamment de marcher ou de nager. Le sport stimule la production d'endorphine, hormone antalgique naturelle qui favorise la relaxation et le sentiment de bien-être. Si vous êtes fumeur, il serait préférable d'arrêter. Réduisez au maximum votre consommation d'alcool et évitez les excitants comme le café, le thé et les boissons gazeuses contenant de la caféine, car les substances réputées stimulantes exacerbent l'anxiété. Mangez sainement et prenez le temps de vous restaurer correctement.

Les conseils d'un professionnel vous aideront peut-être à résoudre les problèmes et les conflits sous-jacents. Lorsqu'elle a des causes bien déterminées, l'anxiété se traite sans difficulté. L'anxiété plus générale prend souvent sa source dans un manque de confiance en soi et un sentiment d'inutilité. Dans ce cas, le travail du thérapeute aura pour but de vous réconcilier avec vous-même et à reprendre confiance. Sauf cas particulièrement sévères, les thérapies alternatives, quelles qu'elles soient, se révèlent généralement efficaces dans le traitement de l'anxiété.

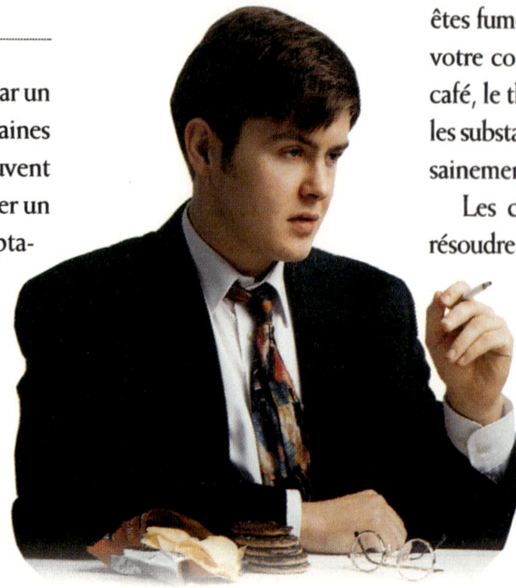

CI-DESSUS *Beaucoup de gens fument pour se déstresser, mais à terme, cela ne peut qu'aggraver les choses.*

CI-DESSOUS *Les antidépresseurs et autres psychotropes constituent une solution à court terme.*

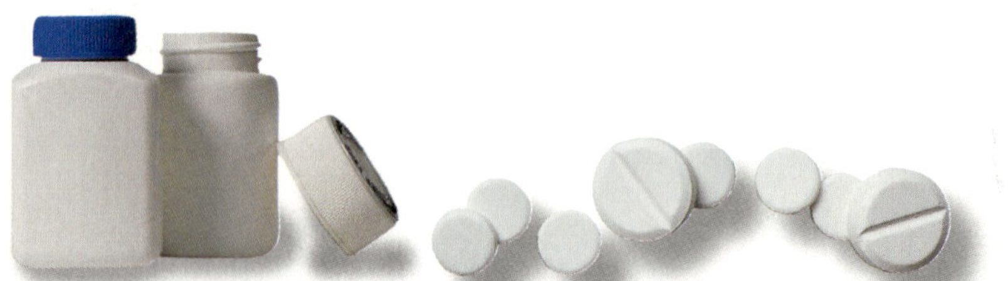

SYMPTÔMES

• apathie, faiblesse et fatigue • céphalées • tension, nervosité et irritabilité • dépression • douleurs inexpliquées • soupirs • panique et palpitations • nausées, vomissements, diarrhées ou besoin fréquent d'uriner • insomnie

THÉRAPIES

DIGITOPRESSION • Le thérapeute vous montrera les points les plus efficaces pour maîtriser l'anxiété et vous apprendra à les manipuler. Il vous suffira ensuite d'exercer une pression sur ces points dès les premiers symptômes afin de prévenir les crises (*voir* pages 29–31).

AROMATHÉRAPIE • Le massage aux huiles essentielles soulage, calme et rafraîchit. Essayez la lavande, le géranium et la bergamote mélangées à de l'huile d'amande douce ou de noyaux de pêche. Sont également recommandées les huiles essentielles de camomille romaine, d'oliban, de néroli, de rose et d'ylang-ylang (*voir* pages 104–105).

TECHNIQUES DE RELAXATION • Une respiration profonde, lente et détendue est indispensable pour maîtriser l'anxiété et prévenir les crises. Le thérapeute vous apprendra les techniques appropriées. Une pratique régulière est plus efficace que l'utilisation au coup par coup (*voir* pages 166–171).

PSYCHOTHÉRAPIE • Le psychothérapeute vous proposera sans doute une thérapie comportementale et cognitive. Vous apprendrez à comprendre vos schémas mentaux afin de modifier votre façon de réagir aux situations anxiogènes (*voir* pages 196–199).

BIOFEEDBACK • L'anxiété est l'un des premiers troubles à avoir été traité par les praticiens du biofeedback. Par un procédé d'amplification, le patient écoute ses schémas respiratoires et apprend à les réguler afin de réduire ses symptômes d'anxiété (*voir* pages 212–213).

MASSAGE • Pratiqué régulièrement, le massage diminue les tensions musculaires et réduit le stress et l'anxiété (*voir* pages 96–103).

YOGA • Cette méthode de relaxation est particulièrement indiquée pour lutter contre l'anxiété, car elle agit à la fois sur le corps et l'esprit. Les postures sont d'autant plus efficaces qu'elles font l'objet d'un entraînement régulier – chaque séance doit durer au minimum un quart d'heure (*voir* pages 52–59).

CI-DESSOUS *Le simple fait de parler à quelqu'un peut réduire les problèmes d'anxiété.*

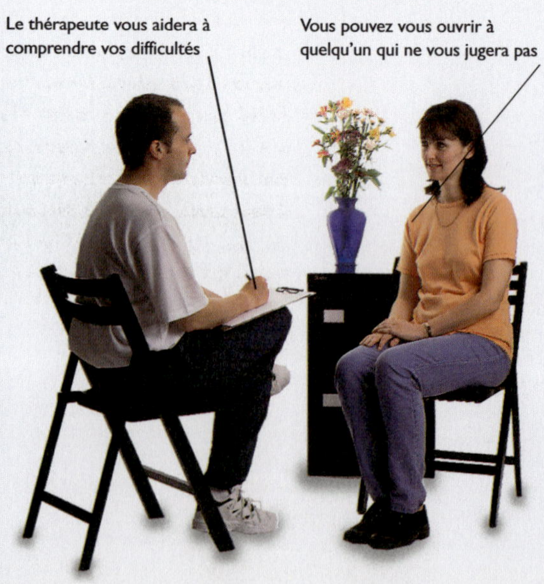
Le thérapeute vous aidera à comprendre vos difficultés
Vous pouvez vous ouvrir à quelqu'un qui ne vous jugera pas

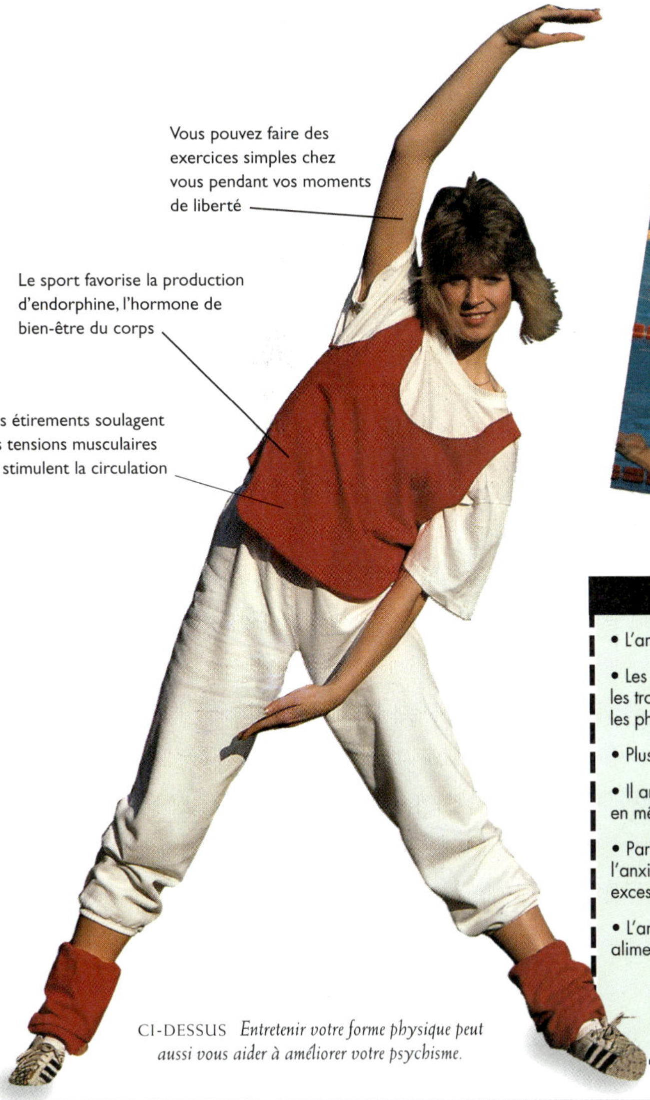

Vous pouvez faire des exercices simples chez vous pendant vos moments de liberté

Le sport favorise la production d'endorphine, l'hormone de bien-être du corps

Les étirements soulagent les tensions musculaires et stimulent la circulation

CI-DESSUS *Entretenir votre forme physique peut aussi vous aider à améliorer votre psychisme.*

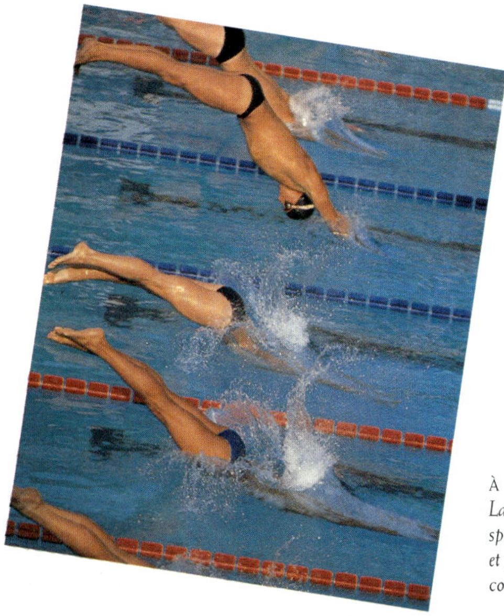

À GAUCHE *La natation est l'un des sports les plus complets et permet de se dépenser comme on veut.*

LE SAVIEZ-VOUS ?

- L'anxiété touche environ 15 % de la population française.
- Les médecins distinguent quatre grandes formes d'anxiété : les troubles compulsifs et obsessionnels, le stress post-traumatique, les phobies et les paniques sans objet particulier.
- Plus de 10 millions d'Américains souffrent d'anxiété chronique.
- Il arrive souvent que différentes formes d'anxiété se manifestent en même temps chez une même personne.
- Parfois provoquée par une succession d'événements traumatisants, l'anxiété chronique peut aussi être liée à l'hérédité ou à une production excessive de sérotonine par le cerveau.
- L'anxiété s'accompagne souvent de dépression, de dérèglements alimentaires et de dépendance à l'alcool et au tabac.

THÉRAPIES

RÉFLEXOLOGIE

• La réflexologie agit sur les méridiens et les points d'acupuncture (*voir* pages 20–21) des pieds et des mains. Un traitement de six semaines, à raison d'une séance hebdomadaire, peut réduire l'anxiété (*voir* pages 66–71).

HYPNOTHÉRAPIE

• L'hypnothérapie plonge le patient dans un état de relâchement propice à la méditation. Le thérapeute peut ainsi mettre au jour les causes spécifiques de l'anxiété sans provoquer de réaction de repli ou de panique. Prévoyez au moins six à huit séances (*voir* pages 218–223).

MÉDITATION

• Cette méthode consiste à relaxer l'esprit afin de permettre un relâchement du corps. Elle doit être pratiquée deux fois par jour pendant cinq à dix minutes (*voir* pages 60–63).

CHROMOTHÉRAPIE

• Le chromothérapeute utilisera sans doute en priorité le bleu, le violet et le blanc ainsi que leurs couleurs complémentaires afin de rétablir un rapport harmonieux et équilibré entre votre corps et votre esprit. Les couleurs à éviter sont le rouge et l'orange (*voir* pages 246–249).

AUTRES THÉRAPIES

• Les thérapies suivantes sont parfois proposées pour combattre l'anxiété : shaolin (*voir* pages 42–43), Qi-gong et Taï-chi-chuan (*voir* pages 44–45 et 46–51), polarité (*voir* pages 64–65), métamorphose (*voir* pages 72–73), méthode Bowen (*voir* pages 76–77), guérisseurs (*voir* pages 86–87), kinésiologie (*voir* pages 126–133), technique Alexander (*voir* pages 146–153), approche Trager (*voir* pages 154–155), zero balancing (*voir* pages 156–157), immersion sensorielle (*voir* page 180–181), training autogène (*voir* pages 210–211), visualisation (*voir* pages 214–217), musicothérapie (*voir* pages 230–233).

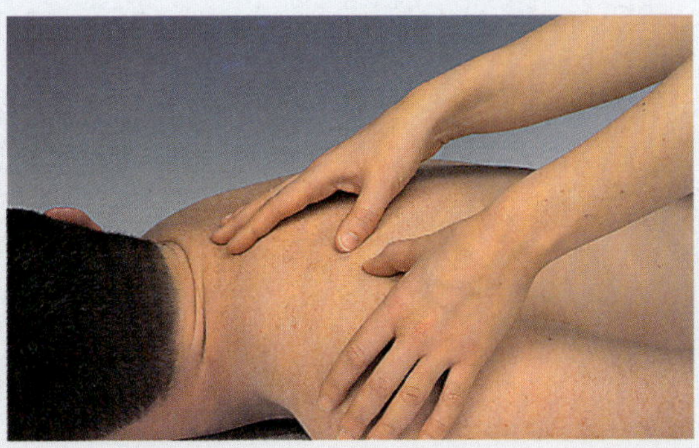

À DROITE *Sous les doigts d'un masseur expérimenté, les tensions du cou et des épaules disparaissent.*

MISE EN GARDE

SI VOTRE ANXIÉTÉ NE PASSE PAS SPONTANÉMENT ET COMMENCE À AFFECTER VOTRE VIE PROFESSIONNELLE ET FAMILIALE, OU S'ACCOMPAGNE D'IDÉES SUICIDAIRES, CONSULTEZ UN MÉDECIN AU PLUS VITE. IL VOUS ORIENTERA SANS DOUTE VERS UN PSYCHOLOGUE, UN PSYCHOTHÉRAPEUTE OU UN PSYCHIATRE.

TRAITEMENT CLASSIQUE

IL SE PEUT QUE VOTRE MÉDECIN VOUS PRESCRIVE DES ANXIOLYTIQUES OU DES NEUROLEPTIQUES LÉGERS AFIN DE ROMPRE LE CERCLE VICIEUX DE L'ANGOISSE. LES TRAITEMENTS MÉDICAMENTEUX NE CONSTITUENT TOUTEFOIS PAS UNE BONNE SOLUTION SUR LE LONG TERME.

Dépendances

Pour dire les choses simplement, la dépendance à une substance ou, dans certains cas, à une activité, se manifeste par un besoin irrépressible qui prend le pas sur tout le reste. Il s'agit d'un état psychique et physique associé notamment à certaines substances, dont les plus courantes sont la caféine, la nicotine, l'alcool, les tranquillisants et les somnifères, pour les substances licites, et le cannabis, la cocaïne ou l'héroïne, pour les substances illicites. En ce qui concerne les troubles liés à la consommation de ces substances, les médecins font une distinction entre dépendance psychologique et dépendance physique. Dans le premier cas, la personne ne parvient pas à s'arrêter ou à diminuer sa consommation, malgré ses tentatives de sevrage. Dans le second cas, la personne a en outre développé une tolérance à la substance dont elle est dépendante, ce qui fait qu'elle est obligée d'augmenter progressivement sa consommation pour éprouver les mêmes sensations. Dans les deux cas, le patient sevré risque de présenter des symptômes de manque, tels que le delirium tremens pour les gros buveurs.

En l'absence de suivi thérapeutique, les rechutes sont quasiment inévitables. Le patient doit tout d'abord reconnaître l'existence et l'ampleur du problème. Un psychothérapeute pourra l'aider à franchir ce pas. Le traitement médical qui sera ensuite proposé impliquera probablement la prise d'antidépresseurs, de somnifères et, parfois d'une substance de substitution, notamment en cas d'altérations chimiques dans le cerveau provoquées par la substance incriminée.

Symptômes

• *irritabilité* • *comportement irrationnel* • *sautes d'humeur* • *agressivité* • *pouls irrégulier* • *tremblements* • *nausées* • *sensation de manque* • *céphalées* • *dépression* • *anxiété* • *agitation* • *sudation* • *douleurs abdominales* • *vomissements* • *diarrhées* • *inappétence* • *troubles de la mémoire*

LE SAVIEZ-VOUS ?

- Un adolescent peut devenir alcoolique en six à dix-huit mois contre 5 à 15 ans pour un adulte.
- Selon les estimations, l'abus d'alcool et de drogues toucherait 25,5 millions d'Américains.
- Environ 62 millions d'Américains ont fumé du cannabis au moins une fois dans leur vie.
- Fumer un joint de cannabis fait baisser la vigilance des automobilistes pendant au moins quatre heures. À long terme, cette drogue peut provoquer des dommages psychiques et physiques irréversibles.
- Boire de l'alcool pour s'endormir peut facilement conduire à la dépendance.
- Une personne qui a fumé quatre cigarettes a 90 % de chances de devenir un fumeur régulier.

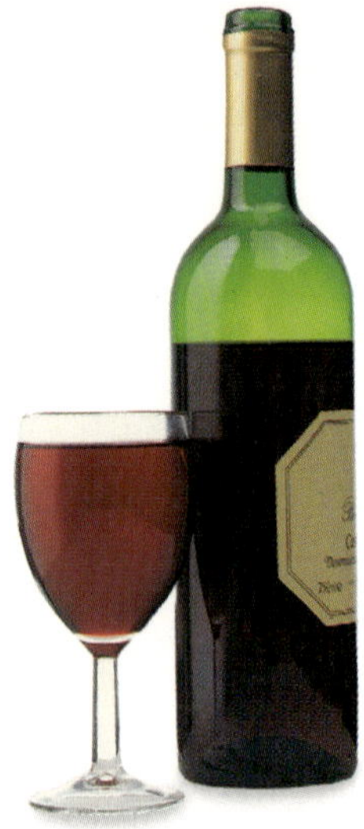

À GAUCHE *En petites quantités, le vin est considéré comme bénéfique pour la santé, mais, à fortes doses, il peut être nocif, rendre moins performant au travail et briser les relations affectives.*

MISE EN GARDE

LA DÉPENDANCE PHYSIQUE NÉCESSITE UN SUIVI MÉDICAL. AUCUN PATIENT NE DOIT ÊTRE SEVRÉ SANS SOUTIEN THÉRAPEUTIQUE.

TRAITEMENT CLASSIQUE

IL SE PEUT QUE VOTRE MÉDECIN VOUS CONSEILLE DE SUIVRE UNE PSYCHOTHÉRAPIE OU D'INTÉGRER UN GROUPE D'ÉMULATION MUTUELLE, TEL QUE LES ALCOOLIQUES ANONYMES. IL VOUS PRESCRIRA PEUT-ÊTRE DES VITAMINES ET DES ANTISPASMODIQUES.

THÉRAPIES

IMMERSION SENSORIELLE
• Les thérapeutes affirment que la flottation fait baisser la tension artérielle, réduit le taux de substances biochimiques produites par réaction au stress, diminue la douleur et détend le corps et l'esprit (*voir* pages 180–181).

HYPNOTHÉRAPIE
• Des études ont prouvé l'efficacité de cette méthode dans le traitement du tabagisme. Selon les thérapeutes, elle permettrait également de soigner la dépression et de réduire l'anxiété (*voir* pages 218–223).

TRAINING AUTOGÈNE
• Cette méthode de relaxation semble apporter un soutien efficace aux personnes qui veulent éviter ou supprimer la prise de somnifères et de tranquillisants (*voir* pages 210–211).

ACUPUNCTURE
• L'acupuncture sur l'oreille est considérée par certains thérapeutes comme particulièrement efficace dans le traitement des symptômes de manque, car elle stimulerait la production et l'émission d'endorphine, antalgique naturel du corps (*voir* pages 20–28).

YOGA
• En faisant un peu de yoga tous les jours, il est possible de rétablir la circulation des énergies dans le corps et l'esprit. Les thérapeutes considèrent que cette méthode de relaxation confère une image positive de soi en insufflant le sens de la discipline et un sentiment d'accomplissement (*voir* page 52–59).

TECHNIQUE ALEXANDER
• La maîtrise de soi peut aider à vaincre la dépendance psychologique. Le thérapeute vous montrera comment adopter les bonnes positions lorsque vous êtes debout ou assis afin d'éprouver un maximum de confort physique et psychique (*voir* pages 146–153). Les techniques de relaxation sont également conseillées (*voir* pages 158–165).

AROMATHÉRAPIE
• Se masser au moyen d'une huile détoxiquante, comme l'huile essentielle de genévrier, peut être bénéfique. Alternez avec des huiles essentielles de camomille, de sauge sclarée et d'ylang-ylang, qui possèdent toutes des propriétés antidépressives (*voir* pages 104–105).

PSYCHOTHÉRAPIE ET SUIVI PSYCHOLOGIQUE
• Ces approches sont souvent conseillées en complément du traitement médical. La thérapie comportementale et cognitive et la thérapie de groupe sont toutes deux considérées comme potentiellement bénéfiques (*voir* pages 196–199 et 208–209).

MASSAGE
• Les thérapeutes affirment que le massage intégral est de nature à favoriser la confiance en soi, notamment en raison de l'importance du toucher. (*voir* pages 96–103).

MÉDITATION
• Se concentrer sur une idée, un son, une image ou un objet aide à se dominer physiologiquement. Le thérapeute vous indiquera les techniques les mieux adaptées à votre cas (*voir* pages 60–63).

AUTRES THÉRAPIES
• Les thérapies suivantes sont parfois proposées pour combattre la dépendance : digitopression (*voir* pages 29–31), kinésiologie (*voir* pages 126–133), thérapie par la danse (*voir* pages 226–229), art-thérapie (*voir* pages 236–239).

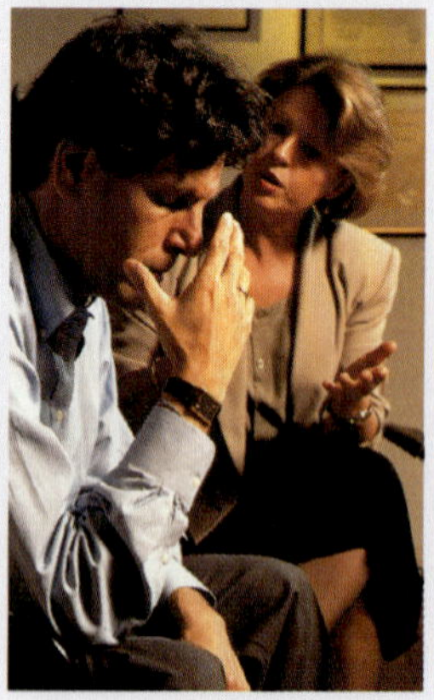

CI-DESSUS *Dans la plupart des dépendances, le plus difficile est d'admettre la situation. Les psychologues et les groupes de soutien peuvent vous aider à rompre votre isolement.*

Obsessions et compulsions

On entend par obsession toute idée ou pensée qui taraude l'esprit en permanence, et par compulsion le besoin irrépressible d'agir alors même que l'on se trouve sous l'emprise d'une obsession. Les troubles obsessionnels et compulsifs peuvent s'avérer très invalidants dans la vie de tous les jours. Par exemple, certaines personnes ne peuvent pas quitter leur domicile sans se sentir obligées de revenir sur leur pas pour contrôler qu'elles ont bien fermé la porte à clé. Se laver les mains plusieurs fois de suite par peur des microbes, vérifier continuellement que la lumière est bien éteinte et astiquer sa maison en permanence sont autant de phénomènes obsessionnels.

Les troubles obsessionnels et compulsifs sévères sont assez rares, mais les formes légères sont par contre très fréquentes. Les médecins conseillent généralement à leurs patients de suivre une thérapie comportementale et leur prescrivent parfois des antidépresseurs.

Symptômes

• *l'esprit est obsédé par des pensées récurrentes sur un même sujet à l'exclusion de toute autre préoccupation qu'elle soit professionnelle ou familiale* • *peur de la contagion* • *mains sèches en raison des lavages continuels et des heures passées à faire le ménage* • *pensées et comportement agressifs* • *dépression*

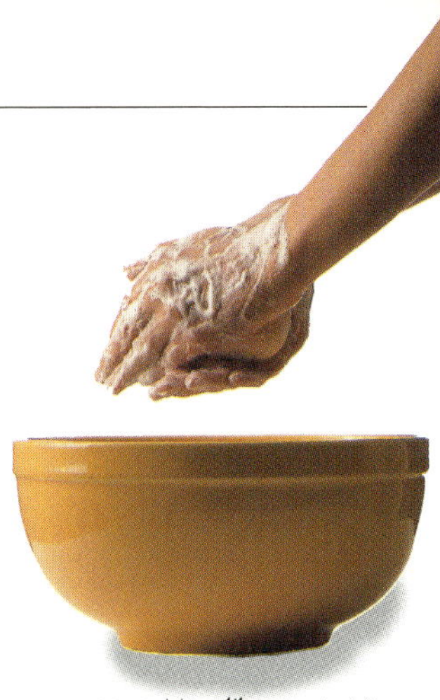

CI-DESSUS *Même l'hygiène peut être excessive. Un besoin constant de se laver les mains peut être le symptôme d'une angoisse profonde.*

TRAITEMENT CLASSIQUE

SI LE PROBLÈME PREND DES PROPORTIONS INQUIÉTANTES, IL SE PEUT QUE VOTRE MÉDECIN VOUS PRESCRIVE DES ANTIDÉPRESSEURS ET VOUS ADRESSE À UN PSYCHIATRE.

MISE EN GARDE

LES TROUBLES OBSESSIONNELS ET COMPULSIFS NE SONT SOUVENT PERCEPTIBLES QUE PAR L'ENTOURAGE DE CELUI OU DE CELLE QUI EN SOUFFRE. SI VOUS PENSEZ DÉCELER, CHEZ UN PARENT OU UN AMI, LES SYMPTÔMES DE CETTE AFFECTION, SUGGÉREZ-LUI DE CONSULTER SANS TARDER UN MÉDECIN OU UN PSYCHOLOGUE.

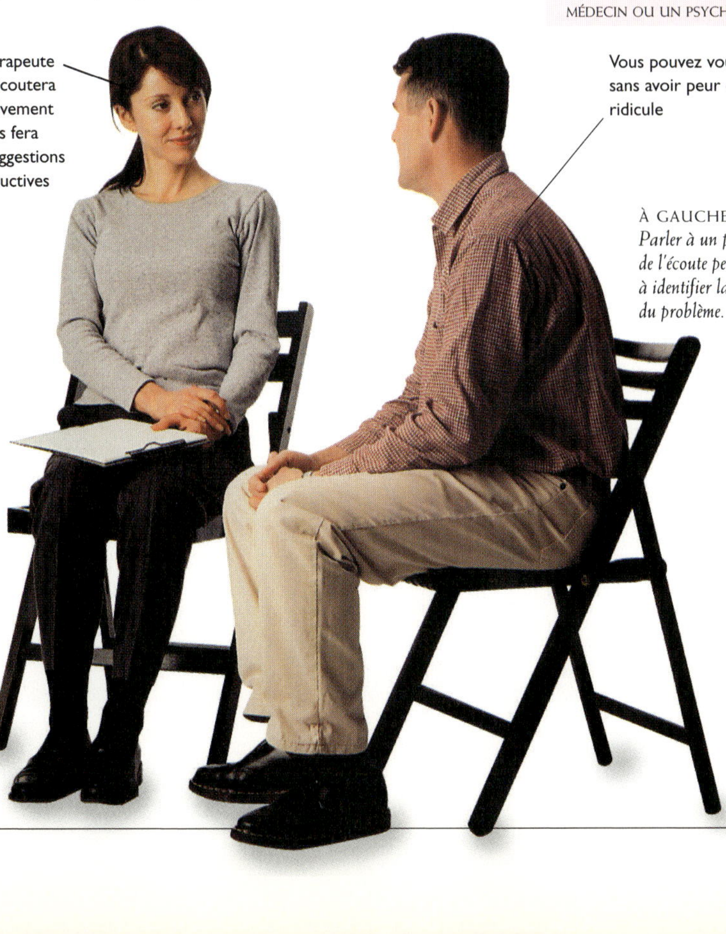
Le thérapeute vous écoutera attentivement et vous fera des suggestions constructives
Vous pouvez vous confier sans avoir peur d'être ridicule

À GAUCHE *Parler à un professionnel de l'écoute peut vous aider à identifier la cause du problème.*

THÉRAPIES

HYPNOTHÉRAPIE • L'hypnothérapeute vous plongera dans un état de transe et, lorsque vous serez complètement relâché, vous suggérera des moyens de résoudre vos problèmes. Il pourra aussi vous apprendre des techniques d'autohypnose à utiliser chez vous pour vous relaxer profondément en cas de besoin (*voir* pages 218–223).

SHIATSU • Les thérapeutes considèrent que cette forme de massage peut être efficace pour soulager les troubles obsessionnels, surtout chez les personnes de moins de 50 ans (*voir* pages 32–37 et Do-in, pages 38–41).

YOGA • En favorisant le sentiment de bien-être psychique et physique, le yoga a permis à beaucoup de gens de se débarrasser de leurs obsessions ou de leurs compulsions. Sous la direction d'un professeur, vous apprendrez quelles sont les postures les plus indiquées dans votre cas et comment les exécuter (*voir* pages 52–59).

ART-THÉRAPIE • Cette thérapie tirerait son efficacité du fait qu'elle encourage le patient à exprimer les angoisses, les tensions et l'agressivité découlant de leurs troubles. Les thérapeutes insistent particulièrement sur l'utilisation de pâte à modeler ou autres matières malléables (*voir* pages 236–239).

TRAINING AUTOGÈNE • Le thérapeute vous apprendra les six exercices mentaux et les trois postures du corps qui forment la base de cette technique de relaxation efficace (*voir* pages 210–211).

CHROMOTHÉRAPIE • Les chromothérapeutes considèrent que les couleurs et leurs différentes nuances sont de nature à améliorer la santé physique et psychique des individus. L'exposition à une lumière douce rouge magenta s'est révélée efficace dans le traitement des troubles obsessionnels. La thérapie comporte aussi une part de conseil et l'apprentissage des techniques de relaxation (*voir* pages 246–249).

PSYCHOTHÉRAPIE • Le psychothérapeute vous expliquera comment mieux gérer vos angoisses, partie intégrante des troubles obsessionnels et compulsifs dont vous souffrez. En vous montrant l'origine profonde de vos peurs, il vous apprendra à désamorcer les processus obsessionnels (*voir* pages 196–199).

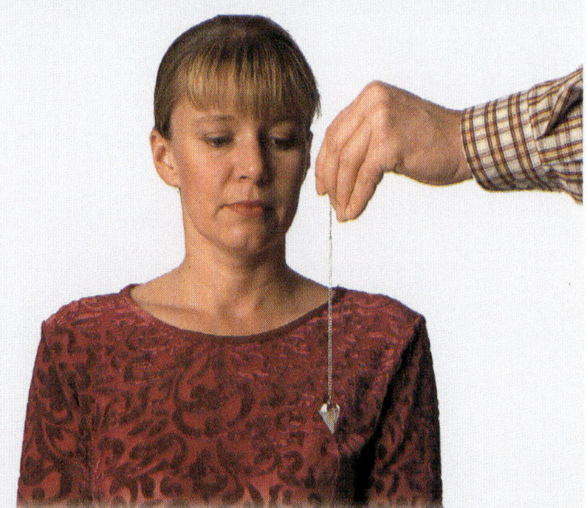

CI-DESSUS *L'hypnothérapie, en mettant au jour des pensées inconscientes, vous permet de vous confronter à des problèmes insoupçonnés.*

Phobies

Les phobies sont des peurs profondes et irraisonnées habituellement assimilées aux névroses. Lorsqu'elles ne sont pas traitées, elles peuvent être source d'une grande anxiété, de crises douloureuses, et aussi être à l'origine de certains états dépressifs. Il existe de nombreuses formes de phobies, mais les plus courantes sont l'agoraphobie (la peur des espaces découverts et de la foule), la claustrophobie (la peur des espaces clos), la sociophobie (la peur de se trouver en société) et les phobies portant sur certains animaux, comme les serpents et les araignées.

Bien que les antidépresseurs et les tranquillisants soient de nature à apporter une amélioration sur le court terme, les médecins hésitent souvent à les prescrire car ces médicaments présentent des risques d'accoutumance. Aussi préfèrent-ils généralement adresser leurs patients à un psychologue ou à un psychiatre qui traitera le trouble au moyen d'une technique dite de désensibilisation. Vous serez progressivement confronté à l'objet ou à la situation anxiogène et apprendrez ainsi à surmonter vos craintes et à neutraliser les réponses phobiques.

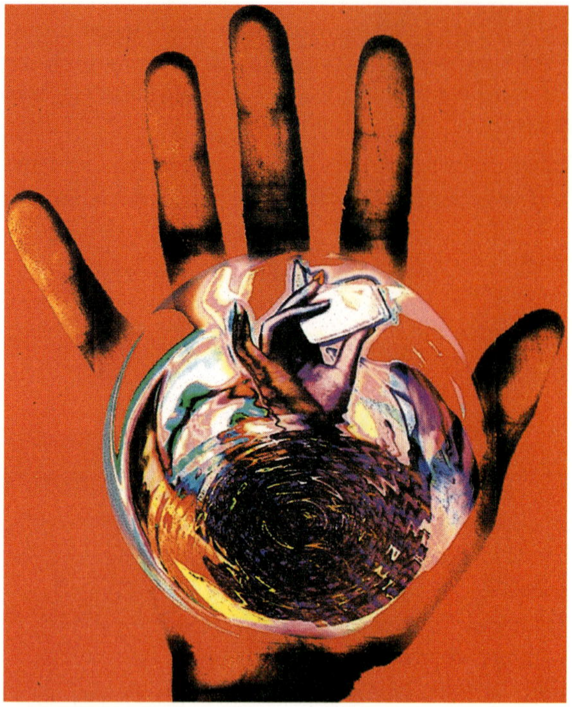

À GAUCHE *Les personnes phobiques se sentent enfermées dans leurs peurs et ont besoin qu'on les aide à maîtriser des réactions qui peuvent apparaître irrationnelles.*

TRAITEMENT CLASSIQUE

DANS UN PREMIER TEMPS, ON VOUS PRESCRIRA PEUT-ÊTRE DES ANTIDÉPRESSEURS OU DES TRANQUILLISANTS. SI LE TROUBLE PERSISTE, VOUS DEVREZ SANS DOUTE SUBIR UNE CURE DE DÉSENSIBILISATION PAR SATURATION, C'EST-À-DIRE ÊTRE PLACÉ PROGRESSIVEMENT ET PENDANT DES LAPS DE TEMPS DE PLUS EN PLUS LONGS FACE À L'OBJET DE VOTRE PHOBIE.

Symptômes

• accélération du pouls • fortes sudations • hypertension artérielle • tremblements • nausées • évanouissement • hyperventilation (respiration accélérée)

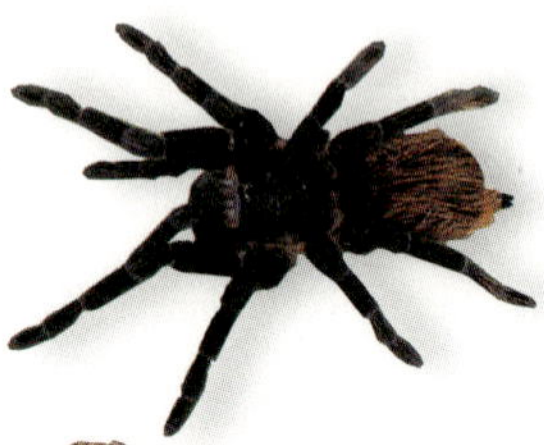

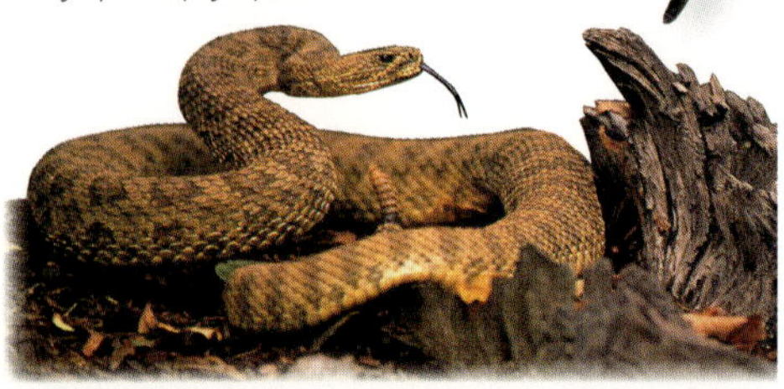

À DROITE ET CI-DESSOUS *Beaucoup de gens ont en horreur l'aspect visqueux des serpents ou le déplacement précipité des araignées, mais les personnes phobiques présentent en plus des symptômes physiques de détresse.*

LE SAVIEZ-VOUS ?

- Les phobies seraient provoquées par un ensemble de facteurs psychologiques et d'événements objectifs.
- Environ 27 millions d'Américains – soit près de 15 % de la population des États-Unis – souffrent de peurs irraisonnées à un moment ou un autre de leur vie.
- Les crises de panique se caractérisent par une terreur soudaine et apparemment sans cause. Elles s'accompagnent de douleurs dans la poitrine, de palpitations, de difficultés à respirer, d'étourdissements, de faiblesse et de sudation. Elles ne durent généralement pas plus de 10 à 20 minutes
- La forme la plus courante de phobie est l'agoraphobie, la peur des espaces découverts et de la foule, mais la claustrophobie, la peur des espaces clos, est également très répandue.

THÉRAPIES

AROMATHÉRAPIE • Les massages aux huiles essentielles peuvent se révéler efficaces dans le traitement des phobies. Les plus indiquées sont les huiles essentielles de bergamote, de camomille, de sauge sclarée, de jasmin, de géranium, de genévrier, de lavande, de marjolaine, de mélisse et d'ylang-ylang (*voir* pages 104–105).

TECHNIQUES DE RELAXATION • Ces techniques sont d'une très grande utilité pour les personnes phobiques. Il est conseillé de les pratiquer régulièrement. Ayez-y recours dès que vous sentez la panique vous envahir, car elles sont de nature à soulager les symptômes, notamment l'hyperventilation (*voir* pages 158–165).

TECHNIQUES DE RESPIRATION • Respirer profondément et calmement par le diaphragme est un élément essentiel pour apprendre à vous dominer et maîtriser vos réactions en présence de l'objet de votre phobie (*voir* pages 166–171).

HYPNOTHÉRAPIE • L'hypnothérapeute vous ramènera à l'époque où votre phobie s'est déclarée pour la première fois et vous aidera à surmonter la peur. Il se peut aussi qu'il vous demande un effort de visualisation progressive afin de démonter le mécanisme de votre phobie et de vous en débarrasser (*voir* pages 218–223).

ART-THÉRAPIE • Les thérapeutes pensent que les phobies ont leur origine dans les terreurs de l'enfance et que de les exprimer par le dessin peut aider à les neutraliser (*voir* pages 236–239).

PSYCHOTHÉRAPIE • À l'instar des techniques de désensibilisation (*voir* ci-dessus), la thérapie comportementale et cognitive est de nature à favoriser le développement de schémas mentaux et comportementaux plus positifs (*voir* pages 196–199).

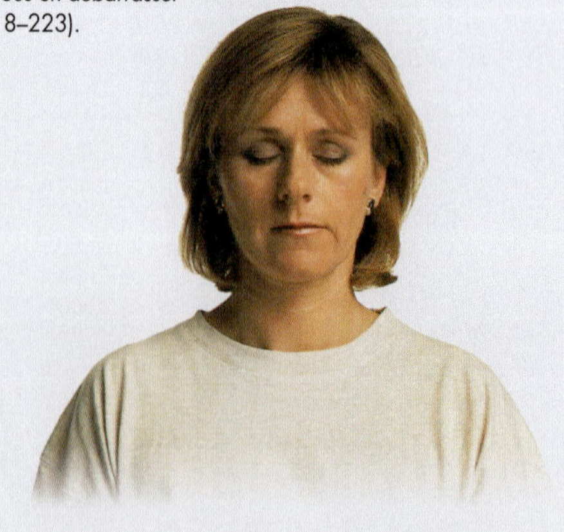

À DROITE *Par des exercices de respiration simples, il est possible de se détendre suffisamment pour faire taire ses angoisses.*

Dépression

Le terme dépression recouvre plusieurs réalités psychiques allant du simple « cafard » ou « coup de blues » à l'abattement et à la mélancolie les plus extrêmes avec sentiment de désespoir et de totale inutilité. La dépression peut être provoquée par une cause extérieure, comme un deuil, un divorce ou un licenciement, ou bien par une conjugaison de facteurs, tels que l'impression d'abandon dans l'enfance, les mauvais traitements, le terrain héréditaire ou un déséquilibre biochimique. Elle est parfois entrecoupée de phases d'euphorie et d'hyperactivité (troubles maniaco-dépressifs). La dépression saisonnière, qui se manifeste essentiellement en hiver, en est une autre forme.

La plupart des gens souffrent de dépression à un moment ou un autre de leur vie, mais dans certains cas un suivi médical est indispensable. Les médecins traitent généralement la dépression légère par une cure de tranquillisants ou de somnifères. Il existe aussi des mesures simples et efficaces : faire davantage d'exercice afin de retrouver son tonus ou s'ouvrir de ses difficultés à un ami ou parent qui saura vous écouter. Les dépressions plus sévères nécessitent la prise d'antidépresseurs et une prise en charge psychologique. En tout état de cause la guérison sera lente.

LE SAVIEZ-VOUS ?

- Le risque de dépression augmente avec l'âge : à 17 ans, un jeune a quatre fois plus de chances de faire une dépression qu'à 8 ou 12 ans.
- Près de deux personnes sur dix dans le monde font au moins une dépression sévère dans leur vie.
- Une personne dépressive sur 50 doit être hospitalisée. Cinq pour cent des cas sont des dépressions saisonnières et l'on pense qu'elles sont provoquées par une surproduction de mélatonine. La dépression saisonnière est en augmentation, mais elle peut se soigner par photothérapie.
- La moitié des personnes dépressives rechutent.

Symptômes

• altérations profondes et prolongées de l'humeur • sentiment d'échec et dénigrement de soi • pensées suicidaires • manque d'énergie et de ressort • lenteur d'élocution • idées confuses • fatigue permanente • inappétence • difficultés de concentration • membres douloureux • sommeil léger et réveil très matinal • interruption des règles • anxiété générale sans cause apparente • baisse de la libido

MISE EN GARDE

SI LES SYMPTÔMES SONT SÉVÈRES OU PERSISTENT AU-DELÀ DE DEUX SEMAINES, CONSULTEZ UN MÉDECIN. SI VOUS AVEZ DES IDÉES SUICIDAIRES, CONSULTEZ IMMÉDIATEMENT.

TRAITEMENT CLASSIQUE

SI VOUS SOUFFREZ D'UNE DÉPRESSION SÉVÈRE, VOTRE MÉDECIN VOUS PRESCRIRA PROBABLEMENT DES ANTIDÉPRESSEURS POUR SOULAGER LES SYMPTÔMES ET VOUS ADRESSERA À UN PSYCHOLOGUE OU À UNE PSYCHIATRE. LES DÉPRESSIONS LÉGÈRES NE NÉCESSITENT GÉNÉRALEMENT QU'UNE CURE DE TRANQUILLISANTS OU DE SOMNIFÈRES.

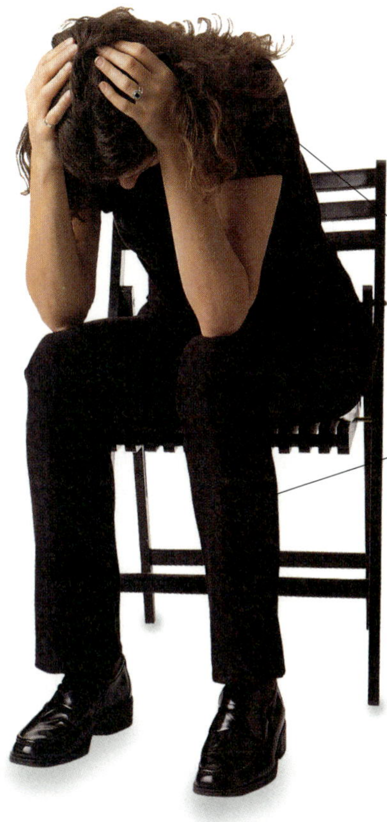
Vous vous sentez complètement démotivé
Vous êtes épuisé et le moindre effort vous paraît insurmontable

À GAUCHE *La dépression est plus préoccupante qu'on a tendance à le penser. Elle s'accompagne d'un sentiment de solitude et d'inutilité et se caractérise par un manque d'énergie et de ressort.*

THÉRAPIES

MASSAGE • Les massages relaxants peuvent contribuer à soulager le sentiment de solitude et d'isolement souvent à l'origine de la dépression (*voir* pages 96–103).

HYDROTHÉRAPIE • Selon les praticiens, le sauna et les frictions vigoureuses du corps se sont révélés efficaces dans le traitement des symptômes dépressifs (*voir* pages 172–179).

ACUPUNCTURE • L'acupuncteur stimulera les points de différents méridiens considérés comme ayant une action sur l'humeur (*voir* pages 20–28).

AROMATHÉRAPIE • Parmi les huiles antidépressives pouvant être utilisées pour le massage, figurent le néroli, le jasmin, le géranium, la mélisse et la rose. Les huiles essentielles d'ylang-ylang, de lavande, de sauge sclarée et de camomille possèdent des propriétés aussi bien sédatives qu'antidépressives (*voir* pages 104–105).

THÉRAPIE PAR LA DANSE • Les exercices de danse en musique et en groupe peuvent augmenter le taux d'endorphines produites par le cerveau et soulager la dépression (*voir* pages 226–229).

PSYCHOTHÉRAPIE ET SUIVI PSYCHOLOGIQUE • Le psychothérapeute vous apprendra à penser de manière positive en vous montrant comment identifier les pensées négatives et agir sur elles (*voir* pages 196–199).

YOGA • Les étirement, les postures relaxantes et la respiration profonde peuvent s'avérer utiles (*voir* pages 52–59).

AUTRES THÉRAPIES • Les thérapies suivantes peuvent s'avérer efficaces en cas de dépression : Qi-gong et Taï-chi-chuan (*voir* pages 44–45 et 46–51), méditation (*voir* pages 60–63), reiki (*voir* pages 74–75), thérapie crânio-sacrée (*voir* pages 116–117), méthode Feldenkrais (*voir* pages 142–145), technique Alexander (*voir* pages 146–153), techniques de relaxation (*voir* pages 158–165), visualisation (*voir* pages 214–217), hypnothérapie (*voir* pages 218–223), musicothérapie (*voir* pages 230–233), art-thérapie (*voir* pages 236–239), photothérapie (*voir* pages 240–241).

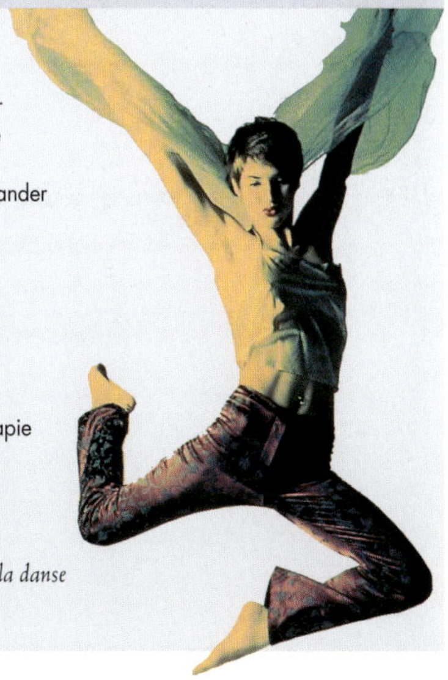

À DROITE *La pratique de la danse peut vous aider à combattre la dépression.*

Stress

Le stress peut être considéré, jusqu'à un certain point, comme utile et bénéfique. Il commence à poser problème lorsque la personne ne parvient plus à supporter les pressions psychologiques ou physiques auxquelles elle est soumise. La tolérance au stress varie beaucoup d'un individu à l'autre. Certaines personnes en ont besoin pour se sentir stimulées et conçoivent chaque obstacle comme un nouveau défi. D'autres ,en revanche, y sont très sensibles et ne parviennent pas à s'en accommoder. Pour ces dernières, le moindre événement peut être générateur d'un stress énorme.

Bien qu'il puisse avoir des effets stimulants, le stress est toutefois généralement considéré comme nocif à long terme. Certaines situations sont propres à déclencher dans le corps des réponses adaptatives (fuite ou lutte). Face à un danger, le cerveau émet des signaux d'alarme par le biais de messagers chimiques appelés neurotransmetteurs. Ces signaux déclenchent la production d'hormones ayant pour fonction de mettre le corps en état d'alerte afin qu'il soit prêt à se défendre. Le pouls s'accélère, le cœur bat la chamade, les genoux se mettent à trembler et l'estomac se noue. Cependant, comme les facteurs de stress sont le plus souvent d'ordre purement psychologique ou émotionnel, la réaction ne peut pas s'extérioriser. À terme, le corps s'épuise et ne parvient plus à produire suffisamment d'hormones de défense, ce qui le rend plus vulnérable. Au nombre des affections liées au stress figurent notamment le mal de dos, l'hypertension artérielle et les troubles digestifs.

Une fois le problème identifié, vous pouvez essayer plusieurs choses pour y remédier. Examinez les principales causes de stress dans votre vie quotidienne et demandez-vous si vous pouvez les supprimer ou les neutraliser. Cela est très important pour votre santé aussi bien à court qu'à long terme. Essayez

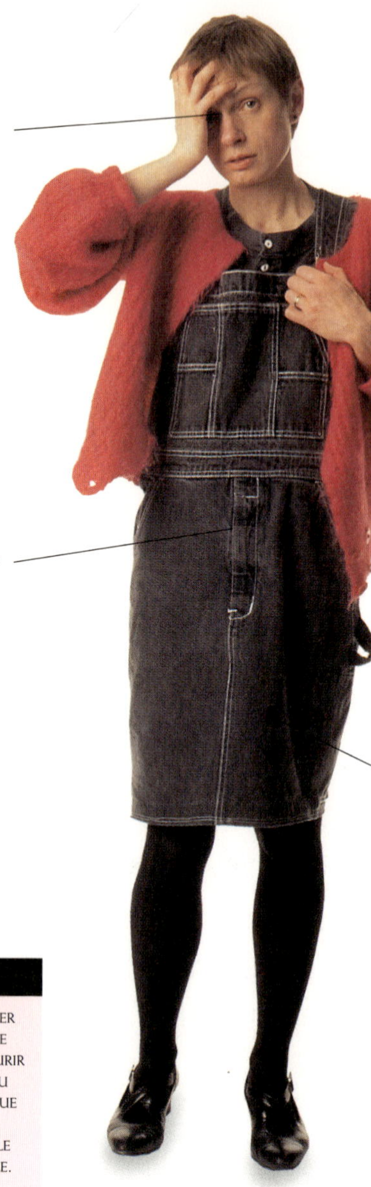

Il se peut que vous ayez des maux de tête ou que vous ressentiez une raideur de la mâchoire, comme si vous ne parveniez pas à desserrer les dents

L'estomac étant généralement le siège des émotions, les troubles digestifs sont un des principaux symptômes de stress

Les tensions musculaires sont fréquentes

À GAUCHE *À petites doses, le stress est considéré comme bénéfique, car sans lui la vie serait dépourvue de piment, mais il y a des moments où l'on sent que l'on n'est plus en mesure de faire face.*

MISE EN GARDE

PERSONNE NE PEUT SUPPORTER UN STRESS INTENSE SUR UNE LONGUE PÉRIODE SANS ENCOURIR DES PROBLÈMES DE SANTÉ AU PLAN AUSSI BIEN PHYSIQUE QUE PSYCHIQUE. POUR VIVRE SAINEMENT, IL FAUT ÉVITER LE STRESS AUTANT QUE POSSIBLE.

THÉRAPIES

YOGA • Le professeur vous montrera les postures les plus aptes à vous détendre afin de rétablir l'équilibre entre votre corps et votre esprit. Il vous apprendra aussi des techniques respiratoires, comme par exemple inspirer par une narine et expirer par l'autre (*voir* pages 52–59). Les techniques respiratoires vous apprendront aussi à vous détendre et à trouver le calme intérieur (*voir* pages 46–51 et Qi-gong, pages 44–45).

TAÏ-CHI-CHUAN • Les mouvements lents et fluides du Taï-chi sont considérés comme étant de nature à défaire les tensions physiques et psychiques et à réguler le flux des énergies corporelles.

MASSAGE • Il a été prouvé que des massages réguliers contrecarraient efficacement les effets du stress. Les effleurements, les pétrissages et les tapotements soulagent la tension musculaire et déclenchent la production d'endorphines, ce qui a un effet sédatif (*voir* pages 96–103).

ACUPUNCTURE • Cette thérapie est considérée comme particulièrement efficace pour soigner les troubles somatiques consécutifs au stress. Le traitement porte sur différents points selon la nature des troubles (*voir* pages 20–28).

AROMATHÉRAPIE • Les massages aux huiles essentielles offrent une excellente méthode de relaxation. Les huiles les plus efficaces sont notamment le basilic, la camomille, le géranium, la lavande, le néroli et la rose. Certaines ont un effet stimulant, comme le romarin, le gingembre ou le lemon-grass, tandis que l'oliban aide à respirer plus calmement et profondément (*voir* pages 104–105).

ROLFING • Cette thérapie peut soulager le stress, mais il faut savoir qu'elle peut être éprouvante physiquement (*voir* pages 134–137 et Hellerwork, pages 138–141).

MÉDITATION • Les thérapeutes affirment qu'en pratiquant la méditation régulièrement il est possible de réduire considérablement le stress, comme le prouvent certaines manifestations somatiques, telles que la baisse de la tension artérielle ou le ralentissement du pouls. Votre thérapeute vous dira quelles sont les techniques les plus adaptées à votre cas (*voir* pages 60–63).

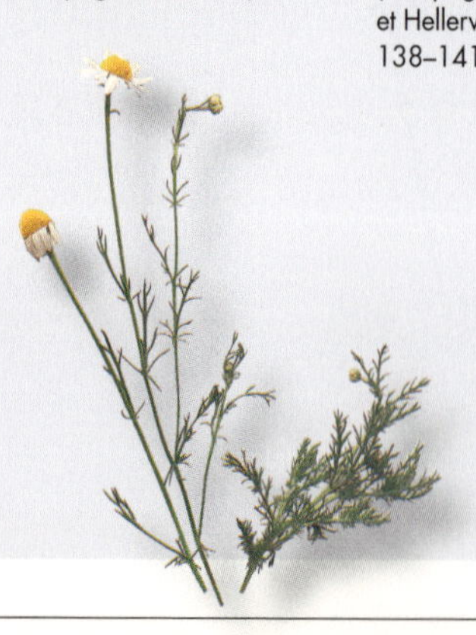

À GAUCHE *Les massages aux huiles essentielles sont utilisés en aromathérapie pour réduire le stress.*

de réduire un peu votre charge de travail, si c'est là que se situe le problème. Ne faites si possible que ce qui vous paraît réellement important, déléguez autant que faire se peut et éliminez de votre programme les choses qui ne vous apportent rien ou pas grand-chose. Concentrez-vous dans un premier temps sur la recherche de solutions, car les problèmes non résolus continuent à générer du stress et l'efficacité des mesures que vous prendriez par ailleurs s'en ressentirait.

Faire davantage d'exercice ne pourra que vous faire du bien, mais ne vous lancez pas à corps perdu dans le sport sans avoir, au préalable, consulté votre médecin. Vous pouvez essayer de combiner différentes activités, comme l'équitation, le yoga et la marche à pied, ou le squash et le Taï-chi. Une alimentation saine et équilibrée peut également faire beaucoup contre le stress. En mangeant beaucoup de fruits et de légumes frais et en réduisant votre consommation de caféine, de tabac et d'alcool, vous devriez commencer à vous sentir mieux au bout de quelques semaines.

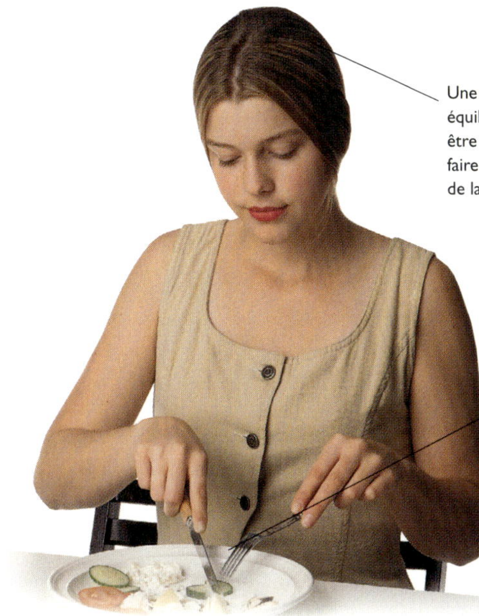

Une alimentation saine et équilibrée améliore le bien-être et permet de mieux faire face aux aléas de la vie

Un repas sain n'est pas forcément insipide ou long à préparer

À GAUCHE *On a vite fait de jeter son dévolu sur une tablette de chocolat ou sur un hamburger lorsque l'on est stressé.*

Symptômes

• sommeil agité • insomnie • réveil matinal et assoupissement dans la journée • troubles de l'appétit • perte ou prise de poids • manque d'énergie et de ressort • irritabilité • idées confuses • troubles de la mémoire • angoisses ou paniques • céphalées • migraines • maux d'estomac • mauvaise humeur • étourdissements • impuissance • pouls accéléré • chez l'enfant : • dissipation • agitation • repli sur soi • incontinence nocturne • colères • chapardage

LE SAVIEZ-VOUS ?

• Les trois causes de stress les plus courantes sont la perte d'un être cher, le divorce et les licenciements.

• L'échelle la plus fréquemment utilisée pour mesurer l'impact des facteurs de stress a été inventée par deux chercheurs américains, Thomas Holmes et Richard Rahe, en 1967. Selon cette échelle, les changements affectant notre vie, deuils en tête, peuvent atteindre jusqu'à 100 points. Pour calculer votre exposition au stress, prenez tous les événements survenus dans votre vie depuis deux ans. Faites le total. Entre 150 et 300 points, vous avez 50 % de chances de voir votre santé se détériorer dans les prochaines années. Au-delà de 300 points, la probabilité est de 80 %.

TRAITEMENT CLASSIQUE

IL SE PEUT QUE VOTRE MÉDECIN VOUS METTE EN CONGÉ MALADIE POUR QUELQUE TEMPS AFIN QUE VOUS PUISSIEZ VOUS RELAXER ET RÉDUIRE VOTRE STRESS. IL VOUS PRESCRIRA PEUT-ÊTRE DES ANXIOLYTIQUES, DES ANTIDÉPRESSEURS OU DES SOMNIFÈRES POUR VOUS FAIRE PASSER LE CAP, MAIS IL EST RECOMMANDÉ DE NE PAS PROLONGER CE TRAITEMENT.

THÉRAPIES

RÉFLEXOLOGIE
• Cette thérapie est considérée comme efficace pour se relaxer. En travaillant sur des zones réflexes spécifiques, il semble également possible de traiter certains troubles somatiques liés au stress (*voir* pages 66–71).

THÉRAPIE PAR LA DANSE
• La thérapie par la danse est particulièrement efficace pour libérer l'esprit et orienter l'influx nerveux de façon positive. Trois séances hebdomadaires d'une demi-heure peuvent réduire considérablement le stress (*voir* pages 226–229).

HYPNOTHÉRAPIE
• Les hypnothérapeutes pensent que le fait de vous suggérer des stratégies pour résoudre vos problèmes, alors que vous vous trouvez en état de transe, vous permettra d'y avoir recours spontanément en cas de besoin (*voir* pages 218–223).

MUSICOTHÉRAPIE
• Se relaxer chez soi en écoutant tout simplement de la musique est un excellent moyen de décompresser. Les musicothérapeutes pensent toutefois qu'il peut être bon de participer à des séances collectives afin de se soulager l'esprit en partageant ses émotions avec d'autres (*voir* pages 230–233).

TRAINING AUTOGÈNE
• Le thérapeute vous enseignera un programme spécifique se composant généralement d'éléments de techniques de relaxation, de méditation et d'autohypnose. Certains thérapeutes incluent également à leurs programmes des exercices de yoga. L'idée est de rendre le corps moins réactif au stress en réduisant la pression qui s'exerce sur lui (*voir* pages 210–211).

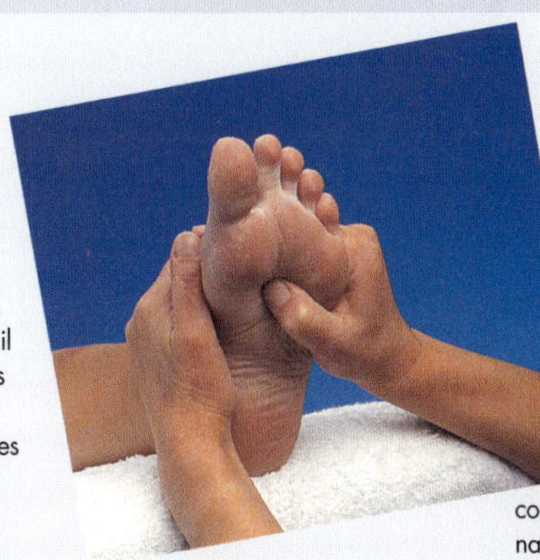

À GAUCHE *Thérapie holistique, la réflexologie soigne le corps dans son ensemble et l'aide à se guérir lui-même. Elle est très efficace en cas de stress, quelle qu'en soit la cause.*

PSYCHOTHÉRAPIE
• La thérapie comportementale et cognitive a pour but de vous aider à identifier les facteurs déclenchants auxquels vous êtes sensibles et à faire face au stress en vous apprenant à modifier certains aspects de votre personnalité (*voir* pages 196–199).

BIOFEEDBACK
• Les thérapeutes considèrent qu'en apprenant à connaître vos réactions, vous pourrez plus facilement faire face au stress et finirez par être en mesure de le dominer (*voir* pages 212–213).

RELAXATION ET RESPIRATION
• Apprendre à relâcher vos muscles et à respirer profondément et calmement vous aidera à mieux gérer le stress (*voir* pages 158–165 et pages 166–171).

AUTRES THÉRAPIES
• Les thérapies suivantes sont parfois recommandées afin d'aider à réduire le stress : shiatsu/Do-in (*voir* pages 32–41), shaolin (*voir* pages 42–43), polarité (*voir* pages 64–65), métamorphose (*voir* pages 72–73), reiki (*voir* pages 74–75), méthode Bowen (*voir* pages 76–77), toucher thérapeutique (*voir* pages 88–89), thérapie crânio-sacrée (*voir* pages 116–117), kinésiologie (*voir* pages 126–133), méthode Feldenkrais (*voir* pages 142–145), technique Alexander (*voir* pages 146–153), approche Trager (*voir* pages 154–155), zero balancing (*voir* pages 156–157), hydrothérapie (*voir* pages 172–179), immersion sensorielle (*voir* pages 180–181), visualisation (*voir* pages 214–217), art-thérapie (*voir* pages 236–239), biorythmes (*voir* pages 242–245) et chromothérapie (*voir* pages 246–249).

Insomnie

À tout âge, nous avons besoin de dormir suffisamment, car le manque de sommeil est synonyme d'idées confuses, de fatigue et d'irritabilité. L'insomnie se caractérise par l'impossibilité de s'endormir, des réveils fréquents durant la nuit ou le fait de se réveiller très tôt le matin et de ne plus pouvoir se rendormir. Elle peut être provoquée par les soucis, le stress émotionnel, le surmenage, l'anxiété, la dépression, un état fébrile, l'abus d'alcool ou le sevrage, les décalages horaires, la douleur ou l'abus de caféine. Bien que désagréables, les effets secondaires de l'insomnie ne sont pas sérieusement préjudiciables à la santé et vous finirez bien par vous endormir.

Pour régler le problème, il est indispensable de réapprendre à dormir dans de bonnes conditions. La chambre à coucher doit être uniquement réservée au sommeil et au repos ; bannissez-en radio, chaîne hi-fi, télévision, journaux, livres et tout ce qui est lié au travail. Veillez à ce que votre chambre offre une obscurité suffisante afin que vous ne soyez pas réveillé aux premiers rayons de soleil – remplacez au besoin vos rideaux par des tentures plus épaisses. Votre matelas doit être suffisamment ferme pour supporter votre poids sans s'affaisser et suffisamment moelleux pour ne pas être inconfortable. Ayez toujours de quoi écrire à portée de main afin de noter ce qui vous vient à l'esprit avant de vous endormir. Cela vous permettra de savoir au réveil quels sont les problèmes à régler en priorité.

Essayez d'aller vous coucher et de vous lever à heures fixes, car les variations d'horaires ont tendance à accentuer les troubles du sommeil. Si vous n'avez pas sommeil, il vaut mieux vous lever afin de ne pas finir par associer mentalement le fait d'être couché avec l'insomnie.

Si vous vous sentez souvent fatigué malgré un sommeil normal, essayez de diminuer votre consommation de caféine, de nicotine et d'alcool. Il se peut que vous ayez besoin de somnifères pour vous aider à passer le cap des deux premières semaines sans alcool, mais vous devriez bientôt noter une amélioration. Il n'y a pas lieu de vous inquiéter si, avec l'âge, vous dormez moins. En vieillissant, nous avons besoin de moins de sommeil. Une nuit de cinq ou six heures peut être largement suffisante si elle est assortie d'une petite sieste après le déjeuner ou en cours d'après-midi.

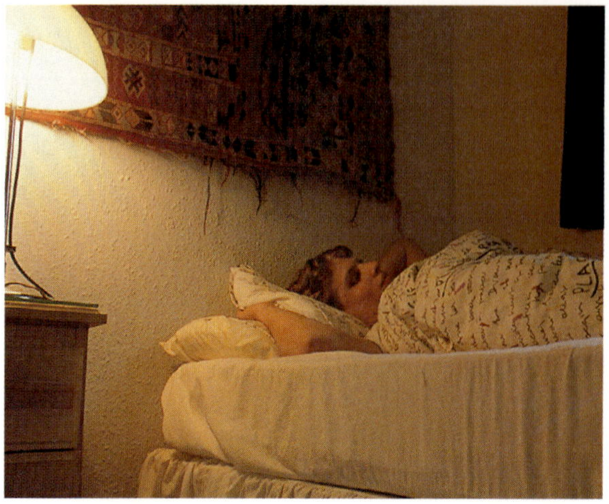

À GAUCHE *Une literie confortable, une température ambiante adéquate et une bonne aération de la chambre peuvent faciliter l'endormissement et améliorer la qualité du sommeil.*

Symptômes

• *hyperactivité mentale empêchant le sommeil* • *cauchemars provoquant des réveils répétés* • *agitation dans le lit* • *réveil matinal accompagné d'une impression de fatigue*

MISE EN GARDE

LES SOMNIFÈRES ET LES TRANQUILLISANTS DOIVENT ÊTRE PRIS PENDANT DE COURTES PÉRIODES, CAR EN ROMPANT LE CYCLE NATUREL DU SOMMEIL, ILS RISQUENT À LA LONGUE DE PROVOQUER UNE AGGRAVATION DE L'INSOMNIE. SI VOUS VOUS SENTEZ DÉPENDANT D'EUX, PARLEZ-EN À VOTRE MÉDECIN.

TRAITEMENT CLASSIQUE

VOTRE MÉDECIN S'ATTACHERA À IDENTIFIER LES FACTEURS SOUS-JACENTS À VOS PROBLÈMES DE SOMMEIL, FACTEURS GÉNÉRALEMENT D'ORDRE PSYCHOLOGIQUE, COMME L'ANXIÉTÉ, MAIS AUSSI PARFOIS D'ORDRE PHYSIOLOGIQUE, COMME LES CRAMPES ET SECOUSSES NOCTURNES, LE GOITRE TOXIQUE, L'ANGINE DE POITRINE OU LES INSUFFISANCES CARDIAQUES. LA PRISE DE SOMNIFÈRES NE DOIT PAS ÊTRE PROLONGÉE AU-DELÀ DE QUATRE SEMAINES. IL SE PEUT AUSSI QUE VOTRE MÉDECIN VOUS ADRESSE À UNE CONSULTATION DU SOMMEIL.

LE SAVIEZ-VOUS ?

• 36 % des Français se déclarent insomniaques. Dans 9 % des cas, il s'agit d'insomnie chronique et dans les 27 % restant d'insomnie occasionnelle ou transitoire.

• Les troubles du sommeil portent souvent préjudice à la qualité de vie et peuvent à la longue s'avérer néfastes pour la santé.

• La position qui vous convient le mieux pour dormir est généralement celle dans laquelle vous vous réveillez.

• L'insomnie peut être passagère, de longue durée ou chronique et constitue parfois un symptôme de dépression.

• Les symptômes diurnes de l'insomnie sont l'assoupissement, l'anxiété, les difficultés de concentration, les troubles de la mémoire et l'irritabilité.

• Beaucoup de gens qui ont recours à des somnifères s'aperçoivent au bout de quelques semaines qu'ils ne peuvent plus s'en passer.

• La plupart des gens ont besoin de six heures et demie à huit heures et demie de sommeil quotidien. Environ 16 % dorment plus de huit heures et demie et 18 % moins de six heures et demie. Une personne qui dort 8 heures par nuit à trente ans n'aura probablement plus besoin que de 7 heures de sommeil lorsqu'elle en aura soixante.

THÉRAPIES

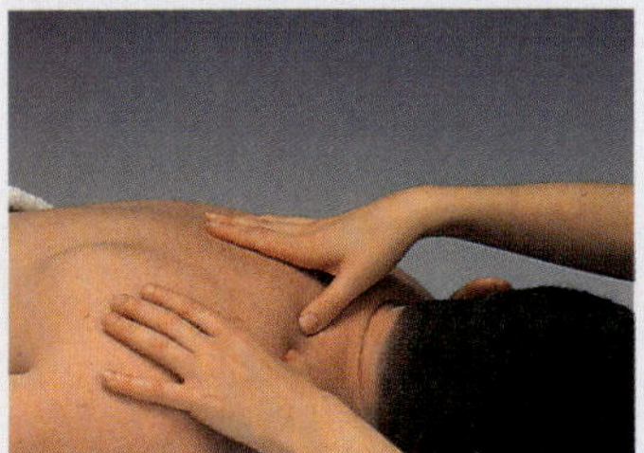

À GAUCHE *Le massage, pratiqué seul ou à deux, favorise la relaxation et aide à s'endormir.*

MASSAGE • Le massage des jambes, du ventre, du dos et des épaules favorise l'endormissement (*voir* pages 96–103). Les massages à l'huile essentielle de lavande sont également recommandés (*voir* Massage aux huiles essentielles, pages 104–105).

HYPNOTHÉRAPIE • L'hypnothérapeute vous apprendra des méthodes considérées comme très efficaces pour s'endormir (*voir* pages 218–223).

RELAXATION ET RESPIRATION • Apprendre à relâcher ses muscles et à respirer profondément par le diaphragme avant de se coucher peut aider à lutter contre l'insomnie (*voir* pages 158–165 et 166–171).

AUTRES THÉRAPIES • Les thérapies suivantes sont aussi souvent recommandées : acupuncture (*voir* pages 20–28), shiatsu/Do-in (*voir* pages 32–41), Qi-gong/Taï-chi-chuan (*voir* pages 44–51), shaolin (*voir* pages 42–43), yoga (*voir* pages 52–59), polarité (*voir* pages 64–65), réflexologie (*voir* pages 66–71), training autogène (*voir* pages 210–211), biofeedback (*voir* pages 212–213).

Troubles alimentaires

Les troubles alimentaires sont la manifestation de problèmes psychologiques ou somatiques parfois graves et peuvent avoir des conséquences désastreuses sur la santé. Ces troubles sont en constante augmentation, notamment chez les hommes et les pré-adolescents. L'anorexie mentale touche en priorité les adolescentes. Elle se caractérise par le refus volontaire de s'alimenter et une perte de poids progressive. A contrario, les personnes qui souffrent de boulimie nerveuse éprouvent un besoin compulsif de manger en cachette. Pour « expier », elles se font ensuite volontairement vomir, prennent des laxatifs, des diurétiques ou se jettent à corps perdu dans le sport. Tous les boulimiques ne cherchent pas éliminer à tout prix, mais il arrive souvent qu'ils essayent de jeûner ou de faire un régime.

Selon les médecins, l'anorexie et la boulimie auraient plusieurs causes communes. Toutes deux surviennent généralement à la suite de problèmes familiaux et de tensions affectives ou de difficultés personnelles, comme la timidité, le manque de confiance en soi ou la peur de la sexualité. Certains experts pensent que ces troubles peuvent être déclenchés par des déséquilibres biochimiques se produisant dans l'organisme. Une prise en charge médicale immédiate est indispensable si l'on veut éviter le développement de maladies chroniques. Les thérapies alternatives ne peuvent ici servir que de complément au traitement classique et ne doivent en aucun cas s'y substituer.

Symptômes

• *refus de s'alimenter* • *absences aux repas* • *poursuite d'un régime amaigrissant injustifié* • *vomissements volontaires* • *perte de poids inexpliquée* • *pâleur* • *fatigue* • *pratique obsessionnelle du sport*

MISE EN GARDE

LES PERSONNES ANOREXIQUES OU BOULIMIQUES RÉPUGNENT SOUVENT À CONSULTER UN MÉDECIN, CAR ELLES SONT OBNUBILÉES PAR LA PERTE DE POIDS. SI VOUS AVEZ L'IMPRESSION QUE L'UN DE VOS AMIS OU DE VOS PARENTS SOUFFRE D'ANOREXIE OU DE BOULIMIE, FAITES TOUT VOTRE POSSIBLE POUR LUI FAIRE PRENDRE CONSCIENCE DU PROBLÈME. EN ATTENDANT QU'IL OU ELLE SE DÉCIDE À FAIRE QUELQUE CHOSE, ESSAYEZ DE LUI PRÉPARER DE BONS PETITS PLATS ET DE PARLER OUVERTEMENT DE CE QUI NE VA PAS.

TRAITEMENT CLASSIQUE

L'HOSPITALISATION EST À ENVISAGER QUAND LA PERTE DE POIDS DEVIENT TROP IMPORTANTE ; LA SUPPLÉMENTATION ALIMENTAIRE, LA SURVEILLANCE DES REPAS ET UN SUIVI PSYCHIATRIQUE SONT ÉGALEMENT CONSEILLÉS.

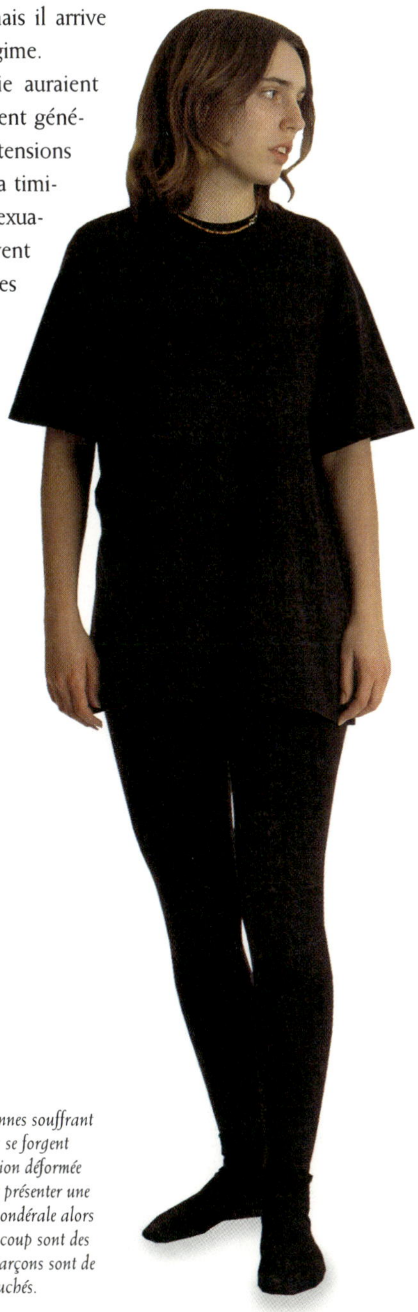

À DROITE *Les personnes souffrant de troubles alimentaires se forgent souvent une représentation déformée d'elles-mêmes et pensent présenter une importante surcharge pondérale alors qu'il n'en est rien. Beaucoup sont des adolescentes, mais les garçons sont de plus en plus souvent touchés.*

LE SAVIEZ-VOUS ?

• 86 % des personnes présentant des troubles alimentaires disent en souffrir depuis l'âge d'environ 20 ans.

• 80 % des personnes souffrant de troubles alimentaires sont des femmes.

• La stérilité et la baisse de la libido font partie des principales conséquences de l'anorexie mentale.

• La maladie peut durer entre 1 et 15 ans, parfois davantage.

• Environ six adolescentes sur cent sont anorexiques.

THÉRAPIES

ACUPUNCTURE • À partir du moment où la personne reconnaît présenter des troubles alimentaires, l'acupuncture et la digitopression peuvent aider à stimuler l'appétit et renforcer le système immunitaire (*voir* pages 20–28 et 29–31).

TECHNIQUE ALEXANDER • Cette technique produit d'excellents résultats chez les personnes mal dans leur peau. Elle permet de conserver son calme et de s'accepter tel que l'on est (*voir* pages 146–153).

PSYCHOTHÉRAPIE • Le soutien psychologique ou psychiatrique est probablement la meilleure solution à envisager sur le long terme. Le thérapeute vous aidera à vous forger une image plus positive de vous-même et à vous débarrasser de vos tendances autodestructrices. Les thérapies de groupe et les thérapies familiales sont particulièrement efficaces dans le traitement des troubles alimentaires (*voir* pages 206–209).

AROMATHÉRAPIE • Les massages aux huiles essentielles relaxantes ou euphorisantes peuvent soulager les symptômes. Les huiles les plus recommandées sont la bergamote, la lavande, le néroli et l'ylang-ylang (*voir* pages 104–105).

THÉRAPIE PAR LA DANSE • La danse est considérée comme un bon moyen pour extérioriser ses sentiments, prendre conscience de son identité et devenir plus sûr de soi (*voir* pages 226–231).

HYPNOTHÉRAPIE • L'hypnothérapeute essaiera d'influer sur votre comportement alimentaire au moyen de suggestions post-hypnotiques (*voir* pages 218–223).

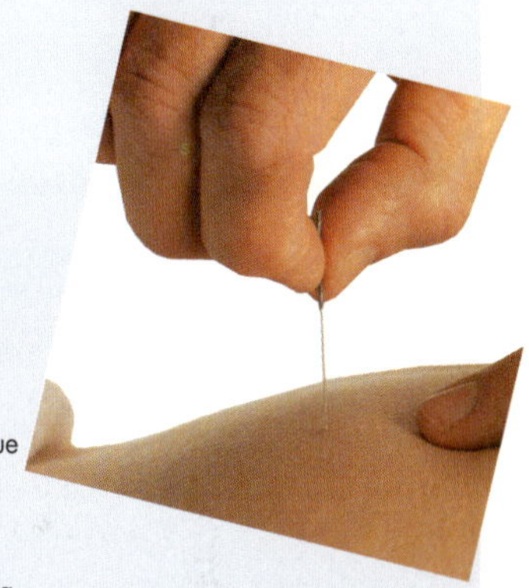

CI-DESSUS *Selon la théorie de l'acupuncture, implanter des aiguilles sur des points spécifiques permet de restaurer une relation saine entre les différents organes du corps et favorise, entre autres, le bon fonctionnement de l'estomac, du foie et de la rate.*

VISUALISATION • Les thérapeutes pensent qu'en cultivant une image positive de vous-même vous parviendrez à vous débarrasser de votre manque d'assurance et donc de vos troubles alimentaires (*voir* pages 214–217).

AUTRES THÉRAPIES • Les thérapies suivantes sont également considérées comme susceptibles de réduire les troubles alimentaires : massage (*voir* pages 96–103), kinésiologie (*voir* pages 126–133) et art-thérapie (*voir* pages 236–239).

LES TROUBLES CÉRÉBRAUX ET NEUROLOGIQUES

Zona

Le zona est une inflammation aiguë et douloureuse des ganglions des nerfs rachidiens. Il se manifeste généralement par l'apparition de vésicules douloureuses notamment sur le tronc, où elles forment une demi-ceinture, mais aussi parfois sur le visage, dans le cou ou sur les membres, en fonction des nerfs touchés. L'éruption cutanée disparaît généralement au bout de deux ou trois semaines et peut laisser des cicatrices, mais les douleurs peuvent perdurer. On parle alors de névralgie postzostérienne.

Le zona a pour origine le même virus que celui de la varicelle. Ce virus peut rester à l'état latent pendant plusieurs années à la racine d'un nerf et profiter d'un affaiblissement momentané du système immunitaire ou d'un stress particulièrement intense pour se manifester. Un traitement médical doit être rapidement prescrit pour abréger la durée de la maladie et réduire le risque de névralgie postzostérienne.

Symptômes

• *sensibilité et douleurs* • *fièvre* • *état maladif* • *apparition de vésicules jaunâtres* • *douleurs et sensibilité après la disparition des vésicules*

LE SAVIEZ-VOUS ?

- Chaque année, quelque 200 000 Français contractent le zona.
- Environ 20 % des personnes qui ont eu la varicelle lorsqu'ils étaient enfants contractent ultérieurement le zona.
- Les douleurs et la sensibilité au toucher peuvent durer pendant des mois, voire des années après la poussée.
- La maladie touche principalement les personnes de plus de 50 ans.
- Des récidives se produisent dans environ 5 % des cas.
- La croyance selon laquelle une éruption zostérienne qui s'étend à tout le corps pourrait provoquer la mort n'a aucun fondement scientifique.

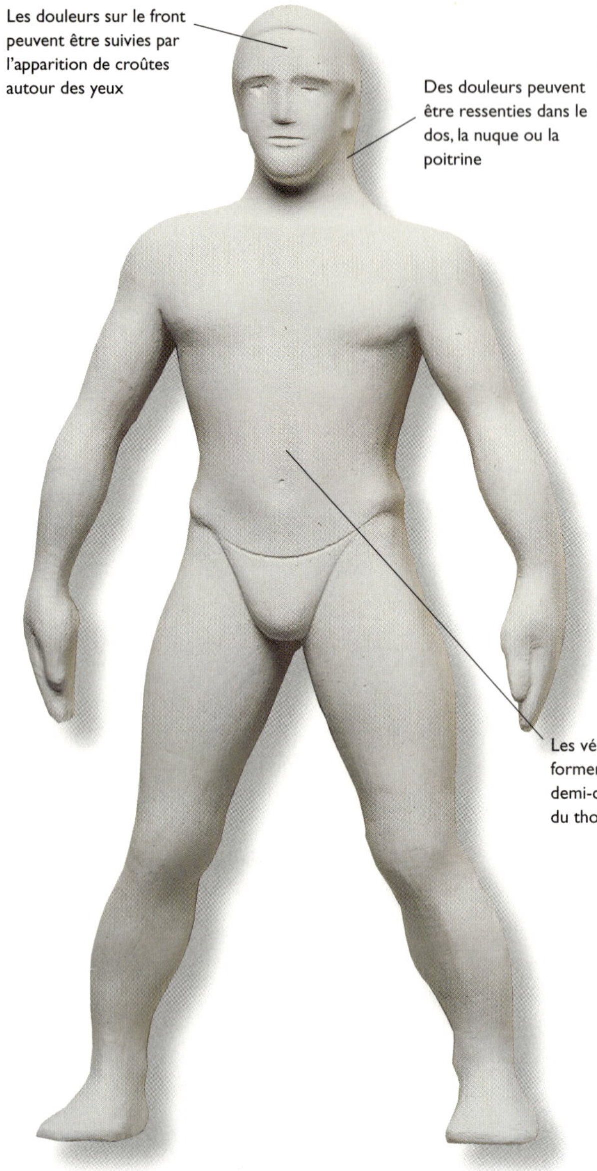

CI-DESSUS *Le zona commence généralement à se manifester par une douleur vive sur un côté du corps. L'illustration vous montre quelles sont les régions les plus susceptibles d'être touchées.*

TRAITEMENT CLASSIQUE

VOTRE MÉDECIN VOUS PRESCRIRA SÛREMENT UN TRAITEMENT ANTIVIRAL, D'AUTANT PLUS EFFICACE QU'IL SERA PRIS AU TOUT DÉBUT DE LA MALADIE, AINSI QUE DES ANTALGIQUES ET UNE CRÈME APAISANTE. IL VOUS RECOMMANDERA EN OUTRE DE GARDER LE LIT, DE PORTER DES VÊTEMENTS AMPLES ET DE PRENDRE DES BAINS FRAIS.

MISE EN GARDE

LE ZONA PEUT ENTRAÎNER DES COMPLICATIONS DANS LA RÉGION DE L'ŒIL. SI VOUS AVEZ MAL AUTOUR DES YEUX ET PENSEZ ÊTRE ATTEINT D'UN ZONA OPHTALMIQUE, CONSULTEZ UN MÉDECIN DE TOUTE URGENCE.

THÉRAPIES

ACUPUNCTURE • Les névralgies qui apparaissent avec le zona peuvent être traitées une fois l'éruption terminée par la manipulation des points d'acupuncture situés sur les méridiens de l'estomac, du gros intestin et de l'intestin grêle et sur le vaisseau gouverneur. L'acupuncteur manipulera peut-être aussi les points situés à proximité des zones cutanées touchées (*voir* pages 20–28).

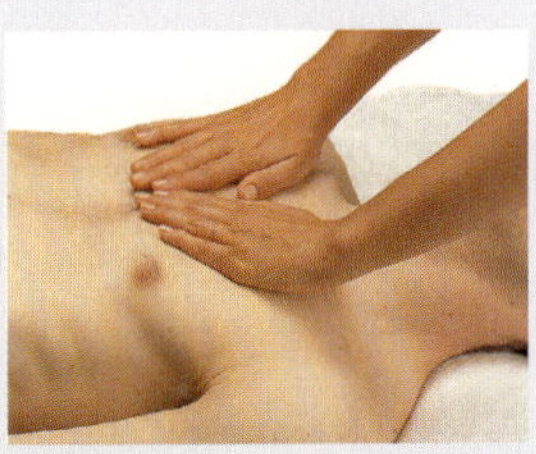

À GAUCHE *Un massage ou une compresse aux huiles essentielles peut soulager les douleurs provoquées par le zona.*

AROMATHÉRAPIE • Les huiles essentielles suivantes, utilisées en combinaisons, peuvent avoir un effet calmant et bénéfique, mais il faut éviter les zones touchées : bergamote, camomille, géranium, eucalyptus, mélisse, lavande et arbre à thé (*voir* pages 104–105)

RÉFLEXOLOGIE • Les thérapeutes pensent que le fait de stimuler doucement certaines zones réflexes du pied peut aider l'organisme à combattre le virus et à reprendre des forces (*voir* pages 66–71).

VISUALISATION • Pour faciliter la guérison, le thérapeute vous demandera d'imaginer que votre peau a retrouvé son aspect normal et respire la santé (*voir* pages 214–217).

HYDROTHÉRAPIE • L'application de glaçons et de compresses froides peut soulager la douleur et réduire les démangeaisons provoquées par le zona (*voir* pages 172–179).

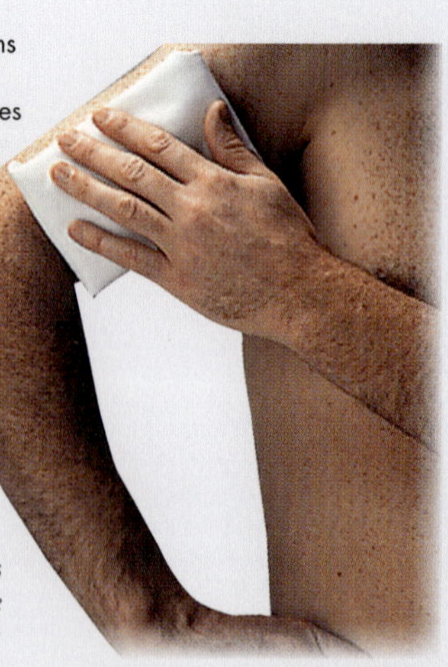

À DROITE *Une fois les vésicules apparues, appliquez une compresse froide sur la région touchée afin de réduire les démangeaisons.*

Névralgie

Le mot névralgie est un terme générique qui désigne les douleurs ayant pour siège un nerf. Chaque névralgie porte ensuite un nom différent selon le nerf touché. L'inflammation du nerf trijumeau, qui se caractérise par des douleurs spasmodiques intenses sur un côté de la mâchoire, est appelée névralgie faciale. Il existe plusieurs autres formes courantes de névralgies, comme la névralgie postzostérienne, qui peut survenir à la suite d'un zona, ou la névralgie glosso-pharyngienne. L'intensité et la durée de la douleur varient beaucoup selon les cas. Certaines névralgies peuvent ne donner lieu qu'à un léger picotement passager, tandis que d'autres sont extrêmement douloureuses. Le froid et l'humidité, mais aussi le stress et l'anxiété, amplifient souvent la douleur.

Le traitement classique commence généralement par un examen des causes de la névralgie et par la prescription d'antalgiques. Certains médecins préconisent l'administration à domicile de petites décharges électriques afin d'anesthésier les nerfs touchés. Cette méthode est appelée électrostimulation neurologique transcutanée (ENT). Une autre méthode consiste à injecter un « neurobloquant » dans le nerf afin d'en détruire les fibres hypersensibles. Il vous sera en outre certainement recommandé de renoncer au café et au tabac, car la caféine et la nicotine sont des facteurs aggravants pour beaucoup de névralgies.

Symptômes

• douleur légère à vive • siège de la douleur variable en fonction des nerfs touchés • douleur intermittente, récurrente ou constante

LE SAVIEZ-VOUS ?

• La plupart des établissements hospitaliers disposent aujourd'hui d'un département consacré au traitement de la douleur où les personnes souffrant de névralgie chronique peuvent être soignées.

• Le siège de la douleur varie en fonction des nerfs touchés. Dans le cas de la névralgie glosso-pharyngienne, par exemple, la douleur est ressentie dans l'oreille, la gorge et l'arrière de la langue.

• La névralgie faciale ou trigéminale touche davantage les femmes que les hommes, et se déclare presque toujours après 50 ans.

TRAITEMENT CLASSIQUE

DES ANTALGIQUES PUISSANTS OU DES NEUROLEPTIQUES SONT GÉNÉRALEMENT PRESCRITS POUR SOULAGER LES SYMPTÔMES ET, DANS LES CAS LES PLUS SÉVÈRES, LE NERF EST TUÉ PAR INJECTION OU RETIRÉ CHIRURGICALEMENT.

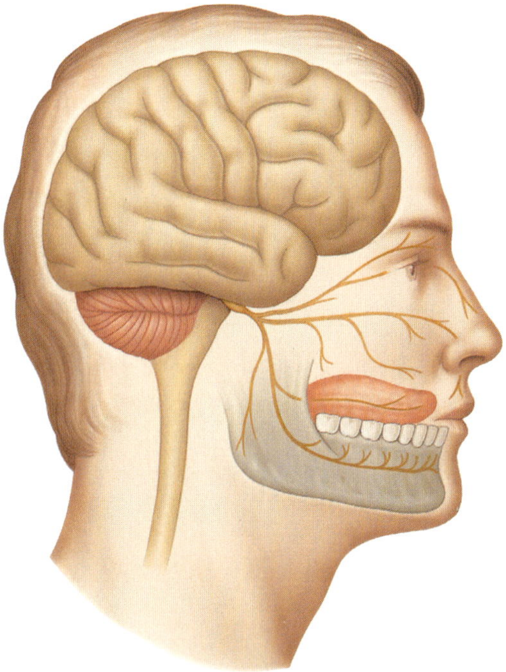

À GAUCHE *Le nerf trijumeau transmet les messages du cerveau dans toute la région faciale et maxillaire. Une détérioration ou un dysfonctionnement de ce nerf provoque une vive douleur appelée névralgie faciale ou trigéminale.*

THÉRAPIES

IMMERSION SENSORIELLE • La flottation permet à l'esprit et au cerveau d'être au repos complet, état qui, selon les thérapeutes, favoriserait considérablement les facultés d'autoguérison du corps et lui permettrait de lutter contre la douleur (*voir* pages 180–181).

CHROMOTHÉRAPIE • Le chromothérapeute déduit de votre aura l'origine de la douleur, ce qui lui permet de savoir quel traitement lui appliquer (*voir* pages 246–249).

HYDROTHÉRAPIE • Les balnéothérapeutes préconisent l'application en alternance de compresses chaudes et froides sur la région touchée afin de soulager la douleur (*voir* pages 172–179).

AROMATHÉRAPIE • Masser la zone douloureuse au moyen d'huile essentielle d'eucalyptus, de lavande ou de camomille produit un effet apaisant. Vous pouvez aussi essayer un mélange d'huile de moutarde et de poivre ajouté à une base d'huile de pépins de raisin (*voir* pages 104–105).

ACUPUNCTURE • En cas de névralgie faciale, l'acupuncteur stimulera les points situés sur le vaisseau gouverneur et sur les méridiens de la vésicule biliaire, de la vessie, du gros intestin et du foie. La manipulation des points situés sur la partie du corps opposée au siège de la douleur peut également s'avérer efficace (*voir* pages 20–28).

DIGITOPRESSION • En cas de névralgie faciale, le thérapeute vous montrera comment exercer une légère pression sur l'extrémité médiale du sourcil qui se trouve du côté affecté de la face. Avec la pointe des index, vous pouvez aussi exercer une pression bilatérale vers le bas, sur les points situés près de la commissure des lèvres (*voir* pages 29–31).

YOGA • Apprendre à respirer profondément et calmement, ainsi qu'à effectuer les postures simples aide à faire face à la douleur (*voir* pages 52–59).

RÉFLEXOLOGIE • En stimulant les organes internes du corps, le réflexologue encourage l'organisme à se servir de ses défenses naturelles contre la douleur. La réflexologie aurait aussi pour effet de stimuler le système immunitaire, ce qui pourrait contribuer à éliminer la cause de la névralgie (*voir* pages 66–71).

MASSAGE • Un effleurage superficiel de la région touchée peut aider à diminuer la douleur et à stimuler les défenses naturelles du corps (*voir* pages 96–103).

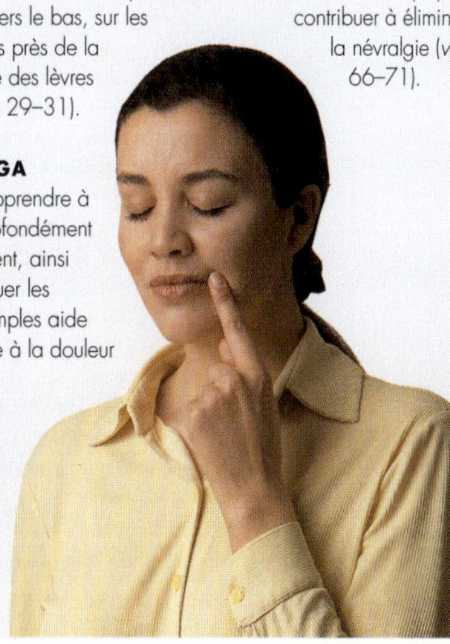

À DROITE *Exercer une légère pression sur le point situé à côté de la commissure des lèvres peut soulager la névralgie faciale.*

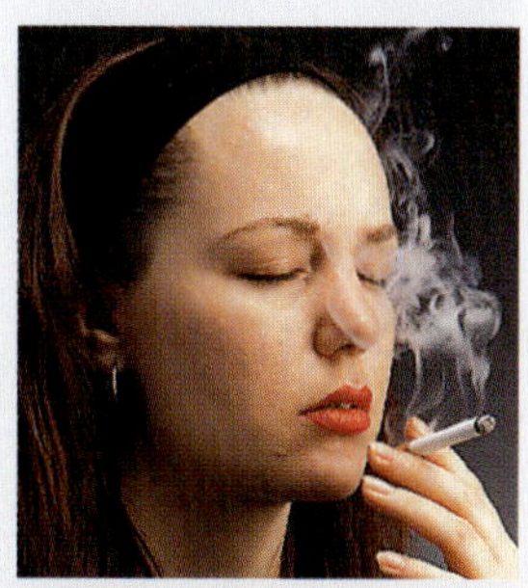

CI-DESSUS *Si vous êtes sujet aux névralgies, il vous est vivement conseillé d'arrêter de fumer.*

Maux de tête

Les maux de tête, également appelés céphalées, font partie des affections les plus courantes. La plupart du temps, ils sont dus à des tensions musculaires dans la région de la tête, de la nuque ou des épaules, accompagnées d'une dilatation ou d'une constriction des vaisseaux sanguins. La douleur peut être ressentie dans différentes zones de la tête et empire généralement en fin de journée. Elle peut varier considérablement d'un individu à l'autre, pouvant aller d'une vague tension à une insupportable sensation d'étau ou de martèlement.

Il existe différents types de maux de tête en fonction de leur cause. Ils sont le plus souvent le résultat de la contrariété, du stress ou de la fatigue. L'astigmatisme, la sinusite, les problèmes dentaires, le grincement de dents (bruxisme), une mauvaise digestion, une poussée de fièvre, l'hypertension artérielle, un coup de soleil, une allergie alimentaire, une consommation abusive d'alcool ou de café, des dérèglements hormonaux ou, dans certains cas rares, des troubles cérébraux, tels que la méningite, une hémorragie sous-arachnoïdienne ou une tumeur du cerveau peuvent provoquer des maux de tête. Enfin, des cépahalées ne sont pas rares après une blessure à la tête.

Les céphalées de tension constituent près de 75 % de tous les cas de maux de tête. Elles se caractérisent par une douleur lancinante plutôt que par des martèlements et touchent les deux hémisphères du cerveau à la fois. Des recherches ont montré qu'elles frappent indifféremment les hommes et les femmes. Pour soulager vos céphalées, vous pouvez appliquer une source de chaleur, ou des glaçons enveloppés dans une serviette, sur la zone de la tête ou de la nuque la plus douloureuse. Un massage léger du bout des doigts sur les tempes et au-dessus des oreilles ou une pression sur le point situé entre les sourcils, peut également vous aider, de même que le fait de vous allonger et de vous relaxer. La pratique régulière d'une activité sportive et de techniques de relaxation sont de nature à réduire le stress à l'origine des maux de tête et à diminuer l'intensité de la douleur. Votre médecin pourra vous prescrire des analgésiques.

LE SAVIEZ-VOUS ?

- Environ un tiers des Français souffrirait de maux de tête chroniques sévères et parfois invalidants.
- Plus de 8 millions d'Américains par an consultent leur médecin pour des maux de tête.
- Près de 90 % des hommes et 95 % des femmes ont souffert au moins une fois dans leur vie de maux de tête.
- La plupart des maux de tête sont des céphalées de stress.
- Les céphalées histaminiques sont appelées ainsi parce qu'elles sont généralement accompagnées de symptômes allergiques, tels que la congestion nasale ou le nez qui coule. Elles surviennent quasiment tous les jours pendant plusieurs mois et touchent entre six et neuf fois plus les hommes que les femmes. Ce sont les gros fumeurs et les gros buveurs qui y sont le plus sujets.

Symptômes

• douleurs et martèlements dans la tête • sensation d'étau • sensation de pression sur le sommet de la tête • sensations d'implosion • douleurs oculaires et cervicales • étourdissements

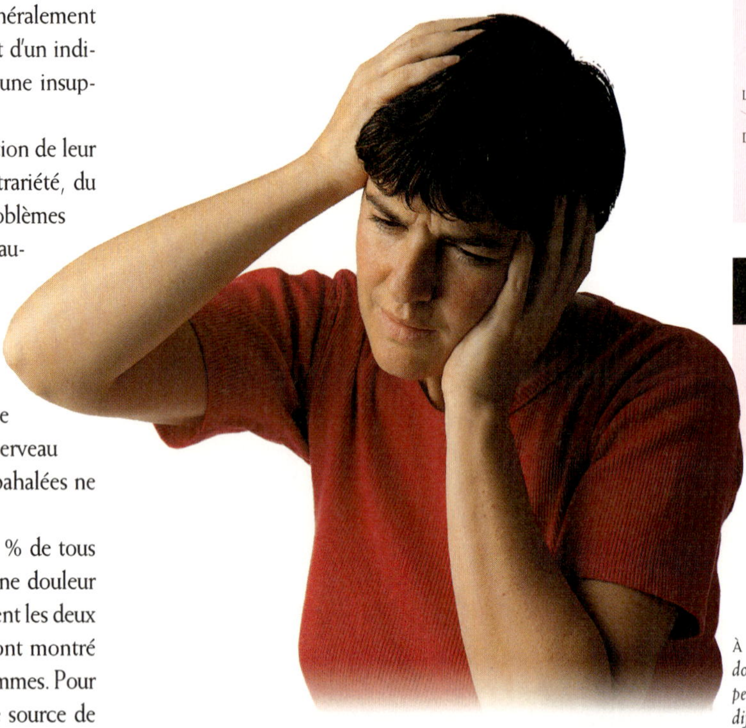

À GAUCHE *Gêne passagère ou douleur insupportable, les maux de tête peuvent avoir quantité de causes différentes.*

MISE EN GARDE

LA PLUPART DES MAUX DE TÊTE ONT UNE CAUSE BÉNIGNE ET PASSENT SPONTANÉMENT, MAIS CERTAINS PEUVENT ÊTRE LE SIGNE D'UNE MALADIE GRAVE. IL EST PRÉFÉRABLE DE CONSULTER VOTRE MÉDECIN SI VOUS ÊTES PRIS D'UN BRUSQUE ET VIOLENT MAL DE TÊTE OU SI VOS MAUX DE TÊTE S'ACCOMPAGNENT DE FIÈVRE, D'ÉRUPTIONS CUTANÉES, D'UNE RAIDEUR DE LA NUQUE, D'UNE INTOLÉRANCE À LA LUMIÈRE, D'UN ENGOURDISSEMENT DE LA FACE OU DES MEMBRES, DE PROBLÈMES DE COORDINATION, D'ASSOUPISSEMENT OU D'ALTÉRATION DE LA CONSCIENCE.

TRAITEMENT CLASSIQUE

SI VOUS SOUFFREZ RÉGULIÈREMENT DE MAUX DE TÊTE SÉVÈRES, VOTRE MÉDECIN PEUT VOUS PRESCRIRE DES ANALGÉSIQUES POUR CALMER LA DOULEUR.

THÉRAPIES

ACUPUNCTURE • Les maux de tête sont considérés comme résultant d'un blocage énergétique dans la tête. Selon la cause, l'acupuncteur manipulera différents points (*voir* pages 20–28).

DIGITOPRESSION • Le thérapeute identifiera les points les plus efficaces dans votre cas. Exercez une pression légère mais ferme sur ces points, puis relâchez et recommencez. Beaucoup de gens se sentent soulagés lorsqu'ils appuient des deux côtés sur le point situé à côté de la cavité orbitale, sous l'extrémité latérale du sourcil (*voir* pages 29–31).

YOGA • Les maux de tête étant souvent provoqués par des tensions musculaires et le stress, le yoga est indiqué à titre préventif. Des postures telles que la Chandelle peuvent aider (*voir* pages 52–59).

MASSAGE • Le massage de la nuque, du haut des épaules et des muscles longeant la colonne vertébrale de part et d'autre juste sous la nuque peuvent soulager. De même que les frictions derrière les oreilles (*voir* pages 96–103).

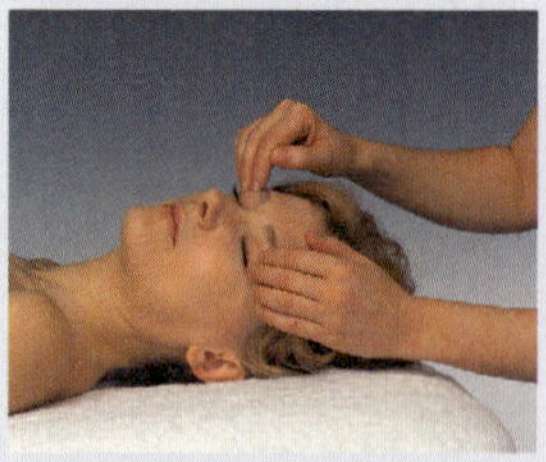

CI-DESSUS *Exercer une pression légère sur la petite dépression temporale, comme on le fait depuis des millénaires en Orient, est un moyen simple de soulager les maux de tête.*

OSTÉOPATHIE • L'ostéopathe procédera à des manipulations à la base du crâne destinées à détendre les muscles contractés, souvent considérés comme étant à l'origine des maux de tête, et à améliorer la mobilité des articulations cervicales (*voir* pages 106–113 et Chiropractie, pages 118–125).

BIOFEEDBACK • Le thérapeute vous apprendra des techniques permettant de défaire les tensions musculaires et de réduire la dilatation des vaisseaux sanguins, l'une des caractéristiques des maux de tête (*voir* pages 212–213).

SHIATSU • Le traitement comprend des étirements doux et un massage des épaules ainsi qu'un effleurage superficiel de la nuque (*voir* pages 32–37 et Do-in, pages 38–41).

Migraine

La migraine, également appelée hémicrânie, se caractérise par une intense sensation de martèlement, de pulsation ou d'étau dans le front, les tempes, les oreilles, les mâchoires ou la région oculaire, ressentie généralement d'un seul côté de la tête. Il existe deux types de migraines : la migraine ordinaire et la migraine ophtalmique. Les crises peuvent durer plusieurs heures, voire plusieurs jours.

La migraine peut être déclenchée par différents facteurs, dont le stress, les changements hormonaux liés au cycle menstruel, le fait de veiller tard, la lumière vive, le bruit, la pilule, le tabac, les brusques changements de temps ou de température ainsi que par certains aliments, tels que le chocolat, le fromage, les oranges, la farine ou les additifs. Les femmes sont quatre fois plus sujettes que les hommes à la migraine et les statistiques tendent à montrer qu'il y aurait des terrains héréditaires propices à cette affection. Le mécanisme de la migraine commence à être connu. La crise débute par une stimulation du nerf trijumeau provoquant une constriction des vaisseaux méningés, ce qui libère des neuromédiateurs responsables d'une inflammation et d'une vasodilatation. La perception de la douleur migraineuse et des signes associés (nausées, troubles visuels) qui apparaissent en même temps que la vasodilatation serait due à la présence de ces neuromédiateurs. Les médicaments de la famille des triptans soulagent rapidement trois migraines sur quatre. D'autres produits contenant de la caféine, soulagent les crises modérées et débutantes. Les traitements préventifs diminuent la fréquence des crises.

Symptômes

- *migraine ordinaire : céphalée sévère se développant lentement, durant entre quelques heures et deux jours et empirant au moindre bruit ou mouvement ; nausées et vomissements*
- *migraine ophtalmique : céphalée précédée de troubles visuels (cécité momentanée, vision double ou points lumineux), d'engourdissement d'un membre, de troubles olfactifs et gustatifs, de bourdonnements d'oreille ou de vertiges et accompagnée de nausées, de vomissements et d'une intolérance au bruit et à la lumière*

MISE EN GARDE

SI VOUS ÊTES PRIS D'UNE MIGRAINE SUBITE ET VIOLENTE À L'ÂGE ADULTE ALORS QUE VOUS N'EN AVEZ JAMAIS EU AUPARAVANT, CONSULTEZ AU PLUS VITE VOTRE MÉDECIN TRAITANT, CAR CE PEUT ÊTRE LE SYMPTÔME D'UNE AFFECTION PLUS GRAVE.

TRAITEMENT CLASSIQUE

SI LES CRISES SONT FRÉQUENTES ET SÉVÈRES, IL POURRA VOUS ÊTRE PRESCRIT DES MÉDICAMENTS EMPÊCHANT LA DILATATION DES VAISSEAUX SANGUINS, CE QUI AURA POUR EFFET DE RENDRE LA DOULEUR MOINS INTENSE. POUR ÊTRE EFFICACES, CES MÉDICAMENTS DOIVENT ÊTRE PRIS DÈS L'APPARITION DES PREMIERS SYMPTÔMES.

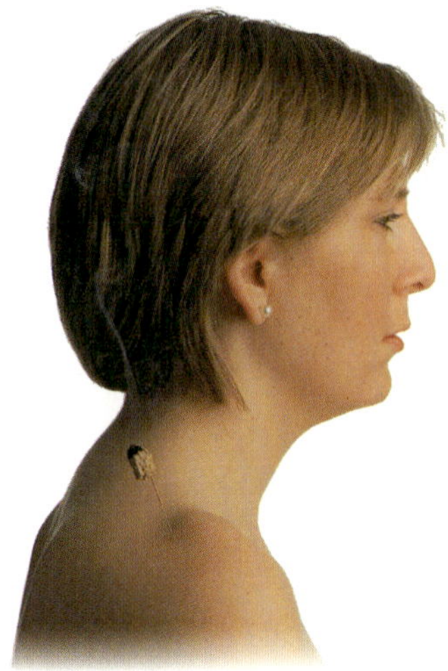

CI-DESSUS *Ses causes n'étant pas complètement connues, la migraine peut se soigner mais non se guérir.*

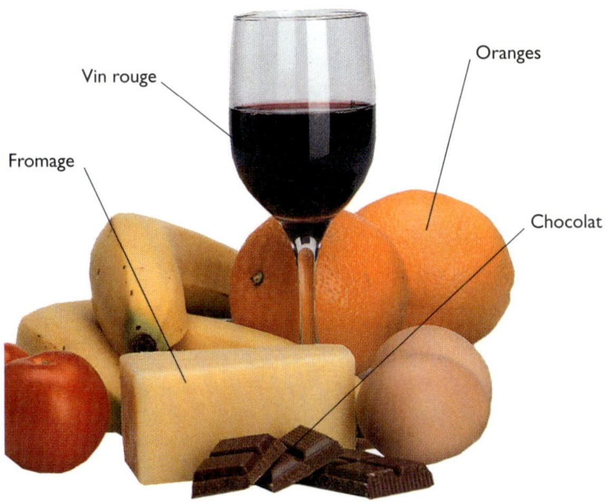

CI-DESSOUS *Un certain nombre d'aliments sont connus pour déclencher des migraines. Tous les aliments figurant ci-dessous sont riches en tyramine, un acide aminé qui contracte, puis dilate les vaisseaux sanguins, ce qui affecte l'irrigation du cerveau.*

THÉRAPIES

RÉFLEXOLOGIE • Le thérapeute exercera une pression sur le sommet du gros orteil des deux pieds, zone réflexe de la tête. Il se peut qu'il manipule également le côté du pied, là où se trouvent les zones réflexes de la nuque (*voir* pages 66–71).

AROMATHÉRAPIE • Le massage des tempes et de la nuque avec quelques gouttes d'huile essentielle de lavande est considéré comme une mesure efficace contre les maux de tête (*voir* pages 104–105).

HYDROTHÉRAPIE • Les bains chauds, le sauna, le hammam et les douches écossaises sont autant de moyens pour réduire les tensions et aider à la relaxation. L'application de glaçons sur la tête et la nuque peut également s'avérer efficace (*voir* pages 172–179).

RELAXATION ET RESPIRATION • Les techniques de relaxation et de respiration soulagent les tensions musculaires (*voir* pages 158–165 et 166–171).

AUTRES THÉRAPIES • Les thérapies suivantes sont aussi souvent proposées pour lutter contre les maux de tête : méditation (*voir* pages 60–63), polarité (*voir* pages 64–65), métamorphose (*voir* pages 72–73), reiki (*voir* pages 74–75), toucher thérapeutique (*voir* pages 88–89), ostéopathie crânienne (*voir* pages 114–115), Rolfing (*voir* pages 134–137), Hellerwork (*voir* pages 138–141), méthode Feldenkrais (*voir* pages 142–145), technique Alexander (*voir* pages 146–153), approche Trager (*voir* pages 154–155) et zero balancing (*voir* pages 156–157).

THÉRAPIES

ACUPUNCTURE • La manipulation des points situés sur les méridiens de l'estomac, du gros intestin et de l'intestin grêle est considéré comme efficace. De même pour la moxibustion (*voir* pages 20–28).

DIGITOPRESSION • Les trois points les plus efficaces dans le traitement de la migraine se trouvent 1) sur la main, dans l'espace interdigital entre le pouce et l'index, 2) en haut de la nuque, sur l'occiput, de part et d'autre de la colonne vertébrale, et 3) sur le pied, dans l'espace interdigital entre le pouce et le deuxième orteil (*voir* pages29–31).

BIOFEEDBACK • Les thérapeutes pensent pouvoir limiter les crises et en réduire la sévérité (*voir* pages 212–213).

AUTRES THÉRAPIES • Les thérapies suivantes sont aussi souvent recommandées contre la migraine : training autogène (*voir* pages 210–211), hypnothérapie (*voir* pages 218–223), chromothérapie (*voir* pages 246–249).

LES THÉRAPIES RECOMMANDÉES EN CAS DE MAUX DE TÊTE LE SONT AUSSI POUR LES MIGRAINES.

Évanouissements

Appelé par les médecins syncope, l'évanouissement correspond à une brusque perte de conscience. Il peut être provoqué par la peur, par un choc émotionnel ou le stress. Il se produit plus souvent lorsqu'il fait chaud, car l'irrigation du cerveau se fait alors moins bien. L'évanouissement en tant que tel peut être précédé d'étourdissements, d'une impression de faiblesse et d'une pâleur de la face. La personne évanouie doit être allongée à plat et laissée au repos, car le fait de la lever ou de la porter retarderait le retour du sang au cerveau. Les symptômes disparaissent généralement au bout de quelques minutes. Ce sont les femmes jeunes qui s'évanouissent le plus.

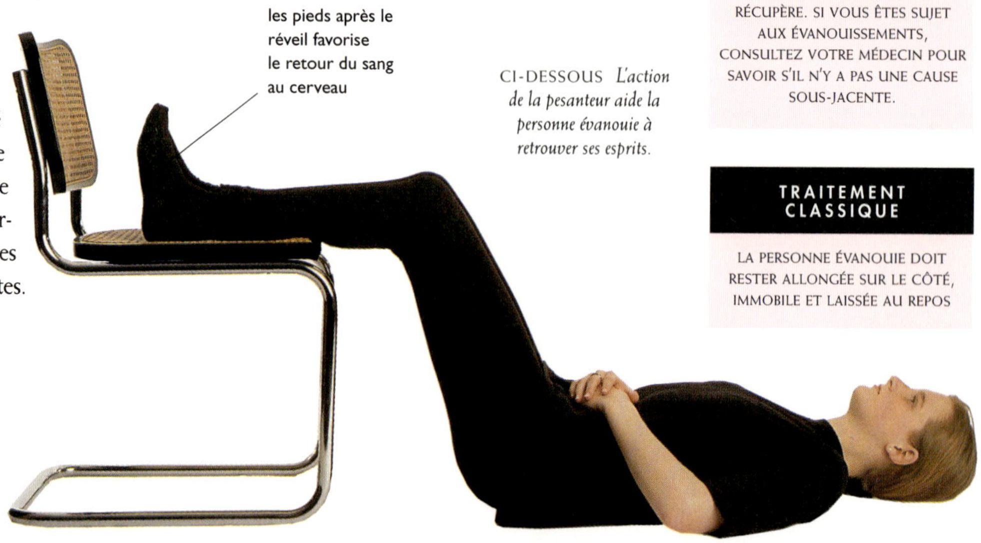
Le fait de surélever
les pieds après le
réveil favorise
le retour du sang
au cerveau

CI-DESSOUS *L'action de la pesanteur aide la personne évanouie à retrouver ses esprits.*

MISE EN GARDE

FACE À UNE PERSONNE ÉVANOUIE, APPLIQUEZ LES MESURES DE SECOURISME DE BASE ET PLACEZ-LA SUR LE CÔTÉ POUR QU'ELLE RÉCUPÈRE. SI VOUS ÊTES SUJET AUX ÉVANOUISSEMENTS, CONSULTEZ VOTRE MÉDECIN POUR SAVOIR S'IL N'Y A PAS UNE CAUSE SOUS-JACENTE.

TRAITEMENT CLASSIQUE

LA PERSONNE ÉVANOUIE DOIT RESTER ALLONGÉE SUR LE CÔTÉ, IMMOBILE ET LAISSÉE AU REPOS

Symptômes

• *sudation* • *nausées* • *respiration superficielle et accélérée* • *perte d'acuité visuelle* • *bourdonnements d'oreille* • *idées confuses* • *pâleur*

LE SAVIEZ-VOUS ?

• L'évanouissement résulte souvent d'une crise vagotonique, c'est-à-dire d'une stimulation excessive du nerf pneumogastrique qui provoque un ralentissement du pouls, une chute de la pression artérielle et une moindre irrigation du cerveau. Ces attaques sont généralement provoquées par la douleur, le stress, la peur ou le manque d'oxygène.

• Les autres causes d'évanouissement sont la station debout prolongée, l'hypotension artérielle, les problèmes cardiaques, les accidents avec blessure, les fortes hémorragies, la prise d'antihypertenseurs ou encore l'hypoglycémie par absence de repas.

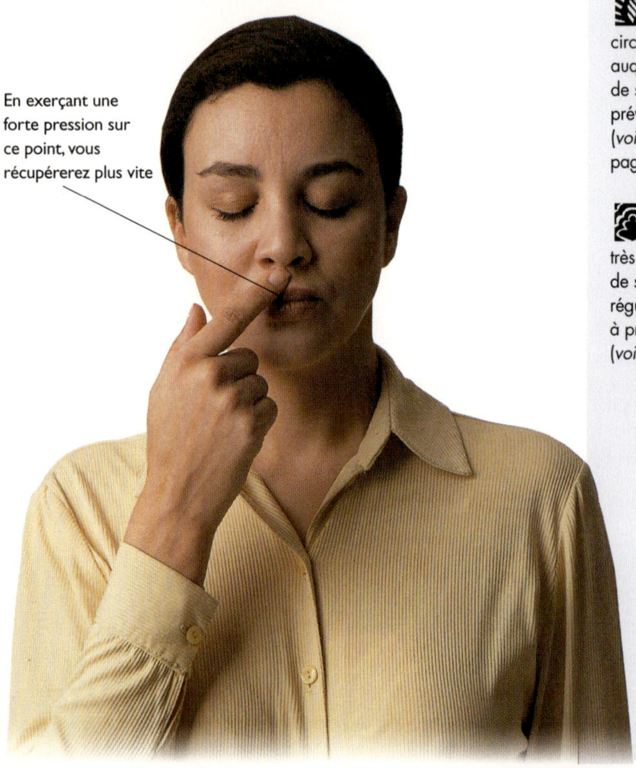
En exerçant une
forte pression sur
ce point, vous
récupérerez plus vite

THÉRAPIES

DIGITOPRESSION • La manipulation énergique du point situé dans le tiers supérieur de l'espace compris entre la lèvre supérieure et le nez aide à reprendre conscience (*voir* pages 29–31).

SHIATSU • Il se peut que votre circulation ne soit pas optimale, auquel cas des séances régulières de shiatsu s'avéreront utiles pour prévenir les évanouissements (*voir* pages 32–37 et Do-in, pages 38–41).

YOGA • Les postures de yoga sont très efficaces en cas de tension et de stress. En vous exerçant régulièrement, vous parviendrez à prévenir les évanouissements (*voir* pages 52–59).

MASSAGE • Le massage intégral permet de lutter efficacement contre la tension, le stress et la mauvaise circulation. Le masseur utilisera différentes techniques (*voir* pages 96–103).

AROMATHÉRAPIE • En vous massant les tempes au moyen de quelques gouttes d'huile de romarin, vous pourrez prévenir l'évanouissement (*voir* pages 104–105).

OSTÉOPATHIE • Les tensions ressenties autour des articulations cervicales peuvent affecter les nerfs et les vaisseaux sanguins de la tête. En supprimant ces tensions, l'ostéopathie – ou la chiropractie – peut aider à prévenir les évanouissements (*voir* pages 106–113 et 118–125).

TECHNIQUES RESPIRATOIRES • Les évanouissements peuvent être provoqués par une respiration superficielle et/ou trop rapide, comme c'est souvent le cas en période de stress. Le thérapeute vous apprendra à vous concentrer sur votre respiration afin de la rendre profonde et régulière (*voir* pages 166–171).

À GAUCHE *La stimulation de ce point de digitopression facilite la récupération après un évanouissement.*

Étourdissements

L'étourdissement est un terme général utilisé par les patients pour désigner un ensemble de sensations, telles que l'anxiété, la quasi-syncope, la nausée ou les vertiges. On parle de vertiges lorsque le patient a l'impression de tourner ou que l'espace tourne autour de lui, alors que l'un et l'autre sont immobiles. Il s'agit généralement d'un problème d'oreille interne.

Pour déterminer la cause de vos étourdissements, le médecin doit connaître les circonstances dans lesquelles ils se produisent, ainsi que les symptômes qui les accompagnent (fièvre, infection des voies respiratoires, vomissements, maux de tête, surdité momentanée, acouphènes, perte d'acuité visuelle ou engourdissement d'un membre). Les causes courantes d'étourdissement sont l'infection de l'oreille interne (labyrinthite virale, *voir* page 283), le vertige paroxystique bénin de position, la quasi-syncope, l'anxiété (*voir* pages 256–257) et la maladie de Ménière, ainsi que la consommation de drogue et d'alcool. Si vous êtes pris d'étourdissements, asseyez-vous ou allongez-vous en attendant la fin de la crise. N'essayez pas de conduire ou de continuer ce que vous étiez en train de faire. Si les étourdissements persistent, surviennent de façon récurrente ou se produisent à chaque fois que vous faites un geste précis, comme monter sur un escabeau ou soulever une charge, il est recommandé de consulter un médecin.

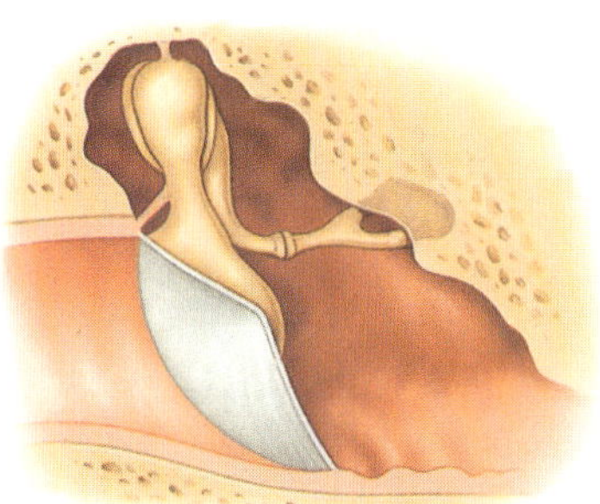

À GAUCHE *Le mécanisme délicat et complexe de l'oreille interne joue un rôle fondamental dans l'équilibre. L'infection de cette région est l'une des causes les plus fréquentes des phénomènes d'étourdissement.*

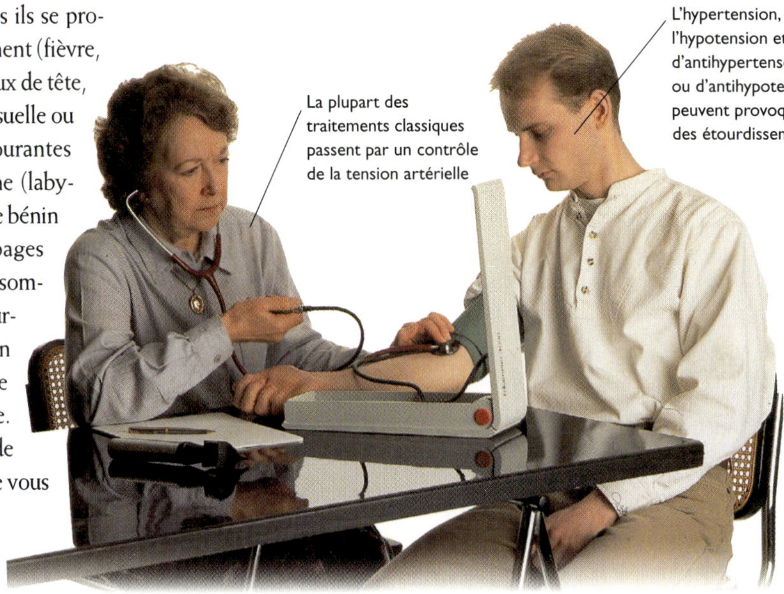

À GAUCHE *L'hypertension et l'hypotension sont des symptômes qui justifient des examens médicaux.*

MISE EN GARDE

SI VOS ÉTOURDISSEMENTS PERSISTENT, DEVIENNENT INVALIDANTS, REVIENNENT À INTERVALLES RÉGULIERS OU SONT ACCOMPAGNÉS DE CÉPHALÉES, DE NAUSÉES ET DE VOMISSEMENTS, VOUS DEVRIEZ CONSULTER UN MÉDECIN.

TRAITEMENT CLASSIQUE

EN CAS D'ÉTOURDISSEMENTS PROVOQUÉS PAR UNE QUASI-SYNCOPE, LA PERSONNE DOIT S'ALLONGER OU S'ASSEOIR LA TÊTE ENTRE LES GENOUX. LE TRAITEMENT DÉPENDRA ENSUITE DE LA CAUSE SOUS-JACENTE. CONSULTEZ POUR CELA VOTRE MÉDECIN.

THÉRAPIES

ACUPUNCTURE
• L'acupuncteur vous interrogera sur votre mode de vie et vos antécédents médicaux afin de déterminer la cause de vos étourdissements pour les traiter efficacement (*voir* pages 20–28).

DIGITOPRESSION
• Le thérapeute vous montrera comment manipuler deux points principaux, l'un sur le pied et l'autre dans le cou, juste en dessous et en arrière du lobe de l'oreille (*voir* pages 29–31).

SHIATSU
• Les personnes qui ne souffrent pas de problèmes circulatoires sont moins sujettes aux étourdissements. Le shiatsu favorise la circulation sanguine et stimule le système immunitaire (*voir* pages 32–37 et Do-in, pages 38–41).

YOGA
• Le yoga est une thérapie douce qui vous apportera une meilleure maîtrise de votre corps. Il stimule notamment la circulation, contribuant ainsi à prévenir les étourdissements (*voir* pages 52–59).

RÉFLEXOLOGIE
• À la fois relaxant et stimulant, le massage des zones réflexes s'est avéré efficace contre les étourdissements. Le thérapeute tentera tout d'abord de déterminer la cause de vos étourdissements et vous donnera des conseils diététiques et des conseils d'hygiène de vie (*voir* pages 66–71).

À DROITE *Le déplacement d'une quelconque partie du squelette peut entraîner une pression sur les nerfs et en gêner le fonctionnement, provoquant ainsi « ces aberrations que l'on appelle maladies ». Les étourdissements font partie de ce type de troubles et un traitement chiropractique peut y remédier.*

MASSAGE
• Le massage intégral est idéal pour tonifier le corps et prévenir les étourdissements (*voir* pages 96–103).

OSTÉOPATHIE
• En cas d'étourdissements dus à un mauvais alignement des articulations cervicales supérieures, l'ostéopathie et la chiropractie peuvent s'avérer extrêmement efficaces. Le traitement comprend des manipulations partant du haut de la nuque et descendant le long de la colonne vertébrale (*voir* pages 106–113 et pages 118–125).

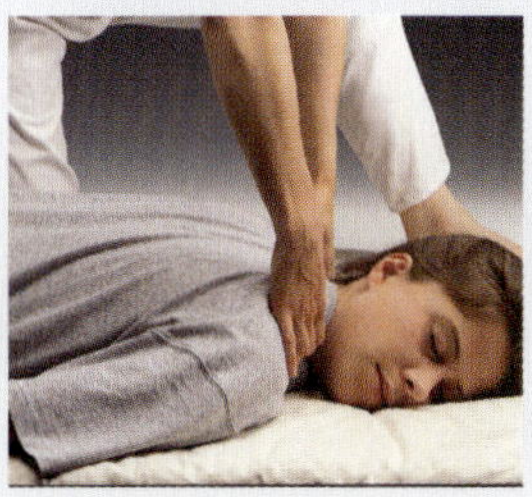

OSTÉOPATHIE CRÂNIENNE
• Le thérapeute manipulera certaines parties du crâne pour corriger ce que l'on appelle les impulsions rythmiques crâniennes. Cette méthode étant particulièrement douce, elle se prête très bien au traitement des jeunes enfants et des personnes âgées (*voir* pages 114–115).

TECHNIQUES RESPIRATOIRES
• Le thérapeute vous apprendra à respirer profondément et lentement avec le diaphragme afin de prévenir les étourdissements. Commencez progressivement, car la respiration profonde peut provoquer l'effet inverse de celui recherché (*voir* pages 166–171).

LES PROBLÈMES CUTANÉS ET CAPILLAIRES

Psoriasis

Le psoriasis est une maladie cutanée non contagieuse dont il existe plusieurs variantes et dont la sévérité varie beaucoup selon les cas. La forme la plus courante se manifeste par l'apparition de lésions cutanées tuméfiées et couvertes de squames blanc argenté. D'autres formes de psoriasis se caractérisent par des boutons purulents, une desquamation très étendue, des vésicules en forme de gouttes ou des lésions lisses et enflammées. La cause du psoriasis est inconnue, mais les spécialistes pensent que le facteur héréditaire joue un rôle important dans son développement. Une fois la maladie déclarée – il existe de multiples facteurs déclenchants, comme les maladies infectieuses, les blessures cutanées, les vaccinations ou certains médicaments – le système immunitaire induirait une production incontrôlée de cellules cutanées. Les parties du corps les plus fréquemment touchées sont les coudes, les genoux, les tibias, le cuir chevelu et la zone intermédiaire située entre la poitrine et l'abdomen.

Aucun traitement ne permet de guérir du psoriasis. Bien qu'il s'agisse d'une affection chronique, les éruptions se traitent bien. Il peut cependant en résulter des complications d'ordre psychologique (timidité, frustration, crainte, dépression ou perte de confiance en soi) qui sont en même temps des facteurs aggravants. Aussi est-il recommandé aux personnes qui souffrent de psoriasis d'apprendre à gérer le stress et d'observer une bonne hygiène de vie, notamment en surveillant leur alimentation et en réduisant leur consommation d'alcool.

Le traitement varie en fonction du type de psoriasis et de sa gravité, des antécédents médicaux du patients, de son mode de vie, de son âge, de son sexe et des régions touchées. Si votre psoriasis est léger, vous vous verrez sans doute prescrire du goudron de houille, ainsi qu'une crème hydratante. Les rayons ultraviolets sont parfois également recommandés. Si les symptômes ne s'améliorent pas, votre médecin essayera peut-être une médication plus puissante, comme par exemple, des crèmes à base de rétinoïdes.

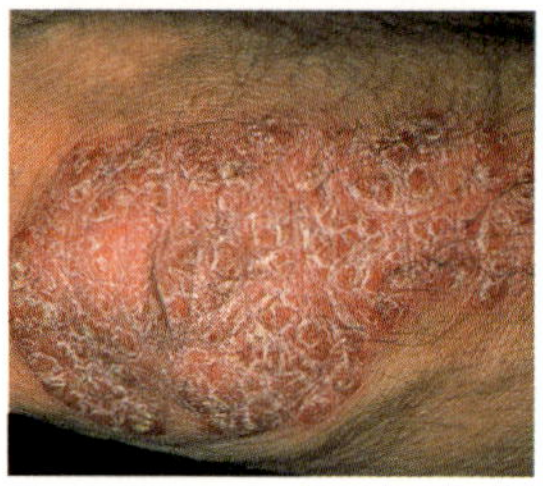

CI-DESSUS *Le psoriasis se manifeste notamment par une irritation et un aspect squameux provoqués par une surproduction de cellules cutanées.*

TRAITEMENT CLASSIQUE

VOTRE MÉDECIN VOUS PRESCRIRA CERTAINEMENT DU GOUDRON DE HOUILLE OU UNE CRÈME À BASE DE DITHRANOL. SI LES SYMPTÔMES SONT SÉVÈRES, UN STÉROÏDE EN APPLICATION LOCALE EST ALORS PLUS INDIQUÉ. LES RAYONS ULTRAVIOLETS S'AVÈRENT ÉGALEMENT EFFICACES.

MISE EN GARDE

SI VOTRE MÉDECIN VOUS PRESCRIT UN TRAITEMENT À BASE DE RÉTINOÏDES, LE TRAITEMENT SE FERA SOUS SURVEILLANCE MÉDICALE, CAR IL S'AGIT D'UN MÉDICAMENT PUISSANT QUI, À FORTES DOSES, PEUT AVOIR DES EFFETS SECONDAIRES INDÉSIRABLES.

SYMPTÔMES

- *douleurs et craquèlement des zones sèches des mains et des pieds*
- *pustules sur la paume des mains et sur la plante des pieds*
- *plaques squameuses sur les parties humides du corps*
- *déformation et désagrégation des ongles dans certains cas*

LE SAVIEZ-VOUS ?

- Dans 25 % des cas, le psoriasis est d'origine familiale.
- Les femmes sont légèrement plus sujettes au psoriasis que les hommes. La maladie se déclare le plus souvent un peu avant la trentaine, mais certaines personnes sont touchées dès la naissance, tandis que d'autres ne présentent les premiers symptômes qu'à un âge très avancé.
- 10 à 15 % des personnes atteintes de psoriasis sont des enfants de moins de 10 ans.
- Le psoriasis touche 2 % de la population mondiale.

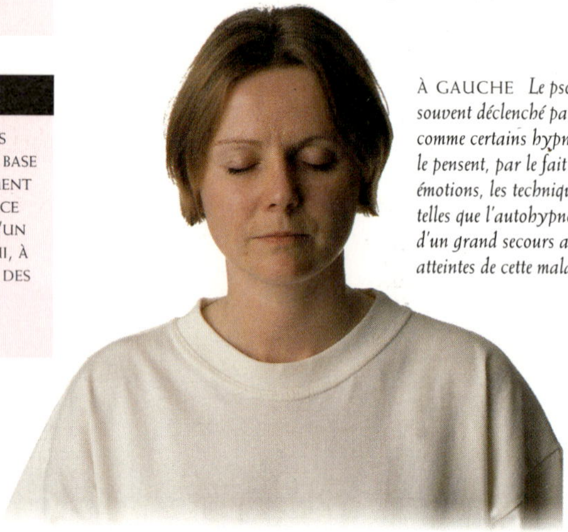

À GAUCHE *Le psoriasis étant souvent déclenché par le stress ou, comme certains hypnothérapeutes le pensent, par le fait de réprimer ses émotions, les techniques de relaxation telles que l'autohypnose peuvent être d'un grand secours aux personnes atteintes de cette maladie.*

THÉRAPIES

HYDROTHÉRAPIE • Le thérapeute vous prescrira des bains chauds aux sels d'Epsom pour stimuler la circulation et éliminer les dépôts organiques, souvent considérés comme en partie responsables de l'apparition des symptômes (*voir* pages 172–179). Les cures thermales procurent parfois de longues rémissions, de même que les bains dans la mer Morte.

PHOTOTHÉRAPIE • Les médecins et les thérapeutes s'accordent à dire que les rayons ultraviolets sont bénéfiques aux personnes atteintes de psoriasis. Si l'on n'en abuse pas, ce traitement ne présente pour ainsi dire aucun risque de cancer de la peau ou de vieillissement cutané. Selon des études récentes, il serait moins nocif que les séances d'UV destinées à bronzer (*voir* pages 240–241).

ACUPUNCTURE/DIGITOPRESSION • Les thérapeutes pensent que la manipulation de certains points situés sur différents méridiens peut aider à réduire les symptômes de psoriasis (*voir* pages 20–28 et pages 29–31).

HYPNOTHÉRAPIE • L'autohypnose est une très bonne technique de relaxation (*voir* pages 218–223).

PSYCHOTHÉRAPIE • L'inquiétude, l'anxiété et les autres problèmes psychologiques font partie des facteurs déclenchants du psoriasis. Le psychothérapeute essaiera de calmer ces craintes en vous montrant comment vous distancier mentalement de la maladie (*voir* pages 188–191).

VISUALISATION • Selon les thérapeutes, se forger une image mentale de la maladie et imaginer le traitement en train d'agir peut stimuler les forces d'autoguérison du corps. C'est également un bon moyen pour combattre l'inquiétude et l'anxiété (*voir* pages 214–217).

RÉFLEXOLOGIE • Les thérapeutes considèrent la manipulation de certaines zones réflexes du pied comme bénéfiques en cas d'affection cutanée inflammatoire (*voir* pages 66–71).

Eczéma et dermatite

L'eczéma est une inflammation de la peau qui s'accompagne de démangeaisons persistantes et souvent de vésicules suintantes formant par la suite des squames et des croûtes sèches. Les deux formes les plus courantes sont l'eczéma de contact, également appelé dermatite de contact, qui apparaît en quelques minutes suite à une réaction allergique, et l'eczéma atopique, lequel serait lié à une sensibilité allergique (asthme et rhume des foins) d'origine héréditaire.

L'eczéma est assez fréquent dans l'enfance et tend à s'améliorer, voire à disparaître à l'âge adulte. Le traitement classique réside dans l'utilisation généreuse de crèmes hydratantes et d'huiles de bain. Il est en outre recommandé au patient d'éviter les facteurs déclenchants, comme le savon, les détergents et les allergènes connus. En cas d'eczéma moyen à sévère, il se peut que votre médecin vous prescrive un corticostéroïde en crème afin de rompre le cycle démangeaisons/grattage/épaississement du derme. Les antibiotiques sont parfois utilisés pour éviter les infections cutanées secondaires. Les cas sévères sont généralement du ressort d'un dermatologue, qui reverra le traitement et procédera à des tests afin de savoir quels sont les allergènes qu'il est préférable d'éviter à l'avenir. Si le stress est en cause dans le déclenchement ou l'aggravation de l'eczéma, toutes les mesures visant à le réduire ou à le rendre plus supportable pourront s'avérer utiles.

Observée au microscope, la dermatite ne semble se distinguer en rien de l'eczéma, mais le terme est généralement réservé aux éruptions cutanées d'origine allergique ou ayant une cause externe. Chez les personnes sensibles, presque tout peut déclencher une dermatite, mais les facteurs les plus courants sont le nickel contenu dans les montres-bracelets et les bijoux, les cosmétiques, les déodorants, les produits ménagers, les détergents, les animaux de compagnie et les plantes de jardin.

SYMPTÔMES

• en cas d'eczéma ou dermatite de contact : éruptions cutanées roses ou rouges avec ou sans démangeaisons • l'eczéma atopique provoque des démangeaisons, des desquamations, un épaississement du derme et parfois l'apparition de vésicules

TRAITEMENT CLASSIQUE

SELON LA CAUSE ET LE TYPE D'ECZÉMA, ON VOUS PRESCRIRA DES CORTICOSTÉROÏDES, DES ANTIHISTAMINIQUES OU DES ANTIBIOTIQUES.

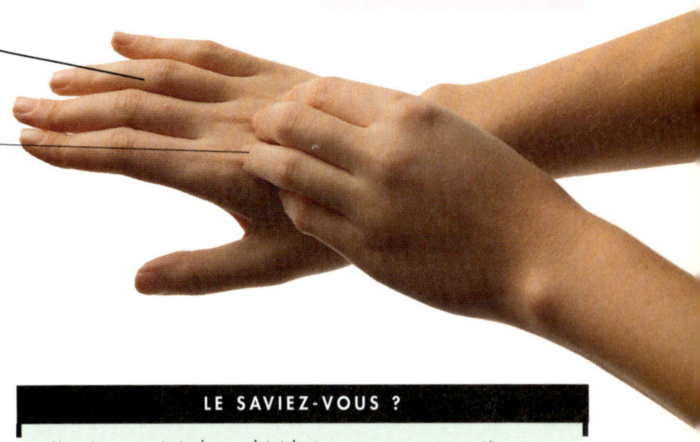
La peau est rouge et irritée
Certaines formes d'eczéma démangent beaucoup

CI-DESSOUS *L'eczéma de contact et la dermatite de contact peuvent être provoqués par une réaction allergique à certains produits ménagers tels que les détergents.*

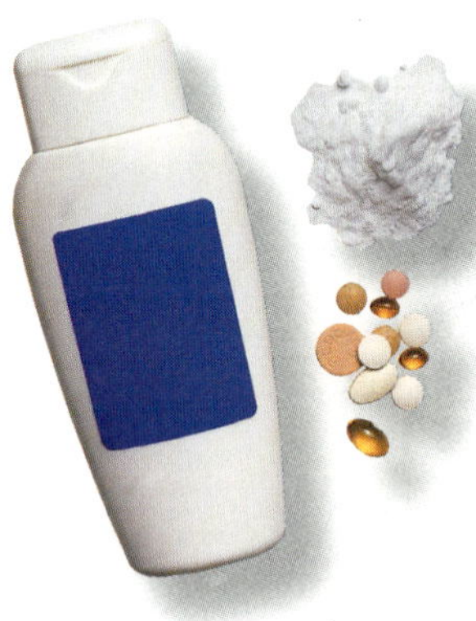

CI-DESSUS *Eczéma et dermatite peuvent se soigner par l'application d'une crème hydratante, en mettant du bicarbonate de soude dans un bain chaud et en prenant des vitamines, des sels minéraux et des oligo-éléments.*

LE SAVIEZ-VOUS ?

- L'eczéma est généralement héréditaire et est souvent associé aux allergies, à l'asthme et au stress.
- Les gants en latex, les vêtements neufs non lavés, les bijoux en nickel, les détergents, les lessives, les savons industriels, certaines fibres synthétiques, les déodorants et les diluants pour vernis à ongles sont autant de causes possibles d'eczéma de contact.
- Si vous souffrez d'eczéma atopique, le risque d'allergie au nickel ou de peau sèche en hiver est plus élevé que la moyenne.
- L'eczéma peut survenir de manière sporadique ou chronique.
- La meilleure façon de prévenir les crises d'eczéma lorsque vous avez touché une plante toxique, comme le sumac vénéneux, est de vous laver le plus vite possible les mains à l'eau et au savon.
- L'eczéma infantile correspond souvent à une réaction allergique à certaines protéines contenues dans la farine, le lait et les œufs.
- L'eczéma peut se déclarer à n'importe quel âge et toucher n'importe quelle partie du corps, mais il est généralement localisé sur le cuir chevelu, les mains, les pieds et les jambes.

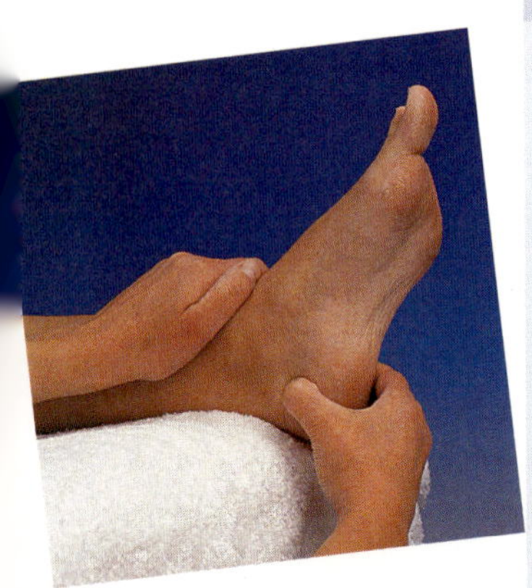

CI-DESSUS *La réflexologie permet de soulager l'eczéma en renforçant la constitution du patient et en améliorant son état de santé général.*

THÉRAPIES

ACUPUNCTURE • Les acupuncteurs pensent que l'eczéma est associé à la « chaleur », à l'« humidité » et au « vent ». Le traitement consiste, par la manipulation de certains points situés sur différents méridiens, à neutraliser les effets de ces facteurs et à corriger toute déficience sanguine ou énergétique qui pourrait en résulter (*voir* pages 20–28).

RÉFLEXOLOGIE • En cas d'eczéma, il est recommandé, de procéder à un massage des zones réflexes correspondant aux régions affectées, ainsi que de celles du plexus solaire, des surrénales, de l'hypophyse, du foie, de l'appareil digestif, des reins et des glandes reproductrices (*voir* pages 66–71).

AROMATHÉRAPIE • Les huiles essentielles de lavande, de bergamote ou de géranium extrêmement diluées peuvent réduire l'inflammation et soulager les démangeaisons. Cette opération doit être effectuée par un spécialiste, car si la dilution est insuffisante les symptômes risquent d'empirer (*voir* pages 104–105).

PSYCHOTHÉRAPIE ET SOUTIEN PSYCHOLOGIQUE • Le psychothérapeute essaiera de vous aider à réduire les changements physiologiques liées au stress, car ce serait ces changements qui déclencheraient les démangeaisons caractérisant l'eczéma (*voir* pages 188–191).

HYPNOTHÉRAPIE • Selon les praticiens, l'hypnothérapie peut aider à calmer les démangeaisons, surtout en cas d'eczéma atopique chez l'enfant (*voir* pages 218–223).

TRAINING AUTOGÈNE • Les exercices de relaxation faisant partie du training autogène permettent au corps de se détendre et de mobiliser ses forces d'autoguérison. Cette thérapie semble particulièrement efficace contre l'eczéma (*voir* pages 210–211).

AUTRES THÉRAPIES • Les thérapies suivantes sont aussi souvent recommandées pour soulager l'eczéma et la dermatite : techniques de relaxation (*voir* pages 158–165), techniques respiratoires (*voir* pages 166–171) et visualisation (*voir* pages 214–217).

Pellicules

Les pellicules sont une affection extrêmement courante qui résulte de la desquamation anormalement rapide des cellules cutanées constituant la couche externe du cuir chevelu. Le fait de se brosser les cheveux contribue à détacher les cellules mortes et rend l'affection plus spectaculaire. Il s'agit d'une affection saisonnière dont les symptômes sont à leur maximum en hiver et à leur minimum en été. Les personnes ayant la peau et les cheveux gras y sont particulièrement sujettes.

Lorsque les pellicules sont très nombreuses, elles peuvent s'accompagner de squames jaunâtres et grasses autour du nez, des plis des joues, des sourcils et des oreilles. Cette affection porte le nom de dermatite séborrhéique. Fréquente chez le nourrisson sous le nom de croûtes de lait, elle disparaît le plus souvent spontanément vers l'âge de trois mois. Chez l'adulte, la dermatite séborrhéique se déclare généralement entre 30 et 60 ans. Elle touche davantage les hommes que les femmes et peut devenir chronique. Les changements saisonniers, notamment l'air froid et sec de l'automne et de l'hiver, le stress émotionnel et certaines maladies sont considérés comme des facteurs déclenchants.

Le traitement le plus souvent préconisé contre les pellicules est l'utilisation régulière d'un shampoing antipelliculaire. La plupart sont délivrés sans ordonnance. Pour un meilleur résultat, il est conseillé de les laisser agir entre 10 minutes et un quart d'heure. Certains après-shampoings à base d'eau empêchent le dessèchement du cheveu. Si les symptômes persistent, il est recomandé de consulter un médecin. Il vous prescrira peut-être un shampoing antifongique ou, si la situation est critique, un corticoïde en application locale.

Symptômes

- *petites plaques rondes, blanches ou grisâtres sur le sommet du crâne ou partout ailleurs sur le cuir chevelu*
- *démangeaisons éventuelles*

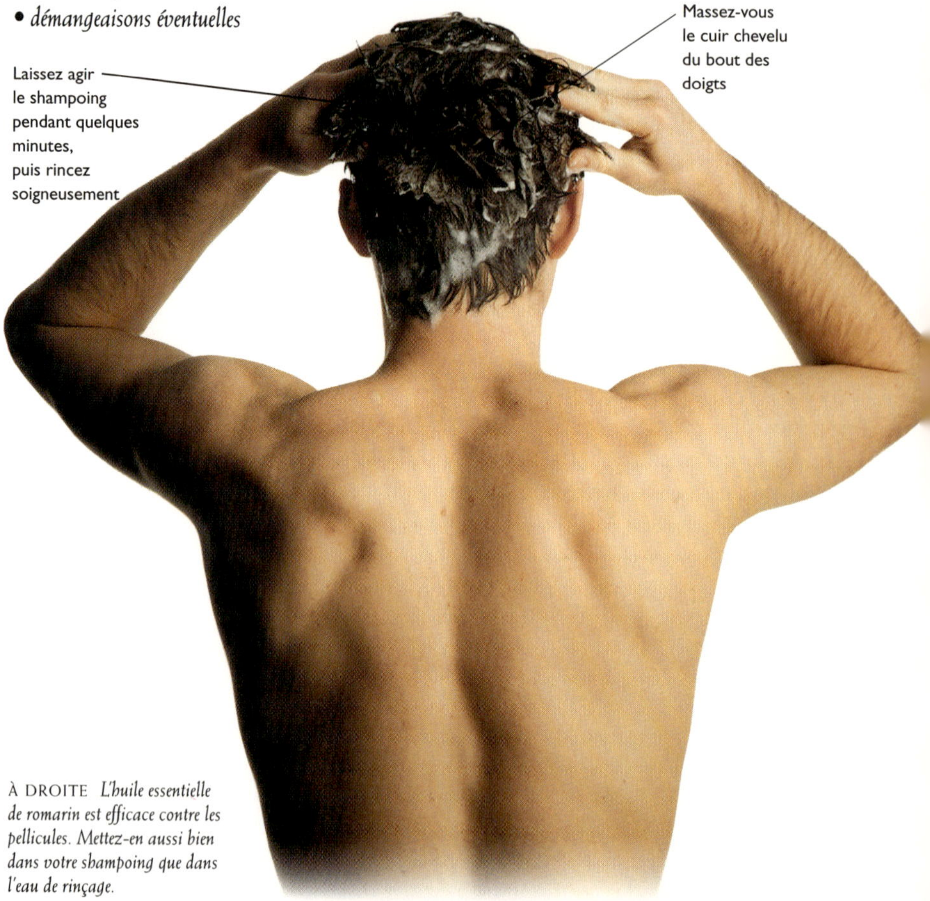

À DROITE *L'huile essentielle de romarin est efficace contre les pellicules. Mettez-en aussi bien dans votre shampoing que dans l'eau de rinçage.*

THÉRAPIES

MASSAGE
• Un massage superficiel destiné à améliorer l'irrigation et à stimuler la circulation sanguine dans le cuir chevelu peut aider à freiner la formation de pellicules. À éviter toutefois si le cuir chevelu est abîmé par les ongles suite aux démangeaisons. Vous pouvez aussi vous frictionner avec un mélange d'hamamélis et d'eau de Cologne afin de tonifier votre cuir chevelu (*voir* pages 96–103)

AROMATHÉRAPIE
• Masser le cuir chevelu avec les huiles essentielles de romarin, de bois de cèdre, d'arbre à thé, de patchouli, de lavande diluée dans un peu d'huile d'amande douce ou de noix de coco. Évitez les applications sur un cuir chevelu abîmé. Pour un meilleur résultat, laissez agir pendant la nuit et laver les cheveux le matin (*voir* pages 104–105).

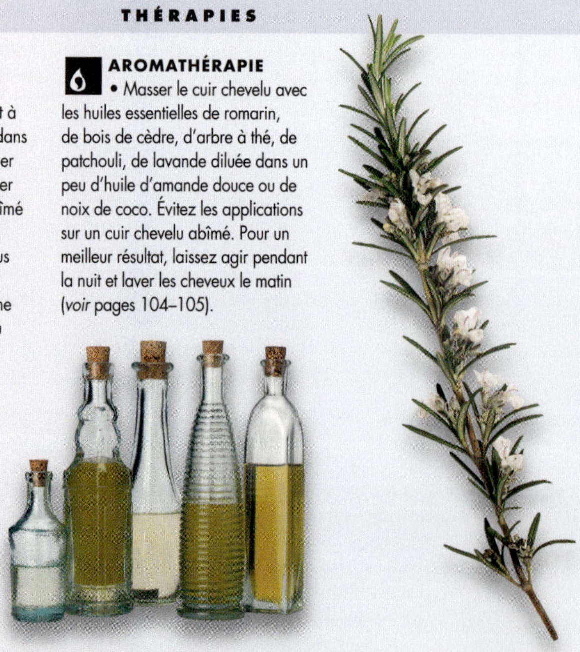

À DROITE *Se laver les cheveux fréquemment avec un shampoing spécialement conçu est la meilleure façon de combattre les pellicules.*

TRAITEMENT CLASSIQUE

VOTRE MÉDECIN S'ASSURERA QUE VOS PELLICULES NE SONT PAS LE SYMPTÔME D'UNE AFFECTION BACTÉRIENNE. IL VOUS PRESCRIRA SANS DOUTE UN SHAMPOING ANTIFONGIQUE OU UN CORTICOÏDE EN APPLICATION LOCALE AFIN DE FREINER LA DESQUAMATION.

MISE EN GARDE

IL EST PRÉFÉRABLE DE CONSULTER UN MÉDECIN SI LES DESQUAMATIONS S'ACCOMPAGNENT DE ROUGEURS OU SE PRODUISENT SUR D'AUTRES PARTIES DU CORPS QUE LE CUIR CHEVELU, CAR C'EST PEUT-ÊTRE LE SIGNE D'UNE AUTRE MALADIE.

LE SAVIEZ-VOUS ?

- Les pellicules sont un phénomène naturel qui peut seulement être freiné, mais pas complètement endigué.
- Certains thérapeutes pensent que les pellicules abondantes sont dues à une mauvais régime alimentaire.
- L'abus de sprays pour les cheveux, de gels coiffants, de teintures et de brosses chauffantes peut aggraver les symptômes. C'est également le cas du froid, des intérieurs trop secs, des chapeaux et des fichus, des lavages insuffisants et d'un mauvais rinçage.
- Près de la moitié de la population est confrontée à des problèmes de pellicules. Les personnes les plus touchées sont celles qui ont la peau et les cheveux gras.

Boutons de fièvre

Les boutons de fièvre, également appelés herpès buccal, sont des vésicules remplies de liquide apparaissant autour des lèvres et s'étendant parfois au nez et au menton. Hautement contagieuse, cette affection est provoquée par le virus de l'*Herpes simplex* de type 1 (HSV1). Ce virus est très courant et des études américaines ont montré qu'entre 30 et 60 % des enfants y ont été exposés. Le HSV1 est proche du HSV2, virus responsable de l'herpès génital. L'un et l'autre type peuvent se transmettre par simple contact direct (c'est le mode de transmission le plus fréquent).

Une fois contracté, le virus de l'herpès simplex de type 1 reste dans l'organisme, mais on ignore pourquoi certaines personnes contaminées souffrent régulièrement de boutons de fièvre, alors que d'autres n'en ont jamais. Plusieurs facteurs déclenchants ont toutefois été identifiés, comme le stress, l'exposition au soleil, la fatigue, les lèvres gercées, le rhume et la grippe, les traumatismes, les règles ou le froid. Les poussées durent généralement entre six et dix jours et passent par six phases distinctes, la plus douloureuse étant l'arrivée à maturité de la plaie, avant la formation de la croûte. Un jour environ avant l'apparition d'une vésicule, il se peut que vous constatiez une insensibilité locale, des picotements, des démangeaisons ou des brûlures au niveau des lèvres ou sur leur pourtour.

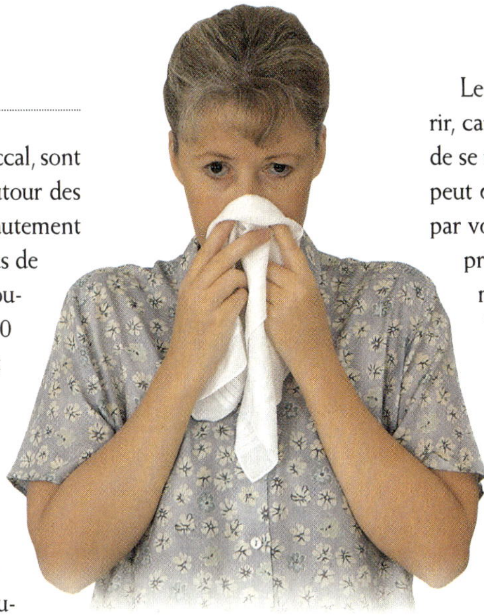

CI-DESSUS *L'apparition des boutons de fièvre peut être déclenchée par un rhume ou une grippe, mais est aussi parfois le symptôme d'une grande fatigue.*

Les boutons de fièvre peuvent se soigner mais pas se guérir, car aucun médicament n'est capable d'empêcher le HSV1 de se manifester. Si vous souffrez de poussées fréquentes, il se peut que votre médecin vous prescrive des agents antiviraux par voie orale ou en application locale. En prenant les comprimés ou en appliquant la crème dès les premiers picotements ou les premières démangeaisons, c'est-à-dire avant l'apparition des vésicules, vous pourrez restreindre la crise. Pour avoir moins mal, vous pouvez aussi prendre des antalgiques ou passer de la glace sur les zones touchées. Les plaies doivent rester propres et sèches. En y appliquant de la vaseline, vous empêcherez la peau de se craqueler et de s'infecter. Pour limiter la propagation du virus, évitez tout contact cutané, notamment les baisers, et touchez les plaies le moins possible avec vos doigts, ce qui ne ferait d'ailleurs qu'accentuer les démangeaisons et la sensation de brûlure. Par ailleurs, ne cherchez pas à dissimuler vos boutons de fièvre avec des cosmétiques, car vous risqueriez une infection secondaire.

SYMPTÔMES

- *apparition de vésicules douloureuses formant des croûtes*
- *craquelure et suintement éventuel, surtout si les boutons se trouvent à la commissure des lèvres.*

LE SAVIEZ-VOUS ?

- Environ 9 personnes sur 10 dans le monde sont porteuses du virus responsable des boutons de fièvre, mais seulement 15 % d'entre elles sont sujettes à cette affection.
- Un rhume carabiné, l'abus de soleil et le stress sont autant de facteurs susceptibles de déclencher l'apparition de boutons de fièvre.
- Les seuls médicaments véritablement capables d'agir contre les boutons de fièvre sont les agents antiviraux de type aciclovir.

TRAITEMENT CLASSIQUE

VOTRE MÉDECIN S'ASSURERA QUE VOS BOUTONS DE FIÈVRE N'ONT PAS ÉTÉ DÉCLENCHÉS PAR UNE MALADIE SOUS-JACENTE. IL SE PEUT QU'IL VOUS PRESCRIVE UN TRAITEMENT ANTIVIRAL À PRENDRE DÈS L'APPARITION DES PREMIERS SYMPTÔMES.

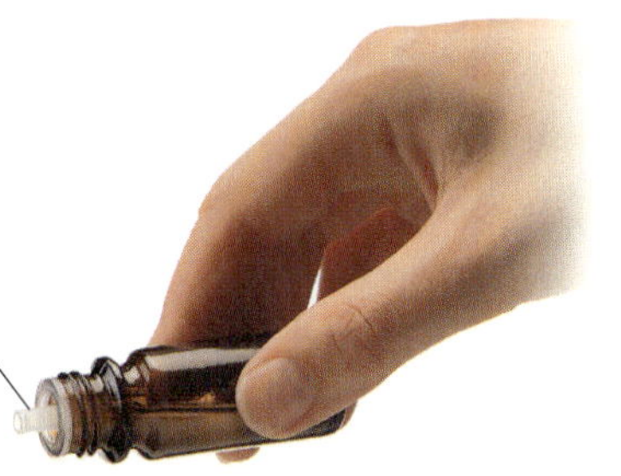

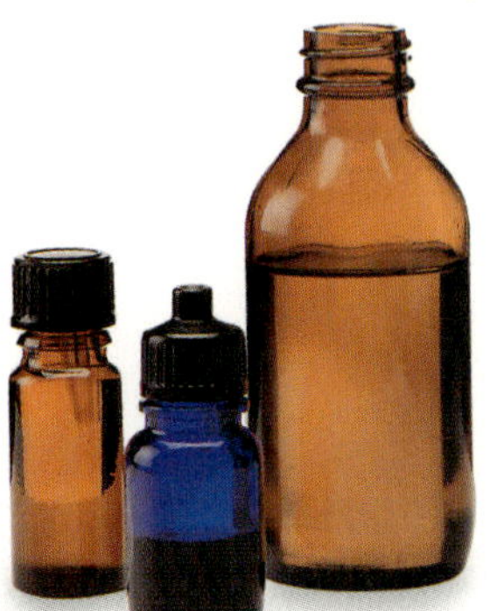

CI-DESSUS *L'huile essentielle d'arbre à thé est un excellent agent antiseptique et antibactérien.*

MISE EN GARDE

TANT QU'ILS NE SONT PAS COMPLÈTEMENT SECS, LES BOUTONS DE FIÈVRE RESTENT CONTAGIEUX.

THÉRAPIES

AROMATHÉRAPIE • Le thérapeute vous recommandera l'application d'huile essentielle de géranium ou de lavande bien diluée pour soulager les douleurs et les démangeaisons ainsi qu'une huile essentielle antiseptique comme l'arbre à thé ou l'eucalyptus (*voir* pages 104–105).

ACUPUNCTURE • Selon les acupuncteurs, il est possible de soulager la douleur de façon appréciable en manipulant les points correspondant aux zones touchées (*voir* pages 20–28).

HYDROTHÉRAPIE • L'application de glaçons et de compresses froides peut soulager la douleur et les démangeaisons (*voir* pages 172–179).

RELAXATION ET RESPIRATION • Le stress étant reconnu comme facteur déclenchant des boutons de fièvre, les exercices de relaxation peuvent contribuer à prévenir les crises (*voir* pages 158–165 et pages 166–171).

VISUALISATION • Les images mentales peuvent aider à se détendre aussi bien physiquement que psychiquement. Pour lutter contre la douleur, le thérapeute vous demandera de vous représenter quelque chose en train de se résorber (*voir* pages 214–217).

TRAINING AUTOGÈNE • Les exercices enseignés par les spécialistes du training autogène sont considérés comme efficaces pour se relaxer et détendre des régions anatomiques spécifiques, le but étant de stimuler les facultés d'autoguérison de l'organisme (*voir* pages 210–211).

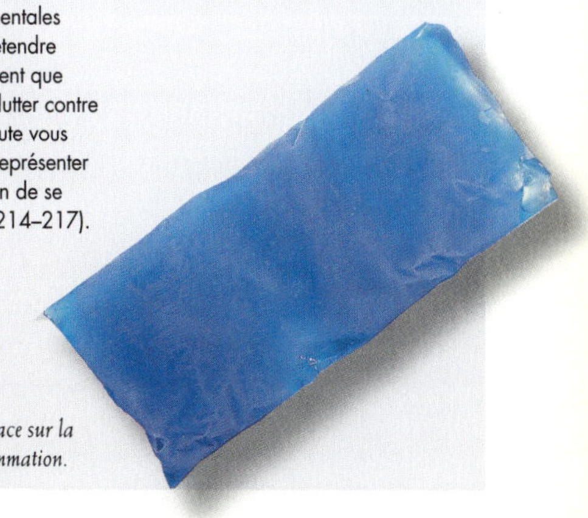

À DROITE *L'application de glace sur la zone affectée peut réduire l'inflammation.*

Acné

L'acné est une affection cutanée inflammatoire courante qui se manifeste par la présence de points noirs et de boutons, et survient le plus souvent au moment de la puberté, lorsque s'opèrent les changements hormonaux de l'adolescence. Elle peut aussi toucher les adultes en cas de stress ou de surmenage. Outre le facteur hormonal, les dermatologues pensent que l'hérédité et l'hygiène de vie jouent un rôle important dans l'apparition de l'acné.

L'augmentation de la production d'hormones sexuelles, phénomène caractéristique de la puberté, pousse les glandes sébacées à produire une quantité excessive de sébum, substance grasse qui lubrifie la peau. Il peut en résulter une obstruction et une inflammation des glandes sébacées causant l'apparition de points noirs et de boutons. Lorsque les glandes obstruées s'infectent, on assiste à une aggravation des symptômes. Le sébum et le pus s'amassent sous la peau et forment de grosses pustules ou des kystes risquant de laisser des cicatrices. Le visage, le cou, les épaules, le haut du torse et le dos sont les parties les plus souvent touchées.

L'acné reçoit un traitement différent selon sa gravité. Une acné légère se traite par l'application de gels exfoliants et de lotions nettoyantes. Les produits à base de peroxyde de benzoyle ou d'acide salicylique délivrés sans ordonnance sont indiqués dans le traitement de l'acné moyenne. Dans les cas plus sévères, le patient peut se voir prescrire des antibiotiques, par voie orale ou en application locale, ou bien de la trétinoïne (dérivé de la vitamine A). Votre médecin vous conseillera de vous laver régulièrement le visage tout en évitant les frictions susceptibles d'aggraver les irritations. Il est également recommandé de n'appliquer aucun produit à base d'huile sur votre peau. Il se peut qu'on vous demande par ailleurs de surveiller votre alimentation et d'éviter notamment les graisses, mais tous les dermatologues ne sont pas d'accord quant au rôle joué par l'alimentation dans l'acné. Les naturopathes conseillent souvent d'éviter le sucre et les féculents raffinés et sont favorables à une friction quotidienne des zones non touchées. Si votre peau est abîmée, vous pouvez vous laver le visage avec une infusion de feuilles de consoude.

LE SAVIEZ-VOUS ?

- Entre 14 et 20 ans, tous les adolescents sont touchés à des degrés divers. Dans 85 % des cas, il s'agit d'acné minime, dans 15 % de formes sévères.
- Si l'acné se déclare plus tôt chez les filles que chez les garçons, ses manifestations sont plus sévères chez ces derniers. Les premières crises sont provoquées par des changements hormonaux qui n'ont rien à voir avec l'alimentation.
- En raison de ses propriétés antibiotiques, l'ail peut être utilisé localement contre les boutons.
- L'acné ne touche pas seulement les adolescents.

Symptômes

• points noirs et petits boutons sur le visage, les épaules, le dos ou le torse • pustules • kystes douloureux et, dans les cas sévères, profondément enracinés • cicatrices consécutives à ces kystes

TRAITEMENT CLASSIQUE

VOTRE MÉDECIN POURRA VOUS PRESCRIRE UNE LOTION SPÉCIFIQUE CONTRE L'ACNÉ, DES ANTIBIOTIQUES, DES UV OU UN TRAITEMENT ABRASIF AFIN DE RÉDUIRE L'AMPLEUR DES CRISES ET ÉVITER SI POSSIBLE LES CICATRICES.

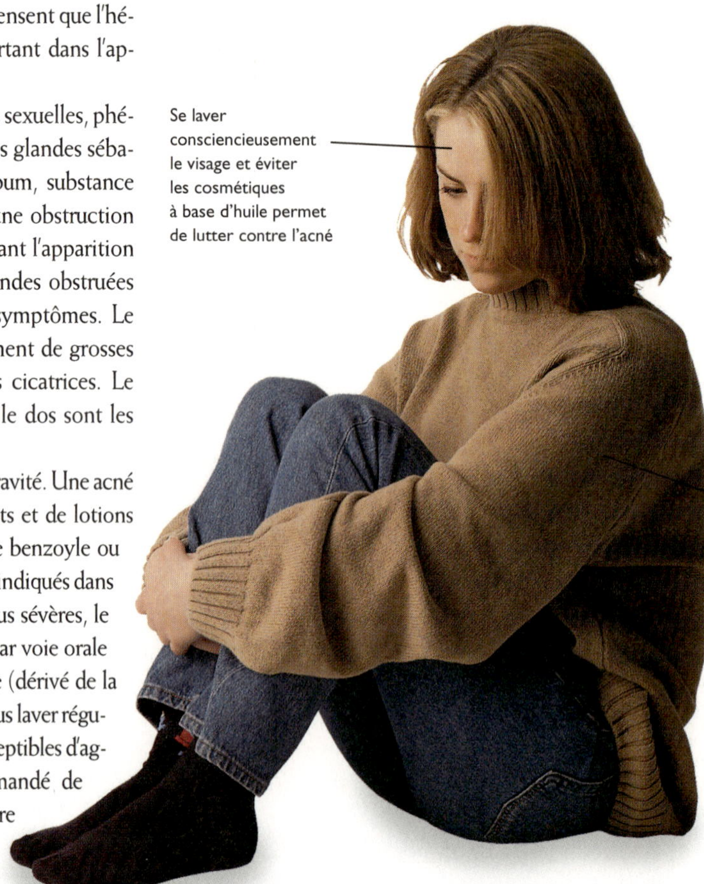

Se laver consciencieusement le visage et éviter les cosmétiques à base d'huile permet de lutter contre l'acné

L'acné peut toucher toutes les parties supérieures du corps

À GAUCHE *L'acné est souvent source de gêne, aussi bien chez les filles que chez les garçons.*

MISE EN GARDE

NE TOUCHEZ PAS À VOS BOUTONS ET À VOS POINTS NOIRS, ILS RISQUENT DE GROSSIR, DE S'INFECTER ET DE LAISSER DES CICATRICES. NE FAITES PAS DE SÉANCES D'UV ET NE VOUS EXPOSEZ PAS AU SOLEIL SANS L'AVIS DE VOTRE MÉDECIN, CAR ABUSER DES ULTRAVIOLETS PEUT ÊTRE DOMMAGEABLE POUR LA PEAU.

THÉRAPIES

HYDROTHÉRAPIE • La vapeur chaude est recommandée car elle ouvre les pores de la peau et facilite ainsi l'évacuation du sébum. Les bains chauds aux sels d'Epsom sont également considérés comme efficaces contre l'acné. La thalassothérapie pourra aussi vous faire du bien (*voir* pages 172–179).

RELAXATION ET RESPIRATION • Les thérapeutes pensent que la maîtrise du stress est un des moyens de lutter efficacement contre le stress. On vous montrera dans un premier temps comment mieux respirer, puis on vous fera faire des exercices de relaxation (*voir* pages 158–165 et 166–171).

PHOTOTHÉRAPIE • Les rayons ultraviolet (UV) peuvent s'avérer bénéfiques, mais doivent impérativement être administrés sous la surveillance d'une personne qualifiée (*voir* pages 240–241).

CI-DESSOUS *Manger sainement est la meilleure façon de conserver une belle peau.*

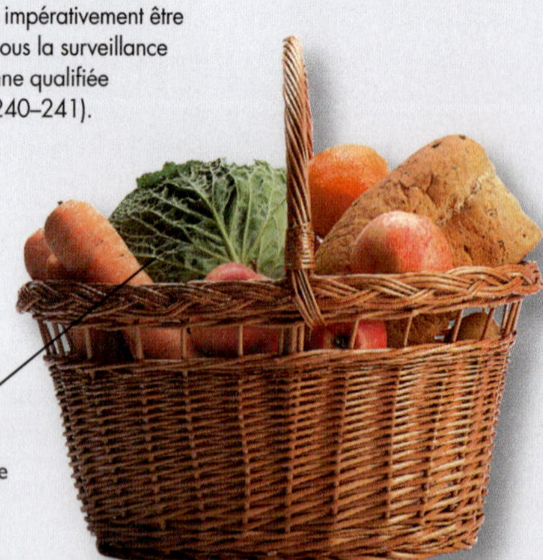

Mangez davantage de fruits et de légumes frais

Engelures

Les engelures se caractérisent par l'apparition sur la peau de petites tumescences rouges accompagnées de démangeaisons et sont le résultat d'une réaction au froid. Elles sont généralement localisées sur les orteils et les doigts, mais peuvent aussi toucher les oreilles et d'autre parties du corps. Les engelures apparaissent lorsque, en raison d'une mauvaise circulation, les vaisseaux sanguins se contractent au point d'entraver l'irrigation et l'oxygénation des tissus cutanés. L'humidité, les courants d'air, les déséquilibres alimentaires et hormonaux, l'hérédité, le diabète et des chaussures mal adaptées sont les principaux facteurs déclenchant.

Pour prévenir les engelures, maintenez votre corps au chaud, notamment les mains, les pieds et les jambes, surtout si vous souffrez de troubles circulatoires. Commencez la journée par un bain chaud pour stimuler votre circulation, évitez au maximum l'exposition au froid et appliquez régulièrement une crème hydratante sur les parties découvertes. Ne fumez pas, car la nicotine entrave l'irrigation de la peau, et faites de l'exercice.

Les engelures passent le plus souvent spontanément au bout de deux ou trois semaines. Si elles se développent, ne vous grattez pas, car cela aggraverait les symptômes. Appliquez plutôt une lotion apaisante à base d'hamamélis ou de calamine afin de soulager les démangeaisons. Pour dormir, enduisez vos mains et vos pieds d'un onguent à la lanoline afin de les maintenir chauds. En cas d'ulcération, appliquez une crème antiseptique, sauf si vous êtes diabétique ou déjà sous traitement. Dans ce cas demandez l'avis de votre médecin. On prescrit parfois, aux diabétiques et aux personnes âgées, des médicaments favorisant la circulation.

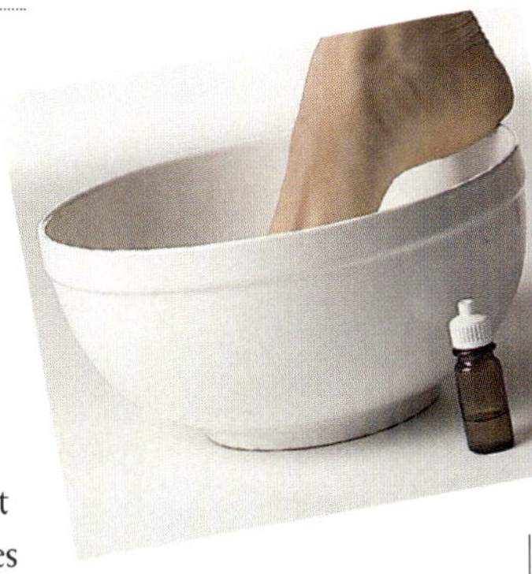

CI-DESSUS *Tremper ses pieds dans une bassine d'eau chaude permet d'augmenter l'afflux de sang dans la région touchée.*

TRAITEMENT CLASSIQUE

VOTRE MÉDECIN EXAMINERA LES TUMESCENCES AFIN DE S'ASSURER QU'IL NE S'AGIT PAS D'UNE AUTRE MALADIE ET VOUS PRESCRIRA UNE CRÈME CONTRE LES IRRITATIONS CUTANÉES. SI LES ENGELURES SONT LOCALISÉES SUR LES ORTEILS ET RÉSULTENT D'UNE MAUVAISE CIRCULATION, IL SE PEUT QU'IL FAILLE INTERVENIR CHIRURGICALEMENT SUR LES NERFS CONTRÔLANT L'AFFLUX DE SANG DANS LES TISSUS.

Symptômes

• *douleurs et démangeaisons* • *tuméfaction et inflammation de la peau* • *sensation de chaleur dans les parties touchées*

THÉRAPIES

HYDROTHÉRAPIE • L'alternance de bains de pieds et de mains chauds et froids a pour effet de stimuler la circulation. Trempez vos mains et vos pieds dans l'eau chaude pendant environ 3 minutes, puis dans l'eau froide pendant une minute. Continuez ainsi pendant 20 minutes en terminant impérativement par l'eau froide. L'application en alternance de compresses chaudes et froides, entre les omoplates et sur la nuque, est également bénéfique pour les mains ; pour les pieds l'endroit le plus indiqué est le bas du dos (*voir* pages 172–179).

MASSAGE • En stimulant la circulation sanguine, le massage régulier des mains et des pieds peut aider à prévenir les engelures (*voir* pages 96–103).

DIGITOPRESSION • Les thérapeutes recommandent l'usage de la digitopression pour soulager la douleur et diminuer l'inconfort (*voir* pages 29–31).

AROMATHÉRAPIE • Se masser les pieds dans une bassine contenant un peu d'eau chaude additionnée de quelques gouttes d'huile essentielle de moutarde permet d'améliorer les symptômes. Les huiles essentielles de citron, de lavande, de camomille, de cyprès, de menthe et de poivre noir peuvent également être utilisées (*voir* pages 104–105)

Abcès et furoncles

Les abcès et les furoncles sont des infections bactériennes localisées et le plus souvent cutanées. L'organisme réagit à la présence de la bactérie par une augmentation de l'afflux de sang dans la région infectée (ce qui explique la rougeur, la tuméfaction et la sensation de chaleur). Des lymphocytes spécialisés quittent les vaisseaux sanguins et se répandent dans les tissus pour assaillir les bactéries. Le pus est un mélange de tissu mort, de lymphocytes et de bactéries mortes et vivantes. Les petites quantités de pus peuvent être réabsorbées par le flux sanguin, mais lorsque l'abcès a atteint une certaine taille, le pus doit être évacué. La méthode la plus efficace pour vider un abcès ou un furoncle est de le percer, mais on peut également y appliquer des compresses chaudes afin d'accélérer la maturation et donc l'évacuation naturelle du pus.

En cas d'abcédation importante, les bactéries pénètrent en grand nombre dans le sang, ce qui provoque fièvre et faiblesse générale. Le médecin doit alors procéder de toute urgence à une ponction et prescrire des antibiotiques, car c'est là le seul traitement efficace. Des abcès fréquents peuvent signaler la complication d'une maladie chronique, comme le diabète ou l'insuffisance rénale.

Symptômes

• *furoncle : grosseur rouge et douloureuse avec écoulement éventuel de pus* • *furoncle/abcès avec bactériémie ou septicémie : forte fièvre, vomissements, douleurs musculaires, céphalées*

TRAITEMENT CLASSIQUE

APRÈS AVOIR OUVERT L'ABCÈS POUR SOULAGER LA PRESSION ET APAISER LA DOULEUR, LE MÉDECIN PROCÉDERA À UNE IDENTIFICATION DE LA BACTÉRIE ET VOUS PRESCRIRA DES ANTIBIOTIQUES AFIN DE STOPPER L'INFECTION. DES ANALYSES DE SANG ET D'URINE PERMETTRONT DE S'ASSURER QUE VOTRE RÉSISTANCE À L'INFECTION N'EST AFFAIBLIE PAR AUCUNE MALADIE SOUS-JACENTE, TELLE QUE LE DIABÈTE.

THÉRAPIES

HYDROTHÉRAPIE • Les bains aux sels d'Epsom sont recommandés en cas d'abcès situé sur le tronc ou le haut de la jambe. Ailleurs, les abcès peuvent être traités par une alternance de compresses chaudes et froides (*voir* pages 172–179).

RÉFLEXOLOGIE • Lorsqu'elle est effectuée par une personne expérimentée, la manipulation des zones réflexes situées sur le pied peut avoir des résultats positifs sur les abcès et les furoncles (*voir* pages 66–71).

LES AFFECTIONS OCULAIRES ET AURICULAIRES

Conjonctivite

La conjonctivite est une inflammation de la membrane, appelée conjonctive, recouvrant le blanc des yeux et l'intérieur des paupières. Elle se manifeste par un rougissement oculaire, une sensation de brûlure, un écoulement âcre et une grande sensibilité à la lumière. Il arrive aussi, surtout après une nuit de sommeil, que le bord des paupières colle et soit recouvert de croûtes. L'inflammation peut concerner un œil ou les deux.

La conjonctivite est le plus souvent soit d'origine bactérienne soit d'origine virale, mais elle peut aussi avoir pour cause une allergie, un rhume des foins par exemple ; la présence d'un corps étranger dans l'œil, comme des poussières ; ou encore l'action de polluants, comme la fumée de tabac ou les aérosols. Si la cause est infectieuse, la conjonctivite peut être très contagieuse. Touchez vos yeux le moins possible et lavez-vous bien les mains, avant et après, afin de limiter les risques de surinfection et de propagation. Ne partagez pas votre serviette de toilette et changez de taie d'oreiller chaque nuit. Si la lumière du jour vous incommode, portez des lunettes de soleil. Les bains d'œil au moyen d'eau bouillie et tiédie additionnée d'un peu de sel marin pourront vous soulager. Cligner deux ou trois fois de l'œil dans l'eau afin de le saturer.

Traitée au moyen de médicaments, la conjonctivite bactérienne ou virale passe au bout d'une semaine ou dix jours. Votre médecin vous prescrira peut-être des collyres antibiotiques afin de combattre l'infection bactérienne. Les conjonctivites d'origine allergique disparaissent après identification de l'allergène responsable et prise de l'antihistaminique adéquat.

MISE EN GARDE

CONSULTEZ IMMÉDIATEMENT VOTRE MÉDECIN SI VOUS ÉPROUVEZ UNE BAISSE DE L'ACUITÉ VISUELLE OU SI VOUS AVEZ TRÈS MAL À L'ŒIL. SI LES SYMPTÔMES HABITUELS NE PASSENT PAS SPONTANÉMENT AU BOUT DE 48 HEURES, CONSULTEZ ÉGALEMENT VOTRE MÉDECIN.

SYMPTÔMES

- *rougeur oculaire accompagnée d'irritation et de démangeaisons*
- *écoulement oculaire aqueux ou purulent selon la cause de la conjonctivite*
- *tuméfaction et bouffissure des paupières*

LE SAVIEZ-VOUS ?

- Parmi les principales affections oculaires touchant les enfants figurent l'astigmatisme résultant d'une courbure inégale de la cornée ou du cristallin, la myopie affectant la vision de loin, l'hypermétropie affectant la vision de près et le strabisme, caractérisé par une déviation de l'axe de vision d'un œil par rapport à l'autre.
- Le glaucome est la principale cause de cécité en Europe.

THÉRAPIES

HYDROTHÉRAPIE
• L'application de compresses froides sur les yeux trois à quatre fois par jour pendant 10 à 15 minutes peut contribuer à réduire les démangeaisons et la tuméfaction et à améliorer le confort général. Plonger la tête dans l'eau froide peut aussi améliorer certains symptômes (*voir* pages 172–179).

AROMATHÉRAPIE
• L'application de compresses froides imprégnées de quelques gouttes d'huile essentielle de lavande, de camomille ou de rose peut aider à soigner l'infection et favoriser la guérison (*voir* pages 104–105).

CI-DESSOUS *La conjonctivite peut être très contagieuse. Aussi vous est-il recommandé d'éviter de toucher vos yeux.*

Le fait de se frotter les yeux accroît les risques de propagation

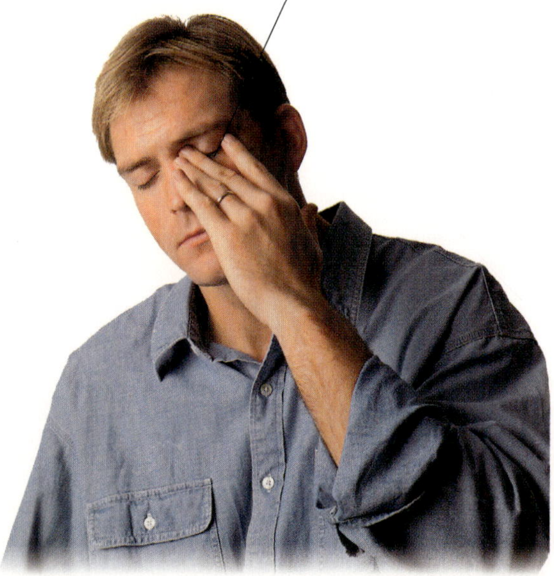

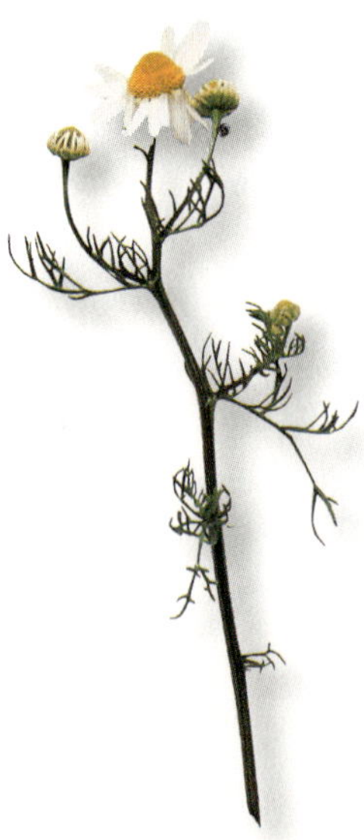

CI-DESSUS *Les bains d'œil à la camomille favorisent la guérison.*

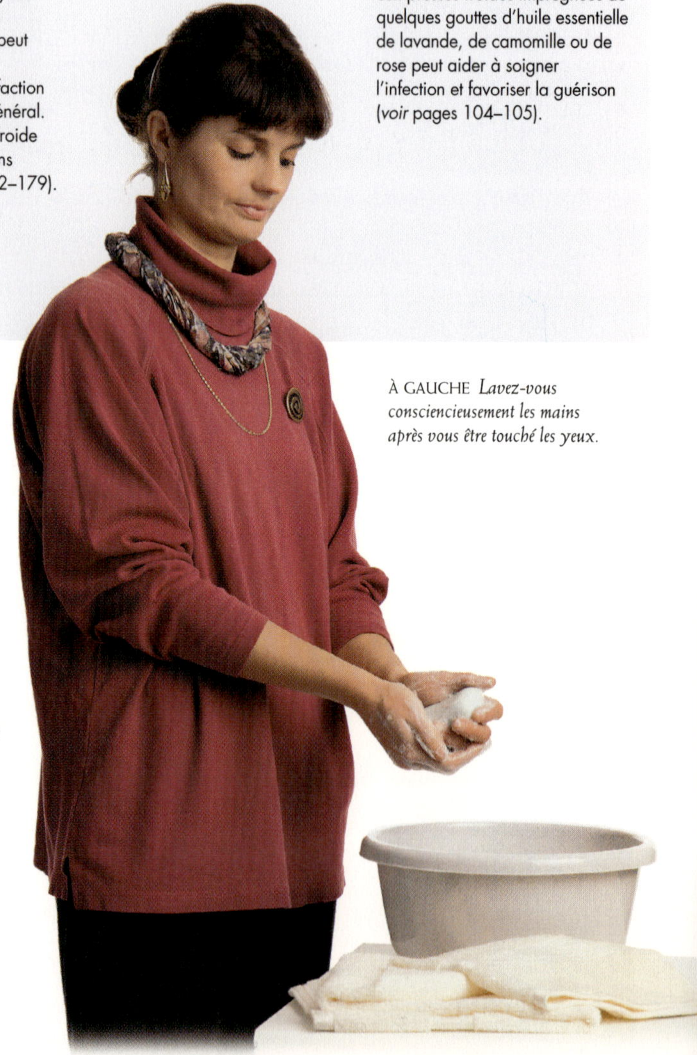

À GAUCHE *Lavez-vous consciencieusement les mains après vous être touché les yeux.*

Glaucome

Le glaucome désigne une augmentation de la pression intraoculaire affectant le nerf optique. Ce phénomène se produit lorsque, pour des raisons inconnues, les petits vaisseaux permettant la circulation du sang et de la lymphe dans le globe oculaire s'obstruent. Il en résulte une diminution de l'acuité visuelle qui, en l'absence de soins adaptés, peut évoluer vers la cécité.

L'incidence du glaucome augmente avec l'âge. Les personnes présentant un terrain héréditaire propice, les personnes d'origine africaine, les personnes souffrant d'une forte myopie et les diabétiques y sont particulièrement exposés. Le glaucome chronique ou glaucome à angle ouvert, qui peut prendre des mois, voire des années à se déclarer, est la forme la plus courante. Il est important que la maladie soit diagnostiquée le plus tôt possible. Pour cela, un examen ophtalmologique approfondi est nécessaire. Le traitement se compose de collyres spécifiques et de médicaments destinés à faire baisser la pression intraoculaire. Dans certains cas, seuls un traitement au laser ou une opération chirurgicale sont réellement efficaces.

MISE EN GARDE

UN CONTRÔLE OPHTALMOLOGIQUE ANNUEL EST RECOMMANDÉ AUX PERSONNES DE PLUS DE 40 ANS PRÉSENTANT DES ANTÉCÉDENTS FAMILIAUX. SI VOUS AVEZ MAL AUX YEUX OU SI VOTRE VUE BAISSE RAPIDEMENT, CONSULTEZ VOTRE MÉDECIN SANS ATTENDRE.

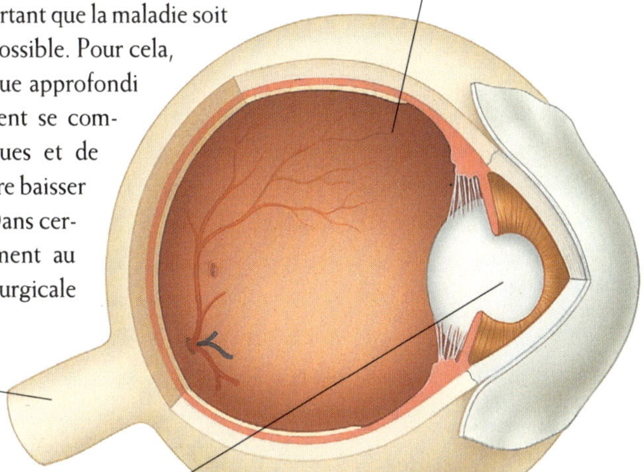

Symptômes

• *glaucome chronique : se développe progressivement, de façon indolore et sans symptômes apparents* • *glaucome aigu : diminution soudaine de l'acuité visuelle, rétrécissement du champ visuel, perceptions d'auras colorées autour des sources de lumières, douleurs et rougeurs oculaires*

TRAITEMENT CLASSIQUE

LE TRAITEMENT DU GLAUCOME CHRONIQUE OU AIGU PEUT COMPRENDRE DES COLLYRES SPÉCIFIQUES, DES ANALGÉSIQUES ET UNE INTERVENTION CHIRURGICALE. LE BUT EST DE RÉDUIRE LA PRESSION INTRAOCULAIRE.

THÉRAPIES

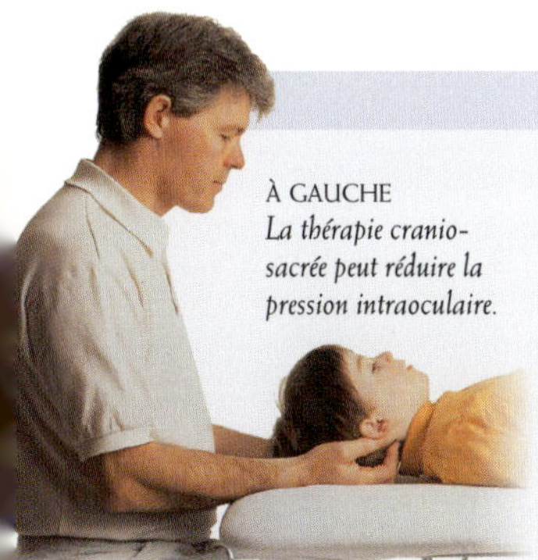

À GAUCHE
La thérapie cranio-sacrée peut réduire la pression intraoculaire.

OSTÉOPATHIE CRÂNIENNE
• En massant doucement le crâne, les ostéopathes pensent pouvoir améliorer la circulation sanguine et lymphatique à l'intérieure de la tête et, par voie de conséquence, obtenir une baisse de la pression intraoculaire (*voir* pages 114–115).

MÉTHODE BATES
• Les exercices visuels enseignés par la méthode Bates sont considérés par les praticiens comme efficaces contre la diminution de l'acuité visuelle, mais ils ne peuvent en aucun cas vous guérir du glaucome (*voir* pages 182–183).

Cataracte

La cataracte se caractérise par une opacification du cristallin due à une altération chimique des protéines qu'il contient. Bien qu'il y ait un facteur héréditaire, cette affection est très courante chez les personnes âgées. Il se peut qu'elle soit liée à la quantité de rayons ultraviolets absorbés par l'œil. De fait, elle est plus fréquente sous les tropiques que dans les régions tempérées. La cataracte peut être liée à certaines maladies chroniques, comme le diabète ou les insuffisances rénales, mais aussi à une forte myopie ou à la prise de corticostéroïdes.

Dans la grande majorité des cas, la cataracte se déclare après 55 ans, mais il arrive qu'on la rencontre chez des sujets plus jeunes. Elle ne provoque aucune douleur, mais peut en revanche s'accompagner de symptômes caractéristiques, comme une baisse d'acuité visuelle, l'apparition de taches dans le champ de vision, une sensibilité accrue à la lumière aveuglante ou l'impression d'avoir un film recouvrant les yeux. Il n'existe aucun traitement préventif contre la cataracte, mais votre ophtalmologue pourra vous prescrire un changement de verre ou de lentilles de contact afin d'en minimiser les effets. Si l'affection se développe au point de gêner la vue, le cristallin affecté peut être retiré et remplacé par un cristallin artificiel.

Symptômes

• *opacification de la vue ou diminution de l'acuité visuelle* • *altération de la perception des couleurs* • *taches dans le champ visuel* • *sensibilité accrue à la lumière aveuglante* • *impression d'avoir un film couvrant les yeux*

TRAITEMENT CLASSIQUE

VOUS SUBIREZ UN EXAMEN OPHTALMOLOGIQUE ET DEVREZ CHANGER DE VERRES OU DE LENTILLES DE CONTACT AFIN DE MINIMISER LES EFFETS DE LA CATARACTE. LE CAS ÉCHÉANT, UNE OPÉRATION PEUT S'AVÉRER NÉCESSAIRE.

THÉRAPIES

DIGITOPRESSION
• La manipulation du point situé sur l'os zygomatique, dans l'axe de la pupille, peut produire un soulagement momentané (*voir* pages 29–31).

MÉTHODE BATES
• Selon les tenants de la méthode Bates, la cataracte pourrait provenir de mauvaises habitudes visuelles. Le thérapeute vous enseignera une série d'exercices de gymnastique oculaire propre à corriger ces habitudes (*voir* pages 182–183).

Fatigue oculaire

Le terme de fatigue oculaire n'appartient pas à proprement parler au registre médical et désigne un éventail de troubles oculaires. Selon les individus, il peut en effet s'agir de brûlures, de douleurs vives ou sourdes, d'écoulements, d'opacification de la vue, de vision double, de maux de tête et d'autres sensations encore. L'une des causes les plus fréquentes de la fatigue oculaire est l'usage prolongé d'un ordinateur, mais le travail à la lumière électrique, le fait de lire sans éclairage convenable ou de regarder la télévision pendant plusieurs heures dans le noir, peuvent provoquer les mêmes symptômes.

Si vous travaillez sur ordinateur, il serait préférable de ne pas passer plus de deux heures d'affilée devant votre écran et d'attendre à chaque fois une heure avant de vous y remettre. Les ophtalmologues recommandent un contrôle annuel, car selon eux, travailler devant un écran d'ordinateur peut aggraver une myopie existante. Pour limiter les dégâts, il est conseillé de supprimer tous les éclairages formant réverbération sur l'écran et d'installer au besoin un filtre antireflet. Il est préférable de travailler avec des caractères foncés sur fond blanc. Dans le cas contraire, réduisez la lumière ambiante de moitié. Nettoyez l'écran régulièrement.

Lorsque vous lisez, assurez-vous que vous êtes suffisamment éclairé et, lorsque vous regardez la télévision le soir, pensez à toujours allumer une lampe d'ambiance. En tout état de cause, il est bon de détourner régulièrement le regard afin de reposer ses yeux. Si vous souffrez d'une fatigue oculaire importante, votre médecin vous conseillera probablement des bains d'œil et des gouttes. Pour soulager vos yeux, vous pouvez aussi les couvrir d'un coton imbibé de camomille en infusion.

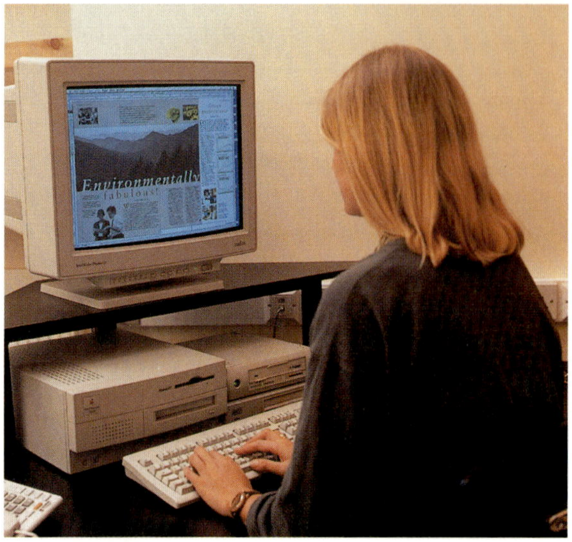

À GAUCHE *Le fait d'être toujours devant son écran d'ordinateur est une cause fréquente de fatigue oculaire. Faites une pause d'au moins dix minutes toutes les heures.*

Symptômes

• sentiment de tension dans la région oculaire • difficulté à fixer un point • céphalées récurrentes, surtout dans le front et derrière les yeux

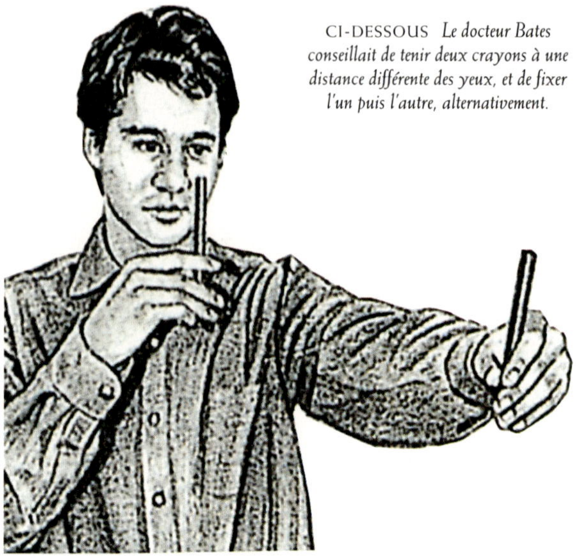

CI-DESSOUS *Le docteur Bates conseillait de tenir deux crayons à une distance différente des yeux, et de fixer l'un puis l'autre, alternativement.*

MISE EN GARDE

SI VOUS TRAVAILLEZ SUR ORDINATEUR, FAITES RÉGULIÈREMENT DES PAUSES LOIN DE VOTRE ÉCRAN ET CONSULTEZ UN OPHTALMOLOGUE AU MOINS UNE FOIS PAR AN, SURTOUT SI VOUS PORTEZ DÉJÀ DES VERRES CORRECTEURS OU DES LENTILLES DE CONTACT.

TRAITEMENT CLASSIQUE

LE MÉDECIN VOUS PRESCRIRA DES BAINS D'ŒIL ET DES GOUTTES AFIN DE SOULAGER LES DOULEURS ET AUTRES SYMPTÔMES PHYSIQUES. IL VOUS ADRESSERA PROBABLEMENT À UN OPHTALMOLOGUE POUR VOIR SI VOUS N'AVEZ PAS BESOIN DE CHANGER DE VERRES.

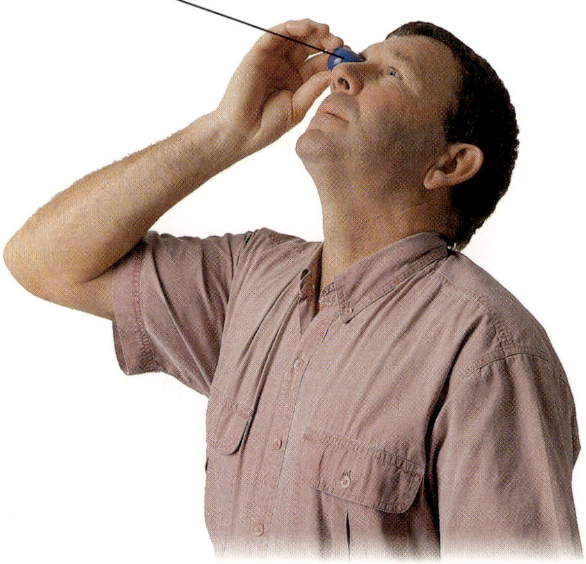

À GAUCHE *Un simple bain d'œil en vente en pharmacie peut soulager les yeux fatigués. Vous pouvez aussi appliquer sur vos yeux un sachet de thé vert ou de camomille humide en exerçant une légère pression.*

THÉRAPIES

MÉTHODE BATES • Les spécialistes de la méthode Bates recommandent une série d'exercices destinés à rééduquer les yeux et à vous débarrasser des mauvaises habitudes visuelles qui seraient à l'origine de votre fatigue oculaire (*voir* pages 182–183).

AROMATHÉRAPIE • Massez-vous les tempes avec une goutte d'huile essentielle de citron ou de rose diluée dans deux cuillerées à café d'huile de support (*voir* pages 104–105).

DIGITOPRESSION • Les thérapeutes proposent de soulager la fatigue oculaire par la manipulation de points clés situés sur le visage. Massez-vous l'arête du nez entre le pouce et l'index, puis utilisez les deux pouces pour vous masser le haut du nez, tout en gardant les autres doigts posés sur le front. Pour finir massez-vous sous les pommettes, juste en dessous de l'os zygomatique (*voir* pages 29–31).

Acouphènes

Aussi appelés bruits entotiques, les acouphènes désignent les tintements, les bourdonnements et les sifflements d'oreille. Cette affection peut avoir de multiples causes, mais les plus courantes sont les bouchons de cérumen qui obstruent les trompes d'Eustache, et les lésions de l'oreille interne, notamment de la cochlée. Les acouphènes sont généralement associés à l'hypertension artérielle, à l'anémie et aux maladies cardio-vasculaires. Les symptômes peuvent être aggravés par les troubles psychologiques, notamment l'anxiété et la dépression, ainsi que par l'abus de médicaments, comme l'aspirine ou la quinine, l'exposition au bruit, le tabac et l'alcool. Enfin, la surdité progressive survenant avec le vieillissement peut également être à l'origine des acouphènes.

À moins d'une cause mécanique, comme la présence d'un bouchon de cérumen que l'on peut aspirer ou dissoudre, les acouphènes, dont la cause reste d'ailleurs souvent non élucidée, sont incurables. Dans certains cas, il est possible de réduire l'intensité des bourdonnements ou des tintements par l'administration de médicaments. Votre médecin vous conseillera peut-être le port d'un petit appareil qui, en s'adaptant à l'oreille à la manière d'une prothèse auditive, masque les bruits entotiques par l'émission de « sons blancs ».

Symptômes

- *tintements, bourdonnements et sifflements dans une oreille ou les deux*

CI-DESSOUS *Si les nerfs ne sont pas touchés, la stimulation de la circulation dans le cerveau peut réduire les acouphènes.*

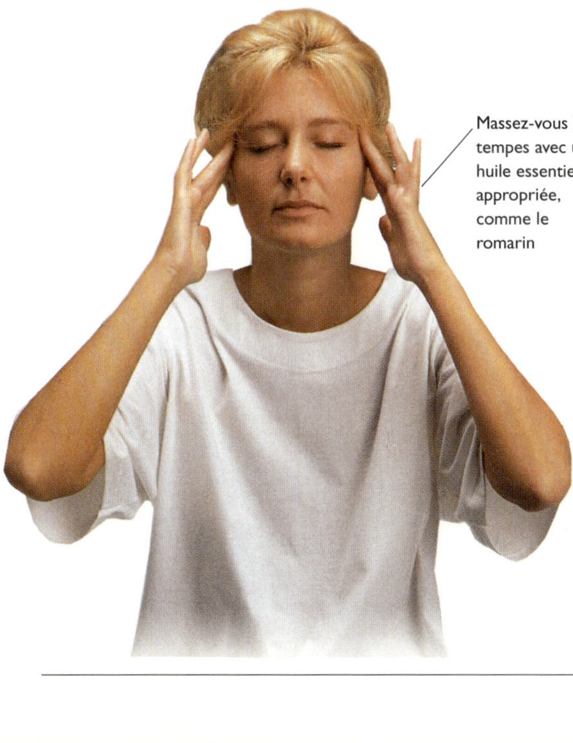
Massez-vous les tempes avec une huile essentielle appropriée, comme le romarin

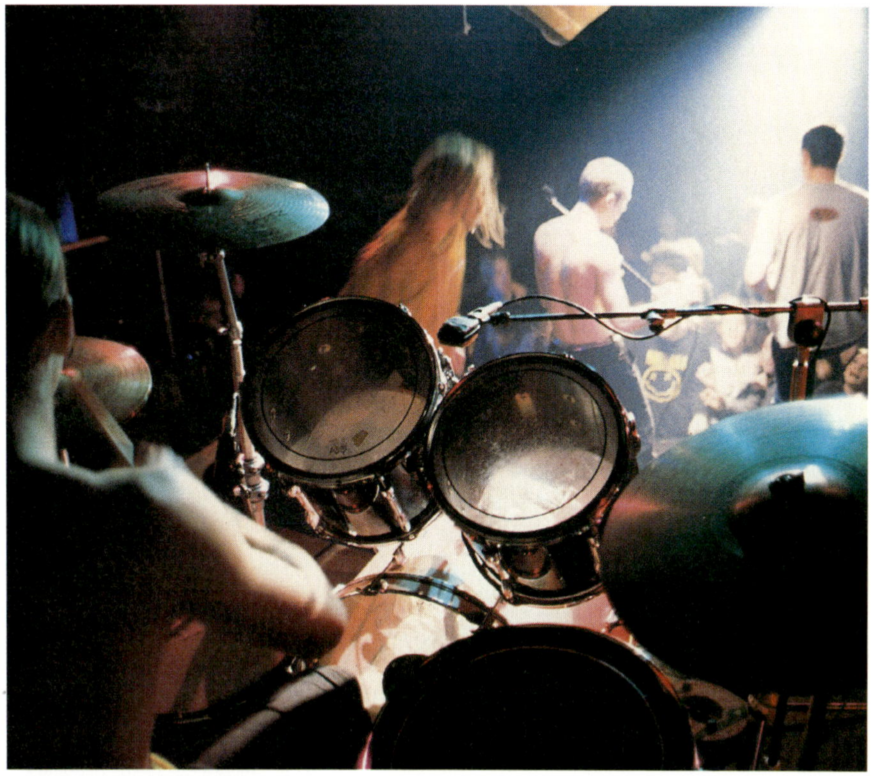

CI-DESSUS *Le fait de travailler dans un environnement bruyant ou d'être exposé à des niveaux de décibels très élevés peut détériorer les nerfs de l'oreille et provoquer des acouphènes.*

TRAITEMENT CLASSIQUE

DANS CERTAINS CAS, L'INTENSITÉ DES ACOUPHÈNES PEUT ÊTRE RÉDUITE AU MOYEN DE MÉDICAMENTS. IL EXISTE AUSSI UNE AUTRE SOLUTION, À SAVOIR LE PORT D'UN APPAREIL DESTINÉ À MASQUER LES BRUITS ENTOTIQUES.

LE SAVIEZ-VOUS ?

- Les décibels produits lors d'un concert de rock peuvent détériorer l'ouïe en moins d'une demi-heure.
- Les herboristes pensent que le fait de boire tous les jours au moins une infusion de grande camomille peut aider à prévenir les crises d'acouphènes.

THÉRAPIES

ACUPUNCTURE • Selon les acupuncteurs, les sons graves seraient le signe de troubles rénaux, tandis que les sons aigus trahiraient un dysfonctionnement hépatique. De là dépend le choix des points et des méridiens sur lesquels portera le traitement (*voir* pages 20–28).

OSTÉOPATHIE CRÂNIENNE • Selon les ostéopathes, la manipulation des sutures du crâne soulagerait les acouphènes, mais beaucoup de médecins se montrent sceptiques quant à l'efficacité de cette méthode (*voir* pages 114–115).

RELAXATION ET RESPIRATION • Au moyen de techniques destinées à détendre et à soulager les symptômes d'anxiété et de stress, le thérapeute vous apprendra à devenir moins réceptif aux bruits entotiques (*voir* pages 158–165 et pages 166–171).

BIOFEEDBACK • Selon les spécialistes du biofeedback, le fait d'apprendre à relâcher ses muscles frontaux permettrait de réduire le stress et par-là même de diminuer l'intensité des acouphènes. À l'issue d'une expérience menée aux États-Unis, 80 % des participants ont affirmé avoir noté une diminution de leurs acouphènes (*voir* pages 212–213).

PSYCHOTHÉRAPIE • Le psychothérapeute tentera de vous aider à accepter vos acouphènes afin d'empêcher le développement d'une anxiété chronique qui risquerait d'aggraver les symptômes (*voir* pages 188–191).

Mal d'oreille

Le mal d'oreille, également appelé otalgie, peut être presque imperceptible ou extrêmement douloureux. Il a le plus souvent pour cause une inflammation de l'oreille moyenne (otite moyenne) due à l'obstruction des trompes d'Eustache. Ces canaux reliant le fond de la gorge et l'oreille moyenne, permettent l'écoulement des sécrétions auriculaires dans le nez et la gorge. En cas d'obstruction, le liquide s'amasse et fait pression sur l'oreille moyenne, qui devient douloureuse et risque de s'infecter. L'infection aiguë se manifeste par une douleur vive et pulsatile accompagnée de fièvre, tandis que l'infection chronique donne plutôt lieu à une gêne intermittente avec écoulements purulents. Le mal d'oreille peut aussi avoir pour cause la dépressurisation de la cabine au cours d'un vol, la présence d'un corps étranger dans le conduit auditif, un excès de cérumen, des problèmes dentaires, une otorrhée (accumulation chronique de liquide dans l'oreille moyenne, fréquente chez l'enfant), la surdité ou une blessure à l'oreille.

Les otalgies aiguës doivent donner lieu à un examen médical. Le traitement dépendra de la cause, mais comprend généralement des analgésiques destinés à soulager les douleurs et, en cas d'infection bactérienne, une cure d'antibiotiques. Si les douleurs sont liées à une sinusite ou à une congestion nasale, votre médecin vous prescrira certainement des antihistaminiques afin de décongestionner les tissus. L'application de compresses chaudes sur l'oreille peut calmer la douleur. Pour ouvrir vos trompes d'Eustache et les aider à se vider, vous pouvez essayer de surélever votre tête pour dormir, d'utiliser un brumisateur froid, surtout le soir, et de vous moucher doucement (afin d'éviter la perforation du tympan), mais fermement en gardant vos narines fermées jusqu'à ce que vous entendiez un petit bruit sec. Vous pouvez répéter ce geste plusieurs fois par jour.

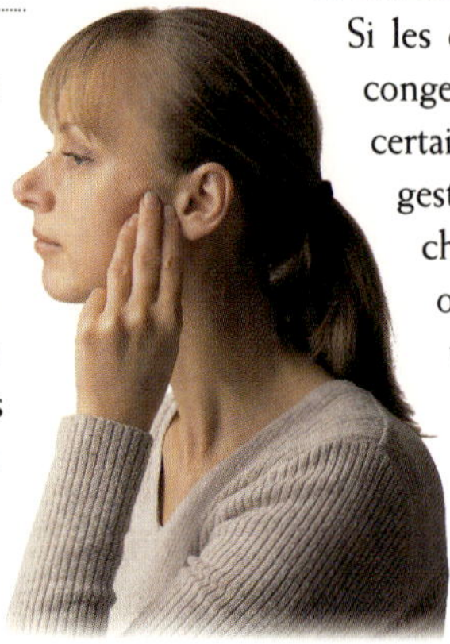

CI-DESSUS *Exercez une légère pression sur le point situé devant l'oreille, avec les trois doigts du milieu.*

Entre six mois et trois ans, les enfants sont sujets aux otalgies et aux infections auriculaires. Toutefois, lorsqu'ils grandissent, leurs trompes d'Eustache commencent à s'incurver vers le bas, ce qui permet aux liquides produits par l'oreille moyenne de s'écouler plus facilement et réduit les risques d'inflammation.

MISE EN GARDE

LES DOULEURS VIVES ET LES ÉCOULEMENTS PURULENTS PEUVENT ÊTRE LE SIGNE D'UNE PERFORATION DU TYMPAN. VOUS RESSENTIREZ ALORS SANS DOUTE UN SOULAGEMENT, MAIS CELA NE VEUT PAS DIRE QUE LE MAL SOIT PASSÉ. IL VOUS FAUDRA AU CONTRAIRE CONSULTER UN MÉDECIN AU PLUS VITE. DES SYMPTÔMES TELS QUE FIÈVRE, FRISSONS, ÉTOURDISSEMENTS ET SURDITÉ PARTIELLE JUSTIFIENT ÉGALEMENT UNE CONSULTATION MÉDICALE IMMÉDIATE. SI VOTRE ENFANT SE PLAINT DE MAUX DE TÊTE ET DE RAIDEURS DANS LA NUQUE ET PARAÎT FATIGUÉ OU LÉTHARGIQUE, APPELEZ UN MÉDECIN DE TOUTE URGENCE, CAR CE SONT PEUT-ÊTRE LES SIGNES D'UNE MÉNINGITE.

Symptômes

- *douleurs* • *fièvre* • *écoulements éventuels de cérumen ou de pus*
- *surdité partielle*

TRAITEMENT CLASSIQUE

LE TRAITEMENT VARIE EN FONCTION DE LA CAUSE DES DOULEURS, MAIS COMPREND GÉNÉRALEMENT UNE CURE D'ANTIBIOTIQUES OU D'ANTIHISTAMINIQUES. EN CAS D'OBSTRUCTION PERSISTANTE DES TROMPES D'EUSTACHE, IL SE PEUT QU'IL FAILLE INTRODUIRE DANS L'OREILLE UN AÉRATEUR TRANSTYMPANIQUE, AFIN DE FAVORISER L'ÉCOULEMENT.

CI-DESSOUS *Généralement consécutif à un refroidissement, le mal d'oreille touche surtout les enfants et peut être très perturbant. Outre la douleur, l'ouïe et l'équilibre peuvent être affectés.*

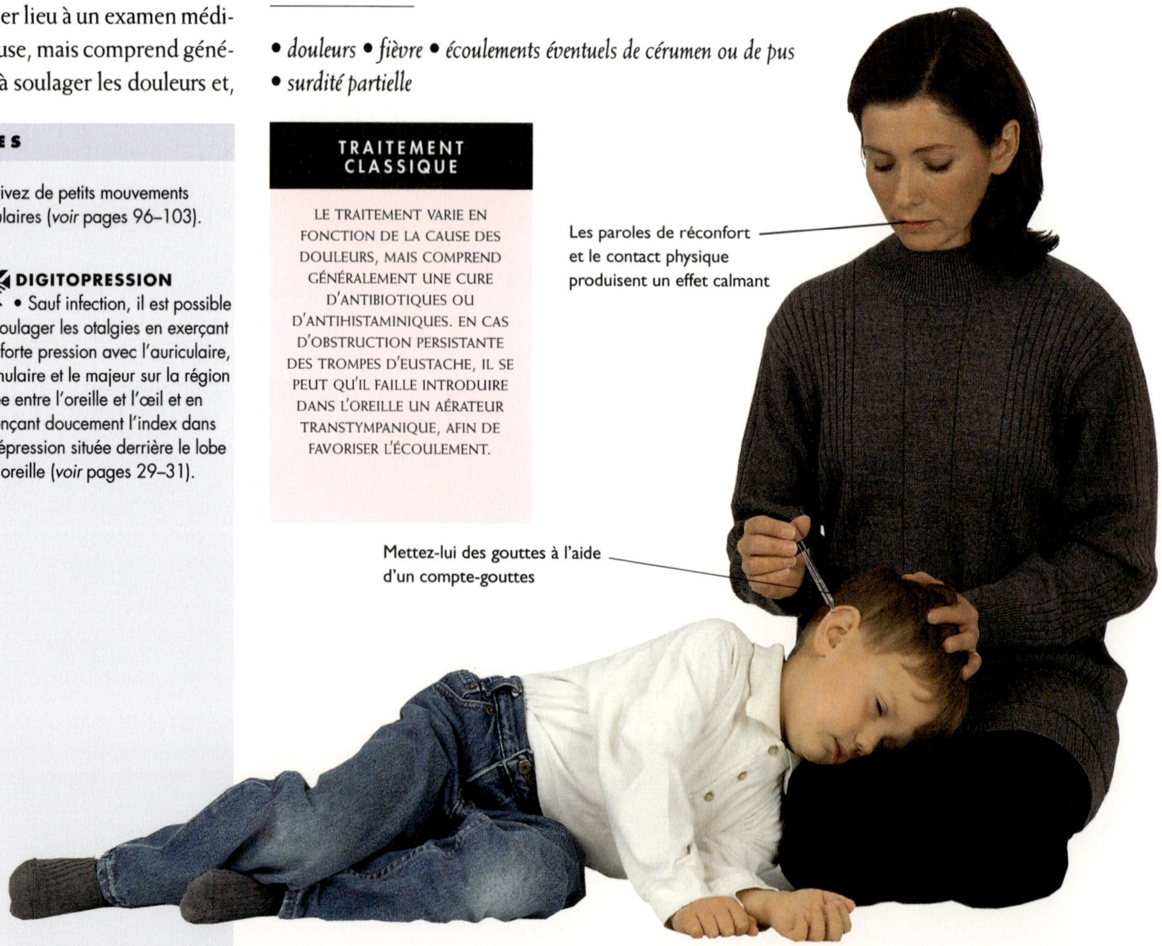

THÉRAPIES

OSTÉOPATHIE CRÂNIENNE
• La manipulation douce des os de la tête ou de points spécifiques peut contribuer à réduire la pression provoquée par l'accumulation de liquide, en favorisant l'écoulement (*voir* pages 114–115).

CHIROPRACTIE
• Dans certains cas d'infection auriculaire, la chiropractie peut favoriser l'évacuation du liquide accumulé (*voir* pages 118–125 et Ostéopathie, pages 106–113).

MASSAGE
• Les thérapeutes pensent que le massage de l'oreille peut aider à empêcher les trompes d'Eustache de se refermer. Exercez une légère pression en descendant le long de l'arrière de l'oreille et de la mandibule, puis enfoncez et relâchez alternativement le petit cartilage situé sur le devant de l'oreille. Pour finir, placez la pulpe de votre pouce sur l'oreille et décrivez de petits mouvements circulaires (*voir* pages 96–103).

DIGITOPRESSION
• Sauf infection, il est possible de soulager les otalgies en exerçant une forte pression avec l'auriculaire, l'annulaire et le majeur sur la région située entre l'oreille et l'œil et en enfonçant doucement l'index dans la dépression située derrière le lobe de l'oreille (*voir* pages 29–31).

Labyrinthite (otite interne)

La labyrinthite est une inflammation des cavités, remplies de liquide, de l'oreille interne provoquant une perte du sens de l'équilibre. À l'instar des vertiges, cette affection peut s'accompagner de nausées, de vomissements, de mouvements oculaires convulsifs et d'acouphènes (*voir* page 281). Elle a généralement pour cause une infection consécutive aux oreillons ou à la grippe, mais peut aussi être provoquée par la maladie de Ménière ou l'otospongiose.

Il est recommandé de garder le lit et de ne reprendre progressivement ses activités habituelles qu'une fois les étourdissements complètement passés. Attendez une semaine après la disparition complète des symptômes avant de reprendre le volant. Lorsque l'inflammation est d'origine virale, certains thérapeutes conseillent à leurs patients de surveiller leur alimentation et d'augmenter leur consommation de produits fortifiants, comme les huiles de poisson, afin de stimuler le système immunitaire.

Selon le cas, votre médecin pourra vous prescrire des diurétiques afin de réduire l'accumulation de liquide dans l'oreille interne, des antinauséeux ou une cure d'antibiotiques si l'inflammation est d'origine bactérienne. Dans ce dernier cas, le traitement doit être administré rapidement, car sinon vous risquez une altération irréversible de l'ouïe.

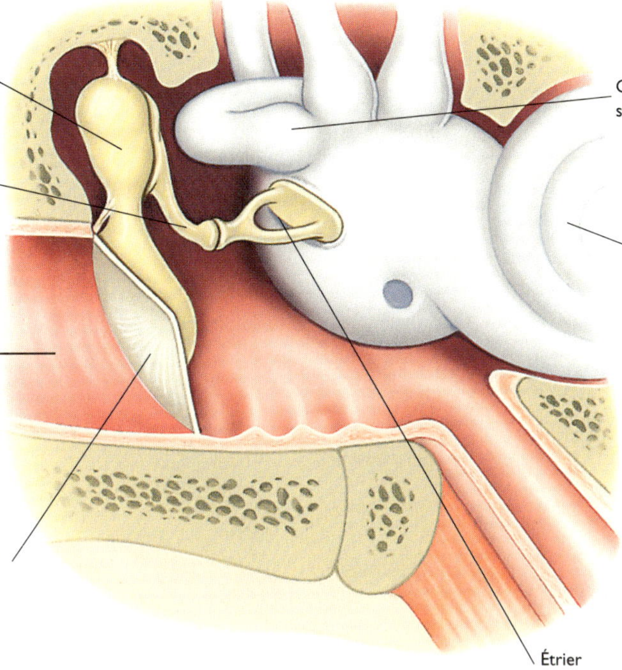

CI-DESSUS *L'oreille possédant une structure délicate et complexe, les infections auriculaires peuvent provoquer nombre de symptômes désagréables.*

Symptômes

• étourdissements, vertiges et éventuellement perte de conscience • nausées et vomissements • surdité partielle • tintements, bourdonnements ou sifflements d'oreille

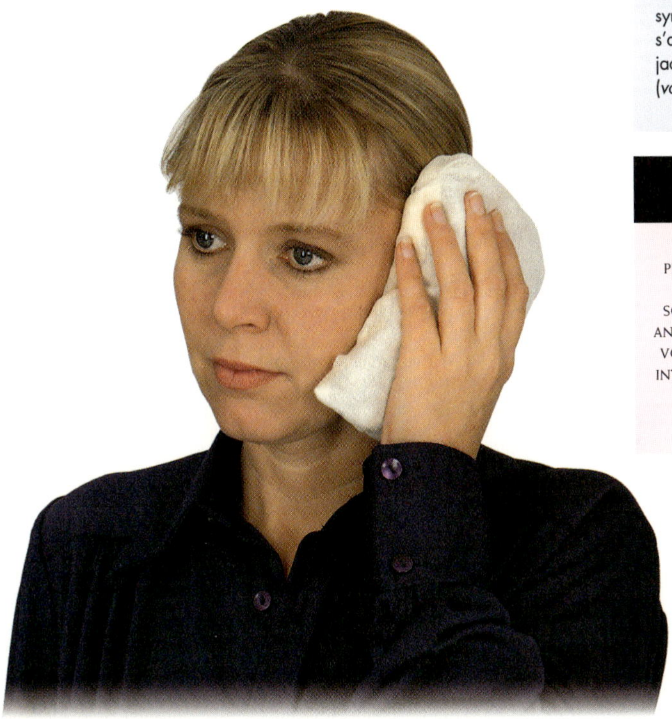

À GAUCHE *L'application alternée de compresses chaudes et froides sur l'oreille touchée peut soulager la douleur.*

THÉRAPIES

HYDROTHÉRAPIE • Selon certains hydrothérapeutes, l'application alternée de compresses chaudes et froides peut soulager les symptômes, mais elle ne s'attaque pas aux causes sous-jacentes de l'inflammation (*voir* pages 172–179).

ACUPUNCTURE • Selon les acupuncteurs, la manipulation des points appropriés améliore le flux énergétique et stimule la circulation sanguine, ce qui permet à l'organisme de mieux lutter contre l'inflammation (*voir* pages 20–28).

TRAITEMENT CLASSIQUE

VOTRE MÉDECIN VOUS PRESCRIRA DES GOUTTES, UN ONGUENT OU BIEN UNE SOLUTION ANTIBIOTIQUE OU ANTIFONGIQUE DANS LAQUELLE VOUS TREMPEREZ UNE GAZE À INTRODUIRE DANS LE CONDUIT AUDITIF.

MISE EN GARDE

EN COURS DE TRAITEMENT, SI VOUS AVEZ L'IMPRESSION D'ENTENDRE MOINS BIEN D'UNE OREILLE, SI VOUS ÊTES PRIS DE VOMISSEMENTS, D'ÉVANOUISSEMENTS OU DE FIÈVRE OU SI VOUS CONSTATEZ L'APPARITION DE NOUVEAUX SYMPTÔMES, PRÉVENEZ VOTRE MÉDECIN.

LES AFFECTIONS NASALES

Sinusite

La sinusite est une inflammation des cavités osseuses, les sinus, situés sur les zygomatiques, l'os nasal et l'os frontal. L'inflammation est généralement due à un mauvais écoulement des mucosités produites par les sinus en raison d'une allergie ou d'une obstruction. Il en résulte une accumulation de mucus provoquant une pression douloureuse.

La sinusite aiguë peut être déclenchée par une infection bactérienne – faisant généralement suite à un refroidissement – ou par une allergie. La sinusite chronique peut, elle aussi, être d'origine bactérienne, mais elle a plus souvent pour cause une faiblesse du système immunitaire ou une obstruction mécanique, comme, par exemple des polypes nasaux. La fumée de cigarette, l'air sec et la pollution atmosphérique peuvent déclencher l'une ou l'autre forme de sinusite.

Les symptômes de la sinusite sont la congestion nasale avec production de mucus jaune verdâtre parfois mêlé de sang, une sensation de pression à l'intérieur de la tête, des céphalées plus intenses le matin que le soir, des douleurs dans les joues proches du mal de dent, la fatigue, le manque d'énergie et des douleurs oculaires. Traitée au moyen de médicaments, la sinusite passe généralement en trois semaines, mais en cas de sinusite chronique, la disparition complète des symptômes peut ne survenir qu'au bout de quatre à six semaines.

Il existe plusieurs mesures simples permettant de soigner la sinusite par ses propres moyens. L'air chaud et humide produisant un effet bénéfique sur les sinus, vous pouvez essayer d'utiliser un vaporisateur ou de faire des inhalations. L'application de compresses chaudes sur le nez peut donner des résultats analogues. Par ailleurs, le jus de citron chaud aurait la propriété de fluidifier le mucus, tandis que l'ail, l'oignon et le raifort pourraient en freiner la production. Parfumez aussi vos plats avec de la moutarde et des herbes aromatiques, telles que l'origan. Les supplémentations en zinc et en vitamine C pourront par ailleurs augmenter votre capacité de résistance à l'infection.

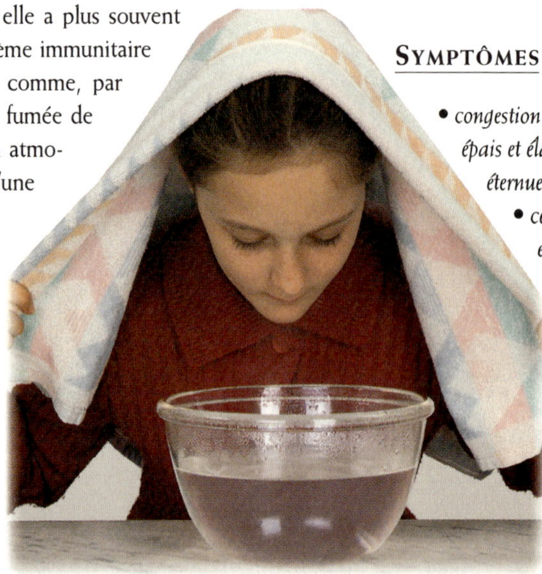

CI-DESSUS *Les inhalations d'huile essentielle de lavande diluée dans de l'eau chaude soulage les douleurs liées à la sinusite.*

SYMPTÔMES

- *congestion nasale avec production de mucus épais et élastique*
- *saignements de nez et éternuements*
- *altération de l'odorat*
- *céphalées*
- *sensation de pression dans et autour de la tête*
- *douleurs vives autour des yeux et dans les joues faisant penser à une rage de dent*

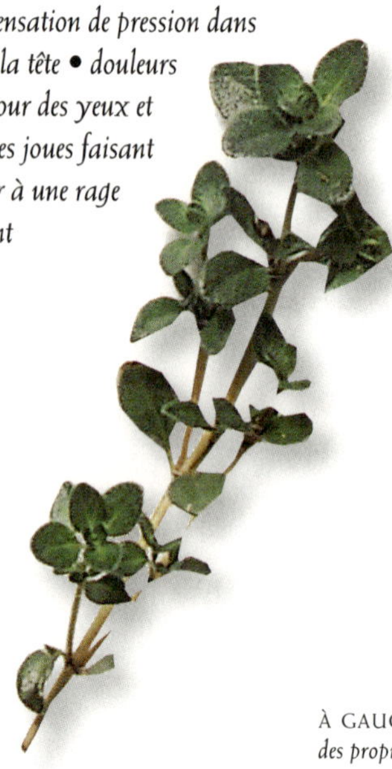

À GAUCHE *La menthe possède des propriétés décongestives.*

TRAITEMENT CLASSIQUE

VOTRE MÉDECIN VOUS PRESCRIRA SANS DOUTE UN SPRAY NASAL, DES GOUTTES OU UN DÉCONGESTIF ORAL AFIN DE RÉDUIRE LA CONGESTION, DES ANTIBIOTIQUES EN CAS D'INFECTION BACTÉRIENNE ET DES ANTIHISTAMINIQUES CONTRE L'ALLERGIE. LE RECOURS À LA CHIRURGIE EST PARFOIS NÉCESSAIRE POUR DÉSOBSTRUER LES SINUS.

MISE EN GARDE

PRÉVENEZ VOTRE MÉDECIN EN CAS DE FIÈVRE, DE SAIGNEMENTS DE NEZ, DE CÉPHALÉES SÉVÈRES, DE BOUFFISSURE DU VISAGE, DE DIMINUTION DE L'ACUITÉ VISUELLE OU D'AUTRES SYMPTÔMES OCULAIRES.

THÉRAPIES

SHIATSU
• Vous pouvez essayer de décongestionner vos sinus en exerçant une pression sur
1) le Tsubo situé entre le premier métacarpe et le second métacarpe, sur la partie la plus charnue de la main,
2) le Tsubo situé entre la onzième et la douzième vertèbre thoracique et
3) le Tsubo situé à côté de la base du nez, dans l'axe de la pupille (*voir* pages 32–37 et Do-in, pages 38–41).

RÉFLEXOLOGIE
• Pour décongestionner les sinus, le thérapeute manipulera les zones réflexes correspondantes situées sur chaque orteil. Il massera les orteils de bas en haut avec le pouce (*voir* pages 66–71).

DIGITOPRESSION
• Le thérapeute manipulera sans doute les points situés sur le méridien du gros intestin en appuyant fermement sur les deux narines, à la base du nez (*voir* pages 29–31).

ACUPUNCTURE
• Implanter des aiguilles sur les points clés stimulera la circulation de l'énergie vitale et restaurera l'équilibre du yin et du yang. L'acupuncteur se concentrera sur les points du vaisseau gouverneur et des méridiens du gros intestin et de l'intestin grêle ainsi que, en cas d'allergie, sur les points du méridien de la rate (*voir* pages 20–28).

AROMATHÉRAPIE
• Masser le visage avec un mélange bien dilué d'huiles essentielles de lavande, de thym, d'eucalyptus, de menthe, de pin et d'arbre à thé permet de soulager la douleur, de désobstruer les sinus, de fluidifier le mucus et de lutter contre l'infection bactérienne (*voir* pages 104–105).

HYDROTHÉRAPIE
• L'application alternée de compresses chaudes et froides à la base du crâne et sur le front peut soulager les symptômes. Vous obtiendrez des résultats analogues en prenant chaque jour un bain de pieds froid ou des bains de pieds chauds et froids en alternance (*voir* pages 172–179).

OSTÉOPATHIE CRÂNIENNE
• Les ostéopathes pensent que cette méthode permet de soulager la sinusite en favorisant l'écoulement du mucus (*voir* pages 114–115).

Rhume

Également appelé rhinite ou coryza, le rhume se caractérise par une production anormalement abondante de mucus épais en réponse à une inflammation ou à une irritation des muqueuses de la gorge, du nez et des poumons. Il se manifeste par des éternuements, le nez bouché ou le nez qui coule, la toux, des otalgies et une altération du goût et de l'odorat. Cette affection est souvent consécutive à un refroidissement ou à une grippe, mais peut aussi être provoquée par le tabagisme, l'inhalation de poussière, la sinusite chronique, une infection des voies respiratoires supérieures ou une allergie. Plusieurs rhumes consécutifs peuvent conduire à un rhinite chronique.

Le traitement classique comprend souvent une désinfection locale, si le rhume est d'origine infectieuse, ou d'antihistaminiques, s'il est d'origine allergique. Votre médecin vous prescrira peut-être aussi des gouttes nasales décongestives. Les inhalations de vapeur peuvent être bénéfiques, mais doivent être pratiquées avec précaution si vous êtes asthmatique. Si votre rhume est d'origine allergique, la meilleure mesure à prendre est d'éviter autant que possible l'allergène incriminé. Il vous sera par ailleurs conseillé de bien aérer votre chambre à coucher et de manger moins de produits laitiers et de sucre et plus d'aliments complets, de fruits frais, de salade verte, de légumes, de poisson, de noix, de miel et de céréales complètes.

Symptômes

- *nez bouché et nez qui coule*
- *toux* • *otalgies*
- *éventuellement saignements de nez* • *apparition éventuelle d'ulcérations sur la cloison nasale*

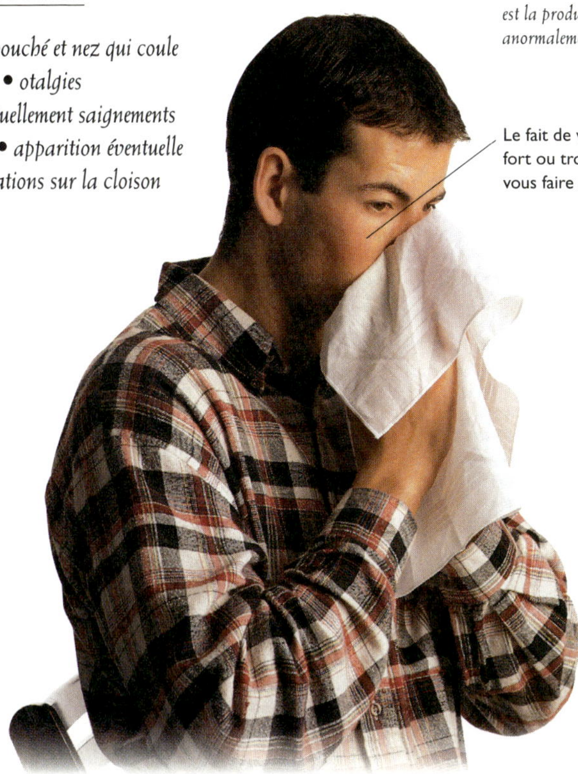

CI-DESSOUS *L'une des causes du nez bouché associé au refroidissement est la production de mucus en quantité anormalement abondante.*

Le fait de vous moucher trop fort ou trop souvent peut vous faire saigner du nez

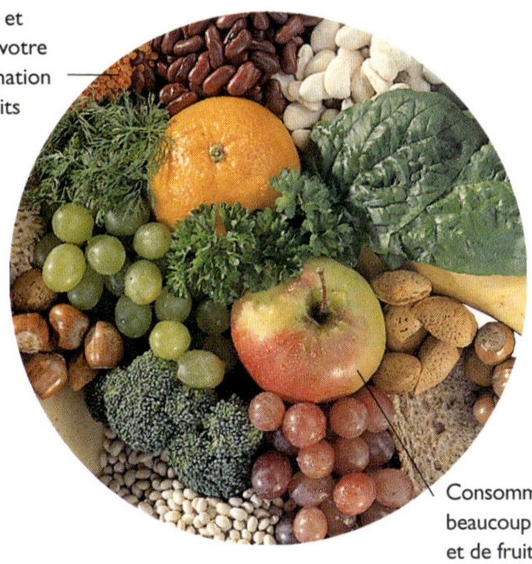

Évitez les sucreries et réduisez votre consommation de produits laitiers

Consommez beaucoup de légumes et de fruits frais ainsi que des céréales complètes

CI-DESSUS *Une alimentation saine et équilibrée, sans excès de produits laitiers, est l'un des meilleurs moyens d'éviter le rhume.*

TRAITEMENT CLASSIQUE

CONSULTEZ UN MÉDECIN SI VOTRE NEZ RESTE BOUCHÉ PENDANT PLUS DE DEUX SEMAINES, OU S'IL Y A DU SANG DANS VOTRE MOUCHOIR. VOUS VOUS VERREZ PEUT-ÊTRE PRESCRIRE DES DÉSINFECTANTS OU DES ANTIHISTAMINIQUES, SELON L'ORIGINE DE VOTRE RHUME.

MISE EN GARDE

ÉVITEZ LES BAINS DE SIÈGE, LES DOUCHES CHAUDES, LE SAUNA ET LE HAMMAM SI VOUS ÊTES ENCEINTE.

THÉRAPIES

DIGITOPRESSION • Destiné à soulager les symptômes du rhume, le traitement consiste à manipuler les points situés sur l'arrière et sur les côtés du crâne ainsi que sur le dos de la main (*voir* pages 29–31).

ACUPUNCTURE • L'acupuncteur manipulera des points situés sur les méridiens du gros intestin, de l'estomac et du poumon (*voir* pages 20–28).

MASSAGE • Le massage facial peut favoriser l'écoulement du mucus hors des sinus. Si le mucus est bloqué dans les bronches, différentes manœuvres sont possibles, comme les petites tapes dans le haut du dos, le pétrissage des épaules ou la friction du sternum (*voir* pages 96–103)

HYDROTHÉRAPIE • Les hydrothérapeutes recommandent différents traitements, tels que les bains de pieds à l'huile de moutarde, les bains de siège, les douches chaudes, les compresses chaudes et froides ou les frictions (*voir* pages 172–179).

RÉFLEXOLOGIE • Le reflexologue recommandera sans doute le massage des zones réflexes des sinus et du nez situées sur le pied. Le massage des zones réflexes de la tête, des yeux, des ganglions lymphatiques supérieurs et de l'appareil digestif peut également améliorer les symptômes (*voir* pages 66–71).

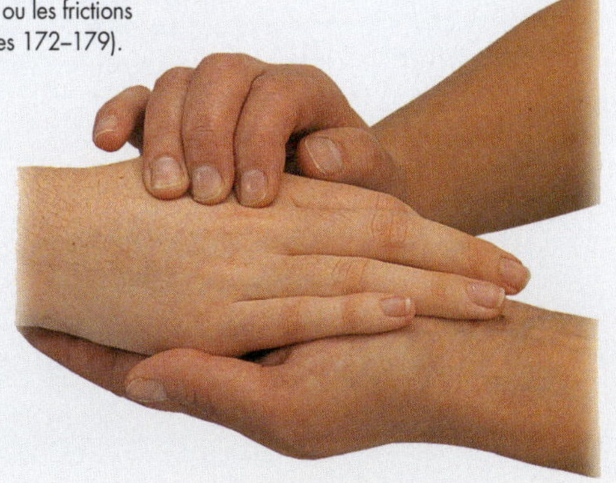

À DROITE *La digitopression peut contribuer à faire disparaître le rhume.*

LES PROBLÈMES DENTAIRES

Peur du dentiste

La peur du dentiste est un phénomène extrêmement fréquent. Le patient manifeste des sentiments intenses d'angoisse et de panique. Il peut, par exemple, avoir l'impression d'être complètement à la merci du dentiste ou que, de manière générale, les dentistes manquent de patience et sont indifférents à la douleur de la personne qui est entre leurs mains. Les enfants sont particulièrement sujets à ce syndrome, surtout lorsqu'ils constatent que leurs parents eux-mêmes redoutent de se faire soigner les dents.

La plupart des dentistes sont aujourd'hui conscients de l'état de nervosité dans lequel se trouvent beaucoup de leurs patients. Certains proposent des visites à domicile et tous disposent d'un arsenal de produits sédatifs et anesthésiants. L'hypnose et d'autres techniques de relaxation peuvent aider à surmonter ces craintes.

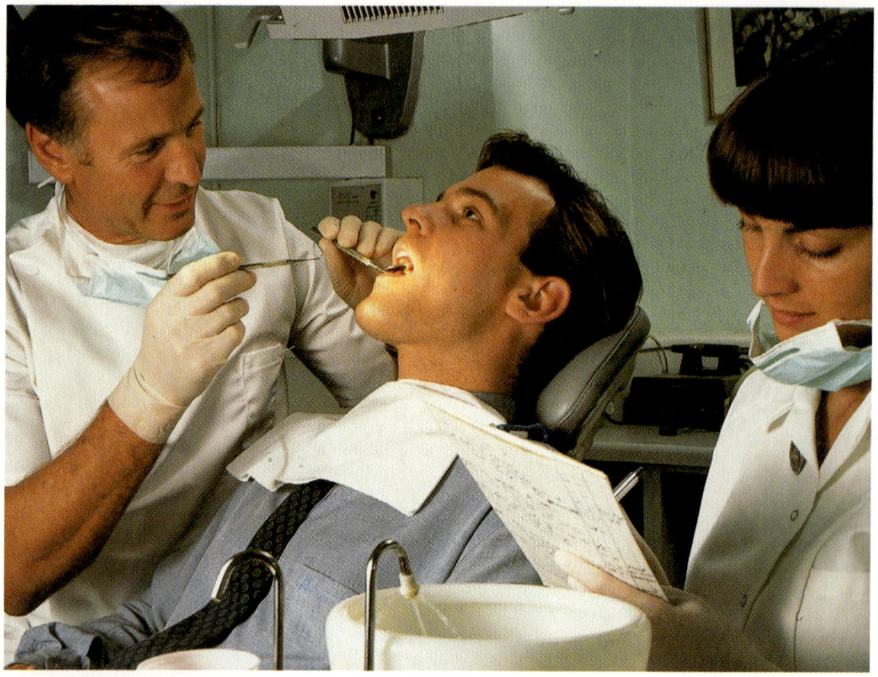

CI-DESSUS *Le dentiste essaiera de vous mettre à l'aise en vous expliquant ce qu'il va faire et en s'interrompant au moindre signe d'inconfort.*

SYMPTÔMES

- *accélération du pouls* • *sudation importante*
- *hausse de la tension artérielle* • *tremblements* • *nausées*

LE SAVIEZ-VOUS ?

• Des études ont montré que près de 80 % des Américains ne sont pas tranquilles lorsqu'ils se rendent chez leur dentiste, tandis que, selon l'Association des dentistes américains, 12 à 15 % d'entre eux évitent toute forme de soins dentaires en raison d'une angoisse insurmontable.

TRAITEMENT CLASSIQUE

LES VISITES À DOMICILE ET L'ADMINISTRATION DE SÉDATIFS ET D'ANESTHÉSIANTS PEUVENT AIDER À DISSIPER LA PEUR DU DENTISTE. LA THÉRAPIE COMPORTEMENTALE ET COGNITIVE, L'HYPNOSE ET LES TECHNIQUES DE RELAXATION PEUVENT ÉGALEMENT S'AVÉRER EFFICACES.

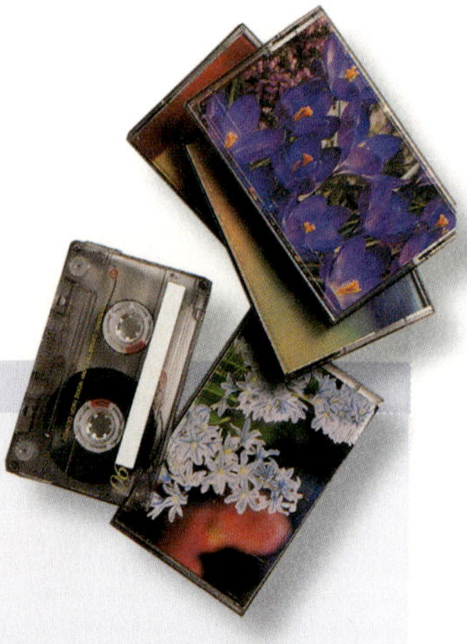

À DROITE *Certains morceaux de musique produisent un effet apaisant et anxiolytique.*

THÉRAPIES

AROMATHÉRAPIE • Les huiles essentielles de bergamote, de camomille, de sauge sclarée, de géranium, de jasmin, de genévrier, de lavande, de marjolaine, de mélisse et d'ylang-ylang possèdent toutes des propriétés sédatives. Mettez-en quelques gouttes dans une huile de support, comme de l'huile d'amande douce ou de noyaux d'abricot, et massez-vous les tempes juste avant la séance (*voir* pages 104–105).

AYURVÉDA • Un traitement personnalisé vous sera proposé selon vos besoins particuliers (*voir* pages 78–85).

BIOFEEDBACK • Le thérapeute vous montrera comment contracter et relâcher systématiquement 16 des grands muscles du corps pendant 15 à 20 minutes, alors même que vous êtes sur le fauteuil du dentiste. La tension musculaire est enregistrée par un appareil électronique et s'affiche sur un écran, vous permettant de contrôler votre état de relaxation. Le but est de vous apprendre à maîtriser vos réactions physiologiques (*voir* pages 212–213).

PSYCHOTHÉRAPIE • La thérapie comportementale et cognitive vous aidera à surmonter votre peur en vous donnant l'occasion d'en parler ouvertement et d'exprimer verbalement vos appréhensions afin de transformer le négatif en positif. Vous reformulerez ensuite le tout de manière analytique afin de résoudre les difficultés une par une (*voir* pages 196–199).

HYPNOTHÉRAPIE • L'hypnose vous aidera à reprogrammer votre manière de penser et, ce faisant, à surmonter votre peur du dentiste. Adressez-vous de préférence à un thérapeute dont la compétence est reconnue (*voir* pages 218–223).

BIORYTHMES • Les spécialistes des biorythmes considèrent que la vie des individus est soumise à trois cycles principaux : le cycle émotionnel, qui dure 28 jours, le cycle physique, qui dure 23 jours, et le cycle intellectuel, qui dure 33 jours. Ces cycles et les phases dont ils se composent peuvent être utilisés pour savoir quels sont les jours où vous parviendrez le mieux à surmonter vos craintes (*voir* pages 242–245).

MUSICOTHÉRAPIE • La musique douce étant reconnue pour calmer les nerfs, beaucoup de dentistes se servent aujourd'hui d'un arrière-fond musical pour aider leurs patients à se détendre (*voir* pages 230–233).

RELAXATION ET RESPIRATION • Recourir à des techniques de relaxation rapides et faciles et apprendre à respirer profondément peut aider à se calmer et à mieux supporter le stress (*voir* pages 158–165 et pages 166–171).

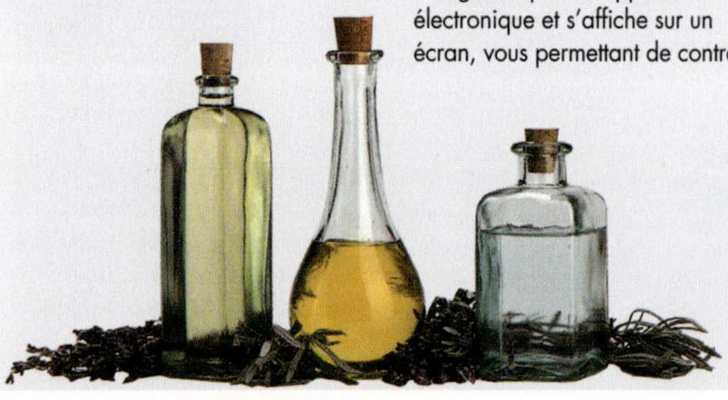

À GAUCHE *Certaines huiles sédatives peuvent vous détendre avant une visite chez le dentiste.*

Gêne dentaire
(après des soins)

La gêne parfois ressentie après des soins dentaires est généralement due à une blessure – touchant peut-être un nerf – ou à des contusions autour de la dent soignée. Les douleurs peuvent apparaître tout de suite après les soins ou seulement une fois passé l'effet de l'anesthésie. Elles s'accompagnent parfois de saignements des gencives.

Si la gêne persiste, retournez chez votre dentiste sans attendre, car il peut s'agir d'une infection. Les radiographies permettront de savoir ce qu'il en est et vous recevrez un traitement adapté.

Symptômes

• *douleurs* • *saignements des gencives* • *tuméfaction des gencives en cas d'infection*

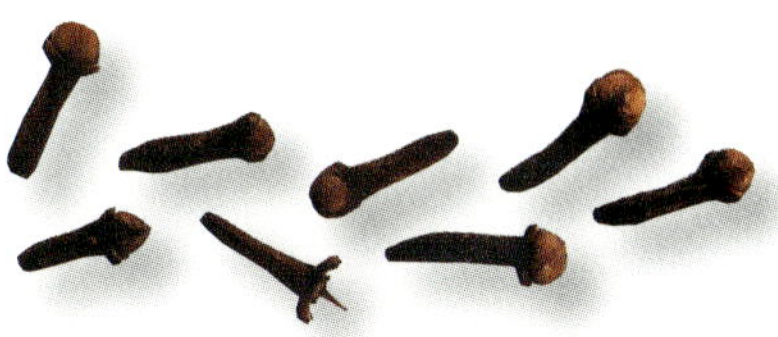

CI-DESSUS *Masser la zone douloureuse avec de l'huile essentielle de clou de girofle peut aider.*

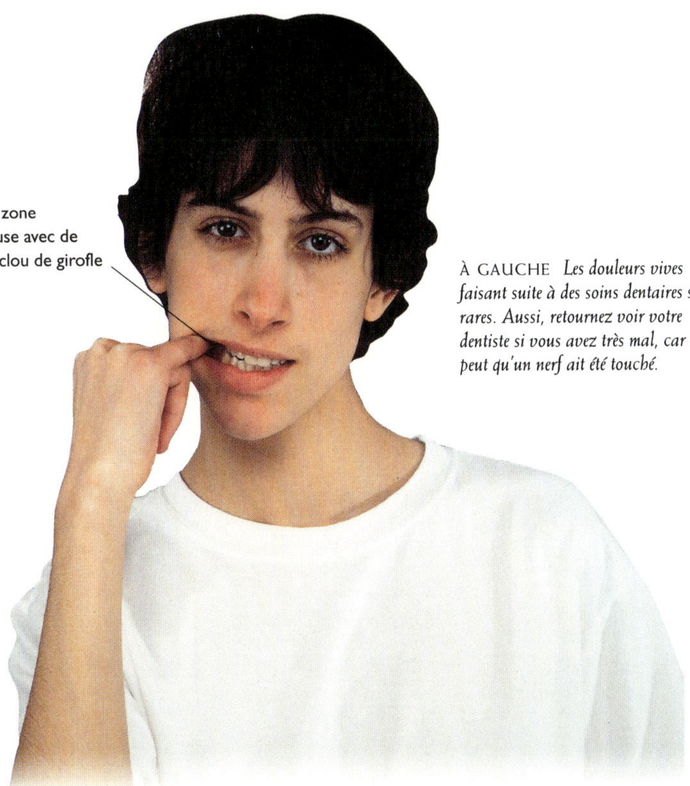

À GAUCHE *Les douleurs vives faisant suite à des soins dentaires sont rares. Aussi, retournez voir votre dentiste si vous avez très mal, car il se peut qu'un nerf ait été touché.*

TRAITEMENT CLASSIQUE

TOUTE GÊNE DENTAIRE PROLONGÉE, CONSÉCUTIVE À DES SOINS DOIT FAIRE L'OBJET D'UN EXAMEN, AFIN DE DIAGNOSTIQUER UNE ÉVENTUELLE INFECTION.

THÉRAPIES

AROMATHÉRAPIE • Pour prévenir l'infection, réduire l'inflammation et soulager les douleurs, vous pouvez masser délicatement la zone touchée avec de l'huile essentielle ou une macération de clou de girofle (*voir* pages 104–105).

ACUPUNCTURE • L'Organisation mondiale de la Santé (O.M.S.) recommande l'acupuncture dans le traitement de la gêne dentaire (*voir* pages 20–28).

Grincement des dents

Le grincement continuel des dents est une affection que les médecins désignent du nom de bruxisme. Il s'agit généralement d'une habitude inconsciente, mais perceptible par l'entourage. Assez fréquente chez les personnes âgées et les enfants, elle survient surtout durant le sommeil et peut avoir pour cause l'anxiété ou la consommation excessive d'alcool. Le bruxisme est mauvais pour les dents, car il irrite et abîme la pulpe et peut finir par tuer le nerf si rien n'est entrepris à temps. Son action peut se comparer à celle d'une personne qui secouerait un pieu planté dans le sol jusqu'à ce qu'il cède.

Pour prévenir l'usure dentaire et gingivale, les dentistes ont mis au point une plaque maxillaire qui, sans présenter la moindre gêne, empêche les personnes atteintes de bruxisme de serrer les dents pendant la nuit.

CI-DESSOUS *Alors même que vous pensez dormir paisiblement, le grincement des dents fait des ravages dans votre bouche.*

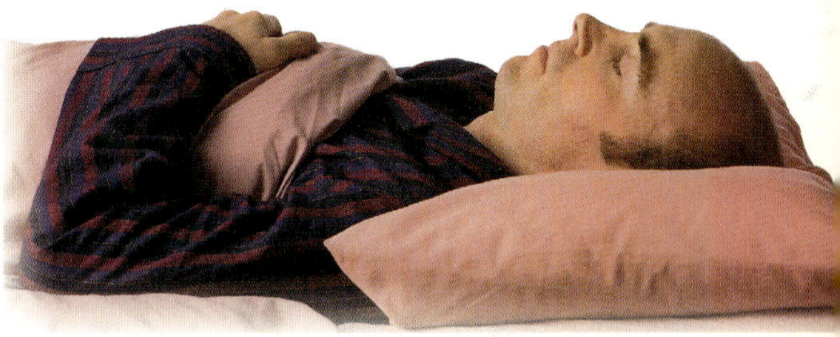

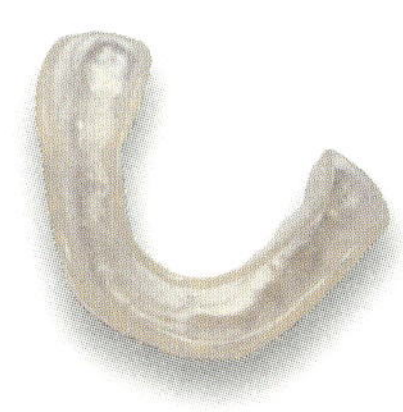

CI-DESSUS *Le port d'une plaque maxillaire permet de garder les dents desserrées.*

TRAITEMENT CLASSIQUE

VOTRE DENTISTE VÉRIFIERA L'ALIGNEMENT DE VOS DENTS ET L'AJUSTEMENT DE VOS MÂCHOIRES ET FERA LE NÉCESSAIRE POUR RENFORCER VOTRE DENTITION. SI VOUS AVEZ MAL, IL VOUS PRESCRIRA DES ANTI-INFLAMMATOIRES.

THÉRAPIES

ACUPUNCTURE • La manipulation de certains points permet de soulager les douleurs et de calmer les nerfs (*voir* pages 20–28).

DIGITOPRESSION • En appuyant sur le point de la dépression située sous l'os zygomatique, il est possible de soulager les symptômes (*voir* pages 29–31).

TRAINING AUTOGÈNE • Cette méthode est considérée comme efficace pour réduire la tension musculaire dans la région du visage (*voir* pages 210–211).

AUTRES THÉRAPIES • L'ostéopathie (*voir* pages 106–113) et la chiropractie (*voir* pages 118–125) peuvent aider.

Mal de dent

Aussi appelée dentalgie, le mal de dent est généralement le signe d'une carie. Les caries dentaires surviennent lorsque les bactéries contenues dans la plaque dentaire – film quasiment invisible qui se forme chaque jour sur l'émail des dents – réagissent aux sucres et aux féculents en produisant des acides qui attaquent l'émail et la surface de la racine. En l'absence de soins, les petites cavités ainsi formées s'agrandissent et peuvent menacer la dent dans sa totalité.

Lorsque la dent est sensible au froid, au chaud et au sucre et que la douleur dure plus de quelques minutes, il se peut que ce soit là le signe d'une inflammation du nerf consécutive à une carie avancée avec infection bactérienne. Si rien n'est fait au plus vite, l'infection peut s'étendre à l'os et former un abcès rempli de pus, auquel cas une cure d'antibiotiques sera nécessaire en plus des soins habituels. Si vous n'éprouvez de douleur que lorsque vous mordez dans quelque chose, il se peut que la dent ou un plombage soit cassé. Dans un cas comme dans l'autre, vous devez prendre immédiatement rendez-vous chez votre dentiste. Pour prévenir ce genre de problèmes, le mieux est de procéder à un examen dentaire tous les six mois.

Symptômes

• sensibilité au froid, au chaud et au sucre • la douleur éprouvée lorsque vous mordez dans quelque chose peut être le signe qu'une dent ou un plombage s'est cassé • tuméfaction et inflammation du tissu gingival avec saignements éventuels

TRAITEMENT CLASSIQUE

LE DENTISTE SOIGNERA LES CARIES ET FERA ÉVENTUELLEMENT DES RADIOGRAPHIES POUR S'ASSURER QUE VOUS NE SOUFFREZ PAS DE GINGIVITE.

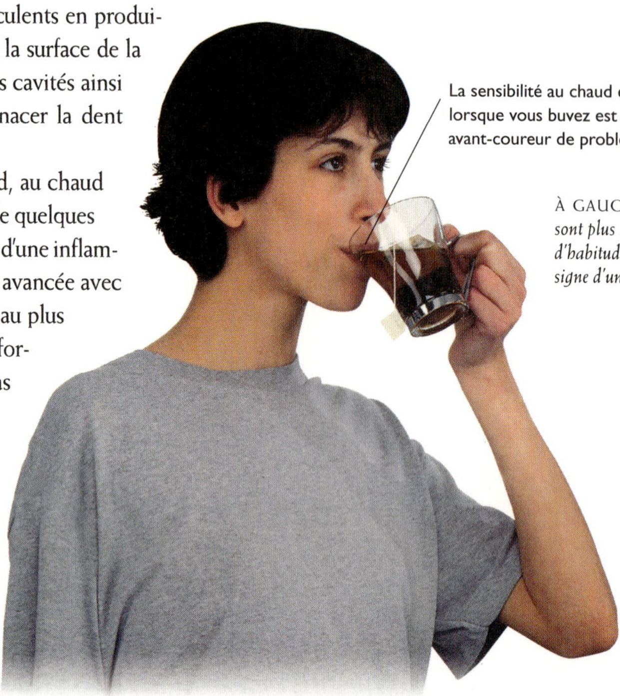

La sensibilité au chaud et au froid lorsque vous buvez est un signe avant-coureur de problèmes gingivaux

À GAUCHE *Si vos dents sont plus sensibles que d'habitude, ce peut être le signe d'un problème à venir.*

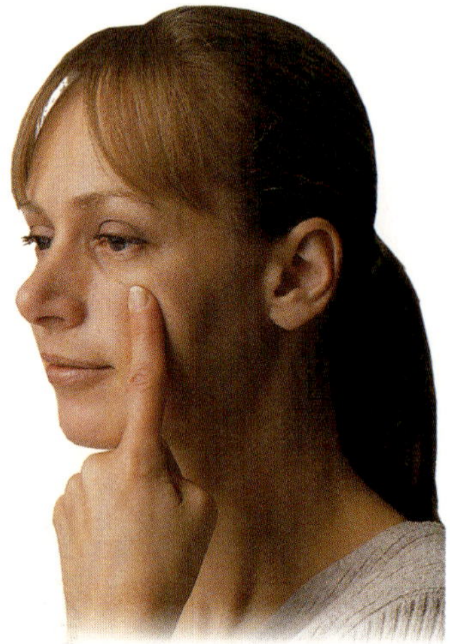

CI-DESSUS *L'un des nombreux points de digitopression recommandés en cas de mal de dent se trouve juste en dessous de l'os zygomatique.*

CI-DESSOUS *Certaines personnes ont naturellement tendance à fabriquer davantage de plaque dentaire que d'autres et doivent se faire examiner régulièrement.*

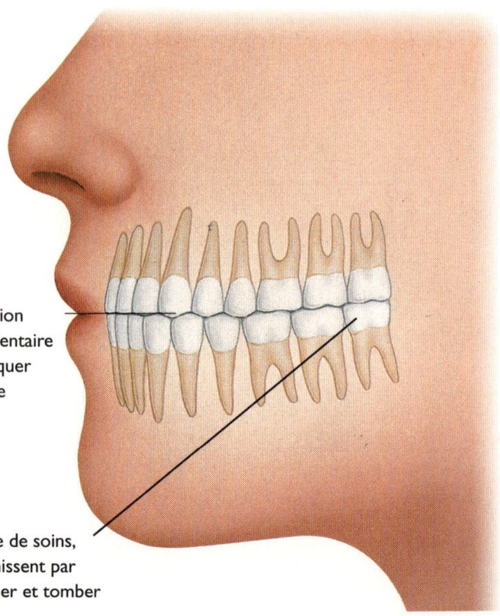

L'accumulation de plaque dentaire peut provoquer une gingivite

En l'absence de soins, les dents finissent par se déchausser et tomber

MISE EN GARDE

LE MAL DE DENT EST UN SYMPTÔME D'AFFECTION DENTAIRE. SEUL LE DENTISTE ÉTANT HABILITÉ À ÉTABLIR UN DIAGNOSTIC, IL EST RECOMMANDÉ DE CONSULTER AU PLUS VITE AFIN D'ÉVITER QUE LA SITUATION NE S'AGGRAVE.

LE SAVIEZ-VOUS ?

- Selon des études conduites par l'O.M.S., la carie dentaire est aujourd'hui considérée comme le troisième fléau mondial.
- En région parisienne, un adolescent de 12 ans présente en moyenne deux caries.
- 71% des français déclarent se brosser les dents au moins deux fois par jour, contre 54% en 1988.
- Les Français achètent une brosse à dents en moyenne par an (contre 4 recommandées par les dentistes).

THÉRAPIES

DIGITOPRESSION
• Exercer une pression sur le point du dos de la main situé entre le pouce et l'index peut soulager le mal de dent. Vous pouvez aussi essayer le point situé en bas de l'os zygomatique, dans l'axe de la pupille, ainsi que celui situé juste en avant de l'oreille, dans la dépression qui se creuse lorsque l'on ouvre la bouche. Les deux points situés au-dessus et en dessous se sont également avéré efficaces (*voir* pages 29–31).

AROMATHÉRAPIE
• Appliquées directement sur la zone affectée, les huiles essentielles de menthe, de cajeput et de clou de girofle produisent un effet analgésique, et l'huile essentielle de coriandre un effet anti-inflammatoire. Pour vous détendre et mieux supporter la douleur, vous pouvez aussi vous frictionner le visage avec quelques gouttes d'huile essentielle de lavande (*voir* pages 104–105).

ACUPUNCTURE
• De l'avis des acupuncteurs, la manipulation de certains points peut soulager le mal de dent, mais seulement de façon provisoire (*voir* pages 20–28).

HYDROTHÉRAPIE
• Sucer un glaçon ou appliquer de la glace sur la joue font partie des gestes les plus courants pour soulager le mal de dent (*voir* pages 172–179).

OSTÉOPATHIE CRÂNIENNE
• Les manipulations des os du crâne peuvent être utiles pour soulager le mal de dent (*voir* pages 114–115).

Gingivite

La gingivite est une infection des tissus qui entourent et soutiennent les dents. C'est l'une des premières causes de déchaussement des dents chez l'adulte. Cette affection est due à la formation sur l'émail des dents d'un film bactérien poisseux appelé plaque dentaire. Les bactéries produisent des toxines capables d'abîmer la gencive et de s'attaquer ensuite à l'os. L'accumulation de tartre sous la gencive peut également être à l'origine de la gingivite.

Durant les premières phases de l'affection, les gencives rougissent, gonflent et deviennent sensibles au toucher. Il peut aussi se produire des saignements, surtout lors du brossage. Parmi les autres symptômes de la gingivite figurent le décollement des gencives, la mauvaise haleine, la formation de pus entre les dents et les gencives, le déchaussement des dents ou un changement dans l'ajustement de vos mâchoires lorsque vous mordez. Si vous remarquez l'un de ces symptômes, consultez votre dentiste au plus vite, car à ce stade, l'affection est encore réversible.

Pensez à passer tous les jours un fil dentaire entre vos dents, à vous brosser les dents après chaque repas, de préférence avec une brosse électrique, et à vous les faire détartrer régulièrement. Évitez les plats épicés et les sucreries. La salive et l'action de la langue et des lèvres sur les dents jouent un rôle important dans l'hygiène buccale. La déshydratation gênant la salivation, il est recommandé de boire beaucoup d'eau et de renoncer à grignoter entre les repas. Pour soulager et guérir les gencives enflammées, rincez-vous la bouche avec une cuillerée à soupe de gel d'Aloe vera diluée dans un grand verre d'eau chaude ou bien appliquez le gel directement sur la région affectée.

La gingivite étant généralement indolore, elle peut facilement passer inaperçue. En l'absence de traitement adéquat, elle risque toutefois d'empirer et d'évoluer vers une forme plus grave appelée parodontite. Si l'inflammation n'est pas immédiatement soignée par un dentiste ou un stomatologue, il peut en résulter une détérioration irréversible des gencives et des os qui soutiennent les dents, dont certaines devront peut-être être arrachées.

Symptômes

• gencives rouges, tuméfiées et sensibles au toucher avec saignements lors du brossage • mauvaise haleine • décollement des gencives • déchaussement des dents • changement dans l'ajustement des mâchoires

THÉRAPIES

AYURVÉDA • Les spécialistes de la médecine ayurvédique recommandent de se rincer la bouche avec du jus de citron dilué dans de l'eau et de se masser les gencives avec de l'huile de noix de coco. Se tamponner les gencives avec du cachou (substance extraite d'un acacia de l'Inde riche en tanin) peut également être efficace contre les saignements (*voir* pages 78–85).

ACUPUNCTURE • L'Organisation mondiale de la santé (O.M.S.) considère l'acupuncture comme efficace dans le traitement de la gingivite (*voir* pages 20–28).

TRAITEMENT CLASSIQUE

VOTRE DENTISTE VOUS RECOMMANDERA D'UTILISER UNE BROSSE À DENT DE BONNE QUALITÉ ET, SI BESOIN EST, VOUS MONTRERA LA MEILLEURE FAÇON DE VOUS BROSSER LES DENTS ET DE PASSER UN FIL DENTAIRE. IL EST INDISPENSABLE DE FAIRE CONTRÔLER ET DÉTARTRER SES DENTS RÉGULIÈREMENT.

MISE EN GARDE

LA GINGIVITE DEMANDE À ÊTRE SOIGNÉE RAPIDEMENT, SINON ELLE RISQUE DE SE TRANSFORMER EN PARODONTITE ET DE CAUSER DES DOMMAGES IRRÉPARABLES.

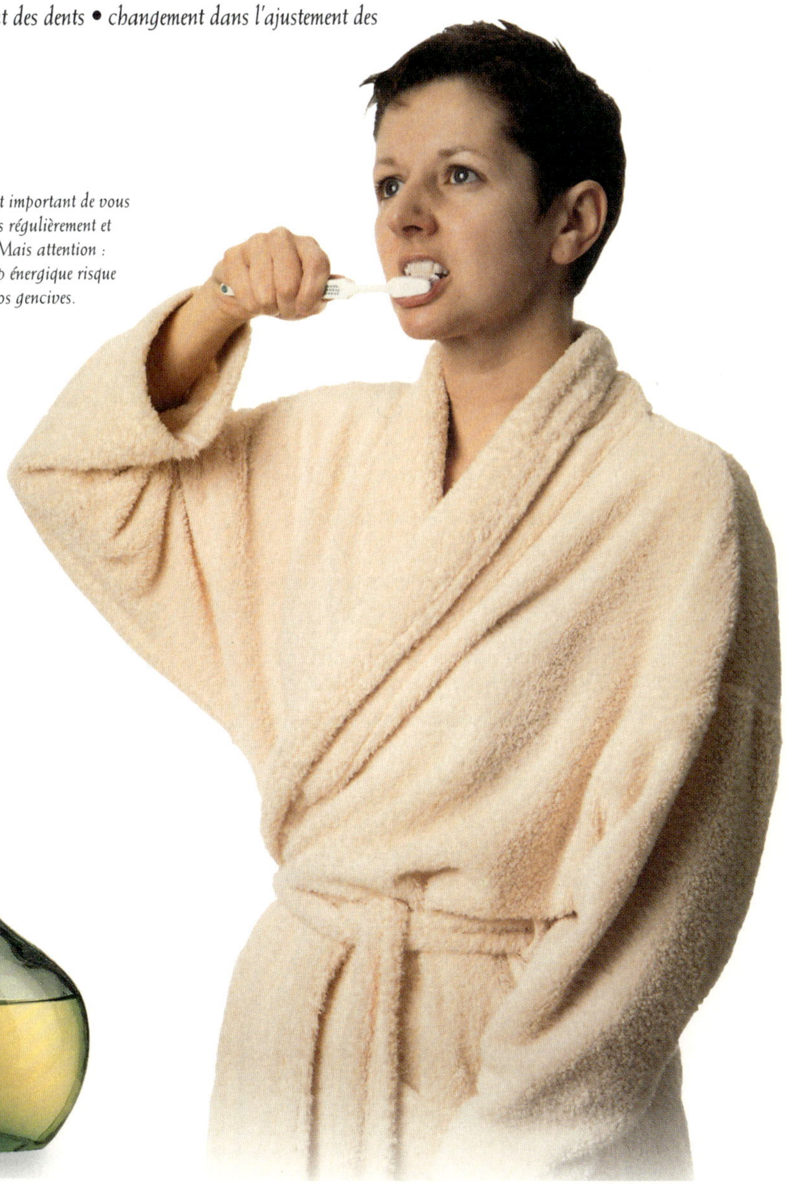

À DROITE *Il est important de vous brosser les dents régulièrement et correctement. Mais attention : un brossage trop énergique risque d'irriter vos gencives.*

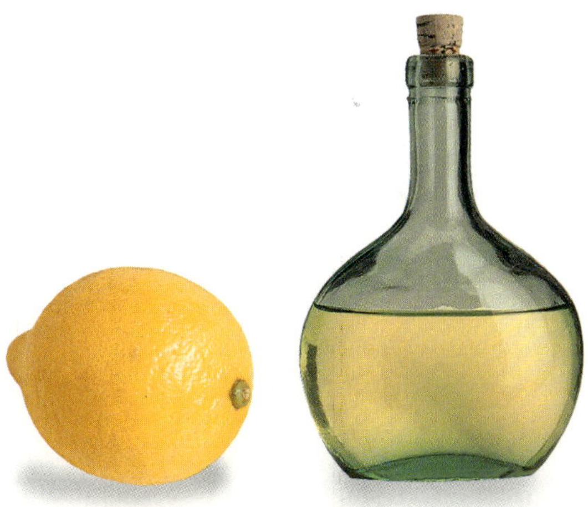

À DROITE *Les spécialistes de la médecine ayurvédique recommandent les bains de bouche au jus de citron dilué et la friction des gencives avec de l'huile de noix de coco. Cependant prudence, car le jus de citron peut attaquer l'émail des dents. Demandez à votre dentiste ce qu'il en pense.*

LES AFFECTIONS BUCCO-LARYNGÉES

Amygdalite

L'amygdalite est une maladie infectieuse qui se manifeste par l'inflammation des amygdales, les deux petites formations de tissu lymphatique situés dans le fond de la gorge. Elle peut survenir n'importe quand, mais touche en priorité les enfants. Les tout petits sont les plus exposés, car le fait d'aller à l'école les met soudain en contact avec un grand nombre de virus contre lesquels leur système immunitaire n'est pas encore prêt à lutter.

La période d'incubation de l'amygdalite est de trois à cinq semaines. L'infection est d'origine soit virale soit bactérienne (souvent à streptocoques). Les amygdales rougissent et gonflent. Elles peuvent se couvrir de taches de pus blanches ou jaunes et il arrive que les nodules adénoïdes, situés dans l'arrière du nez, s'infectent et s'enflamment. Dans de rares cas, l'amygdalite donne lieu à des complications comme un abcès périamygdalien également appelé phlegmon, une inflammation des reins ou des rhumatismes articulaires aigus.

Normalement, les principaux symptômes cèdent au bout de 48 heures. La meilleure chose à faire est de garder le lit, de boire beaucoup d'eau et de ne pas trop se soucier des repas. Pour soulager vos douleurs, vous pouvez boire des infusions de cassis, du jus de cassis chaud, du jus de citron chaud avec du miel ou du miel délayé dans du vinaigre de cidre. Par ailleurs, les capsules d'huile de foie de morue, la vitamine C et l'ail peuvent accélérer le processus de guérison.

Si les symptômes, et notamment la fièvre, persistent au-delà de deux jours, il est préférable de consulter un médecin. De même, en cas d'expectorations de substances jaunes ou verdâtres, de petits boutons rouges autour du cou, d'inflammation des amygdales après l'âge de 40 ans ou, s'il s'agit d'un enfant, de pâleur, d'apathie et de refus de boire. Le médecin vous prescrira probablement des anti-inflammatoires et, si l'amygdalite est d'origine bactérienne, une cure d'antibiotiques. Ces derniers agissent uniquement contre les bactéries et n'ont aucun effet sur les virus. L'opération des amygdales n'est plus aujourd'hui pratiquée qu'en cas d'amygdalite particulièrement sévère, récurrente ou persistant après l'adolescence.

THÉRAPIES

AROMATHÉRAPIE • Un massage doux avec de l'huile essentielle d'eucalyptus diluée peut soulager les douleurs. L'huile essentielle de thym possède des propriétés antiseptiques et peut agir localement comme analgésique. Versez-en quelques gouttes dans une huile de support et massez-vous le cou. L'huile d'arbre à thé appliquée à l'aide d'un Coton-Tige directement sur les amygdales aide à lutter contre l'infection et soulage les douleurs (*voir* pages 104–105).

AYURVÉDA • Selon les spécialistes de la médecine ayurvédique, l'huile de moutarde réduirait le pitta et le kapha et aurait un effet neutralisant sur le vatha (*voir* pages 78–85).

HYDROTHÉRAPIE • Les hydrothérapeutes recommandent l'utilisation de saturateurs, car l'air sec aggrave les symptômes, ainsi que l'application de compresses froides sur la gorge et de poches de glace sur l'estomac (*voir* pages 172–179).

TRAITEMENT CLASSIQUE

IL EST RECOMMANDÉ DE SE REPOSER ET DE BOIRE BEAUCOUP D'EAU. VOUS POUVEZ AUSSI PRENDRE DES ANALGÉSIQUES À DOSE RAISONNABLE. SI LES SYMPTÔMES PERSISTENT AU-DELÀ DE TROIS JOURS ET QUE VOTRE AMYGDALITE EST D'ORIGINE BACTÉRIENNE, LE MÉDECIN VOUS PRESCRIRA DES ANTIBIOTIQUES. L'OPÉRATION N'EST PRATIQUÉE QUE DANS LES CAS SÉVÈRES ET PERSISTANTS.

MISE EN GARDE

CONSULTEZ VOTRE MÉDECIN SI VOUS NE CONSTATEZ AUCUNE AMÉLIORATION DANS LES DEUX JOURS QUI SUIVENT LE DÉBUT DE L'INFLAMMATION.

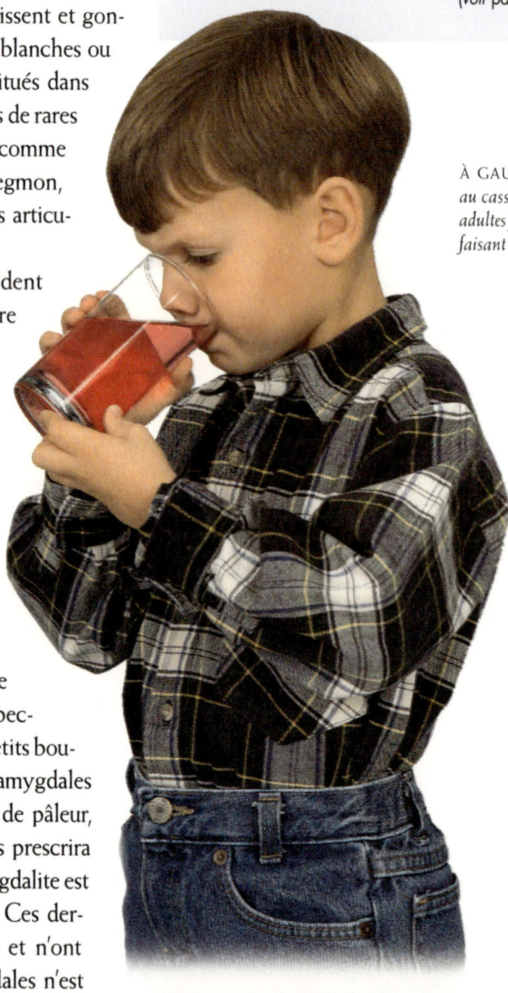

À GAUCHE *Une boisson chaude au cassis permet aux enfants (et aux adultes) de soulager leur gorge en se faisant plaisir.*

SYMPTÔMES

• *maux de gorge* • *déglutition douloureuse* • *ganglions gonflés et douloureux au toucher* • *fièvre* • *céphalées, mal d'oreille, faiblesse générale, frissons* • *mauvaise haleine et langue chargée*

LE SAVIEZ-VOUS ?

• L'amygdalite est plus fréquente chez les enfants que chez les adultes.

• On a longtemps cru que les amygdales ne servaient à rien, mais on sait aujourd'hui qu'elles font partie du système de défense de l'organisme contre les infections.

• L'amygdalite se déclare souvent brusquement suite à une infection à streptocoques, mais peut aussi être d'origine virale.

• L'amygdalite passe souvent spontanément.

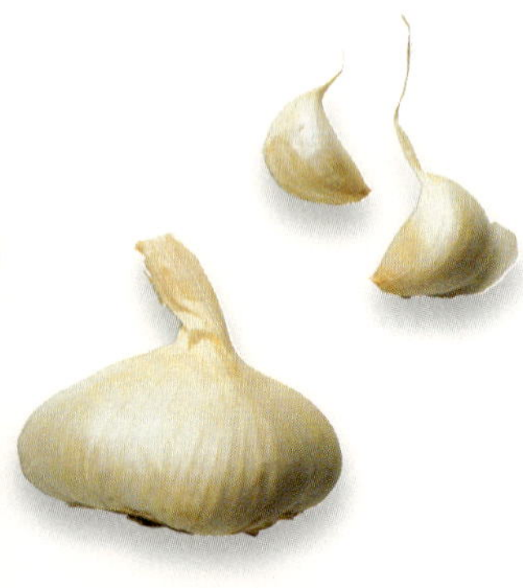

CI-DESSUS *Plante aux vertus médicinales multiples, l'ail vous aidera à combattre l'amygdalite.*

Angine

L'angine est une inflammation aiguë du fond de la gorge pouvant être provoquée par différents agents infectieux. Dans 70 à 80 % des cas, elle est d'origine virale et dans les 20 à 30 % restant d'origine bactérienne. Il n'est pas facile de faire tout de suite la distinction entre angine virale et angine bactérienne, la première ayant néanmoins tendance à être moins sévère que la seconde et à s'accompagner de toux. À l'inverse, la température élevée et la présence de taches de pus sur les amygdales sont souvent le signe d'une angine bactérienne. Dans ce dernier cas, l'administration d'antibiotiques permet de réduire légèrement la durée de l'inflammation.

Les infections buccales aux streptocoques de groupe A peuvent donner lieu à des complications, comme la scarlatine, le rhumatisme articulaire aigu ou la glomérulonéphrite. Bien que ces complications soient aujourd'hui assez rares dans les pays développés, la plupart des médecins se trouvant en présence d'une angine d'origine bactérienne prescrivent des antibiotiques. Lorsqu'elle est virale, l'angine peut être le symptôme d'une mononucléose infectieuse. Dans ce cas, la douleur est généralement vive et les amygdales sont enflammées et couvertes d'une épaisse couche de pus. Le virus affecte tout le corps et affaiblit considérablement l'organisme. Il peut en résulter une dilatation des ganglions lymphatiques, du foie et de la rate.

Sauf circonstances particulières, l'angine passe normalement d'elle-même en quelques jours. Si toutefois vous ne remarquez pas d'amélioration et que vous vous sentez fiévreux et affaibli, consultez votre médecin sans attendre.

Les traitements complémentaires peuvent contribuer à réduire l'inflammation et à renforcer les défenses naturelles de l'organisme en stimulant le système immunitaire. Les gargarismes à l'eau tiède salée soulagent les douleurs et calment l'inflammation, tandis que les gargarismes au miel dilué dans de l'eau ou au jus de chou blanc permettent de lutter contre l'infection et favorisent la guérison. Vous pourrez obtenir un résultat analogue en buvant du jus de citron chaud avec du miel. Les anti-inflammatoires, les pastilles antiseptiques et les gargarismes sont les remèdes généralement conseillés pour soigner la gorge.

Évitez dans la mesure du possible l'air froid et sec et l'air pollué, car ce sont là des facteurs aggravants. Ménagez vos cordes vocales et restez au chaud. Si l'angine dure plus de quatre jours, il faut consulter un médecin. En cas d'infection bactérienne, il vous prescrira des antibiotiques, ce qui préviendra les complications.

TRAITEMENT CLASSIQUE

ANTI-INFLAMMATOIRES, PASTILLES ANTISEPTIQUES, SPRAYS POUR LA GORGE ET GARGARISMES SONT GÉNÉRALEMENT PRESCRITS POUR SOULAGER L'INFLAMMATION ET L'IRRITATION. EN CAS D'INFECTION BACTÉRIENNE, UNE CURE D'ANTIBIOTIQUES PERMETTRA D'ÉCARTER TOUT RISQUE DE RHUMATISME ARTICULAIRE AIGU.

MISE EN GARDE

SI VOUS ÊTES ENCEINTE, ÉVITEZ DE MANIPULER LE PREMIER POINT DE SHIATSU INDIQUÉ CI-APRÈS. EN L'ABSENCE DE SOINS, UNE ANGINE PROLONGÉE PEUT DÉGÉNÉRER EN SCARLATINE OU EN RHUMATISMES ARTICULAIRES AIGUS, CE QUI REPRÉSENTE UN RISQUE GRAVE POUR LA SANTÉ.

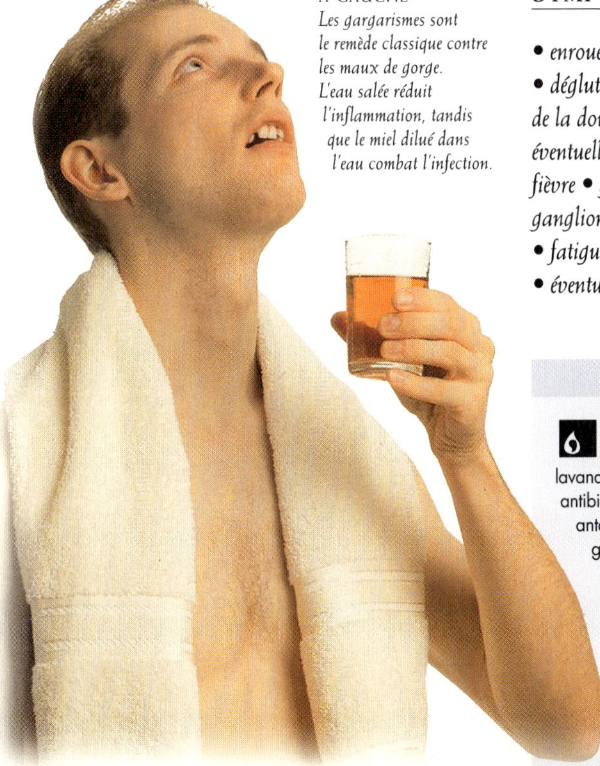

À GAUCHE
Les gargarismes sont le remède classique contre les maux de gorge. L'eau salée réduit l'inflammation, tandis que le miel dilué dans l'eau combat l'infection.

Symptômes

- *enrouement et soif*
- *déglutition difficile en raison de la douleur* • *sensation éventuelle de brûlure* • *légère fièvre* • *gonflement des ganglions lymphatiques du cou*
- *fatigue et état maladif*
- *éventuellement mal d'oreille*

LE SAVIEZ-VOUS ?

- Les maux de gorge non infectieux peuvent être le résultat d'une irritation prolongée due par exemple au surmenage des cordes vocales, à la consommation excessive d'épices, à l'inhalation de poussières, à la pollution atmosphérique, à l'abus d'alcool et au tabac.
- Les angines les plus courantes sont des infections virales légères très faciles à soigner.
- Les infections bactériennes sont plus graves et nécessitent des soins médicaux, surtout chez les enfants, car les risques d'atteintes articulaires sont alors importants. L'angine virale bénigne disparaît normalement entre trois et six jours, sans traitement spécifique.

THÉRAPIES

AROMATHÉRAPIE • L'huile essentielle de lavande possède des propriétés antibiotiques, antiseptiques et antalgiques. Mettez-en quelques gouttes dans une huile de support et massez-vous le cou avec le mélange ainsi obtenu. Au moyen d'un coton-tige, vous pouvez aussi vous tamponner la gorge avec de l'huile essentielle d'arbre à thé diluée, car cette plante possède des propriétés analgésiques et anti-infectieuses. Cela vous permettra de soulager les symptômes tout en vous attaquant à la cause. Vous pouvez obtenir des résultats analogues avec de l'huile essentielle d'eucalyptus très diluée (*voir* pages 104–105).

SHIATSU • Le thérapeute se concentrera sur le massage des points de pression – appelés Tsubos – situés entre les côtes et sur le dos de la main. Le premier point se trouve entre la première et la seconde côte, à 2,5 cm au-dessous du milieu de la clavicule. Appuyez avec le pouce et maintenez la pression sept à dix secondes. Le second point se trouve entre le premier et le second métacarpe, là où la main est la plus charnue. Appuyez avec le pouce tout en maintenant la pression sept à dix secondes (*voir* pages 32–37 et pages 38–41).

HYDROTHÉRAPIE • L'utilisation de saturateurs d'eau peut s'avérer utile, car l'air sec peut aggraver les symptômes de l'angine. L'application de compresses froides sur la gorge et de poches de glace sur l'estomac peut aider à stimuler le système immunitaire et à favoriser la circulation sanguine (*voir* pages 172–179).

Laryngite

La laryngite est une inflammation du larynx, partie de la trachée où se trouvent les cordes vocales. Il existe deux types de laryngite : la laryngite aiguë, qui est infectieuse, soudaine et de courte durée (les symptômes disparaissent généralement après un jour ou deux), et la laryngite chronique, qui peut durer plusieurs jours, voire plusieurs semaines, et revient régulièrement.

Dans l'un et l'autre cas, le larynx et les cordes vocales sont gonflés et douloureux, avec pour conséquence un enrouement ou une aphonie complète. La laryngite aiguë est généralement la complication d'une angine, d'un refroidissement ou d'une grippe. Il peut aussi s'agir d'une réaction allergique au pollen. La laryngite chronique est plus persistante. Elle peut être due au tabagisme, à l'inhalation de poussières ou d'autres polluants atmosphériques, à un surmenage des cordes vocales, à une toux excessive ou au stress.

Le traitement classique est simple. La première chose à faire est de ménager son larynx en parlant le moins possible et en évitant surtout de crier. La seconde est d'arrêter de fumer. Il est en outre recommandé de boire beaucoup d'eau et de garder le lit si on en ressent le besoin. Les analgésiques, les sprays pour la gorge, les pastilles antiseptiques et les gargarismes peuvent aider à soulager les symptômes. En cas de laryngite aiguë, le médecin prescrira éventuellement des antibiotiques pour empêcher l'infection de s'étendre. Il est recommandé de consulter un médecin si la fièvre ne cède pas au bout de trois ou quatre jours, et l'enrouement au bout de trois semaines, ou encore si vous crachez du sang ou une mucosité jaune ou verdâtre. En cas de laryngite chronique, consultez un médecin si vous êtes enroué depuis plus de trois semaines et si les douleurs dans la gorge ou dans les oreilles vont croissantes.

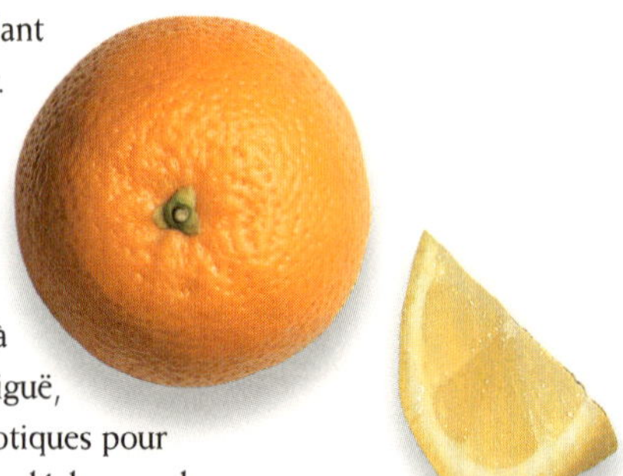

TRAITEMENT CLASSIQUE

LES ANTI-INFLAMMATOIRES, LES SIROPS POUR LA TOUX ET LES INFUSIONS AIDENT À SOULAGER LES SYMPTÔMES. POUR EMPÊCHER L'INFECTION DE S'ÉTENDRE, IL SE PEUT QUE LE MÉDECIN VOUS PRESCRIVE DES ANTIBIOTIQUES.
SI L'ENROUEMENT PERSISTE, IL VOUS ADRESSERA PEUT-ÊTRE À UN O.R.L. QUI S'ASSURERA QUE VOUS N'AVEZ PAS DE NODULES OU DE POLYPES DANS LE LARYNX. SI C'EST LE CAS, ILS DOIVENT ÊTRE RETIRÉS. CES EXCROISSANCES, GÉNÉRALEMENT DUES À UN SURMENAGE VOCAL, NE SONT PAS CANCÉREUSES.

MISE EN GARDE

SI L'ENROUEMENT ASSOCIÉ À LA LARYNGITE AIGUË NE PASSE PAS AU BOUT DE TROIS OU QUATRE JOURS, CONSULTEZ VOTRE MÉDECIN. EN CAS DE LARYNGITE CHRONIQUE, CONSULTEZ VOTRE MÉDECIN SI LES SYMPTÔMES PERSISTENT AU-DELÀ DE TROIS SEMAINES. LES ENFANTS SOUFFRANT DE LARYNGITE AIGUË DOIVENT ÊTRE SOIGNÉS EN URGENCE, CAR L'ŒDÈME RISQUE D'OBSTRUER L'ORIFICE LARYNGIEN ET DE PROVOQUER L'ASPHYXIE. CERTAINES PERSONNES SOUFFRANT D'ASTHME OU DE RHUME DES FOINS PEUVENT FAIRE UNE RÉACTION ALLERGIQUE À LA LAVANDE (*VOIR* ENCADRÉ CI-CONTRE).

Les traitements complémentaires ont pour but de soulager les symptômes. Les gargarismes à l'eau salée, le jus de citron chaud au miel ou le miel délayé dans du vinaigre de cidre permettent de réduire l'inflammation et de combattre l'infection tout en favorisant la guérison. Vous obtiendrez des résultats analogues en faisant des inhalations de bois de santal ou de thym (à pratiquer avec précaution si vous êtes asthmatique). Évitez les boissons alcoolisées, car l'alcool diminue la résistance à l'infection.

SYMPTÔMES

• *laryngite aiguë : la gorge est enflammée et couverte de mucus ; toux sèche et douloureuse avec production de mucus ; la voix est enrouée et parler peut devenir pénible* • *laryngite chronique : la surface du larynx est sèche et enflammée ; les cordes vocales sont gonflées, la voix s'élève difficilement au-delà du murmure ; toux opiniâtre et irritante*

LE SAVIEZ-VOUS ?

- Il existe deux types de laryngite : la laryngite aiguë et la laryngite chronique.
- La laryngite aiguë passe généralement au bout d'un ou deux jours.
- La laryngite chronique se manifeste par un enrouement, la sensation d'avoir un chat dans la gorge et une sensibilité constante durant plusieurs jours.
- Reposer sa voix est l'une des premières choses à faire en cas de laryngite.
- Le surmenage des cordes vocales peut provoquer la formation de nodules et de polypes dans la gorge. Bien que non-cancéreuses, ces excroissances doivent être retirées.

THÉRAPIES

AROMATHÉRAPIE
• Massez-vous la gorge avec deux ou trois gouttes d'huile essentielle de lavande ou d'arbre à thé diluées dans une petite tasse d'huile de support. Pour les enfants, réduisez la proportion d'huile essentielle de moitié (*voir* pages 104–105).

TECHNIQUES DE RELAXATION
• Lorsque la laryngite chronique est déclenchée par le stress, il est recommandé de faire une petite séance de relaxation deux fois par jour afin de se détendre et de soulager la tension musculaire (*voir* pages 158–165).

TECHNIQUES RESPIRATOIRES
• Vous pouvez aborder la relaxation par le biais des techniques respiratoires. Celles-ci vous apprendront à mieux respirer. La plupart des gens n'utilisent qu'environ la moitié de leur capacité pulmonaire lorsqu'ils respirent. Respirer plus efficacement permet d'avoir moins mal en cas d'inflammation du larynx (*voir* pages 166–171).

CI-DESSOUS *Le jus de citron mélangé à de l'eau chaude et additionné d'un peu de miel constitue le remède traditionnel contre les maux de gorge. Le citron possède des propriétés antibiotiques et anti-inflammatoires et la vitamine C stimule le système immunitaire.*

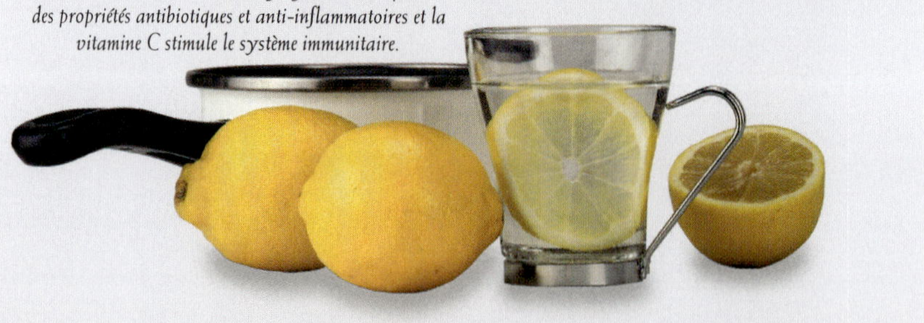

Aphtes

Touchant plus d'un adulte sur cinq, les aphtes sont des petites ulcérations superficielles, rondes ou ovales, souvent jaunâtres et renflées à la périphérie et gris pâle au centre. Ils se forment sur l'intérieur des lèvres et des joues ou sous la langue et peuvent avoir pour cause une infection virale, un coup donné avec la brosse à dents, un dentier mal ajusté, une brûlure ou une morsure de la lèvre. Ils peuvent aussi être déclenchés par le stress ou l'épuisement et font partie des symptômes de la maladie de Crohn, de la colite ulcéreuse, de la maladie cœliaque et des allergies alimentaires. Les femmes y sont particulièrement sujettes lors des règles.

Les pastilles antiseptiques et analgésiques et les bains de bouche en vente en pharmacie peuvent soulager les douleurs. L'application de gel d'aloès sur les aphtes et le fait de se frotter la langue avec un morceau de gingembre frais est également efficace, dans une certaine mesure. Si vos aphtes sont persistants ou récurrents ou s'ils sont situés sur les gencives, vous devriez en parler à votre médecin. Il se peut qu'il vous prescrive de l'hydrocortisone en pastilles ou en pâte, ou des antibiotiques. Si vous pensez que votre dentier est mal ajusté ou que vos dents se chevauchent, consultez votre dentiste.

Symptômes

• douleur, avant même l'apparition de l'aphte • sensibilité au chaud et aux épices • gêne lors de la mastication • bouche sèche • éventuellement mauvaise haleine

THÉRAPIES

TECHNIQUES DE RELAXATION
• Les aphtes peuvent être liés au stress, auquel cas apprendre à se détendre en limitera le nombre et la fréquence (*voir* pages 158–165).

AUTRES THÉRAPIES
• Les thérapies recommandées contre le stress agissent aussi sur les aphtes lorsqu'ils sont liés au stress (*voir* pages 262–263).

MISE EN GARDE

CONSULTEZ VOTRE MÉDECIN SI VOUS AVEZ UNE GROSSEUR DANS LA BOUCHE DEPUIS PLUS DE DEUX SEMAINES, SURTOUT SI ELLE EST DURE, OU SI DES TACHES BLANCHES APPARAISSENT DANS LA CAVITÉ BUCCALE OU AU FOND DE LA GORGE.

TRAITEMENT CLASSIQUE

SI LES MESURES HABITUELLES RESTENT SANS EFFETS, VOTRE MÉDECIN VOUS PRESCRIRA UNE CRÈME PLUS FORTE OU DES PASTILLES À PLACER SUR L'APHTE POUR SOULAGER LA DOULEUR ET ACCÉLÉRER LA GUÉRISON. IL SE PEUT EN OUTRE QU'IL VOUS DEMANDE DE FAIRE DES ANALYSES DE SANG AFIN DE S'ASSURER QU'IL N'Y A PAS D'AFFECTION SOUS-JACENTE. IL VOUS RECOMMANDERA SANS DOUTE AUSSI DE PRENDRE DES VITAMINES.

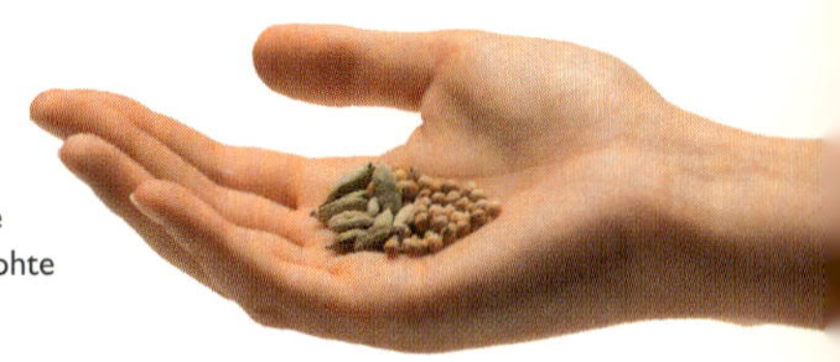

CI-DESSOUS *Pour lutter contre la mauvaise haleine, les spécialistes de la médecine ayurvédique conseillent de mâcher des graines fraîches de coriandre et de cardamome.*

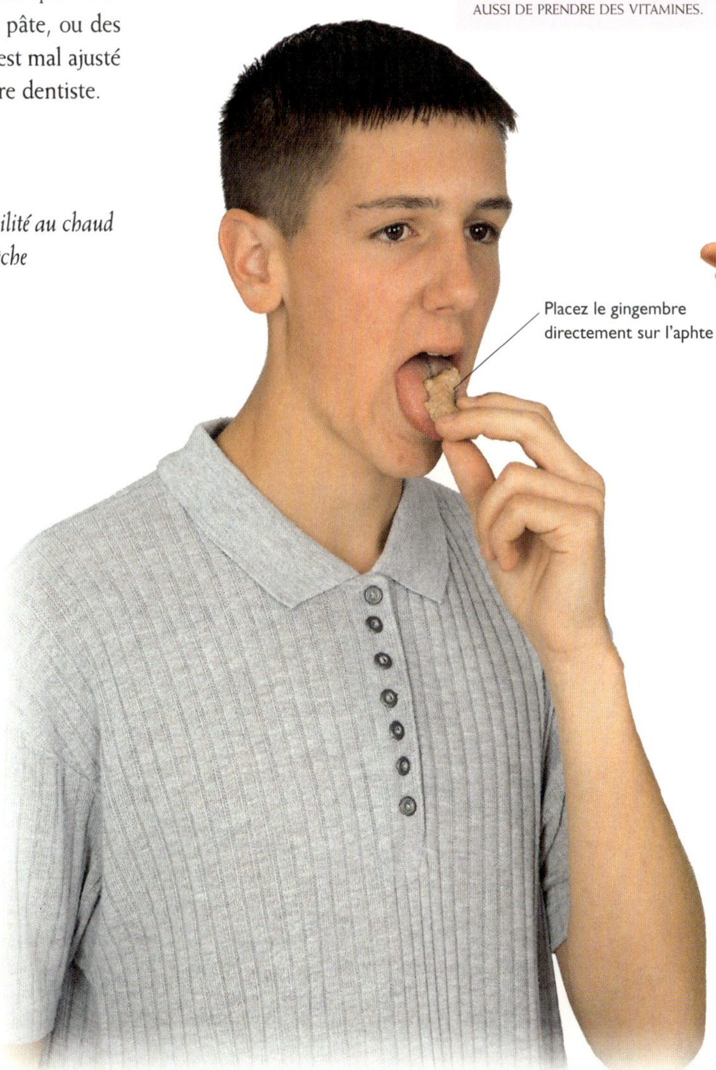

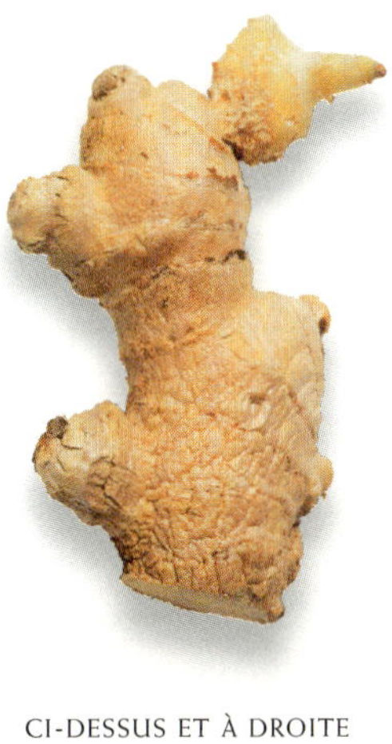

CI-DESSUS ET À DROITE *Le gingembre est utilisé par la médecine traditionnelle depuis des millénaires pour ses propriétés antiseptiques et sédatives.*

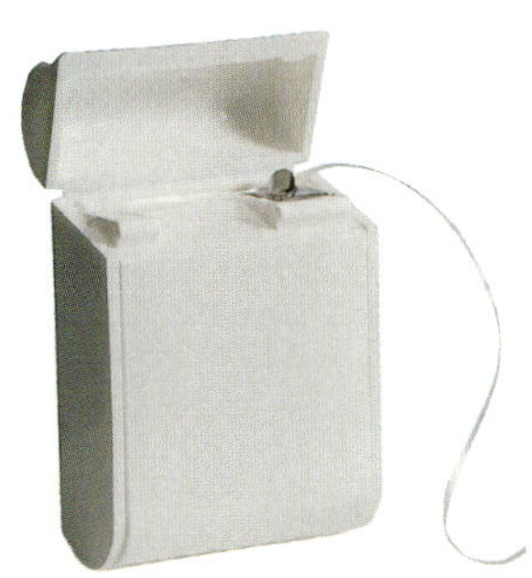

CI-DESSOUS *Les dentistes recommandent l'utilisation quotidienne du fil dentaire afin de conserver de bonnes gencives et d'éliminer les particules alimentaires coincées entre les dents.*

LES AFFECTIONS PULMONAIRES ET RESPIRATOIRES

Asthme

L'asthme est une affection courante qui se caractérise par un essoufflement, une toux et une respiration bruyante dus à la contraction spasmodique des bronches (les voies aériennes des poumons). Dans la plupart des cas, l'asthme est d'origine allergique et se manifeste par crises à chaque fois que l'organisme est assailli par un agent allergène. Les allergènes les plus courants sont le pollen, la fumée de cigarette, les poussières domestiques, les poils d'animaux et certains aliments. Les crises d'asthme peuvent toutefois aussi être déclenchées par d'autres facteurs, tels que le stress, les infections virales, la pollution, l'effort physique ou l'air très froid. Régulièrement enflammées et hypersensibles, les bronches des asthmatiques se contractent en réaction à l'agent allergène ou au facteur déclenchant, ce qui provoque des bruits respiratoires et un essoufflement caractéristiques. Pour se défendre contre l'intrus, l'organisme produit des substances chimiques, dont l'histamine, qui déclenchent le réflexe tussif. Les bronches se contractent alors encore davantage et la crise commence. Chez certains sujets, les crises ne semblent pas avoir de cause précise.

Certaines formes d'asthme allergique peuvent se guérir par une cure de désensibilisation, autrement il faut se contenter de prévenir et de juguler les crises. Votre médecin vous prescrira un bronchodilatateur afin de soulager les symptômes et des anti-inflammatoires pour combattre l'inflammation bronchique. Peut-être vous fera-t-il aussi subir un test cutané afin d'identifier les allergènes auxquels vous réagissez. Pour lutter contre les acariens, qui sont parmi les allergènes les plus répandus, il est indispensable de conserver son appartement ou sa maison exempt de poussière, dans la mesure du possible. Utilisez des matelas et des oreillers en matière synthétique et évitez les moquettes épaisses et les tentures dans la chambre à coucher. Passez l'aspirateur régulièrement et lavez vos draps une fois par semaine. Renoncez aux animaux de compagnie et au tabac. Il est par ailleurs recommandé aux personnes allergiques au pollen de ne pas marcher dans les herbes hautes et l'été, de fermer les fenêtres lorsqu'il fait chaud.

Symptômes

• souffle court • accélération du pouls et sudation • bruits respiratoires, notamment lors de l'expiration • production de mucosités ou impression de congestion • oppression thoracique

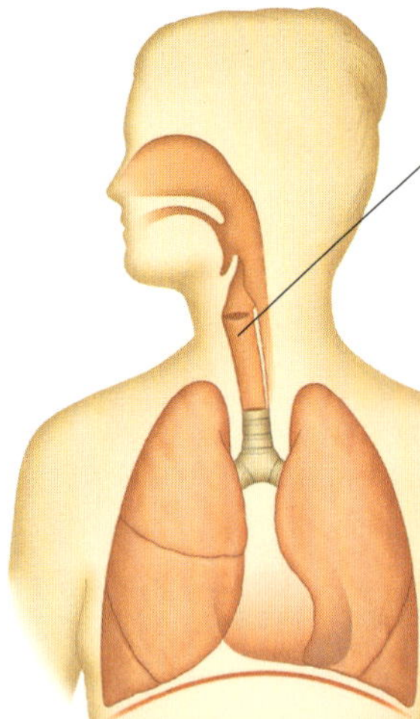

CI-DESSUS *L'inflammation chronique des bronches rend les asthmatiques particulièrement sensibles à la pollution atmosphérique.*

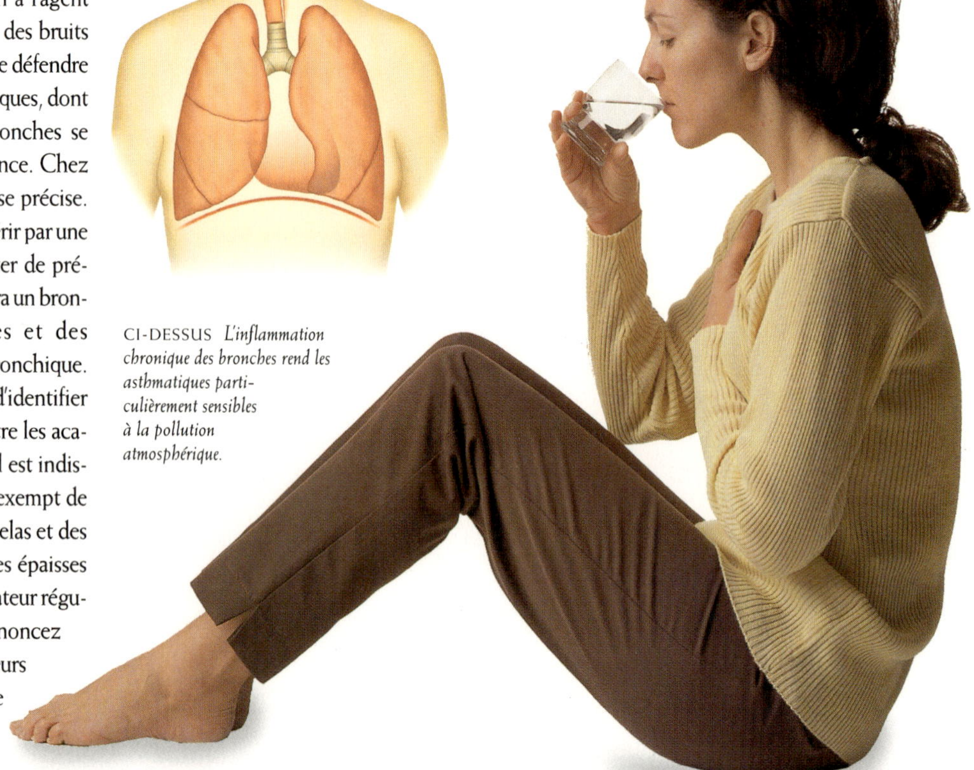

CI-DESSOUS *Les crises d'asthme peuvent être déclenchées par le stress et aggravées par la panique. S'asseoir le dos droit et boire un verre d'eau peut aider à retrouver son calme.*

THÉRAPIES

DIGITOPRESSION • Les manœuvres de digitopression stimulent la circulation de l'énergie vitale et peuvent contribuer à soulager les symptômes de l'asthme (*voir* pages 29–31).

MASSAGE • Selon les thérapeutes, l'effleurage profond du dos par de grands mouvements continus et le pétrissage des épaules peuvent s'avérer utiles en cas d'asthme. L'application de ventouses sur le milieu et le haut du dos a aussi fait ses preuves (*voir* pages 96–103).

ACUPUNCTURE • Les acupuncteurs pensent que l'implantation d'aiguilles à l'extrémité des méridiens des poumons, des reins, de l'estomac et de la rate permet de soulager les symptômes de l'asthme. Deux points situés sur le dos et un sur le sternum sont également considérés comme efficaces, de même que l'acupuncture de l'oreille (*voir* pages 20–28).

MÉDITATION • La méditation diminue la tension musculaire et favorise le calme intérieur (*voir* pages 60–63).

TECHNIQUE ALEXANDER • Le thérapeute vous apprendra à vous tenir droit et à améliorer votre maintien, ce qui vous permettra d'ouvrir votre cage thoracique et, ce faisant, de mieux respirer. Il est possible que cela ait également une incidence positive sur les voies aériennes (*voir* pages 146–153).

AROMATHÉRAPIE • Vous pouvez vous masser la poitrine avec de l'huile essentielle diluée d'eucalyptus, de genévrier ou de wintergreen juste avant de vous coucher (*voir* pages 104–105).

CHIROPRACTIE • Une crise d'asthme peut provoquer le déplacement des vertèbres thoraciques supérieures, entraînant une pression sur les poumons et favorisant ainsi la survenue de nouvelles crises. Un massage régulier des parties molles, notamment entre les omoplates, et le réalignement des vertèbres par la chiropractie sont recommandés (*voir* pages 118–125 et Ostéopathie, pages 106–113).

Pour plus de 40 % des asthmatiques, l'effort physique peut être un facteur déclenchant. Toutefois, contrairement à l'asthme d'origine allergique, cette forme d'asthme ne provoque pas de fortes contractions bronchiques et ses conséquences sont moins graves. Pratiquées régulièrement, les activités sportives comme la natation, peuvent au contraire améliorer la capacité respiratoire et renforcent le cœur. Pour plus de sûreté, ayez toujours votre bronchodilatateur à portée de main. Échauffez-vous bien et évitez de vous entraîner lorsqu'il fait froid et sec et lors des pics de pollution. Arrêtez-vous dès que vous commencez à tousser ou à respirer bruyamment et utilisez votre inhalateur.

Généralement, les crises d'asthme sont brèves et se produisent quelques minutes après l'entrée en contact avec l'allergène. Certaines formes d'asthme se manifestent de façon intermittente, notamment en raison de la présence dans l'air d'agents allergènes ou au gré des épidémies virales. Dans les cas plus sévères, l'asthme s'accompagne d'une insuffisance respiratoire chronique.

Lors d'une crise, il est important de garder son calme. Asseyez-vous le dos droit et les mains sur les genoux. Desserrez vos vêtements et essayez de respirer lentement et profondément. Buvez calmement une tasse d'eau chaude et prenez une dose de bronchodilatateur. Appelez un médecin si les symptômes persistent.

TRAITEMENT CLASSIQUE

TOUS LES ASTHMATIQUES DOIVENT ÊTRE SUIVIS PAR UN MÉDECIN. UNE FOIS L'AFFECTION DIAGNOSTIQUÉE, DIFFÉRENTS MÉDICAMENTS SERONT PRESCRITS SUR LE COURT ET LE LONG TERME – AU MOINS UN CORTICOÏDE INHALÉ OU ORAL, POUR MAÎTRISER L'INFLAMMATION DES BRONCHES ENTRE LES CRISES ET UN BRONCHODILATATEUR (SOUS FORME DE NÉBULISATEUR OU D'INHALATEUR) POUR OUVRIR LES VOIES AÉRIENNES DURANT LES CRISES. L'UTILISATION D'UN SPIROMÈTRE, QUI CALCULE VOTRE VITESSE D'EXPIRATION, VOUS PERMETTRA DE SURVEILLER L'ÉTAT DE VOS POUMONS ET D'ANTICIPER LES CRISES.

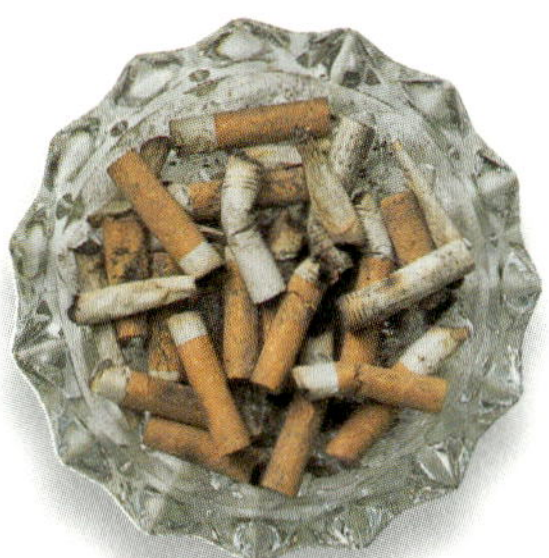

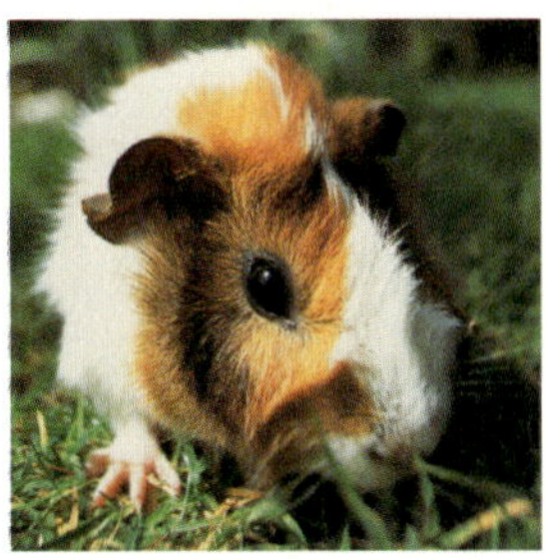

CI-DESSUS *Les crises d'asthme résultent souvent d'une réaction allergique à différents agents, dont les poils d'animaux et la fumée de cigarette. Dans la mesure où vous les connaissez, évitez autant que possible les allergènes auxquels vous êtes sensibles.*

THÉRAPIES

CHROMOTHÉRAPIE
• Lors d'une crise d'asthme, essayez les combinaisons chromatiques suivantes : violet sur le visage, la gorge et la poitrine pour ralentir le rythme cardiaque, rouge sur les reins pour stimuler les surrénales, orange sur la gorge et la poitrine pour produire un effet antispasmodique. Après la crise, essayez le jaune citron sur le devant du corps pour dissoudre les caillots et le rouge magenta sur la poitrine et les reins pour calmer les émotions et accroître l'énergie (*voir* pages 246–249).

HYDROTHÉRAPIE
• Placez une serviette chaude et essorée sur la poitrine et le dos pour détendre les muscles respiratoires. Alternez avec des compresses froides. Remplissez un grand bol d'eau chaude, ajoutez-y quelques gouttes d'huile essentielle d'eucalyptus, de lavande ou de camomille et inhalez la vapeur en vous mettant une serviette sur la tête. Surtout n'insistez pas si vous commencez à toussoter.
Vous pouvez aussi boire de l'eau chaude additionnée de jus d'ail (*voir* pages 172–179).

PSYCHOTHÉRAPIE
• La thérapie comportementale et cognitive peut réduire la fréquence des crises chez les enfants et améliorer les problèmes concomitants, comme l'incontinence nocturne, qui favorisent l'anxiété. Chez les adultes, le traitement de l'anxiété peut être déterminant dans la réduction de la sévérité et de la fréquence des crises. La psychothérapie peut aussi vous aider à maîtriser le stress et à vous dominer en cas de crise (*voir* pages 196–199).

RELAXATION ET RESPIRATION
• Apprendre à détendre ses muscles, surtout dans la région scapulaire et abdominale, et à respirer avec le diaphragme peut aider à améliorer la fonction pulmonaire. Essayez d'inspirer lentement par le nez, de retenir votre respiration deux ou trois secondes, puis d'expirer lentement (*voir* pages 158–165 et 166–171).

ROLFING
• Le massage profond aide à rompre avec les schémas nerveux et musculaires qui se développent avec l'asthme chronique (*voir* pages 134–137 et Hellerwork, pages 138–141).

AUTRES THÉRAPIES
• Les thérapies suivantes semblent également pouvoir apporter une amélioration : shiatsu/Do-in (*voir* pages 32–41), training autogène (*voir* pages 210–211), hypnothérapie (*voir* pages 218–223) et thérapie par la danse (*voir* pages 226–229).

VISUALISATION
• Durant la crise, essayez de visualiser les bronches dans les poumons et de vous les représenter en train de se contracter. De cette façon, vous apprendrez dans une certaine mesure à maîtriser vos poumons et, ce faisant, à influer sur les symptômes de l'asthme. D'autres exercices de visualisation peuvent vous aider à vous détendre et à combattre l'anxiété (*voir* pages 214–217).

YOGA
• Des études ont montré que le yoga améliore la fonction pulmonaire des asthmatiques et leur résistance à l'effort. L'association d'étirements et d'exercices respiratoires renforce les muscles, y compris les muscles respiratoires, favorise la respiration et aide à ouvrir les voies aériennes. Durant les crises, les techniques de yoga permettent en outre de se calmer et de ralentir son rythme cardiaque (*voir* pages 52–59).

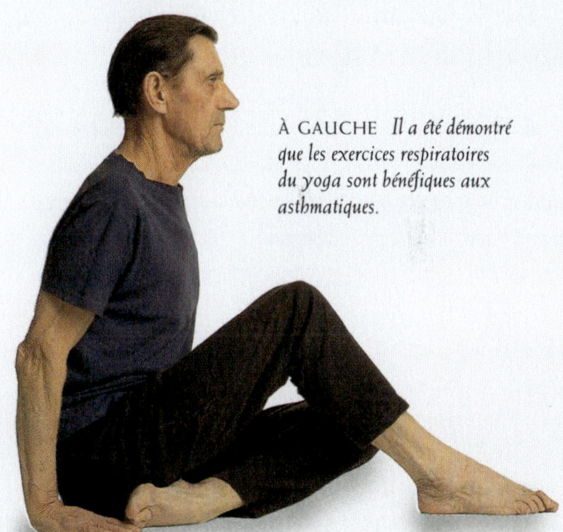

À GAUCHE *Il a été démontré que les exercices respiratoires du yoga sont bénéfiques aux asthmatiques.*

MISE EN GARDE

AYEZ TOUJOURS VOS MÉDICAMENTS À PORTÉE DE MAIN. SI LES SYMPTÔMES NE CÈDENT PAS RAPIDEMENT AUX MÉDICAMENTS, APPELEZ UN MÉDECIN. IL EST RECOMMANDÉ AUX ASTHMATIQUES DE CONSULTER LEUR MÉDECIN EN CAS DE TOUX SE PROLONGEANT AU-DELÀ DE DIX JOURS OU ACCOMPAGNÉE DE FIÈVRE, DE DIFFICULTÉS RESPIRATOIRES OU DE SOMNOLENCE.

LE SAVIEZ-VOUS ?

- Plus de 200 millions de personnes souffrent d'asthme dans le monde. L'incidence de la maladie a augmenté en moyenne de 75 % depuis 1980 et de 160 % chez les jeunes enfants.
- Les pays industrialisés sont plus touchés que les pays en développement.
- Boire un café serré peut stopper une petite crise d'asthme, car il semble que la caféine ait un effet dilatateur sur les voies aériennes.
- En France, on compte 2,5 à 3 millions d'asthmatiques. 15 % des enfants scolarisés sont asthmatiques.
- L'asthme fait chaque année 1 500 victimes.

Pneumonie

La pneumonie est une inflammation aiguë des poumons due à une infection soit bactérienne soit virale. Elle peut toucher soit une partie d'un poumon (pneumonie lobaire), soit les deux poumons. Appelée broncho-pneumonie, l'infection généralisée des deux poumons peut être provoquée par quantité de micro-organismes. C'est chez les personnes âgées et chez les personnes souffrant déjà d'une maladie pulmonaire, comme l'asthme ou la bronchite chronique, qu'elle est la plus fréquente.

La pneumonie commence ou est précédée par un refroidissement ou une grippe. Une fois déclarée, elle peut se développer très rapidement et donner lieu à des symptômes spectaculaires, tels que des frissons violents, une forte fièvre ou une sudation abondante. Surviennent ensuite une toux douloureuse et des râles qui peuvent être suivis de douleurs thoraciques, souvent latérales, aggravées par la respiration et les quintes de toux.

Il s'agit d'une affection grave qui nécessite une prise en charge médicale immédiate. L'examen clinique est généralement assorti de radiographies des poumons destinées à confirmer le diagnostic. Le traitement dépend de la cause de l'infection. En cas de pneumonie d'origine bactérienne, le patient se voit habituellement prescrire des antibiotiques. S'il s'agit d'une infection virale, des antibiotiques peuvent également être administrés, mais seulement pour éviter les infections secondaires. Bien traitée, la pneumonie d'origine bactérienne dure généralement entre sept et dix jours, tandis que la pneumonie virale, souvent moins sévère, met une semaine à guérir. Dans un cas comme dans l'autre, deux ou trois semaines de convalescence sont à prévoir.

En plus des soins médicaux, il existe des gestes simples qui pourront vous aider à vous sentir mieux et à accélérer le processus de guérison. La première chose à faire est de garder le lit. Buvez beaucoup d'eau minérale et de jus frais pour drainer votre organisme. Il existe également des infusions et des inhalations qui contribuent à dégager les poumons et à désobstruer les voies aériennes.

Lorsqu'elle touche une personne jeune ou d'âge moyen par ailleurs en bonne santé, la pneumonie ne met généralement pas en danger les jours du patient, mais elle peut en revanche être fatale aux nourrissons, aux personnes âgées et aux personnes dont l'organisme est déjà affaibli par une autre maladie. C'est pourquoi il faut agir vite.

TRAITEMENT CLASSIQUE

DES ANTIBIOTIQUES SONT GÉNÉRALEMENT PRESCRITS EN CAS DE PNEUMONIE BACTÉRIENNE. LES INFECTIONS SÉVÈRES NÉCESSITENT UNE HOSPITALISATION. DES MASSAGES SONT PARFOIS PRODIGUÉS POUR FAVORISER L'ÉVACUATION DES MUCOSITÉS HORS DES POUMONS. DANS LES CAS GRAVES, LE PATIENT DOIT ÊTRE OXYGÉNÉ. LES PERSONNES À RISQUES PEUVENT SE FAIRE VACCINER CONTRE LE PNEUMOCOQUE.

MISE EN GARDE

LA PNEUMONIE PEUT ÊTRE FATALE AUX NOUVEAU-NÉS, AUX ENFANTS EN BAS ÂGE ET AUX PERSONNES ÂGÉES. EN CAS DE DOUTE, CONSULTEZ IMMÉDIATEMENT UN MÉDECIN. LES THÉRAPIES ALTERNATIVES NE PEUVENT SERVIR QUE DE COMPLÉMENT AU TRAITEMENT CLASSIQUE ET NE DOIVENT EN AUCUN CAS S'Y SUBSTITUER.

SYMPTÔMES

• *respiration rapide et superficielle* • *douleurs thoraciques, souvent d'un seul côté* • *fièvre, sudation abondante, et frissons violents* • *toux persistante avec production de mucus éventuellement mêlé de sang* • *maux de gorge et céphalées*

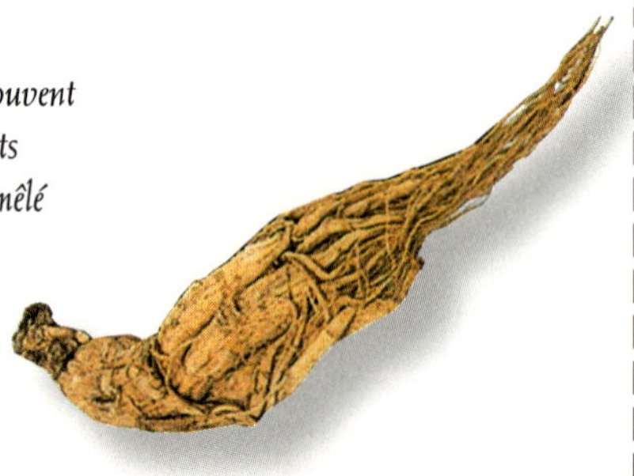

CI-DESSUS *Le ginseng est utilisé en Chine depuis des millénaires pour stimuler l'énergie vitale.*

LE SAVIEZ-VOUS ?

• Selon les statistiques, les virus seraient responsables de près de la moitié des cas de pneumonie.

• Les enfants de moins d'un an, les personnes âgées de plus de 60 ans, les diabétiques, les fumeurs et les gros buveurs sont les plus exposés à la pneumonie.

• Les infections respiratoires aiguës, et surtout la pneumonie, tuent chaque année plus de quatre millions d'enfants.

• Le pneumocoque est la bactérie responsable du plus grand nombre de cas de pneumonies non virales, mais il existe plus de cinquante autres causes possibles.

• Toute personne qui néglige sa santé est potentiellement plus exposée à la pneumonie que les autres.

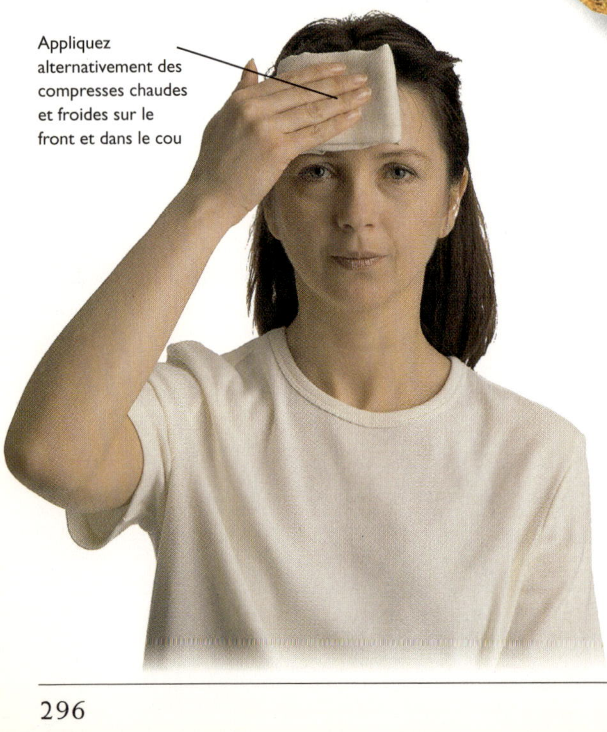

THÉRAPIES

OSTÉOPATHIE • La manipulation des tissus mous aide à fluidifier le mucus et stimule les facultés d'auto-guérison du corps. L'ostéopathie doit être pratiquée par une personne qualifiée (*voir* pages 106–113 et Chiropractie, pages 118–125).

HYDROTHÉRAPIE • L'application quotidienne d'une bouillotte sur la poitrine et sur le dos pendant une demi-heure peut aider à réduire la congestion. L'application alternée de compresses chaudes et froides à la base du crâne et sur le front peut soulager les maux de tête (*voir* pages 172–179).

AROMATHÉRAPIE • Les massages à l'huile essentielle de niaouli ou de cajeput peuvent aider à soulager les symptômes. À ne pas utiliser en cas de fièvre (*voir* pages 104–105).

MASSAGE • Les thérapeutes recommandent le massage du dos et de la poitrine pour évacuer le mucus (*voir* pages 96–103).

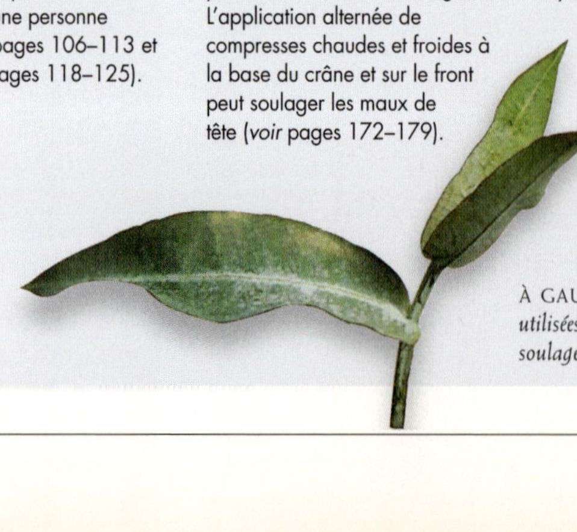

À GAUCHE *Les huiles essentielles utilisées en aromathérapie peuvent soulager les symptômes.*

Toux

Le fait de tousser peut être symptomatique d'une affection bénigne, telle qu'un refroidissement, ou tout simplement la réaction naturelle et involontaire à la présence de corps étrangers dans les voies respiratoires. Les affections s'accompagnant fréquemment de toux sont la sinusite, le croup, la bronchite, la pneumonie, la grippe, la rougeole au stade initial, l'asthme, la coqueluche et le rhume en cas de production abondante de mucus.

La toux sèche est le signe d'une inflammation des voies aériennes, résultant elle-même d'une infection ou d'une allergie. Lorsqu'elle est plus productive, la toux peut être due à un simple refroidissement, à la pollution atmosphérique, à la présence d'un corps étranger dans les voies respiratoires ou à des contractions nerveuses de la gorge. La toux nocturne persistante ou une toux survenant à chaque refroidissement et dont il est difficile de se débarrasser peut être un symptôme d'asthme. Les gros fumeurs toussent souvent au réveil.

Les toux opiniâtres accompagnées de symptômes tels que des douleurs thoraciques ou une température élevée peuvent être le signe d'une maladie respiratoire. Le cas échéant, consultez un médecin. Autrement, la plupart des toux cèdent facilement aux remèdes traditionnels, comme la prise d'une cuillerée à soupe de jus de carotte additionné d'un peu de miel et d'eau chaude, à plusieurs reprises au cours de la journée. Des mesures simples, comme de dormir en position surélevée, faire des inhalations de jasmin ou de pin, ou diffuser des huiles essentielles dans la chambre à coucher, peuvent en outre aider à soulager la toux nocturne.

CI-DESSOUS *La toux peut impliquer différentes parties des voies respiratoires.*

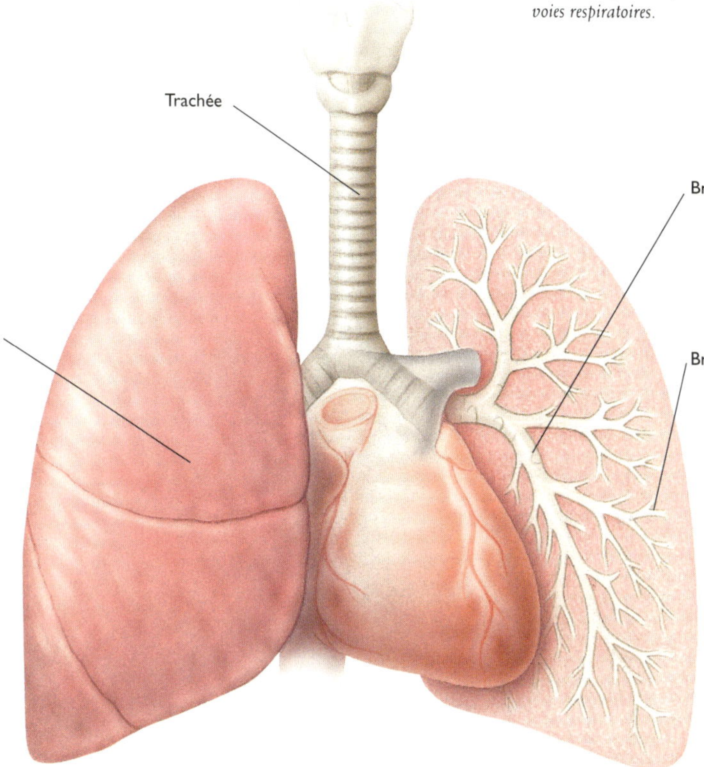

À DROITE *Il existe plusieurs formes de toux, dont la plupart cèdent facilement aux remèdes traditionnels.*

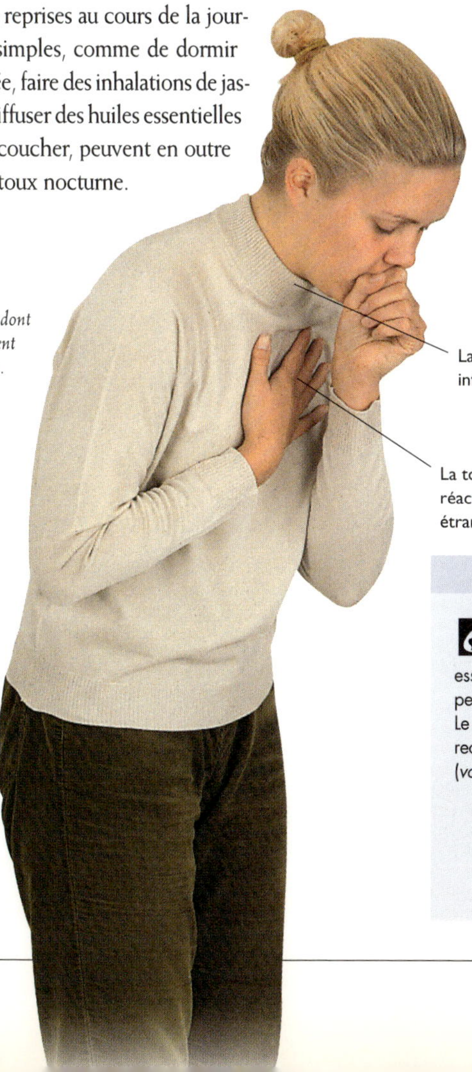
La toux sèche est due à une inflammation des poumons
La toux grasse peut être une réaction à la présence de corps étrangers

TRAITEMENT CLASSIQUE

LE MÉDECIN S'ASSURERA QUE VOTRE TOUX N'EST PAS LE SYMPTÔME D'UNE AFFECTION SOUS-JACENTE PLUS GRAVE. UNE FOIS CETTE HYPOTHÈSE ÉCARTÉE, IL VOUS CONSEILLERA DE RESTER AU CHAUD ET VOUS PRESCRIRA UN SIROP EXPECTORANT OU ANTITUSSIF SELON QUE LA TOUX EST GRASSE OU SÈCHE.

MISE EN GARDE

SI VOTRE TOUX SE PROLONGE AU-DELÀ DE DIX JOURS OU S'ACCOMPAGNE DE FIÈVRE, DE DIFFICULTÉS À RESPIRER OU À PARLER, D'UN BLEUISSEMENT DES LÈVRES OU DE SOMNOLENCE, CONSULTEZ UN MÉDECIN. NE PRENEZ JAMAIS UN ANTITUSSIF QUAND LA TOUX EST GRASSE.

THÉRAPIES

AROMATHÉRAPIE • Masser la poitrine à l'huile essentielle d'encens ou de santal peut contribuer à soulager la toux. Le santal est particulièrement recommandé en cas de toux sèche (*voir* pages 104–105).

HYDROTHÉRAPIE • Appliquez alternativement des compresses chaudes et froides sur la poitrine et le haut du dos (*voir* pages 172–179).

ACUPUNCTURE • Les acupuncteurs pensent que la toux est due à un déséquilibre du flux énergétique dans les poumons et qu'il est possible d'y remédier en manipulant les points du méridien du poumon situés sur le bras (*voir* pages 20–28).

AUTRES THÉRAPIES • Les thérapies suivantes sont également souvent conseillées : ayurvéda (*voir* pages 78–85), ostéopathie (*voir* pages 106–113), chiropractie (*voir* pages 118–125), techniques de relaxation (*voir* pages 158–165), techniques respiratoires (*voir* pages 166–171).

Grippe

L'infection virale des voies respiratoires, communément appelée grippe, se transmet par le biais de postillons contaminés, généralement en toussant ou en éternuant. L'incubation du virus dure environ deux ou trois jours, période durant laquelle la maladie est la plus contagieuse. Le virus incriminé évoluant très rapidement et s'adaptant aux changements organiques, la vaccination n'est pas efficace à cent pour cent et ne protège que contre les souches agressives. En outre, son efficacité diminuant avec l'âge du patient, une nouvelle injection est nécessaire tous les ans. En période d'épidémie, la vaccination réduit la mortalité due à la grippe de 67 %. La vaccination est donc néanmoins particulièrement recommandée aux personnes âgées, aux femmes enceintes, aux diabétiques, aux personnes atteintes de bronchite chronique et à celles souffrant d'un déficit immunitaire.

Les symptômes grippaux durent normalement environ une semaine. Ils sont identiques à ceux d'un refroidissement, mais sont plus sévères. Outre les éternuements, la toux et la fièvre, les personnes grippées peuvent aussi éprouver des douleurs musculaires et des maux de tête, transpirer, frissonner, présenter des maux de gorge et des nausées, avoir du mal à respirer et manquer d'appétit.

Les médecins recommandent de garder le lit, de s'hydrater davantage et de prendre des analgésiques. Les antihistaminiques et les décongestifs peuvent aider à réduire les mucosités. Certains médecins conseillent de prendre de fortes doses de vitamine C en poudre dès l'apparition des premiers symptômes. Toutefois, si la vitamine C favorise la guérison, aide à combattre l'infection et stimule le système immunitaire, rien ne prouve qu'elle soit plus efficace à fortes doses.

Dans certains cas, la grippe peut donner lieu à une infection secondaire, notamment à la bronchite. Pour lutter contre ce genre d'infections, l'organisme est obligé de se surmener et il n'est pas rare qu'une fatigue ou une dépression légère s'installe ensuite pour plusieurs semaines.

LE SAVIEZ-VOUS ?

- Il existe trois types de virus – A, B et C. Les virus de type C confèrent une immunité à l'organisme, tandis que ceux de type A et B changent de structure tous les deux ou trois ans, si bien que l'organisme ne peut lutter contre eux.
- De nouvelles souches du virus de la grippe apparaissent régulièrement et se propagent rapidement à toute la planète, faisant parfois plusieurs milliers de victimes.
- Les antibiotiques ne sont d'aucune utilité contre les infections virales telles que la grippe, mais ils peuvent en revanche traiter les infections secondaires, comme la bronchite d'origine bactérienne.
- Les enfants sont particulièrement vulnérables, car leur système immunitaire est encore fragile.
- L'épidémie de grippe de 1919 a fait plus de morts que la Première Guerre mondiale.

SYMPTÔMES

• fièvre et parfois frissons • maux de gorge et toux • nez qui coule et éternuements • essoufflement et faiblesse • céphalées, douleurs articulaires, raideurs et douleurs musculaires • nausées et manque d'appétit • insomnie et dépression

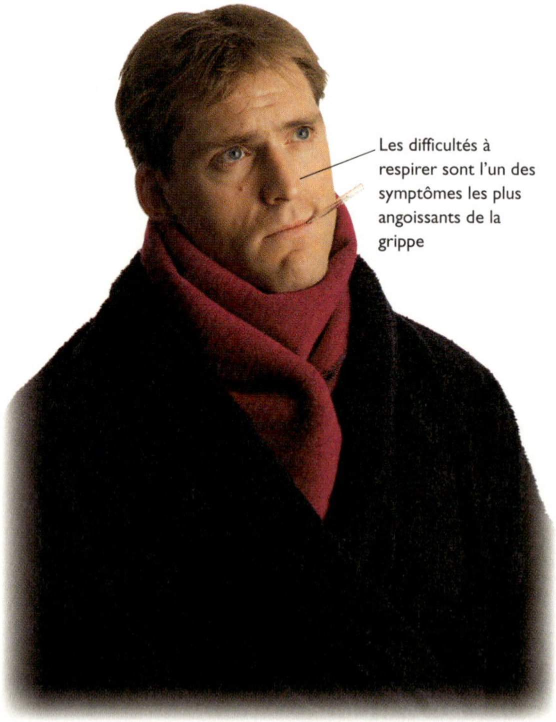

Les difficultés à respirer sont l'un des symptômes les plus angoissants de la grippe

À GAUCHE *Bien que les symptômes soient à peu près les mêmes, la grippe est plus sérieuse qu'un mauvais refroidissement. Elle peut s'accompagner de douleurs musculaires, de sudation et de frissons.*

MISE EN GARDE

N'ADMINISTREZ JAMAIS D'ASPIRINE À UN ENFANT OU À UN ADOLESCENT EN CAS DE FIÈVRE, CAR L'ASSOCIATION DE L'ACIDE ACÉTYLSALICYLIQUE ET DES AGENTS VIRAUX EST SUSCEPTIBLE DE PROVOQUER LE SYNDROME DE REYE, MALADIE GRAVE AFFECTANT LE CERVEAU ET LE FOIE. DONNEZ-LUI DES PETITES DOSES DE PARACÉTAMOL À LA PLACE. IL EST AUSSI RECOMMANDÉ AUX FEMMES ENCEINTES D'ÉVITER L'ASPIRINE.

TRAITEMENT CLASSIQUE

LES MÉDECINS RECOMMANDENT GÉNÉRALEMENT DE GARDER LE LIT, DE BOIRE BEAUCOUP D'EAU ET DE PRENDRE DES ANALGÉSIQUES, COMME L'ASPIRINE OU LE PARACÉTAMOL, DES ANTIHISTAMINIQUES ET DES DÉCONGESTIFS. EN CAS D'INFECTION SECONDAIRE, VOUS VOUS VERREZ PRESCRIRE DES ANTIBIOTIQUES.

THÉRAPIES

DIGITOPRESSION
• La manipulation des points du méridien de la vessie situés à droite de la colonne vertébrale dégage les voies respiratoires. Celle du point 4 du méridien du gros intestin situé sur le dos de la main, entre le pouce et l'index, au centre de la partie la plus charnue de la main, soulage la congestion et les maux de tête. La manipulation du point 7 du méridien du poumon situé sur le poignet, juste en dessous de la base du pouce, permet de lutter contre l'infection des voies respiratoires (*voir* pages 29–31).

ACUPUNCTURE
• Les acupuncteurs recommandent la moxibustion. La chaleur générée par le cône d'herbe incandescent améliore la circulation de l'énergie vitale (*voir* pages 20–28).

AROMATHÉRAPIE
• Massez-vous la poitrine, le front et les tempes avec de l'huile essentielle d'arbre à thé et de géranium afin de soulager les symptômes et de combattre l'infection (*voir* pages 104–105).

AYURVÉDA
• Imprégnez un linge avec un mélange constitué d'une part d'huile essentielle de moutarde pour quarante parts d'alcool à 90° et appliquez-le sur votre front pour faire baisser la fièvre. Vous pouvez aussi essayer le tournesol, la coriandre et l'orange amère (*voir* pages 78–85).

HYDROTHÉRAPIE
• Pour soulager les douleurs liées à la grippe, mettez-vous dans votre cabine de douche et dirigez le jet d'eau chaude sur vos mollets pendant quelques minutes, puis passez brièvement de l'eau froide. Frottez-vous le corps avec une éponge sur laquelle vous aurez versé quelques gouttes d'eucalyptus tout en respirant la vapeur de la douche ou du bain (*voir* page 172–179).

MASSAGE
• Massez-vous l'arête du nez avec les pouces afin de dégager vos sinus. Selon les thérapeutes, le massage des pieds stimule la circulation de l'énergie et favorise ainsi la guérison (*voir* pages 96–103).

Bronchite

La bronchite est une inflammation de la muqueuse des bronches (voies aériennes des poumons). Elle peut être aiguë ou chronique. La bronchite aiguë est généralement la conséquence d'une grippe ou d'un refroidissement et est souvent associée au froid, à l'humidité et à la pollution atmosphérique. La bronchite est d'origine soit virale soit bactérienne. Seules les bactéries, qui peuvent occuper le terrain après une infection virale, provoquent la formation de mucus épais et jaune verdâtre. La bronchite chronique peut être la conséquence de plusieurs bronchites aiguës répétées, mais elle se développe lentement et touche plus particulièrement les fumeurs et les personnes âgées. En s'épaississant de façon permanente, les muqueuses obstruent les conduits, ce qui se traduit par un essoufflement et une toux persistante. La bronchite chronique est également liée, sur le long terme, à l'inhalation de poussières, de fumée de cigarette et de polluants atmosphériques.

Dans un cas comme dans l'autre, la bronchite nécessite un examen clinique afin de déterminer si elle est d'origine bactérienne ou virale et d'évaluer la chronicité de l'affection. Le médecin ne prescrira des antibiotiques que si la bronchite est d'origine bactérienne, ce qu'une analyse des expectorations pourra confirmer. Une bronchite simple dure généralement environ une semaine et nécessite un repos complet, une hydratation accrue et la prise d'analgésiques, comme le paracétamol, pour soulager les douleurs et faire baisser la fièvre. La toux peut durer un peu plus longtemps.

TRAITEMENT CLASSIQUE

LE REPOS COMPLET ET LA PRISE D'ANALGÉSIQUES SONT RECOMMANDÉS POUR FAIRE BAISSER LA FIÈVRE ET SOULAGER LES DOULEURS. LES EXPECTORANTS PEUVENT AIDER À FLUIDIFIER LE MUCUS ET À DÉGAGER LES BRONCHES. LE MÉDECIN PRESCRIRA DES ANTIBIOTIQUES SI LA BRONCHITE EST D'ORIGINE BACTÉRIENNE OU POUR PRÉVENIR LES INFECTIONS SECONDAIRES. IL EST EN OUTRE RECOMMANDÉ AUX PERSONNES ATTEINTES DE BRONCHITE CHRONIQUE DE SE FAIRE VACCINER CHAQUE ANNÉE CONTRE LA GRIPPE AINSI QUE DE PERDRE LEURS KILOS EN TROP ET D'ARRÊTER DE FUMER.

MISE EN GARDE

APPELEZ UN MÉDECIN SI LE MALADE A PLUS DE 39 °C DE TEMPÉRATURE OU S'IL CRACHE DU SANG.

SYMPTÔMES

• toux, sèche au début et produisant un mucus jaune verdâtre ensuite • douleurs thoraciques • fièvre • essoufflement et respiration bruyante

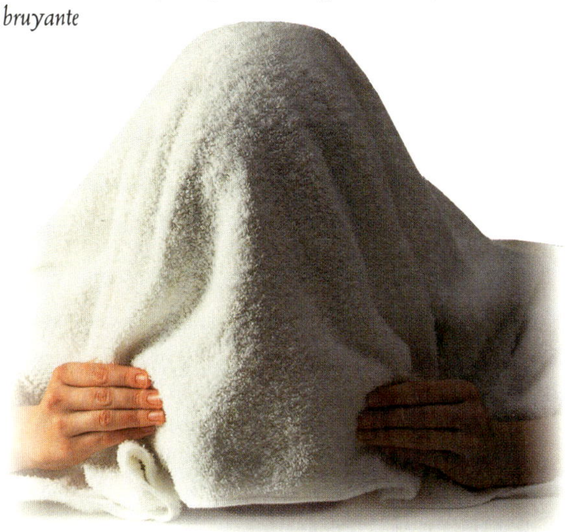

CI-DESSUS *Vous pouvez faire une inhalation en respirant de la vapeur d'eau chaude additionnée de quelques gouttes d'huile essentielle d'eucalyptus, la tête recouverte d'une serviette.*

LE SAVIEZ-VOUS ?

- Les fumeurs sont 50 fois plus sujets à la bronchite que les non fumeurs. Une raison de plus pour arrêter la cigarette.
- La bronchite aiguë d'origine virale est généralement due au même virus que le rhume et la grippe.
- Les hommes sont dix fois plus sujets à la bronchite que les femmes.

THÉRAPIES

ACUPUNCTURE • Les spécialistes sont d'avis que l'acupuncture produit une dilatation des parois musculaires favorisant le fonctionnement des autres tissus pulmonaires. Les acupuncteurs chinois ont récemment affirmé obtenir des résultats appréciables dans 50 % des cas de bronchite. En cas de bronchite chronique, le traitement doit être reconduit régulièrement pour rester efficace (*voir* pages 20–28).

DIGITOPRESSION • Serrez vos mains de façon à ce que le bout de l'index de la main droite touche le haut du poignet de la main gauche. C'est dans cette petite dépression que se trouve le point à manipuler. Vous pouvez aussi essayer le point situé à l'intérieur du coude, du côté du pouce (*voir* pages 29–31).

AYURVÉDA • Pour faire baisser la fièvre, imprégnez un linge avec un mélange constitué d'une part d'huile essentielle de moutarde pour quarante parts d'alcool à 90° et appliquez-le sur votre front (*voir* pages 78–85).

À DROITE *Massez la poitrine avec de l'huile essentielle d'arbre à thé et de géranium peut réduire l'infection.*

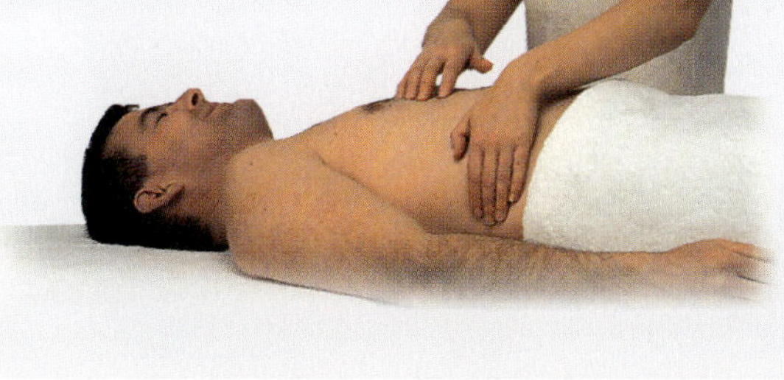

MASSAGE • En cas de bronchite chronique, tapoter le dos et la poitrine peut faciliter l'expectoration et donc la respiration (*voir* pages 96–103).

OSTÉOPATHIE • Le massage des parties molles du cou, des épaules, de la poitrine et du dos permet de se détendre et facilite la respiration (*voir* pages 106–113 et Chiropractie, pages 118–125).

HYDROTHÉRAPIE • Le sauna, le hammam et les inhalations produisent un effet décongestif sur les bronches (à pratiquer avec précaution si vous êtes asthmatique). Versez quelques gouttes d'huile essentielle sur un bout de tissu que vous prendrez avec vous dans le hammam ou le sauna ou mettez-en dans l'eau destinée à l'inhalation. L'eucalyptus est expectorant, l'arbre à thé antiseptique, le thym expectorant et antiseptique et la lavande myorelaxante (*voir* pages 172–179).

RELAXATION ET RESPIRATION • Le thérapeute vous fera faire des exercices destinés à augmenter votre capacité respiratoire et à vous apprendre à utiliser vos poumons plus efficacement. La médecine ayurvédique et le yoga (*voir* pages 52–59) sont particulièrement utiles. Grâce aux techniques de relaxation et à la respiration profonde, les personnes atteintes de bronchite chronique pourront apprendre à maîtriser l'anxiété liée à l'essoufflement (*voir* pages 158–171).

État grippal

L'état grippal correspond à une infection virale extrêmement contagieuse, dont la prévalence est maximale en hiver, mais qui peut frapper à n'importe quel moment de l'année. En raison de la mutation constante des différents virus pouvant être incriminés, il est quasiment impossible de se créer une immunité complète contre cette infection. Les personnes les plus exposées sont les personnes âgées, les nouveau-nés et les enfants en bas âge ainsi que les personnes déjà affaiblies par une autre maladie.

Le virus attaque l'ensemble des voies respiratoires supérieures, dont les parois gonflent et produisent une quantité anormalement abondante de mucus, d'où un certain nombre de symptômes caractéristiques, comme le nez bouché ou le nez qui coule, les maux de gorge, une toux éventuelle et une sensation de malaise. Le mucus étant chargé de virus, la maladie se transmet très facilement par les postillons émis lors de la toux ou des éternuements.

L'état grippal met deux ou trois jours à se déclarer et dure ensuite normalement entre trois et sept jours. Les enfants et les personnes âgées sont facilement sujettes à des troubles secondaires, comme la sinusite, l'otite ou la bronchite. Aucun traitement médical n'est capable de guérir un refroidissement. Aussi la meilleure chose à faire est-elle de se reposer, de boire beaucoup d'eau, des infusions de gingembre ou du jus de citron chaud au miel et de prendre au besoin des analgésiques. Les gouttes nasales ne sont généralement pas recommandées, car si elles procurent un soulagement momentané, elles risquent par la suite d'aggraver la congestion nasale.

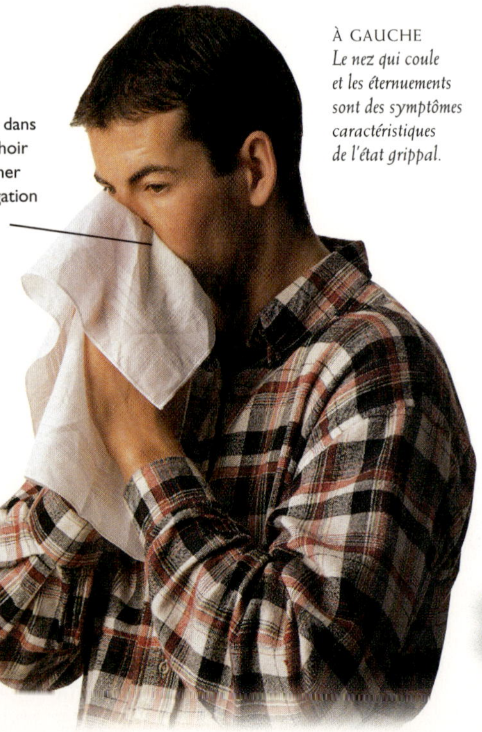

Éternuer dans un mouchoir peut freiner la propagation du virus

À GAUCHE *Le nez qui coule et les éternuements sont des symptômes caractéristiques de l'état grippal.*

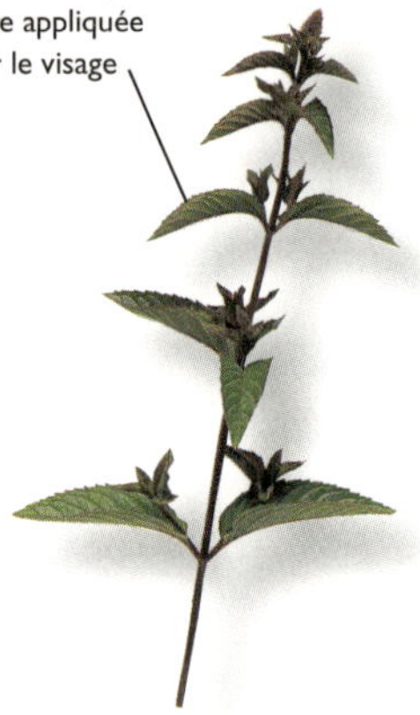

L'huile essentielle de menthe peut être appliquée sur le visage

CI-DESSUS *La menthe possède des propriétés décongestives et peut soulager les symptômes du refroidissement.*

Symptômes

- *éternuements* • *nez qui coule*
- *fièvre* • *maux de gorge*
- *toux sèche* • *céphalées*
- *manque d'appétit et d'énergie*

Thérapies

MASSAGE • Se masser le visage et la gorge avec de l'huile essentielle diluée d'arbre à thé, de menthe ou de romarin peut soulager les symptômes (*voir* pages 104–105).

DIGITOPRESSION • La manipulation de différents points permet de soulager les symptômes du refroidissement. Essayez le point situé au milieu de la plante du pied, juste en dessous de l'éminence des orteils, et celui situé en dessous de l'extrémité du sourcil, à la racine du nez (*voir* pages 29–31).

AROMATHÉRAPIE • Faites des inhalations (à pratiquer avec précaution si vous êtes asthmatique) en versant dans l'eau quelques gouttes d'huile essentielle d'eucalyptus, de lavande ou d'arbre à thé. Les inhalations à la menthe peuvent soulager la congestion et la toux (*voir* pages 104–105).

YOGA • Les thérapeutes pensent que le yoga stimule le système immunitaire et réduit la fréquence des refroidissements. Les techniques de respiration peuvent aussi accroître la capacité de résistance des voies respiratoires. Toutefois, ne faites pas d'étirements en cas de fièvre – contentez-vous alors d'exercer votre pranayama (respiration yogi) et pratiquez des postures simples et statiques (*voir* pages 52–59).

TECHNIQUES DE RELAXATION • Par la relaxation vous améliorerez votre respiration et votre résistance aux refroidissements. Allongez-vous sur le dos, bras et jambes légèrement écartés. Fermez les yeux et relâchez progressivement tous vos muscles en commençant par les orteils et en terminant par la tête. Faites de grandes inspirations (*voir* pages 158–165).

Le saviez-vous ?

- La vulnérabilité aux virus à l'origine de l'état grippal est étroitement liée au stress.
- La maladie se transmettant par les postillons et la salive, restez à bonne distance des personnes qui toussent et éternuent, et lavez-vous souvent les mains.
- Pour mieux résister à l'infection, mangez sainement, faite de l'exercice et dormez tout votre soûl.

Mise en garde

SI VOTRE TEMPÉRATURE EST SUPÉRIEURE À 38,5 °C PENDANT PLUS DE 72 HEURES OU SI VOUS PRÉSENTEZ DES SYMPTÔMES D'INFLAMMATION DES POUMONS, DES OREILLES OU DES SINUS, CONSULTEZ VOTRE MÉDECIN. NE DONNEZ PAS D'ASPIRINE À UN ENFANT OU À UN ADOLESCENT. CONSULTEZ AUSSI VOTRE MÉDECIN SI VOTRE ENFANT PLEURE SANS ARRÊT, S'IL SOMNOLE, VOMIT PLUSIEURS FOIS OU SEMBLE AVOIR DU MAL À RESPIRER.

Traitement classique

LE TRAITEMENT GÉNÉRALEMENT PROPOSÉ EST DE VOUS REPOSER SI VOUS AVEZ DE LA FIÈVRE, DE BOIRE BEAUCOUP D'EAU ET DE PRENDRE DES ANTIHISTAMINIQUES POUR RÉDUIRE L'INFLAMMATION, DES DÉCONGESTIFS ET, AU BESOIN, UN SIROP CONTRE LA TOUX.

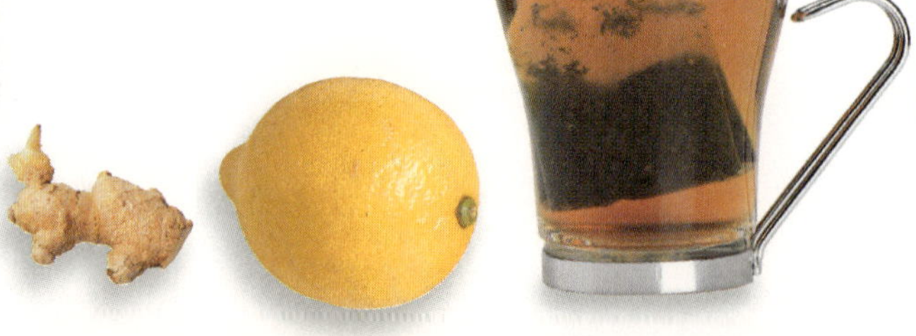

CI-DESSOUS *De même que pour l'angine, le citron chaud et les infusions de gingembre soulagent les symptômes de l'état grippal.*

Hyperventilation

Le terme d'hyperventilation décrit une respiration anormalement rapide et superficielle. Elle entraîne une chute du taux de dioxyde de carbone dans le sang et provoque des évanouissements, des engourdissements et une forte tension musculaire. Les crises aiguës d'hyperventilation peuvent être déclenchées par un choc émotionnel, un traumatisme physique, l'anxiété, un effort physique intense ou l'altitude. Il peut aussi s'agir d'une réaction de l'organisme face à une trop grande acidité du sang – due, par exemple, à un excès d'aspirine –, à un diabète non soigné ou à une insuffisance rénale.

Si vous êtes pris d'hyperventilation, conservez votre calme. Mettez un sac en papier sur le nez et la bouche, puis expirez et inspirez une dizaine de fois pour augmenter le taux de dioxyde de carbone. Respirez ensuite normalement pendant quelques minutes et recommencez l'opération si nécessaire.

SYMPTÔMES

• *manque d'air* • *engourdissement des bras, des jambes ou de la bouche* • *troubles de la vision* • *tension musculaire dans les avant-bras et les mollets* • *perte de conscience*

TRAITEMENT CLASSIQUE

LE TRAITEMENT GÉNÉRALEMENT RECOMMANDÉ COMPREND DES SÉANCES DE THÉRAPIE COMPORTEMENTALE ET COGNITIVE ET LA PRISE DE BÊTABLOQUANTS POUR MAÎTRISER LES SYMPTÔMES PHYSIQUES.

MISE EN GARDE

SI VOUS ÉPROUVEZ DES DOULEURS THORACIQUES OU UNE DOULEUR IRRADIANTE DANS LES BRAS, LE COU OU LES MÂCHOIRES, APPELEZ IMMÉDIATEMENT UN MÉDECIN.

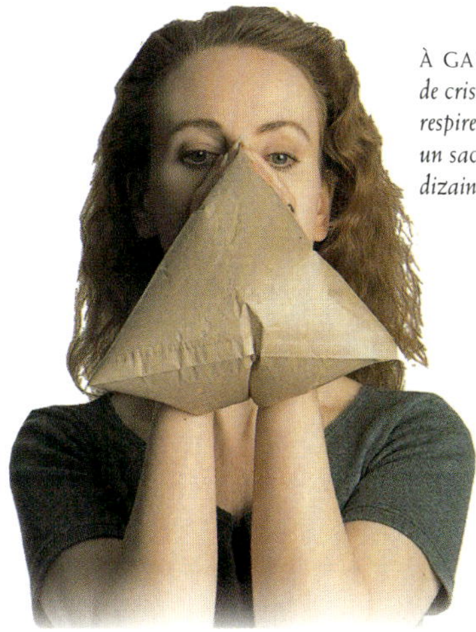

À GAUCHE *En cas de crise d'hyperventilation, respirez lentement dans un sac en papier une dizaine de fois.*

THÉRAPIES

TECHNIQUES RESPIRATOIRES
• Maîtriser les techniques respiratoires peut vous permettre de réduire votre anxiété avant un événement stressant (*voir* pages 166–171).

PSYCHOTHÉRAPIE
• La thérapie comportementale et cognitive aide à dissiper les craintes associées à l'hyperventilation et à prévenir les crises de panique. La thérapie humaniste et la thérapie transpersonnelle sont également recommandées (*voir* pages 196–205).

MÉDITATION
• Apprenez la méditation et pratiquez-la quotidiennement afin de réduire le stress et encourager les pensées positives (*voir* pages 60–63).

TECHNIQUES DE RELAXATION
• L'hyperventilation est souvent déclenchée par l'anxiété. Si vous êtes stressé, des séances quotidiennes de relaxation pourront vous aider à prévenir les crises (*voir* pages 158–165).

Hoquet

Le hoquet est provoqué par une contraction involontaire du diaphragme et se traduit par une brusque inspiration d'air. Le bruit qui le caractérise s'explique par la constriction de la glotte et la vibration des cordes vocales. Les crises de hoquet ne durent généralement que quelques minutes et sont entrecoupées de brefs intervalles.

Le fait de manger trop vite, les sodas, l'abus d'alcool, le stress, l'excitation, l'irritation gastrique, les toxines, les changements de température et la grossesse sont autant de facteurs déclenchants. Bien qu'il puisse être douloureux, le hoquet n'est pas dangereux en lui-même. Dans de rares cas cependant, il peut être le symptôme d'une hernie hiatale, d'une pneumonie ou d'une pleurésie.

Ce ne sont pas les remèdes traditionnels contre le hoquet qui manquent. L'un des plus souvent préconisés consiste à avaler lentement une cuillerée à café de sucre en poudre. Vous pouvez aussi grignoter un morceau de pain sec, sucer une rondelle de citron, boire d'un trait un verre d'eau, avaler un peu de glace pilée, prendre votre langue entre le pouce et l'index et tirer dessus ou demander à un ami de vous faire peur.

SYMPTÔMES

• *son guttural causé par une brusque contraction du diaphragme et la fermeture des cordes vocales* • *éventuellement douleurs thoraciques*

THÉRAPIES

RELAXATION ET RESPIRATION
• Les techniques de relaxation et de respiration peuvent aider à soulager le hoquet. Une respiration profonde et lente est la meilleure façon de faire passer une crise. Essayez de mettre un sac en papier sur votre nez et votre bouche et de respirer ainsi lentement. Faire des notes prolongées sur un instrument à vent peut aussi s'avérer efficace. Penchez la tête vers l'arrière et retenez votre respiration pendant dix secondes, puis inspirez profondément et buvez tout de suite un grand verre d'eau (*voir* pages 166–171).

MASSAGE
• Massez-vous le voile du palais avec un coton-tige ou avec le doigt (*voir* pages 96–103).

MISE EN GARDE

APPELEZ IMMÉDIATEMENT UN MÉDECIN SI LES HOQUETS SONT ACCOMPAGNÉS DE DOULEURS ABDOMINALES ET DE SANG DANS LES SELLES OU SI VOUS CRACHEZ DU SANG.

TRAITEMENT CLASSIQUE

LE HOQUET NE NÉCESSITE AUCUN TRAITEMENT MÉDICAL SAUF LORSQU'IL DURE DEPUIS PLUS DE HUIT HEURES CHEZ UN ADULTE ET TROIS HEURES CHEZ UN ENFANT. LORSQU'ELLES SE PROLONGENT, LES CRISES DE HOQUET PEUVENT ÊTRE ÉPUISANTES.

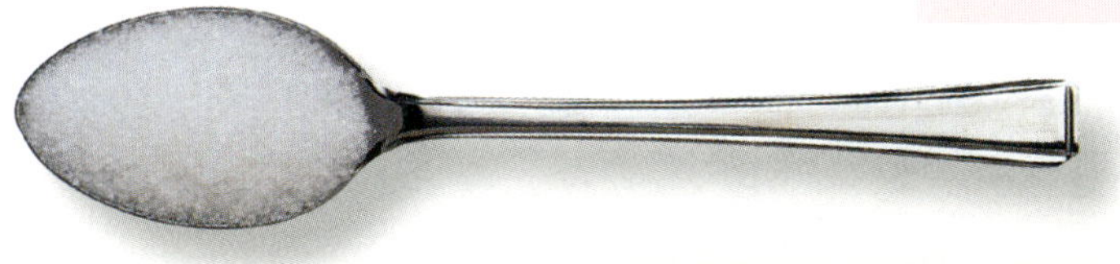

CI-DESSUS *Avaler lentement une cuillerée à café de sucre en poudre fait partie des remèdes traditionnels les plus souvent préconisés.*

LE SAVIEZ-VOUS ?

• La plus longue crise de hoquet connue a duré 65 ans – record détenu par un fermier américain.

• Certains chercheurs pensent que le hoquet serait déclenché par le cerveau pour prévenir tout risque d'étouffement par la nourriture ou la boisson.

LES TROUBLES CARDIAQUES, SANGUINS ET CIRCULATOIRES

Hypertension artérielle

La tension artérielle augmente lorsque la pression exercée par le sang sur les parois des artères est anormalement forte. C'est signe que le cœur est obligé de produire un effort plus important que d'ordinaire pour assurer la circulation du sang. Chez les personnes en bonne santé, la tension artérielle augmente en cas de stress ou lors d'un effort physique important, et baisse au repos. On parle en revanche d'hypertension lorsque la tension reste constamment élevée, même au repos. Ce surmenage cardio-vasculaire accroît le risque de troubles tels que l'attaque d'apoplexie, l'angine de poitrine ou l'infarctus et peut entraîner des dommages cérébraux, rénaux ou oculaires.

Lorsqu'elle est légère, l'hypertension est difficile à déceler car elle ne se manifeste par aucun symptôme. C'est pourquoi les médecins conseillent à toute personne âgée de plus de 40 ans de faire régulièrement contrôler sa tension, surtout en cas d'antécédents familiaux ou de facteurs susceptibles d'augmenter les risques, comme une maladie rénale préexistante ou une surcharge pondérale. Si, lors de trois contrôles consécutifs, il s'avère que votre tension artérielle est supérieure à la normale, il est probable que vous souffriez d'hypertension.

Une bonne hygiène de vie constitue la meilleure des préventions. Adoptez un régime alimentaire pauvre en graisses, surtout animales, et riche en fibres. Consommez beaucoup de fruits et de légumes et essayez de conserver un poids constant. Arrêtez de fumer et réduisez votre consommation d'alcool, de sel et de caféine. Certains médecins et thérapeutes recommandent en outre une complémentation en potassium, en calcium et en magnésium. Faire régulièrement de l'exercice et des séances de relaxation peut également s'avérer utile.

Symptômes

• *hypertension légère – pas de symptômes* • *hypertension sévère – céphalées, essoufflement, étourdissements et troubles visuels, fatigue, insomnie*

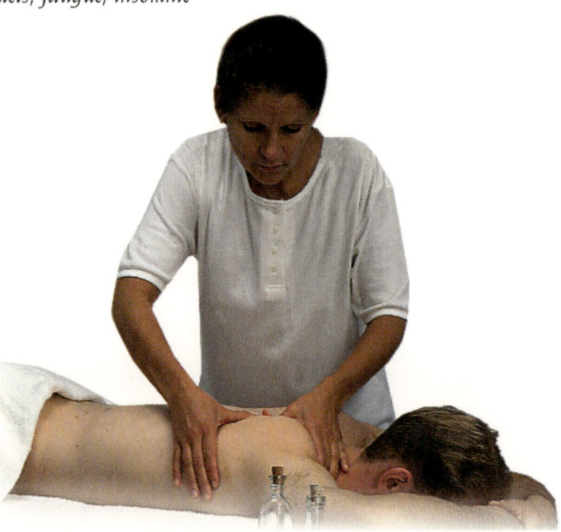

À GAUCHE *L'action sédative du massage aux huiles essentielles peut faire baisser la tension artérielle.*

MISE EN GARDE

SI VOUS ÊTES SOUS ANTIHYPERTENSEURS, DEMANDEZ CONSEIL À VOTRE MÉDECIN AVANT DE PRENDRE DES COMPLÉMENTS ALIMENTAIRES, DE VOUS SOIGNER PAR LES PLANTES OU DE COMMENCER UN PROGRAMME D'EXERCICES.

TRAITEMENT CLASSIQUE

VOTRE MÉDECIN VOUS CONSEILLERA DE REVOIR VOTRE HYGIÈNE DE VIE ET VOTRE RÉGIME ALIMENTAIRE (SURVEILLER VOTRE POIDS, ARRÊTER DE FUMER, FAIRE RÉGULIÈREMENT DE L'EXERCICE) ET VOUS PRESCRIRA AU BESOIN UN TRAITEMENT COMPOSÉ D'UN OU PLUSIEURS MÉDICAMENTS D'ACTION DIFFÉRENTE.

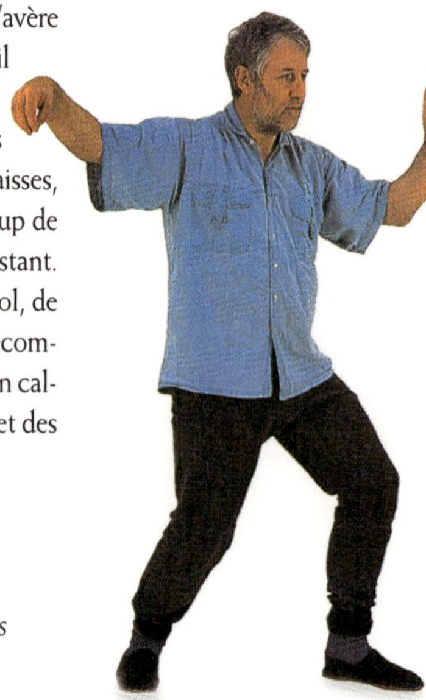

CI-DESSUS *Fondés sur l'économie des mouvements, le Qi-gong et le Taï-chi sont considérés comme très utiles pour prévenir les problèmes de tension artérielle.*

THÉRAPIES

AROMATHÉRAPIE • Un effleurage doux avec des huiles essentielles sédatives, telles que la marjolaine, la lavande, le géranium, le bois de santal, la rose ou la sauge sclarée, permet de faire baisser la tension artérielle en détendant les muscles (*voir* pages 104–105 et Massage, pages 96–103).

BIOFEEDBACK • Durant la thérapie, vous apprendrez à influer sur votre tension artérielle par la relaxation et pourrez ainsi prévenir les hausses trop importantes (*voir* pages 212–213).

TECHNIQUES DE RESPIRATION • Le fait de respirer lentement et de façon régulière favorise la décontraction des muscles et permet de résister au stress (*voir* pages 166–171).

QI-GONG • La méditation et les exercices doux améliorent la circulation de l'énergie vitale, ce qui aurait une influence bénéfique sur l'hypertension. Le Taï-chi-chuan vous permettra d'obtenir des résultats analogues (*voir* pages 44–45 et pages 46–51).

VISUALISATION • En apprenant à vous représenter mentalement les processus d'apaisement, vous parviendrez plus facilement à vous calmer et à résister au stress (*voir* pages 214–217).

AUTRES THÉRAPIES • Les thérapies suivantes sont également souvent recommandées en cas d'hypertension : acupuncture (*voir* pages 20–28) ; méditation (*voir* pages 60–63) ; réflexologie (*voir* pages 66–71) ; guérisseurs (*voir* pages 86–87) ; toucher thérapeutique (*voir* pages 88–89) ; training autogène (*voir* pages 210–211) ; hypnothérapie (*voir* pages 218–223) ; chromothérapie (*voir* pages 246–249).

CI-DESSOUS *Une alimentation saine et pauvre en graisses est essentielle pour stabiliser la tension artérielle. La surcharge pondérale est une cause fréquente d'hypertension.*

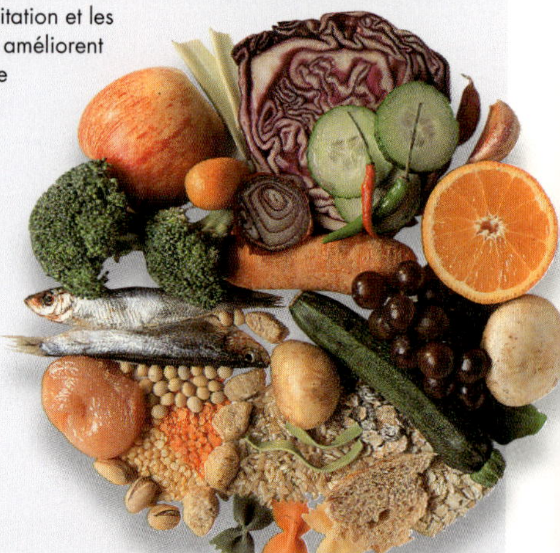

LE SAVIEZ-VOUS ?

• 6 millions de Français souffrent d'hypertension, soit 15 % de la population adulte.

• Certains thérapeutes recommandent de manger de l'ail cru pour faire baisser la tension.

• Une tension artérielle optimale dépend de l'âge, du sexe et de l'état de santé général. La plupart des médecins recommandent toutefois à leurs patients de revoir leur hygiène de vie si leur tension est constamment égale ou supérieure à 14 cm de mercure au bras.

• L'hypertension touche en priorité les adultes et les hommes.

Hypotension artérielle

L'hypotension artérielle peut conduire à une diminution de l'afflux de sang dans le cerveau et provoquer des étourdissements, voire des évanouissements. Elle peut avoir différentes causes, telles que l'incapacité du cœur à maintenir la tension, la déshydratation, la grossesse, un mauvais état de santé, le diabète, le fait de ne pas s'alimenter suffisamment, les antidépresseurs ou une dose excessive d'antihypertenseurs, une forte hémorragie, des brûlures ou encore une gastroentérite. On appelle hypotension orthostatique les baisses soudaines de tension en position debout. La meilleure chose à faire dans ce cas est de changer lentement de position.

Si vous souffrez souvent d'hypotension artérielle, votre médecin vous fera probablement passer des tests pour en déterminer la cause.

Symptômes

• *étourdissements et pertes de conscience* • *pupilles dilatées*

THÉRAPIES

HYDROTHÉRAPIE • Les douches et les bains froids stimulent la circulation en contractant les vaisseaux sanguins, puis en les dilatant au moment où le cœur se remet à fonctionner normalement. Les thérapeutes préconisent également les bains de pieds, sauf pour les personnes présentant une cardiopathie. Les troubles circulatoires peuvent aussi se soigner par l'application de compresses (*voir* pages 172–179).

AROMATHÉRAPIE • Les huiles essentielles stimulantes, comme le poivre noir, le citron ou la sauge, peuvent aider à stabiliser la tension artérielle (*voir* pages 104–105).

AUTRES THÉRAPIES • Toucher thérapeutique (*voir* pages 88–89) et chromothérapie (*voir* pages 246–249).

TRAITEMENT CLASSIQUE

EN CAS D'HYPOTENSION SÉVÈRE OU PERSISTANTE, VOTRE MÉDECIN VOUS PRESCRIRA SANS DOUTE DES HYPERTENSEURS.

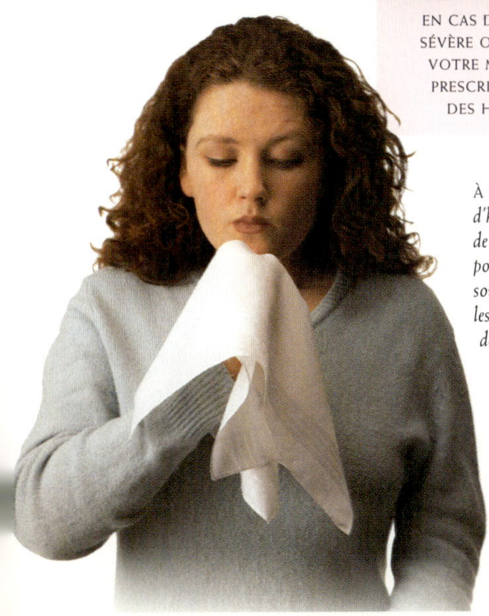

À GAUCHE *L'inhalation d'huile essentielle de romarin ou de menthe poivrée permet de soulager rapidement les symptômes de l'hypotension.*

Anémie

L'anémie désigne une oxygénation déficiente du sang due à un taux insuffisant d'hémoglobine (pigment permettant le transport de l'oxygène) ou de globules rouges. Les effets de l'anémie sont tout d'abord imperceptibles, mais au bout d'un certain temps, la pâleur du teint, une fatigue, des étourdissements et des évanouissements sont généralement constatés. Dans les cas sévères, l'anémie peut provoquer une irrégularité ou une accélération du pouls, car le cœur doit pomper davantage pour pallier le manque d'oxygène.

L'anémie étant très souvent liée à une carence en fer, elle se soigne par la prise de compléments alimentaires ou la consommation d'aliments riches en fer. La grossesse, l'allaitement et les hémorragies intestinales liées à un ulcère ou à un cancer en sont les principales causes. Une alimentation carencée en fer est rarement la cause directe d'une anémie, mais elle constitue un facteur aggravant. L'anémie peut aussi être le signe d'une carence en acide folique ou en vitamine B 12, ou encore résulter d'une anomalie congénitale. L'alcool, certains micro-organismes, traitements antibiotiques ou anti-inflammatoires sont d'autres causes possibles.

Symptômes

• *faiblesse et fatigue* • *essoufflement* • *teint blême et lèvres exsangues* • *étourdissements* • *évanouissements et maux de tête* • *irritabilité* • *infections récidivantes* • *difficultés de concentration* • *manque d'appétit*

LE SAVIEZ-VOUS ?

- Le fer est une composante essentielle de l'hémoglobine.
- L'anémie due à une carence en fer est aussi appelée anémie ferriprive ou anémie par carence martiale, de « Mars » qui désignait le fer en alchimie.
- L'abus d'aspirine peut provoquer des saignements gastriques et entraîner une carence en fer, source d'anémie.

THÉRAPIES

AYURVÉDA • Les spécialistes pensent que l'anémie est due à un déséquilibre du pitta, l'une des trois énergies essentielles. Aussi préconisent-ils la purification ou panchakarma par un régime approprié, des massages et une purge au moyen d'un laxatif doux, riche en fer, appelé punarnava mandura (*voir* pages 78–85).

HYDROTHÉRAPIE • Les jets d'eau pressurisée sont parfois recommandés pour stimuler les organes internes (*voir* pages 172–179).

SHIATSU • Le thérapeute essaiera de rééquilibrer les énergies circulant dans les méridiens de la rate et de l'estomac afin de traiter à la fois l'anémie et ses causes menstruelles (*voir* pages 32–37 et Do-in, pages 38–41).

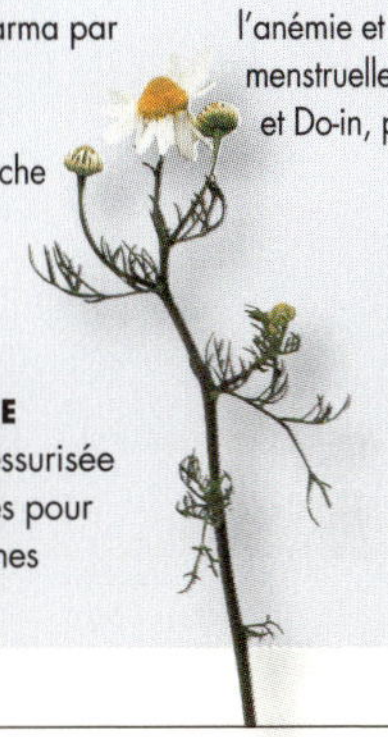

YOGA • Le yoga peut aider à remédier aux déséquilibres hormonaux provoquant des saignements menstruels trop abondants. Durant vos règles, faites des exercices de respiration, mais ne vous étirez pas et évitez les postures inversées (*voir* pages 52–59).

ACUPUNCTURE • L'acupuncteur manipulera les points situés sur le dos, le bas du tronc, les bras et les jambes, soit par implantation d'aiguilles soit par moxibustion (*voir* pages 20–28).

MISE EN GARDE

SI VOUS PRÉSENTEZ DES SYMPTÔMES D'ANÉMIE, IL FAUT IMPÉRATIVEMENT CONSULTER VOTRE MÉDECIN, CAR AUCUN TRAITEMENT NE PEUT ÊTRE EFFICACE SANS UN DIAGNOSTIC PRÉCIS. EN YOGA, ÉVITEZ LES POSTURES INVERSÉES SI VOUS ÊTES ENCEINTE OU SI VOUS SOUFFREZ D'HYPERTENSION ARTÉRIELLE.

TRAITEMENT CLASSIQUE

LE MÉDECIN FERA PROCÉDER À DES ANALYSES DE SANG, VOUS RECOMMANDERA UN RÉGIME ALIMENTAIRE SPÉCIFIQUE, PROBABLEMENT ENRICHI EN FER ET EN ACIDE FOLIQUE OU VITAMINE B12, ET VOUS PRESCRIRA UN TRAITEMENT APPROPRIÉ À L'ORIGINE DE L'ANÉMIE.

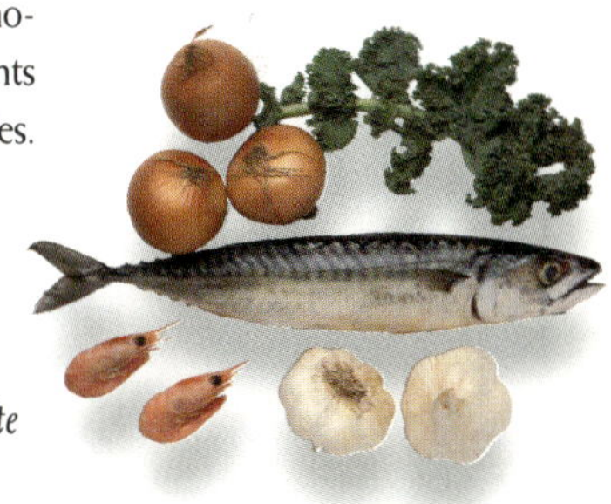

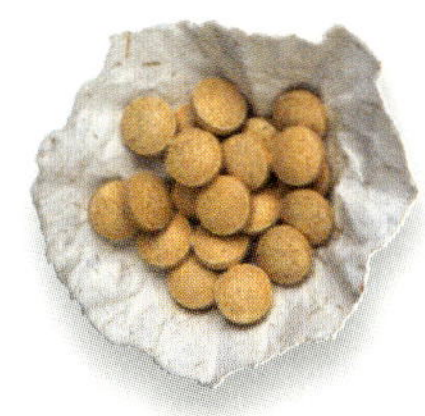

CI-DESSUS *Les aliments riches en fer et les compléments alimentaires sont souvent recommandés pour lutter contre l'anémie.*

Angine de poitrine

L'angine de poitrine se caractérise par une douleur thoracique spasmodique due à un rétrécissement des artères coronaires qui alimentent le cœur, provoquant une réduction du flux sanguin.

La douleur donne au sujet l'impression que quelqu'un s'assied brusquement sur sa poitrine ou l'enserre au moyen d'une sangle. Elle commence généralement dans la partie supérieure du torse, se propage au cou et aux mâchoires, puis descend dans le bras gauche et parfois également dans le bras droit. Elle se produit le plus souvent après un repas copieux ou un effort physique, lorsqu'il fait froid ou à la suite d'une émotion vive, suscitée, par exemple, par une dispute ou un choc. Les personnes les plus sujettes à l'angine de poitrine sont les grands fumeurs, les personnes souffrant de surcharge pondérale et les diabétiques. La douleur dure généralement quelques minutes et récidive si rien n'est fait. Les traitements permettent d'espacer les crises, voire, dans le meilleur des cas, de les supprimer complètement. Lors d'une crise, la meilleure chose à faire est de s'asseoir et de se reposer ou, si vous êtes dans la rue, de vous arrêter de marcher. Si les crises ont le plus souvent pour cause une émotion forte, il faut essayer d'éviter ces dernières. Si elles se produisent durant un effort physique, cessez immédiatement l'activité en cours et ne cherchez pas à la reprendre, car cela pourrait aggraver les symptômes. La prise d'un dérivé nitré peut aider. Essayez de comprendre comment les crises surviennent et évitez les situations à risque. Arrêtez de fumer. Faites des repas plus légers. Essayez de ne pas prendre de poids et perdez-en s'il le faut.

Le risque d'infarctus augmentant à mesure que le calibre des artères diminue, le mieux est de consulter au plus vite un médecin dès la première crise d'angine de poitrine. En cas d'angine avérée, appelez un médecin si les douleurs durent plus longtemps que d'habitude. Après dix minutes, la crise d'angine de poitrine est considérée comme une urgence médicale. Le traitement classique consiste à prescrire des vasodilatateurs pour augmenter l'afflux de sang vers le cœur et éventuellement des antihypertenseurs. Un programme de gymnastique douce peut également s'avérer utile pour renforcer le cœur. Dans les cas graves, une intervention chirurgicale peut être nécessaire.

Symptômes

• douleurs spasmodiques dans la partie supérieure de la cage thoracique pouvant se propager au cou, puis descendre dans le bras gauche et parfois également dans le bras droit • douleurs souvent accompagnées d'une impression d'épuisement, d'étranglements, de suffocations et de nausée

TRAITEMENT CLASSIQUE

DES MÉDICAMENTS TELS QUE LE TRINITRATE DE GLYCÉRYLE OU LES BÊTABLOQUANTS PEUVENT ÊTRE PRESCRITS POUR PRÉVENIR OU INTERROMPRE LES CRISES. L'ASPIRINE PEUT SERVIR À PRÉVENIR LA FORMATION DE CAILLOTS DANS LES ARTÈRES CORONAIRES. IL VOUS SERA EN OUTRE PROBABLEMENT CONSEILLÉ DE MANGER MOINS GRAS. EN CAS DE RISQUE D'OBSTRUCTION COMPLÈTE DES ARTÈRES, IL FAUDRA PROCÉDER À UN PONTAGE CORONARIEN OU À UNE ANGIOPLASTIE.

MISE EN GARDE

LES DOULEURS THORACIQUES NE DOIVENT JAMAIS ÊTRE SOIGNÉES PAR LES THÉRAPIES ALTERNATIVES TANT QUE LEUR CAUSE N'A PAS ÉTÉ IDENTIFIÉE. LES CRISES D'ANGINE DE POITRINE SÉVÈRES OU PROLONGÉES PEUVENT ÊTRE UN SIGNE AVANT-COUREUR D'INFARCTUS ET DOIVENT ÊTRE IMMÉDIATEMENT PRISES EN CHARGE PAR UN MÉDECIN.

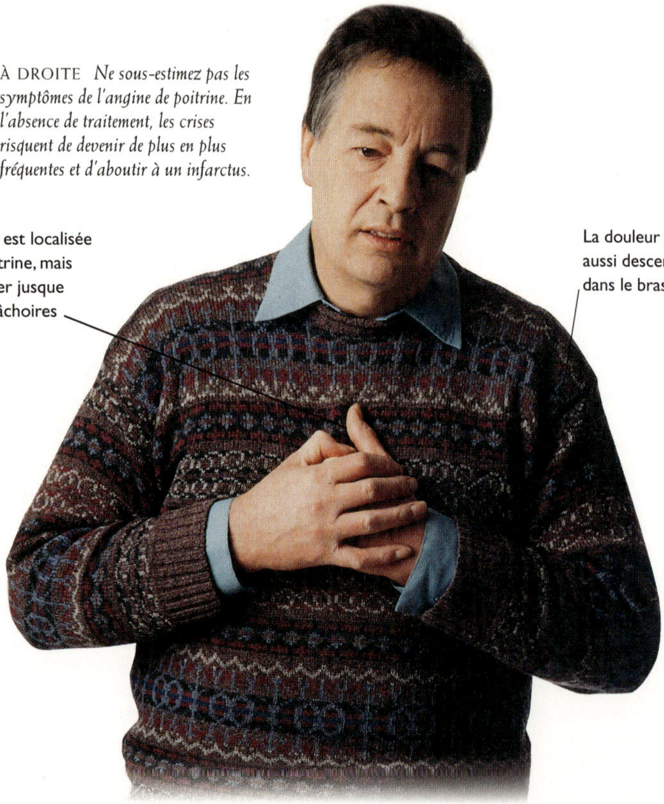

À DROITE *Ne sous-estimez pas les symptômes de l'angine de poitrine. En l'absence de traitement, les crises risquent de devenir de plus en plus fréquentes et d'aboutir à un infarctus.*

THÉRAPIES

ACUPUNCTURE • Les acupuncteurs pensent que l'angine de poitrine est souvent due à un excès de yang dans l'organisme. Le traitement a dès lors pour but de rétablir l'équilibre entre le yin et le yang, ce qui permet de soulager la douleur et de favoriser la relaxation (*voir* pages 20–28).

OSTÉOPATHIE • Les tensions musculaires dans le cou, les épaules et le dos peuvent accroître les douleurs thoraciques. L'ostéopathie et la chiropractie permettent de détendre les muscles (*voir* pages 106–113 et pages 118–125).

TECHNIQUES DE RELAXATION • L'apprentissage de techniques simples vous permettra de décompresser et de vous débarrasser du stress et des tensions psychologiques susceptibles de favoriser les crises (*voir* pages 158–165). Les autres techniques de relaxation recommandées sont le yoga (*voir* pages 52–59), la méditation (*voir* pages 60–63), la technique Alexander (*voir* pages 146–153) et le training autogène (*voir* pages 210–211).

QI-GONG • Cette forme de gymnastique douce est recommandée pour la relaxation et le contrôle de la respiration. Il a été scientifiquement prouvé qu'elle stimule les systèmes cardio-vasculaire, nerveux et respiratoire (*voir* pages 44–45 et Taï-chi-chuan, pages 46–51).

RÉFLEXOLOGIE • Selon les spécialistes, le massage des zones réflexes situées sur le pied pourrait réduire la tension artérielle et favoriser ainsi le traitement de l'angine de poitrine (*voir* pages 66–71).

Athérosclérose

L'athérosclérose est une maladie dégénérative des artères. Des dépôts lipidiques recouvrent progressivement les parois artérielles, durcissent et forment des plaques arrondies appelées plaques d'athérome qui, si rien n'est entrepris, finissent par obstruer le passage. Cette affection se déclare généralement au début de l'âge adulte et se développe avec le temps. Aux côtés de la thrombose, qui désigne la formation de caillots dans les vaisseaux par coagulation du sang, l'athérosclérose est la principale cause de cardiopathies et d'accidents vasculaires cérébraux. Les facteurs favorisant son développement sont le tabagisme, l'hypertension artérielle, le stress, l'hérédité, le diabète et l'hypercholestérolémie.

L'athérosclérose ne se manifeste par aucun symptôme jusqu'à ce que la réduction du calibre de la veine commence à entraver la circulation sanguine. L'évolution dépend de la localisation des plaques d'athérome. Si elles ont pour siège les artères coronaires, le cœur peut venir à manquer de l'oxygène et des nutriments nécessaires à son bon fonctionnement. En l'absence de traitement, cela peut conduire à l'angine de poitrine, voire à l'infarctus. Lorsque les artères cérébrales sont touchées, l'athérosclérose risque de provoquer tôt ou tard une attaque d'apoplexie.

Des médicaments peuvent être prescrits pour améliorer la circulation sanguine, réduire le risque de thrombose associée, faire baisser le taux de cholestérol et soulager le cœur. Si les artères coronaires sont gravement atteintes, il se peut qu'il faille procéder à un pontage coronarien ou à une angioplastie. De son côté, le patient peut essayer de supprimer les graisses animales de son alimentation, d'arrêter de fumer et d'apprendre à maîtriser son stress. À doses raisonnables, l'aspirine est également recommandée, car elle possède des propriétés anticoagulantes. Surveillez votre alimentation, car une partie des aliments superflus se dépose dans les artères sous forme de graisse. Faire de l'exercice peut être bénéfique, mais consultez d'abord votre médecin, surtout si vous n'avez pas fait de sport depuis longtemps.

Symptômes

• calibre des artères coronariennes insuffisant : douleurs thoraciques à l'effort • artères coronariennes bloquées : douleurs thoraciques soudaines, vives et persistantes • calibre des artères cérébrales insuffisant : troubles passagers de l'équilibre, de la vue, de l'élocution et de l'usage des membres • artères cérébrales bloquées : impossibilité de parler, perte de l'usage des membres, perte de conscience

MISE EN GARDE

L'ATHÉROSCLÉROSE EST UNE MALADIE GRAVE QUI, SI ELLE N'EST PAS RAPIDEMENT TRAITÉE, PEUT DONNER LIEU À DES COMPLICATIONS FATALES. SI VOUS PENSEZ COURIR DES RISQUES, PARLEZ-EN À VOTRE MÉDECIN.

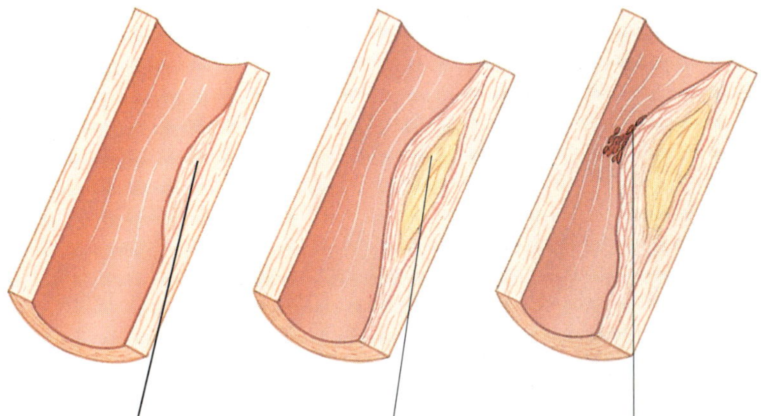

Premiers signes de dépôt lipidique (plaque d'athérome)

La plaque d'athérome se développe et perturbe la circulation

Le sang ne coulant plus librement, un caillot se forme et bloque l'artère

TRAITEMENT CLASSIQUE

DES ANALYSES DE SANG, DES RADIOGRAPHIES ET D'AUTRES EXAMENS PERMETTENT D'ÉVALUER LA SÉVÉRITÉ DES TROUBLES ET DE LOCALISER LES PLAQUES D'ATHÉROME. DES ANTICOAGULANTS PEUVENT ÊTRE PRESCRITS POUR EMPÊCHER LA FORMATION DE CAILLOTS, AINSI QUE DES MÉDICAMENTS DESTINÉS À AMÉLIORER LA CIRCULATION SANGUINE ET À FAIRE BAISSER LE TAUX DE CHOLESTÉROL. DANS LES CAS EXTRÊMES, UN PONTAGE CORONARIEN OU UNE ANGIOPLASTIE DOIVENT ÊTRE ENVISAGÉS.

THÉRAPIES

AROMATHÉRAPIE • Pratiqué régulièrement, le massage à l'huile essentielle de genévrier et de citron peut favoriser la dissolution des dépôts lipidiques dans les artères.
Les huiles essentielles de menthe poivrée, de lavande, de rose et de marjolaine peuvent aider à fortifier le cœur, mais évitez la marjolaine si vous êtes enceinte (*voir* pages 104–105).

TAÏ-CHI-CHUAN • Les exercices doux de Taï-chi ne surmènent pas le cœur. Le but est de permettre une circulation harmonieuse de l'énergie vitale dans tout le corps (*voir* pages 46–51 et Qi-gong, pages 44–45).

YOGA • Les positions de base du yoga, notamment la posture du mort, vous aideront à vous défaire des tensions et du stress (*voir* pages 52–59).

MÉDITATION • Le fait de se concentrer par la méditation peut calmer en profondeur, et aider à lutter contre le stress (*voir* pages 60–63).

BIOFEEDBACK • Le biofeedback vous apprendra à mieux percevoir le stress, à connaître votre état de tension et à vous relaxer plus efficacement (*voir* pages 212–213).

MASSAGE • Pratiqué régulièrement, le massage peut réduire le stress et stimuler la circulation (*voir* pages 96–103).

LE SAVIEZ-VOUS ?

• Lorsqu'elle touche les artères coronariennes alimentant le cœur, l'athérosclérose peut conduire à l'angine de poitrine ou à l'infarctus.

• Lorsqu'elle touche les artères cérébrales, l'athérosclérose peut provoquer des accidents ischémiques transitoires (AIT) ou des attaques d'apoplexie.

• Lorsqu'elle touche l'artère fémorale, l'athérosclérose peut provoquer des douleurs dans les mollets lors de la marche, ou une douleur vive dans toute la jambe, qui devient froide et exsangue.

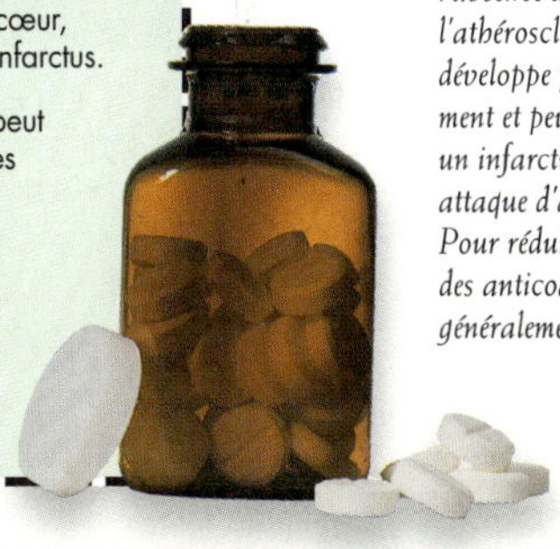

À GAUCHE *En l'absence de traitement, l'athérosclérose se développe progressivement et peut provoquer un infarctus ou une attaque d'apoplexie. Pour réduire le risque, des anticoagulants sont généralement prescrits.*

Maladie de Raynaud

La maladie de Raynaud se caractérise par une contraction spasmodique des vaisseaux sanguins des doigts – et parfois des orteils – en réaction au froid. Cette affection touche davantage les femmes que les hommes. Elle se déclare généralement au début de l'âge adulte et se manifeste par crises d'environ 15 à 30 minutes. Elle a tendance à s'atténuer avec l'âge. Cependant, un syndrome voisin, appelée phénomène ou syndrome de Raynaud, est plus préoccupant puisqu'il peut être le signe d'une pathologie sous-jacente.

Lors des crises, les régions touchées deviennent subitement blanches et engourdies. Dans les cas sévères, elles tournent au bleu, puis au rouge. Des douleurs et des picotements peuvent être ressenties dans le bout des doigts. Il est recommandé de toujours bien protéger les mains et les pieds du froid et d'arrêter de fumer, car le tabac est un facteur aggravant. Consultez un médecin si les symptômes sont très sévères ou ne cèdent pas à la chaleur.

Symptômes

- *sensations de picotements, de brûlure et d'engourdissement* • *les extrémités deviennent blanches, puis tournent au bleu et au rouge* • *dans les cas les plus graves, une gangrène peut apparaître*

TRAITEMENT CLASSIQUE

AFIN D'ÉCARTER TOUTE HYPOTHÈSE DE MALADIE SOUS-JACENTE, DES RADIOGRAPHIES ET DES ANALYSES DE SANG POURRONT ÊTRE EFFECTUÉES. LE MÉDECIN VOUS PRESCRIRA DES VASODILATATEURS AFIN D'AMÉLIORER LA CIRCULATION SANGUINE.

THÉRAPIES

AYURVÉDA
• Pour stimuler votre circulation, massez-vous les mains et les pieds avec un mélange d'huile de moutarde et d'huile de sésame chaud (*voir* pages 78–85).

AROMATHÉRAPIE
• Les massages aux huiles essentielles de poivre noir, de citron et de romarin stimulent la circulation et réchauffent les tissus (*voir* pages 104–105).

OSTÉOPATHIE
• La manipulation douce de la colonne vertébrale et du cou peut aider à améliorer la circulation sanguine dans les zones périphériques du corps (*voir* pages 106–113). Il est possible d'obtenir des résultats analogues avec la chiropractie (*voir* pages 118–125).

HYDROTHÉRAPIE
• L'eau chaude dilate les vaisseaux sanguins, augmente le débit du sang et stimule la circulation. Le thérapeute vous indiquera quel est le traitement le plus approprié à votre cas (*voir* pages 172–179).

BIOFEEDBACK
• Le thérapeute vous montrera comment vous concentrer mentalement sur le réchauffement des doigts et des orteils en vous servant d'un capteur de température (*voir* pages 212–213). Le training autogène vous permettra de vous sentir bien grâce à une série d'exercices mentaux (*voir* pages 210–211).

CI-DESSOUS *L'huile essentielle de poivre noir peut améliorer la circulation.*

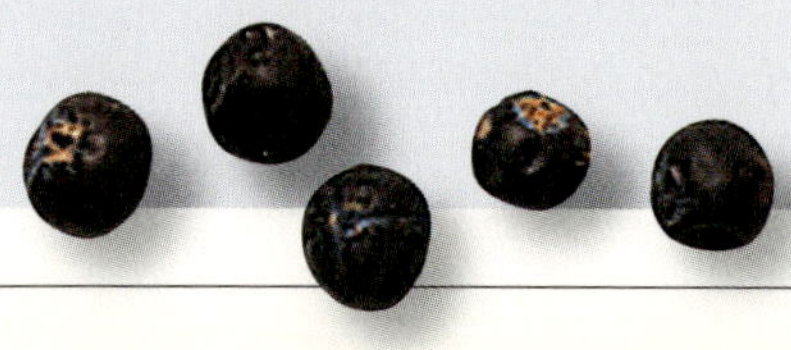

Varices

Les varices sont des veines dilatées, allongées et irrégulières affleurant sous la peau. Cette affection est souvent pénible et plus douloureuse en fin de journée que le matin. Les varices apparaissent souvent chez les femmes lors d'une première grossesse, mais de plus en plus de cas sont constatés chez les deux sexes dès la fin de l'adolescence. En dehors de la grossesse, elles peuvent aussi avoir pour cause l'obésité, la constipation, le fait de rester trop longtemps debout ou assis, le mode de vie sédentaire et l'hérédité. Les varices touchent surtont les membres inférieurs, mais peuvent aussi toucher le rectum (hémorroïdes), la vulve (durant la grossesse), le scrotum ou l'œsophage.

Les varices se forment en cas de défaillance des valvules qui permettent le reflux du sang. Il en résulte une pression accrue sur les parois des vaisseaux, qui se dilatent. Lorsque les varices sont dues à la grossesse, elles peuvent s'estomper après l'accouchement. Autrement, elles reviennent périodiquement. Il est recommandé aux personnes qui y sont sujettes de faire beaucoup d'exercice, d'éviter de rester debout trop longtemps et de s'allonger régulièrement pendant quelques minutes les jambes surélevées. Si vous souffrez de surcharge pondérale, un régime vous sera proposé. Des chaussettes, des bas et des collants de contention sont en vente en pharmacie. Il seront plus efficaces si vous les enfilez dès le réveil, c'est-à-dire avant que les veines n'aient eu le temps de se remplir de sang stagnant. Les varices ne sont pas toujours douloureuses et c'est souvent plus par souci esthétique que pour des raisons médicales que certaines personnes se les font retirer.

MISE EN GARDE

EN CAS DE BLESSURE, LES VARICES PEUVENT SAIGNER ABONDAMMENT. CONSULTEZ AU PLUS VITE UN MÉDECIN. ÉVITEZ L'HYDROTHÉRAPIE SI VOUS PRÉSENTEZ UNE CARDIOPATHIE.

TRAITEMENT CLASSIQUE

LE MÉDECIN VOUS PROPOSERA L'INJECTION D'UN PRODUIT PERMETTANT DE RESSERRER ET DE REFERMER LES VEINES OU, DANS LES CAS LES PLUS SÉVÈRES, UNE ABLATION PURE ET SIMPLE DES VARICES.

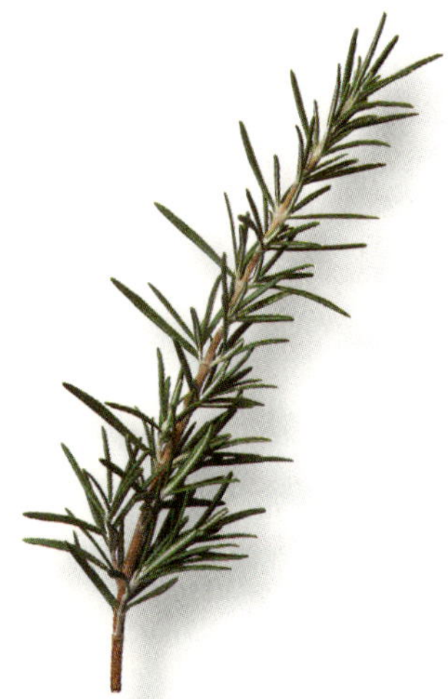

CI-DESSUS *Se masser les jambes à l'huile de romarin peut améliorer la circulation et soulager les varices, car cette plante possède des propriétés stimulantes.*

Symptômes

- *veines sensibles et dilatées* • *ecchymoses et dépigmentation*
- *sensations de brûlure* • *peau irritée et desquamations*
- *jambes gonflées et mollets douloureux*

THÉRAPIES

AROMATHÉRAPIE
• Pour améliorer la circulation, vous pouvez masser la zone autour des varices avec une huile de support additionnée de quelques gouttes d'huile essentielle de romarin, de genévrier ou de lavande (*voir* pages 104–105).

HYDROTHÉRAPIE
• L'alternance du chaud et du froid sous forme de bains, d'aspersions ou de compresses peut stimuler la circulation. Pour soulager les douleurs, vous pouvez aussi vous tamponner les jambes deux fois par jour pendant plusieurs minutes avec une éponge imbibée d'eau froide (*voir* pages 172–179).

YOGA
• Les postures inversées peuvent contribuer à réduire la pression qui s'exerce sur les veines des jambes, mais sont contre-indiquées aux femmes enceintes et aux personnes souffrant d'hypertension artérielle (*voir* pages 52–59).

CI-DESSOUS *La station debout prolongée est une cause courante des varices. Aussi est-il recommandé de se reposer régulièrement, les jambes surélevées.*

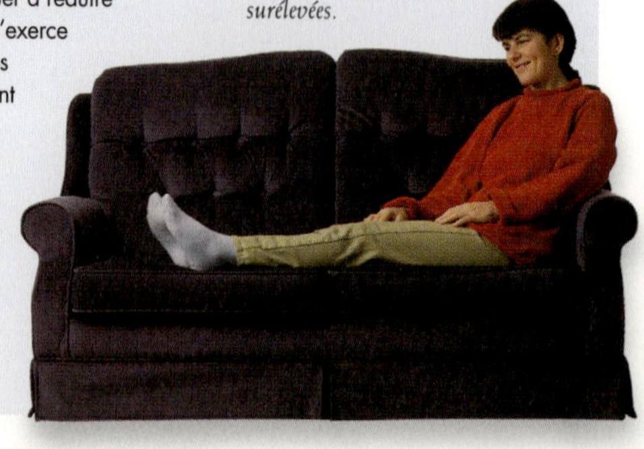

Palpitations

Le terme de palpitation désigne la perception d'un rythme cardiaque anormal. Les palpitations peuvent être régulières ou irrégulières. Elles sont souvent dues à un effort intense, comme courir pour attraper son bus ou monter les escaliers quatre à quatre, à une émotion forte, à l'anxiété, à la peur ou à la colère, mais il existe aussi d'autres facteurs déclenchants, tels que le tabac, l'abus de café ou de thé, les infections virales, l'hyperthyroïdie, les troubles cardiaques, l'hyperventilation ou l'indigestion.

Les palpitations sont très courantes, généralement sans danger et le plus souvent à peine perceptibles. En fait, le « battement en moins » dont se plaignent souvent les personnes qui souffrent de palpitations n'est pas un battement manquant, mais ce que les médecins appellent un battement hétérotope ou prématuré qui donne lieu à un long intervalle avant le battement suivant. Les battements hétérotopes ne sont généralement pas dangereux, mais il est préférable de consulter un médecin s'ils sont fréquents ou associés à d'autres symptômes, tels que des étourdissements, des évanouissements, des douleurs thoraciques ou un essoufflement.

Les palpitations fréquentes ou prolongées nécessitent un examen médical, car elles peuvent être le symptôme de troubles thyroïdiens ou cardiaques. En cas de doute, le médecin vous fera passer un électrocardiogramme et vous prescrira des analyses de sang. Les palpitations dues à une cardiopathie réagissent généralement bien aux bêtabloquants et aux antiarhytmiques. Lorsque les facteurs déclenchants sont plutôt d'ordre émotionnel, une psychothérapie ou des séances de relaxation pourront s'avérer utiles.

Symptômes

- *battements perceptibles dans la poitrine suite à un effort*
- *sensation désagréable d'accélération du rythme cardiaque dans les moments d'anxiété*
- *impression d'avoir un « battement en moins »*

TRAITEMENT CLASSIQUE

LES PALPITATIONS FRÉQUENTES OU PROLONGÉES NÉCESSITENT UN EXAMEN MÉDICAL, CAR ELLES PEUVENT ÊTRE LE SYMPTÔME D'UNE MALADIE PLUS GRAVE, COMME UNE AFFECTION THYROÏDIENNE OU UNE CARDIOPATHIE.

CI-DESSOUS *Si vous souffrez de palpitations, il est indispensable de vous arrêter de fumer.*

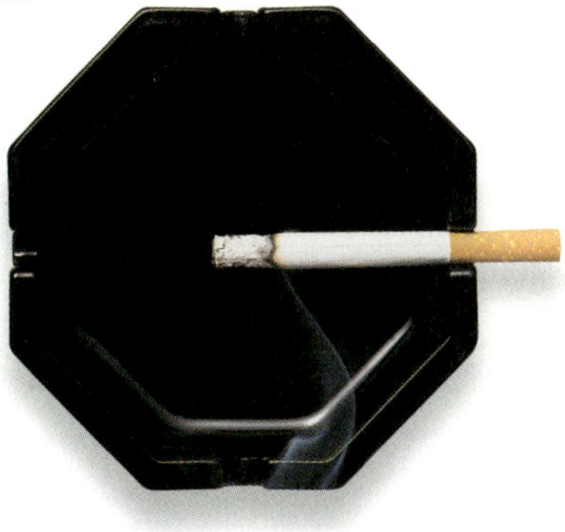

MISE EN GARDE

UN RYTHME CARDIAQUE RAPIDE ET IRRÉGULIER EST TOUJOURS UN SIGNE À PRENDRE AU SÉRIEUX ET NÉCESSITE UN EXAMEN MÉDICAL.

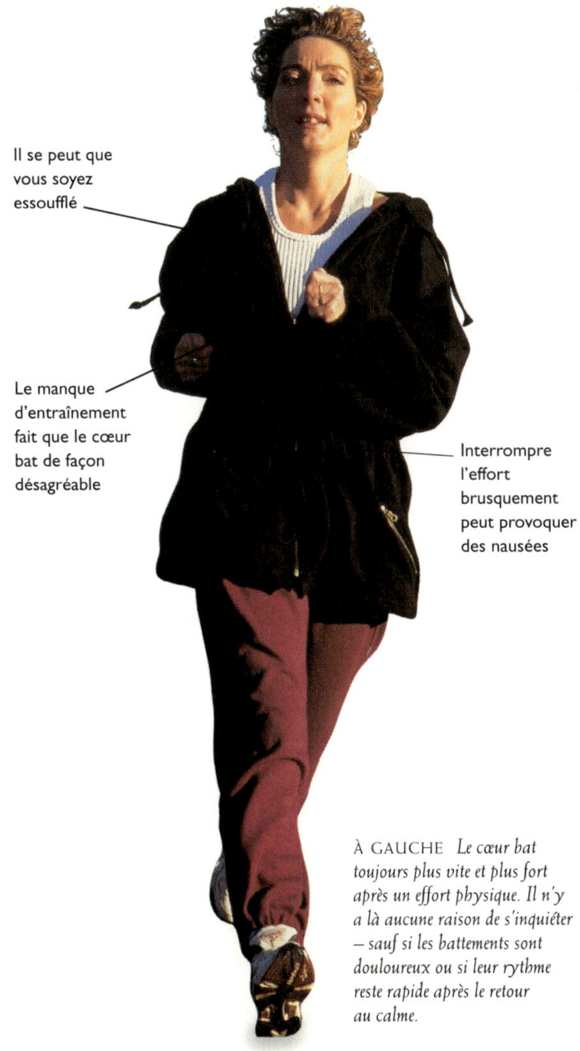

À GAUCHE *Le cœur bat toujours plus vite et plus fort après un effort physique. Il n'y a là aucune raison de s'inquiéter – sauf si les battements sont douloureux ou si leur rythme reste rapide après le retour au calme.*

THÉRAPIES

MASSAGE • Pratiqué régulièrement, l'effleurage lent et superficiel des membres peut calmer les palpitations, car ils induisent une réduction du stress, une baisse de la tension artérielle et une meilleure relaxation (*voir* pages 96–103).

AROMATHÉRAPIE • Si la cause des palpitations est d'ordre émotionnel, le fait de se masser régulièrement avec des huiles essentielles calmantes, comme l'ylang-ylang, la marjolaine, la lavande ou la mandarine, peut vous aider. Vous pouvez aussi essayer les huiles essentielles de menthe poivrée, d'anis, de mélisse, de romarin et de néroli, séparément ou combinées, mais toujours mélangées à une huile de support (*voir* pages 104–105).

DIGITOPRESSION • La manipulation des points des méridiens du péricarde et du cœur situés sur le poignet produit un effet calmant (*voir* pages 29–31).

TRAINING AUTOGÈNE • Les exercices mentaux propres au training autogène peuvent vous aider à surmonter les palpitations dues à l'anxiété ou à d'autres facteurs psychologiques. Cette technique de relaxation a fait ses preuves à maintes reprises (*voir* pages 210–211). Les techniques de biofeedback peuvent s'avérer utiles contre les palpitations lorsqu'elles sont liées au stress ou à l'anxiété (*voir* pages 212–213).

YOGA/TECHNIQUES DE RELAXATION • Apprendre à respirer correctement est un élément clé de la relaxation. Les exercices respiratoires du yoga peuvent être très utiles (*voir* pages 52–59). Les techniques enseignées par les thérapeutes pour réduire le stress et détendre les muscles sont également intéressantes (*voir* pages 158–165).

PSYCHOTHÉRAPIE • Certaines psychothérapies s'avèrent efficaces en cas de palpitations liées à des facteurs émotionnels (*voir* pages 188–191).

CI-DESSOUS *Le massage des jambes peut faire baisser la tension artérielle et détendre les muscles après l'effort.*

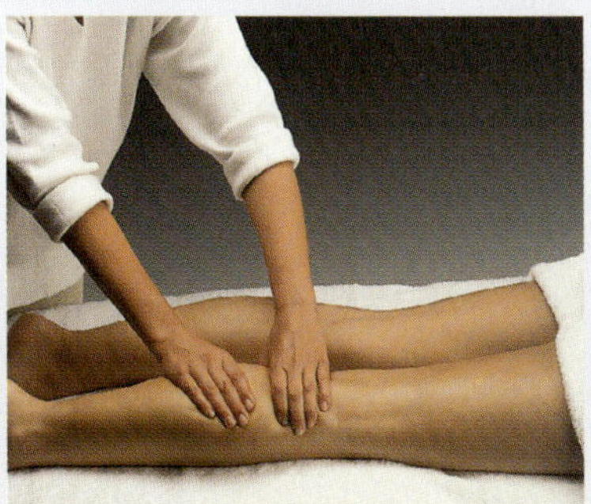

LES TROUBLES DE L'APPAREIL DIGESTIF

Nausée et vomissements

Le vomissement est un acte réflexe aux causes multiples. Il peut se produire notamment en réaction à l'ingestion d'une substance toxique, la nausée étant ce que l'on ressent lorsque l'on est sur le point de vomir. La gastroentérite, les traumatismes, les blessures à la tête, la migraine, les intoxications alimentaires, les calculs biliaires, l'excès de nourriture ou de boisson, les troubles de l'oreille interne, notamment en voyage, ainsi que les choses à l'aspect ou à l'odeur répugnants, en sont les principales causes. Les changements hormonaux durant la grossesse, les règles ou la ménopause peuvent aussi provoquer des nausées et des vomissements. Par ailleurs, les vomissements sont parfois le symptôme d'un trouble plus grave, comme l'appendicite, le glaucome, l'ulcère, l'hépatite ou la méningite. Si vous souffrez de nausées accompagnées de maux de tête et de douleurs abdominales, mais que vous ne vomissez pas, il est probable que la cause de ces symptômes soit plutôt d'ordre psychologique que physiologique. Si elles persistent, les nausées peuvent cependant être le signe d'une maladie hépatique.

En cas d'intoxication alimentaire, votre médecin vous demandera probablement de ne pas absorber d'aliments solides pendant 24 heures et de vous réhydrater au moyen d'une solution de sel et de glucose. Si les vomissements sont très violents, des antiémétiques pourront être prescrits pour inhiber le réflexe vomitif. La plupart des médicaments contre le mal des transports sont délivrés sans ordonnance. Il existe différents remèdes traditionnels contre la nausée, comme mâcher du gingembre confit ou boire une infusion de gingembre, de menthe poivrée ou de clou de girofle. Les personnes nauséeuses au réveil peuvent essayer de boire un peu de glace pilée.

TRAITEMENT CLASSIQUE

LES VOMISSEMENTS NE NÉCESSITENT AUCUN TRAITEMENT S'ILS SONT ÉPISODIQUES ; EN REVANCHE, IL EST INDISPENSABLE DE CONSULTER UN MÉDECIN S'ILS SONT RÉCURRENTS, AFIN DE S'ASSURER QU'ILS NE SONT PAS LE SYMPTÔME D'UNE MALADIE SOUS-JACENTE. DANS CERTAINS CAS, IL ARRIVE QUE LE MÉDECIN PRESCRIVE DES ANTIÉMÉTIQUES. IL EST SOUVENT RECOMMANDÉ AUX PERSONNES NAUSÉEUSES AU RÉVEIL ET À CELLES QUI SONT MALADES EN VOYAGE DE PRENDRE DES COMPLÉMENTS EN VITAMINE B6.

MISE EN GARDE

APPELEZ UN MÉDECIN SI LES VOMISSEMENTS SE PROLONGENT AU DELÀ DE 12 HEURES, SURTOUT LORSQU'IL S'AGIT D'UN ENFANT, SI LE VOMI CONTIENT DU SANG OU SI LES VOMISSEMENTS SONT ACCOMPAGNÉS DE DOULEURS ABDOMINALES, DE FIÈVRE, D'ASSOUPISSEMENT, DE MAUX DE TÊTE OU D'UNE INTOLÉRANCE À LA LUMIÈRE. NE PRENEZ PAS DE MÉDICAMENTS CONTRE LA NAUSÉE ET LES VOMISSEMENTS DURANT LE PREMIER TRIMESTRE DE GROSSESSE. NE CONSOMMEZ PAS DE GINGEMBRE SOUS QUELQUE FORME QUE CE SOIT SI VOUS SOUFFREZ D'UN ULCÈRE PEPTIQUE.

CI-DESSOUS *Les infusions de gingembre, de menthe poivrée ou de clou de girofle peuvent soulager la nausée. Le gingembre est particulièrement recommandé contre la nausée matinale, mais ne prenez pas de clou de girofle durant le premier trimestre d'une grossesse.*

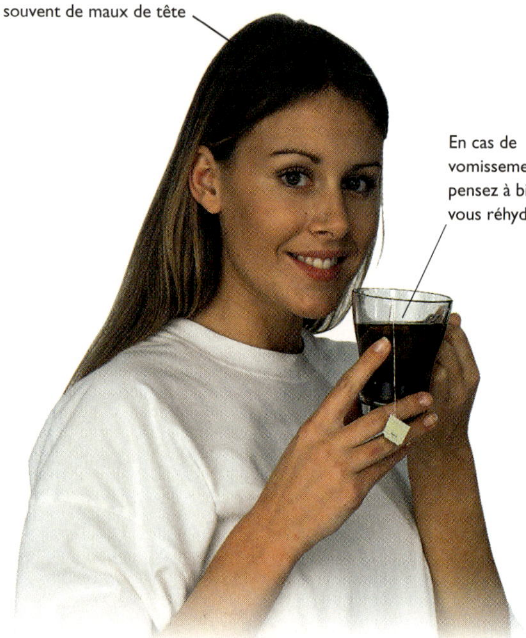
Les nausées s'accompagnent souvent de maux de tête
En cas de vomissements, pensez à bien vous réhydrater

LE SAVIEZ-VOUS ?

- Les nausées persistantes nécessitent un examen médical, car elles peuvent être le signe de troubles hépatiques.
- Les nausées consécutives à une chute ou un coup sur la tête sont le signe d'une commotion cérébrale.
- Les infusions de gingembre soulagent les états nauséeux liés au refroidissement ou à la grippe et aident à lutter contre l'infection.
- Pour ne pas être malade en voyage, les aromathérapeutes préconisent les massages à l'huile essentielle d'orange.
- Selon une étude publiée dans une revue médicale britannique, le gingembre serait plus efficace que les antihistaminiques pour lutter contre le mal des transports.

THÉRAPIES

DIGITOPRESSION • Le point d'acupuncture le plus efficace en cas de nausées est le sixième du Maître du Cœur (6 MC), qui se trouve au centre de la face intérieure de l'avant bras, à trois largeurs de doigt de l'articulation du poignet. Appuyez fermement sur ce point avec le pouce, et maintenez la pression pendant trois minutes. Il est conseillé aux personnes malades en voyage de porter des bracelets spéciaux équipés d'une petite balle en plastique qui fait pression sur le point 6 MC (*voir* pages 29–31).

HYPNOTHÉRAPIE • Faire quelques séances d'hypnothérapie avant une grossesse permet aux femmes se sentant déjà facilement nauséeuses au réveil de ne pas être trop gênées durant les premiers mois. Des études ont montré que l'hypnothérapie peut aussi prévenir la nausée lors d'une chimiothérapie (*voir* pages 218–223).

RELAXATION • Si vos nausées sont dues au stress ou à l'anxiété, faites des exercices de relaxation pour réduire les tensions. Cette thérapie peut aussi s'avérer utile pour calmer les angoisses liées aux vomissements prolongés ou violents (*voir* pages 158–165).

CHROMOTHÉRAPIE • Selon les chromothérapeutes, le vert réduirait la tension nerveuse, cause fréquente de nausées persistantes. Vous serez traité au moyen de lumières colorées ou de morceaux de soie et apprendrez à faire disparaître les symptômes par simple visualisation chromatique (*voir* pages 246–249).

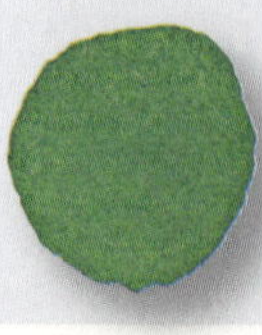

À GAUCHE *La couleur verte peut soulager les personnes sujettes à des nausées persistantes.*

Gastroentérite

Très courante, la gastroentérite ou grippe intestinale correspond à une inflammation du tube digestif. Sa cause la plus fréquente est la présence dans l'estomac et les intestins de micro-organismes infectieux, tels que virus, bactéries ou parasites, mais elle peut aussi être due à une réaction allergique, à la prise de certains médicaments, au stress ou à l'abus d'alcool.

Les symptômes de la gastroentérite varient beaucoup d'une personne à l'autre. Nausées, vomissements, diarrhée, douleurs abdominales, maux de tête, légère fièvre et douleurs musculaires sont parmi les plus fréquents. La gastroentérite dure entre 24 et 48 heures lorsqu'elle est d'origine virale, mais peut perdurer plus d'une semaine en cas d'infection bactérienne ou parasitaire et nécessite alors la prise d'antibiotiques. Dans les cas bénins, le médecin recommande de garder le lit et d'éviter les aliments solides. Une fois les vomissements passés, vous pouvez boire de l'eau ou des infusions par petites gorgées. Au bout de 24 heures, après disparition des symptômes, passez aux aliments fluides, tels que la soupe, puis aux aliments solides, mais légers. Évitez pendant quelques jours les fruits crus, l'alcool et les graisses.

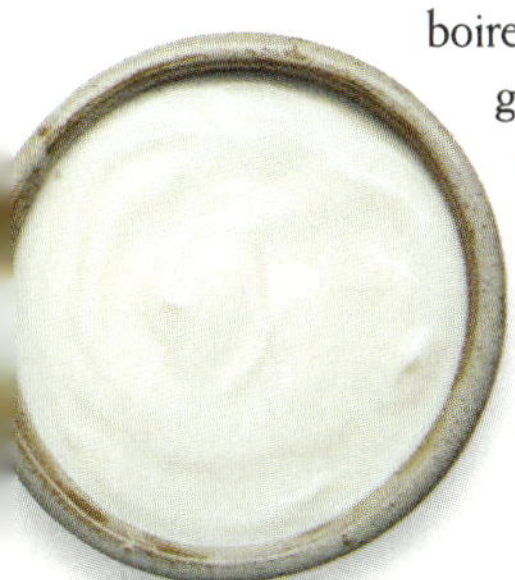

À GAUCHE *Les yaourts contenant des ferments lactiques sont souvent recommandés après une gastroentérite.*

SYMPTÔMES

• fièvre • douleurs abdominales • nausée et vomissements • diarrhée
• état de choc voire perte de conscience dans les cas très sévères

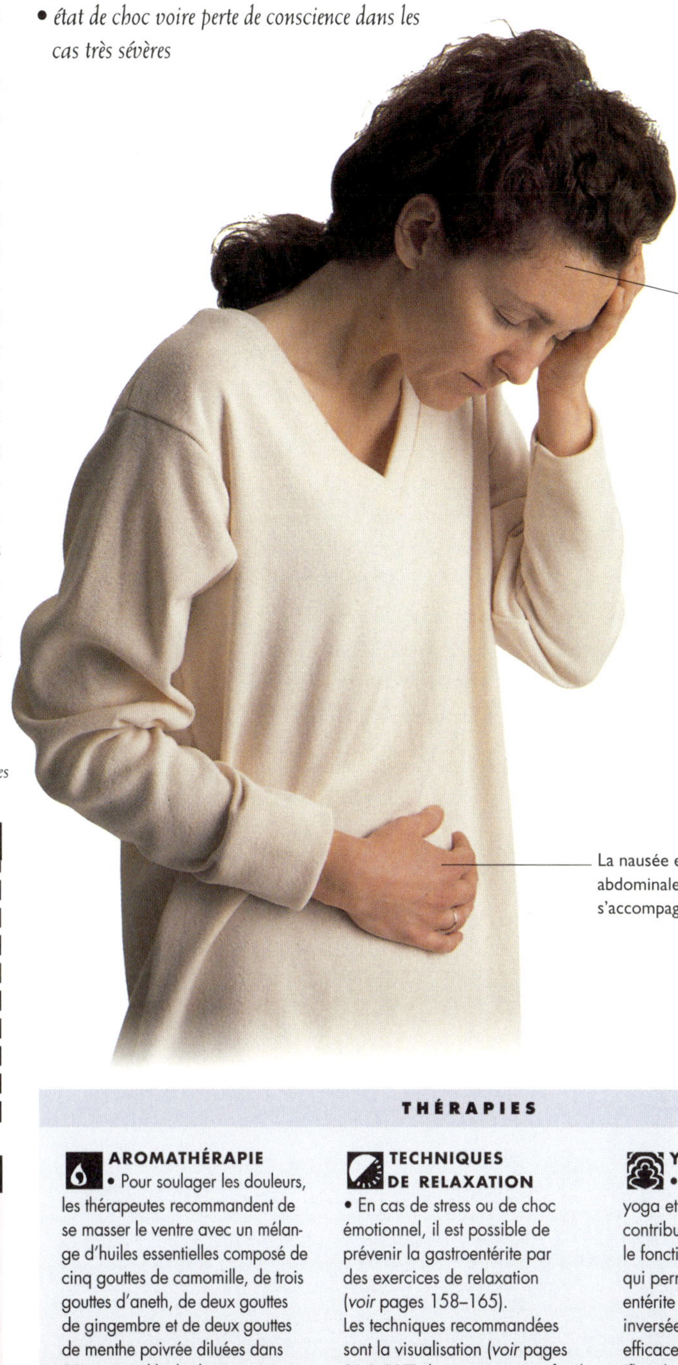
Il se peut que vous ayez de la fièvre ou des maux de tête
La nausée et les douleurs abdominales peuvent s'accompagner de diarrhée

LE SAVIEZ-VOUS ?

• Chaque année, environ 3 millions de personnes consultent leur médecin pour une gastroentérite.

• La gastroentérite tue entre cinq et dix millions de personnes chaque année dans le monde.

• La plupart des cas de gastroentérite sont d'origine virale.

• La mauvaise hygiène alimentaire étant une cause fréquente de gastroentérite, évitez les aliments préparés sans soin ou réfrigérés, surtout en été.

TRAITEMENT CLASSIQUE

RESTEZ COUCHÉ ET BUVEZ DE L'EAU PAR PETITES GORGÉES, LE PLUS SOUVENT POSSIBLE, AFIN DE NE PAS VOUS DÉSHYDRATER. VOTRE MÉDECIN VOUS PRESCRIRA PEUT-ÊTRE DES ANTIÉMÉTIQUES POUR INTERROMPRE LES VOMISSEMENTS VIOLENTS OU DES MÉDICAMENTS CONTRE LA DIARRHÉE SI CELLE-CI PERSISTE. IL SE PEUT AUSSI QU'IL VOUS DEMANDE DE FAIRE ANALYSER VOS SELLES AFIN D'ÉCARTER TOUTE HYPOTHÈSE D'INFECTION PARASITAIRE DES INTESTINS TELLE QU'UNE DYSENTERIE AMIBIENNE.

MISE EN GARDE

CONSULTEZ UN MÉDECIN SI VOUS AVEZ LA DIARRHÉE PENDANT PLUS DE 72 HEURES (24 HEURES POUR UN BÉBÉ OU MOINS S'IL REFUSE DE BOIRE OU SE MONTRE APATHIQUE) OU BIEN SI VOUS CONSTATEZ LA PRÉSENCE DE GLAIRE OU DE SANG DANS LES SELLES.

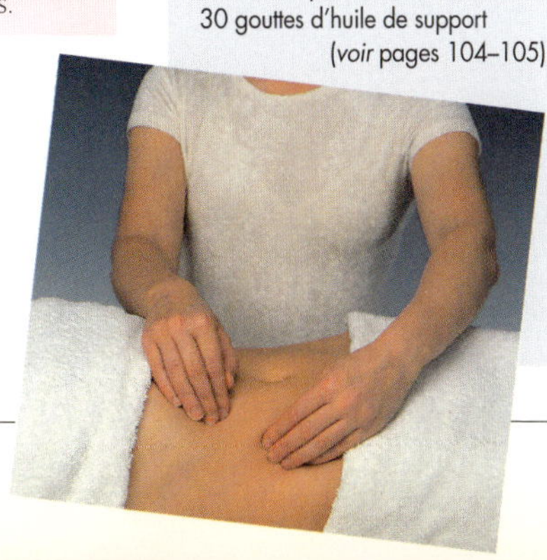

À DROITE *Masser le ventre avec des huiles essentielles peut soulager les symptômes de la gastroentérite.*

THÉRAPIES

AROMATHÉRAPIE • Pour soulager les douleurs, les thérapeutes recommandent de se masser le ventre avec un mélange d'huiles essentielles composé de cinq gouttes de camomille, de trois gouttes d'aneth, de deux gouttes de gingembre et de deux gouttes de menthe poivrée diluées dans 30 gouttes d'huile de support (*voir* pages 104–105).

TECHNIQUES DE RELAXATION • En cas de stress ou de choc émotionnel, il est possible de prévenir la gastroentérite par des exercices de relaxation (*voir* pages 158–165). Les techniques recommandées sont la visualisation (*voir* pages 214–217), la respiration profonde (*voir* pages 166–171) et la méditation (*voir* pages 60–63).

YOGA • Certains exercices de yoga et de respiration peuvent contribuer à améliorer le tonus et le fonctionnement des intestins, ce qui permet de prévenir la gastroentérite liée au stress. Les postures inversées seraient particulièrement efficaces pour stopper l'apana (flux descendant) et faire passer la diarrhée. Elles sont toutefois interdites aux personnes souffrant d'hypertension artérielle et aux femmes enceintes ou ayant leurs règles (*voir* pages 52–59).

Indigestion

Également appelée dyspepsie, l'indigestion désigne un ensemble de symptômes comprenant douleurs abdominales, nausées, brûlures épigastriques ou aigreurs (sensation de brûlure derrière le sternum), hoquet, rots ou renvois et flatulences. Ces embarras digestifs ont pour principale cause le fait d'avoir trop mangé, mangé trop vite, trop gras ou trop épicé. Tous ces facteurs conduisent à une surproduction d'acide gastrique qui irritent la muqueuse de l'estomac. Les aigreurs se produisent lorsque ces acides remontent dans l'œsophage. Les gros buveurs et les gros fumeurs, les femmes enceintes, les personnes souffrant de surcharge pondérale et les personnes stressées sont particulièrement sujettes à l'indigestion. Lorsqu'elle persiste, l'indigestion peut être le signe d'une affection plus grave, telle que l'ulcère peptique, les calculs biliaires ou la gastroentérite et nécessite un examen médical.

Beaucoup d'antiacides proposés en pharmacie peuvent apporter un soulagement temporaire. Ils contiennent généralement une substance alcaline qui neutralise l'acide gastrique. En cas d'indigestion sévère, votre médecin pourra vous prescrire un agent appelé antagoniste du récepteur 2 de l'histamine afin de réduire la production d'acide gastrique. Les remèdes naturels comprennent les infusions de camomille, de racine de réglisse ou de menthe poivrée. La meilleure façon d'éviter le problème est de manger par petites quantités, mais à intervalles réguliers, et surtout lentement. Évitez les plats épicés et les boissons fortes ou glacées.

TRAITEMENT CLASSIQUE

LES MESURES RECOMMANDÉES SONT LA PRISE D'ANTIACIDES, DÉLIVRÉS SANS ORDONNANCE, ET UN CHANGEMENT D'HYGIÈNE DE VIE ET DE RÉGIME ALIMENTAIRE (RENONCER PAR EXEMPLE AUX PLATS ÉPICÉS, À L'ALCOOL ET AU TABAC). DANS LES CAS SÉVÈRES, LE MÉDECIN PRESCRIRA DES MÉDICAMENTS POUR RÉDUIRE LA PRODUCTION D'ACIDE GASTRIQUE ET DES EXAMENS POUR DÉTECTER UNE ÉVENTUELLE MALADIE SOUS-JACENTE.

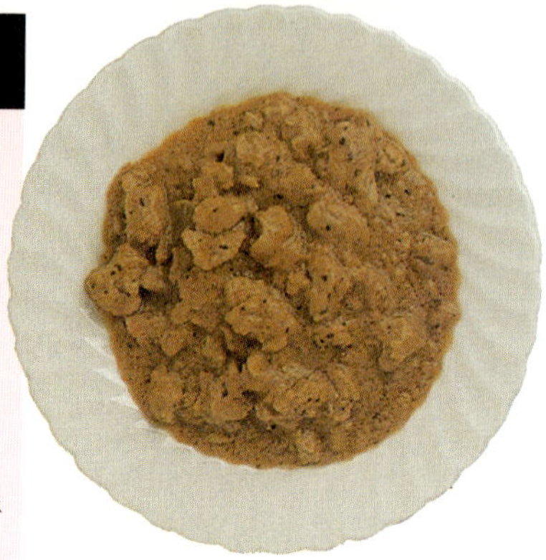

CI-DESSUS *Les mauvaises habitudes alimentaires sont une cause fréquente d'indigestion. Une alimentation trop riche en graisses et l'alcool sont souvent incriminés.*

MISE EN GARDE

LES INDIGESTIONS PROLONGÉES OU RÉCURRENTES PEUVENT ÊTRE LE SYMPTÔME D'UNE MALADIE PLUS GRAVE. CONSULTEZ VOTRE MÉDECIN SI UNE INDIGESTION TARDE À PASSER.

LE SAVIEZ-VOUS ?

- Il est recommandé aux personnes qui souffrent d'indigestion de réduire leur consommation de caféine et de tabac.
- Mangez lentement et mâchez consciencieusement afin de faciliter la digestion.
- La médecine chinoise et la médecine ayurvédique recommandent notamment de ne pas boire glacé en mangeant.
- Si vous souffrez de brûlures épigastriques durant la nuit, surélevez votre buste d'environ 30° afin de soulager les symptômes.

CI-DESSOUS *La réglisse possède des propriétés apaisantes et est recommandée en infusion aux personnes souffrant d'indigestion.*

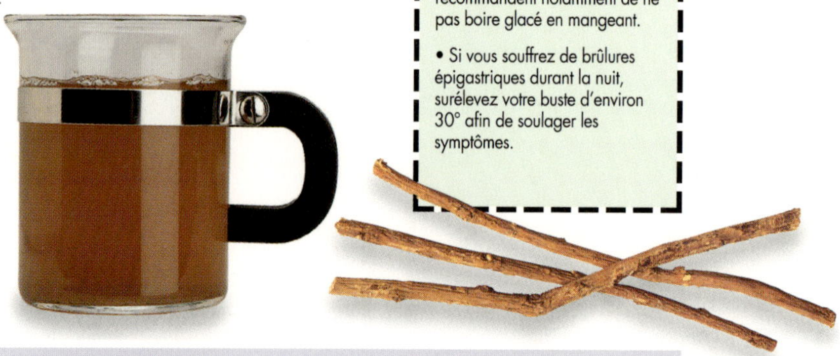

Symptômes

• embarras gastrique • nausée • sensation de brûlure derrière le sternum (brûlures épigastriques ou aigreurs) • hoquet • flatulences (gaz et ballonnements)

THÉRAPIES

DIGITOPRESSION • La manipulation de certains points peut soulager les douleurs gastriques et les symptômes d'indigestion, notamment les aigreurs. Allongez-vous sur le ventre, puis placez la paume de votre main droite sous le plexus solaire et la paume de votre main gauche sous votre ventre, entre le pubis et le nombril. Tournez la tête d'un côté et respirez lentement et profondément (*voir* pages 29–31).

ACUPUNCTURE • Selon les acupuncteurs, la manipulation des méridiens de l'estomac, du gros intestin et de la rate peut réduire l'acidité gastrique et stimuler la production de mucus protecteur. L'acupuncture est particulièrement recommandée en cas d'indigestion due au stress. Une amélioration sur le long terme aurait été constatée en Chine dans 60 % des cas, mais il arrive souvent qu'il faille recommencer le traitement une à deux fois par an (*voir* pages 20–28).

CHIROPRACTIE • Le traitement se concentre sur la manipulation de la portion thoracique inférieure de la colonne vertébrale et vise à améliorer l'irrigation et l'innervation des organes de la digestion (*voir* pages 118–125 et Ostéopathie, pages 106–113).

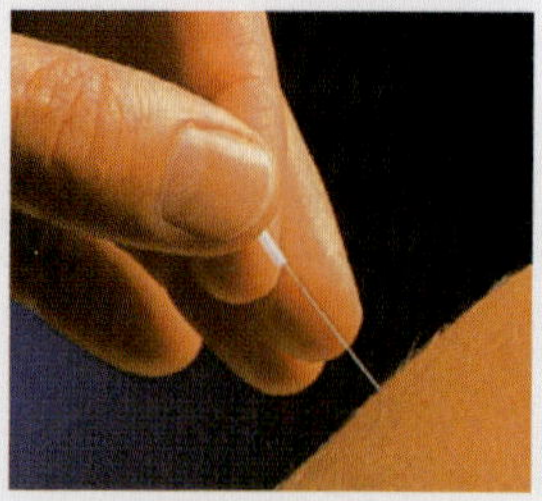

YOGA • Considérant que le fait de trop manger surmène l'organisme, les adeptes du yoga ne mangent ni ne boivent à chaque repas que deux fois le contenu du creux des mains réunies, et sortent de table avec un tiers de leur estomac vide. Ils recourent aussi à des postures spécifiques pour réduire le stress et équilibrer les énergies corporelles (*voir* pages 52–59).

À GAUCHE *Les acupuncteurs parviennent à soigner l'indigestion en réduisant l'acidité gastrique et en stimulant la production de mucus protecteur.*

Ulcère peptique

L'ulcère peptique est une lésion arrondie et superficielle de la muqueuse de l'estomac (ulcère gastrique) ou de celle du duodénum, première partie de l'intestin grêle, (ulcère duodénal). L'ulcère se manifeste par des douleurs et une gêne (notamment lors de la prise de nourriture), des nausées et des vomissements. Dans les cas les plus sévères, la paroi du tube digestif peut se perforer. Le contenu de l'estomac se déverse alors dans la cavité abdominale, ce qui peut provoquer une péritonite aigüe et nécessite une hospitalisation en urgence. L'ulcère perforant nécessite généralement une intervention chirurgicale. En cas de saignements chroniques (ce que l'on peut voir à l'aspect goudronneux des selles), l'ulcère peut provoquer une anémie.

La cause exacte de l'ulcère peptique n'est pas encore complètement élucidée, mais tout laisse à penser qu'il s'agit dans 95 % des cas d'un germe appelé *Helicobacter pylori*. D'autres facteurs peuvent être incriminés, comme la prise d'anti-inflammatoires non-stéroïdiens du type ibuprofène, l'alcool, l'abus d'aspirine ou le stress lié à un traumatisme ou à une opération chirurgicale.

Une cure d'antibiotiques peut être efficace pour venir lutter contre *Helicobacter pylori*, tandis que les antiacides permettent de soulager les symptômes. Un médicament de la catégorie des antagonistes du récepteur 2 de l'histamine pourra être prescrit pour réduire l'acidité gastrique. Si vous êtes sujet aux ulcères, le fait d'arrêter de fumer, de réduire votre consommation d'alcool et d'éviter les aliments épicés vous permettra de diminuer leur occurrence.

Symptômes

- *brûlures ou sensation de crampe*
- *rots* • *ballonnements* • *vomissements*
- *amaigrissement* • *anémie*

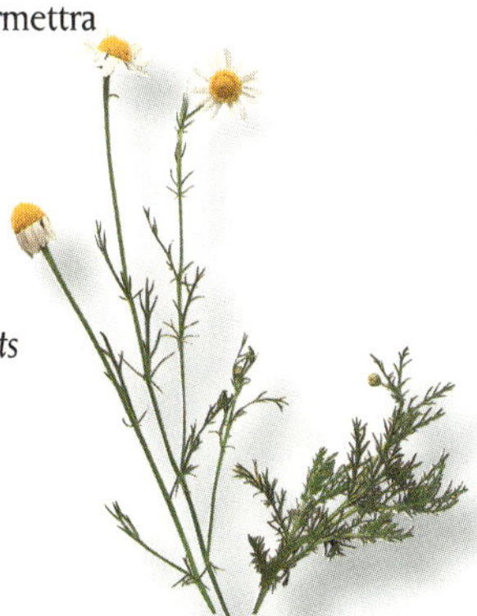

À DROITE *L'huile essentielle de camomille soulage les symptômes de l'ulcère.*

LE SAVIEZ-VOUS ?

- Les anti-inflammatoires non-stéroïdiens, comme l'ibuprofène, favorise l'ulcère peptique.
- Les personnes appartenant au groupe O sont plus sujettes aux ulcères que les autres.
- Selon les médecins, une personne sur dix souffrirait d'un ulcère à un moment ou un autre de sa vie.
- Dans le cas de certains ulcères, les antibiotiques prémuniraient 90 % des patients contre les récidives.
- Les douleurs associées à l'ulcère gastrique se manifestent surtout lors de la prise de nourriture, tandis que l'ulcère duodénal donne l'impression d'avoir subitement un creux à l'estomac.
- Dans près de 90 % des cas, l'ulcère peptique non traité récidive dans les deux premières années suivant la première occurrence.

CI-DESSOUS *Bien que l'ulcère peptique soit surtout dû au stress, de mauvaises habitudes alimentaires peuvent également être incriminées. Pour faciliter la digestion, vous pouvez essayer de remplacer le thé et le café par des infusions de camomille.*

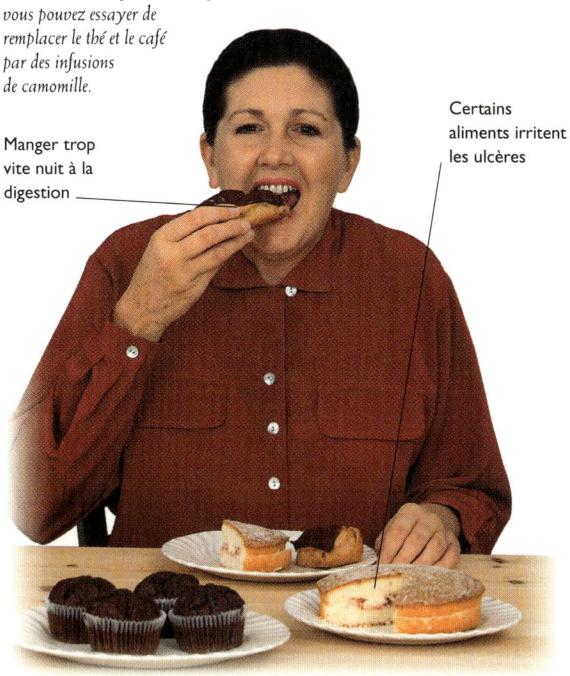
Manger trop vite nuit à la digestion
Certains aliments irritent les ulcères

TRAITEMENT CLASSIQUE

LE TRAITEMENT CLASSIQUE COMPREND DES PANSEMENTS GASTRIQUES ANTIACIDES, UN INHIBITEUR DE LA SÉCRÉTION ACIDE ET UNE CURE ANTIBIOTIQUE EN CAS D'INFECTION PAR *HELICOBACTER PYLORI* DÉMONTRÉE PAR FIBROSCOPIE. IL Y A ALORS MOINS DE 2 % DE RECHUTES PAR AN. CERTAINES MESURES, COMME LA RÉDUCTION DE LA CONSOMMATION DE TABAC ET D'ALIMENTS ÉPICÉS, SONT ÉGALEMENT RECOMMANDÉES.

MISE EN GARDE

CONSULTEZ VOTRE MÉDECIN SI VOUS PENSEZ PRÉSENTER LES SYMPTÔMES DE L'ULCÈRE PEPTIQUE, SURTOUT EN CAS DE SELLES SANGLANTES OU GOUDRONNEUSES, SI VOUS VOMISSEZ DU SANG OU SI VOUS AVEZ DES DOULEURS ABDOMINALES, CAR CE PEUT ÊTRE UN SIGNE D'HÉMORRAGIE INTERNE OU DE PERFORATION.

THÉRAPIES

ACUPUNCTURE

• Une étude menée en Chine a montré que l'acupuncture peut réduire l'acidité gastrique, qui est l'un des principaux facteurs de développement de l'ulcère peptique. Les résultats sont positifs aussi bien pour l'ulcère gastrique que pour l'ulcère duodénal (*voir* pages 20–28).

AROMATHÉRAPIE

• Pour soulager les symptômes de l'ulcère, les thérapeutes recommandent de se masser le ventre avec des huiles essentielles de camomille, d'encens, de géranium et de marjolaine (*voir* pages 104–105).

RÉFLEXOLOGIE

• Pour traiter l'estomac et le duodénum, les réflexologues concentrent leur travail sur la voûte plantaire. C'est là que se trouvent aussi les zones réflexes d'organes internes tels que la vésicule biliaire, les surrénales, le côlon et la valve iléo-caecale (*voir* pages 66–71).

SHIATSU

• Selon les spécialistes du shiatsu, il est possible d'influer sur l'appareil digestif, et notamment l'estomac, en exerçant une pression sur le méridien de la vessie, qui descend le long de la colonne vertébrale et se trouve en contact avec les organes internes (*voir* pages 32–37 et Do-in, pages 38–41).

YOGA

• Les professeurs de yoga préconisent plusieurs asanas (postures équilibrantes), mais mettent en garde contre les postures assises. Le verrouillage du ventre est recommandé en cas de troubles liés à l'hyperacidité, comme l'ulcère. Penchez-vous vers l'avant et expirez. Bloquez votre respiration. Ouvrez votre cage thoracique comme si vous inspiriez et rentrez votre ventre pour former un grand creux au niveau des intestins et de l'estomac. Relâchez tous vos muscles. Restez ainsi jusqu'à ce vous soyez obligé de reprendre votre respiration. Relâchez votre ventre et inspirez lentement (*voir* pages 52–29).

TECHNIQUE ALEXANDER

• Selon les spécialistes de la technique Alexander, le fait de corriger les mauvaises habitudes posturales et de dissiper les tensions musculaires chroniques peut aider à soulager l'appareil digestif (*voir* pages 146–153).

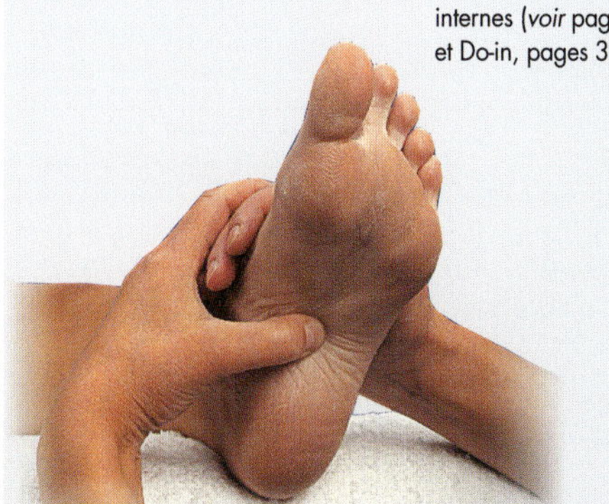

À GAUCHE *Le réflexologue s'efforcera de réduire le stress et les déséquilibres à l'origine de l'ulcère, mais la manipulation de certaines zones du pied peut aussi avoir une action positive sur la muqueuse de l'estomac.*

Diarrhée

La diarrhée se caractérise par un besoin fréquent et irrépressible d'aller à la selle ainsi que par des selles très liquides souvent accompagnées de spasmes du côlon et de flatulences. La diarrhée se produit lorsque les parois de l'intestin ne parviennent pas à absorber suffisamment l'eau contenue dans les selles lors du transit. Certaines infections, comme la dysenterie, provoquent une sécrétion anormalement abondante de liquide intestinal, que le côlon ne peut pas réabsorber, tandis que certaines maladies inflammatoires de l'intestin, comme la colite ulcéreuse, affectent le fonctionnement du côlon.

Mais ce ne sont là que deux des causes possibles de la diarrhée. L'abus d'aliments aux propriétés laxatives, comme les fruits mûrs ou les légumineuses, peut en être une autre. Le stress et l'anxiété influent sur la digestion et la diarrhée résulte souvent d'une frayeur ou d'une situation stressante. L'aspirine et les complexes vitaminés peuvent donner la diarrhée à certaines personnes. L'organisme cherchant à se débarrasser des micro-organismes nocifs, les bactéries, les parasites, les virus, les allergènes contenus dans les aliments sont autant de causes possibles de diarrhée et de vomissements.

Chez la plupart des adultes, les diarrhées de courte durée n'ont rien d'inquiétant en soi, mais la déminéralisation et la déshydratation qui peuvent en résulter ne doivent pas être sous-estimées. Aussi est-il indispensable de boire beaucoup lorsque l'on a la diarrhée. Les jus de fruit permettent au corps de retrouver les électrolytes évacués avec les selles. Vous pouvez aussi vous préparer une solution réhydratante en diluant une demi-cuillerée à café de sel et huit cuillerées à café de sucre dans 25 cl d'eau. Les nourrissons risquent de se déshydrater très rapidement, surtout si la diarrhée est accompagnée de vomissements. Il faut leur faire boire beaucoup d'eau bouillie et appeler le médecin. Lorsque les selles contiennent du sang ou des glaires, les diarrhées prolongées ou récurrentes peuvent être le symptôme d'une affection plus préoccupante, comme la maladie de Crohn, la colite ulcéreuse, la colopathie fonctionnelle, la diverticulose, voire dans quelques cas, le cancer du côlon.

Symptômes

• selles liquides et aqueuses et expulsion violente • crampes abdominales • selon la cause, vomissements et flatulences

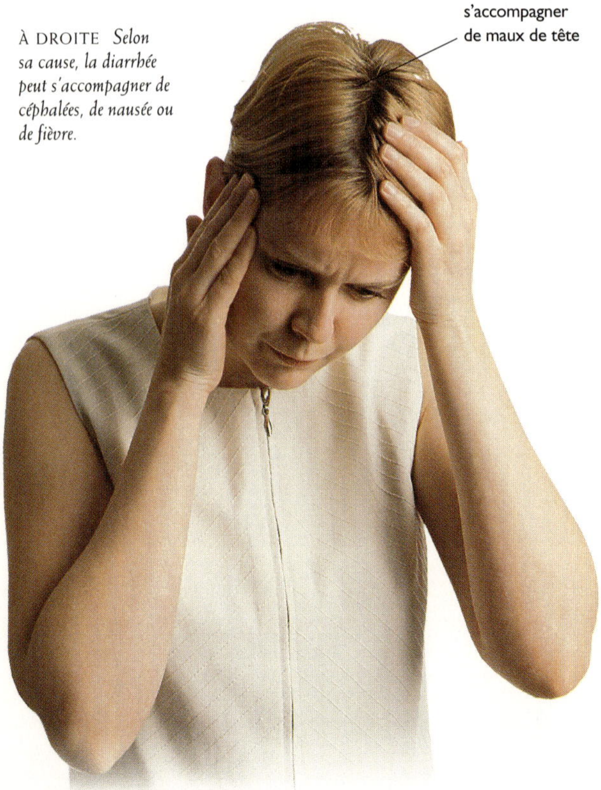

À DROITE *Selon sa cause, la diarrhée peut s'accompagner de céphalées, de nausée ou de fièvre.*

Traitement classique

BUVEZ BEAUCOUP D'EAU POUR ÉVITER DE VOUS DÉSHYDRATER. LE MÉDECIN POURRA PRESCRIRE UNE SOLUTION DE SEL ET DE GLUCOSE AFIN DE RÉHYDRATER ET DE REMINÉRALISER L'ORGANISME. SI LA DIARRHÉE NE CÈDE PAS ET S'ACCOMPAGNE DE CRAMPES D'ESTOMAC ET DE VOMISSEMENTS, SURTOUT APRÈS UN VOYAGE À L'ÉTRANGER, VOTRE MÉDECIN VOUS FERA FAIRE DES ANALYSES DE SELLES AFIN DE S'ASSURER QU'AUCUNE BACTÉRIE OU AUCUN PARASITE N'EST EN CAUSE. SI TEL EST LE CAS, UNE CURE D'ANTIBIOTIQUES POURRA ÊTRE PRESCRITE. EN CAS DE DIARRHÉE TRÈS SÉVÈRE, UNE COLOSCOPIE OU UN LAVEMENT BARYTÉ PEUT S'AVÉRER NÉCESSAIRE POUR SAVOIR S'IL S'AGIT D'UNE COLOPATHIE FONCTIONNELLE OU D'UNE MALADIE INFLAMMATOIRE DES INTESTINS.

Le saviez-vous ?

- En France, 3,5 millions de personnes consultent chaque année leur médecin pour une diarrhée.
- La diarrhée est la première cause d'arrêt maladie dans les pays occidentaux et l'une des premières causes de décès dans les pays en développement.
- Les maladies à diarrhées prennent rapidement des proportions épidémiques, surtout en l'absence d'hygiène et de mesures sanitaires appropriées.
- La diarrhée déshydrate l'organisme, pensez à boire beaucoup d'eau.

Mise en garde

APPELEZ UN MÉDECIN SI VOTRE DIARRHÉE NE CÈDE PAS DANS LES 48 HEURES OU SI VOTRE ENFANT PRÉSENTE UNE DIARRHÉE PERSISTANTE, SURTOUT SI ELLE EST ACCOMPAGNÉE DE VOMISSEMENTS. CONSULTEZ ÉGALEMENT UN MÉDECIN SI VOUS AVEZ SOUVENT DES DIARRHÉES GLAIREUSES OU SANGLANTES EN ALTERNANCE AVEC UNE CONSTIPATION. IL VOUS PRESCRIRA DES EXAMENS APPROFONDIS POUR S'ASSURER QUE VOUS NE SOUFFREZ PAS D'UNE MALADIE PLUS GRAVE.

Thérapies

DIGITOPRESSION • Pour traiter la diarrhée, les thérapeutes recommandent la manipulation de certains points situés sur les méridiens de l'estomac et de la rate. Placez le bout de vos doigts dans les espaces intercostaux inférieurs, dans l'axe du mamelon et respirez profondément pendant une minute, tout en exerçant une légère pression (*voir* pages 29–31).

ACUPUNCTURE • Des études réalisées en Chine ont montré que l'acupuncture accélère la guérison des infections intestinales et réduit le risque de complications. Certains chercheurs pensent que cette technique agit en stimulant la sécrétion de substances chimiques bactéricides (*voir* pages 20–28).

TECHNIQUES RESPIRATOIRES • La peur ou l'anxiété peuvent provoquer une diarrhée soudaine. Les techniques de relaxation et de respiration semblent pouvoir réduire le taux d'hormones de stress qui augmente à l'occasion des émotions négatives. Elles peuvent en outre vous aider à entretenir le bon fonctionnement de votre appareil digestif (*voir* pages 166–171 et Relaxation, pages 158–165).

YOGA • Les postures et les exercices respiratoires du yoga peuvent être très efficaces pour améliorer le tonus et le fonctionnement des intestins (*voir* pages 52–59).

CI-DESSOUS *L'un des principaux risques de la diarrhée étant la déshydratation, pensez à boire beaucoup d'eau.*

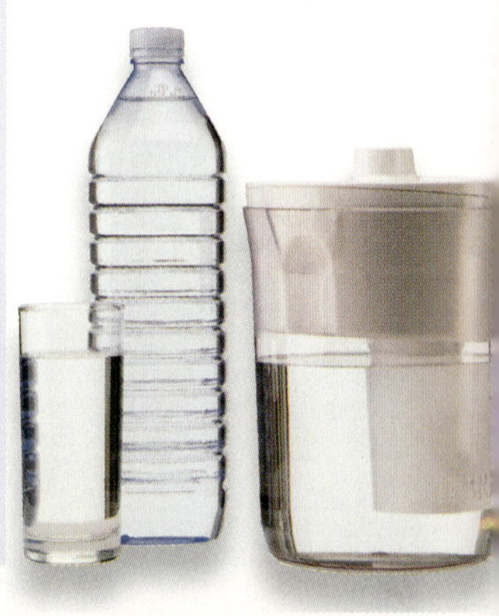

Constipation

La constipation désigne une expulsion difficile et parfois douloureuse des selles en raison d'un séjour anormalement prolongé de fèces dans le rectum, où elles ont durci. Il arrive que la constipation provoque des hémorroïdes ou une fissure anale. Le gonflement abdominal et la sensation de réplétion, même après la défécation, ajoutent à l'inconfort. La constipation peut avoir diverses causes, comme le fait de se retenir d'aller aux toilettes, le fait de ne pas boire suffisamment ou de ne pas manger assez de fibres, la sédentarité ou l'anxiété. Elle peut aussi être due au vieillissement en raison d'une baisse du tonus musculaire, ou à la grossesse. Certains médicaments – analgésiques, antiarythmiques, antihistaminiques et antidépresseurs –, ainsi que l'abus de laxatifs et de compléments en fer peuvent aussi constiper. En cas de modification de votre transit, surtout si vos selles contiennent du sang, consultez un médecin. Une bonne hydratation, une alimentation riche en fibres et l'exercice physique peuvent améliorer considérablement les symptômes de la constipation.

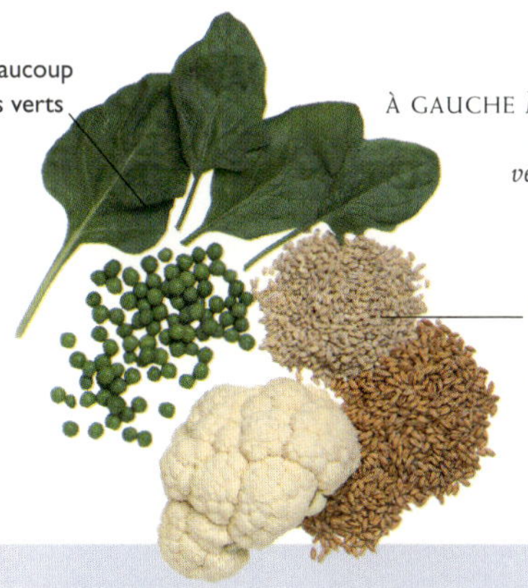

À GAUCHE *Les fibres sont des laxatifs naturels, veillez à en manger suffisamment.*

Symptômes

• passages à la selle peu fréquents et difficiles • douleurs durant la défécation • perte de poids • estomac gonflé • dans certains cas, maux de tête, léthargie, manque d'appétit, langue chargée et flatulences

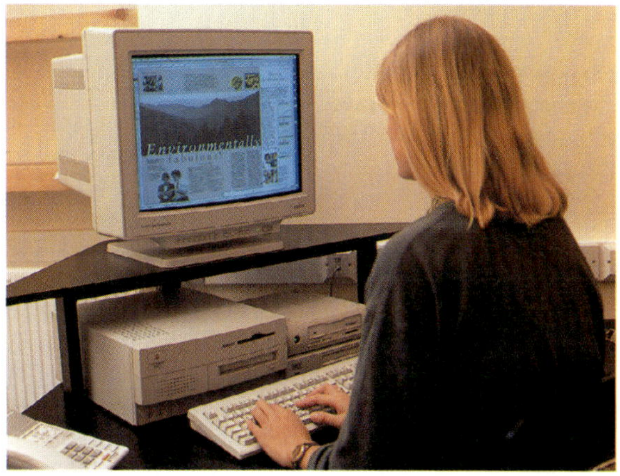

À GAUCHE *Le travail sédentaire favorisant la constipation, essayez de faire un peu d'exercice.*

MISE EN GARDE

IL PEUT ARRIVER QUE LA CONSTIPATION SOIT LE SYMPTÔME D'UNE MALADIE PLUS GRAVE, COMME LA COLOPATHIE FONCTIONNELLE, LA DIVERTICULOSE OU LE CANCER. CONSULTEZ VOTRE MÉDECIN SI VOUS ÊTES CONSTIPÉ DEPUIS PLUS DE DEUX SEMAINES, SI VOUS SOUFFREZ DE CONSTIPATION ET DE DIARRHÉE EN ALTERNANCE OU SI VOS SELLES CONTIENNENT DU SANG.

LE SAVIEZ-VOUS ?

• Paradoxalement, l'abus de laxatifs peut être à l'origine de la constipation. Les intestins s'habituent à cette stimulation artificielle et ne parviennent plus à fonctionner sans elle.

• La fréquence normale des passages à la selle va de deux fois par jour à deux fois par semaine. Les personnes constipées peuvent ne pas aller à la selle pendant une semaine ou plus.

• La constipation est l'affection de l'appareil digestif la plus fréquente. Selon certaines études, environ 15 % de la population des pays occidentaux en souffrirait.

TRAITEMENT CLASSIQUE

VOTRE MÉDECIN VOUS INCITERA À FAIRE DE L'EXERCICE, À MANGER DAVANTAGE DE FIBRES ET À BOIRE SUFFISAMMENT. IL POURRA VOUS PRESCRIRE UN LAXATIF LÉGER EN CAS DE CONSTIPATION PASSAGÈRE.

THÉRAPIES

ACUPUNCTURE
• Pour traiter la constipation et rétablir le fonctionnement normal des intestins, les acupuncteurs manipulent les points situés sur les méridiens du gros intestin et du foie (*voir* pages 20–28).

AROMATHÉRAPIE
• Pratiquer un massage abdominal (*voir* Massage, à droite) avec quelques gouttes d'huile essentielle diluées dans une huile de base. Les thérapeutes recommandent un mélange de marjolaine, de romarin et de fenouil dilué dans de l'huile de pépins de raisin (*voir* pages 104–105).

AYURVÉDA
• Pour traiter les troubles vata, tels que la constipation, qui se concentrent autour du côlon, les spécialistes de la médecine ayurvédique préconisent les basti ou lavements. Le traitement complet comprend des massages et des bains de vapeur. Les lavements sont déconseillés en cas d'hémorroïdes (*voir* pages 78–85).

MASSAGE
• En stimulant les intestins, le massage abdominal peut aider à résoudre le problème de la constipation. Allongez-vous sur le dos en plaçant des coussins sous vos épaules et sous vos genoux. Procédez à un effleurage superficiel du ventre en faisant de grands mouvements. Montez le long du côté droit en parcourant les côtes et redescendez le long du côté gauche. Faites ensuite des petits mouvements circulaires en suivant le même chemin. Massez ainsi pendant environ dix minutes (*voir* pages 96–103).

YOGA
• La demi-chandelle associée à une respiration abdominale accélérée est recommandée en cas de constipation. La respiration accélérée permet d'expulser et d'aspirer l'air. Faites suivre cet exercice par un peu de course sur place et allongez-vous ensuite en chien de fusil (*voir* pages 52–59).

RÉFLEXOLOGIE
• Le massage des zones réflexes du gros intestin et de l'intestin grêle, ainsi que celles des surrénales, du foie, du plexus solaire et du bas de la colonne vertébrale est recommandé par les spécialistes (*voir* pages 66–71).

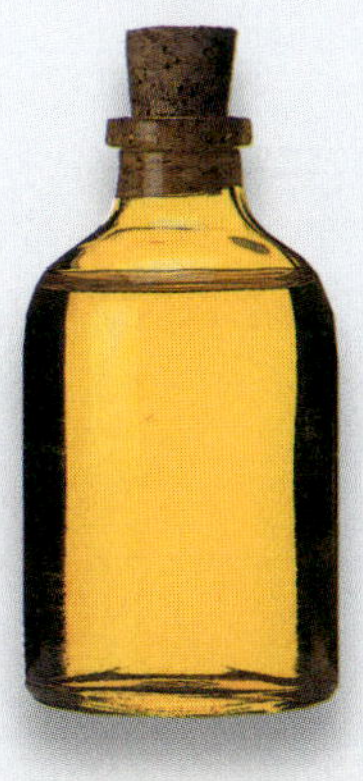

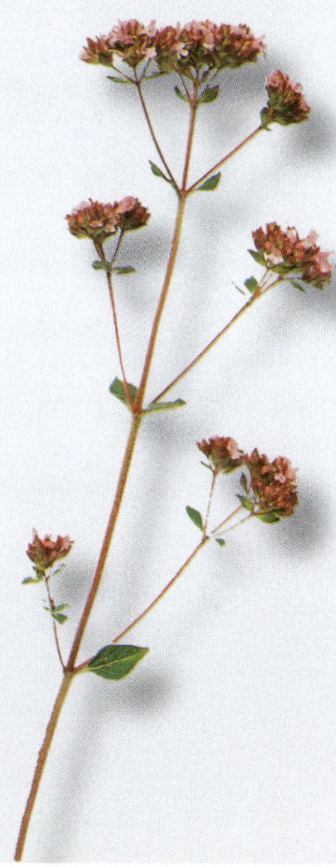

À DROITE *Les huiles essentielles de marjolaine et de romarin sont recommandées par les aromathérapeutes pour lutter contre la constipation.*

Colopathie fonctionnelle

Très courante, la colopathie fonctionnelle correspond à un dysfonctionnement des muscles intestinaux caractérisé par des spasmes intermittents. De ce fait, le contenu du côlon est soit expulsé trop vite, et c'est la diarrhée, soit trop lentement, et c'est la constipation. L'un des principaux symptômes de la colopathie fonctionnelle est justement l'alternance entre diarrhée et constipation. Les personnes souffrant de colopathie fonctionnelle se plaignent également de douleurs et de distensions abdominales dues à une production anormalement abondante de gaz, conséquence du mauvais fonctionnement de leur appareil digestif. Les autres symptômes physiques sont les flatulences, les nausées, le manque d'appétit et la présence de glaires dans les selles. À cela s'ajoute dans la plupart des cas un certain nombre de symptômes psychologiques, comme la dépression, l'anxiété et la nervosité, probablement dus en partie au caractère embarrassant des symptômes physiques ou, comme le pensent certains nutritionnistes, à une mauvaise absorption des sels minéraux et des vitamines indispensables au bon fonctionnement du cerveau.

L'irritation et les spasmes du côlon peuvent avoir diverses causes. Il est à peu près certain que les intolérances alimentaires et les réactions allergiques à certains aliments peuvent en faire partie. La présence en trop grande quantité de certains micro-organismes dans les intestins, comme *Candida albicans*, champignons levuriformes, constitue une autre piste sérieuse. La prise de certains médicaments, notamment les antibiotiques, peut provoquer un déséquilibre bactérien entraînant l'apparition des symptômes de la colopathie fonctionnelle. Les excitants, tels que la caféine, la nicotine, le sucre et l'alcool, sont également souvent considérés comme susceptibles de déclencher des crises. Enfin, le fonctionnement de l'appareil digestif et l'état psychologique étant étroitement liés, des facteurs tels que le stress ou l'anxiété sont de nature à réveiller les symptômes et à les aggraver.

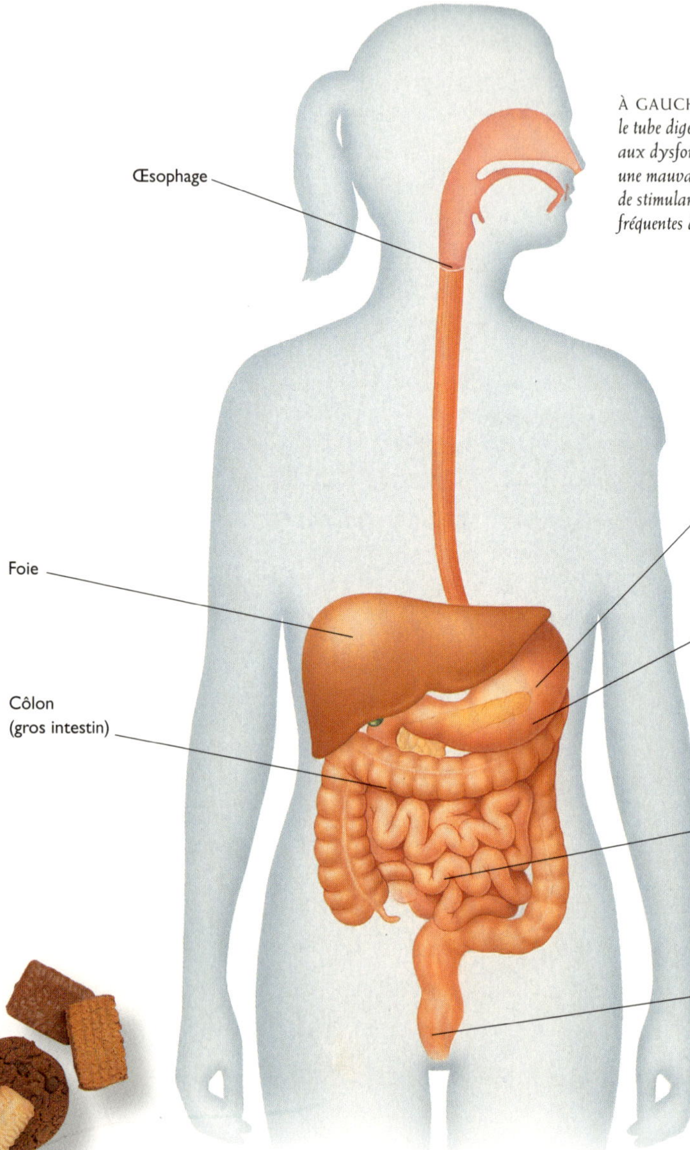

À GAUCHE *Long et complexe, le tube digestif est facilement sujet aux dysfonctionnements. Le stress, une mauvaise alimentation et l'abus de stimulants sont des causes fréquentes de troubles intestinaux.*

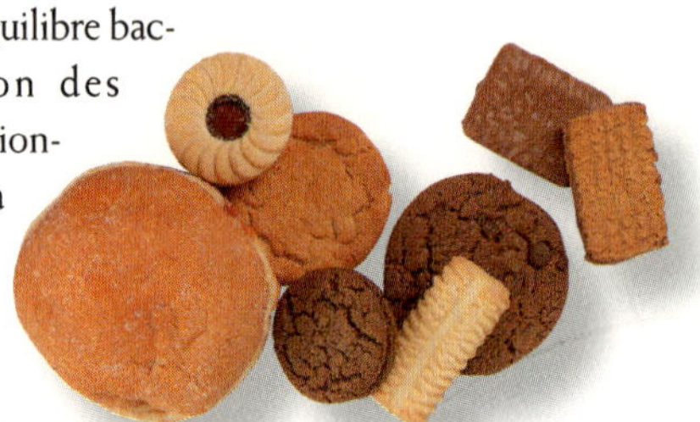

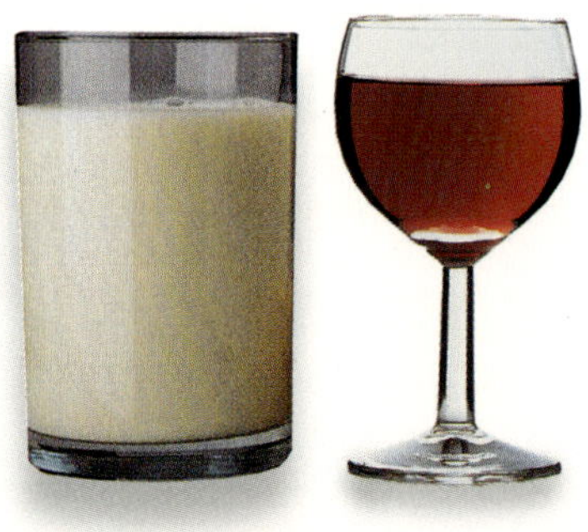

À DROITE ET CI-DESSUS *La colopathie fonctionnelle est parfois due à une intolérance aux produits laitiers, à l'alcool ou aux sucreries.*

THÉRAPIES

HYDROTHÉRAPIE
• Pour soulager les symptômes de la colopathie fonctionnelle, certains naturopathes préconisent un traitement appelé hydrothérapie du côlon. De l'eau filtrée est injectée dans les intestins, à un débit lent et continu, au moyen d'un tube inséré dans le rectum. L'eau séjourne dans le côlon pendant environ deux minutes avant d'être expulsée, entraînant avec elle les résidus fécaux qui couvrent les parois de l'intestin. Tous les médecins ne sont toutefois pas favorables à cette méthode, qui, en tout état de cause, ne doit pas être appliquée en cas d'hémorroïdes (*voir* pages 172–179).

HYPNOTHÉRAPIE
• *The Lancet*, le célèbre journal médical britannique, s'est fait l'écho des résultats positifs obtenus par hypnothérapie sur des patients souffrant de colopathie fonctionnelle et n'ayant pas pu être soignés par les moyens de la médecine classique. Le thérapeute plonge le sujet dans un état général de relaxation, puis concentre son travail sur le réchauffement de la sphère abdominale et parvient ainsi à soulager les symptômes (*voir* pages 218–223).

YOGA
• Les spécialistes du yoga considèrent la colopathie fonctionnelle comme le résultat d'une perturbation du Prana, l'énergie vitale. Celui-ci se compose d'un flux ascendant (udana), d'un flux descendant (apana) et d'un mouvement de balancier autour du nombril (samana). La diarrhée est due à un apana trop rapide et l'alternance diarrhée/constipation à un emballement du samana. De façon générale, les postures inversées (à éviter si vous êtes enceinte ou si vous souffrez d'hypertension artérielle) sont conseillées pour ralentir l'apana et les exercices respiratoires pour stabiliser le samana (*voir* pages 52–59).

Les symptômes de la colopathie fonctionnelle ne se distinguent pas fondamentalement d'autres affections intestinales, telles que la diverticulose, la maladie de Crohn ou la colite ulcéreuse. Votre médecin procédera à des examens complets et vous prescrira peut-être une coloscopie ou un lavement baryté. Il n'existe pas de traitement bien arrêté contre la colopathie fonctionnelle, mais les médecins recommandent généralement un régime alimentaire riche en fibres et prescrivent des antispasmodiques contre les diarrhées ou des mucilages contre la constipation. Il arrive aussi que le patient soit adressé à un psychothérapeute qui l'aidera à lutter contre le stress. Les naturopathes et autres thérapeutes alternatifs proposent aux personnes souffrant de colopathie fonctionnelle de rechercher les produits auxquels ils sont sensibles et de les bannir de leur alimentation. Un lien a souvent été établi entre les symptômes de colopathie et une intolérance aux produits laitiers, au blé ou aux sucres. Nombre de thérapeutes conseillent également de supprimer les excitants, comme le tabac, la caféine ou l'alcool, et de manger moins de viande rouge et de graisses animales. Médecins et thérapeutes s'accordent en revanche sur le fait qu'une alimentation riche en fibres, notamment en fibres solubles comme on en trouve dans les haricots, les graines, les fruits et les légumes verts, ne peut être que profitable.

Symptômes

• *diarrhée et constipation en alternance* • *estomac gonflé* • *douleurs abdominales* • *gaz et borborygmes* • *maux de tête* • *malaise général* • *dépression et anxiété*

CI-DESSOUS *Il est prouvé que le stress contribue à la colopathie fonctionnelle, affection particulièrement fréquente chez les jeunes femmes. Le manque d'appétit et la tendance à se fatiguer rapidement sont des symptômes fréquents.*

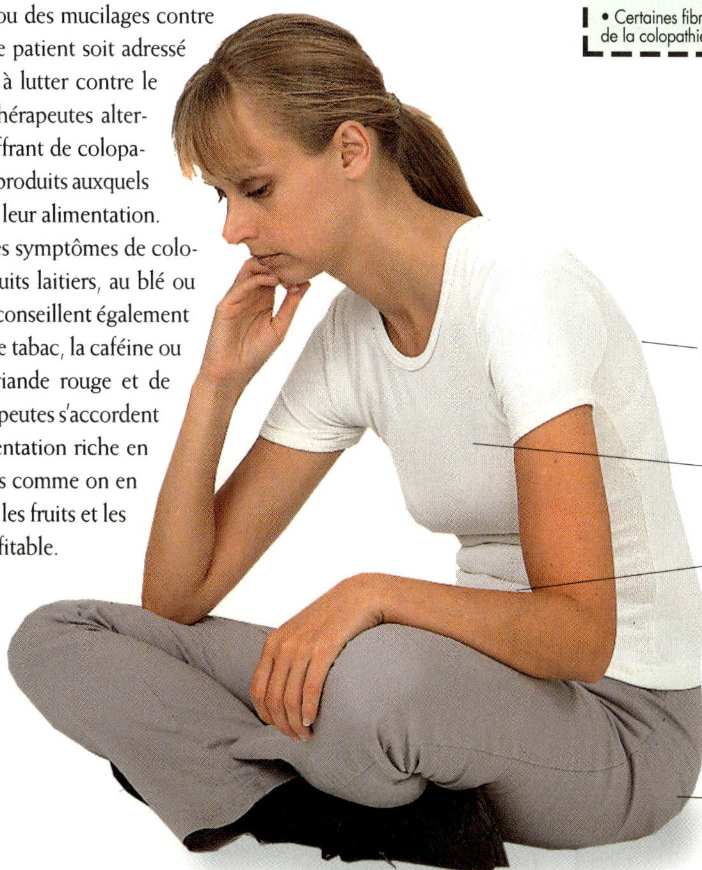

LE SAVIEZ-VOUS ?

• Selon certaines estimations, près de 15 % des habitants des pays industrialisés sont touchés par la colopathie fonctionnelle.

• Les femmes entre 20 et 45 ans sont particulièrement sujettes à la colopathie fonctionnelle.

• Près d'une personne sur deux qui consulte un gastroentérologue souffre de colopathie fonctionnelle.

• Les naturopathes recommandent aux personnes qui souffrent de colopathie fonctionnelle de remplacer le café par des infusions de camomille ou de menthe poivrée pour leurs propriétés antispasmodiques.

• Certaines fibres, comme le son, peuvent aggraver les symptômes de la colopathie fonctionnelle.

TRAITEMENT CLASSIQUE

UNE FOIS LA COLOPATHIE FONCTIONNELLE DIAGNOSTIQUÉE, LE MÉDECIN POURRA PRESCRIRE UN TRAITEMENT SYMPTOMATIQUE COMPOSÉ D'ANTISPASMODIQUES CONTRE LA DIARRHÉE ET LES SPASMES DU CÔLON ET DE MUCILAGES CONTRE LA CONSTIPATION. VOUS POURREZ FAIRE APPEL À UN NUTRITIONNISTE POUR ÉTABLIR UN RÉGIME ALIMENTAIRE RICHE EN FIBRES SOLUBLES ET PAUVRE EN VIANDE ROUGE ET EN GRAISSE ANIMALE, TOUT EN TENANT COMPTE DE VOS ÉVENTUELLES ALLERGIES OU INTOLÉRANCES. VOTRE MÉDECIN POURRA VOUS ADRESSER À UN PSYCHOTHÉRAPEUTE POUR RÉGLER LES PROBLÈMES D'ORDRE PSYCHOLOGIQUE POUVANT ÊTRE INCRIMINÉS .

MISE EN GARDE

CONSULTEZ UN MÉDECIN SI VOUS CONSTATEZ LA PRÉSENCE DE SANG DANS VOS SELLES, SI VOUS SOUFFREZ DE DIARRHÉES CHRONIQUES OU SI, PASSÉ 40 ANS, VOUS REMARQUEZ UNE MODIFICATION DE VOTRE TRANSIT.

THÉRAPIES

DIGITOPRESSION
• Pour soulager la diarrhée chronique, la constipation et les flatulences, allongez-vous sur le dos, jambes fléchies et pieds à plat au sol. Placez l'extrémité de vos doigts entre le pubis et le nombril. Inspirez à fond et enfoncez vos doigts de deux à cinq centimètres dans la paroi abdominale. Maintenez la pression pendant une minute tout en continuant à respirer profondément (*voir* pages 29–31).

AROMATHÉRAPIE
• Les thérapeutes recommandent un massage du ventre avec des huiles essentielles antispasmodiques, comme l'huile de camomille ou de lavande. Le massage lui-même peut aider à régulariser le fonctionnement des intestins (*voir* pages 104–105 et Massage, pages 96–103).

CI-DESSOUS *L'huile essentielle de lavande est exempte d'effets secondaires et possède des propriétés antispasmodiques efficaces contre les douleurs de la colopathie fonctionnelle.*

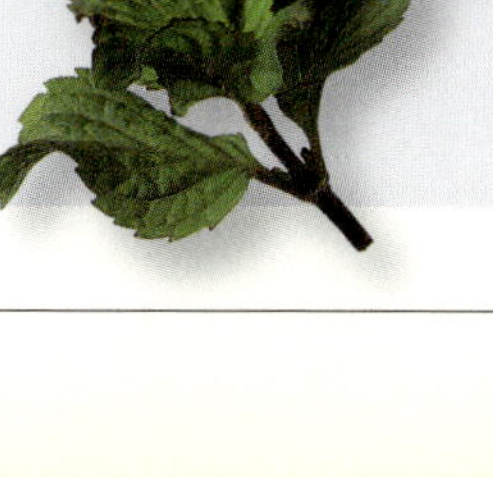

AYURVÉDA
• Les spécialistes de la médecine ayurvédique recommandent une méthode détoxiquante et purgative appelée panchakarma pour éliminer les micro-organismes, tels que *Candida albicans*, qui peuvent provoquer l'apparition des symptômes de colopathie fonctionnelle. Des herbes médicinales pourront également être prescrites pour renforcer les défenses naturelles de l'organisme (*voir* pages 78–85).

TRAINING AUTOGÈNE
• Cette technique de relaxation permet de soulager les symptômes de colopathie fonctionnelle lorsqu'ils sont dus au stress ou à l'anxiété. Le thérapeute vous apprendra à vous calmer et à vous détendre lorsque vous vous sentez stressé (*voir* pages 210–211).

BIOFEEDBACK
• Il est fréquent que les symptômes de colopathie fonctionnelle se déclenchent dans des situations précises. Pour retrouver la maîtrise de ses intestins, les spécialistes du biofeedback recommandent l'audition de ses propres bruits intestinaux (*voir* pages 212–213).

QI-GONG
• Le professeur vous apprendra des exercices destinés à stimuler le flux du chi, l'énergie vitale, et à améliorer le fonctionnement de l'appareil digestif (*voir* page 44–45 et Taï-chi-chuan, pages 46–51).

RELAXATION
• Apprendre à relâcher sa tension musculaire peut aider à gérer le stress et l'angoisse à l'origine des symptômes de la colopathie (*voir* pages 158–165 et Techniques respiratoires, pages 166–171).

MÉDITATION
• Les techniques de méditation pourront vous aider à réduire vos tensions psychiques et physiques (*voir* pages 60–63).

LES AFFECTIONS DES VOIES URINAIRES

Cystite

La cystite est une inflammation de la muqueuse qui tapisse la vessie. Elle a le plus souvent pour cause une infection par la bactérie *Escherichia coli*, normalement présente dans le tube digestif et qui remonte le long du canal de l'urètre jusqu'à la vessie. Les allergies alimentaires, une contusion accidentelle lors d'un rapport sexuel, une réaction à certains médicaments ou encore une infection par des levures sont autant de facteurs susceptibles d'augmenter les risques. Les femmes sont beaucoup plus sujettes à la cystite que les hommes, car leur urètre, qui transporte l'urine au sortir de la vessie, est plus court et l'orifice externe plus proche de l'anus que chez l'homme, ce qui facilite la migration de la bactérie.

La cystite se manifeste par des douleurs cuisantes lors de la miction, une odeur désagréable, des mictions plus fréquentes et peu abondantes et des douleurs dans la partie inférieure de l'abdomen. Ces symptômes peuvent disparaître en quelques heures, mais il arrive aussi qu'ils perdurent plusieurs semaines.

Vous pouvez soulager les douleurs en cherchant à vous détendre, en vous reposant le plus possible et en buvant beaucoup d'eau minérale ou des infusions d'herbes médicinales telles que la camomille. L'idéal serait de boire trois litres et demi par jour. Consommé régulièrement, le jus de canneberge peut aider à réduire la fréquence des infections des voies urinaires. Supprimez momentanément de votre alimentation la viande, les œufs, le poisson, le fromage, le vinaigre, les agrumes et les fruits acides – certains thérapeutes considèrent qu'un jeûne de 48 heures suivi d'un régime à base de crudités peut aider à soigner la cystite. Évitez les bains moussants, les savons parfumés et les déodorants vaginaux. Si les douleurs persistent, la prise d'analgésiques peut s'avérer utile.

Dans tous les cas – et surtout s'il y a du sang dans les urines ou si l'inflammation est récurrente –, il est préférable de consulter un médecin, car il n'est pas impossible que l'infection se communique aux voies urinaires, ce qui peut avoir des conséquences graves. Lorsque la cystite est d'origine bactérienne – ce que révéleront des analyses d'urine – les antibiotiques sont généralement très efficaces. En cas de cystite à répétitions, des examens plus poussés seront nécessaires. Il peut être également utile de procéder à un test cutané pour rechercher d'éventuelles allergies.

TRAITEMENT CLASSIQUE

LE DIAGNOSTIC SE FAIT À PARTIR D'UN EXAMEN VAGINAL ET D'ANALYSES D'URINE. SI LA CYSTITE EST D'ORIGINE BACTÉRIENNE, LE MÉDECIN VOUS PRESCRIRA DES ANTIBIOTIQUES. EN CAS D'INFLAMMATION CHRONIQUE, DES EXAMENS PLUS POUSSÉS SERONT EFFECTUÉS POUR RECHERCHER D'ÉVENTUELLES COMPLICATIONS, TELLES QUE DES TROUBLES RÉNAUX.

MISE EN GARDE

SI VOUS ÊTES SOUS ANTIBIOTIQUES, POURSUIVEZ LE TRAITEMENT JUSQU'AU BOUT. NE L'INTERROMPEZ PAS SOUS PRÉTEXTE QUE LES SYMPTÔMES ONT DISPARU, VOUS RISQUERIEZ DE DÉVELOPPER UNE CYSTITE CHRONIQUE.

LE SAVIEZ-VOUS ?

- La cystite est plus fréquente chez les femmes en raison de la proximité de l'urètre, du vagin et de l'anus.
- Il existe deux types de cystite – la cystite aiguë, lorsque l'inflammation ne dure que peu de temps, et la cystite chronique, lorsque la vessie est régulièrement enflammée.
- Le fait de ne pas vider complètement sa vessie lors de la miction peut prédisposer à la cystite, car l'urine stagnant dans la vessie s'infecte facilement.
- La cystite touche principalement les femmes en âge d'avoir des enfants, surtout durant la grossesse.
- Le stress, la pilule contraceptive et une mauvaise hygiène alimentaire peuvent diminuer la capacité de résistance à l'infection.

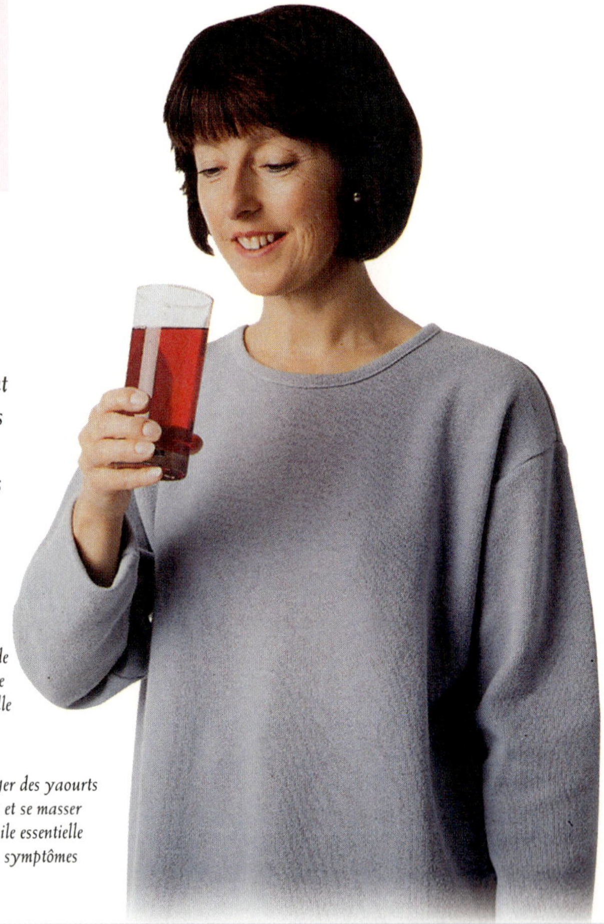

SYMPTÔMES

• douleurs cuisantes lors de la miction • écoulement goutte à goutte malgré un besoin fréquent et impérieux d'uriner • douleurs dans la partie inférieure de l'abdomen et dans le bas du dos • nausées et éventuellement vomissements • urine opaque et malodorante, contenant éventuellement du sang

À DROITE *Boire beaucoup permet de lutter contre la cystite. L'eau, le jus de canneberge et les infusions de camomille sont généralement recommandés.*

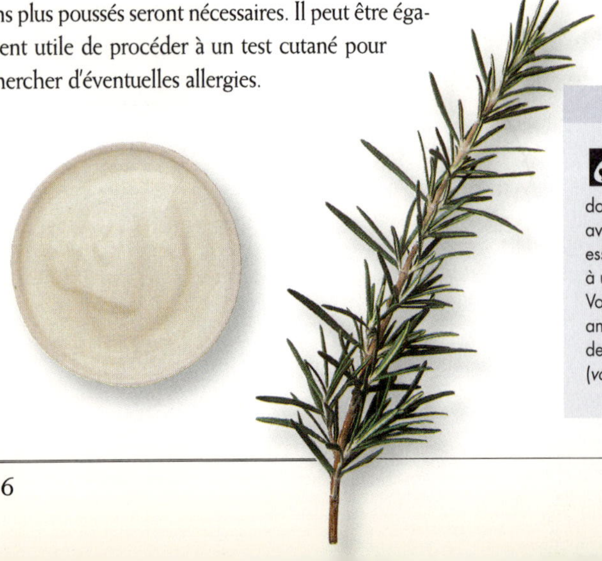

CI-DESSOUS *Manger des yaourts aux ferments lactiques et se masser les cuisses avec de l'huile essentielle de romarin soulage les symptômes de la cystite.*

THÉRAPIES

AROMATHÉRAPIE • Pour soulager les douleurs, massez-vous les cuisses avec quelques gouttes d'huile essentielle de romarin mélangées à une huile de support. Vous obtiendrez des effets analogues avec l'huile essentielle de genévrier ou de lavande (*voir* pages 104–105).

HYDROTHÉRAPIE • L'alternance du chaud et du froid sous forme de bains, d'aspersions ou de compresses peut améliorer la circulation. Pour soulager les symptômes, vous pouvez aussi vous passer sur les cuisses une éponge imbibée d'eau froide deux fois par jour (*voir* pages 172–179).

YOGA • S'allonger sur le dos, jambes à 45° appuyées contre un mur, peut soulager les symptômes de la cystite (*voir* pages 52–59).

DIGITOPRESSION • La manipulation de certains points situés sur le méridien de l'estomac peut soulager les symptômes (*voir* pages 29–31).

Incontinence urinaire

On entend par incontinence, des pertes involontaires d'urine pouvant aller de la simple fuite, jusqu'à l'impossibilité totale de maîtriser sa vessie. Il existe trois formes principales d'incontinence : l'incontinence d'effort, l'impériosité mictionnelle et l'incontinence par regorgement.

L'incontinence d'effort peut être provoquée par une augmentation soudaine de la pression dans la cavité abdominale, comme par exemple lorsque l'on tousse, rit, soulève une charge, saute, court ou éternue, ou bien encore lorsque l'on fait beaucoup d'efforts pour déféquer. Elle est plus fréquente chez les femmes que chez les hommes et survient souvent après un accouchement en raison du surmenage des muscles du plancher pelvien. L'impériosité mictionnelle qui est souvent consécutive à une infection de la vessie ou le signe d'une vessie hyperactive ou « irritable », se caractérise par un besoin impérieux d'uriner suivi d'une vidange complète de la vessie. On parle d'incontinence par regorgement lorsque l'évacuation de l'urine est entravée par un obstacle, généralement une hypertrophie de la prostate.

Dans la plupart des cas, l'incontinence est curable une fois sa nature et son origine déterminées. Votre médecin se chargera lui-même du traitement ou vous adressera au besoin à un urologue. Il se peut que des médicaments, des injections de collagène pour certaines formes d'incontinence d'effort, ou une opération chirurgicale soient nécessaires. Le traitement peut aussi comprendre une rééducation du plancher pelvien et d'autres mesures liées à l'hygiène de vie. Essayez d'éviter les boissons, les aliments et les médicaments qui contiennent de la caféine et réduisez votre consommation de boissons gazeuses, d'alcool, d'agrumes, d'aliments gras et épicés et de produits contenant des édulcorants artificiels, car ils irritent la vessie. Buvez au moins un litre d'eau minérale par jour. Allez souvent aux toilettes, même si vous n'avez pas envie d'uriner et vidangez votre vessie le plus possible. Il existe aussi divers produits de confort qui peuvent aider en cas de fuites involontaires, des serviettes absorbantes notamment.

Symptômes

- *émissions involontaires d'urine*

MISE EN GARDE

LES TROUBLES DE LA VESSIE NÉCESSITENT UN EXAMEN MÉDICAL, SURTOUT PASSÉ UN CERTAIN ÂGE. SI PAR EXEMPLE VOUS NE PARVENEZ PLUS À MAÎTRISER VOTRE VESSIE ET QUE VOUS CONSTATEZ EN MÊME TEMPS UNE SOIF INEXTINGUIBLE, DES FRINGALES, DES VARIATIONS DE POIDS IMPORTANTES, UNE DIMINUTION DE L'ACUITÉ VISUELLE, UNE FATIGUE OU UNE SOMNOLENCE INACCOUTUMÉE, OU ENCORE UNE GUÉRISON PARTICULIÈREMENT LENTE DES PETITES BLESSURES OU INFECTIONS, IL SE PEUT QUE VOUS SOUFFRIEZ DE DIABÈTE.

THÉRAPIES

TECHNIQUES DE RELAXATION
- Les exercices de Kegel sont destinés à renforcer les muscles du plancher pelvien. Commencez par contracter les muscles pendant trois secondes, relâchez trois secondes et ainsi de suite. Faites cet exercice trois fois par jour, en essayant de parvenir à trois séries de dix contractions de dix secondes chacune. Les autres techniques de relaxation sont également recommandées (*voir* pages 158–165).

BIOFEEDBACK
- Vous apprendrez à utiliser des capteurs permettant d'identifier et de contrôler les muscles impliqués dans le fonctionnement de la vessie (*voir* pages 212–213).

HYDROTHÉRAPIE
- Les bains de siège chauds et froids ou bien l'application alternée sur le bas du dos de compresses chaudes et froides peuvent améliorer la circulation locale et le tonus musculaire (*voir* pages 172–179).

ACUPUNCTURE
- La manipulation de certains points d'acupuncture est considérée comme efficace contre l'incontinence (*voir* pages 20–28).

DIGITOPRESSION
- Selon les thérapeutes, la digitopression pourrait aider à résoudre les problèmes d'incontinence. Exercez une forte pression sur le creux situé entre la malléole interne et le tendon d'Achille (*voir* pages 29–31).

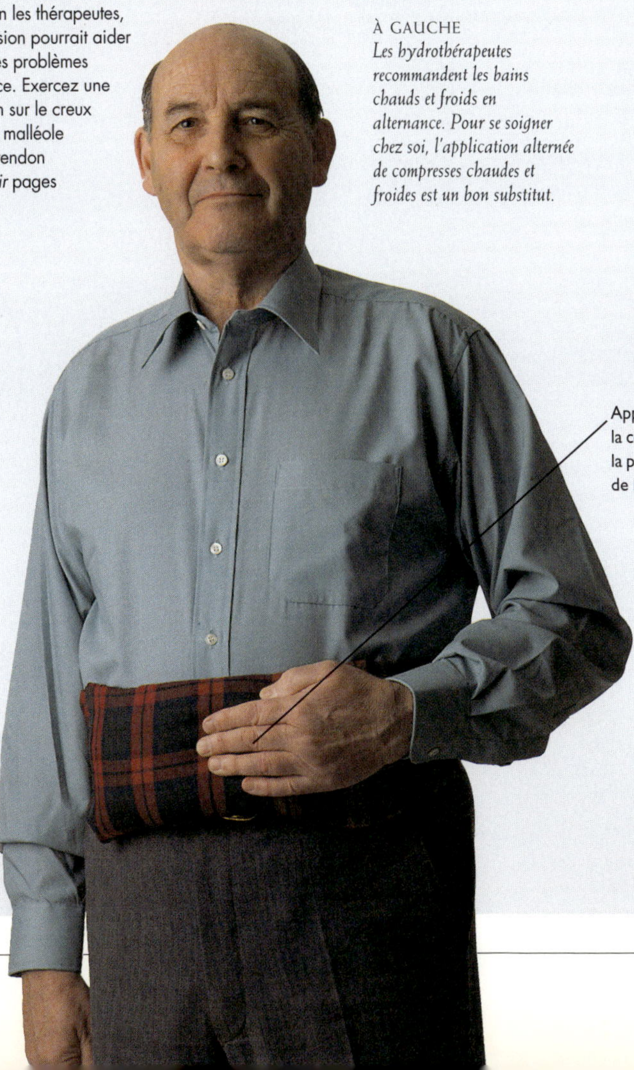

À GAUCHE
Les hydrothérapeutes recommandent les bains chauds et froids en alternance. Pour se soigner chez soi, l'application alternée de compresses chaudes et froides est un bon substitut.

TRAITEMENT CLASSIQUE

L'INCONTINENCE URINAIRE DES ENFANTS EST SOUVENT DE NATURE PSYCHOLOGIQUE (PEUR, SENTIMENT D'INSÉCURITÉ). VOTRE MÉDECIN CHERCHERA NÉANMOINS À SAVOIR SI UNE INFECTION OU UNE AFFECTION SOUS-JACENTE N'EST PAS À L'ORIGINE DES SYMPTÔMES.

Lithiase rénale

Les reins peuvent être le siège de différentes affections, dont la plus courante est la lithiase rénale. Celle-ci survient lorsque les minéraux contenus dans les urines se cristallisent pour former de petits calculs – soit dans les reins eux-mêmes, soit dans les uretères, les deux canaux qui conduisent l'urine des reins à la vessie – le plus souvent à la suite d'une infection. Les calculs sont généralement indolores tant qu'ils se trouvent dans les reins, mais peuvent provoquer des douleurs fulgurantes dans le bas du dos lorsqu'ils commencent à migrer dans les voies urinaires et risquent de les obstruer. Ces douleurs se propagent parfois à l'abdomen et au bas-ventre, ce qui rend la miction pénible. Les urines peuvent se mêler de sang. Les autres troubles rénaux comprennent la pyélonéphrite, affection bactérienne survenant généralement à la suite d'une cystite ou autre infection des voies urinaires, et la glomérulonéphrite, maladie assez rare et plus grave.

Les troubles rénaux risquant de s'aggraver si aucun traitement n'est entrepris, il est indispensable de consulter un médecin dès les premiers symptômes. Si vous avez déjà souffert d'une affection rénale, faites-le savoir à votre médecin, car il existe de nombreuses contre-indications médicamenteuses. Si vous souffrez de calculs rénaux, évitez les aliments riches en calcium, diminuez vos apports en sucre et en sel, mangez davantage de légumes verts et buvez de l'eau peu minéralisée ou filtrée.

L'établissement du diagnostic nécessite un examen clinique de l'abdomen pour voir si les reins ne sont pas dilatés ou sensibles, et des analyses d'urine. Les examens plus approfondis comportent des analyses de sang, un scanner des reins, des radiographies et parfois une biopsie rénale. Le traitement dépendra de la nature et des causes de l'affection. Les calculs peuvent être dissous au moyen d'ultrasons (lithotripsie), tandis que les infections nécessitent généralement une cure d'antibiotiques.

Symptômes

• douleurs fulgurantes dues aux contractions musculaires et pouvant se propager à l'abdomen et au bas-ventre • sang dans les urines • insuffisance urinaire importante en cas d'obstruction des voies urinaires

MISE EN GARDE

LES TROUBLES RÉNAUX POUVANT AVOIR DES CONSÉQUENCES GRAVES SUR LA SANTÉ, LES THÉRAPIES ALTERNATIVES NE PEUVENT ICI SERVIR QUE DE COMPLÉMENT AU TRAITEMENT CLASSIQUE.

TRAITEMENT CLASSIQUE

L'ÉTABLISSEMENT DU DIAGNOSTIC COMMENCE PAR UN EXAMEN CLINIQUE ET DES ANALYSES D'URINE, MAIS DES EXAMENS PLUS APPROFONDIS PEUVENT ÊTRE NÉCESSAIRES POUR CONNAÎTRE LES CAUSES EXACTES DU TROUBLE.

THÉRAPIES

ACUPUNCTURE • L'acupuncteur se concentrera sur un certain nombre de points situés sur les vaisseaux gouverneur et conception et les méridiens de la vessie, du gros intestin, du rein et de la rate. La moxibustion peut également être proposée. L'acupuncture permet de corriger un déséquilibre du yang, tandis que la moxibustion semble de nature à renforcer les reins (*voir* pages 20–28).

DIGITOPRESSION • Le thérapeute exercera une pression sur les points appropriés des méridiens du rein et de la rate ainsi que du vaisseau gouverneur (*voir* pages 29–31).

TAÏ-CHI-CHUAN • Selon les spécialistes, le Taï-chi dissipe les tensions corporelles par le rééquilibrage des flux énergétiques, aussi bien corporels que spirituels, et produit un massage naturel des reins. Il permet aussi une accélération des échanges métaboliques et une meilleure élimination des déchets organiques (*voir* pages 46–51 et Qi-gong, pages 44–45).

RÉFLEXOLOGIE • Les zones réflexes du pied à manipuler sont celles correspondant aux reins, à la vessie, à l'hypophyse, aux surrénales et au système lymphatique (*voir* pages 66–71).

AROMATHÉRAPIE • Les huiles essentielles généralement recommandées en cas de calculs rénaux sont le fenouil, le géranium, le genévrier et le citron. Massez-vous la région de la vessie avec une huile de support additionnée de quelques gouttes de l'une de ces huiles essentielles (*voir* pages 104–105).

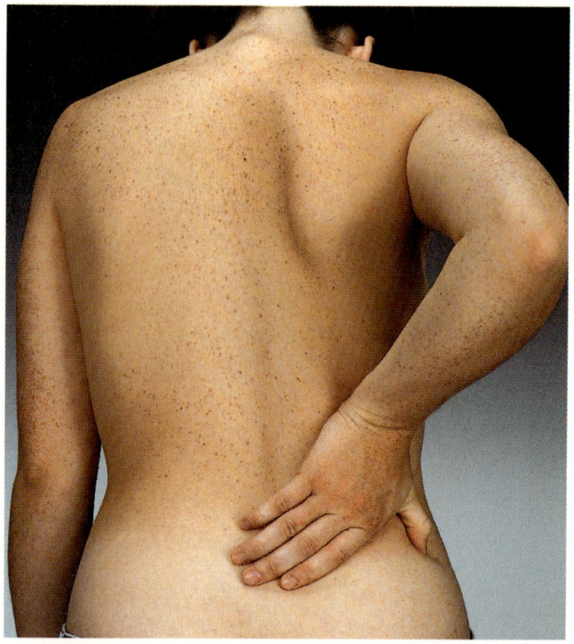

CI-DESSUS *Les calculs rénaux peuvent passer inaperçus jusqu'à ce qu'ils soient délogés. Des douleurs fulgurantes sont alors ressenties dans le bas du dos.*

CI-DESSOUS *Buvez beaucoup pour nettoyer vos reins. Choisissez plutôt une eau peu minéralisée ou filtrée.*

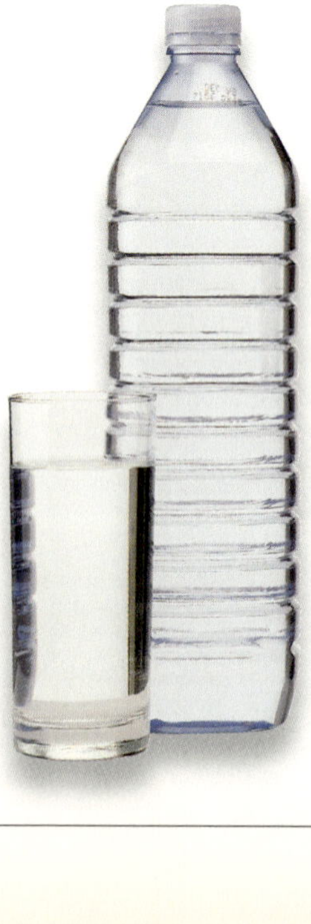

Lithiase vésicale

Touchant surtout les hommes, les calculs vésicaux – autrefois appelés gravelles – sont généralement constitués de cristaux d'oxalate de calcium, ou acide urique, et sont obtenus par précipitation des sels minéraux contenus dans les urines. Ils peuvent entraver l'écoulement de l'urine et entraîner une infection des voies urinaires, mais la plupart du temps, ils passent complètement inaperçus. Le traitement classique est très semblable à celui des calculs rénaux. Certaines mesures peuvent également être prises à titre préventif, comme de manger beaucoup de fibres, faire davantage d'exercice et boire beaucoup d'eau. Le jus de canneberge réduirait l'accumulation de calculs dans la vessie. Manger moins de sel et de sucre peut aussi aider à prévenir les récidives.

Symptômes

• *difficultés à uriner* • *incontinence* • *douleurs cuisantes lors de la miction* • *urine éventuellement trouble et malodorante* • *mictions peu abondantes* • *fièvre* • *douleurs abdominales lancinantes*

CI-DESSOUS *Certains exercices de Taï-chi portent sur des régions spécifiques du corps et peuvent aider les reins à éliminer les toxines.*

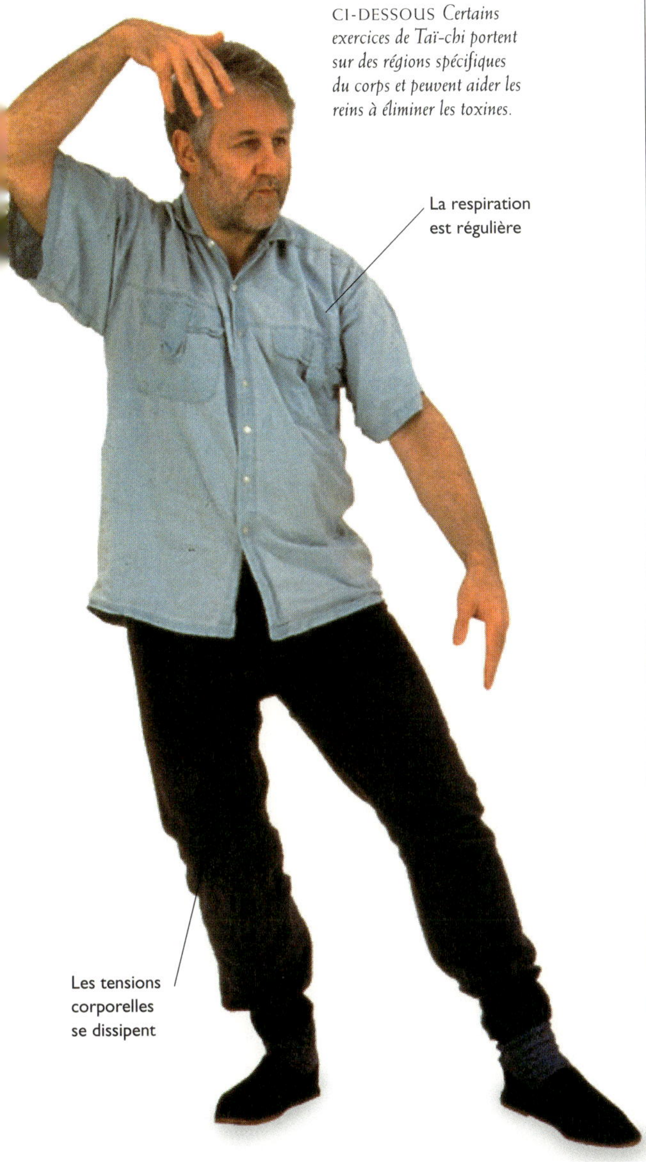

LE SAVIEZ-VOUS ?

- Près de 80 % des calculs rénaux se composent essentiellement de calcium.
- Chaque année en France, 50 000 personnes souffrent de calculs.
- Les calculs rénaux peuvent mesurer moins de 0,5 cm et jusqu'à 2,5 cm.
- Certaines personnes pourraient être prédisposées aux calculs rénaux par leur régime alimentaire et hydrique.
- Selon certains thérapeutes, le fait de boire tous les matins un jus de citron frais, mélangé à un peu d'eau chaude, pourrait contribuer à prévenir la formation des calculs.

TRAITEMENT CLASSIQUE

LE MÉDECIN POURRA VOUS PROPOSER UN TRAITEMENT AUX ULTRASONS AFIN DE DISSOUDRE LES CALCULS OU UNE OPÉRATION CHIRURGICALE S'ILS SONT TROP VOLUMINEUX.

MISE EN GARDE

SI VOUS PRÉSENTEZ LES SYMPTÔMES DE LA LITHIASE VÉSICALE, CONSULTEZ UN MÉDECIN AU PLUS VITE.

THÉRAPIE

AROMATHÉRAPIE • Les huiles d'arbre à thé, de bois de santal, de genévrier et d'eucalyptus ont une action sur le système urinaire. Pour être efficaces, elles doivent être régulièrement appliquées sur la région de la vessie au moyen de compresses (*voir* pages 104–105).

CI-DESSOUS *Le jus de canneberge et les aliments riches en fibres contribuent à prévenir les calculs rénaux.*

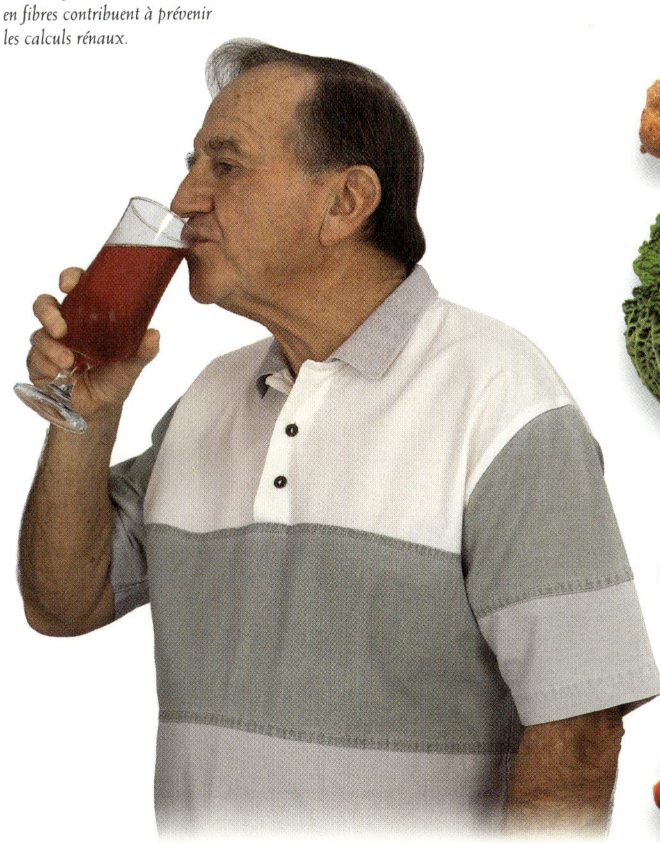

CI-DESSOUS *Une alimentation saine et pauvre en graisses peut prévenir la formation des calculs. Le jus de canneberge est souvent recommandé.*

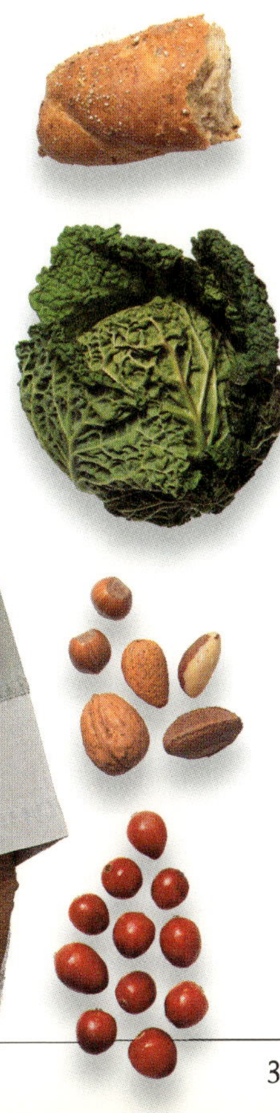

LES TROUBLES DE L'APPAREIL GÉNITAL

Problèmes mammaires

Douleurs, congestion et sensibilité au toucher associés au cycle menstruel, sont les principaux symptômes touchant les seins. Mais d'autres affections, comme les infections bactériennes ; des problèmes cutanés, tels que l'eczéma ou l'acné ; des kystes, des grosseurs ou des tumeurs, parfois cancéreuses, peuvent concerner cette partie du corps féminin.

De nombreuses femmes présentent, des deux côtés, une congestion et une sensibilité au toucher avant ou pendant leurs règles. Si la douleur ne concerne qu'un seul sein et ne semble pas liée à la menstruation, elle peut être due à un faux mouvement, à un changement de pilule, à un coup ou à un kyste. Si la douleur persistait plus de quatre semaines, consultez votre médecin.

L'état cutané du sein fournit de précieuses indications. Beaucoup de femmes présentent des plaques d'eczéma d'origine allergique sur la poitrine, et certaines sont sujettes à des infections donnant à leurs seins un aspect rouge, échauffé et congestionné. Il pourra leur être prescrit des antibiotiques ou une pommade à base d'hydrocortisone. Si la peau devient subitement chaude et tuméfiée ou si elle se ride et que les mamelons se rétractent, consultez un médecin car ce peut être là le signe d'une tumeur sous-jacente. Des desquamations et des démangeaisons continuelles dans la région du mamelon nécessitent également un examen clinique.

Repérer une grosseur dans un sein peut vous paniquer, car on pense immédiatement au cancer, mais en fait, 80 à 90 % des grosseurs ne sont pas cancéreuses. Il s'agit le plus souvent de tumeurs bénignes telles qu'un adénofibrome, un kyste ou une tumeur se développant dans un canal galactophore. Pour savoir si une tumeur est maligne ou non, différentes méthodes peuvent être utilisées, comme la mammographie, la biopsie par aspiration à l'aiguille, ou encore l'échographie.

Examinez vos seins tous les mois, quelques jours après les règles, afin de vous assurer que tout va bien et de pouvoir immédiatement détecter toute modification. Placez-vous debout devant le miroir et passez délicatement vos doigts à plat sur toute la surface du sein. Servez-vous de la main droite pour examiner votre sein gauche et de la main gauche pour le sein droit. Recherchez toute grosseur, induration ou nodule. Levez ensuite les bras au-dessus de la tête et regardez si vos seins n'ont pas changé de forme et si les mamelons présentent toujours le même aspect. Allongez-vous et placez un oreiller sous votre épaule droite. Mettez votre main droite derrière la tête et, de la main gauche, les doigts à plat, palpez doucement le pourtour du sein, dans le sens des aiguilles d'une montre. Le contour du sein doit présenter un renflement tégumentaire ferme. Rapprochez-vous progressivement du mamelon en continuant à décrire de petits mouvements circulaires. Procédez de la même manière avec l'autre sein. Pour finir pressez délicatement les mamelons entre le pouce et l'index.

Si vous remarquez un kyste ou une grosseur qui n'y était pas auparavant, un changement dans la consistance des tissus ou un écoulement, consultez votre médecin. En plus de l'autoexamen mensuel, il est recommandé de prendre rendez-vous chez son gynécologue une fois par an.

SYMPTÔMES

• *seins douloureux et congestionnés* • *écoulement par les mamelons* • *mamelons fissurés* • *éruptions et infections cutanées* • *ridules* • *grosseurs et kystes*

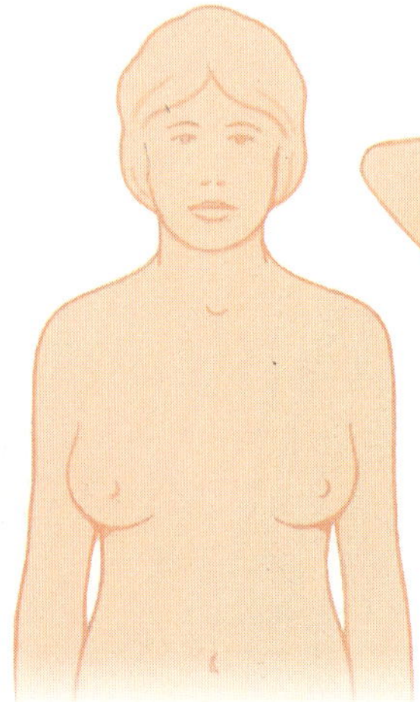

CI-DESSUS *Effectué chaque mois à date fixe, l'autoexamen des seins permet de détecter tout changement ou anomalie.*

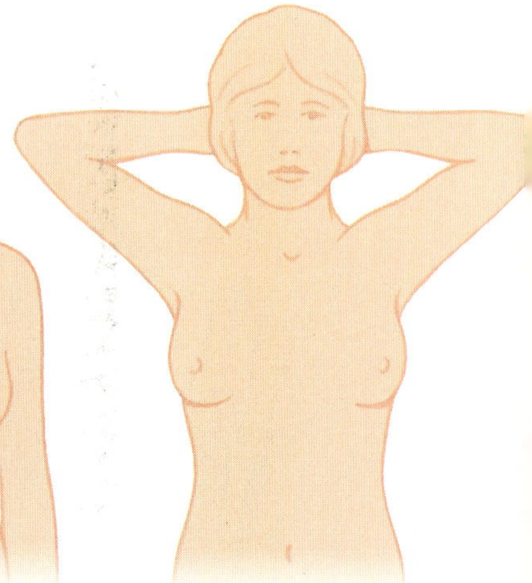

CI-DESSUS *Consultez un médecin si vous constatez un quelconque changement ou si vous avez un doute.*

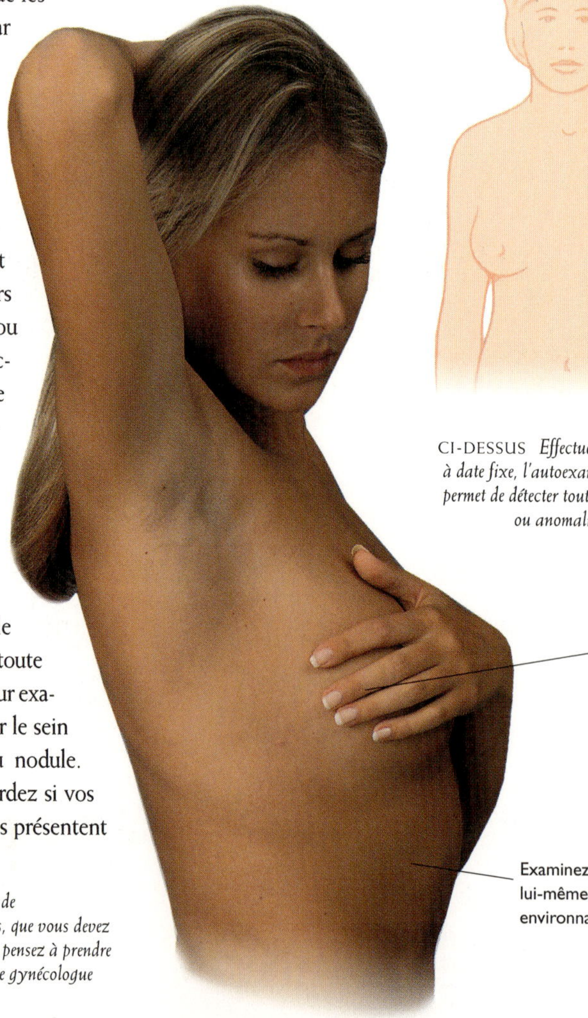

Voyez s'il n'y a pas de grosseur inhabituelle

Examinez le sein lui-même et la région environnante

À DROITE *En plus de l'autoexamen des seins, que vous devez effectuer chaque mois, pensez à prendre rendez-vous chez votre gynécologue une fois par an.*

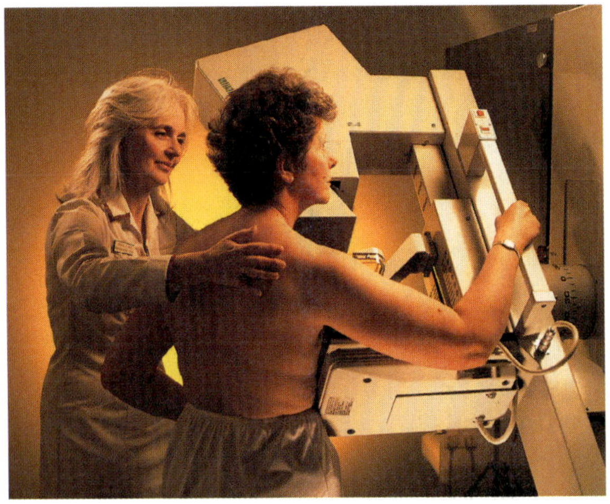

CI-DESSUS *Un dépistage régulier permet de détecter les tumeurs malignes au stade initial.*

TRAITEMENT CLASSIQUE

LE MÉDECIN POURRA PRESCRIRE DES DIURÉTIQUES POUR RÉDUIRE LA CONGESTION DUE À UNE RÉTENTION D'EAU ET AIDER LES KYSTES À SE RÉSORBER. CERTAINS MÉDICAMENTS PERMETTENT DE STABILISER LE TAUX D'ŒSTROGÈNE ET DE RÉDUIRE LA DILATATION DES SEINS. POUR LE DÉPISTAGE DU CANCER, PLUSIEURS OPTIONS PEUVENT ÊTRE PROPOSÉES, NOTAMMENT L'ÉCHOGRAPHIE, LA BIOPSIE PAR ASPIRATION À L'AIGUILLE OU LA MAMMOGRAPHIE. LES KYSTES NON CANCÉREUX PEUVENT ÊTRE DRAINÉS ET LES TUMEURS BÉNIGNES RETIRÉES. LE TRAITEMENT DU CANCER PEUT COMPRENDRE LA PRISE D'HORMONES, LA CHIMIOTHÉRAPIE ET L'ABLATION DE LA PARTIE TOUCHÉE.

MISE EN GARDE

CONSULTEZ UN MÉDECIN DANS LES CAS SUIVANT : GROSSEUR, ÉCOULEMENT OU DOULEURS DANS UN SEUL SEIN, GROSSEUR IRRÉGULIÈRE, DURE ET IMMOBILE, GROSSEUR NOUVELLE NE DISPARAISSANT PAS AU DÉBUT DES RÈGLES OU GROSSEUR DÉJÀ PRÉSENTE CROISSANT OU CHANGEANT DE CONSISTANCE, ÉCOULEMENTS PERSISTANTS ET MÊLÉS DE SANG, INFECTION CUTANÉE PROLONGÉE, APPARITION DE RIDULES, RÉTRACTION DES MAMELONS. IL EST RECOMMANDÉ DE SE FAIRE EXAMINER LES SEINS UNE FOIS PAR AN PAR UN GYNÉCOLOGUE ET DE PROCÉDER À UN AUTOEXAMEN DES SEINS UNE FOIS PAR MOIS.

LE SAVIEZ-VOUS ?

- Près de 40 % des femmes présentent des kystes aux seins.
- Le cancer du sein représente, en France, la première cause de décès par cancer chez la femme. Le cancer du sein est le cancer qui tue le plus de femmes dans le monde après le cancer du poumon.
- La prise en charge précoce de la maladie assure des chances de guérison plus élevées. Des campagnes de dépistage organisées ont été mises en place en France depuis 1989.
- Entre 1975 et 1995, l'incidence du cancer du sein n'a cessé de croître, passant ainsi de 19 200 cas en 1975 à 34 000 en 1995 ; elle représente le tiers de tous les nouveaux cas de cancers diagnostiqués chez la femme en France.
- Le risque d'avoir un cancer du sein croît avec l'âge. À 30 ans, la proportion est d'une chance sur 2 225, tandis qu'à 35 ans elle est déjà de 1 sur 622.
- Pour prévenir les problèmes mammaires, de nombreux thérapeutes recommandent de manger plus sainement et de réduire notamment les graisses, le sel et l'alcool. Il est également conseillé d'éviter la caféine, car elle favorise la formation de kystes mammaires.

THÉRAPIES

DIGITOPRESSION • Le méridien de l'estomac passant par le canal des seins, la manipulation de certains points situés sur ce méridien permettrait de traiter les problèmes mammaires. Certains thérapeutes considèrent par ailleurs que le fait de trop manger bloque le chi (« force vitale ») de l'estomac et provoque des troubles mammaires (*voir* pages 29–31).

AROMATHÉRAPIE • Versez quelques gouttes d'huile essentielle de géranium dans une huile de support, mélangez et appliquez sur les seins congestionnés. Certains thérapeutes préconisent un massage intégral au géranium quelques jours avant les règles pour améliorer la circulation et prévenir la rétention d'eau (*voir* pages 104–105).

HYDROTHÉRAPIE • De l'avis de certains thérapeutes, la détoxication régulière au moyen du hammam et du sauna purifie les organes et permet de conserver des seins en bonne santé. Des études portant sur les exercices d'aérobic ont montré qu'une transpiration abondante favorisait le drainage lymphatique et permettait l'élimination des toxines, ce qui réduirait les risques de cancer (*voir* pages 172–179).

TECHNIQUES DE RELAXATION • Beaucoup de thérapeutes estiment que la relaxation joue un rôle très important dans la prévention des maladies. Associée à une alimentation saine et équilibrée et à la pratique d'un sport, la relaxation aide le système immunitaire à fonctionner à plein régime. Les techniques de relaxation sont également utiles pour lutter contre les douleurs liées aux problèmes mammaires et pour calmer les angoisses qu'ils peuvent susciter (*voir* pages 158–165).

MASSAGE • La technique de massage appelée drainage lymphatique manuel permet de stimuler le système lymphatique et contribue à la détoxication de l'organisme. Par ailleurs, l'automassage de la poitrine peut s'avérer utile si vous avez les seins sensibles pendant les règles. Un massage doux vous aidera aussi à vous détendre avant l'autoexamen des seins, qu'il est recommandé d'effectuer une fois par mois (*voir* pages 96–103)

MÉDITATION • Utilisez les techniques de méditation pour apprendre à vous décontracter. Des études ont mis en évidence le lien étroit qui existe entre le stress, facteur de dérèglement hormonal, et la formation de kystes mammaires (*voir* pages 60–63).

TAÏ-CHI-CHUAN • Les exercices de Taï-chi permettent de rester souple et en bonne santé. Les spécialistes pensent que les mouvements propres à cette discipline assurent une bonne circulation des énergies – selon la médecine chinoise traditionnelle, les maladies, y compris celles des seins, seraient dues à des blocages énergétiques (*voir* pages 46–51 et Qi-gong, pages 44–45).

RÉFLEXOLOGIE • Pour prévenir les kystes, les thérapeutes recommandent la manipulation des zones deux à cinq, situées sur le cou-de-pied (*voir* pages 66–71).

CI-DESSOUS *Si vous vous inquiétez pour votre santé, les exercices de relaxation du yoga peuvent vous aider à surmonter le stress.*

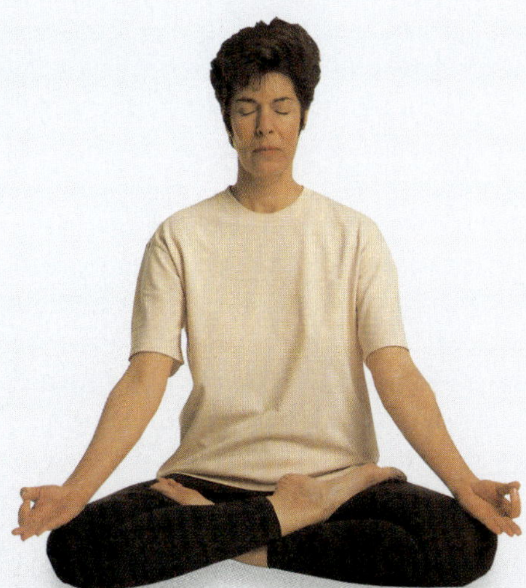

CI-DESSOUS *Le massage des seins avec de l'huile essentielle de géranium mélangée à une huile de support peut améliorer la circulation et prévenir la rétention d'eau.*

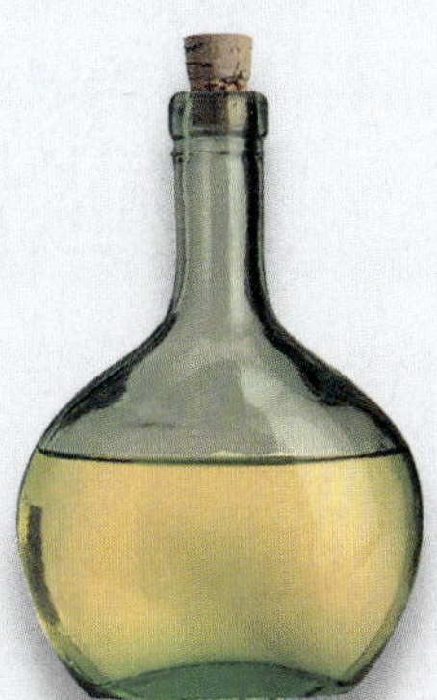

Troubles menstruels

Les troubles les plus fréquemment associés au cycle menstruel sont les règles douloureuses (dysménorrhée), les règles anormalement abondantes (ménorragie), ainsi que les règles irrégulières et l'absence de règles (aménorrhée).

La plupart des femmes souffrent de règles douloureuses à un moment ou un autre de leur vie. Les crampes menstruelles caractéristiques, généralement ressenties dans le petit bassin ou le bas du dos, varient souvent en intensité d'un mois à l'autre et d'année en année. Elles peuvent s'accompagner de maux de tête, de nausées, de vomissements, de diarrhées, de palpitations, de fatigue et d'irritabilité. Ces crampes seraient dues à une réaction spasmodique des muscles de l'utérus à la production de prostaglandine, substance comparable aux hormones.

La dysménorrhée primaire débute généralement dès les premières règles et s'estompe souvent avec la prise de la pilule ou après une première grossesse. La prise d'anti-inflammatoires non-stéroïdiens, tels que l'ibuprofène, permet de soulager efficacement les symptômes. Dans les cas plus sévères, des médicaments pourront être prescrits pour stopper les spasmes utérins ou rétablir l'équilibre hormonal. On parle de dysménorrhée secondaire lorsque les règles deviennent subitement douloureuses, ce qui peut être dû à une fibrose, une endométriose, un fibrome utérin, une infection pelvienne, un choc émotionnel ou à des troubles thyroïdiens. Le médecin établira un diagnostic et prescrira des antibiotiques en cas d'infection bactérienne.

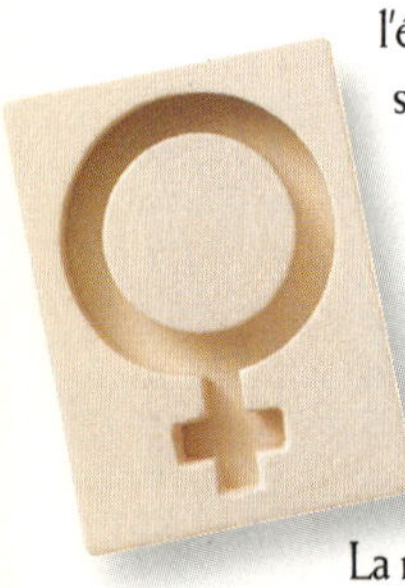

La ménorragie – qui désigne les saignements anormalement abondant durant les règles – peut avoir diverses causes : stress, infection pelvienne, endométriose ou utilisation du stérilet. Le gynécologue vous demandera probablement de faire des analyses de sang afin de détecter un éventuel déséquilibre hormonal. Si tel est le cas, il vous prescrira des hormones ou une pilule à base de progestérone uniquement. Il examinera aussi le vagin et l'utérus afin d'écarter toute hypothèse de malformation.

On parle d'aménorrhée primaire lorsque les premières règles n'apparaissent pas à l'âge de la puberté. Un poids insuffisant est souvent à l'origine de ce retard, mais des malformations de l'utérus ou du vagin, ainsi que certaines maladies congénitales, comme l'hyperplasie des surrénales, peuvent également être incriminées. L'aménorrhée secondaire désigne l'absence de règles pendant plus de deux mois consécutifs et a généralement pour cause la grossesse, l'allaitement, la ménopause ou le fait de prendre la pilule.

SYMPTÔMES

• *aménorrhée : règles absentes ou irrégulières* • *ménorragie : règles anormalement abondantes* • *dysménorrhée : règles douloureuses éventuellement accompagnées de maux de tête, de nausée, de vomissements, de diarrhée, de fatigue et d'irritabilité*

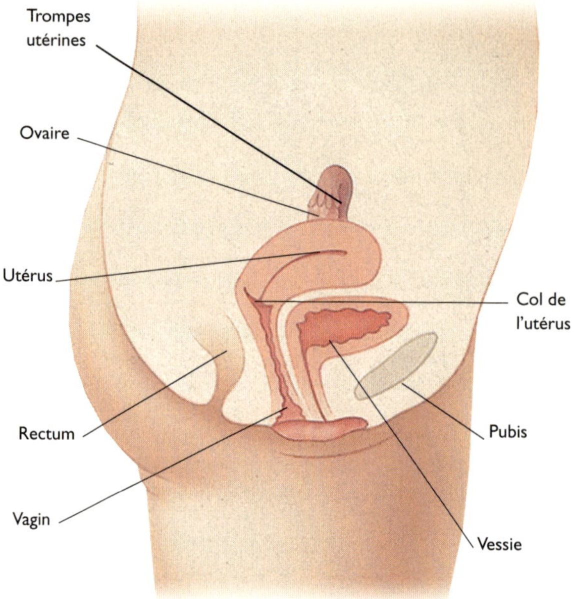

CI-DESSUS *Les douleurs souvent ressenties lors des règles sont généralement dues aux spasmes utérins provoqués par la production de prostaglandine.*

TRAITEMENT CLASSIQUE

LE DIAGNOSTIC PEUT NÉCESSITER UN DOSAGE HORMONAL, AINSI QU'UN EXAMEN CLINIQUE PERMETTANT DE DÉTECTER UNE ÉVENTUELLE MALFORMATION. DES EXAMENS POURRONT ÊTRE EFFECTUÉS POUR RECHERCHER LES CAUSES POSSIBLES DES DOULEURS ET DES SAIGNEMENTS, COMME LE FIBROME. LE TRAITEMENT DÉPENDRA DU RÉSULTAT DE CES TESTS. LES ANALGÉSIQUES, LE REPOS ET LA RELAXATION CONSTITUENT LE MEILLEUR TRAITEMENT EN CAS DE DOULEURS MENSTRUELLES « NORMALES ». SI LES DOULEURS SONT VIVES, LE MÉDECIN POURRA PRESCRIRE DES MÉDICAMENTS POUR STOPPER LES SPASMES UTÉRINS ET DÉCONTRACTER LES MUSCLES. LA RÉTENTION D'EAU, QUI PROVOQUE UNE CONGESTION DES SEINS, PEUT ÊTRE TRAITÉ AU MOYEN DE DIURÉTIQUES.

THÉRAPIES

SHIATSU
• Le thérapeute étirera les jambes et exercera une pression sur différents points situés sur les méridiens du rein, du foie et de la rate, qui commandent la circulation sanguine. Il serait ainsi possible de soulager nombre de troubles menstruels, comme les crampes ou les règles irrégulières (*voir* pages 32–37 et Do-in, pages 38–41).

CI-DESSOUS *Se détendre en prenant un bain chaud additionné de quelques gouttes d'huile essentielle de lavande ou de marjolaine peut aider à soulager les tensions et les symptômes de la dysménorrhée.*

YOGA
• Le yoga peut soulager certains troubles menstruels, car il réduit le stress, rétablit l'équilibre hormonal et tonifie la région pelvienne. Les thérapeutes recommandent les postures qui stimulent la circulation dans le petit bassin (*voir* pages 52–59).

VISUALISATION
• Les images mentales énergisantes peuvent vous aider à compenser la baisse de tonus qui se produit souvent pendant les règles. Asseyez-vous confortablement, les bras le long du corps. Inspirez prodondément et représentez-vous, au-dessus de votre tête, un gros ballon rouge vif rempli d'énergie curative, puis imaginez que vous libérez cette énergie en faisant éclater le ballon (*voir* pages 214–217).

TOUCHER THÉRAPEUTIQUE
• En concentrant un flux d'énergie curative sur la partie du corps affectée, les thérapeutes pensent être en mesure de soulager les symptômes de nombreux troubles menstruels (*voir* pages 88-89).

MISE EN GARDE

CONSULTEZ UN MÉDECIN SI VOS RÈGLES S'ARRÊTENT SUBITEMENT OU DEVIENNENT DOULOUREUSES, SI LES SAIGNEMENTS SONT PLUS ABONDANTS QUE D'HABITUDE OU SI VOUS SAIGNEZ ENTRE LES RÈGLES.

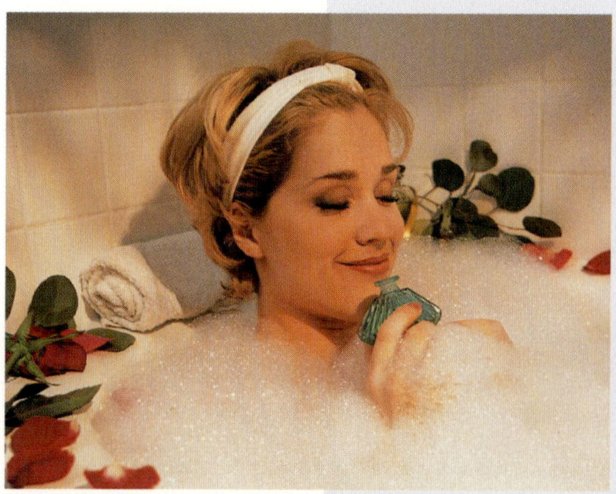

LE SAVIEZ-VOUS ?

- Prise deux fois par jour, la vitamine B6 peut aider à prévenir les crampes et les saignements abondants, mais demandez d'abord l'avis de votre médecin, car elle peut être nocive à fortes doses.
- Les changements drastiques et soudains, comme par exemple une perte de poids importante, peuvent provoquer une interruption des règles. Celles-ci reviennent généralement une fois le poids stabilisé à un niveau acceptable par l'organisme.
- 70 à 80 % des femmes ont moins mal durant leurs règles lorsqu'elles prennent la pilule.
- Le fait de faire de l'exercice durant les règles peut améliorer le flux sanguin et réduire les douleurs.
- Un bain chaud ou l'application d'une bouillotte sur le bas du dos et l'abdomen peut calmer les crampes.

THÉRAPIES

DIGITOPRESSION • Pour soulager les crampes menstruelles, les thérapeutes recommandent d'exercer une pression sur les points du sacrum. Allongez-vous sur le dos, les mains glissées l'une sur l'autre sous la région lombo-sacrée et maintenez la pression pendant deux minutes (*voir* pages 29–31).

TECHNIQUE ALEXANDER
• En cas de douleurs menstruelles, la réaction naturelle est de se contracter, ce qui entraîne un surcroît d'inconfort psychique et physique. Grâce à une série d'exercices mettant en œuvre des postures et des mouvements spécifiques, le thérapeute vous apprendra à détendre vos muscles, notamment ceux de l'abdomen et du bas du dos (*voir* pages 146–153).

AROMATHÉRAPIE • Se masser le bas du dos avec de l'huile essentielle de sauge sclarée, de basilic ou de fenouil peut contribuer à rétablir l'équilibre hormonal et à réguler le cycle menstruel. Les thérapeutes recommandent aussi de se masser la partie inférieure de l'abdomen avec de l'huile de cyprès, de rose ou de géranium en cas de saignements trop abondants et avec de l'huile de lavande, de cyprès ou de sauge sclarée pour soulager les crampes menstruelles (*voir* pages 104–105).

CHIROPRACTIE • La manipulation du bas du dos et du sacrum peut soulager les douleurs liées à la menstruation (*voir* pages 118–125 et Ostéopathie, pages 106–113).

HYDROTHÉRAPIE • L'eau chaude est un moyen classique pour calmer et détendre le corps et l'esprit. Faites-vous couler un bain chaud et ajoutez-y une tasse de sel marin et une tasse de bicarbonate de soude. Restez dans l'eau pendant 20 minutes afin de réduire les crampes, l'irritabilité et l'anxiété. Si vous souffrez de ménorragie attendez que l'eau se soit un peu refroidie, car la chaleur peut accroître les saignements (*voir* pages 172–179).

HYPNOTHÉRAPIE • L'hypnothérapie peut soulager les douleurs et réduire le stress et l'anxiété liés aux troubles menstruels (*voir* pages 218–223).

Syndrome prémenstruel

Le syndrome prémenstruel recouvre un large éventail de troubles – près de 150 selon certains médecins. Les plus courants sont l'anxiété, l'irritabilité, la dépression, les maux de tête, les ballonnements, la fatigue et les fringales. Les symptômes peuvent se manifester à n'importe quel moment durant les deux semaines précédant les règles et disparaissent rapidement après le début de la menstruation. On constate parfois, au cours de cette période, une aggravation de certains troubles, comme l'arthrite ou la dépression.

La cause du syndrome prémenstruel n'est pas bien établie. Certains médecins pensent que les symptômes sont dus à des déséquilibres hormonaux, peut-être liés à une carence en vitamine B6, et prescrivent un traitement à base de progestérone ou d'implants d'œstrogène. Le traitement classique du syndrome prémenstruel comprend des diurétiques pour la rétention d'eau, des antidépresseurs pour soulager les symptômes psychiques, des capsules d'huile d'onagre, des compléments vitaminiques et des analgésiques. De nombreuses femmes ont constaté que l'exercice physique et un changement dans leurs habitudes alimentaires, consistant par exemple à manger peu mais à intervalles réguliers, pouvaient soulager les symptômes.

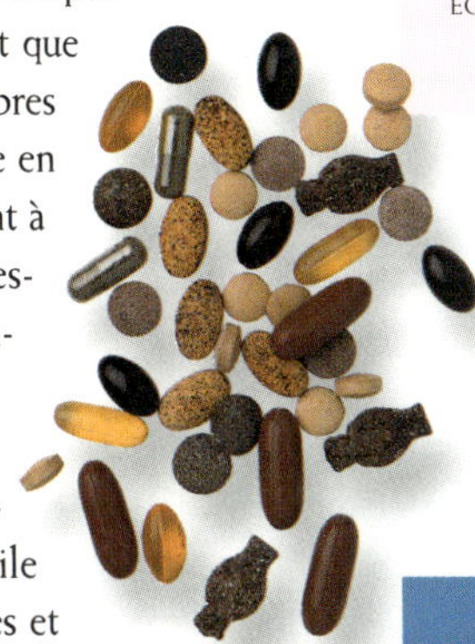

TRAITEMENT CLASSIQUE

ANTIDÉPRESSEURS, HORMONES ET DIURÉTIQUES FONT SOUVENT PARTIE DU TRAITEMENT. LES SPÉCIALISTES RECOMMANDENT PAR AILLEURS DE FAIRE UN PEU DE SPORT, À RAISON DE TROIS SÉANCES PAR SEMAINE, ET DE RÉDUIRE SA CONSOMMATION DE SEL, DE GRAISSES, DE CAFÉINE ET D'ALCOOL. DES COMPLÉMENTS EN VITAMINES, NOTAMMENT EN VITAMINE B6, ET DES CAPSULES D'HUILE D'ONAGRE PEUVENT ÉGALEMENT S'AVÉRER UTILES.

À GAUCHE ET CI-DESSOUS
Les compléments vitaminiques et l'exercice physique améliorent efficacement les troubles associés au syndrome prémenstruel.

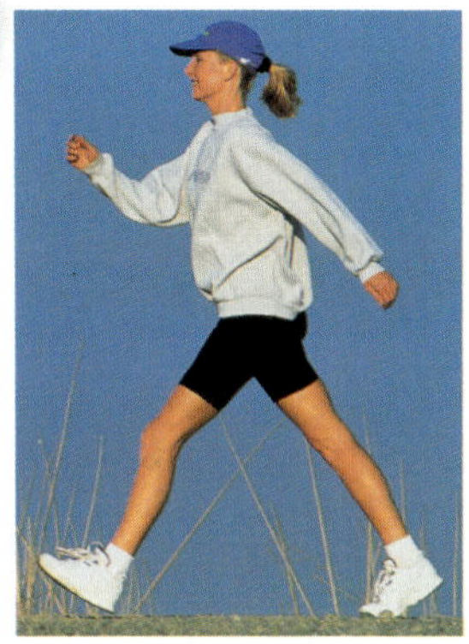

Symptômes

• *maux de tête* • *seins sensibles* • *ventre gonflé* • *dépression* • *fatigue* • *irritabilité* • *fringales*

THÉRAPIES

DIGITOPRESSION • La manipulation de deux points situés sur le méridien de la rate est considérée comme très efficace. Asseyez-vous jambes jointes et fléchies. Placez les deux pouces sur la face intérieure des chevilles, à quatre largeurs de doigts au-dessus de la malléole et recherchez une petite dépression. Appuyez sur ce point pendant une minute. Placez ensuite les pouces sur le cou-de-pied. En remuant les orteils, vous sentirez un muscle se contracter. Appuyez sur ce muscle et maintenez la pression pendant une minute (*voir* pages 29–31).

ACUPUNCTURE • Le traitement vise à libérer le chi parcourant le méridien du foie. Il se déroule en général quelques jours avant l'apparition des symptômes. La moxibustion est parfois utilisée. Un traitement s'étalant sur trois cycles menstruels est réputé plus efficace (*voir* pages 20–28).

AROMATHÉRAPIE • Un massage intégral avec de l'huile essentielle de sauge sclarée, de néroli, de jasmin ou d'ylang-ylang est recommandé. Pour lutter contre la rétention d'eau, vous pouvez aussi vous masser le bas du dos avec de l'huile essentielle de pamplemousse, de graines de carotte ou de genévrier. Il est conseillé de pratiquer les massages quelques jours avant l'apparition des symptômes (*voir* pages 104–105).

MÉDITATION • La médiation peut aider à soulager l'anxiété et l'irritabilité. Le stress jouant vraisemblablement un rôle dans le syndrome prémenstruel, elle peut donc aussi agir à titre préventif (*voir* pages 60–63).

YOGA • Durant la semaine qui précède les règles, faites une séance quotidienne de yoga privilégiant les exercices de relaxation profonde (*voir* pages 52–59).

AUTRES THÉRAPIES • Les thérapies suivantes sont également recommandées : réflexologie (*voir* pages 66–71), toucher thérapeutique (*voir* pages 88–89) et visualisation (*voir* pages 214–217).

Stérilité féminine

Caractérisée par l'incapacité à concevoir un enfant malgré des relations sexuelles régulières non protégées pendant au moins un an, la stérilité est un problème courant qui touche 10 à 15 % des couples. Dans la majorité des cas, la stérilité a pour cause un problème d'ordre physique chez l'un ou l'autre des partenaires (pour la stérilité masculine, *voir* page 332).

La stérilité féminine peut être due à un dysfonctionnement du système endocrinien lié à l'approche de la ménopause ou à une mauvaise sécrétion d'hormones par l'hypohyse. Même s'il y a ovulation, il se peut que l'œuf ne parvienne pas jusqu'à l'utérus en raison d'une obstruction ou d'une distorsion des trompes utérines due à une infection. La stérilité féminine peut aussi avoir pour cause un prolapsus utérin, des kystes ovariens, une fibrose du col ou une malformation de l'utérus. Il arrive que la glaire cervicale détruise le sperme avant que l'œuf ait eu le temps d'être fécondé. Dans certains cas, la stérilité ne semble pas avoir de causes physiques et peut être due à une mauvaise alimentation, à la fatigue, au tabac ou au stress.

Votre gynécologue vous prescrira un dosage hormonal. Il se peut qu'il vous demande aussi de prendre votre température chaque jour pour voir si vous ovulez régulièrement. Juste avant l'ovulation, la température au réveil doit être un peu en dessous de la normale, soit entre 36 et 36,5 °C. Après l'ovulation, elle revient à la normale. Des examens plus complets seront peut-être nécessaires pour déterminer la cause de la stérilité. Le traitement pourra comprendre des médicaments destinés à déclencher l'ovulation, une intervention chirurgicale pour dégager les trompes ou une fécondation in vitro.

Symptômes

- *absence de procréation après douze mois de relations sexuelles régulières non protégées*

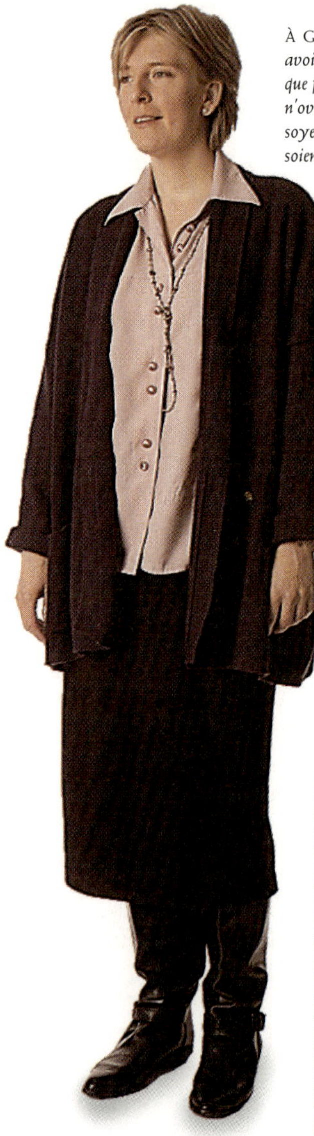

À GAUCHE *La stérilité féminine peut avoir diverses causes, aussi bien physiques que psychologiques. Il se peut que vous n'ovuliez pas correctement ou que vous soyez stressée ou bien encore que vos trompes soient obstruées.*

TRAITEMENT CLASSIQUE

UN DOSAGE HORMONAL ET LA PRISE QUOTIDIENNE DE LA TEMPÉRATURE PERMETTRONT DE SAVOIR SI VOUS OVULEZ NORMALEMENT. VOTRE GYNÉCOLOGUE RECOMMANDERA SANS DOUTE DES EXAMENS PLUS POUSSÉS ET LE TRAITEMENT SERA PRESCRIT EN FONCTION DES RÉSULTATS OBTENUS. LA CHIRURGIE DES TROMPES, UN TRAITEMENT MÉDICAMENTEUX VISANT À STIMULER L'OVULATION OU UNE FÉCONDATION IN VITRO COMPTENT PARMI LES SOLUTIONS COURAMMENT ENVISAGÉES. LA F.I.V. CONSISTE À PRÉLEVER DES OVOCYTES, PUIS À LES FÉCONDER EN ÉPROUVETTE AVANT DE LES RÉINTRODUIRE DANS L'UTÉRUS.

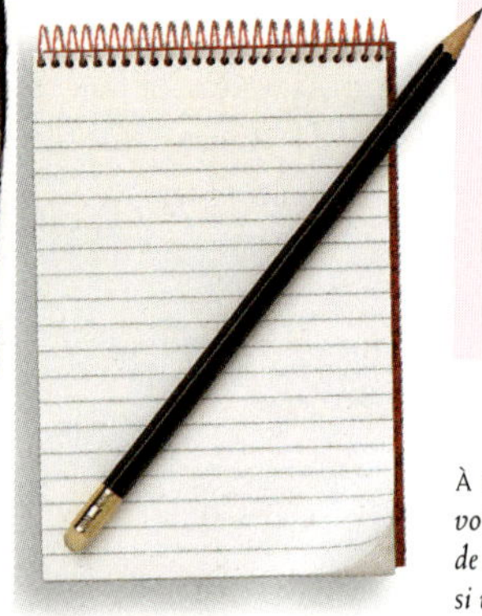

À GAUCHE *Noter quotidiennement votre température vous permettra de connaître vos dates d'ovulation si vous éprouvez des difficultés à concevoir.*

LE SAVIEZ-VOUS ?

- La fécondation in vitro et les médicaments destinés à lutter contre la stérilité risquent de provoquer une grossesse multiple.
- Les compléments en vitamine E peuvent favoriser la fécondité aussi bien chez l'homme que chez la femme. Le calcium, le magnésium et la vitamine A sont aussi susceptibles d'augmenter les chances de procréation.
- La fécondité féminine diminue à partir de 35 ans.
- Des études ont montré que le fait de fumer diminuait la fécondité féminine des deux tiers.
- Les régimes et la perte de poids peuvent réduire la fécondité.

THÉRAPIES

DIGITOPRESSION • La manipulation du point situé à trois largeurs de doigt en dessous du nombril aurait pour effet de tonifier la région abdominale et de favoriser la fertilité (*voir* pages 29–31).

ACUPUNCTURE • Selon les acupuncteurs, la stérilité serait liée à une stagnation du chi du foie. Intervenant au bon moment en cours de cycle menstruel, l'acupuncture peut réduire les congestions. Il faut prévoir un traitement sur plusieurs mois (*voir* pages 20–28).

AROMATHÉRAPIE • Selon les thérapeutes, l'aromathérapie peut favoriser la fécondité. Massez-vous le bas du dos ou l'abdomen avec de l'huile essentielle de néroli, de rose ou de jasmin pour rétablir l'équilibre hormonal naturel, et avec de l'huile essentielle de sauge sclarée pour nettoyer et calmer l'utérus (*voir* pages 104–105).

CHIROPRACTIE • Pour stimuler la circulation et améliorer le fonctionnement de l'appareil génital, certains thérapeutes font faire des exercices pelviens et respiratoires et effectuent des manipulations gynécologiques (*voir* pages 118–125 et Ostéopathie, pages 106–113).

QI-GONG • Les gymnastiques douces comme le Qi-gong et le Taï-chi-chuan assurent une circulation fluide de l'énergie vitale dans tout le corps et rééquilibrent les cycles naturels, tels que l'ovulation (*voir* pages 44–45 et pages 46–51).

RELAXATION • Le stress est à la fois une des causes et des conséquences de la stérilité. En diminuant les tensions psychiques et physiques, les techniques de relaxation peuvent aider à rompre ce cercle vicieux (*voir* pages158–165). La méditation, les techniques respiratoires et la visualisation sont également recommandées (*voir* pages 60–63, 166–171 et 214–217).

PSYCHOTHÉRAPIE • La stérilité peut aussi avoir des causes d'ordre psychologique, surtout si vous n'êtes pas vraiment sûr de vouloir fonder une famille. La psychothérapie vous permettra de prendre conscience de ces problèmes et vous aidera à les résoudre (voir pages 206–207).

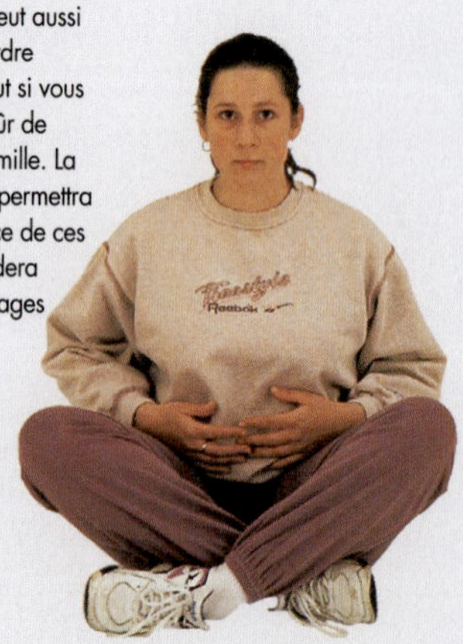

À DROITE *Si vos difficultés sont liées au stress, les techniques de relaxation peuvent vous aider.*

Fausse couche

On appelle fausse couche tout avortement spontané intervenant avant le 180e jour de gestation. Passé ce délai, on parle de mort fœtale. Beaucoup de fausses couches passent inaperçues, car elles se produisent avant le diagnostic de grossesse. Environ 20 % des grossesses constatées se terminent par une fausse couche, la plupart du temps entre la sixième et la dixième semaine. Dans la majorité des cas, l'échec est dû au fait que l'embryon ne se développe pas normalement ou qu'il ne parvient pas à s'implanter dans la muqueuse utérine. Si les causes restent mal connues, on sait en revanche que certaines femmes sont y plus exposées que d'autres : femmes de plus de quarante ans, diabètiques, fumeuses et femmes attendant plus d'un enfant.

Consultez votre gynécologue si vous constatez des saignements ou des caillots de sang accompagnés de douleurs vaginales spasmodiques et de douleurs dans le bas du dos, car ce peut être là le signe d'une menace de fausse couche. Certains médecins recommandent, dans un premier temps, de garder le lit. Si aucune amélioration n'est constatée, un examen gynécologique et une échographie devront être effectués pour voir si vous n'avez pas fait une fausse couche. Lorsqu'elle intervient au début de la grossesse, la fausse couche provoque parfois des saignements abondants pouvant durer jusqu'à dix jours. Plus tard, elle peut se manifester par des contractions aboutissant à l'expulsion partielle ou complète du fœtus, ce qui peut être une expérience extrêmement traumatisante.

CI-DESSOUS *S'il craint une fausse couche, le médecin vous demandera de vous reposer le plus possible.*

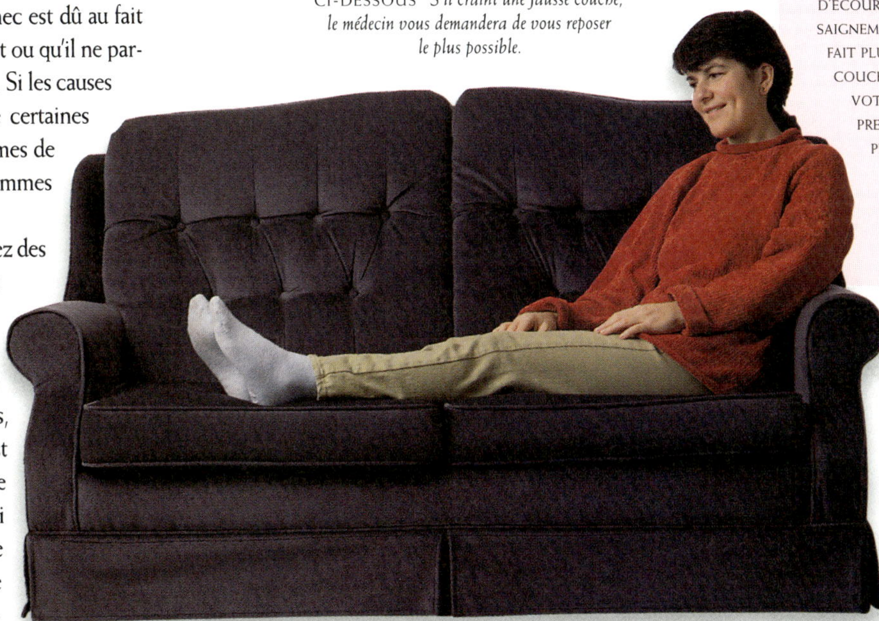

TRAITEMENT CLASSIQUE

LA PLUPART DES FEMMES SONT HOSPITALISÉES AFIN DE SUBIR DES EXAMENS PERMETTANT DE DIAGNOSTIQUER LA FAUSSE COUCHE. UN CURETAGE UTÉRIN PEUT ÊTRE NÉCESSAIRE AFIN D'ÉVITER LES INFECTIONS ET D'ÉCOURTER LA DURÉE DES SAIGNEMENTS. SI VOUS AVEZ FAIT PLUS DE DEUX FAUSSES COUCHES CONSÉCUTIVES, VOTRE GYNÉCOLOGUE PRESCRIRA DES EXAMENS PLUS POUSSÉS AFIN DE DÉTECTER UNE ANOMALIE D'ORDRE PHYSIQUE.

SYMPTÔMES

• *saignements, caillots ou pertes rouge sombre* • *douleurs spasmodiques dans l'abdomen et le bas du dos* • *saignements ininterrompus*

MISE EN GARDE

CONSULTEZ VOTRE MÉDECIN SI VOUS ÉPROUVEZ DES DOULEURS VIVES DANS L'ABDOMEN ENTRE LA CINQUIÈME ET LA DIXIÈME SEMAINE, CAR CE PEUT ÊTRE LE SIGNE D'UNE GROSSESSE EXTRA-UTÉRINE, AUQUEL CAS VOUS COUREZ UN GRAVE DANGER.

LE SAVIEZ-VOUS ?

• Le risque de fausse couche diminue considérablement après la huitième semaine de grossesse.

• Environ 20 % des grossesses constatées se terminent par une fausse couche.

• 60 % des fausses couches sont dues à des anomalies chromosomiques, c'est-à-dire relatives au codage génétique du fœtus.

• Les fausse couches tardives sont généralement dues à une maladie ou à une malformation de l'utérus ou du col.

THÉRAPIES

ACUPUNCTURE • Les acupuncteurs considèrent qu'il est très important pour une femme ayant subi une fausse couche de fortifier et d'entretenir son chi, ainsi que de reconstituer ses réserves de sang. Le traitement consiste à manipuler les méridiens du foie et des reins par l'implantation d'aiguilles ou la moxibustion (*voir* pages 20–28).

ART-THÉRAPIE • Les fausses couches étant souvent cause de désarroi, le fait de dessiner, de sculpter ou de peindre peut aider à exprimer ses sentiments et facilite le travail du deuil (*voir* pages 236–239).

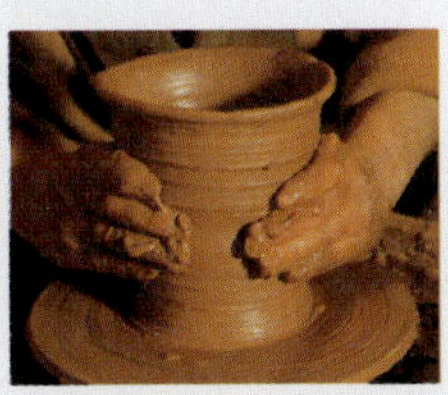

À GAUCHE *L'art-thérapie peut aider les femmes ayant traversé l'épreuve d'une fausse couche.*

CHROMOTHÉRAPIE • Selon les thérapeutes, le rouge stimule le flux énergétique et la production d'hémoglobine. Cette couleur peut aussi soulager la tristesse et la dépression consécutives à une fausse couche (*voir* pages 246–249).

MASSAGE • Les fausses couches sont parfois source de malaise dans le couple, aucun des deux partenaires ne parvenant à exprimer son désarroi. Le massage peut aider à rétablir la confiance et à restaurer l'intimité physique (*voir* pages 96–103).

PSYCHOTHÉRAPIE • La psychothérapie peut aider certaines personnes à accepter la réalité et à faire leur deuil du bébé. La première étape consiste souvent pour la patiente à exprimer ses sentiments (*voir* Thérapie familiale et Psychothérapie relationnelle, pages 206–207).

CI-DESSOUS *La couleur rouge peut soulager la dépression.*

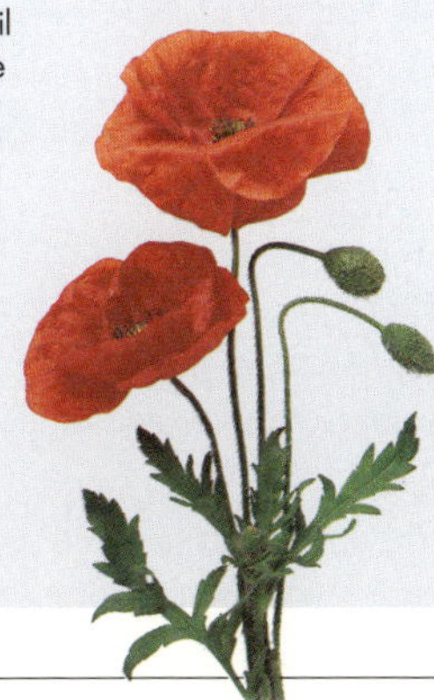

Troubles de la grossesse

Quarante semaines séparent normalement les dernières règles de l'accouchement. Cette période que l'on appelle la grossesse, se divise habituellement en trois trimestres, le premier allant jusqu'à la 12e semaine, le second de la 13e à la 27e semaine et le troisième de la 28e à la 40e semaine. Le gynécologue examine la future mère à intervalles réguliers afin de surveiller le développement du fœtus et de détecter une éventuelle rétention d'eau, une hypertension ou des excroissances placentaires pouvant être source de complications en fin de grossesse. De façon générale, il est conseillé aux femmes enceintes de vivre le plus sainement possible, c'est-à-dire de ne pas fumer, d'éviter le stress, de manger équilibré et de faire un peu d'exercice.

Durant les trois premiers mois de grossesse, le corps de la femme connaît des changements très importants. Beaucoup se sentent épuisées, car le cœur doit fournir un effort supplémentaire pour alimenter le fœtus. Des siestes régulières et un peu d'exercice permettent de conserver son tonus. Surveillez votre alimentation et notamment vos apports en protéines et en fer, une anémie se déclarant souvent au cours de la grossesse. Les changements hormonaux provoquent des nausées et des vomissements chez près d'une femme sur deux. Manger par petites quantités, des féculents notamment, peut soulager ces symptômes. Certains médecins préconisent une complémentation en vitamine B6, mais il convient d'être prudent, car à fortes doses, cette vitamine peut être toxique. Un autre problème caractéristique du premier trimestre est le besoin fréquent d'uriner. Aussi est-il recommandé d'aller aux toilettes aussi souvent que possible et d'essayer à chaque fois de vidanger complètement sa vessie.

Les changements hormonaux du premier trimestre de grossesse peuvent rendre les seins sensibles et douloureux au toucher. Aussi est-il recommandé de porter un bon soutien-gorge, même pour dormir. Les modifications hormonales sont aussi suspectées d'être responsables de la fatigue, des maux de tête et des étourdissements ressentis au cours des premiers mois, bien que le stress et le surmenage puissent aussi avoir leur part de responsabilité. Beaucoup de médicaments étant contre-indiqués en cas de grossesse, demandez à votre médecin ce que vous pouvez prendre contre les maux de tête. Certaines femmes font aussi de la rétention d'eau, notamment dans les mains, les jambes et les pieds. Si c'est votre cas, consultez votre médecin car ce peut être là le signe d'une affection nécessitant un traitement spécifique.

Beaucoup de femmes estiment que le deuxième trimestre est la période la plus agréable de la grossesse. Les nausées se font en effet plus rares, elles retrouvent leur énergie et dorment mieux. Il faut cependant s'attendre à l'apparition de nouveaux symptômes. À mesure que l'utérus se développe, les viscères se trouvent comprimées ou déplacées. Les changements hormonaux provoquent un assouplissement des muscles et des ligaments pouvant entraîner des douleurs dans les membres. Le mal de dos est un phénomène courant, mais peut être amélioré par un renforcement des muscles abdominaux et un bon maintien général – veillez notamment à fléchir les jambes lorsque vous soulevez une charge. L'utérus exerce également une pression sur la veine cave inférieure, ce qui peut provoquer l'apparition de varices sur les jambes. Enfin, les douleurs dans la région pelvienne et abdominale ne sont pas rares, de même que les crampes dans les mollets.

Durant le second trimestre, la digestion se fait moins rapidement en raison des changements hormonaux, ce qui peut provoquer constipation et aigreurs. Les médecins recommandent généralement de faire régulièrement un peu d'exercice, de manger davantage de fibres et de boire beaucoup d'eau minérale afin de soulager la constipation. Prenez conseil auprès de votre médecin avant de prendre des antiacides contre les aigreurs. Chez nombre de femmes, on constate également des altérations cuta-

TRAITEMENT CLASSIQUE

UN TEST DE GROSSESSE PEUT ÊTRE EFFECTUÉ LE JOUR OÙ LES RÈGLES DEVRAIENT NORMALEMENT SE PRODUIRE. LE MÉDECIN PROCÉDERA À UN EXAMEN GYNÉCOLOGIQUE DANS LES SEMAINES QUI SUIVENT POUR CONFIRMER LE DIAGNOSTIC. ENSUITE, DES VISITES RÉGULIÈRES CHEZ LE GYNÉCOLOGUE PERMETTRONT DE SURVEILLER LA PRISE DE POIDS, LA TENSION ARTÉRIELLE, LA RÉTENTION D'EAU ET LE DÉVELOPPEMENT DU FŒTUS. IL EST DÉCONSEILLÉ DE PRENDRE DES MÉDICAMENTS DURANT LA GROSSESSE, MAIS CERTAINS TRAITEMENTS SPÉCIFIQUES SONT AUTORISÉS, NOTAMMENT CONTRE LES AIGREURS ET LES MAUX DE TÊTE, AINSI QUE CEUX DESTINÉS AU TRAITEMENT D'AFFECTIONS PRÉEXISTANTES. DEMANDEZ L'AVIS DE VOTRE MÉDECIN AVANT DE PRENDRE DES COMPLÉMENTS VITAMINIQUES, DES ANALGÉSIQUES OU DES ANTIACIDES VENDUS SANS ORDONNANCE. IL EST RECOMMANDÉ À TOUTES LES FEMMES ENCEINTES DE MANGER SAINEMENT, DE CONTRÔLER LEUR POIDS, DE FAIRE UN PEU D'EXERCICE, D'ARRÊTER DE FUMER ET DE BOIRE LE MOINS D'ALCOOL POSSIBLE.

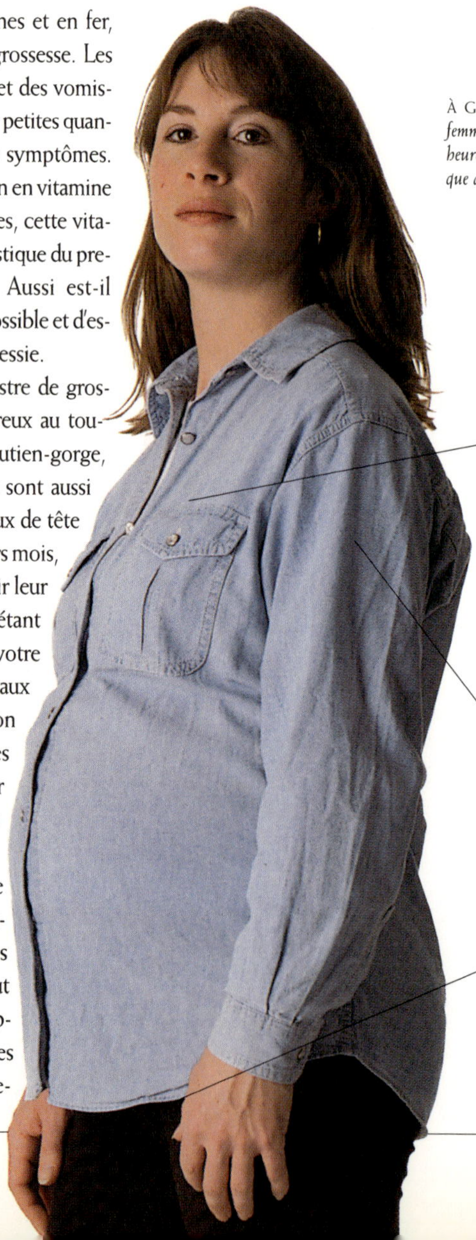
C'est vers la fin de la grossesse que les aigreurs peuvent être le plus gênantes
Le développement du fœtus peut fatiguer l'organisme
Vous aurez probablement envie d'uriner fréquemment

À GAUCHE *Beaucoup de femmes connaissent une grossesse heureuse et n'ont à se plaindre que de troubles mineurs.*

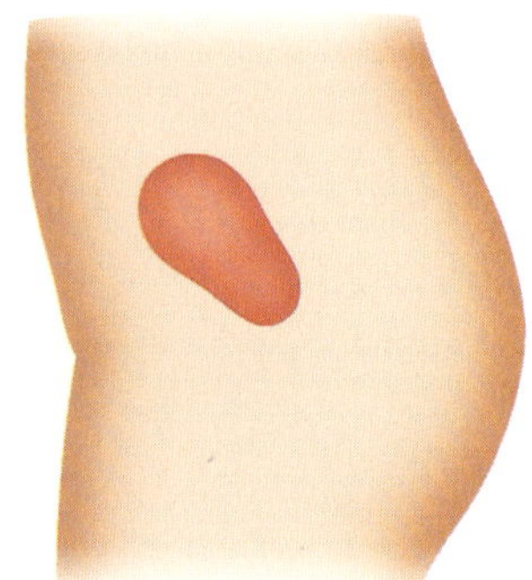

CI-DESSUS *Aux alentours de la sixième semaine, le fœtus mesure environ 8 cm et les membres, les organes génitaux et les traits du visage commencent à se dessiner.*

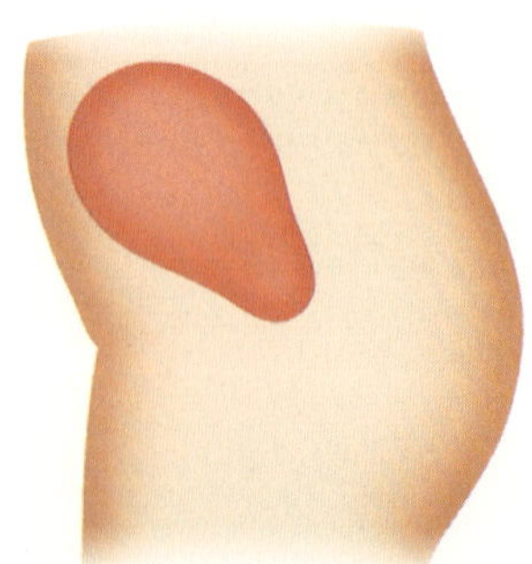

CI-DESSUS *Entre le quatrième et le cinquième mois, il aura doublé de volume et ses principaux organes seront en état de fonctionner.*

nées : taches sombres, notamment autour des mamelons, rougeurs et démangeaisons sur la paume des mains et la plante des pieds, grains de beauté, érythèmes et ongles cassants ; ces symptômes disparaissent généralement après l'accouchement. Des vergetures peuvent apparaître sur les seins, le ventre et les cuisses en raison de la distension de la peau lors de la grossesse. Ces fines stries rouges s'estompent avec le temps, mais ne disparaissent pas tout de suite après l'accouchement.

L'utérus excerce une pression croissante sur les viscères. Aussi constate-t-on au cours du troisième trimestre une aggravation du mal de dos et des aigreurs. Beaucoup de femmes éprouvent de plus en plus de difficultés à trouver une position confortable pour dormir ou même rester assise, ce qui est cause de stress et de fatigue. C'est également au cours des derniers mois que la plupart des complications risquent de survenir, comme le diabète gestationnel, la toxémie (hypertension gravidique pouvant entraîner une affection potentiellement mortelle, l'éclampsie), les problèmes placentaires, le retard de croissance intra-utérine ou un dépassement du terme (après 41 semaines et trois jours). Quel que soit le cas, une prise en charge médicale s'impose.

Symptômes

• *anémie* • *nausées et vomissements* • *poitrine douloureuse* • *fatigue* • *insomnie* • *mal de dos* • *constipation* • *aigreurs* • *flatulences* • *rétention d'eau* • *hémorroïdes* • *affections cutanées* • *varices*

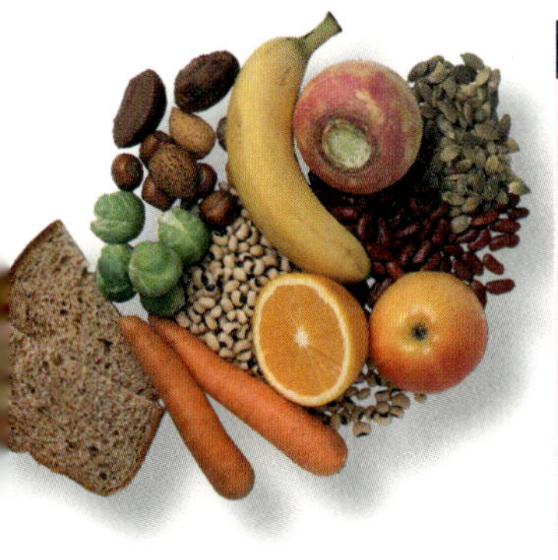

CI-DESSUS *Il est important de manger sainement si vous voulez donner à votre enfant le maximum de chances au départ.*

MISE EN GARDE

CONSULTEZ IMMÉDIATEMENT VOTRE MÉDECIN SI VOUS ÊTES PRISE D'ÉTOURDISSEMENTS ACCOMPAGNÉS DE DOULEURS ABDOMINALES OU DE SAIGNEMENTS VAGINAUX ; EN CAS DE NAUSÉE PERSISTANTE ; SI VOUS URINEZ À INTERVALLES RAPPROCHÉS PENDANT PLUS DE DEUX JOURS ; EN CAS D'ÉTAT GRIPPAL OU SI LA RÉTENTION D'EAU NE DIMINUE PAS PASSÉS TROIS JOURS. ÉVITEZ TOUT CONTACT AVEC UNE PERSONNE ATTEINTE DE LA RUBÉOLE SI VOUS N'AVEZ PAS ÉTÉ VACCINÉE CONTRE CETTE MALADIE.

LE SAVIEZ-VOUS ?

• Au cours de la grossesse, la quantité de sang circulant dans le corps augmente d'environ 40 % et l'utérus multiplie son volume par 150.

• Les femmes prennent normalement entre 10 et 15 kilos durant leur grossesse, dont seulement trois, en moyenne, au cours du premier trimestre.

• Les mouvements du fœtus commencent à être perceptibles entre la 16ᵉ et la 20ᵉ semaine.

• 90 % des femmes enceintes présentent une pigmentation accrue sur certaines parties du corps, notamment dans la région des mamelons.

• L'augmentation du taux de progestérone au cours du premier trimestre peut entraîner de fréquents états de somnolence.

THÉRAPIES

DIGITOPRESSION
• La manipulation du point 6 du méridien du maître du cœur peut aider à réduire les nausées du premier trimestre. Celle du point situé à une largeur de pouce sous la malléole interne permet de réduire la rétention d'eau, notamment dans les chevilles. En revanche, plusieurs points d'acupuncture ne doivent pas être manipulés chez une femme enceinte, au risque de provoquer une fausse couche (*voir* pages 29–31).

TECHNIQUE ALEXANDER
• Le centre de gravité de la femme enceinte se déplace vers l'avant à mesure que l'utérus grossit et que la poitrine prend de l'ampleur. Pour compenser, beaucoup de femmes forcent sur leur dos et surmènent muscles et ligaments, ce qui provoque des douleurs dorsales. La technique Alexander permet de corriger son maintien en position assise et debout, lorsque l'on marche ou que l'on ramasse quelque chose par terre (*voir* pages 146–153).

TECHNIQUES RESPIRATOIRES
• La dilatation de l'utérus entraîne un déplacement de la base des poumons, ce qui peut provoquer un changement dans le schéma respiratoire durant les derniers mois de la grossesse. Utiliser le diaphragme est la façon la plus efficace et la moins fatiguante de respirer. Lors de la grossesse, ce sont les côtes et les épaules qui prennent le relais en raison de la compression du diaphragme par l'utérus. Les exercices respiratoires peuvent vous aider à maîtriser votre diaphragme (*voir* pages 166–171).

CHIROPRACTIE
• Les spécialistes pensent que les séances de chiropractie permettent de corriger l'alignement vertébral, de soulager les tensions douloureuses, de remettre les articulations en place, de favoriser leur mobilité pendant la grossesse, ainsi que d'assurer un bon agencement des os du bassin, afin de faciliter l'accouchement (*voir* pages 118-125).

MASSAGE
• Le massage de la femme enceinte est considéré par les kinésithérapeutes comme très bénéfique à plusieurs titres : il réduit les tensions psychiques et le stress, détend le corps et, lorsqu'il est effectué par le partenaire, permet de souder le couple durant la grossesse. Massez le ventre dans le sens des aiguilles d'une montre facilite la digestion, tandis que l'utilisation d'une huile ou d'une crème riche en vitamine E, comme l'huile de germe de blé, peut aider à réduire les vergetures. Mais attention, l'abdomen, les jambes et les pieds ne doivent pas être massés au cours du premier trimestre (*voir* pages 96–103).

MUSICOTHÉRAPIE
• La musique peut être extrêmement relaxante aussi bien pour la mère que – de l'avis de certains spécialistes – pour le fœtus. En cas d'anxiété et de tension nerveuse, les thérapeutes recommandent la musique classique. Cela aurait pour effet de ralentir le pouls, de faire baisser la tension artérielle et de réduire le taux d'hormones de stress. Les sons naturels, comme le bruit des vagues ou le chant des baleines, peuvent aussi favoriser le calme et la décontraction (*voir* pages 230–233).

RELAXATION
• Beaucoup de femmes enceintes aiment prendre un bain chaud et parfumé pour se détendre. L'eau allège le poids de la grossesse et la chaleur soulage les douleurs. Pendant que vous êtes dans la baignoire, profitez-en pour mettre en pratique certaines techniques de relaxation en contractant, puis en relâchant successivement différentes parties du corps. Sortez du bain lentement afin d'éviter les étourdissements (*voir* pages 158–165 et Hydrothérapie, pages 172–179).

YOGA
• Le yoga étire les muscles pelviens, assouplit le corps et soulage les douleurs quotidiennes. La respiration profonde vous permettra de rester détendue tout au long de votre grossesse. Il est toutefois fortement déconseillé aux femmes enceintes de se pencher vers l'avant, de pratiquer les postures inversées et de s'allonger sur le ventre. Il est préférable de s'en remettre à un professeur, qui vous montrera des exercices simplifiés ou spécifiques (*voir* pages 52–59).

ACUPUNCTURE
• La manipulation de certains points peut soulager les nausées du matin dont souffrent beaucoup de femmes enceintes (*voir* pages 20–28).

CI-DESSOUS *Les massages peuvent apaiser et détendre la femme enceinte, favoriser sa digestion et réduire les vergetures.*

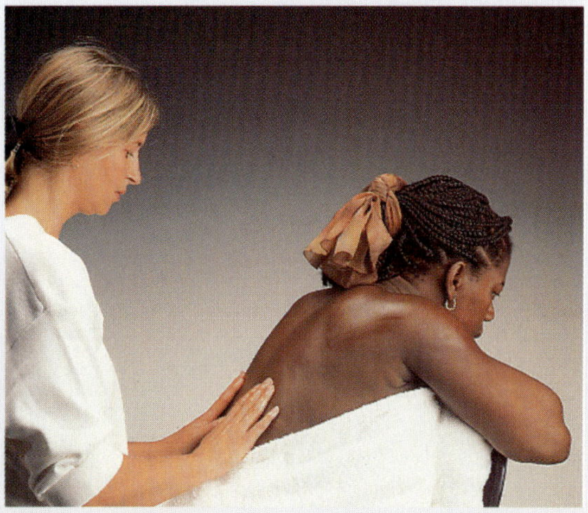

Douleurs de l'accouchement

L'accouchement se déroule en trois phases. La première commence avec la perte des eaux et l'accélération des contractions utérines et se termine par la dilatation complète du col de l'utérus permettant le passage de l'enfant dans le vagin. Cette première étape, qui peut durer entre 7 et 13 heures, se caractérise par une intensification croissante des contractions rythmiques de l'utérus jusqu'au moment où le col s'ouvre complètement. La mère doit alors pousser lorsqu'on le lui demande, et se servir de la respiration pour essayer de maîtriser la progression de l'enfant à travers le petit bassin. Cette deuxième phase de l'accouchement peut durer de quelques minutes à plusieurs heures. La troisième phase est l'expulsion proprement dite.

Durant les deux premières phases, des exercices de respiration et de relaxation peuvent aider la mère, tandis que des massages ou une électrostimulation neurologique transcutanée peuvent lui être proposés pour soulager les douleurs. Si les contractions deviennent insupportables, plusieurs solutions peuvent être envisagées : protoxyde d'azote, injection d'analgésiques ou anesthésie péridurale. Certaines femmes considèrent qu'il est moins douloureux d'accoucher en position redressée, c'est-à-dire debout, assise ou accroupie.

LE SAVIEZ-VOUS ?

- Des études ont récemment montré qu'il n'y a aucun lien entre la péridurale et le mal de dos post-partum.
- Dès que le nouveau-né commence à téter, le corps de la mère produit des hormones entraînant la contraction de l'utérus et l'expulsion du placenta.
- La piscine d'accouchement a été inventée par l'obstétricien français Michel Odent. Le fait de naître dans l'eau serait moins traumatisant pour l'enfant.
- Le fœtus réagissant à la lumière lorsqu'il se trouve dans l'utérus, certains médecins essayent d'inverser la position de l'enfant lorsqu'il se présente par le siège (les jambes en premier) en braquant une source lumineuse sur le bas-ventre de la mère, afin qu'il se tourne vers la lumière.

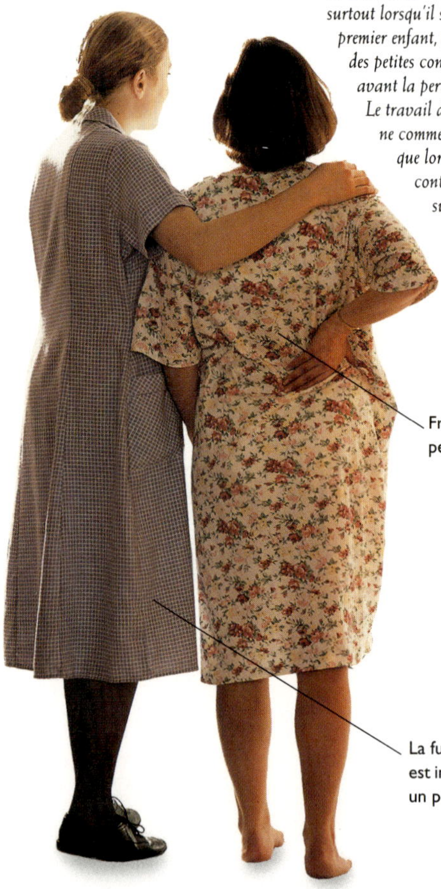

À GAUCHE *Certaines femmes, surtout lorsqu'il s'agit de leur premier enfant, présentent des petites contractions bien avant la perte des eaux. Le travail de la sage-femme ne commence toutefois que lorsque les contractions sont suffisamment fortes et rapprochées.*

Frotter le dos peut soulager

La future mère est invitée à faire un peu d'exercice

TRAITEMENT CLASSIQUE

L'INJECTION D'ANALGÉSIQUES ET L'ANESTHÉSIE PÉRIDURALE SONT LES GESTES MÉDICAUX LES PLUS COURAMMENT PRATIQUÉS. SI LE TRAVAIL SE PROLONGE, LE MÉDECIN POURRA UTILISER LES FORCEPS OU PROCÉDER À UNE ÉPISIOTOMIE – INCISION DESTINÉE À ÉLARGIR LE VAGIN ET À EMPÊCHER LE DÉCHIREMENT DES TISSUS. EN CAS DE COMPLICATIONS, UNE CÉSARIENNE PEUT S'AVÉRER NÉCESSAIRE.

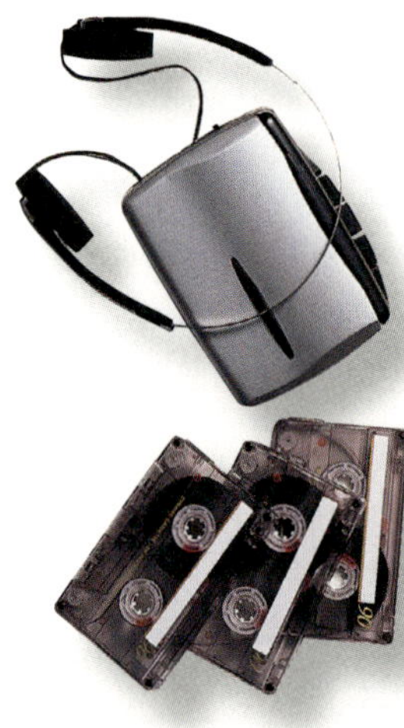

CI-DESSUS *Écouter de la musique douce ou des sons naturels, comme le bruit des vagues, peut aider à se détendre durant l'accouchement.*

THÉRAPIES

ACUPUNCTURE • Les propriétés analgésiques de l'acupuncture sont désormais reconnues et certains hôpitaux offrent aux parturientes la possibilité d'y avoir recours. En Chine, cette méthode est couramment utilisée lors des césariennes. La moxibustion d'un point situé sur le petit orteil serait en outre capable de corriger la présentation de l'enfant (*voir* pages 20–28).

DIGITOPRESSION • Les thérapeutes pensent qu'il est possible de soulager les douleurs de l'accouchement en exerçant une pression sur le muscle situé en haut de l'épaule et sur les points sacraux situés à la base de la colonne vertébrale. La manipulation du plan cutané compris entre le pouce et l'index aurait par ailleurs la propriété d'accélérer le processus (*voir* pages 29–31).

MASSAGE • Le massage et le toucher thérapeutique peuvent faciliter l'accouchement à plusieurs titres. Certains spécialistes recommandent de procéder à un massage périnéal avant le début du travail, afin d'étirer les muscles entourant l'orifice du vagin et de prévenir le déchirement des tissus. Le massage doux de l'utérus stimule la sécrétion d'oxytocine et peut ainsi déclencher le travail. Le massage du dos et des fesses durant le travail peut détendre, rassurer et soulager (*voir* pages 96–103).

PSYCHOTHÉRAPIE • Discuter avec un psychologue de vos craintes et de vos angoisses face à l'accouchement pourra vous faire du bien. Le fait d'avoir une attitude positive vous permettra de vous détendre et de circonscrire la douleur (*voir* pages 188–191).

RELAXATION • La tension nerveuse et la fatigue accentuant les douleurs du travail, les techniques de relaxation sont d'un grand secours durant l'accouchement. Le fait de respirer profondément et calmement vous aidera aussi à vous détendre (*voir* pages 158–165 et Respiration, pages 166–171).

SONOTHÉRAPIE • Une musique douce ou des sons agréables peuvent aider la parturiente à se détendre entre les contractions (*voir* pages 234–235).

VISUALISATION • Le thérapeute aide sa patiente à se forger une représentation positive de l'épreuve qui l'attend. Il lui demandera, par exemple, de s'imaginer que les contractions de l'utérus ne sont pas plus douloureuses que les contractions du biceps. La future mère est invitée à considérer les contractions comme un phénomène naturel et nécessaire et à envisager l'accouchement avec sérénité (*voir* pages 214–217).

HYDROTHÉRAPIE • Un bain chaud pris durant les premières phases du travail peut favoriser la relaxation et soulager les douleurs. Certains thérapeutes préconisent l'utilisation d'une piscine d'accouchement (*voir* pages 172–179).

CI-DESSOUS *Les techniques de visualisation peuvent aider à se préparer à l'accouchement.*

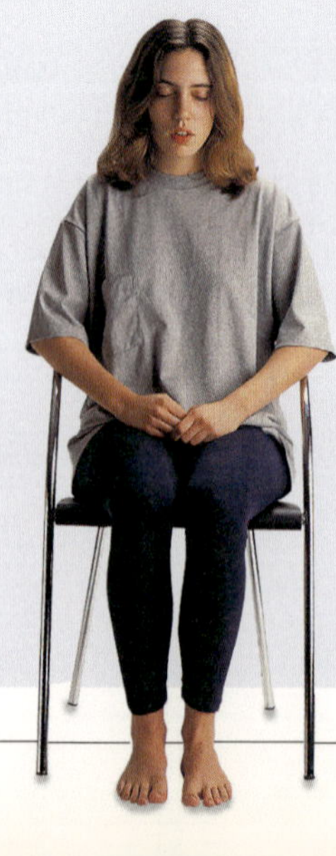

Suites de couches

La grossesse et l'accouchement peuvent avoir des répercussions sur la santé physique et psychologique de la jeune maman. Beaucoup de femmes continuent à éprouver des douleurs jusqu'à ce que l'utérus ait retrouvé sa taille normale. Il arrive aussi qu'elles souffrent de mal de dos, probablement en raison d'un surmenage de la région lombaire durant la grossesse, d'hémorroïdes, d'une sensibilité abdominale consécutive à la césarienne et de douleurs dans la région génitale en raison des points de suture pratiqués après l'épisiotomie. Lorsque l'accouchement a été long et laborieux, la mère en sort généralement épuisée, et parfois anémiée si elle a perdu beaucoup de sang.

De nombreux troubles du post-partum, dont la chute des cheveux, l'acné, la croissance ralentie des ongles, la baisse de la libido et l'aggravation du syndrome prémenstruel, sont liés à un bouleversement du système hormonal. La diminution du taux d'œstrogène et de progestérone est également souvent considérée comme la cause de la mélancolie et de la dépression constatées chez certaines femmes. Ce « baby blues » apparaît généralement trois jours après l'accouchement et ne dure que quelques jours, tandis que la véritable dépression post-natale peut commencer plusieurs semaines après la naissance de l'enfant et se prolonger pendant plusieurs mois, voire des années. Très rare, la psychose puerpérale se caractérise par des épisodes maniaco-dépressifs, des hallucinations et une dépression nerveuse.

D'autres facteurs, comme la fatigue, la gêne physique, l'anxiété concernant les soins à apporter à l'enfant ou le sentiment d'isolement, peuvent rendre les suites de couches difficiles à vivre. Ces troubles sont fréquents et les mères n'ont pas à culpabiliser. Parlez à votre médecin de toutes les difficultés que vous rencontrez. Les problèmes d'allaitement, par exemple, peuvent être dus à une infection des canaux galactophores (mastite) nécessitant la prise d'antibiotiques. Si les symptômes de dépression persistent, votre médecin vous prescrira peut-être des antidépresseurs ou un traitement hormonal et vous adressera à un psychologue ou un psychothérapeute.

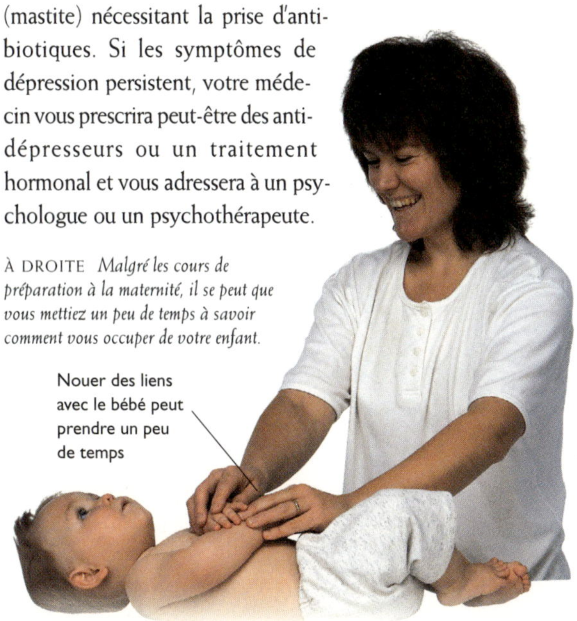

À DROITE *Malgré les cours de préparation à la maternité, il se peut que vous mettiez un peu de temps à savoir comment vous occuper de votre enfant.*

Symptômes

• douleurs et gêne consécutives à une césarienne ou à une épisiotomie • fatigue • anémie • céphalées • chute des cheveux • acné • symptômes post-nataux (libido faible, perte de confiance en soi, irritabilité, hypersensibilité, dépression) • problèmes d'allaitement (mamelons et seins douloureux, conduits galactophores obstrués, lactation insuffisante)

LE SAVIEZ-VOUS ?

- L'allaitement peut inhiber la menstruation pendant six semaines à deux ans ; mais la conception demeure possible.
- L'anesthésie péridurale provoque parfois de violents maux de tête qui peuvent persister 48 heures après l'injection.
- Une quantité insuffisante de lait peut être due au fait que la mère ne s'hydrate pas suffisamment.
- Le « baby blues » et les sautes d'humeur sont des phénomènes courants après l'accouchement, mais il faut consulter un médecin s'ils durent plus de quelques semaines.
- Selon les spécialistes, les massages renforceraient les liens entre la mère et l'enfant.

TRAITEMENT CLASSIQUE

LE MÉDECIN POURRA PRESCRIRE DES ANALGÉSIQUES CONTRE LES DOULEURS POSTOPÉRATOIRES. IL RECHERCHERA ÉGALEMENT LES CAUSES D'ÉVENTUELS PROBLÈMES D'ALLAITEMENT ET VÉRIFIERA LA POSITION DU BÉBÉ AU SEIN. IL PRESCRIRA DES ANTIBIOTIQUES EN CAS D'INFECTION DES CONDUITS LACTIFÈRES ET DES ANTIDÉPRESSEURS, DES SOMNIFÈRES OU UN TRAITEMENT HORMONAL POUR LUTTER CONTRE LA DÉPRESSION POST-NATALE.

THÉRAPIES

AROMATHÉRAPIE • Pour soulager les douleurs, les thérapeutes recommandent le massage de l'abdomen et du bas du dos avec de la camomille. L'huile essentielle de lavande et de camomille mélangée à un peu d'huile de noyaux d'abricot peut être appliquée directement sur les points de suture. Les massages aux huiles euphorisantes, comme la sauge sclarée ou le jasmin, peuvent soulager la dépression et l'anxiété (*voir* pages 104–105).

DIGITOPRESSION • Il semblerait que la manipulation du point situé à quatre largeurs de doigt sous la rotule, et à une largeur de doigt à l'extérieur du tibia, accélère la convalescence ; celle du point situé sur le cou-de-pied, entre le gros orteil et le second orteil, réduirait les sudations susceptibles de se produire après un accouchement (*voir* pages 29–31).

HYDROTHÉRAPIE • Les spécialistes conseillent d'appliquer de la glace dès que possible sur les lésions afin d'éviter les tuméfactions et recommandent les bains de siège pour accélérer le processus de guérison (*voir* pages 172–179).

MASSAGE • Les quelques semaines qui suivent l'accouchement sont une période idéale pour se masser mutuellement. Pratiqués régulièrement, les massages aident le mère à retrouver son tonus musculaire et soulage les parties du corps mises à mal par la grossesse. L'effet relaxant des massages peut aussi soulager le stress occasionné par la présence du nouveau-né (voir pages 96–103).

CI-DESSOUS *Après un accouchement, les changements hormonaux peuvent être source d'épuisement et de dépression.*

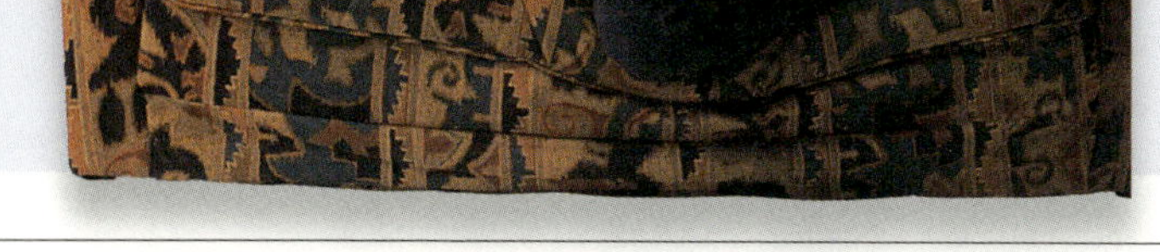

RELAXATION • Le stress, l'anxiété et la fatigue accompagnent souvent les suites de couche. Les techniques de relaxation et le repos permettent souvent d'en venir à bout (*voir* pages 158–165).

VISUALISATION • Cette méthode peut s'avérer utile si vous avez des problèmes d'allaitement. Le thérapeute vous demandera d'imaginer votre bébé en train de téter tranquillement dans un cadre calme et agréable. Cela vous fera envisager l'allaitement de manière plus positive et vous aidera à vous détendre (*voir* pages 214–217).

PSYCHOTHÉRAPIE • Un thérapeute attentif pourra vous aider à supporter la pression et les changements occasionnés par la présence du nouveau-né (*voir* Thérapie familiale, pages 206–207).

Ménopause

La cessation définitive du cycle menstruel, qui met un terme à la faculté de procréer, porte le nom de ménopause. Elle survient chez la plupart des femmes entre 45 et 55 ans, mais peut, dans certaines circonstances, être plus précoce et se produire dès la trentaine. Les changements hormonaux à l'origine de la ménopause commencent quatre à six ans avant la dernière menstruation. La production d'œstrogène par les ovaires diminue progressivement, ce qui crée un déséquilibre entre le taux d'œstrogène et le taux de progestérone. Pour finir, le taux d'œstrogène est tellement faible que les règles deviennent irrégulières et finissent par cesser complètement.

Dans certains cas, la ménopause ne pose aucun problème, mais pour la plupart des femmes elle constitue une période difficile marquée par de nombreux symptômes déplaisants. La sévérité de ces symptômes semble dépendre de facteurs biochimiques variables d'une femme à l'autre, ainsi que de l'hygiène de vie, notamment de l'alimentation, de la condition physique et de l'exposition au stress. Des études ont montré que la ménopause est moins bien vécue par les femmes stressées, surtout si elles consomment beaucoup de caféine, de sucre et d'alcool.

Règles irrégulières, mauvaise circulation, multiplication des grosseurs mammaires, douleurs, bouffées de chaleur, sudations nocturnes, affections cutanées, cheveux fins et cassants et augmentation de la pilosité faciale et corporelle, sont les principaux symptômes physiques de la ménopause. La diminution du taux d'œstrogène peut en outre entraîner une décalcification et accroître le risque d'ostéoporose. Beaucoup de femmes en cours de ménopause présentent, par ailleurs, des symptômes psychologiques analogues à ceux du syndrome prémenstruel, comme l'anxiété, la dépression, les sautes d'humeur, les difficultés de concentration ou les troubles de la mémoire. Ces symptômes sont aggra-

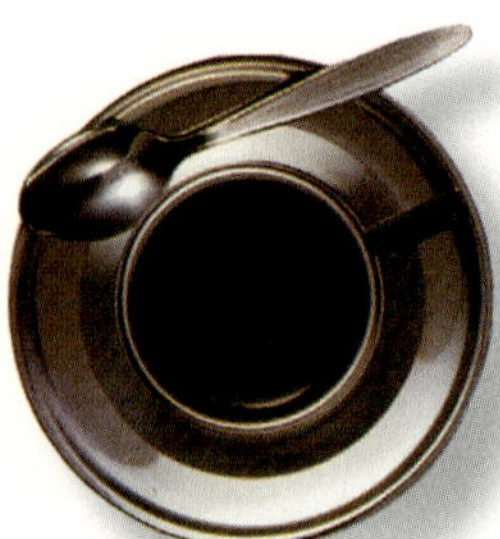

À GAUCHE *L'alcool et la caféine aggravent les symptômes de la ménopause.*

LE SAVIEZ-VOUS ?

- Les Japonaises présentent moins de symptômes associés à la ménopause que les femmes occidentales, probablement en raison de la forte teneur en œstrogènes d'origine végétale contenus dans leur alimentation, notamment le tofu, le soja et la miso.
- Durant la ménopause, 80 % des femmes souffrent de symptômes déplaisants.
- Entre 20 et 25 % des femmes en cours de ménopause ont des rapports sexuels douloureux en raison de l'amincissement de la paroi vaginale et d'un défaut de lubrification naturelle provoqué par la baisse du taux d'œstrogène.
- La ménopause est caractérisée par l'anxiété lorsque c'est l'œstrogène qui domine, et par la fatigue et la dépression lorsque c'est la progestérone.
- L'âge moyen de la ménopause – 50 ans – n'a pas évolué depuis le moyen âge.

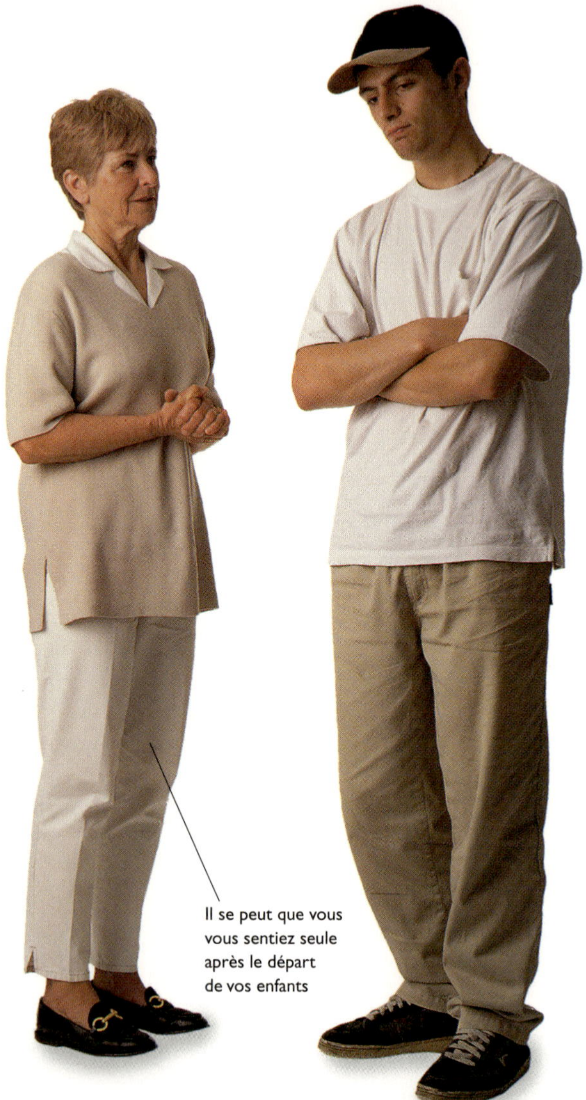

Il se peut que vous vous sentiez seule après le départ de vos enfants

MISE EN GARDE

CONSULTEZ VOTRE MÉDECIN SI VOUS RECOMMENCEZ À SAIGNER APRÈS LA DISPARITION DE VOS RÈGLES ; SI VOS RÈGLES SE PROLONGENT OU SONT TRÈS ABONDANTES ; SI VOTRE VENTRE EST GONFLÉ ET DOULOUREUX OU SI VOUS CONSTATEZ UN CHANGEMENT PERSISTANT DANS VOS PASSAGES À LA SELLE.

À GAUCHE *Les changements physiques et hormonaux surviennent souvent à une étape de la vie déjà marquée par de nombreux problèmes. Les enfants qui grandissent et quittent le foyer peuvent laisser un vide difficile à remplir.*

CI-DESSOUS *L'huile d'ylang-ylang peut stimuler la libido, souvent affectée par la ménopause.*

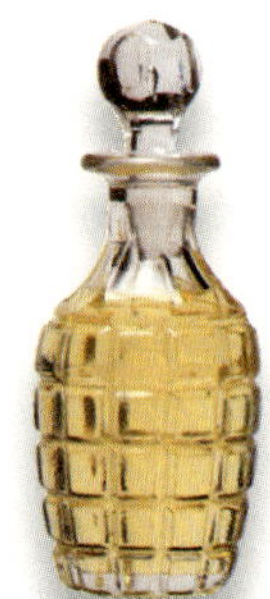

THÉRAPIES

RELAXATION • Durant la ménopause, les femmes présentent souvent des symptômes psychologiques, se montrent anxieuses ou irritables et ont tendance à souffrir de contractures musculaires. Réduire la tension musculaire permet de retrouver son tonus et d'exprimer plus facilement les sentiments refoulés. Allongez-vous sur le dos, bras le long du corps. Inspirez et expirez profondément. Serrez les poings et maintenez la contraction pendant 25 secondes, puis relâchez et imaginez qu'une lumière chaude parcoure votre corps en amollissant vos muscles. Répétez l'exercice en vous concentrant sur d'autres parties du corps, comme le visage, les épaules, le dos, le bassin, les jambes, les pieds ou les orteils (*voir* pages 158–165).

TAÏ-CHI-CHUAN • De l'avis des spécialistes, le Taï-chi est une technique très efficace pour se décontracter et retrouver la sérénité. Les étirements doux et la maîtrise des mouvements favorisent en outre la souplesse musculaire et la mobilité des articulations (*voir* pages 46–51 et Qi-gong, pages 44–45).

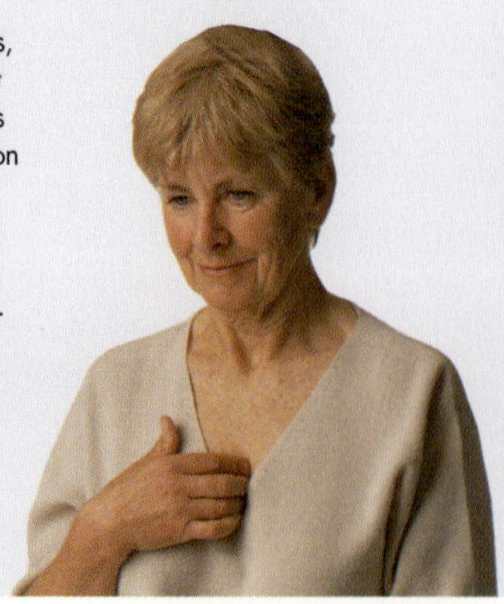

AROMATHÉRAPIE • Les huiles essentielles sont couramment utilisées pour traiter quantité de symptômes liés à la ménopause. Un massage avec une huile euphorisante, comme la sauge sclarée ou la rose, peut aider à lutter contre l'irritabilité et la dépression. La camomille équilibre le système hormonal, réduit les sudations nocturnes et prévient les bouffées de chaleur, tandis que l'ylan-ylang est réputée accroître la libido (*voir* pages 104–105).

À GAUCHE *Appuyer sur le point situé à côté du sternum peut réduire bouffées de chaleur.*

vés par le fait que la cinquantaine s'accompagne souvent chez les femmes d'autres problèmes, comme le passage à l'adolescence, le départ ou la présence de ses enfants à la maison ; des parents âgés, le deuil, ou l'évolution des relations à l'intérieur du couple.

Il existe plusieurs façons efficaces de réduire l'impact psychologique et physiologique de la ménopause. Les symptômes physiques liés à la baisse du taux d'œstrogène, comme les problèmes cutanés ou les bouffées de chaleur, peuvent se soigner par une hormonothérapie de substitution sous forme de comprimés, de patchs, d'implants cutanés et de crèmes vaginales. Ce traitement aurait également pour effet de réduire le risque de cardiopathies et d'accidents vasculaires cérébraux. On soupçonne cependant les hormones de substitution d'augmenter le risque de certains cancers et des recherches sont en cours concernant le lien qui pourrait exister entre l'administration d'hormones de substitution sur sur le long terme et le cancer du sein. L'hormonothérapie présente par contre l'avantage de réduire le risque d'ostéoporose, mais cette maladie peut aussi être prévenue dans une large mesure par une alimentation saine, une complémentation en vitamine D et la pratique régulière d'une activité physique.

Votre médecin pourra vous prescrire des antidépresseurs, des tranquillisants, des somnifères ou des régulateurs de l'humeur, afin de soulager la fatigue ou l'anxiété. L'hormonothérapie peut jouer, là encore, un rôle positif. Pour réduire l'impact de la ménopause, médecins et thérapeutes recommandent l'excercice physique, une alimentation saine et équilibrée, un apport accru en calcium et des mesures permettant de lutter contre le stress.

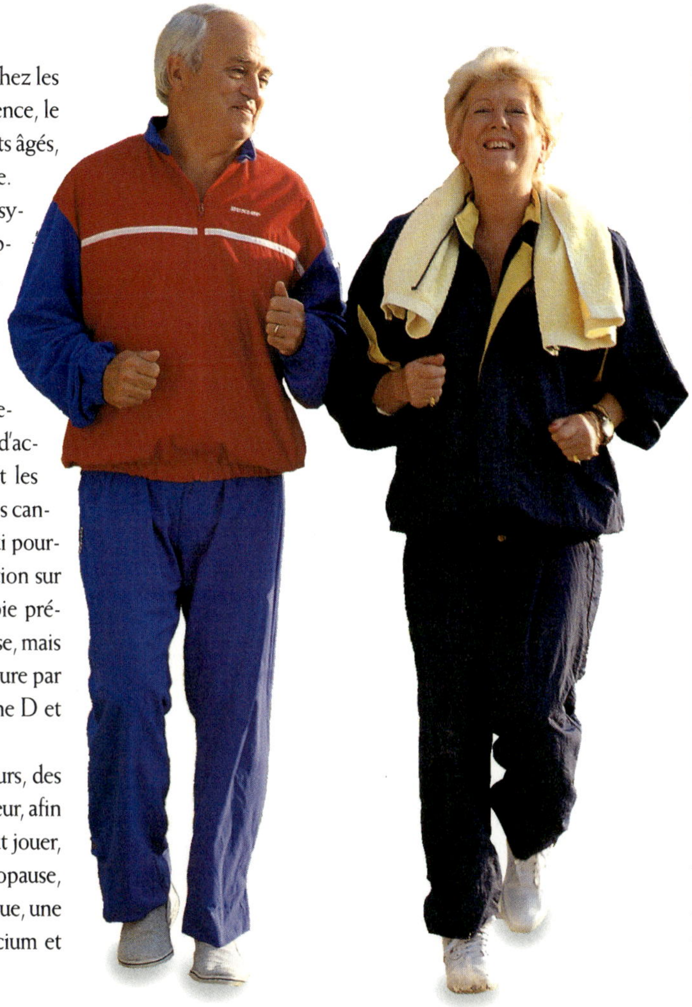

TRAITEMENT CLASSIQUE

L'HORMONOTHÉRAPIE DE SUBSTITUTION, SOUS FORME DE COMPRIMÉS, DE PATCHS OU DE CRÈME VAGINALE, TRAITE EFFICACEMENT LES SYMPTÔMES PHYSIQUES, COMME LES BOUFFÉES DE CHALEUR, OU PSYCHIQUES, COMME L'ANXIÉTÉ. VOTRE MÉDECIN VOUS PRESCRIRA PEUT-ÊTRE AUSSI DES ANTIDÉPRESSEURS, DES TRANQUILLISANTS OU DES SOMNIFÈRES POUR VOUS AIDER À SURMONTER LES DIFFICULTÉS D'ORDRE PSYCHOLOGIQUE. IL POURRA ENFIN VOUS ADRESSER À UN PSYCHOLOGUE OU À UN PSYCHOTHÉRAPEUTE. POUR ÉVITER DES RAPPORTS SEXUELS DOULOUREUX VOUS POUVEZ UTILISEZ UN GEL LUBRIFIANT. LES MÉDECINS ET LES THÉRAPEUTES RECOMMANDENT GÉNÉRALEMENT DE FAIRE DE L'EXERCICE, DE RÉDUIRE LE STRESS, DE MANGER SAINEMENT ET DE DIMINUER SA CONSOMMATION D'ALCOOL, DE SUCRE ET DE CAFÉINE.

À GAUCHE *Rien n'interdit à une femme ménopausée de faire du sport. Cela vous fera au contraire le plus grand bien et vous permettra de rester jeune plus longtemps .*

SYMPTÔMES

• *règles irrégulières qui finissent par cesser complètement* • *mal de dos* • *sécheresse vaginale pouvant rendre l'acte sexuel douloureux* • *problèmes cutanés* • *bouffées de chaleur* • *sudations nocturnes* • *démangeaisons* • *incontinence* • *apparition de poils sur le visage, le ventre ou les seins* • *difficultés de concentration et troubles de la mémoire* • *dépression* • *insomnie* • *baisse de la libido*

THÉRAPIES

DIGITOPRESSION • Les thérapeutes recommandent de manipuler les points d'acupuncture quatre fois par jour afin de rééquilibrer l'organisme et de réduire les bouffées de chaleur. Les points conseillés se trouvent
1) à la base de l'éminence de la première articulation des orteils,
2) dans la dépression située sous la clavicule, à côté du sternum,
3) au milieu du sternum, à trois largeurs de pouce au-dessus de la base de l'os et
4) entre les sourcils
(*voir* pages 29–31).

PSYCHOTHÉRAPIE • Les conseils d'un thérapeute peuvent vous aider à combattre les sentiments négatifs qui apparaissent avec la ménopause et à vous forger une image plus positive de vous-même. Une psychothérapie peut aussi aider à surmonter le malaise provoqué par le départ des enfants (*voir* pages 188–191).

CHROMOTHÉRAPIE • De l'avis des chromothérapeutes, le bleu possède un pouvoir apaisant, efficace dans le traitement des états fébriles et des bouffées de chaleur. Cette couleur favorise la sérénité et aide à soulager tensions, stress et maux de tête. En plus du traitement proprement dit, le fait de porter des chemises de nuit et une robe de chambre bleues et de laisser une veilleuse de la même couleur, allumée dans votre chambre durant votre sommeil, contribuera à soulager les symptômes de la ménopause (*voir* 246–249).

MÉDITATION • En chassant les pensées stressantes et désagréables, la méditation détend le corps, défait les tensions et soulage l'anxiété. Asseyez-vous confortablement, fermez les yeux et respirez profondément. Concentrez-vous sur votre respiration, notamment sur les mouvements de la paroi abdominale. Ne pensez à rien d'autre. Répétez le mot « tranquillité » pendant l'inspiration et le mot « calme » pendant l'expiration. Continuez ainsi jusqu'à ce que vous vous sentiez complètement détendue (*voir* pages 60–63).

RÉFLEXOLOGIE • Les réflexologues pensent pouvoir traiter les troubles de l'appareil génital par la manipulation de points spécifiques situées autour des malléoles, et les problèmes hormonaux par la manipulation de la pulpe du gros orteil. Le point réflexe correspondant à la sexualité se trouve sous la pulpe du quatrième orteil (*voir* pages 66–71).

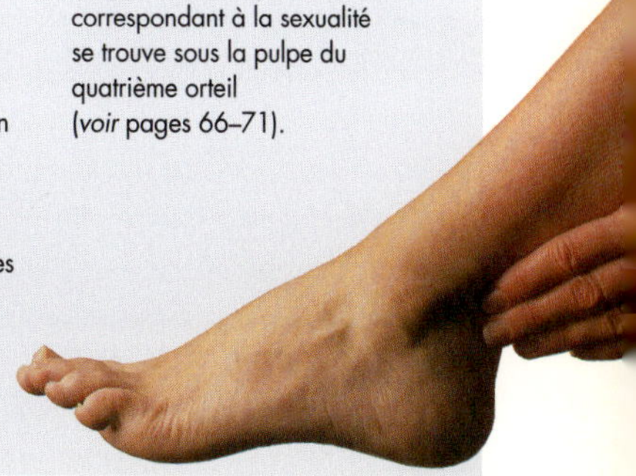

À DROITE *En réflexologie, les points entourant la cheville correspondent à l'appareil génital.*

Trouble de l'appareil génital masculin

L'appareil génital masculin peut être le siège de troubles divers affectant directement ou indirectement la fertilité et la sexualité, comme l'impuissance, les problèmes de prostate, les infections, les maladies sexuellement transmissibles ou le cancer. Dans 40 % des cas de stérilité dans le couple, le problème est à chercher du côté de l'homme. Elle est le plus souvent due à un production de sperme déficiente, à la mauvaise qualité du sperme, ou encore à une malformation de la verge. La quantité et la qualité du sperme sont fonction de plusieurs facteurs, comme la pollution, le taux d'hormones, le tabac, l'alcool, la température à laquelle sont maintenus les testicules (problèmes des vêtements trop serrés, par exemple), le stress, la prise de certains médicaments ou les carences en vitamines et en sels minéraux. Le médecin procédera à un examen clinique et prescrira des analyses de sperme. Si l'insuffisance qualitative ou quantitative du sperme ne semble pas avoir de causes pathologiques, un changement de mode de vie et de régime alimentaire sera préconisé pour augmenter les chances de procréation.

L'impuissance – l'incapacité à avoir ou à maintenir une érection – est un problème courant. Les médecins estiment qu'elle a des causes physiques dans 85 % des cas. Les affections telles que le diabète, l'anémie, les troubles circulatoires ou les maladies hépatiques, ainsi que l'abus d'un certain nombre de substances, comme l'alcool, les antihistaminiques ou la nicotine, sont susceptibles de rendre impuissant. Les facteurs psychologiques, dont l'anxiété, peuvent aussi y contribuer. Votre médecin vous fera passer des examens pour détecter les causes éventuelles et choisira un traitement en fonction des résultats obtenus. À moins que vous ne souffriez d'une maladie cardio-vasculaire, il pourra notamment prescrire des médicaments destinés à stimuler la circulation sanguine dans la verge.

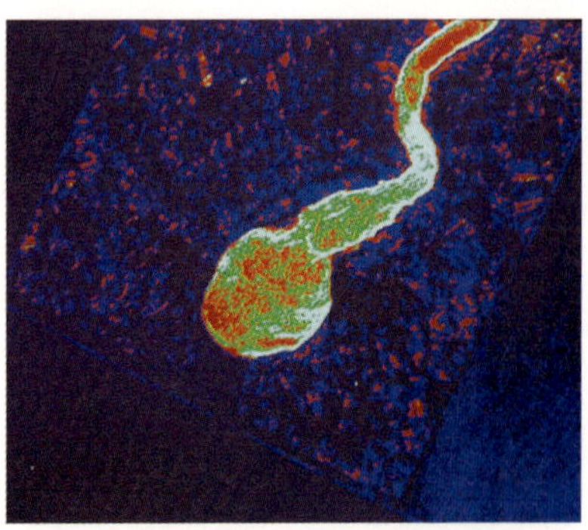

CI-DESSUS *L'insuffisance quantitative ou qualitative du sperme peut rendre un homme stérile. En cas d'obstruction de l'épididyme, une intervention chirurgicale résoudra le problème, autrement il est toujours possible de recourir à l'insémination artificielle.*

Les problèmes de prostate peuvent eux aussi perturber la sexualité masculine. Cette glande, de la taille d'une noix, se trouve en dessous de la vessie et entoure l'urètre, le conduit reliant la vessie à la verge. L'hypertrophie de la prostate, phénomène courant après cinquante ans, provoque un besoin fréquent d'uriner et le sentiment de ne pas avoir complètement vidé sa vessie. Une miction douloureuse et difficile peut être le symptôme d'un cancer de la prostate, notamment si elle est accompagnée de sang dans les urines ou le sperme, et de douleurs dans les membres et le dos. Un toucher rectal, pratiqué une fois par an à partir de 40 ans, permet de détecter d'éventuelles anomalies.

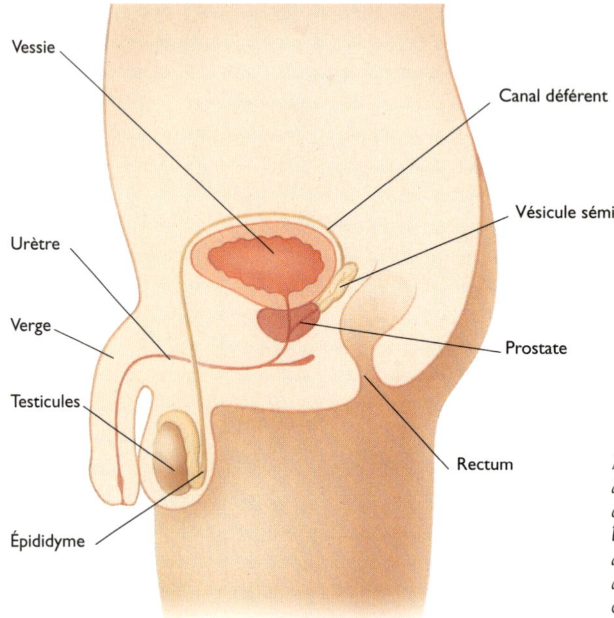

À GAUCHE *Outre la stérilité due à l'impuissance ou à une mauvaise qualité du sperme, les troubles de l'appareil génital masculin peuvent aussi résulter d'une infection, d'une hypertrophie de la prostate ou de plusieurs autres facteurs.*

Fréquent à partir de 55 ans, le cancer de la prostate se soigne assez bien s'il est pris à temps. Le cancer du testicule se déclare généralement plus tôt, entre 15 et 35 ans. Il peut se manifester par différents symptômes, comme l'apparition d'une grosseur, un changement dans la taille des testicules, une douleur lancinante dans l'aine, une impression de pesanteur dans la région du scrotum, la présence de sang dans les urines, une accumulation soudaine de liquide dans le scrotum, une sensibilité des mamelons ou des douleurs dans les testicules et le scrotum. Ces symptômes pouvant également être ceux d'autres affections, comme une infection bactérienne, il est important de consulter un médecin au plus vite. Les médecins recommandent aux hommes de procéder chaque mois à un autoexamen des testicules afin de détecter immédiatement toute modification. Pris à temps, le cancer du testicule se guérit bien (80 à 95 % de guérison).

Les infections de la verge peuvent être dues à des virus, des parasites ou des bactéries. La mauvaise hygiène est souvent en cause et peut être aggravée par une étroitesse anormale du prépuce. L'inflammation de la prostate peut être due à une maladie sexuellement transmissible appelée urétrite ou à une infection. Selon le type d'infection dont vous souffrez, vous vous verrez prescrire des antibiotiques ou des antifongiques. L'utilisation du préservatif, associée à une bonne hygiène corporelle, permet de réduire considérablement les risques d'infection ou de maladie sexuellement transmissible.

TRAITEMENT CLASSIQUE

EN CAS D'INFECTION, LE MÉDECIN PRESCRIRA DES ANTIBIOTIQUES OU DES ANTIFONGIQUES. L'HYPERTROPHIE DE LA PROSTATE SE SOIGNE PAR L'ADMINISTRATION DE MÉDICAMENTS DÉCONGESTIONNANTS, L'APPLICATION D'UN TRAITEMENT AU LASER OU LA RÉSECTION CHIRURGICALE. UN AUTOEXAMEN RÉGULIER ET UN CONTRÔLE MÉDICAL FRÉQUENT PERMETTENT LE DÉPISTAGE PRÉCOCE DES CANCERS DE LA PROSTATE, DE LA VERGE ET DU TESTICULE. LES SOINS CONSISTENT GÉNÉRALEMENT EN UN TRAITEMENT HORMONAL, UNE OPÉRATION CHIRURGICALE ET/OU UNE CHIMIOTHÉRAPIE.

MISE EN GARDE

CONSULTEZ IMMÉDIATEMENT VOTRE MÉDECIN SI VOS URINES OU VOTRE SPERME CONTIENNENT DU SANG.

Symptômes

• problèmes de prostate : miction difficile, dilatation, douleur dans le bas du dos et dans les membres • infection de la verge : inflammation du gland et du prépuce, démangeaisons, écoulements • cancer du testicule : grosseurs des testicules, douleur lancinante dans l'aine, sang dans les urines

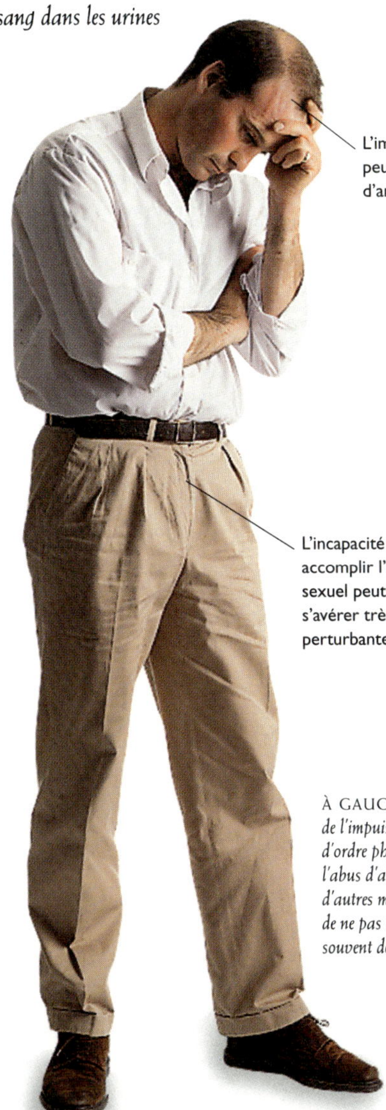
L'impuissance peut être source d'angoisse
L'incapacité à accomplir l'acte sexuel peut s'avérer très perturbante

À GAUCHE *Bien que les causes de l'impuissance soient souvent d'ordre physique, la fatigue, l'abus d'alcool, les effets secondaires d'autres maladies, ainsi que la peur de ne pas être « à la hauteur » sont souvent des facteurs aggravants.*

LE SAVIEZ-VOUS ?

• La stérilité du couple est due dans 40 % des cas à l'homme et dans 40 % des cas à la femme ; pour 20 % des cas, il n'y a pas de cause identifiable.

• La quantité et la qualité du sperme varient tout au long de l'année, mais sont à leur maximum à la fin de l'hiver et au début du printemps.

• Le cancer de la prostate est le deuxième cancer le plus fréquent chez les hommes.

• Le sildénafil (Viagra®) est efficace dans 70 % des cas d'impuissance.

• Le cancer du testicule est le cancer le plus fréquent chez les hommes âgés de 15 à 35 ans.

• La taille de la verge est normalement comprise entre 7,5 et 15 cm et augmente d'environ 5 cm lors de l'érection.

THÉRAPIES

ACUPUNCTURE

• Les spécialistes voient dans l'acupuncture un moyen efficace pour augmenter la production de sperme, mais il faut attendre plusieurs mois avant de constater l'efficacité du traitement, car le sperme met 70 jours pour se renouveler(*voir* pages 20–28).

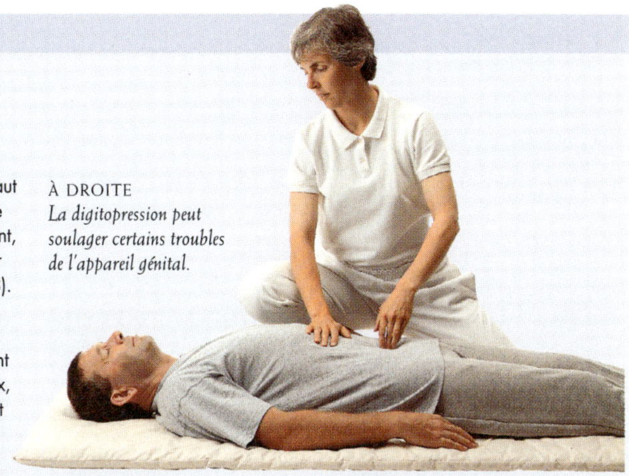

À DROITE
La digitopression peut soulager certains troubles de l'appareil génital.

DIGITOPRESSION

• La manipulation du point situé dans le bas du dos, à deux, trois ou quatre largeurs de doigt de la colonne vertébrale, à la même hauteur que le nombril, peut, semble-t-il, produire un effet bénéfique sur l'appareil génital, tandis que celle du point situé à quatre largeurs de doigt en dessous de la rotule et à une largeur de doigt à côté du tibia aiderait en cas d'impuissance (*voir* pages 29–31).

AROMATHÉRAPIE

• L'huile essentielle de rose est réputée pour améliorer la qualité du sperme et en augmenter la quantité. Quelques gouttes, mélangées à de l'huile d'amande douce et utilisées en massage, détendra les deux partenaires au cours de l'acte sexuel. Il est par ailleurs possible de soulager les problèmes de prostate par un massage intégral à l'huile essentielle de sauge sclarée ou de géranium, qui possèdent des propriétés proches de celles de l'œstrogène (*voir* pages 104–105).

TECHNIQUES RESPIRATOIRES

• Il a été démontré que le stress, qui fait partie de la vie quotidienne de nombreux hommes, peut conduire à la stérilité.
La méditation et les techniques de respiration et de relaxation vous aideront à décompresser après une journée stressante.
Elles peuvent aussi réduire l'anxiété, qui rend parfois la relation sexuelle plus difficile (*voir* pages 166–167, pages 60–63 et pages 158–165).

QI-GONG

• Les spécialistes pensent que le Qi-gong peut améliorer la circulation de l'énergie vitale dans tout le corps et augmenter l'afflux de sang dans le cerveau et les autres organes vitaux.
Ne requérant pas une grande mobilité ni beaucoup de force physique, les exercices de Qi-gong se prêtent bien au traitement des troubles liés au vieillissement, comme les problèmes de prostate (*voir* pages 44–45 et Taï-chi-chuan, pages 46–51).

PSYCHOTHÉRAPIE

• Lorsque les difficultés d'érection ne semblent pas avoir de cause physique, une psychothérapie pourra s'avérer utile.
Le fait de faire part à un psychologue de vos angoisses et de vos inhibitions vous aidera à les surmonter (*voir* pages 206–207).

YOGA

• De manière générale, le yoga réduit le stress, tonifie le corps et équilibre les flux d'énergie. Il peut par ailleurs aider à surmonter les problèmes sexuels, comme l'éjaculation précoce ou l'impuissance, et soulager les problèmes de prostate (*voir* pages 52–59).

HYPNOTHÉRAPIE

• Pratiquée par quelqu'un de compétent, l'hypnothérapie peut lever les angoisses et les inhibitions inconscientes susceptibles d'être à l'origine des troubles de l'érection (*voir* pages 218–223).

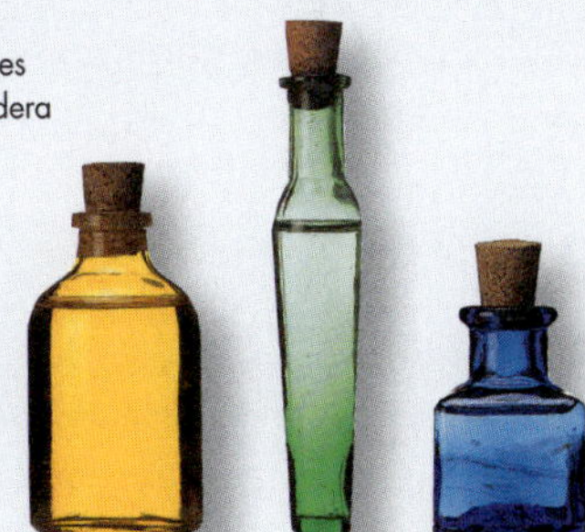

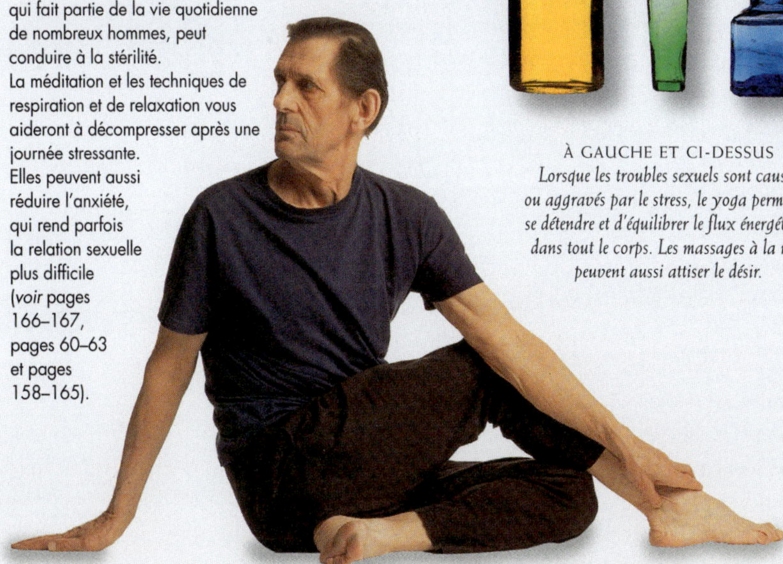

À GAUCHE ET CI-DESSUS
Lorsque les troubles sexuels sont causés ou aggravés par le stress, le yoga permet de se détendre et d'équilibrer le flux énergétique dans tout le corps. Les massages à la rose peuvent aussi attiser le désir.

LES TROUBLES DU SYSTÈME ENDOCRINIEN

Obésité

Bien qu'ils soient souvent confondus, les termes obésité et surcharge pondérale ne désignent pas la même chose. Au sens strict, la surcharge pondérale désigne un excès de poids général alors que l'obésité concerne exclusivement la masse graisseuse – lorsque celle-ci est supérieure à 25 % du poids total chez l'homme et à 30 % chez la femme. L'obésité prédispose à de nombreuses maladies. La « bouée » entourant la sangle abdominale, fréquente chez les hommes obèses, entraîne un risque accru d'hypertension artérielle, de diabète, de cardiopathies précoces et de certains cancers. Les femmes obèses courent quant à elles plus de risques de développer un cancer des ovaires, de l'utérus ou du sein. L'excès de graisse peut aussi provoquer des varices, des problèmes de fécondité, une apnée du sommeil (respiration irrégulière pendant la nuit), un risque accru d'ostéoarthropathie et de dépression.

Les causes les plus fréquentes de l'obésité sont la prise excessive de nourriture et le manque d'exercice : lorsque nous consommons plus de calories que nous en brûlons, l'excédent est stocké dans les tissus sous forme de graisse. Toutefois l'obésité peut aussi être due à un déséquilibre hormonal ou à la prise de substances telles que l'insuline. Les troubles psychologiques, notamment la dépression, sont souvent des facteurs aggravants. Il existe aussi un terrain héréditaire – les enfants dont les parents sont obèses sont neuf fois plus menacés par l'obésité que les autres –, mais le facteur alimentaire reste toutefois déterminant par rapport au facteur génétique.

Pour maigrir sans reprendre immédiatement du poids, il est indispensable de changer ses habitudes alimentaires et de faire davantage d'exercice. Aucune méthode miracle ne s'est révélée efficace à long terme. Fixez-vous des objectifs raisonnables et consultez votre médecin avant de vous lancer dans un régime, car il est important de s'assurer qu'aucune maladie n'est à l'origine de votre embonpoint. Une réduction de l'apport calorique journalier, comprise entre 300 et 500 calories, permet généralement de perdre entre 500 grammes et un kilo par semaine. Les régimes hypocaloriques et le ceinturage chirurgical de l'estomac (gastroplastie) sont généralement réservés aux personnes souffrant d'obésité sévère.

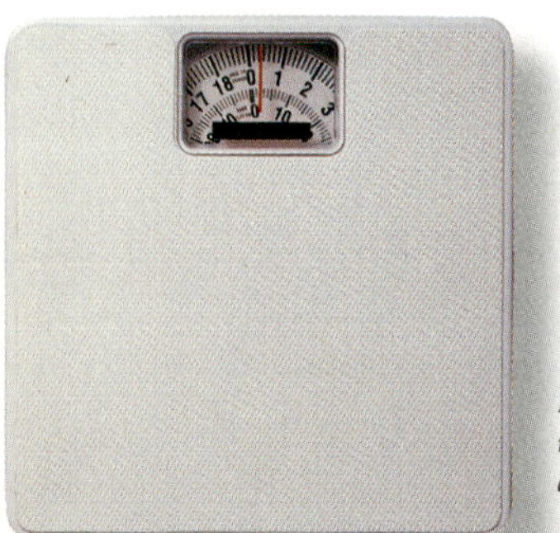

À GAUCHE *Se fixer des objectifs réalistes est la seule façon de perdre du poids de façon durable.*

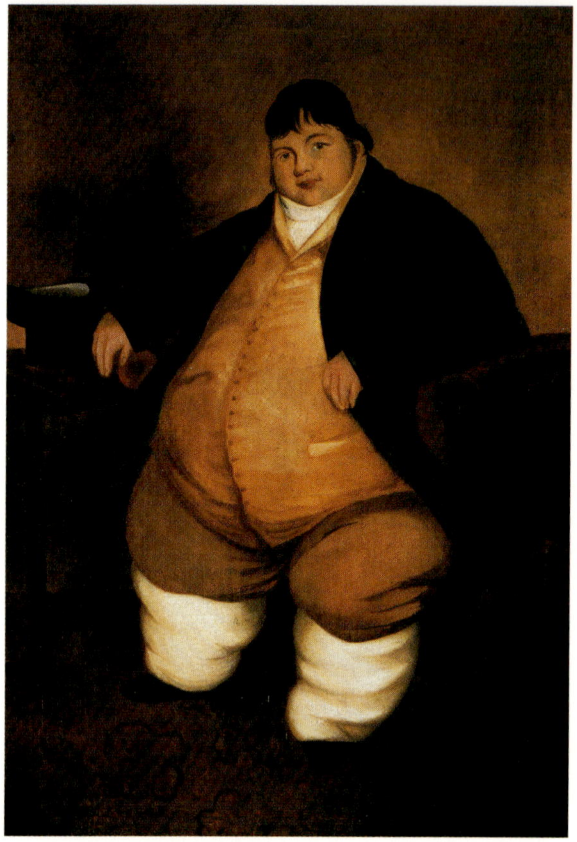

CI-DESSUS *L'obésité peut prédisposer à de graves problèmes de santé, car elle entraîne un surmenage du cœur, des articulations et des muscles.*

MISE EN GARDE

ÉTABLISSEZ VOTRE RÉGIME EN CONCERTATION AVEC VOTRE MÉDECIN. LES MEILLEURS RÉSULTATS SONT OBTENUS PAR LES MÉTHODES LENTES ET CONTINUES. LES RÉGIMES HYPOCALORIQUES SUR LE LONG TERME NÉCESSITENT UN SUIVI MÉDICAL.

TRAITEMENT CLASSIQUE

LE MÉDECIN OU LE DIÉTÉTICIEN POURRA VOUS AIDER À METTRE SUR PIED UN RÉGIME SAIN ET ÉQUILIBRÉ, À VOUS FIXER DES OBJECTIFS DE PERTE DE POIDS ET À DÉCIDER D'UN PROGRAMME D'EXERCICES ADAPTÉ. LES MÉDICAMENTS COUPE-FAIM, TROP DANGEREUX, SONT INTERDITS À LA VENTE DANS TOUTE L'EUROPE. EN CAS D'OBÉSITÉ SÉVÈRE, IL POURRA VOUS ÊTRE PROPOSÉ UNE GASTROPLASTIE OU UN RÉGIME HYPOCALORIQUE SOUS SURVEILLANCE MÉDICALE.

Symptômes

• *excès de graisse* • *fatigue* • *hypertension artérielle* • *mauvaise opinion de soi-même* • *dépression*

THÉRAPIES

DIGITOPRESSION • Le fait d'exercer une pression sur le point situé au milieu du sillon reliant le nez à la lèvre supérieure, pourrait aider à calmer les fringales (*voir* pages 29–31).

ACUPUNCTURE • Les thérapeutes estiment que l'acupuncture permet d'augmenter le taux d'endorphine produite par le système nerveux et d'inhiber les symptômes de manque chez les personnes qui arrêtent de fumer. De l'avis de certains spécialistes, l'envie irrépressible de manger serait également due à un taux d'endorphine insuffisant. L'acupuncture auriculaire, qui se pratique au moyen de pointes mousse électriques, d'aiguilles miniatures semi-permanentes ou d'un rayon laser, est le traitement le plus souvent proposé. Le patient peut en outre manipuler lui-même certains points d'acupuncture lorsqu'il est pris d'une fringale (*voir* pages 20–28).

PSYCHOTHÉRAPIE • Le psychothérapeute pourra vous aider à développer un nouveau schéma comportemental en identifiant, interrogeant et modifiant vos pensées négatives ou autodestructrices. La méthode utilisée pour lutter contre la boulimie est souvent celle du « recadrage ». Le thérapeute demande à son patient de comparer ses envies irrépressibles de manger aux cris d'un enfant en mal d'amour et d'attention (*voir* Thérapies comportementales et cognitives, pages 196–199, et Thérapies transpersonnelles, pages 204–205).

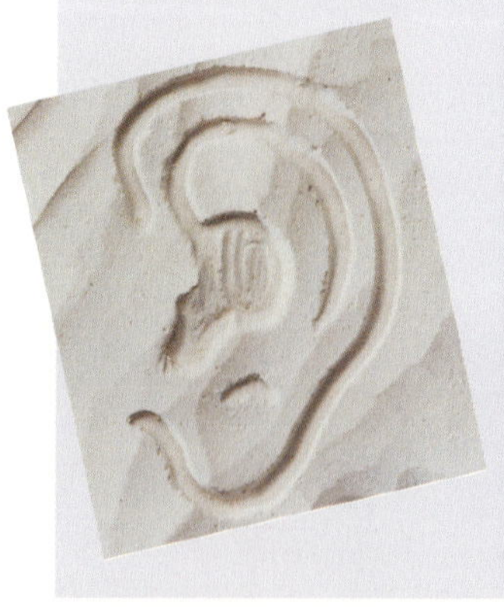

À GAUCHE *La manipulation d'un point spécifique de l'oreille permettrait, selon les acupuncteurs, de réduire les fringales.*

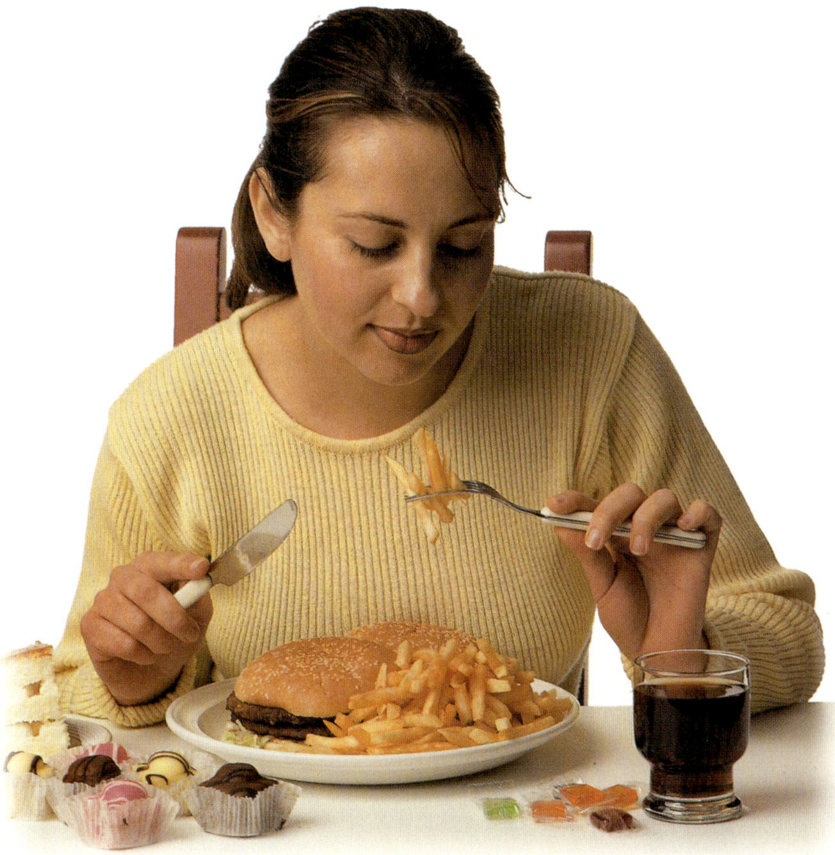

LE SAVIEZ-VOUS ?

- En France, 15 à 20 % des adultes sont obèses, et 15 % des enfants. En 20 ans, on a observé cinq fois plus de cas d'obésités massives et deux fois plus de cas d'obésités modérées.
- En prenant de la masse musculaire, vous dépenserez plus de calories au repos – 500 g de muscles brûlent 75 calories par jour contre 2 calories pour 500 g de graisse.
- Pour perdre du poids, une femme doit avoir un apport calorique quotidien d'environ 1 500 calories. Une femme qui fait de l'exercice peut consommer jusqu'à 2 000 calories par jour. Un homme de corpulence moyenne doit consommer environ 2 500 calories par jour et moins de 2 000 s'il souhaite maigrir.
- Selon un rapport officiel de 1995, les Américains dépenseraient chaque année plus de 33 milliards de dollars en produits amaigrissants.
- Pour couper la faim, certains médecins recommandent de boire un litre d'eau avant chaque repas.

À GAUCHE *Les personnes qui mangent trop, mangent souvent mal, et abusent de plats cuisinés et de mets trop riches. Une alimentation carencée en produits frais et énergisants, notamment en fruits et légumes, peut être source de fatigue ou de mauvaise humeur et favoriser les envies de chocolat ou de frites.*

CI-DESSOUS *Le fait de s'imaginer mince peut aider à lutter contre l'embonpoint.*

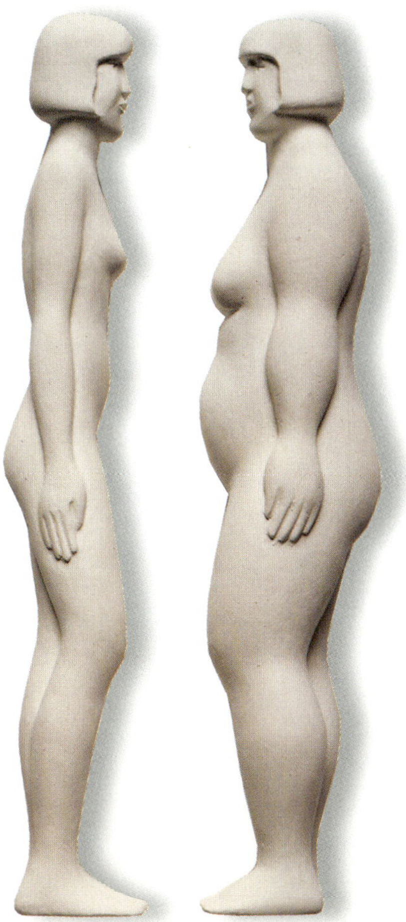

THÉRAPIES

HYPNOTHÉRAPIE • L'hypnothérapie peut vous aider à vous convaincre qu'il est possible et souhaitable de perdre du poids. Le thérapeute désirera peut-être discuter de vos habitudes alimentaires et de votre rapport à la nourriture avant de commencer le traitement. Il tentera ensuite, lorsque vous serez en transe, de rompre le lien psycho-affectif qui vous attache à la nourriture (*voir* pages 218–223).

MÉDITATION • Beaucoup de gens reprennent leurs mauvaises habitudes alimentaires lorsqu'ils se sentent stressés – une journée difficile au travail sera, par exemple, compensée par une barre de chocolat. Aussi les thérapeutes recommandent-ils souvent différentes méthodes de relaxation, comme la méditation ou les techniques respiratoires (*voir* Méditation, pages 60–63, Relaxation, pages158–165, et Respiration, pages 166–171).

MASSAGE • Un massage intégral vous aidera à vous décontracter, à avoir une meilleure image de vous-même et à améliorer votre bien-être psychique et physique. Ce sont là trois points essentiels lorsque l'on souhaite perdre du poids. Le fait de prendre soin de vous peut aussi être envisagé comme une récompense bien méritée, compensant tous les efforts consentis (*voir* pages 96–103).

VISUALISATION • Grâce à la visualisation et à certaines techniques de relaxation, le thérapeute pourra vous aider à modifier vos habitudes alimentaires. Durant la séance, il se peut que l'on vous demande de répéter des phrases du type : « je peux perdre du poids et devenir mince » ou de vous imaginer svelte (*voir* pages 214–217).

YOGA • De l'avis des spécialistes, le yoga peut faciliter la perte de poids en renforçant le corps et l'esprit. La dimension méditative de cette discipline permet également de se détendre et d'acquérir une plus grande maîtrise de soi, et de notamment de ses comportements alimentaires. Le yoga permet aussi de rester actif sans se surmener. Les postures inversées sont toutefois fortement déconseillées aux personnes qui souffrent d'hypertension artérielle (*voir* pages 52–59).

Diabète

Le diabète se caractérise par une augmentation anormale du sucre sanguin (hyperglycémie), à jeun ou après les repas. Il se révèle parfois quand le passage de sucre dans l'urine (diabète sucré) provoque une soif permanente et un volume urinaire trop abondant, avec besoin fréquent d'uriner. Il existe d'autres formes de diabètes, plus rares et d'une toute autre nature, comme le diabète insipide. Le taux de sucre dans le sang est régulé par une hormone pancréatique, l'insuline, qui stimule la pénétration et l'utilisation du glucose dans les tissus. Il existe plusieurs anomalies de ce système, responsables de différents types indépendants de diabète.

Le diabète insulinodépendant ou D.I.D. (diabète de type 1) est une maladie d'origine héréditaire qui se déclare le plus souvent à l'occasion d'une infection, propablement virale. Elle peut survenir à tout âge chez l'enfant comme chez l'adulte jeune. La maladie détruit tout ou partie des îlots du pancréas qui sécrètent l'insuline dont on ne trouve plus que des quantités infimes dans le sang. Les symptômes se développent en quelques heures ou quelques jours : soif intense, urines abondantes, mictions fréquentes, perte de poids rapide, parfois coma diabétique initial. Le seul traitement possible est l'injection, une ou deux fois par jour, d'insuline de substitution. Le régime alimentaire doit être équilibré y compris en calories et en glucides lents tels les féculents, et surtout très régulier.

Le diabète noninsulinodépendant ou D.N.I.D. (de type 2) est une maladie de l'adulte. Il survient en général après 40 ans chez les personnes présentant un simple excès de poids ou une obésité, d'où son ancien nom de diabète gras. L'insuline est sécrétée normalement voire en excès, par le pancréas, mais elle n'est plus capable de faire pénétrer le glucose dans les cellules. Cet état de résistance périphérique à l'insuline est décelable par des examens pratiqués 7 ans en moyenne avant l'apparition des premiers signes de diabète. Les symptômes liés à l'hyperglycémie, sont identiques à ceux du D.I.D. mais d'apparition plus lente ou plus sournoise : le D.N.I.D. peut passer longtemps inaperçu. Les infections cutanées, digestives ou génitales sont plus fréquentes. Le traitement du D.N.I.D. repose d'abord sur la réduction de l'excès de poids par un régime approprié, puis en cas d'échec, sur la prise de médicaments antidiabétiques par voie orale. Après une longue évolution, le pancréas épuisé par la maladie ou les sulfamides hypoglycémiants (diabète insulino-requérant) ne peut plus produire d'insuline et des injections peuvent être nécessaires.

Il existe trois complications principales du diabète, liées à l'altération des vaisseaux sanguins par l'excès de glucose. Elles touchent les reins, débouchant à terme sur une insuffisance rénale, les yeux avec un risque important de cécité et les artères avec gangrène des membres inférieurs et troubles cardiaques. Le diabète doit être détecté tôt et traité correctement pour éviter ces complications. Le dépistage peut se réaliser au moyen d'une recherche de sucre dans les urines ou d'une simple prise de sang. Des appareils d'automesure permettent au patient de surveiller lui-même l'évolution de la maladie.

MISE EN GARDE

LE DIABÈTE NÉCESSITE UNE SURVEILLANCE TRÈS ATTENTIVE, SINON DES CORPS CÉTONIQUES PEUVENT S'AMASSER DANS LE SANG ET SE RÉPANDRE DANS LES URINES. EN L'ABSENCE DE TRAITEMENT, CELA PEUT ABOUTIR AU COMA ET À LA MORT. CONSULTEZ TOUJOURS VOTRE MÉDECIN AVANT D'ENTREPRENDRE UNE THÉRAPIE COMPLÉMENTAIRE ET N'INTERROMPEZ JAMAIS, DE VOTRE PROPRE INITIATIVE, LE TRAITEMENT QU'IL VOUS AURA PRESCRIT.

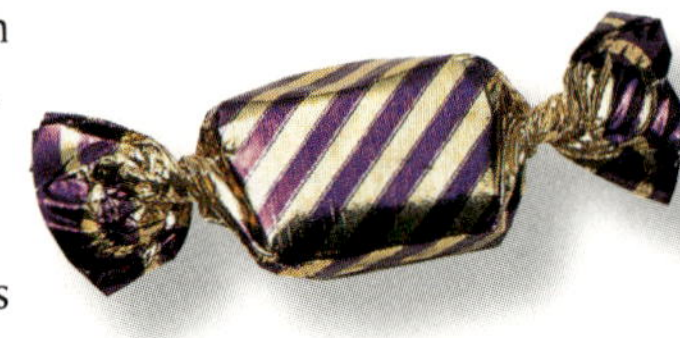

CI-DESSUS *Un régime spécifique suffit souvent en cas de diabète non-insulinodépendant, mais s'y tenir requiert de la discipline, car il est indispensable de renoncer aux aliments gras et aux sucreries.*

CI-DESSOUS *Les diabétiques apprennent à contrôler eux-mêmes leur glycémie et savent immédiatement identifier les symptômes.*

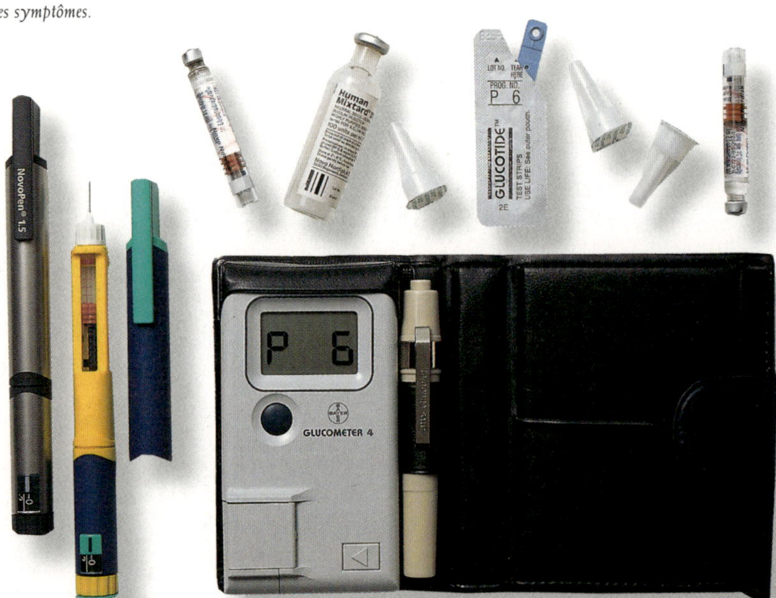
NovoPen 1.5
GLUCOTIDE
P 6
GLUCOMETER 4

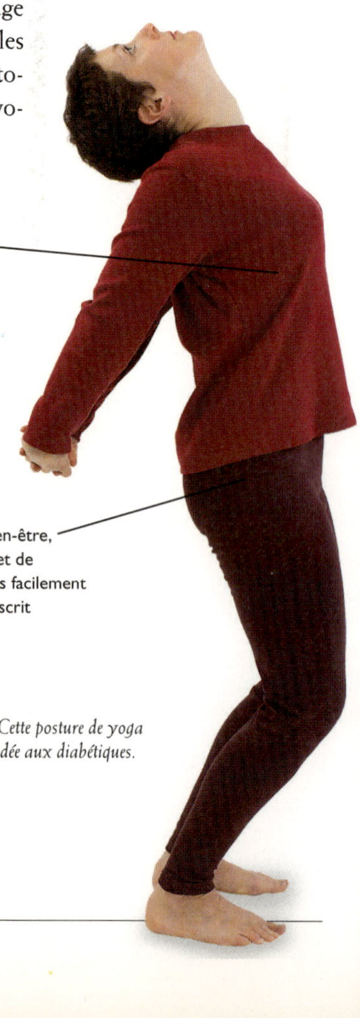
Certains exercices de yoga permettent de concentrer toute son énergie sur les principaux organes et de renforcer ainsi l'appareil digestif
Source de bien-être, le yoga permet de respecter plus facilement le régime prescrit

À DROITE *Cette posture de yoga est recommandée aux diabétiques.*

Le traitement a actuellement pour but de garantir au diabétique une glycémie approchant la normale. Associé à une bonne hygiène de vie, il améliore le bien-être et diminue les risques de détérioration irréversible des yeux, des reins, des nerfs, du cœur et des artères principales. C'est pourquoi il est important de faire régulièrement de l'exercice et de surveiller son poids. Mangez plus de fibres et de féculents et moins de sucreries, diminuez votre consommation de graisses, ne mangez pas trop salé et buvez le moins possible d'alcool. Votre médecin pourra vous adresser à un diététicien qui vous donnera des conseils sur la façon d'adapter votre alimentation. Enfin, un examen complet devra être effectué chaque année, afin de détecter d'éventuels dommages oculaires, nerveux ou artériels.

SYMPTÔMES

• *soif excessive* • *diurèse anormalement abondante* • *perte de poids* • *fatigue* • *faim* • *mauvaise haleine*

TRAITEMENT CLASSIQUE

VOTRE MÉDECIN VOUS MONTRERA COMMENT CONTRÔLER VOUS-MÊME VOTRE GLYCÉMIE ET RÉDUIRE LES RISQUES DE COMA DIABÉTIQUE. SI VOUS SOUFFREZ D'UN DIABÈTE INSULINODÉPENDANT, IL VOUS INDIQUERA LES QUANTITÉS EXACTES D'INSULINE QUE VOUS DEVREZ VOUS INJECTER ET COMMENT PROCÉDER. LE D.N.I.D NÉCESSITE UN RÉGIME SPÉCIAL DEVANT PARFOIS ÊTRE COMPLÉTÉ PAR DES MÉDICAMENTS ANTIDIABÉTIQUES PAR VOIE ORALE. TOUS LES DIABÉTIQUES DOIVENT SUBIR UN CONTRÔLE ANNUEL AFIN DE DÉTECTER D'ÉVENTUELS DOMMAGES OCULAIRES, NERVEUX OU ARTÉRIELS.

THÉRAPIES

YOGA • Le yoga peut faciliter l'observance d'un régime contraignant et améliorer le fonctionnement du pancréas. Il permet de réduire le stress, facteur potentiel de déséquilibres glycémiques, et de faire de l'exercice sans se surmener. Certains exercices hatha seraient en outre capables de stabiliser les processus organiques (*voir* pages 52–59).

BIOFEEDBACK • Le thérapeute vous montrera comment prendre conscience du stress et le réduire. La visualisation guidée aide aussi à se détendre au moyen d'images mentales apaisantes et peut, selon les spécialistes, être d'un grand secours aux diabétiques en leur donnant une image positive du traitement qu'ils doivent suivre (*voir* pages 212–213).

AROMATHÉRAPIE • Bien qu'aucune preuve scientifique n'ait pu être apportée, il semblerait que le massage du dos avec un mélange d'huiles essentielles de camphre, d'eucalyptus, de géranium, de genévrier, de citron et de romarin puisse aider à régulariser les sécrétions pancréatiques (*voir* pages 104–105).

RELAXATION ET RESPIRATION • Toute thérapie susceptible de vous détendre peut aider à accepter le diabète et à éviter les complications (*voir* pages 158–165 et pages 166–171).

LE SAVIEZ-VOUS ?

• Le diabète touche 4 % de la population des pays industrialisés.

• Si vous souffrez d'un diabète non diagnostiqué, et donc non traité, vous courez davantage de risques de cécité, d'affections rénales, de troubles nerveux, de cardiopathies et d'accidents vasculaires cérébraux.

• Aux États-Unis, le diabète représente un coût annuel global d'environ 82 milliards de dollars.

• Environ la moitié des cas de diabète concerne des personnes âgées de plus de 55 ans.

• Les Indiens Pima d'Arizona constituent la population comptant le plus grand nombre de diabétiques au monde.

• Pour éviter les variations importantes de la glycémie, il est important de faire des repas réguliers.

• Les aliments spécialement destinés aux diabétiques sont chers et n'apportent rien de plus que le régime initialement prescrit.

• En cas d'urgence, il est important que les diabétiques portent sur eux quelque chose qui permette de les identifier comme tels.

• Entre 5 et 7 % des enfants ayant un parent diabétique risquent de développer la maladie.

CI-DESSOUS *L'hygiène de vie joue un rôle fondamental dans le traitement du diabète et la pratique régulière d'une activité physique permet de lutter contre l'embonpoint.*

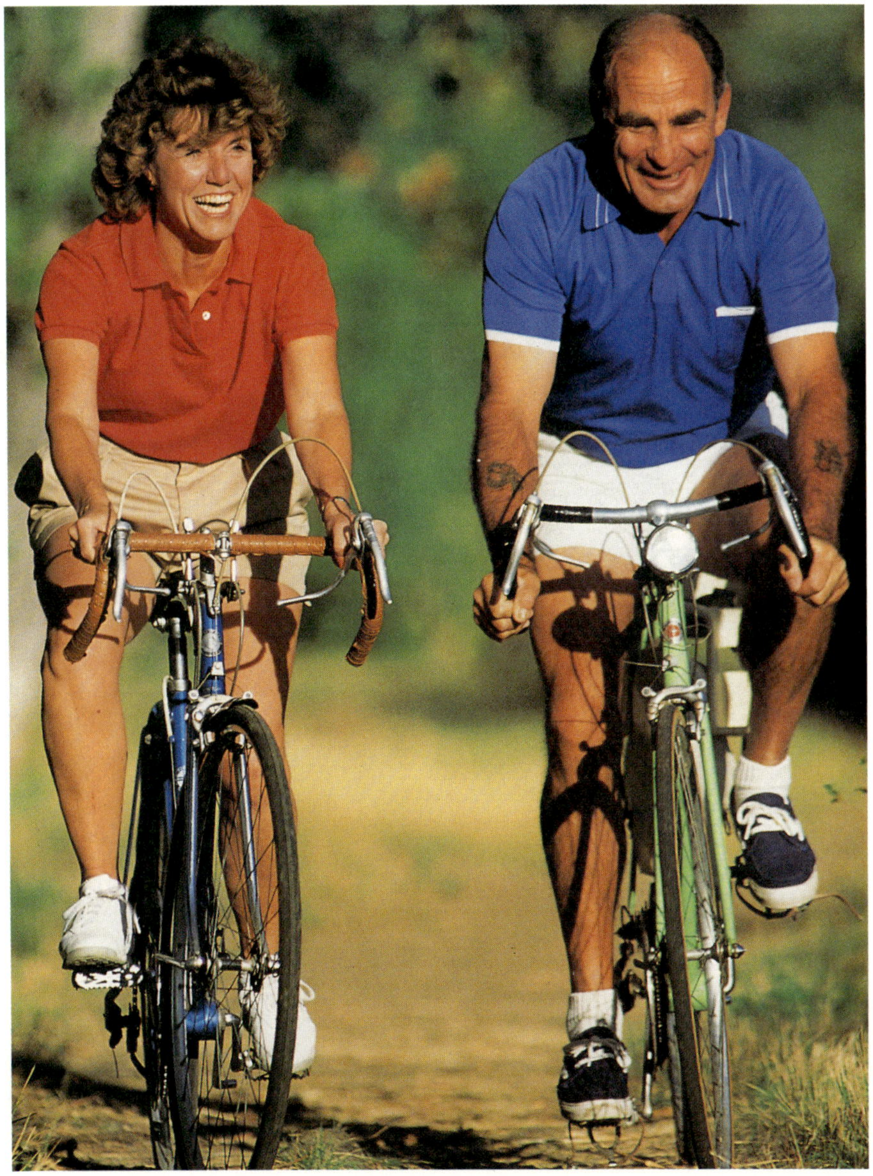

LES TROUBLES DU SYSTÈME IMMUNITAIRE

Allergies

On parle d'allergie lorsque le système immunitaire réagit de façon anormale à une substance inoffensive pour la plupart des individus. Selon le *National Institute for Allergy and Infectious Disease* (Institut américain de recherche sur les allergies et les maladies infectieuses), les allergies représentent un important problème de santé dans le monde. Près de 12 millions de Français, soit 20 % de la poulation, souffrent en effet de manifestations allergiques.

On peut être allergique à presque tout. C'est pourquoi il est parfois difficile de déceler l'origine d'une allergie. Mais quelle que soit la cause, les troubles allergiques donnent toujours lieu, au sein de l'organisme, à un conflit déclenchée par la présence d'un intrus appelé allergène, inoffensif en lui-même, mais perçu comme toxique par le système immunitaire. Pour se défendre, l'organisme produit alors des anticorps destinés à détruire l'antigène. L'affrontement qui s'ensuit provoque la sécrétion par les cellules environnantes d'histamine et d'autres substances chimiques, d'où la réaction allergique.

Les réactions allergiques les plus fréquentes sont la rhinite allergique (rhume des foins), la conjonctivite allergique, l'asthme, l'eczéma, la dermatite et l'urticaire. Leur nature et leur sévérité varient d'une personne à l'autre. Les symptômes caractéristiques de la rhinite allergique, déclenchée par des allergènes présents dans l'air, sont les éternuements, le nez et la gorge qui grattent, l'inflammation des muqueuses nasales et la toux. Si vos yeux vous démangent et sont enflammés, c'est que vous présentez également une conjonctivite allergique. Si s'ajoutent à ces symptômes une respiration bruyante et un souffle court, c'est que l'allergie évolue vers l'asthme. En cas d'allergie alimentaire, certaines personnes ne présentent que des symptômes oraux, notamment des démangeaisons dans le nez et la gorge. D'autres peuvent développer un eczéma accompagné de nausées, de vomissements ou de diarrhées, signe que l'organisme essaye de se débarrasser de l'agent irritant. La sensibilisation se produit dès le premier contact avec l'allergène, mais la réaction n'est alors que très minime. C'est seulement lors du deuxième contact que l'allergie se déclare vraiment et peut provoquer un choc anaphylactique, parfois fatal. Les personnes se sachant sujette à ce genre de réaction doivent avoir toujours sur elle une seringue ou un inhalateur d'adrénaline.

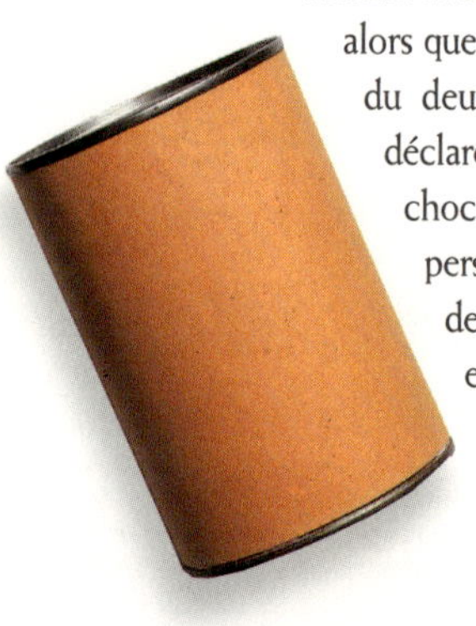

CI-DESSUS *Si vous êtes sujet aux allergies alimentaires, la meilleure chose à faire est d'éviter les ingrédients suspects. Lisez toujours attentivement les étiquettes.*

Le traitement nécessite que la cause de l'allergie soit identifiée. Aussi, pour commencer, votre médecin vous proposera-t-il un test cutané portant sur les principaux allergènes connus. Le diagnostic pourra éventuellement être confirmé par des analyses de sang. Il vous sera peut-être demandé d'éliminer, un à un, les aliments « à risque », afin de détecter celui qui déclenche la réponse allergique. Une fois la cause identifiée, vous vous verrez prescrire des antihistaminiques, un spray ou une pommade à base de cortisone, des gouttes pour le nez ou un bronchodilatateur.

Il est essentiel de faire tout ce qui est en votre pouvoir pour éviter d'être en contact avec l'agent allergène. En surveillant votre alimentation, en vous détendant et en prenant soin de vous, vous serez plus à même de réduire vos réponses allergiques. En cas d'allergie alimentaire, lisez attentivement la liste des ingrédients figurant sur l'emballage des produits que vous achetez, et mangez le plus possible de produits frais non transformés. Si vous souffrez d'eczéma, faites attention aux produits d'entretien. Passez l'aspirateur tous les jours afin d'éviter l'accumulation de poussière et de poils propice à la multiplication des acariens.

SYMPTÔMES

• *éternuements* • *nez et gorge irrités* • *inflammation des muqueuses nasales* • *toux* • *démangeaison et rougeur oculaire* • *respiration bruyante et souffle court* • *éruption cutanée* • *nausées, vomissements ou diarrhées* • *urticaire*

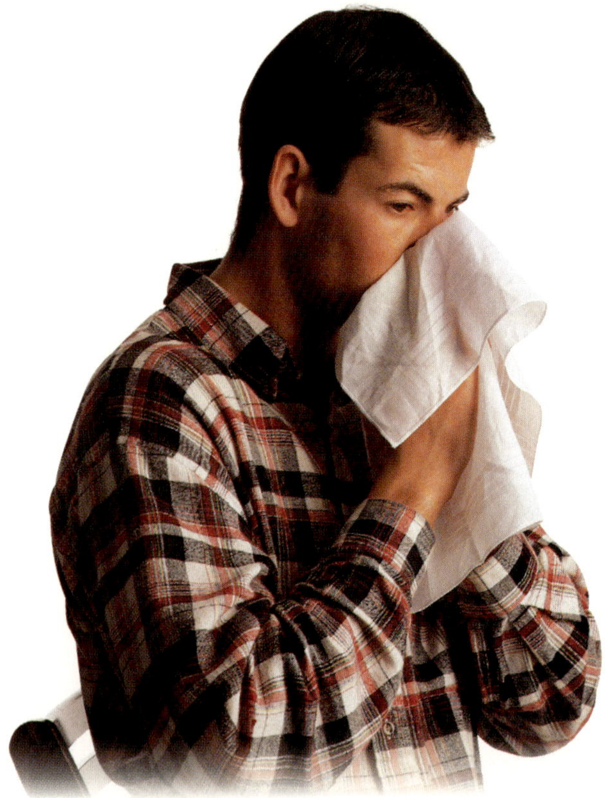

CI-DESSUS *Symptômes fréquents d'allergie, les éternuements, les yeux qui pleurent et le nez qui coule sont souvent déclenchés par les acariens, les cosmétiques, certains aliments ou les poils d'animaux.*

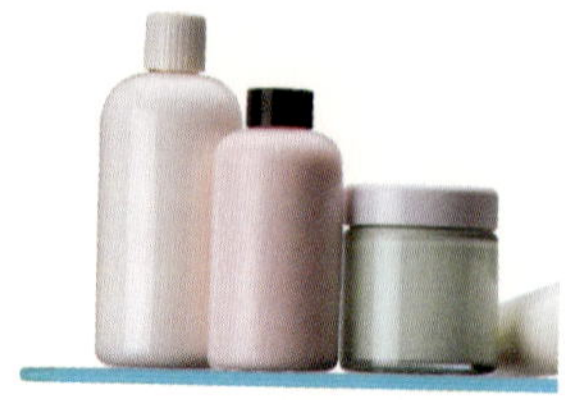

COSMÉTIQUES

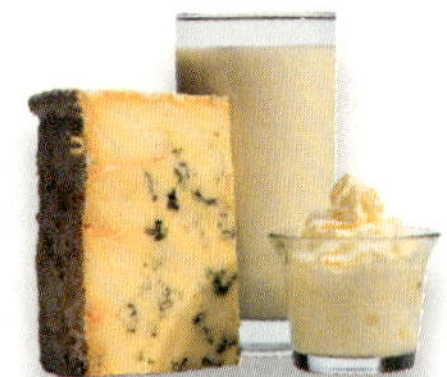

PRODUITS LAITIERS

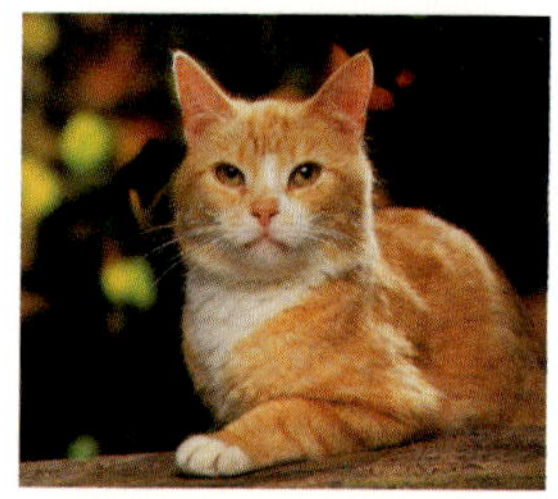

POILS D'ANIMAUX

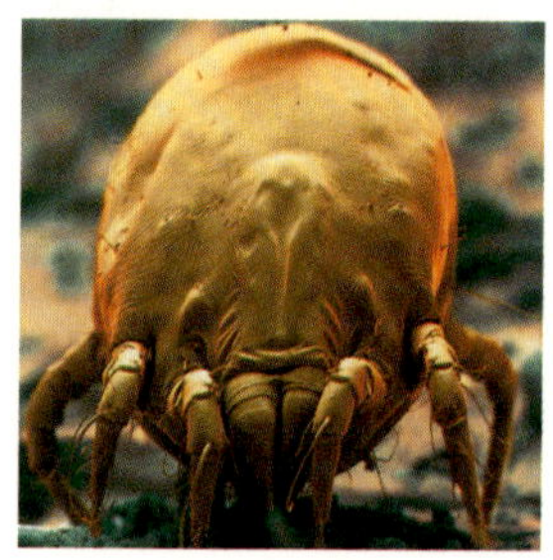

ACARIENS

CI-DESSUS *Quatre allergènes souvent incriminés.*

TRAITEMENT CLASSIQUE

LE MÉDECIN POURRA PRESCRIRE UNE CURE DE DÉSENSIBILISATION PAR INJECTION OU UN TRAITEMENT ANTI-ALLERGIQUE AFIN DE PRÉVENIR OU DE STOPPER LES SYMPTÔMES. LES MÉDICAMENTS LES PLUS SOUVENT UTILISÉS SONT LES ANTIHISTAMINIQUES ET, EN CAS D'ASTHME, LES CORTICOÏDES INHALÉS.

THÉRAPIES

BIOFEEDBACK • Le thérapeute pourra vous aider à reconnaître et à anticiper les réponses de l'organisme à un allergène donné (*voir* pages 212–213).

HYPNOTHÉRAPIE • Selon les hypnothérapeutes, cette méthode permettrait de réduire le stress et de désensibiliser, dans une certaine mesure, les personnes allergiques (*voir* pages 218–223).

KINÉSIOLOGIE • Selon les kinésiologistes, la mesure des réponses musculaires permettrait de vérifier si une substance suspectée est bien responsable de l'allergie dont souffre le patient (*voir* pages 126–133).

HYDROTHÉRAPIE • Baigner les yeux et le visage dans de l'eau froide permet de soulager les démangeaisons et les rougeurs, tandis que les bains de siège peuvent réduire l'inflammation (*voir* pages 172–179).

ACUPUNCTURE • Les acupuncteurs pensent que la rhinite allergique résulte d'une déficience du Qi du rein, de la rate et du poumon associé à une rétention de Vent Malin dans le nez (*voir* pages 20–28).

DIGITOPRESSION • Exercer une pression pendant deux minutes sur le point occupant le centre du plan cutané situé sur le dos de la main, entre le pouce et l'index, puis faire la même chose sur l'autre main peut calmer les crises (*voir* pages 29–31).

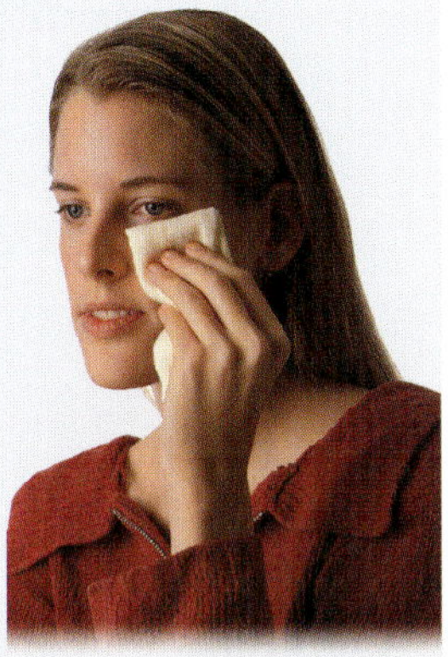

CI-DESSUS *Se tamponner les yeux avec une compresse froide permet de soulager les irritations.*

AROMATHÉRAPIE • Se masser la poitrine ou les sinus maxillaires, situés sous les yeux, avec quelques gouttes d'huile essentielle de lavande diluée dans une huile de base permet de réduire l'intensité de certaines réactions allergiques (*voir* pages 104–105).

POLARITÉ • En rééquilibrant les flux énergétiques dans tout le corps, les thérapeutes pensent pouvoir traiter efficacement diverses affections, dont les allergies. Le traitement comprend des exercices corporels, un régime spécifique et un soutien psychologique (*voir* pages 64–65).

VISUALISATION • En vous représentant et en résolvant en imagination vos troubles allergiques, vous serez plus à même d'y faire face dans la vie réelle (*voir* pages 214–217).

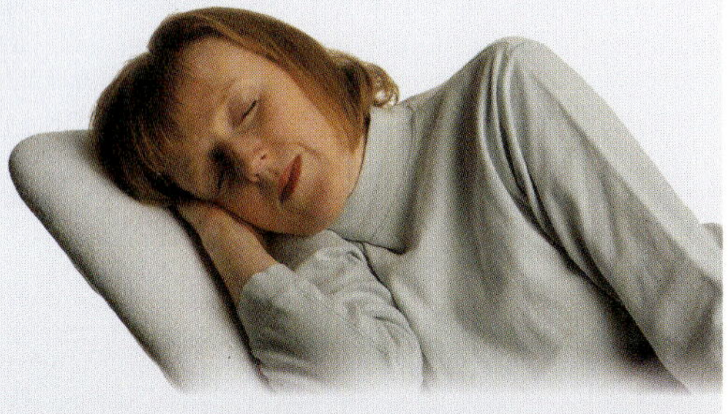

CI-DESSUS *L'hypnothérapie s'est révélée très efficace dans le traitement des allergies, car elle peut inhiber par des mécanismes inconscients les réactions allergiques à certaines substances.*

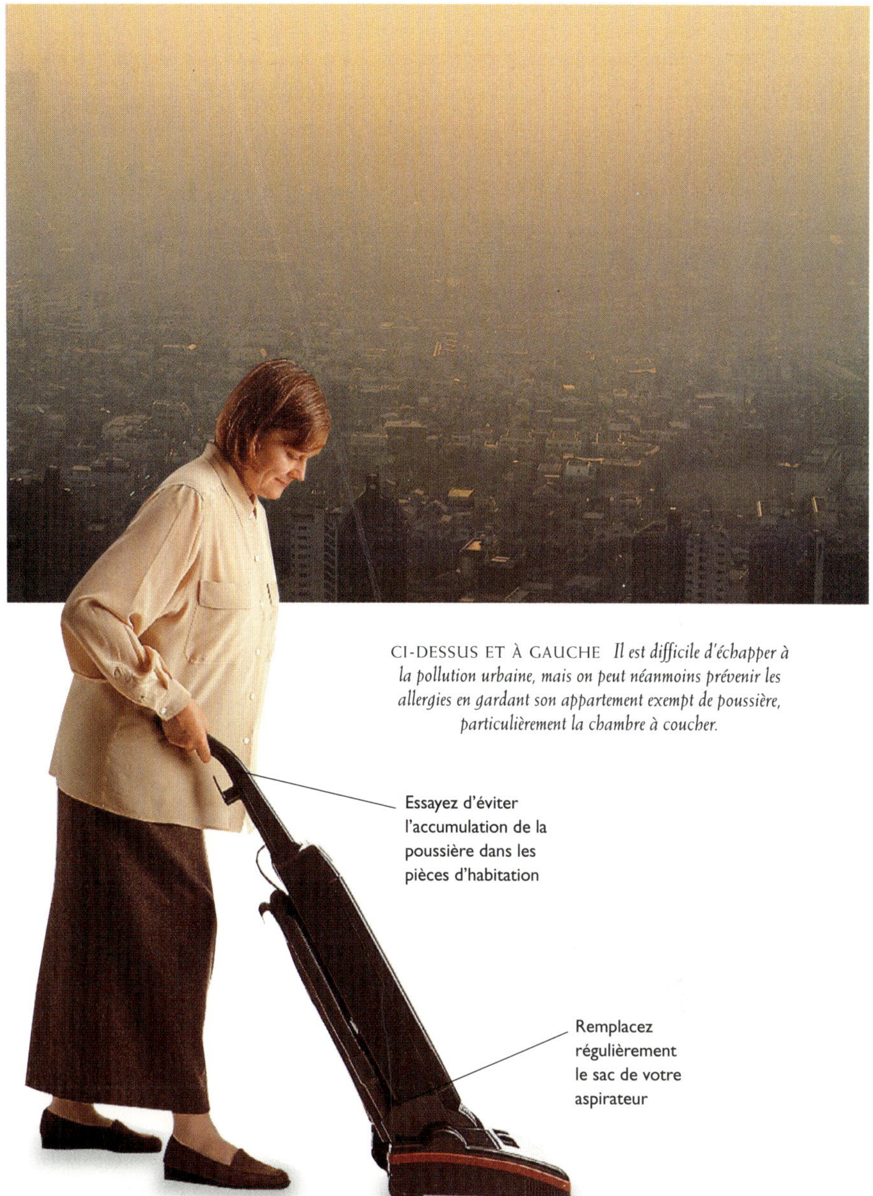
Essayez d'éviter l'accumulation de la poussière dans les pièces d'habitation
Remplacez régulièrement le sac de votre aspirateur

CI-DESSUS ET À GAUCHE *Il est difficile d'échapper à la pollution urbaine, mais on peut néanmoins prévenir les allergies en gardant son appartement exempt de poussière, particulièrement la chambre à coucher.*

LE SAVIEZ-VOUS ?

- Les allergies sont souvent héréditaires. Si l'un des deux parents est allergique à quelque chose, l'enfant a une chance sur quatre de souffrir lui aussi de troubles allergiques.
- Les personnes allergiques font souvent des réactions à plusieurs substances n'ayant pas forcément de rapport apparent entre elles.
- Une désensibilisation est possible pour certaines allergies, à l'exception des allergies alimentaires.
- Le taux de pollen dans l'air est généralement plus élevé le matin et lorsque le temps est chaud, sec et légèrement venteux.
- Les arachides font partie des aliments les plus allergisants et peuvent provoquer un choc anaphylactique chez les personnes qui y sont sensibles. Au nombre des produits à risque, notons aussi le lait de vache, le soja, le blanc d'œuf, le blé et les crustacés.
- Les trois tests d'allergie les plus fréquemment utilisés sont le test cutané, le test épicutané et le test des taux sanguins d'anticorps IgE spécifiques. Ce dernier est le plus fiable en ce qui concerne les allergies alimentaires.

MISE EN GARDE

LES RÉACTIONS VIOLENTES À UN AGENT ALLERGÈNE QUEL QU'IL SOIT DOIVENT ÊTRE IMMÉDIATEMENT PRISES EN CHARGE PAR UN MÉDECIN. DEMANDEZ TOUJOURS L'AVIS DE VOTRE PHARMACIEN LORSQUE VOUS ACHETEZ DES MÉDICAMENTS CONTRE LE RHUME DES FOINS, CAR CERTAINS PEUVENT PROVOQUER UNE RÉACTION VIOLENTE LORSQU'ILS SONT PRIS EN MÊME TEMPS QUE DU JUS DE PAMPLEMOUSSE OU D'AUTRES MÉDICAMENTS.

VIH et sida

Responsable du syndrome d'immunodéficience acquise (SIDA), le virus de l'immunodéficience humaine (VIH) détruit les lymphocytes T, cellules destinées à combattre les infections. Des micro-organismes (bactéries, virus ou champignons) profitent de l'affaiblissement du système immunitaire pour envahir le corps et provoquer des maladies. La pneumonie, l'herpès, la gastro-entérite et la méningite font partie des affections opportunistes les plus fréquemment constatées chez les personnes atteintes du sida. Les tumeurs cancéreuses, comme les sarcomes ou les lymphomes, sont elles aussi caractéristiques de l'infection par le VIH. Dans la phase terminale du sida, le virus attaque le système nerveux central et provoque des troubles mentaux et neurologiques. Les États-Unis comptent à eux seuls près de deux millions de personnes infectées par le VIH, mais les régions les plus touchées par l'épidémie sont l'Afrique subsaharienne et certaines parties de l'Asie.

Véhiculé par les fluides corporels que sont le sperme, le lait maternel et le sang, le VIH se transmet essentiellement lors des rapports sexuels non protégés, lors de l'utilisation d'une seringue non stérile ou lors d'une transfusion sanguine avec du sang contaminé. Le mère peut en outre transmettre le virus à son enfant durant la grossesse ou lors de l'allaitement. Il est en revanche impossible de contracter la maladie en donnant son sang ou en ayant un contact physique banal, serrer la main à une personne contaminée par exemple. Il faut par contre éviter de partager un objet potentiellement souillé, comme un rasoir ou une brosse à dent. De même, assurez-vous toujours que le matériel utilisé par votre dentiste ou votre acupuncteur a bien été stérilisé et pensez à vous munir d'un paquet de seringues stériles lorsque vous voyagez dans les pays en développement, au cas où vous devriez subir une injection.

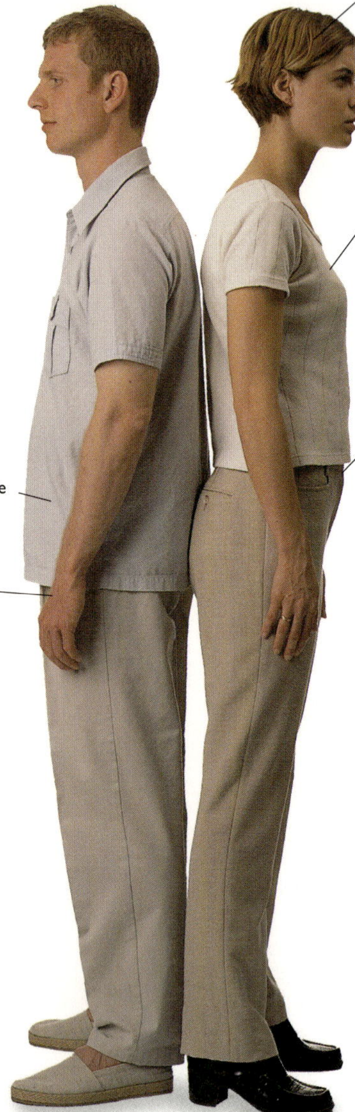

TRAITEMENT CLASSIQUE

DEUX TESTS SANGUINS SONT NÉCESSAIRES POUR ÉTABLIR LE DIAGNOSTIC DE SÉROPOSITIVITÉ. IL PEUT S'ÉCOULER PLUS D'UNE DIZAINE D'ANNÉES ENTRE LA CONTAMINATION PAR LE VIH ET L'APPARITION DES SYMPTÔMES DU SIDA. LE TRAITEMENT A POUR BUT DE MAINTENIR LE PATIENT LE PLUS LONGTEMPS POSSIBLE EN BONNE SANTÉ ET DE PRÉVENIR LES INFECTIONS. UNE THÉRAPIE COMBINÉE COMPRENANT DES ANTIBIOTIQUES, DES ANTIVIRAUX ET DES ANTIFONGIQUES PERMET ENSUITE DE LUTTER CONTRE LES AFFECTIONS OPPORTUNISTES. LA RADIOTHÉRAPIE ET LA CHIRURGIE SONT PARFOIS NÉCESSAIRE POUR TRAITER LES CANCERS LIÉS AU SIDA.

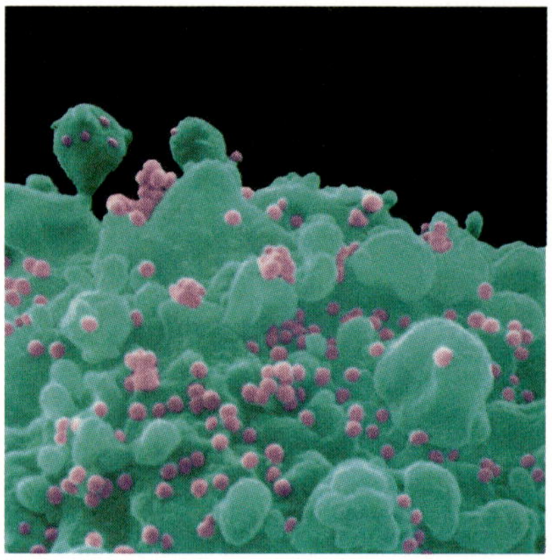

CI-DESSUS ET À GAUCHE *Le VIH affaiblit le système immunitaire et rend l'organisme plus vulnérable aux infections et aux maladies.*

THÉRAPIES

ACUPUNCTURE • La manipulation de certains points d'acupuncture permet de stimuler le système immunitaire et de renforcer les mécanismes d'autoguérison de l'organisme (*voir* pages 20–28).

DIGITOPRESSION • La diarrhée chronique et la gastrite, qui provoquent à la longue une dénutrition, sont l'un des principaux effets du VIH. Les digitopresseurs pensent pouvoir traiter ces affections par la manipulation de certains points des méridiens de l'estomac et de la rate. En manipulant le point situé entre la colonne vertébrale et l'omoplate et celui qui occupe le centre du sternum, il serait en outre possible d'accroître la résistance à l'infection (*voir* pages 29–31).

AROMATHÉRAPIE • Les massages lymphatiques avec une huile essentielle antivirale, comme l'arbre à thé, l'eucalyptus ou le thym, peuvent stimuler le système immunitaire. Les huiles euphorisantes, comme la bergamote, la lavande ou l'ylang-ylang, permettent de soulager les difficultés psychologiques liées au VIH et au sida.

TECHNIQUES DE RELAXATION • Il a été démontré que le fait de mal respirer peut favoriser la détérioration de l'état de santé des malades. La respiration profonde favorise la relaxation, permet une meilleure oxygénation et stimule la circulation (*voir* pages 166–167 et Techniques de relaxation, pages 158–165).

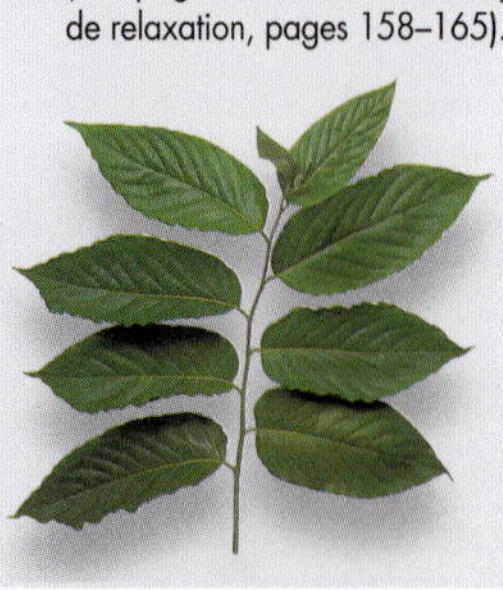

À GAUCHE *L'huile essentielle d'ylang-ylang peut aider à combattre la dépression.*

PSYCHOTHÉRAPIE • Des études ont montré que le fait de pouvoir parler ouvertement de leurs difficultés permet, dans certains cas, aux malades du sida d'accroître leur taux de lymphocytes T. Exprimer ses sentiments renforcerait en outre le système immunitaire. Le psychothérapeute pourra par ailleurs aider son patient à réfléchir calmement et à se fixer des objectifs qui l'aideront à supporter la maladie (*voir* pages 188–191).

CI-DESSOUS *Le fait de parler librement de ses soucis et de ses angoisses est essentiel lorsque l'on est atteint du sida.*

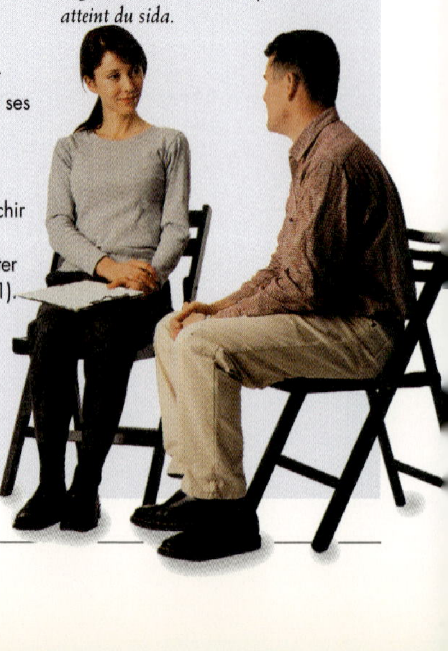

Si vous pensez avoir été exposé au virus, faites un test de dépistage. Les résultats ne peuvent toutefois être fiables que passé un délai de trois mois, car c'est le temps qu'il faut à l'organisme pour développer les anticorps destinés à combattre le VIH. Un second test sanguin sera nécessaire pour confirmer le diagnostic de séropositivité. En cas de résultat positif, il peut ensuite s'écouler de sept à onze ans avant que le sida ne se déclare. Les symptômes classiques sont la fatigue, la perte de poids, la diarrhée chronique, la fièvre, le gonflement des ganglions, le sarcome de Kaposi (tumeurs malignes de la peau) et les sudations nocturnes. Certaines personnes séropositives ne développent jamais complètement la maladie, ce qui, de l'avis des chercheurs, serait dû à une résistance immunitaire hors du commun.

Il n'existe à l'heure actuelle aucun traitement capable de guérir le sida, mais certaines thérapies composées d'antibiotiques, d'antiviraux et d'antifongiques permettent de lutter contre les affections opportunistes et de prolonger considérablement l'espérance de vie des malades. Pour stimuler le système immunitaire, les médecins recommandent en outre de manger sainement, de se reposer le plus possible, d'éviter le stress et de prendre des compléments vitaminiques. Les nouvelles thérapies combinées associant des médicaments tels que l'AZT, le DDI, le DDC, le D4T ou le 3TC se sont révélées très efficaces pour retarder l'apparition de la maladie et en ralentir la progression, mais elles ne sont pas exemptes d'effets secondaires.

LE SAVIEZ-VOUS ?

- Sans être efficace à 100 %, l'utilisation du préservatif réduit considérablement les risques d'infection au VIH. La prophylaxie peut être encore renforcée par l'utilisation d'un gel spermicide.
- La majorité des enfants séropositifs ont été contaminés par leur mère – environ une mère séropositive sur douze transmet le virus à son enfant. Il est toutefois maintenant possible d'éliminer les risques de transmission durant l'accouchement.
- Entre 26 et 46 % des personnes dont la séropositivité a été constatée, développe le sida dans les sept années qui suivent la contamination.
- Les anticorps du VIH n'apparaissent dans le sang qu'entre trois et six mois après la contamination. Durant ce temps, les tests de dépistage ne peuvent être que négatifs.
- On estime que plus de 30 millions de personnes sont malades du sida dans le monde, dont 21 millions en Afrique.

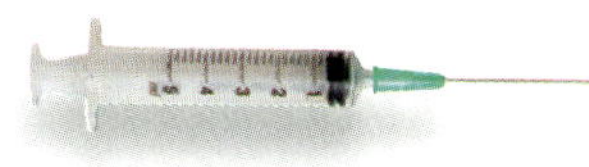

CI-DESSUS *Évitez absolument toute injection avec une seringue non stérile. Les médecins et les dentistes utilisent des seringues emballées individuellement et les jettent après chaque utilisation.*

CI-DESSOUS *Des analyses de sang permettent de savoir si vous êtes séropositif, mais l'attente des résultats peut paraître longue et très angoissante.*

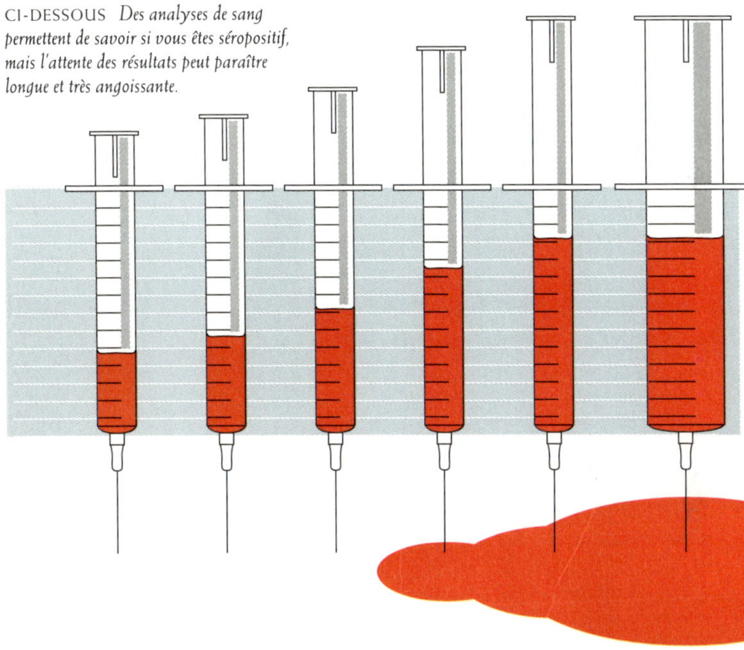

SYMPTÔMES

- *phase initiale de l'infection au VIH : symptômes grippaux*
- *phase terminale de l'infection au VIH : fatigue, manque d'appétit, diarrhée chronique, perte de poids, toux sèche persistante, fièvre, sudations nocturnes, ganglions gonflés* • *affections opportunistes : infections cutanées, infections fongiques, tuberculose, pneumonie, cancers et problèmes neurologiques*

THÉRAPIES

HYDROTHÉRAPIE
• De l'avis des hydrothérapeutes, la détoxication de l'organisme permet un meilleur fonctionnement du système immunitaire. Aussi conseillent-ils de boire beaucoup d'eau pour éliminer et s'hydrater, ainsi que de faire régulièrement un hammam ou un sauna (*voir* pages 172–179).

MASSAGE
• Le massage est recommandé aux malades du sida à plus d'un titre. Il améliore l'image que l'on a de soi, réduit le stress, stimule la circulation et accroît la mobilité. Il favoriserait aussi l'élimination des toxines par le système lymphatique (*voir* pages 96–103).

MÉDITATION
• Réduire le stress peut contribuer à freiner la progression du sida. Plusieurs techniques de relaxation, dont la visualisation et la méditation, peuvent être utilisées pour ralentir le rythme cardiaque et se détendre physiquement et mentalement (*voir* pages 60–63 et Visualisation, pages 214–217).

SHIATSU
• La manipulation du milieu du dos peut aider le patient à se détendre physiquement et mentalement. Les spécialistes pensent pouvoir ainsi restaurer la circulation de l'énergie dans les organes internes, notamment les organes digestifs (*voir* pages 32–37 et Do-in, pages 38–41).

QI-GONG
• En favorisant une circulation fluide du Qi dans tout le corps, le Qi-gong permet de stimuler le système immunitaire. Le Taï-chi-chuan peut donner des résultats analogues (*voir* pages 44–45 et pages 46–51).

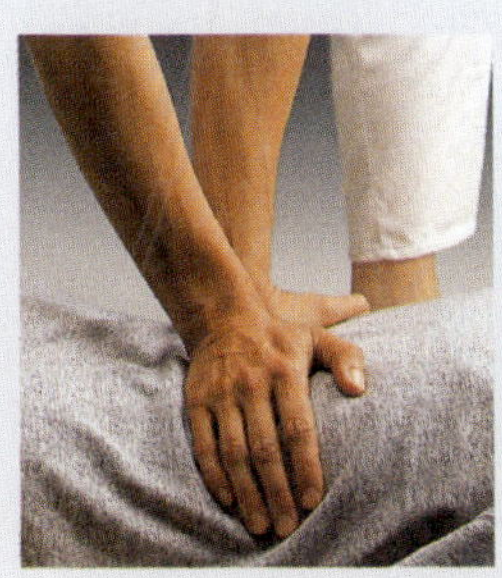

À GAUCHE *Le shiatsu stimule les facultés d'autoguérison de l'organisme et influe positivement sur le psychisme en impliquant l'individu dans les processus de guérison.*

AUTRES THÉRAPIES
• Les thérapies suivantes sont également souvent recommandées pour soulager les symptômes : art-thérapie (*voir* pages 236–239), réflexologie (*voir* pages 66–71), hypnothérapie (*voir* pages 218–223), training autogène (*voir* pages 210–211) et toucher thérapeutique (*voir* pages 88–89).

LES AFFECTIONS DE L'APPAREIL LOCOMOTEUR

Ténosynovite

La ténosynovite ou tendinite aiguë est une inflammation de la gaine synoviale des tendons due à des mouvements prolongés ou constamment répétés. Elle a le plus souvent pour siège la nuque, les épaules, le haut du dos, les poignets et les coudes, mais peut également toucher les membres inférieurs. Les personnes les plus exposées à cette affection de surmenage sont les travailleurs à la chaîne, les personnes qui utilisent un clavier et les musiciens. Les mauvaises postures, comme se tenir courbé au-dessus de son clavier d'ordinateur, semblent favoriser l'apparition de la ténosynovite aiguë. Les mouvements violents quant à eux risquent de précipiter l'inflammation.

Les principaux symptômes de la ténosynovite sont la fatigue locale, la tuméfaction, l'engourdissement et les douleurs, généralement localisées dans l'avant-bras, le poignet et la main, mais susceptibles de se propager à d'autres régions, comme la nuque et le dos. Au début, les symptômes disparaissent lorsque la personne cesse son activité, mais avec la détérioration progressive de la synoviale, les douleurs et les faiblesses risquent de devenir chroniques.

SYMPTÔMES

• douleurs, raideurs, tuméfaction et faiblesses dans la nuque, les épaules, le haut du dos, le poignet ou l'avant-bras • picotements des terminaisons nerveuses dans les paumes et les doigts

LE SAVIEZ-VOUS ?

- En constante progression, les atteintes aux poignets et aux mains font parties des maladies professionnelles les plus fréquentes aux États-Unis.
- La ténosynovite touche fréquemment les musiciens et notamment les violonistes.
- Beaucoup d'entreprises font aujourd'hui appel à des spécialistes en ergonomie afin d'améliorer les postes de travail de leurs employés et de réduire ainsi l'absentéisme dû à la ténosynovite.
- De l'avis de certains experts, la ténosynovite serait due, dans la plupart des cas, à des mauvaises positions indépendantes de la conception des postes de travail.
- Les logiciels à reconnaissance vocale permettent de réduire le temps passé sur le clavier.
- En changeant régulièrement de position durant la journée, vous éviterez de surmener vos muscles et vos articulations.

MISE EN GARDE

CONSULTEZ VOTRE MÉDECIN SI VOUS CONSTATEZ UN ENGOURDISSEMENT OU DES PICOTEMENTS PERSISTANTS DANS LES MAINS ET LES DOIGTS AVEC AGGRAVATION LA NUIT.

Pour éviter qu'une ténosynovite aiguë ne deviennent chronique, il est essentiel de la soigner rapidement et, pour cela, de consulter un médecin dès l'apparition des premiers symptômes. Comme pour beaucoup d'atteintes musculo-squelettiques, la première chose à faire est d'appliquer de la glace, de faire un bandage serré, de garder le membre en position horizontale et de se reposer. En second lieu, la prise d'anti-inflammatoires et le port d'une attelle au poignet peuvent aussi s'avérer utiles pour soulager les symptômes.

Une fois les symptômes maîtrisés, l'étape suivante consiste à réduire le risque de récidive. Si vous travaillez sur ordinateur, réglez votre chaise à la bonne hauteur et assurez-vous que votre dos est bien soutenu. Pour garder un parfait alignement des mains et des poignets lorsque vous saisissez, vous pouvez utiliser un reposoir spécial qui se place devant le clavier. Faites une pose toutes les vingt minutes et profitez-en pour masser et mouvoir vos poignets, vos mains et vos bras. Si ces mesures ne suffisent pas, un kinésithérapeute pourra vous aider à corriger vos postures et vos mauvaises habitudes de travail.

TRAITEMENT CLASSIQUE

POUR SOULAGER LES SYMPTÔMES, VOTRE MÉDECIN POURRA VOUS PRESCRIRE DES ANALGÉSIQUES ET DES ANTI-INFLAMMATOIRES. IL VOUS DEMANDERA ÉGALEMENT DE VOUS REPOSER, DE FAIRE DES APPLICATIONS DE GLACE POUR RÉDUIRE L'INFLAMMATION ET DE FAIRE DES BANDAGES POUR COMPRIMER LES TISSUS ET IMMOBILISER L'ARTICULATION TOUCHÉE. SI L'ATTEINTE EST DUE À L'UTILISATION DU CLAVIER, IL SE PEUT QU'IL VOUS FAILLE PORTER UNE ATTELLE PENDANT VOTRE TRAVAIL. IL VOUS SERA ÉGALEMENT RECOMMANDÉ DE FAIRE EXAMINER VOTRE POSTE DE TRAVAIL PAR UN EXPERT EN ERGONOMIE ET DE FAIRE DES PAUSES FRÉQUENTES (CINQ MINUTES TOUTES LES DEMI-HEURES).

CI-DESSOUS *Quiconque exécute toujours les mêmes gestes dans le cadre de son travail, ressent des douleurs et une fatigue spécifiques. Certaines personnes très atteintes sont même obligées de cesser leur activité, mais il suffit dans la plupart des cas de corriger régulièrement ses postures pour améliorer les symptômes.*

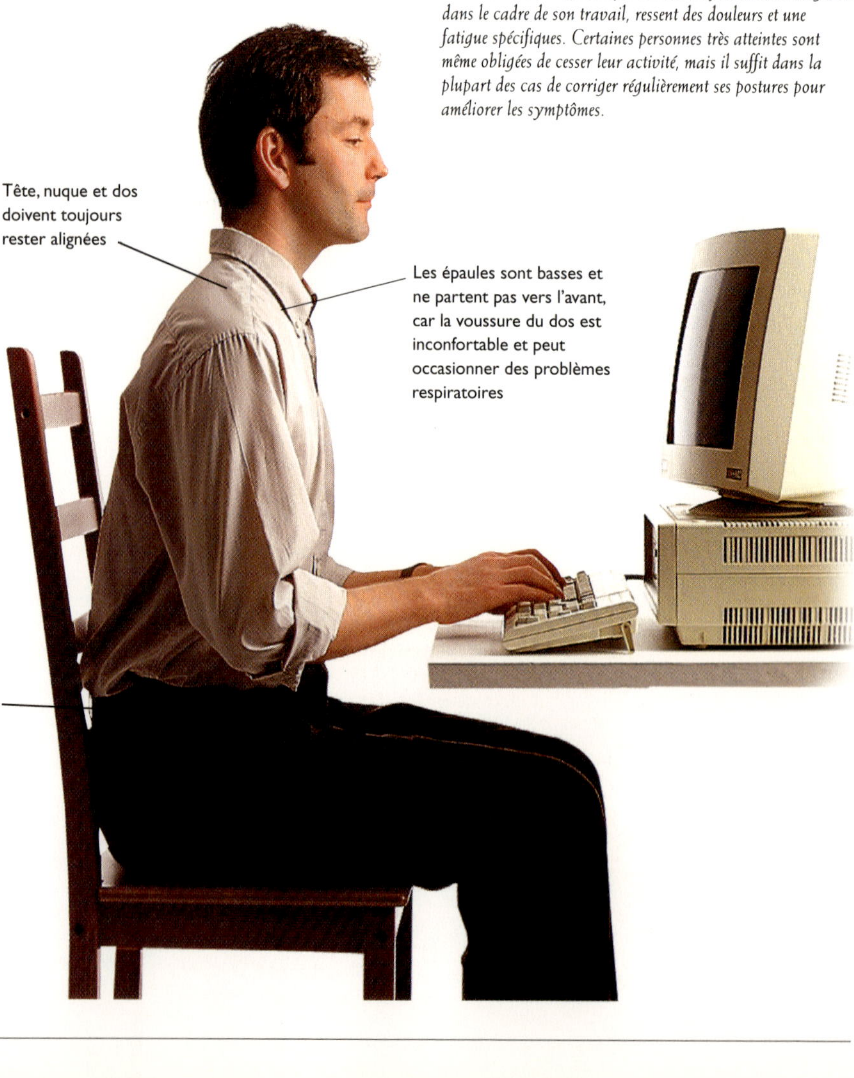
Tête, nuque et dos doivent toujours rester alignées
Les épaules sont basses et ne partent pas vers l'avant, car la voussure du dos est inconfortable et peut occasionner des problèmes respiratoires
Assurez-vous que votre dos est bien soutenu

THÉRAPIES

MÉTHODE FELDENKRAIS
• Les thérapies posturales et celles préconisant l'alignement du corps, comme la méthode Feldenkrais ou la technique Alexander, peuvent aider les personnes qui souffrent de ténosynovite à corriger leur maintien et, en prévenant le surmenage des mains et des bras, à diminuer le risque de récidives (*voir* pages 142–145 et pages 146–153).

MASSAGE
• Les kinésithérapeutes conseillent aux personnes soumises à des tâches répétitives de faire régulièrement des pauses et de se masser les poignets afin de prévenir la ténosynovite, d'améliorer la circulation locale et de décontracter les muscles. Par ailleurs, le massage du dos peut également diminuer les tensions de nature à exacerber les mauvaises postures (*voir* pages 96–103).

MÉDITATION
• La méditation peut aider à réduire le stress, facteur collatéral probable d'atteintes tendineuses, et à soulager les douleurs (*voir* pages 60–63).

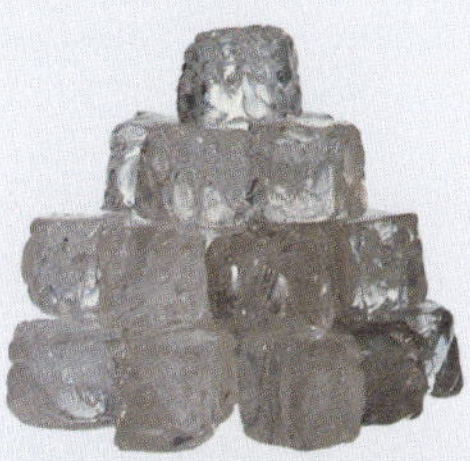

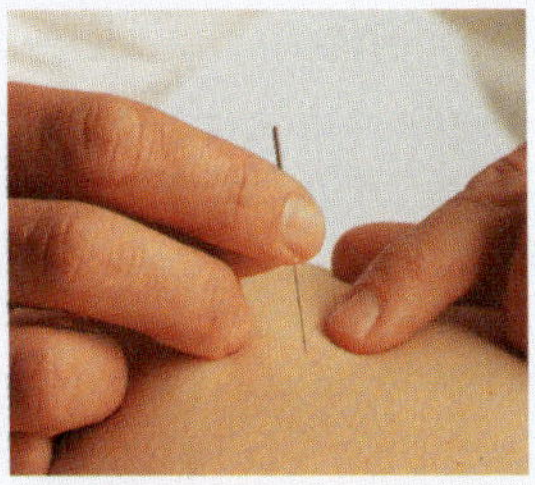

CI-DESSUS *L'acupuncture est une thérapie holistique visant à promouvoir le bien-être de l'individu. Elle peut également se montrer efficace pour soulager les douleurs et les inflamations localisées.*

OSTÉOPATHIE
• Les thérapies de manipulation, comme l'ostéopathie ou la chiropractie, favorisent la mobilisation du haut du dos, de la nuque, des bras et des mains. Le traitement permet de stimuler la circulation sanguine dans les régions affectées et de libérer les nerfs partant de la colonne vertébrale et parcourant les bras. Le thérapeute pourra aussi vous aider à corriger vos mauvaises habitudes posturales (*voir* pages 106–113 et 118–125).

YOGA
• Les spécialistes considèrent que le yoga peut être d'un grand secours pour les personnes souffrant de ténosynovite, car il permet de réduire les tensions musculaires, de se relaxer complètement et de s'assouplir en mobilisant tout le corps. Les étirements semblent particulièrement bénéfiques contre les douleurs tendineuses (voir pages 52–59).

CI-DESSUS et CI-DESSOUS *Qu'il s'agisse de ténosynovite aiguë ou d'une entorse au genou, le mot d'ordre en cas d'atteinte musculo-squelettique, est « glace, bandage, élévation du membre et repos ».*

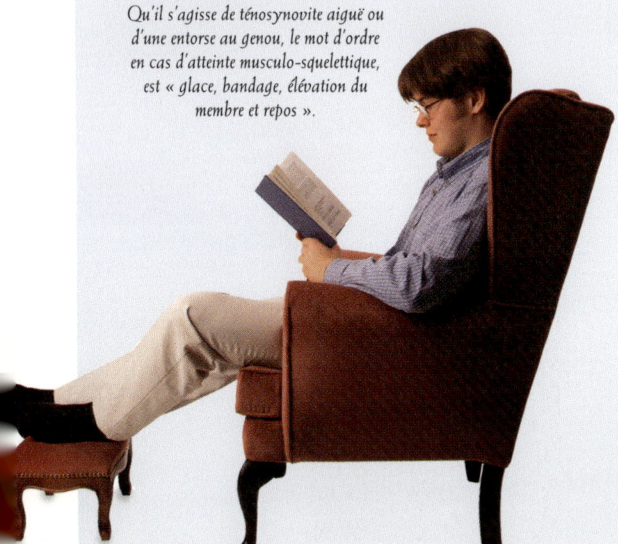

ACUPUNCTURE
• Les acupuncteurs pensent que l'utilisation des aiguilles, aussi bien localement que loin du siège de la douleur, peut aider à soulager les douleurs nerveuses et à diminuer les tensions musculaires et les spasmes (*voir* pages 20–28).

DIGITOPRESSION
• Appuyer sur le point situé à 5 cm du poignet, sur la face externe de l'avant-bras, entre les deux os, permet de soulager le tennis-elbow (tendinite) et les douleurs au poignet. La manipulation des points occupant le plan cutané situé entre le pouce et l'index peut également réduire l'inflammation du poignet et les douleurs (*voir* pages 29–31).

PSYCHOTHÉRAPIE
•La thérapie cognitive et comportementale permet aux personnes souffrant de ténosynovite de mieux supporter la douleur et de rompre le cercle vicieux du surmenage musculaire et tendineux. Le thérapeute vous apprendra à comprendre votre problème et à développer des stratégies de défense (*voir* pages 196–199).

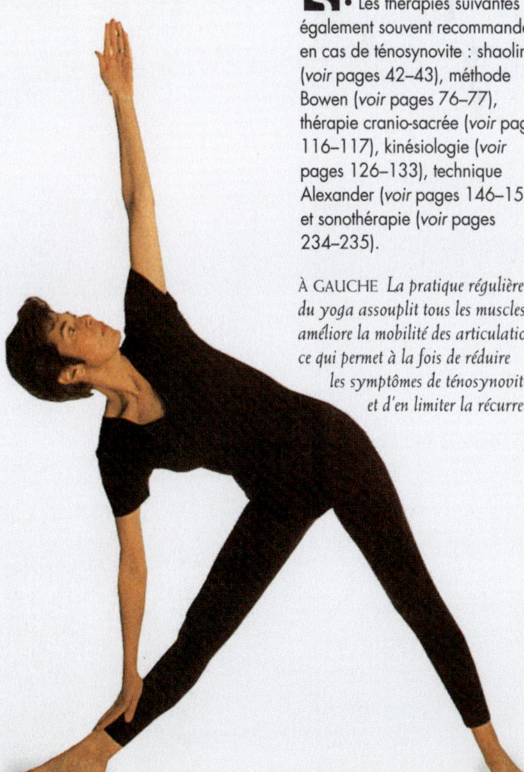

RELAXATION ET RESPIRATION
• Le thérapeute vous apprendra à mieux respirer et à utiliser des techniques permettant de se détendre physiquement et mentalement. Le stress jouant vraisemblablement un rôle important dans la ténosynovite, ces techniques peuvent être d'un grand secours (*voir* pages 166–171).

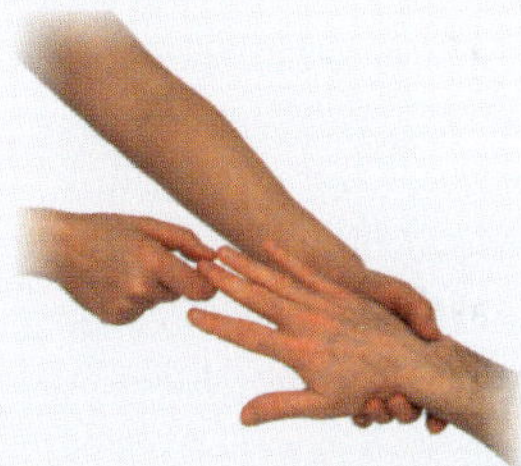

CI-DESSUS *Le massage des mains et des poignets peut prévenir la ténosynovite chez les personnes qui passent beaucoup de temps à saisir sur ordinateur. Vous pouvez le faire vous-même durant les pauses en vous étirant les doigts et en vous frottant les poignets.*

AUTRES THÉRAPIES
• Les thérapies suivantes sont également souvent recommandées en cas de ténosynovite : shaolin (*voir* pages 42–43), méthode Bowen (*voir* pages 76–77), thérapie cranio-sacrée (*voir* pages 116–117), kinésiologie (*voir* pages 126–133), technique Alexander (*voir* pages 146–153) et sonothérapie (*voir* pages 234–235).

À GAUCHE *La pratique régulière du yoga assouplit tous les muscles et améliore la mobilité des articulations, ce qui permet à la fois de réduire les symptômes de ténosynovite et d'en limiter la récurrence.*

Mal de dos

Touchant quatre personnes sur cinq au cours de leur existence, les problèmes de dos sont la deuxième cause de douleurs, juste après les céphalées, et sont responsables de plus d'heures de travail perdues que toute autre affection. Les douleurs peuvent se produire sans raison apparente et à n'importe quel niveau de la colonne vertébrale. C'est cependant dans le bas du dos qu'elles sont les plus fréquentes, car c'est sur cette région que porte une bonne partie de notre poids.

Les douleurs dorsales sont le plus souvent consécutives à un surmenage musculaire et à des contractions excessives généralement dues à des mauvaises postures, au fait de soulever des charges trop lourdes, à la grossesse et aux tensions musculaires. Souvent désignées par le terme de lumbago, ces douleurs peuvent apparaître immédiatement ou se manifester petit à petit sous forme de raideurs et de sensibilité au mouvement. Les douleurs musculaires sont là pour nous arrêter dans nos mouvements et pour limiter les risques d'aggravation.

La seconde cause de dorsalgie est l'ostéoarthropathie, maladie dégénérative des articulations liée au vieillissement et résultant d'une détérioration du cartilage protecteur de la moelle épinière. Les autres causes possibles sont la sciatique (due à une pression sur le nerf sciatique au sortir de la colonne vertébrale), l'ostéoporose (affaiblissement de la structure osseuse dû à une décalcification) et la hernie discale (déplacement d'un disque) ; les malformations congénitales ou acquises de la colonne vertébrale, telles que l'hyperlordose (accentuation de la courbure lombaire), l'hypercyphose (accentuation de la courbure thoracique) ou la scoliose (déviation latérale de la colonne). Le mal de dos peut aussi avoir des causes plus rares, comme le canal lombaire étroit, une complication de l'arthrose lombaire, la spondilarthrite ankylosante (forme d'arthrite peu commune, mais grave, touchant surtout les hommes jeunes) ou, dans certains cas, les infections et les tumeurs. Il arrive aussi parfois que le cerveau interprète des signaux venus d'autres parties du corps comme émanant du dos. Les douleurs irradiées, ainsi que les appellent les médecins, peuvent être signe de problèmes rénaux, utérins ou prostatiques et faire partie des symptômes de cancer.

La plupart des problèmes de dos réagissent bien aux remèdes traditionnels et disparaissent en l'espace d'environ quinze jours. L'application locale d'une bouillotte d'eau chaude ou de glace pilée enveloppée dans un linge peut soulager momentanément les douleurs, mais ne doit pas durer plus de vingt minutes à chaque fois. Au bout de quelques jours, l'application alternée de compresses chaudes et froides peut s'avérer très efficace. Si les douleurs persistent, votre médecin pourra vous prescrire des radiographies et d'autres examens afin de rechercher la cause du problème et, en fonction des résultats, vous adressera éventuellement à un spécialiste. Il vous demandera peut-être de garder le lit pendant un ou deux jours, mais pas plus, sous peine d'aggraver les symptômes, et de prendre des anti-inflammatoires et des myorelaxants ou de faire une cure de corticostéroïdes en injections.

Lorsque vous serez remis, un kinésithérapeute pourra à la fois traiter votre dos et vous établir un programme d'exercices approprié. Faire régulièrement des exercices d'assouplissement et de renforcement musculaire est en effet le meilleur moyen de se prémunir contre les problèmes de dos.

Symptômes

- *douleurs dans le bas du dos pouvant être légères ou très vives*
- *contractions et raideurs musculaires*

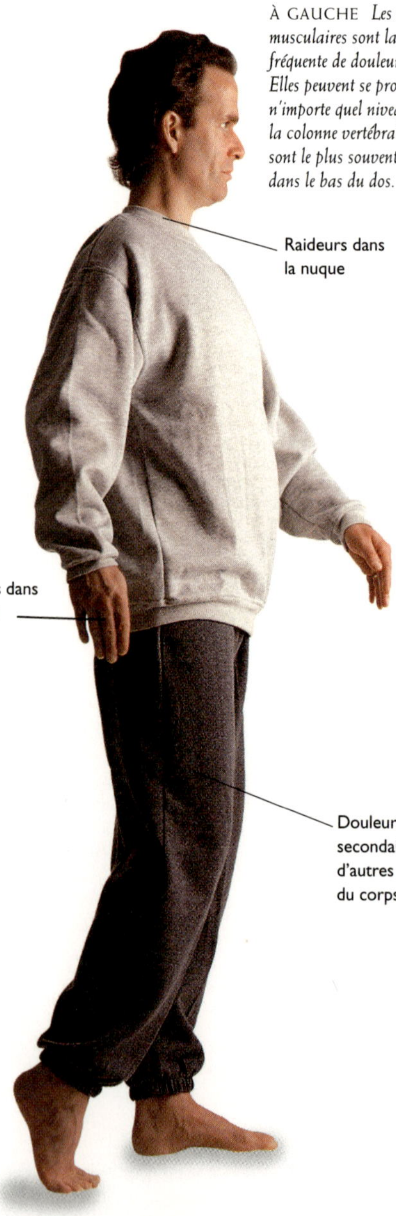

À GAUCHE *Les contractures musculaires sont la cause la plus fréquente de douleurs dorsales. Elles peuvent se produire à n'importe quel niveau de la colonne vertébrale, mais sont le plus souvent ressenties dans le bas du dos.*

MISE EN GARDE

LES MANIPULATIONS DE LA COLONNE VERTÉBRALE RISQUENT D'AGGRAVER LES DISCOPATHIES OU DE PROVOQUER DES FRACTURES DE COMPRESSION CHEZ LES PERSONNES SOUFFRANT D'OSTÉOPOROSE. IL EST DONC INDISPENSABLE DE DEMANDER AU PRÉALABLE L'AVIS D'UN MÉDECIN. CONSULTEZ AUSSI IMMÉDIATEMENT SI VOUS ÉPROUVEZ DES DOULEURS DORSALES CONSÉCUTIVES À UNE CHUTE OU À COUP, SI VOUS CONSTATEZ UNE FAIBLESSE OU UN ENGOURDISSEMENT DANS LES MEMBRES INFÉRIEURS OU SI LES DOULEURS COÏNCIDENT AVEC DES PROBLÈMES VÉSICAUX OU INTESTINAUX.

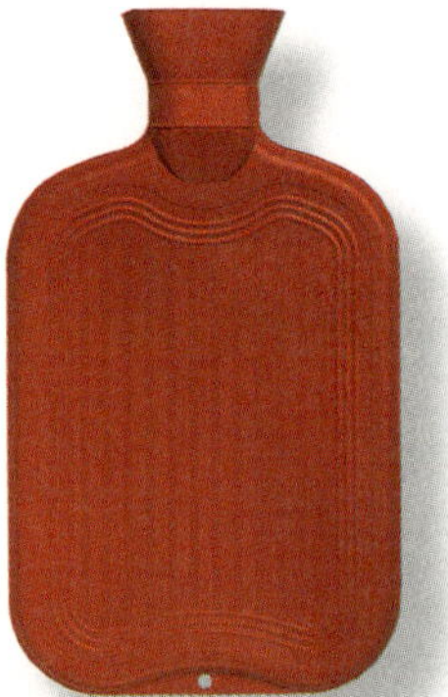

CI-DESSUS *L'application de chaleur ou de froid sur la région touchée peut soulager les symptômes.*

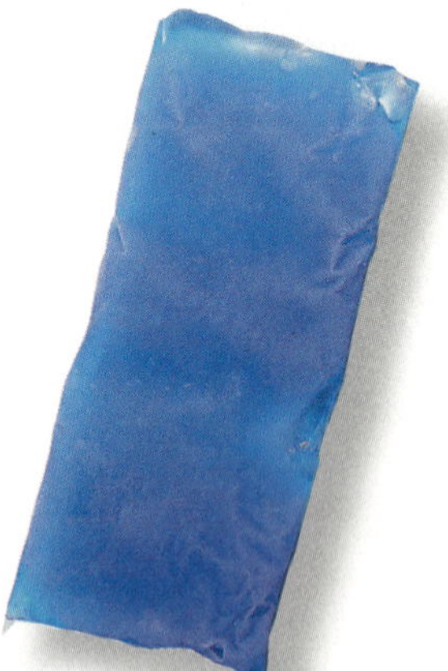

CI-DESSUS *Les packs de glace ne doivent pas être utilisés plus de 20 minutes par jour. L'alternance de compresses chaudes et froides peut s'avérer efficace.*

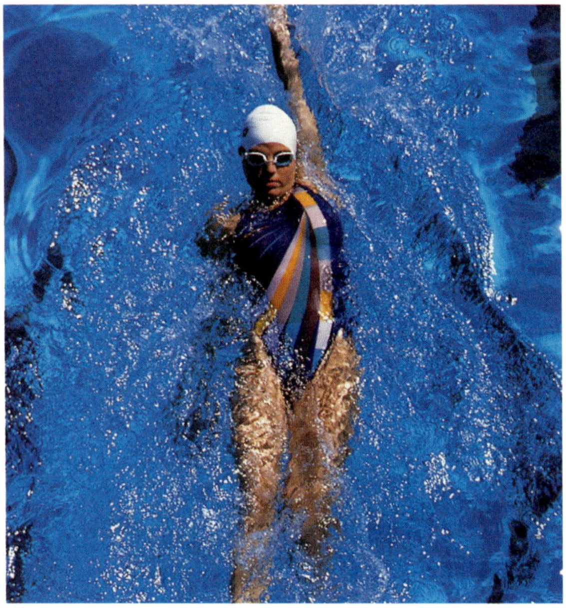

À GAUCHE *La natation est souvent recommandée pour renforcer les muscles dorsaux, mais attention au surmenage ! Augmentez la cadence petit à petit plutôt que de chercher à vous dépasser à tout prix.*

TRAITEMENT CLASSIQUE

VOTRE MÉDECIN POURRA VOUS ADRESSER À UN KINÉSITHÉRAPEUTE. SI LES DOULEURS SE PROLONGENT, LE TRAITEMENT SE COMPOSERA D'ANTI-INFLAMMATOIRES, DE MYORELAXANTS, D'ÉLONGATIONS, D'INJECTIONS PÉRIDURALES, D'ANTIDÉPRESSEURS ET, EN CAS DE DISCOPATHIE, D'UNE OPÉRATION CHIRURGICALE.

LE SAVIEZ-VOUS ?

- Le mal de dos touche 80 % des adultes à un moment ou un autre de leur vie.
- Perdre du poids, corriger ses postures lorsque l'on est assis ou debout et apprendre à bien se placer pour soulever une charge peut prévenir en grande partie les douleurs et l'inconfort liés aux problèmes de dos.
- Il est bon d'avoir un deuxième avis avant de subir une intervention chirurgicale, car un traitement non-invasif peut produire les même effets sur le long terme.
- En matière de sport, la natation et la gymnastique aquatique sont particulièrement recommandées car elles ménagent le dos.
- Le tennis, le squash, le basket et les sports de contact sont déconseillés aux personnes qui souffrent du dos, car ils obligent à des torsions du buste, à des arrêts et des démarrages brusques, ainsi qu'à des impacts sur un sol dur.
- Le port d'une ceinture de soutien est conseillé pendant les phases douloureuses aiguës, ou en association avec l'exercice régulier des muscles dorsaux.
- La hernie discale survient lorsque les contraintes imposées aux disques provoquent le déplacement ou la rupture de l'un d'entre eux. La douleur est due à la pression exercée par le disque déplacé sur le nerf adjacent.

BIOFEEDBACK

• Le biofeedback peut vous apprendre à ressentir et à anticiper les contractions involontaires et, ce faisant, à vous relaxer (*voir* pages 212–213).

ROLFING

• Également appelé intégration structurale, le Rolfing combine la manipulation des tissus mous et l'éducation motrice. Selon les spécialistes, cette méthode se serait révélée efficace pour réduire les déformations acquises de la colonne vertébrale et soulager les douleurs dorsales (*voir* pages 134–137 et Hellerwork, pages 138–141).

MÉTHODE FELDENKRAIS

• Le thérapeute commencera, en vous guidant verbalement, par vous faire effectuer plusieurs séries de mouvements destinées à améliorer vos perceptions, votre souplesse et votre coordination. Ce travail sera suivi de séances individuelles durant lesquelles les mouvements seront communiqués par un toucher lent et mesuré (*voir* pages 142–145).

AROMATHÉRAPIE

• Un massage à l'huile essentielle de gingembre, de genévrier, de marjolaine ou de romarin peut soulager les douleurs dues à la fatigue et aux tensions. En cas de douleurs aiguës, essayez l'huile de gingembre ou de poivre noir. La bergamote et la myrrhe sont connues pour leurs propriétés anti-inflammatoires (*voir* pages 104–105).

MASSAGE

• Un massage doux peut soulager les douleurs musculaires et réduire les contractures. À éviter en cas de problèmes structurels, le massage est en revanche indiqué en cas de lumbago ou d'hypertonus chronique. La manœuvre la plus souvent recommandée est l'effleurage profond. Remontez de part et d'autre de la colonne vertébrale et déployez le mouvement à la fin pour couvrir les épaules (*voir* pages 96–103).

CHIROPRACTIE

• Aux États-Unis, les chiropracteurs affirment effectuer 94 % des manipulations spinales. Le but est de rétablir le mouvement normal des articulations vertébrales et de restaurer l'alignement des vertèbres lombaires, thoraciques et cervicales (*voir* pages 118–125).

OSTÉOPATHIE

• Le traitement peut se composer de massages doux pour réduire la tension musculaire et d'élongations de la colonne vertébrale pour améliorer la mobilité. Plusieurs séances seront sans doute nécessaires (*voir* pages 106–113).

TECHNIQUE ALEXANDER

• Le thérapeute tentera de corriger vos postures en vous faisant faire des exercices spécifiques. En apprenant à vous servir de votre corps de façon plus naturelle, il vous sera possible de prévenir ou de soulager les douleurs dorsales (*voir* pages 146–153).

ACUPUNCTURE

• La stimulation à l'aiguille ou la moxibustion des points situés sur les méridiens de l'intestin grêle, de la vessie et des reins peut soulager les douleurs. L'acupuncture est particulièrement utile lorsque les douleurs sont telles qu'aucune autre thérapie – aussi bien classique qu'alternative – ne peut agir (*voir* pages 20–28).

DIGITOPRESSION

• Selon les spécialistes, exercer une pression sur les points des méridiens de la vessie et de la vésicule biliaire peut soulager les douleurs dans le bas du dos. Comme en acupuncture, cette manœuvre est sensée réguler la circulation du Qi (*voir* pages 29–31).

QI-GONG

• D'après les spécialistes, en combinant mouvements lents et techniques de méditation, le Qi-gong permet de détendre les muscles et de réduire le stress (*voir* pages 44–45 et Taï-chi-chuan, pages 46–51).

YOGA

• S'allonger sur le dos permet de réduire les tensions et de soulager les douleurs. Pour soulager les muscles du haut du dos et des épaules, balancez-vous lentement de droite à gauche. Le professeur vous indiquera les postures et les exercices d'étirement appropriés (*voir* pages 53–59)

HYDROTHÉRAPIE

• Les thérapeutes recommandent souvent l'application alternée de compresses chaudes et froides sur la région touchée. Fondée sur le même principe, il existe une technique consistant à envelopper le patient alternativement dans un drap trempé au préalable dans l'eau froide, puis dans une couverture chaude. Cela permet notamment de soulager les douleurs chroniques dans le bas du dos (*voir* pages 172–179).

AUTRES THÉRAPIES

• Les thérapies suivantes sont également souvent recommandées en cas de mal de dos : shiatsu/Do-in (*voir* pages 32–41), polarité (*voir* pages 64–65), toucher thérapeutique (*voir* pages 88–89), thérapie crânio-sacrée (*voir* pages 116–117), kinésiologie (*voir* pages 126–133), approche Trager (*voir* pages 154–155), zero balancing (*voir* pages 156–157) et sonothérapie (*voir* pages 234–235).

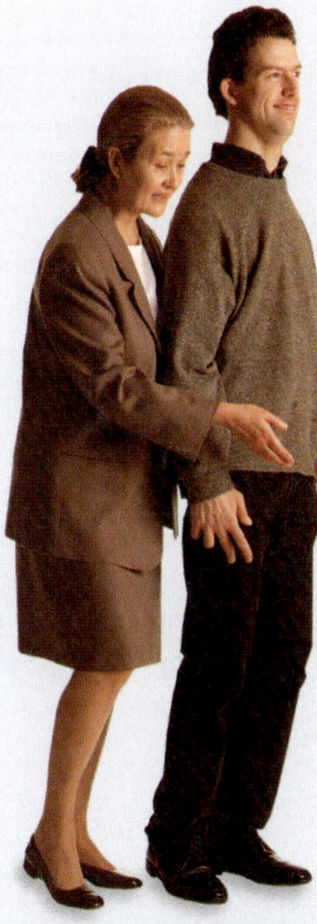

CI-DESSUS *La technique Alexander permet de corriger ses postures.*

CI-DESSOUS *Pour soulager les douleurs, les professeurs de yoga recommandent parfois de s'allonger à plat sur le dos.*

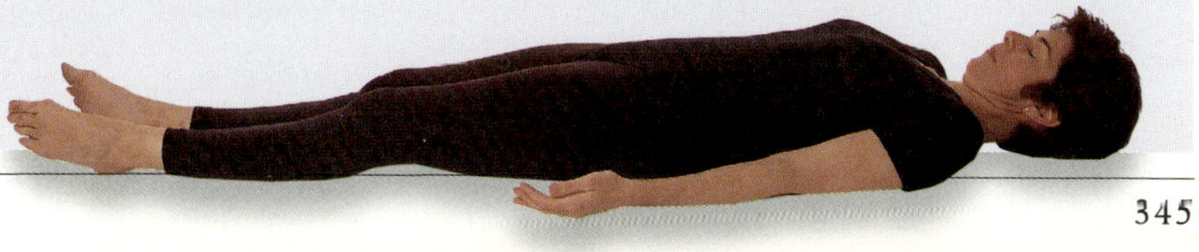

Arthrite/Arthrose

L'arthrite est une inflammation des articulations caractérisée par des tuméfactions, des douleurs, des rougeurs et une diminution de la mobilité. Plus de deux cents maladies peuvent être rangées dans la catégorie « arthrite », les plus courantes étant l'arthrose et la polyarthrite rhumatoïde. L'arthrose est une maladie dégénérative des articulations liée à l'usure du cartilage protégeant l'extrémité des os contre les frottements, et généralement due à un déficit en liquide synovial, liquide lubrifiant les articulations. Les symptômes sont aggravés par les tentatives que fait l'organisme pour réparer les atteintes en produisant des excroissances osseuses sur les bords des articulations touchées.

La polyarthrite rhumatoïde est une maladie auto-immune survenant à la suite d'infections virales et provoquée par un dysfonctionnement du système immunitaire. Les anticorps produits par l'organisme pour lutter contre les agents infectieux attaquent en effet la membrane synoviale des articulations. L'inflammation chronique qui en résulte se propage progressivement au cartilage : l'articulation enfle et devient douloureuse et raide. D'autres symptômes peuvent apparaître, comme la fatigue, une légère anémie ou des troubles circulatoires, tendineux, oculaires ou thyroïdiens. Le stress et une alimentation carencée sont également considérés, par certains médecins, comme des facteurs potentiellement déclenchants.

Des deux affections, l'arthrose est de loin la plus courante. Elle touche une personne sur deux à 50 ans et 80 % des plus de 70 ans. Étant donné le lien qu'elle entretient avec l'usure naturelle, sa prévalence augmente avec l'âge, mais le facteur héréditaire peut aussi jouer un rôle. Elle affecte le plus souvent les articulations porteuses, comme la hanche ou les genoux, mais peut aussi atteindre les doigts. La polyarthrite rhumatoïde se déclare généralement entre 20 et 45 ans et touche trois fois

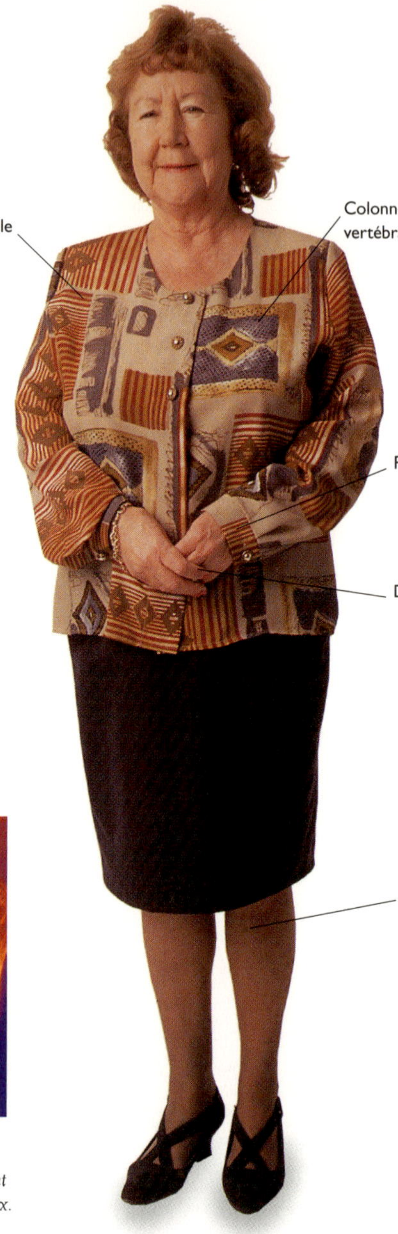

À DROITE *La polyarthrite rhumatoïde peut survenir à n'importe quel âge, tandis que l'arthrose, essentiellement liée au vieillissement, est plus courante à partir de 50 ans. N'importe quelle articulation peut être atteinte.*

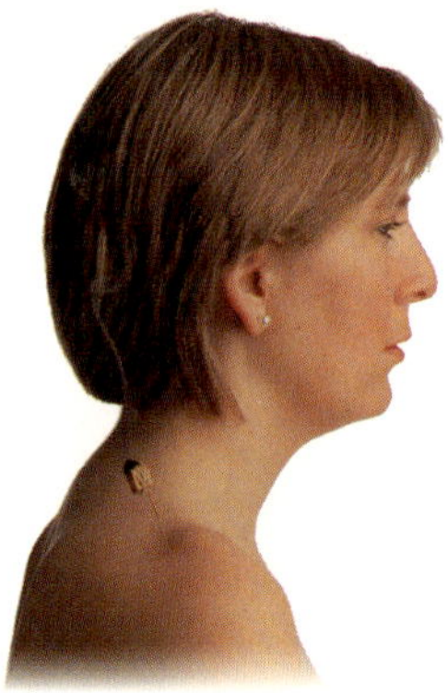

CI-DESSUS *L'implantation d'aiguilles dans le dos peut soulager les articulations.*

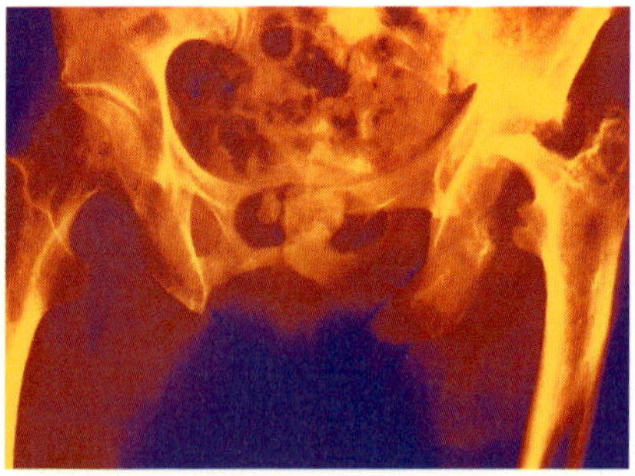

CI-DESSUS *Cette radio montre la présence d'une excroissance osseuse sur une hanche arthritique. Le frottement des os les uns contre les autres rend les mouvements douloureux.*

THÉRAPIES

OSTÉOPATHIE ET CHIROPRACTIE
• En cas d'arthrose, les ostéopathes recommandent des manipulations destinées à décontracter les tissus environnants les articulations atteintes, améliorer la circulation locale et accroître la mobilité. Contre la polyarthrite rhumatoïde, ils préconisent plutôt les étirements et la stimulation des points réflexes. La chiropractie et l'ostéopathie crânienne reposent sur d'autres techniques, mais produisent les mêmes effets (*voir* pages 106–113, pages 114–115 et pages 118–125).

AYURVÉDA
• Selon les spécialistes, les massages intégraux à l'huile de sésame ou de moutarde, suivis d'un massage des articulations atteintes, peuvent aider à soulager les douleurs, tandis que les applications locales d'huile d'acore permettent d'améliorer la circulation et le drainage (*voir* pages 78–85).

YOGA
• Une pratique régulière du yoga peut aider à garder les muscles détendus et les articulations flexibles. Différentes postures peuvent être recommandées en fonction des articulations atteintes (*voir* pages 52–59).

ACUPUNCTURE
• Des études ont montré que l'acupuncture peut s'avérer efficace dans le traitement de l'arthrose et de la polyarthrite rhumatoïde. Les implantations et la moxibustion se font généralement sur le cou, le dos, l'abdomen et les membres (*voir* pages 20–28).

MASSAGE
• Le massage réchauffe et soulage les zones douloureuses, mais doit impérativement être effectué par un masseur expérimenté sous peine d'aggraver les symptômes de l'arthrite (*voir* pages 96–103).

RÉFLEXOLOGIE
• Le massage des zones réflexes correspondant aux articulations touchées peut soulager les douleurs et l'inflammation. Le thérapeute pourra aussi manipuler la zone réflexe de l'hypophyse, des surrénales et des glandes parathyroïdes, des reins et du plexus solaire (*voir* pages 66–71).

RELAXATION ET RESPIRATION
• La douleur et le stress peuvent accroître la tension musculaire, rendre la respiration rapide et superficielle, accélérer le rythme cardiaque et augmenter la tension artérielle. La relaxation et les techniques respiratoires vous aideront à inverser ces processus (*voir* pages 158–165 et pages 166–171).

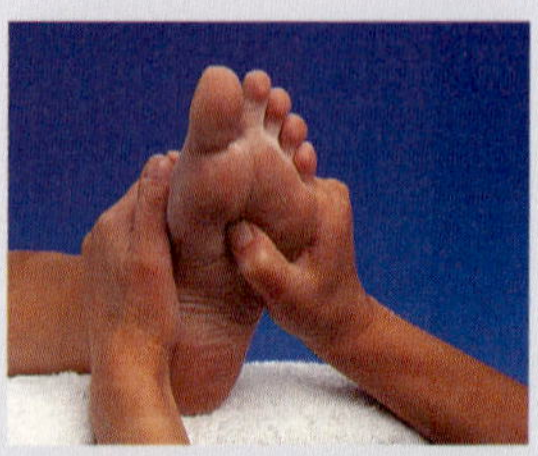

CI-DESSUS *La manipulation de points réflexes sur la plante des pieds peut soulager les douleurs de l'arthrite.*

plus les femmes que les hommes. Elle peut être seulement légère comme très invalidante. Ce sont habituellement les doigts, les poignets et les orteils qui sont atteints en premier, puis viennent ensuite les chevilles, les genoux et la nuque.

Beaucoup de choses peuvent être entreprises pour réduire l'impact de l'arthrite, le principal étant d'intervenir dès l'apparition des symptômes. Le diagnostic nécessite un examen clinique, des radiographies et, pour la détection de la polyarthrite rhumatoïde, des analyses de sang. L'arthrose ne peut régresser, mais il est possible d'en soulager les symptômes par une combinaison d'analgésiques, d'anti-inflammatoires, d'applications chaudes et de kinésithérapie. Une alimentation saine comprenant beaucoup de fruits et de légumes peut aussi s'avérer très bénéfique. Il est en outre souvent recommandé de perdre du poids, car l'embonpoint exerce une pression douloureuse sur les articulations atteintes, et de faire des exercices doux, si possible dans l'eau, afin de renforcer les muscles. Le traitement de la polyarthrite rhumatoïde est le même que celui de l'arthrose, mais comprend en plus des antirhumatismaux et des immunosuppresseurs.

Symptômes

- *arthrose : douleurs de plus en plus fréquentes dans les articulations atteintes, diminution progressive de la mobilité, craquement audible des articulations atteintes, tuméfaction et inflammation*
- *polyarthrite rhumatoïde : raideurs articulaires au réveil durant environ une heure, faiblesse et inflammation des ligaments, des tendons et des muscles, inflammations oculaires, bursite, léthargie, douleurs musculaires, manque d'appétit, articulations douloureuses et déformées.*

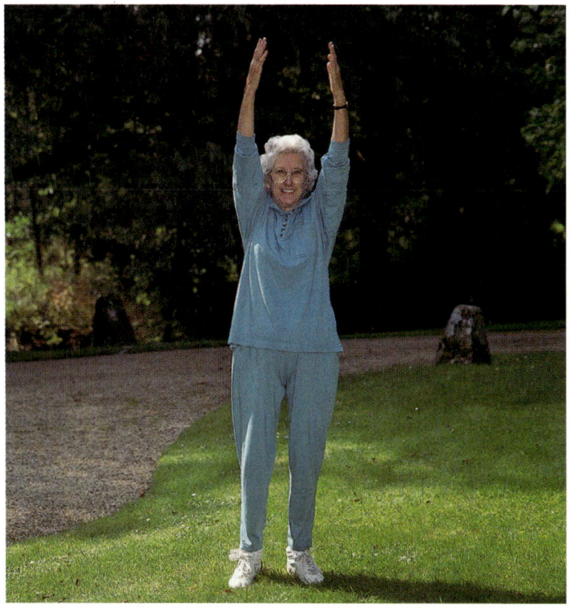

À GAUCHE *Une bonne hygiène de vie permet de ralentir la progression de l'arthrite. Les kinésithérapeutes font faire des exercices spécifiques à leur patient, mais vous pouvez faire beaucoup par vous-même en entretenant votre souplesse et votre tonus.*

TRAITEMENT CLASSIQUE

LE TRAITEMENT DE L'ARTHROSE PEUT SE COMPOSER D'ANTALGIQUES, D'APPLICATIONS CHAUDES ET DE SÉANCES DE KINÉSITHÉRAPIE. DANS LES CAS SÉVÈRES, DES INJECTIONS DE STÉROÏDES OU LA POSE D'UNE PROTHÈSE POURRONT S'AVÉRER NÉCESSAIRES. LE TRAITEMENT DE LA POLYARTHRITE RHUMATOÏDE COMPREND, EN OUTRE, DES ANTI-RHUMATISMAUX ET DES IMMUNOSUPPRESSEURS.

MISE EN GARDE

LA PRÉCOCITÉ DU DIAGNOSTIC ÉTANT ESSENTIELLE DANS LE TRAITEMENT DE L'ARTHRITE, CONSULTEZ AU PLUS VITE VOTRE MÉDECIN SI VOUS PENSEZ PRÉSENTER DES SYMPTÔMES SUSPECTS. NE RECOUREZ PAR AILLEURS JAMAIS À UNE THÉRAPIE ALTERNATIVE COMPRENANT DES MANIPULATIONS SANS AVIS MÉDICAL PRÉALABLE.

LE SAVIEZ-VOUS ?

- Plus de 20 millions d'Américains souffrent d'arthrose.
- L'arthrite peut survenir à n'importe quel âge, y compris dans l'enfance.
- Près des deux tiers des personnes souffrant de polyarthrite rhumatoïde sont des femmes.
- L'arthrite coûte 65 milliards de dollars à l'économie américaine en soins médicaux et en heures de travail perdues.
- Bien que l'on constate parfois des périodes de rémission spontanée, la polyarthrite rhumatoïde est une maladie incurable.
- L'arthrite existe depuis probablement aussi longtemps que l'homme : des os retrouvés sur d'anciennes momies égyptiennes présentent en effet des signes incontestables d'atteinte arthritique.
- Dans les cas extrêmes, des auxiliaires tels que attelle, appareil orthopédique ou béquilles peuvent soulager l'articulation atteinte.
- Les chirurgiens orthopédistes peuvent corriger certaines déformations, retirer certains tissus enflammés, réparer des atteintes ligamentaires ou remplacer une articulation défectueuse par une prothèse.

THÉRAPIES

AROMATHÉRAPIE
• Il peut être bénéfique de se masser avec un mélange d'huiles essentielles de baies de genièvre, de poivre noir, de camomille romaine et de lavande dilué dans une huile de support ou de se faire des compresses chaudes avec un mélange de lavande, de romarin, d'eucalyptus et de baies de genièvre. Évitez les baies de genièvre si vous êtes enceinte. Vous pouvez aussi vous masser avec un mélange d'huiles de romarin, de souci et de lavande ou avec de l'huile de néroli, de citron et de cyprès, employées seules (*voir* pages 104–105).

DIGITOPRESSION
• Si vous souffrez d'arthrose, le thérapeute vous apprendra à manipuler un certain nombre de points sur les mains, les hanches et les genoux. Pour être vraiment efficaces, les manœuvres doivent être effectuées deux fois par jour, le matin et le soir. Chaque pression doit être maintenue environ une minute et s'accompagner, pour certains points, de petits mouvements circulaires dans le sens des aiguilles d'une montre (*voir* pages 29–31).

SHIATSU
• La manipulation de certains Tsubos au moyen des pouces permet de stimuler la circulation de l'énergie vitale dans tout le corps, ce qui peut s'avérer utile dans le traitement de l'arthrose (*voir* pages 32–37 et Do-in 38–41).

TAÏ-CHI-CHUAN
• Les mouvements lents du Taï-chi-chuan permettent de réduire les raideurs et d'entretenir la souplesse articulaire. En améliorant la respiration, ils aident aussi à mieux supporter les douleurs de l'arthrose et de la polyarthrite rhumatoïde.

HYDROTHÉRAPIE
• En raison des propriétés physiques de l'eau, les exercices aquatiques sont un bon moyen pour détendre les articulations, accroître leur mobilité et renforcer les muscles. L'application de compresses chaudes ou froides sur les articulations touchées est également recommandée. Les bains aux sels d'Epsom peuvent diminuer la gêne occasionnée par la polyarthrite rhumatoïde, mais sont déconseillés aux personnes âgées et aux personnes souffrant d'hypertension artérielle. Les bains d'algues et la thalassothérapie, en général, sont considérés comme très efficaces dans le traitement de l'arthrite (*voir* pages 172–179).

AUTRES THÉRAPIES
• polarité (*voir* pages 64–65), technique Bowen (*voir* pages 76–77), guérisseurs (*voir* pages 86–87), toucher thérapeutique (*voir* pages 88–89), kinésiologie (*voir* pages 126–133), méthode Feldenkrais (*voir* pages 142–145), thérapie par la danse (*voir* pages 226–229), sonothérapie (*voir* pages 234–235) et chromothérapie (*voir* pages246–249).

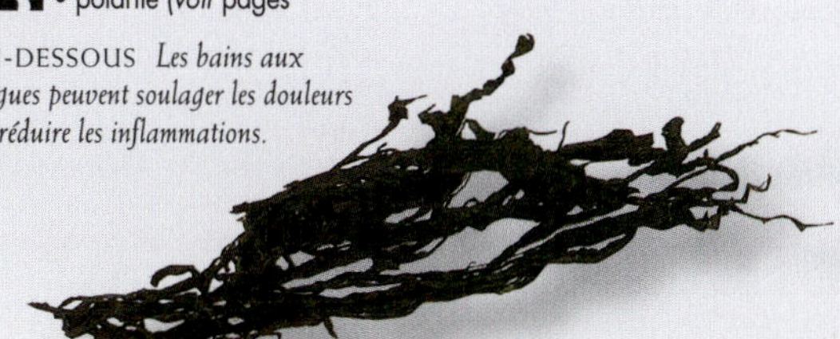

CI-DESSOUS *Les bains aux algues peuvent soulager les douleurs et réduire les inflammations.*

Sciatique

La sciatique se manifeste par des douleurs soudaines d'intensité variable, partant du bas du dos et pouvant se propager jusqu'au pied, en passant le long de la face extérieure de la jambe. Ces douleurs sont dues à l'irritation ou au pincement du nerf sciatique à l'endroit où il sort de la colonne vertébrale et peuvent être ressenties sur tout le trajet du nerf. Souvent subite, la sciatique est particulièrement douloureuse lorsque l'on se penche vers l'avant, que l'on tousse ou que l'on éternue. Ses causes les plus courantes sont la hernie discale, le surmenage de la région lombaire, les contractures musculaires, les blessures dues au sport et, pendant la grossesse, les atteintes ligamentaires ou la pression exercée par le fœtus sur la colonne vertébrale.

Quelle que soit la cause de la sciatique, une immobilité complète de 24 heures (voire 48) sur un matelas dur est généralement conseillée. Le traitement aura ensuite pour but de réduire les douleurs, celles-ci pouvant durer entre quelques jours et plusieurs semaines. En cas de hernie discale prolongée sans guérison spontanée, une petite intervention chirurgicale est à prévoir afin de retirer la portion du disque faisant pression sur le nerf. L'ostéopathie, la chiropractie et l'acupuncture sont souvent recommandées à titre complémentaire.

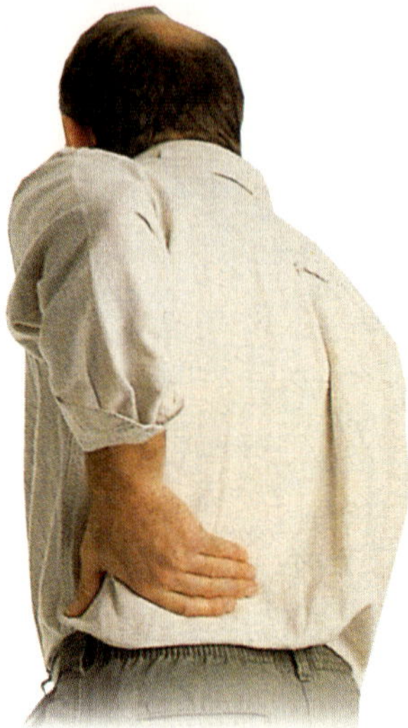

CI-DESSUS *Contrairement aux dorsalgies habituelles, la sciatique se manifeste par des douleurs fulgurantes.*

MISE EN GARDE

EN CAS DE DOULEURS PROLONGÉES, IL EST PRÉFÉRABLE DE CONSULTER UN MÉDECIN.

SYMPTÔMES

• *sensations de brûlure* • *faiblesse musculaire* • *engourdissement ou picotements dans les extrémités* • *douleurs ressenties des fesses jusqu'aux pieds* • *diminution des réflexes du genou et de la cheville*

THÉRAPIES

ACUPUNCTURE • Les manipulations portent sur les points des méridiens de la vessie, de la vésicule biliaire, des reins, du gros intestin et de l'intestin grêle. La moxibustion est également utilisée (*voir* pages 20–28).

DIGITOPRESSION • Les thérapeutes recommandent d'exercer une légère pression sur la face extérieure de la jambe, à une largeur de main et une largeur de pouce du sommet de la malléole, entre le tibia et le péroné (*voir* pages 29–31).

OSTÉOPATHIE • Les ostéopathes manipulent les points réflexes situés sur les fessiers et recommandent des étirements des lombaires et des exercices de gymnastique douce pour accroître la mobilité des articulations du bas du dos (*voir* pages 106–113 et Chiropractie, pages 118–125).

HYDROTHÉRAPIE • Il est possible de soulager les douleurs vives par l'application de packs de glace dans le bas du dos. Si les douleurs sont légères, une bouillotte chaude peut suffire. Le thérapeute pourra aussi vous conseiller des jets sous l'eau et vous montrer des exercices posturaux à faire dans une piscine d'hydrothérapie (*voir* pages 72–79).

RÉFLEXOLOGIE • Selon les thérapeutes, un massage général des pieds et des zones réflexes de la colonne vertébrale, situées sur le dessus et les côtés du pied, peut favoriser le traitement de la sciatique (*voir* pages 66–71).

TECHNIQUE ALEXANDER • Le professeur vous aidera à corriger vos postures par des exercices appropriés et vous montrera comment s'asseoir et se lever, tout en ménageant votre colonne vertébrale et votre nerf sciatique (*voir* pages 146–153).

AROMATHÉRAPIE • L'application locale d'huile essentielle de lavande peut calmer les spasmes et réduire les inflammations, tandis que les massages ou les compresses d'huiles de camomille soulagent les irritations et les douleurs (*voir* pages 104–105).

AUTRES THÉRAPIES • Shiatsu/Do-in (*voir* pages 32–41), guérisseurs (*voir* pages 86–87), approche Trager (*voir* pages 154–155), thérapie crânio-sacrée (*voir* pages 116–117) et sonothérapie (*voir* pages 234–235).

Fibromyalgie

Les raideurs musculaires accompagnées de douleurs diffuses et de points sensibles sont les symptômes de ce que les médecins appellent aujourd'hui la fibromyalgie, la fibrosite ou la polyenthésopathie. Ce syndrome douloureux est plus fréquent chez les personnes d'âge moyen, touche davantage les femmes que les hommes et affecte surtout la nuque et le dos. Le stress, les mauvaises postures, les changements climatiques, les émotions et le manque de sommeil sont autant de facteurs déclenchants ou aggravants. Cette affection est souvent associée au syndrome de fatigue chronique, encore appelé encéphalo-myélite myalgique, à la colopathie fonctionnelle ou au syndrome prémenstruel.

Malgré des périodes de rémission spontanée, la fibromyalgie est une maladie d'évolution longue, mais bénigne. Les tissus ne subissent toutefois aucun dommage. C'est souvent le matin que les douleurs sont les plus fortes. Les antalgiques et autres traitements médicamenteux peuvent n'avoir aucun effet sur elles et seuls les antidépresseurs, à doses raisonnables, sont réellement efficaces, notamment s'ils sont assortis de séances régulières de gymnastique douce.

SYMPTÔMES

• *douleurs dans les muscles et les tendons* • *neuf points sensibles sur les muscles du dos et du tronc* • *raideurs musculaires*

THÉRAPIES

MASSAGE • En stimulant la circulation et en détendant les points réflexes et autres zones contracturées, les massages peuvent aider à soulager les douleurs. Les manœuvres porteront en priorité sur les neuf points sensibles du dos et du tronc (*voir* pages 96–103). Les massages aux huiles essentielles peuvent aussi s'avérer utiles (*voir* Aromathérapie, pages 104–105).

AYURVÉDA • L'application d'huile d'acore sur les articulations douloureuses permet d'améliorer la circulation locale et le drainage, tandis que l'huile de camphre peut chauffer les tissus et favoriser la guérison (*voir* pages 78–85).

HYDROTHÉRAPIE • Les thérapeutes préconisent les packs de glace, l'application alternée de compresses chaudes et froides et les bains chauds aux sels d'Epsom, ces derniers étant toutefois déconseillés aux personnes âgées ou affaiblies (*voir* pages 172–179).

YOGA • Les étirements doux sont considérés comme susceptibles de soulager les douleurs. Le yoga détend les muscles et aide à corriger de mauvaises habitudes posturales, qui souvent aggravent les douleurs (*voir* pages 52–59).

AUTRES THÉRAPIES • Technique Bowen (*voir* pages 76–77), Rolfing et Hellerwork (*voir* pages 134–141), approche Trager (*voir* pages 154–155), zero balancing (*voir* pages 156–157) et sonothérapie (*voir* pages 234–235).

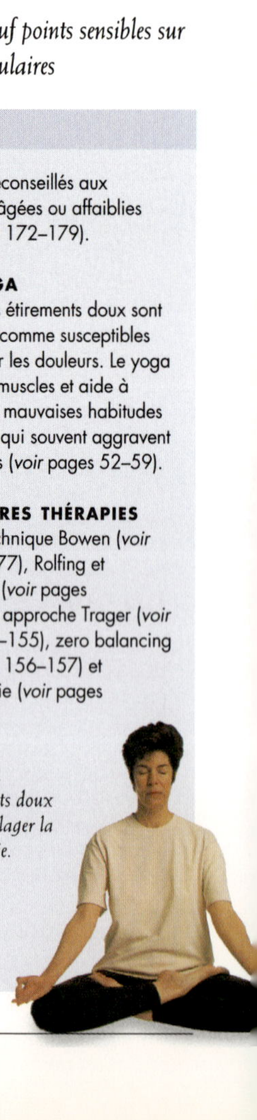

À DROITE *Les étirements doux peuvent soulager la fibromyalgie.*

Crampes

Les contractions musculaires intenses et douloureuses pouvant affecter les mollets, les pieds et parfois les mains sont un phénomène courant, surtout chez les enfants, les personnes âgées et les femmes enceintes. Ces crampes peuvent être déclenchées par divers facteurs, dont l'effort, le fait de nager dans une eau froide, une mauvaise circulation dans les jambes et la déminéralisation due à une forte sudation.

La façon spontanée de se soulager est de frotter et d'étirer le muscle contracté. Le repos et la reminéralisation pourront en outre être conseillés. Pour prévenir les crampes, il est recommandé de bien s'échauffer avant de faire du sport et de marquer un temps de retour au calme à la fin de la séance d'entraînement. En cas de crampe nocturne, la quinine à faibles doses (sous forme de soda) peut s'avérer efficace.

MISE EN GARDE

SI VOUS AVEZ DES CRAMPES DANS LA POITRINE PENDANT OU TOUT DE SUITE APRÈS UN EFFORT, CONSULTEZ IMMÉDIATEMENT UN MÉDECIN, CAR IL PEUT S'AGIR D'UNE ANGINE DE POITRINE.

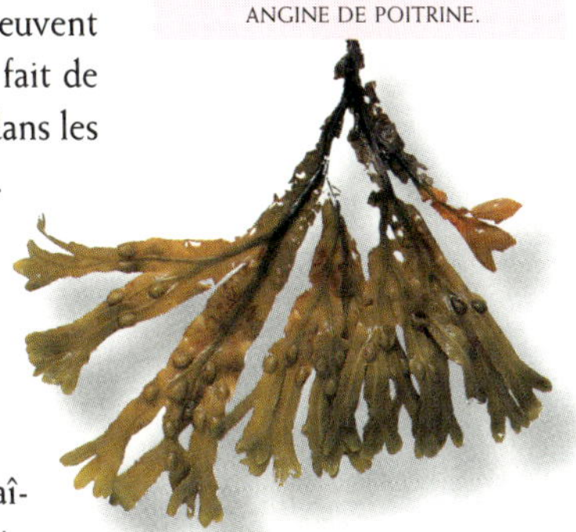

CI-DESSUS *La thalassothérapie peut soulager.*

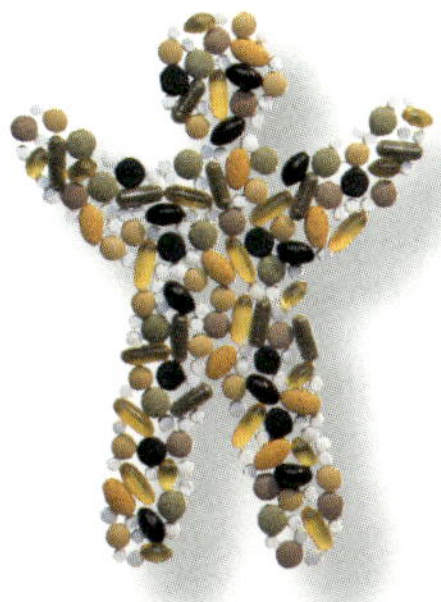

CI-DESSUS *Il est important de prendre des compléments minéraux et vitaminiques.*

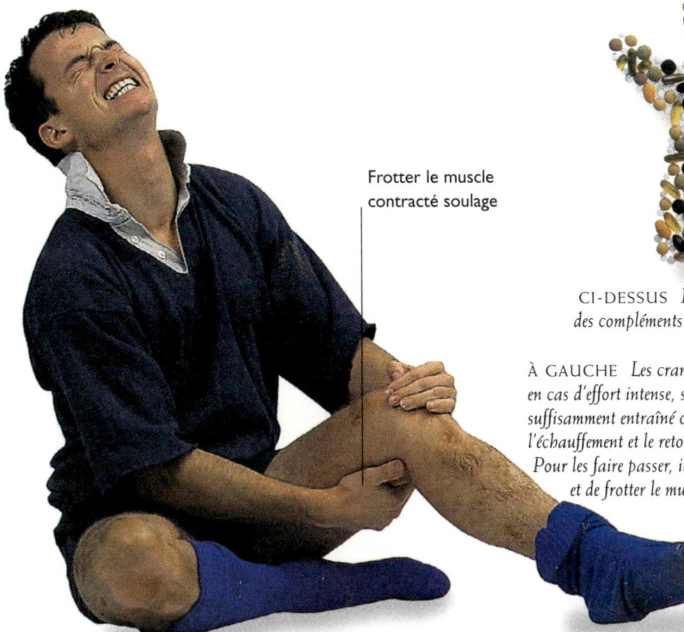

À GAUCHE *Les crampes peuvent se produire en cas d'effort intense, surtout si vous n'êtes pas suffisamment entraîné ou si vous négligez l'échauffement et le retour au calme. Pour les faire passer, il suffit normalement d'étirer et de frotter le muscle contracté.*

THÉRAPIES

MASSAGE • Le masseur étirera le muscle contracté et terminera la séance par des tapotements ou un effleurage profond afin de stimuler la circulation. Il pourra aussi vous montrer comment pratiquer un automassage en cas de crampe en utilisant le pétrissage et l'effleurage (*voir* pages 96–103).

HYDROTHÉRAPIE • Si vous avez souvent des crampes aux mollets, les bains de pieds à l'huile de moutarde pourront vous soulager. L'application alternée de compresses chaudes et froides est également recommandée (*voir* pages 172–179).

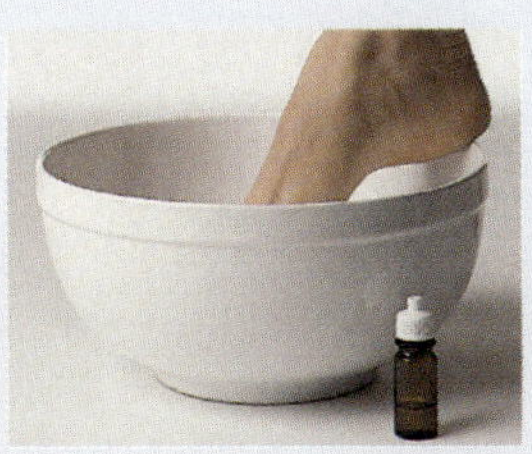

AROMATHÉRAPIE • Pratiqués régulièrement, les massages aux huiles essentielles sont considérés comme bénéfiques en cas de crampes. Si celles-ci perdurent, massez-vous deux fois par jour la région touchée avec trois gouttes de marjolaine et une goutte de lemon-grass diluées dans une huile de base (*voir* pages 104–105).

Bursite

La bursite est l'inflammation des petits coussins remplis de sérum – ou bourses séreuses – qui servent à réduire les frictions de la peau, des muscles et des tendons sur les os. En cas d'inflammation ou de lésion, un excès de sérum se forme dans les bourses, ce qui gêne le mouvement des articulations et provoque des échauffements, des rougeurs et des tuméfactions. La bursite peut être secondaire à l'arthrite, à la goutte ou à une infection bactérienne.

Le traitement habituel consiste à appliquer de la glace, à poser un bandage serré et à surélever le membre atteint, mais il est important de mobiliser de nouveau l'articulation aussitôt qu'elle a désenflé et de faire des exercices quotidiens, car sinon la bursite risque de devenir chronique. Des antalgiques et des anti-inflammatoires pourront être prescrits ainsi que des injections de corticostéroïdes pour prévenir les récidives et des antibiotiques pour éviter tout risque d'infection. Un drainage à l'aiguille creuse est parfois proposé.

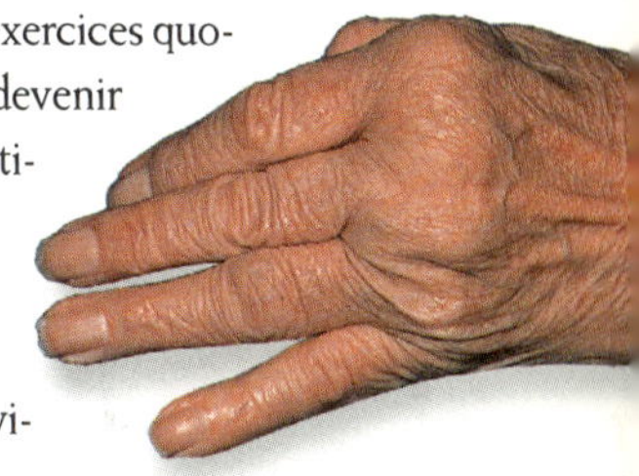

CI-DESSUS *La bursite peut être une conséquence de l'arthrite.*

SYMPTÔMES

- *mobilité articulaire réduite en raison de la tuméfaction*
- *douleurs dans la région atteinte*

THÉRAPIES

AROMATHÉRAPIE • L'application locale par massage d'huile essentielle de lavande diluée peut soulager les tissus enflammés. Le même effet a été constaté avec la camomille, le romarin, le genévrier, le poivre noir, l'eucalyptus, la marjolaine et le benjoin. Massez quotidiennement la région atteinte jusqu'à disparition complète des symptômes (*voir* pages 104–105).

ACUPUNCTURE • D'après les acupuncteurs, le fait de manipuler un certain nombre de points peut aider à soulager les douleurs, accroître la mobilité et favoriser le processus de guérison (*voir* pages 20–28).

HYDROTHÉRAPIE • L'application de compresses froides sur la région touchée lorsque la tuméfaction et les douleurs sont à leur maximum peut s'avérer bénéfique. Dès que vous constatez une amélioration, remplacez par des compresses chaudes ou alternez. Pour traiter les inflammations aiguës, vous pouvez appliquer un pack de glace, mais pensez toujours à enduire au préalable la peau d'huile d'olive afin d'éviter les brûlures par le froid (voir pages 172–179).

CI-DESSOUS *La bursite – terme médical pour désigner le tennis-elbow ou le genou du carreleur – se manifeste par des douleurs articulaires et une tuméfaction des tissus.*

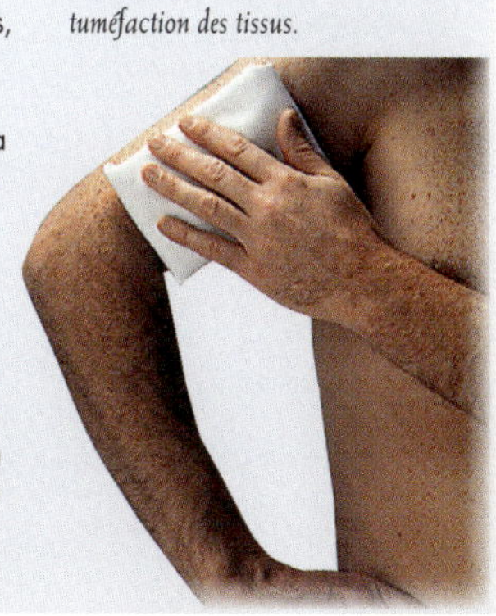

LES MALADIES INFANTILES BÉNIGNES

Coliques

Les douleurs abdominales vives, appelées coliques, touchent environ un nourrisson sur trois, entre l'âge de un à quatre mois. La colique provoque des pleurs prolongés à plusieurs reprises dans la journée, notamment en fin d'après-midi et le soir. Le bébé a également tendance à se recroqueviller, son ventre pouvant être bruyant et dur au toucher durant les crises.

La cause directe de la colique est l'immaturité nerveuse du tube digestif ; l'air avalé durant la tétée, le fait de trop manger et les allergies alimentaires sont autant de facteurs déclenchants ou aggravants. Les traitements classiques restent généralement sans effets, mais certaines mesures peuvent aider à soulager les symptômes. Lors des crises, bercez et dorlotez le bébé tout en lui massant la partie inférieure de l'abdomen ou tenez-le à plat ventre sur votre bras et faites-le roter. Pour le calmer, vous pouvez aussi lui mettre une bouillotte chaude sur le ventre ou l'emmailloter.

Il est inutile de nourrir votre bébé à chaque fois qu'il pleure, car son estomac met environ deux heures à se vider après une prise de nourriture. Nourrissez-le en position redressée et faites-lui faire régulièrement son rot. Si vous allaitez, il se peut que votre médecin vous recommande de changer votre régime alimentaire, à savoir de réduire le lait de vache, le chou-fleur, le brocoli, le chou, les œufs, le chocolat et les boissons contenant de la caféine.

Symptômes

• *agitation* • *tendance à se recroqueviller* • *cri brusque suivi d'un relâchement* • *flatulences excessives*

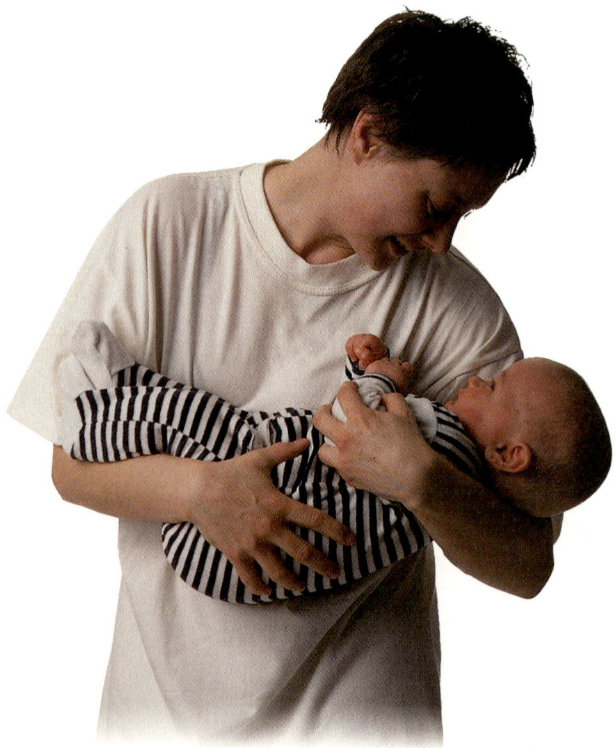

TRAITEMENT CLASSIQUE

LE MÉDECIN OU PÉDIATRE PRESCRIRA PROBABLEMENT UN RELAXANT INTESTINAL, SOUVENT EFFICACE ET TRÈS SÛR, OU DES SÉDATIFS SI LA COLIQUE EST SÉVÈRE.

MISE EN GARDE

SI LA COLIQUE S'ACCOMPAGNE DE SYMPTÔMES TELS QUE VOMISSEMENTS, DIARRHÉE OU SELLES SANGLANTES, CONSULTEZ UN MÉDECIN IMMÉDIATEMENT.

À GAUCHE *La colique peut être très perturbante aussi bien pour l'enfant que pour les parents, mais il suffit souvent de le dorloter un peu pour faire passer la crise.*

THÉRAPIES

OSTÉOPATHIE CRÂNIENNE
• Selon les thérapeutes, la colique serait due aux efforts et au stress de la naissance, ainsi qu'à la position du bébé dans l'utérus. Des manipulations douces du crâne permettraient de soulager les symptômes (*voir* pages 114–115).

MASSAGE
• Les massages abdominaux superficiels peuvent soulager les crises. Le massage du bébé est de toute façon bénéfique, car il permet de resserrer les liens entre la mère et l'enfant (*voir* pages 96–103).

DIGITOPRESSION
• Exercer une légère pression sur certains points de différents méridiens permet de calmer le bébé (*voir* pages 29–31).

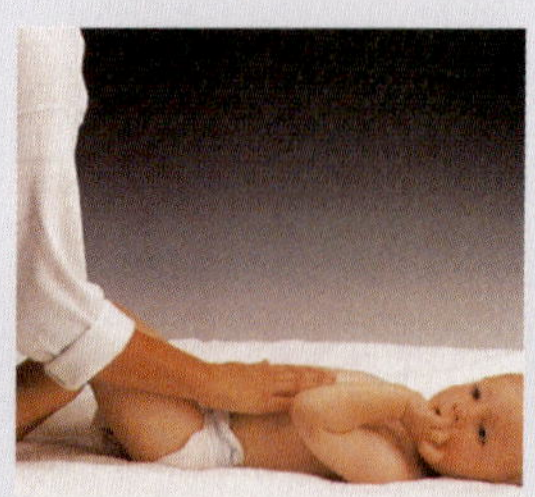

À DROITE *Lorsque vous massez votre bébé, assurez-vous qu'il est bien installé et qu'il a suffisamment chaud.*

AROMATHÉRAPIE
• Masser doucement le ventre du bébé avec de l'huile essentielle de camomille, d'aneth, de lavande, de rose ou un mélange des trois peut aider à soulager les symptômes de la colique et à calmer les pleurs. Appliquée sur l'abdomen juste avant le repas, l'huile de fenouil extrêmement diluée peut également être bénéfique (*voir* pages 104–105).

MUSICOTHÉRAPIE
• Passer un morceau de musique douce à faible volume peut aider à détendre et calmer le bébé (*voir* pages 230–233).

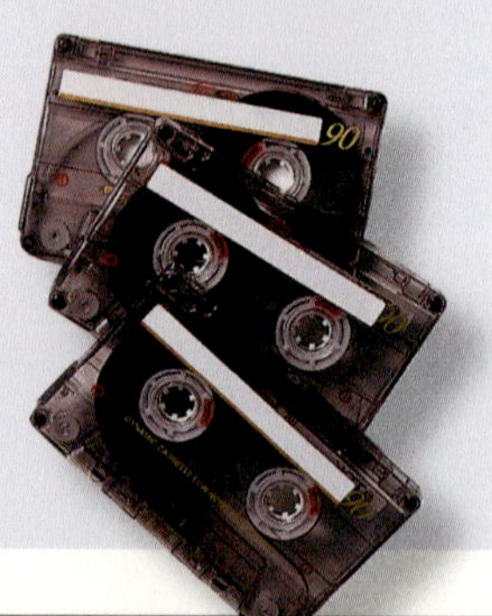

À DROITE *La musique aurait un effet relaxant sur les nourrissons.*

Hyperactivité

L'hyperactivité est un trouble comportemental considéré par les médecins comme un élément important du syndrome de déficit de l'attention. On estime entre 3 et 5 % le nombre des enfants concernés. L'excès d'énergie, l'agitation, l'inattention, les colères prolongées et fréquentes, la dissipation et le manque de maîtrise de soi sont les principaux symptômes. Le syndrome peut se déclarer avant l'âge de quatre ans, mais il passe en général inaperçu avant la scolarisation de l'enfant.

On ignore les causes exactes de l'hyperactivité, mais divers facteurs sont suspectés, notamment un dysfonctionnement cérébral, des difficultés familiales, des déficits sensoriels ou l'intolérance à certains aliments. Le traitement classique peut comprendre des médicaments, une modification du régime alimentaire et un soutien psychologique.

Symptômes

• agitation • inattention • difficultés à se maîtriser • dissipation • excès d'énergie • impulsivité

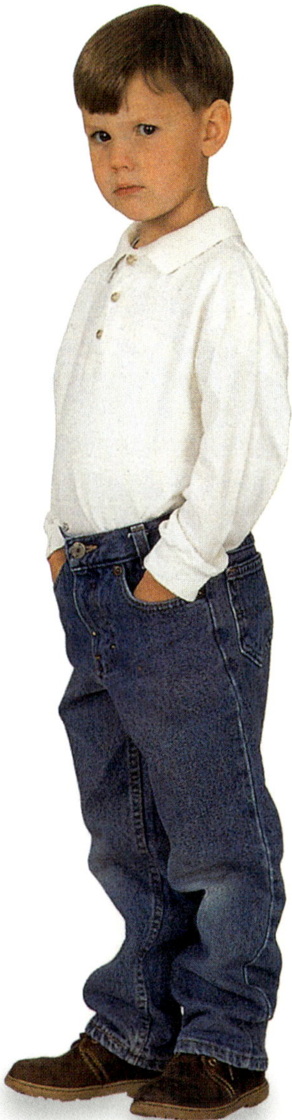

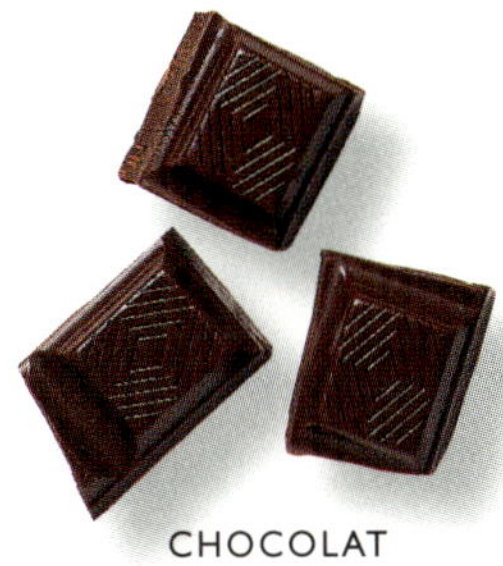

CHOCOLAT

À GAUCHE *Les aliments industriels, contenant beaucoup de sucre, d'additifs et de colorants sont suspectés de favoriser l'hyperactivité.*

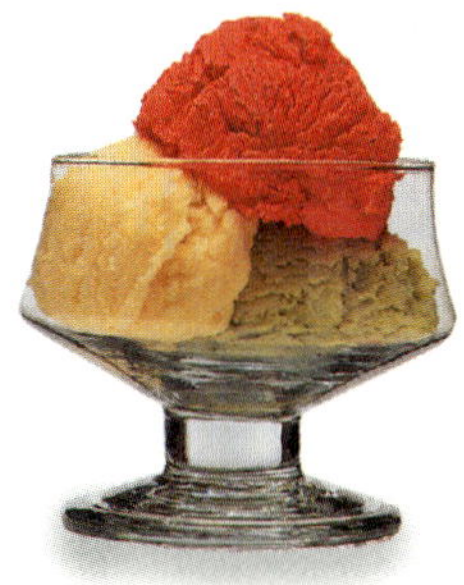

GLACES

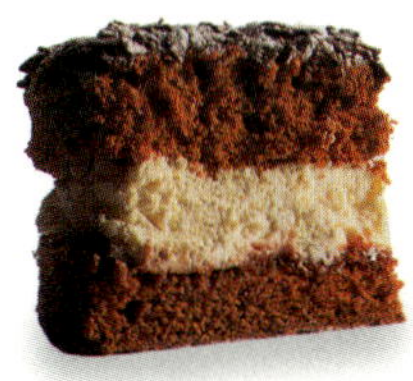

GÂTEAUX

À GAUCHE *Les additifs alimentaires sont considérés comme l'une des principales causes probables de l'hyperactivité infantile. Quoi qu'il en soit, cette affection bénigne peut rendre les enfants particulièrement difficiles.*

TRAITEMENT CLASSIQUE

IL SE PEUT QUE LE MÉDECIN PRESCRIVE UN TRAITEMENT MÉDICAMENTEUX ET UN SOUTIEN PSYCHOLOGIQUE. CERTAINS MÉDECINS RECOMMANDENT DE CHANGER DE RÉGIME ALIMENTAIRE, MAIS RIEN NE PROUVE QUE CELUI-CI SOIT EN CAUSE.

LE SAVIEZ-VOUS ?

• L'hypersensibilité allergique, les déficits visuels ou auditifs, les médicaments sédatifs sont considérés par les médecins comme des causes possibles d'hyperactivité.

• Selon les enseignants, les enfants souffrant d'hyperactivité sont souvent agités, manquent de sens de l'organisation, ne finissent pas ce qu'ils ont commencé, créent du désordre et perturbent leurs camarades de classe.

• Dans certaines régions des États-Unis, jusqu'à six pour cent des enfants se voient administrer des médicaments spécifiques.

THÉRAPIES

CHIROPRACTIE • D'après les chiropracteurs, le traitement des subluxations vertébrales permettrait d'augmenter le flux d'énergie vitale et d'améliorer ainsi la capacité de concentration des enfants (*voir* pages 118–125).

OSTÉOPATHIE • Pour résoudre en partie le problème, les ostéopathes préconisent des manipulations douces du crâne (*voir* pages 106–113 et Ostéopathie crânienne, pages 114–115).

ACUPUNCTURE • Selon les praticiens d'une forme thérapeutique japonaise, le shoni-shim, le fait de faire descendre l'énergie le long des bras, des jambes et du dos au moyen d'un ustensile spécial ressemblant à un peigne et de procéder ensuite à des tapotements sur une région spécifique du dos permettrait de réduire l'hyperactivité (*voir* pages 20–28).

KINÉSIOLOGIE • Le kinésiologiste fera faire à l'enfant des exercices simples destinés à inverser le schéma de ses hémisphères cérébraux. Cette méthode permettrait d'améliorer considérablement le pouvoir de concentration, ce qui se traduirait par de meilleurs résultats scolaires (voir pages 126–133).

AROMATHÉRAPIE • Masser l'enfant avec un peu d'huile essentielle de lavande, de camomille romaine, de néroli, de rose ou de bois de santal peut produire un effet sédatif (*voir* pages 104–105).

PSYCHOTHÉRAPIE • La thérapie comportementale et cognitive, la programmation neurolinguistique, la thérapie infantile et le soutien familial peuvent aider parents et enfants à accepter le problème et à éliminer un certain nombre de facteurs susceptibles d'aggraver les symptômes (*voir* pages 196–199, pages 204–205 et pages 206–207).

THÉRAPIE PAR LA DANSE • Le thérapeute donnera à l'enfant la possibilité de s'exprimer et de découvrir une nouvelle façon de se mouvoir, ce qui l'aidera à mieux s'organiser et à canaliser son énergie pour mieux l'utiliser (*voir* pages 226–229).

MUSICOTHÉRAPIE • Le thérapeute utilisera la musique pour défaire les tensions et résoudre les problèmes émotionnels de façon non-verbale (*voir* pages 230–233).

AUTRES THÉRAPIES • Les thérapies suivantes peuvent aussi être bénéfiques en cas d'hyperactivité : massage (*voir* pages 96–103), thérapie crânio-sacrée (*voir* pages 116–117) et chromothérapie (*voir* pages 246–249).

Incontinence nocturne

L'incontinence urinaire de l'enfant, à un âge où il devrait normalement être propre, porte le nom d'énurésie. Les médecins distinguent l'énurésie nocturne primaire et l'énurésie nocturne secondaire. La première s'applique aux enfants qui n'ont encore jamais été propres et la seconde à ceux qui le sont mais à qui il arrive malgré tout de faire de temps en temps pipi au lit. Les enfants qui mouillent leurs draps toutes les nuits présentent souvent un retard de développement au niveau des nerfs et des muscles vésicaux, tandis que lorsqu'il n'est qu'occasionnel, le problème est généralement dû au stress, à des difficultés à l'école, à l'arrivée d'un nouveau-né dans la famille ou à des disputes entre les parents. Les autres causes possibles sont le diabète, les infections urinaires et les malformations congénitales de la vessie.

D'un point de vue médical, l'incontinence nocturne n'est pas considérée comme un problème jusqu'à l'âge de 5 ans. À cet âge, seulement 9 % des enfants font encore pipi au lit, la proportion n'étant plus que de 2% à l'âge de 15 ans. Quelle que soit la cause, les médecins s'accordent à dire qu'il ne faut surtout pas culpabiliser l'enfant, lui faire honte, le punir ou le gronder. Dans un premier temps, la meilleure chose à faire est de recouvrir le matelas d'une alèse imperméable. Il faut ensuite veiller à ce que l'enfant aille aux toilettes et ne boive pas juste avant d'aller se coucher. L'installation d'un signal sonore se déclenchant à la moindre trace d'humidité s'est avérée relativement efficace pour venir à bout de l'incontinence nocturne.

Dans les cas les plus sévères, certains médecins préconisent l'administration de neuroleptiques, mais ce type de médication n'est pas toujours efficace et arrête d'agir lorsque l'on interrompt le traitement trop tôt.

TRAITEMENT CLASSIQUE

LE MÉDECIN OU LE PÉDIATRE POURRA ADRESSER L'ENFANT À UN PSYCHOLOGUE, SURTOUT SI L'INCONTINENCE EST DUE AU STRESS OU À L'ANXIÉTÉ. DANS CERTAINS CAS, DES ANTIDÉPRESSEURS PEUVENT ÊTRE PRESCRITS, MAIS LEUR EFFICACITÉ EST TRÈS VARIABLE EN FONCTION DES INDIVIDUS.

CI-DESSOUS *Le fait de mouiller ses draps est souvent très perturbant pour l'enfant et l'anxiété peut aggraver le problème. Aussi est-il fondamental de ne jamais le gronder lorsqu'il a fait pipi au lit.*

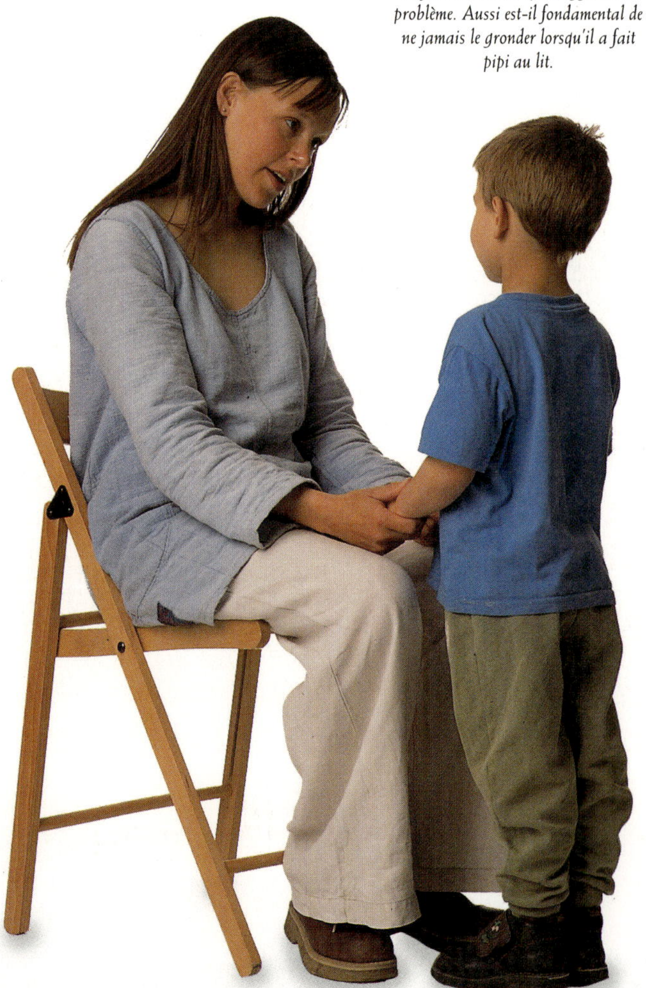

THÉRAPIES

AROMATHÉRAPIE
• Masser le bas du dos et le ventre de l'enfant avec de l'huile essentielle de camomille avant qu'il s'endorme peut diminuer l'énurésie (*voir* pages 104–105).

PSYCHOTHÉRAPIE
• Le psychothérapeute travaillera sur le problème de stress à l'origine de l'incontinence et traitera l'anxiété et le sentiment de culpabilité pouvant en découler. L'enfant se verra proposer de jouer un rôle actif, il pourra, par exemple, tenir un calendrier ou un agenda dans lequel les nuits « sèches » seront marqués d'une étoile. De leur côté, les parents seront invités à féliciter et à encourager leur enfant à chaque fois qu'il n'aura pas mouillé ses draps. Les approches comportementales et cognitives et la programmation neurolinguistique sont considérées comme particulièrement efficaces (*voir* pages 196–199 et pages 204–205).

ACUPUNCTURE
• Certains acupuncteurs pensent que l'implantation d'aiguilles aux endroits appropriés peut aider à résoudre le problème (voir pages 20–28).

OSTÉOPATHIE CRÂNIENNE
• Considérées comme particulièrement efficace chez les jeunes enfants, cette méthode consiste à soulager le stress en manipulant les terminaisons nerveuses du cuir chevelu et des zones de contact des os du crâne (*voir* pages 114–115).

OSTÉOPATHIE
• Selon les ostéopathes, l'incontinence nocturne pourrait être l'indice de ce qu'ils appellent un dysfonctionnement spinal se traduisant par une interruption du flux des impulsions nerveuses, entre le cerveau et la vessie. Le traitement a pour but de remédier à cette situation (voir pages 106–113 et Chiropractie, pages 118–125).

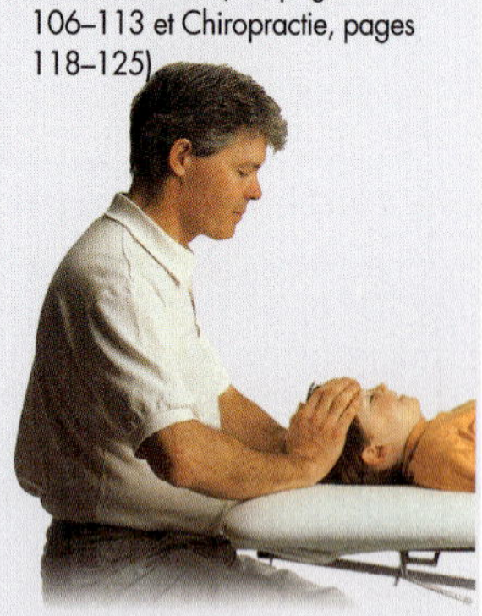

CI-DESSUS *L'ostéopathe manipulera délicatement les os composant le crâne de l'enfant afin de remettre de l'ordre dans le système de communication de l'organisme.*

Varicelle

La varicelle est une infection virale extrêmement contagieuse qui s'attrape par contact direct ou par inhalation de germes, comme par exemple lorsque l'on se trouve à proximité d'une personne atteinte qui tousse ou éternue. Deux semaines après la contamination, des vésicules apparaissent sur la peau, d'abord sur le torse, puis sur le visage et de là se propagent à presque tout le corps. Les vésicules continuent à apparaître en amas pendant deux à quatre jours, puis éclatent et forment des croûtes. La période de contagion commence environ cinq jours avant l'éruption cutanée et dure jusqu'à ce que toutes les vésicules soient sèches.

Dans 50 % des cas, la varicelle touche les enfants âgés de 5 à 9 ans. C'est une maladie bénigne, mais il arrive qu'elle donne lieu à des complications. Une fois la première infection passée, le virus peut rester inactivé dans les cellules nerveuses et se manifester ultérieurement sous forme de zona. Le meilleur moyen de prévention est la vaccination. Le vaccin contre la varicelle, lancé en 1995, est réservé en France aux enfants à risque (déficit immunitaire, handicaps lourds, diabète).

La plupart des traitements traditionnels ont pour but de soulager les démangeaisons douloureuses qui accompagnent la varicelle et de faire descendre la fièvre. Le fait de se gratter peut provoquer des infections secondaires et laisser des marques. L'application de compresses froides et la prise d'un bain froid ou tiède deux ou trois fois par jour peut soulager les démangeaisons. Les lotions à l'oxyde de zinc possèdent également un pouvoir apaisant et il est toujours possible de recourir à une pommade anesthésiante si les vésicules se propagent aux parties génitales. Pour faire descendre la fièvre, il est recommandé d'administrer du paracétamol à petites doses.

Dans la plupart des cas, la varicelle ne nécessite pas vraiment de prise en charge médicale, mais il est tout de même préférable de consulter un médecin si vous n'êtes pas sûr du diagnostic, si vous craignez des complications, si les vésicules sont purulentes ou si les tissus environnants sont enflés, rouges et douloureux.

Symptômes

• légère fièvre • apparition de petites taches se transformant en vésicules irritantes • formation de croûtes

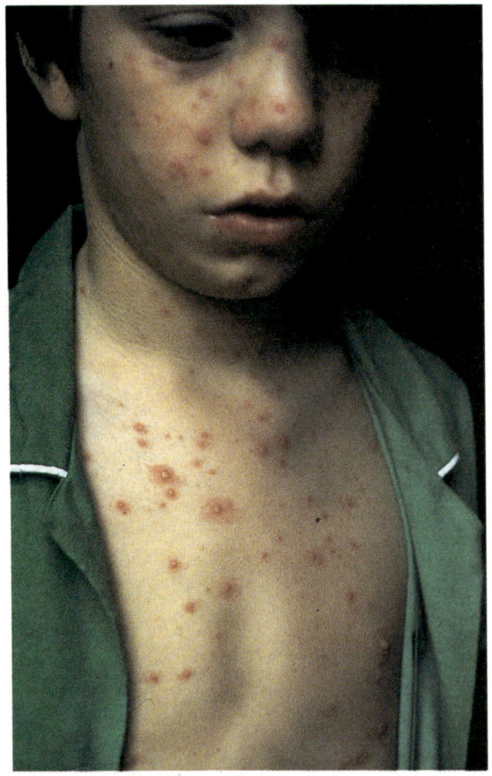

À GAUCHE *Malgré les démangeaisons, essayez de dissuader votre enfant de se gratter, car cela risque de ralentir le processus de guérison et de laisser des cicatrices.*

TRAITEMENT CLASSIQUE

LE MÉDECIN POURRA PRESCRIRE UN ANTALGIQUE LÉGER POUR SOULAGER LES DOULEURS ET FAIRE TOMBER LA FIÈVRE ET UNE LOTION APAISANTE À APPLIQUER SUR LES BOUTONS.

MISE EN GARDE

APPELEZ IMMÉDIATEMENT UN MÉDECIN SI VOTRE ENFANT PRÉSENTE UNE TEMPÉRATURE SUPÉRIEURE À 39 °C, S'IL VOUS SEMBLE LÉTHARGIQUE OU PERTURBÉ, A DU MAL À MARCHER, A LA NUQUE RAIDE, VOMIT À PLUSIEURS REPRISES, RESPIRE DIFFICILEMENT OU EST PRIS DE VIOLENTES QUINTES DE TOUX.

THÉRAPIES

AROMATHÉRAPIE • Tamponner les boutons avec de l'huile essentielle de lavande soulage les démangeaisons et favorise le processus de guérison. Les propriétés bactéricides de la lavande permettent en outre de prévenir les infections secondaires. L'arbre à thé et la bergamote peuvent également être utilisés. L'huile essentielle doit être diluée dans une infusion de camomille. L'application de compresses froides à l'huile essentielle de menthe poivrée peut faire tomber la fièvre (*voir* pages 104–105).

HYDROTHÉRAPIE • Les hydrothérapeutes recommandent les bains chauds pour favoriser l'éruption cutanée et accélérer le processus de guérison. Une fois la maladie déclarée, il convient de passer aux bains tièdes, éventuellement additionnés d'un peu de bicarbonate de soude (*voir* pages 172–179).

DIGITOPRESSION • D'après les thérapeutes, exercer une pression sur les points appropriés peut aider à faire baisser la température du corps en cas de fièvre (*voir* pages 20–28).

CI-DESSOUS *Le bicarbonate de soude dans l'eau du bain et l'application d'une lotion à la calamine permettent de réduire l'inflammation des tissus.*

À GAUCHE *Tamponner les boutons avec quelques gouttes d'huile essentielle de lavande diluées dans une infusion de camomille peut soulager les démangeaisons et prévenir les infections secondaires. Quelques gouttes dans l'eau du bain produiront les mêmes effets.*

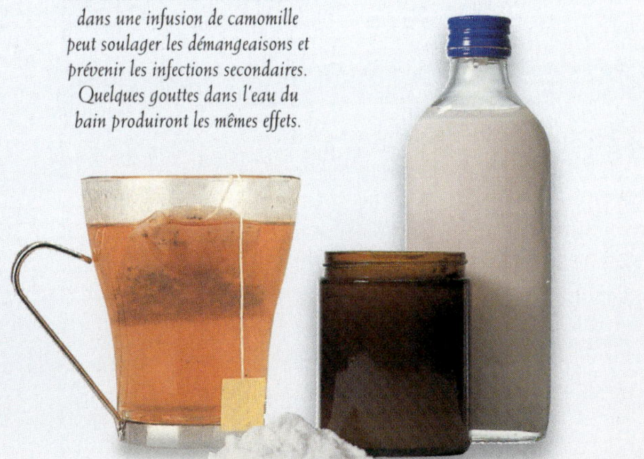

Oreillons

Les oreillons sont une maladie contagieuse provoquée par un virus affectant les parotides, glandes situées derrière les joues, dans l'espace compris entre l'oreille et la mâchoire. Durant une période pouvant allant de un à trois jours, les glandes se mettent à gonfler et deviennent douloureuses, surtout lorsque l'enfant avale, parle, mâche ou prend une boisson acide, comme du jus d'orange. Ces symptômes s'accompagnent souvent de fièvre, de maux de tête et d'inappétence. Dans les deux tiers des cas, les deux glandes sont atteintes, mais avec un écart d'environ quatre ou cinq jours.

Les épidémies se déclarent pendant l'hiver et au printemps. La période d'incubation moyenne étant de dix-huit jours, laps de temps durant lequel la maladie ne se manifeste par aucun symptôme, il est impossible d'empêcher la maladie de se propager. Aussi les médecins recommandent-ils d'immuniser les enfants en bas âge en leur inoculant le vaccin R.O.R. (rougeole, oreillons, rubéole). Si votre enfant est contaminé, vous pouvez lui administrer du paracétamol pour soulager les douleurs et faire tomber la fièvre. L'application sur les glandes de chaleur ou de froid, selon ce qui semble faire le plus de bien, permet de réduire la tuméfaction. Faites boire à votre enfant beaucoup d'eau, de sodas décaféinés ou de thé, mais évitez les boissons acides, car elles attisent les douleurs. Il est enfin recommandé d'observer une période d'éviction scolaire de deux semaines à partir de l'apparition des symptômes ou d'une semaine à partir du moment ou les glandes dégonflent.

Consultez votre médecin en cas d'otalgies ou de céphalées sévères, de température supérieure à 39 °C ou de raideur de la nuque. De telles complications sont toutefois devenues assez rares. Cependant, un adolescent de sexe masculin sur quatre qui contracte les oreillons fait une orchite (gonflement et inflammation douloureuse des testicules) et risque de devenir stérile. Aussi convient-il dans ce cas de consulter un médecin au plus vite.

Symptômes

• *manque d'appétit* • *fatigue* • *maux de tête* • *légère fièvre* • *glandes enflées et douloureuses derrière la mâchoire* • *déglutition douloureuse*

LE SAVIEZ-VOUS ?

• Le vaccin contre les oreillons est efficace dans 75 à 95 % des cas.

• En France, la vaccination a permis une baisse de 90 % des cas d'oreillons.

• Le risque de contracter les oreillons s'accroît à mesure que l'enfant grandit, les adolescents étant les plus menacés.

• Les personnes qui ont eu les oreillons sont normalement immunisées pour le restant de leur vie.

• Le virus des oreillons se communique par la toux et les éternuements.

TRAITEMENT CLASSIQUE

LE MÉDECIN RECOMMANDERA LE REPOS COMPLET, L'APPLICATION DE COMPRESSES FROIDES ET L'ADMINISTRATION D'UN ANALGÉSIQUE DOUX. LES ADOLESCENTS POURRONT AUSSI SE VOIR PRESCRIRE DES CORTICOSTÉROÏDES.

MISE EN GARDE

SI LES OREILLONS S'ACCOMPAGNENT DE VIOLENTS MAUX DE TÊTE, D'UNE RAIDEUR DE LA NUQUE, D'UNE FORTE FIÈVRE, D'UNE SENSIBILITÉ À LA LUMIÈRE, DE SOMNOLENCE OU DE CONFUSION, APPELEZ UN MÉDECIN. LORSQU'IL S'AGIT D'UN ADOLESCENT, CONSULTEZ UN MÉDECIN SI SES TESTICULES SONT ENFLÉS ET DOULOUREUX.

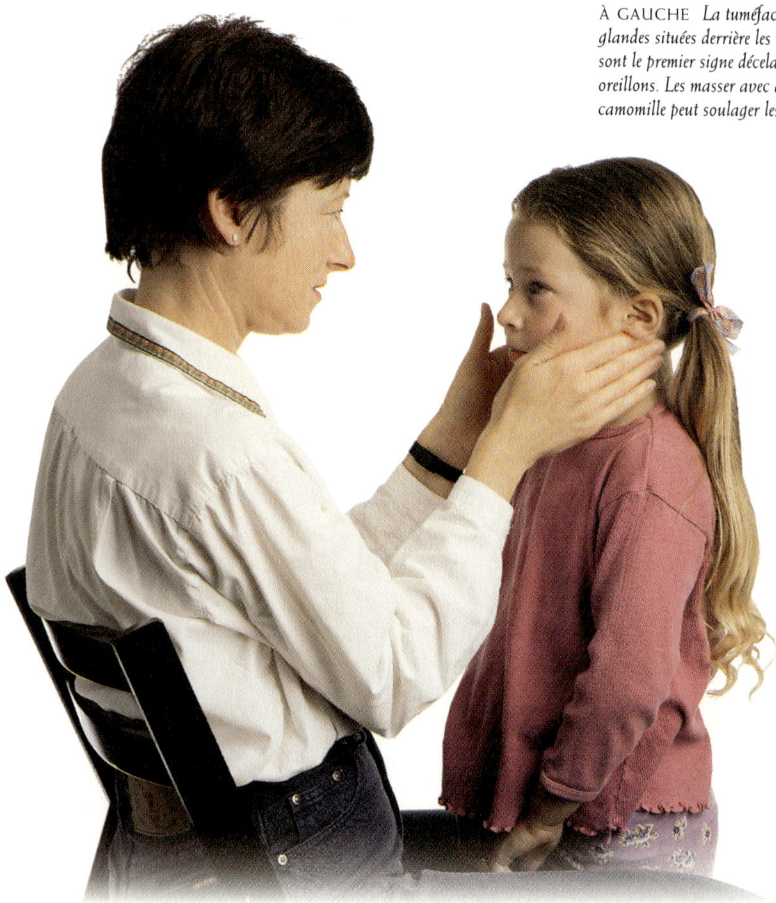

À GAUCHE *La tuméfaction des glandes situées derrière les mâchoires sont le premier signe décelable des oreillons. Les masser avec de l'huile de camomille peut soulager les douleurs.*

THÉRAPIES

AROMATHÉRAPIE • Un massage doux de la nuque avec de l'huile essentielle de camomille ou de lavande diluée dans de l'huile de pépins de raisin peut aider à soulager les douleurs (*voir* pages 104–105).

HYDROTHÉRAPIE • Les compresses froides peuvent aider à réduire la tuméfaction et à faire tomber la fièvre (*voir* pages 172–179).

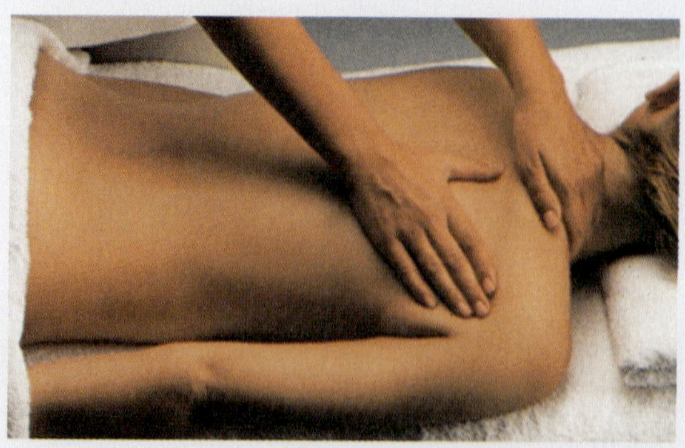

À DROITE *Masser la nuque peut aider à soulager les douleurs provoquées par les oreillons.*

Rougeole

La rougeole est une infection respiratoire extrêmement contagieuse qui ne touche pas que les enfants. Les premiers symptômes – apparaissant généralement trois ou quatre jours avant l'éruption proprement dite –, sont l'irritabilité, le nez qui coule, les yeux rouges, la sensibilité à la lumière, une toux sèche et une température élevée. Il arrive aussi que l'on constate un jour ou deux avant l'éruption, l'apparition sur la muqueuse buccale de petits points rouges irréguliers et blanc bleuâtre au centre. L'éruption commence presque toujours sur le front et se propage en trois ou quatre jours au cou, au visage, au tronc, puis aux jambes et aux pieds. La rougeole dure entre dix et quinze jours à partir de l'apparition des premiers symptômes, période durant laquelle l'enfant doit être mis en quarantaine.

Les nourrissons sont généralement protégés contre la rougeole pendant environ six à huit mois après leur naissance, en raison d'une immunité naturelle transmise par la mère. Autrement, le meilleur moyen de prévention est le vaccin R.O.R. (rougeole, oreillons, rubéole). Si vous pensez que votre enfant a contracté la maladie, faites venir un médecin. Afin de prévenir la déshydratation par la sueur et de réduire le risque d'infection pulmonaire, faites-le boire beaucoup d'eau, de jus de fruit, de thé ou de citronnade. Un spray peut soulager la toux et faciliter la respiration. En raison de la sensibilité des yeux à la lumière, il est préférable de ne pas regarder la télévision ni d'utiliser d'ordinateur.

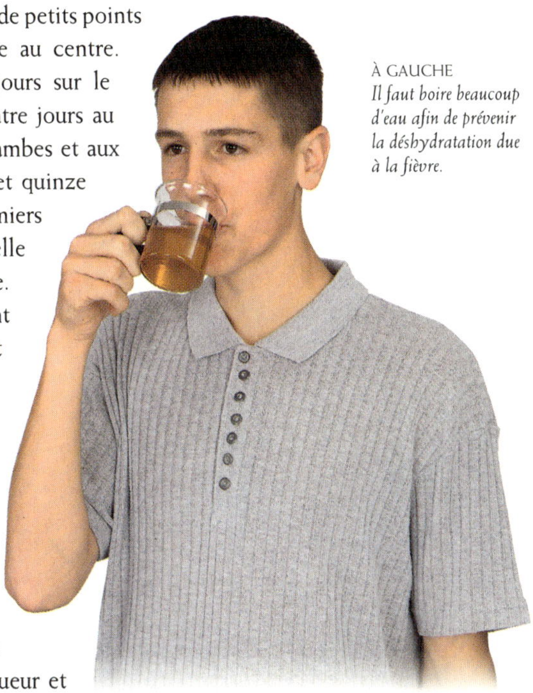

À GAUCHE *Il faut boire beaucoup d'eau afin de prévenir la déshydratation due à la fièvre.*

MISE EN GARDE

APPELEZ UN MÉDECIN SI LA FIÈVRE REPREND ALORS QUE PHASE ÉRUPTIVE EST PASSÉE, SI L'ENFANT SE PLAINT DE MAUX DE TÊTES, A LA NUQUE RAIDE, PARAÎT ENGOURDI OU A DU MAL À SE LEVER OU SI VOUS CONSTATEZ DES SIGNES D'INFECTION PULMONAIRE.

Symptômes

• nez qui coule • yeux rouges et sensibles à la lumière • toux • fièvre • points dans la bouche • éruption cutanée commençant par le front et consistant en de gros boutons plats, rouges ou bruns, se chevauchant par endroit

TRAITEMENT CLASSIQUE

IL EST GÉNÉRALEMENT RECOMMANDÉ DE GARDER LE LIT, DE BOIRE BEAUCOUP D'EAU ET DE PRENDRE DES ANTALGIQUES DOUX. DES ANTIBIOTIQUES POURRONT ÊTRE PRESCRITS EN CAS D'INFECTION PULMONAIRE OU AURICULAIRE.

THÉRAPIES

AROMATHÉRAPIE • En cas de mucosité ou autres symptômes de refroidissement, un massage superficiel de la poitrine avec quelques gouttes d'huile essentielle d'arbre à thé diluées dans une huile de base peut s'avérer bénéfique. Pour soulager les démangeaisons, passez sur la peau un linge trempé dans une infusion froide de lavande ou un demi-litre d'eau additionné d'une cuillerée à café d'hamamélis distillé (*voir* pages 104–105).

HYDROTHÉRAPIE • Un bain tiède additionné d'un peu de bicarbonate de soude permet d'apaiser l'éruption (*voir* pages 172–179).

DIGITOPRESSION • D'après les praticiens, exercer une pression sur les points appropriés peut aider à maîtriser la fièvre (*voir* pages 29–31).

Rubéole

Maladie infectieuse extrêmement contagieuse, mais bénigne, la rubéole commence par un jour ou deux de fièvre légère et la tuméfaction des ganglions situés dans le cou ou derrière les oreilles. Suit une éruption cutanée apparaissant à la limite du cuir chevelu et se propageant à tout le corps ; elle disparaît généralement du visage à mesure qu'elle se développe ailleurs. Ces boutons ne provoquent pas de démangeaisons et disparaissent au bout d'environ trois jours. Les autres symptômes possibles de la rubéole sont la conjonctivite, le nez bouché ou qui coule, la tuméfaction des ganglions, des articulations enflées et douloureuses, surtout chez les jeunes femmes, et des douleurs dans les testicules chez les hommes.

La meilleure mesure préventive contre la rubéole est l'immunisation, mais le vaccin est fortement contre-indiqué aux femmes enceintes ou prévoyant une grossesse dans les trois mois. En cas d'inoculation ou de contamination naturelle, des malformations graves peuvent alors affecter le fœtus.

Symptômes

• fièvre • ganglions gonflés dans le cou ou derrière les oreilles • boutons rosâtres

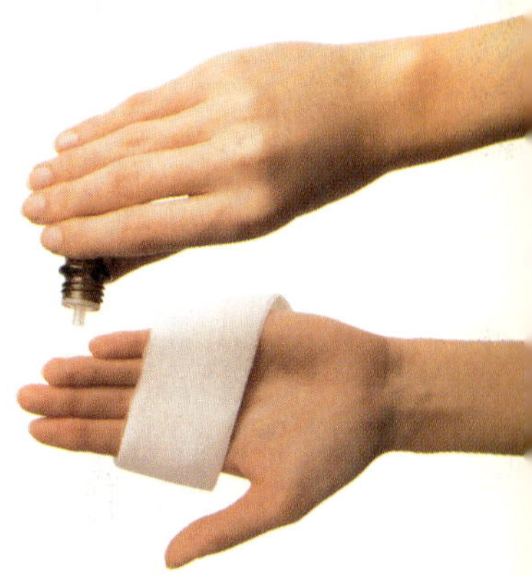

À DROITE *L'application d'une compresse froide additionnée de quelques gouttes d'huile de menthe poivrée sur les boutons de rubéole peut soulager et faire tomber la fièvre.*

MISE EN GARDE

SI VOUS ENVISAGEZ UNE GROSSESSE ET QUE VOUS N'ÊTES PAS SÛRE D'AVOIR ÉTÉ VACCINÉE CONTRE LA RUBÉOLE, DES ANALYSES DE SANG PERMETTRONT DE SAVOIR SI VOUS L'ÊTES. SI VOUS ÊTES ENCEINTE, NON IMMUNISÉE ET EXPOSÉE AU RISQUE DE RUBÉOLE, CONSULTEZ UN MÉDECIN IMMÉDIATEMENT.

TRAITEMENT CLASSIQUE

IL EST RECOMMANDÉ DE GARDER LE LIT, DE BOIRE BEAUCOUP D'EAU ET DE PRENDRE DES ANTALGIQUES DOUX.

THÉRAPIES

DIGITOPRESSION • La manipulation de certains points permettrait de faire tomber la fièvre (*voir* pages 29–31).

AROMATHÉRAPIE • Afin de faire tomber la fièvre, les aromathérapeutes recommandent les compresses froides additionnées de quelques gouttes d'huile essentielle de menthe poivrée (*voir* pages 104–105).

HYDROTHÉRAPIE • Pris régulièrement, les bains froids peuvent faire tomber la fièvre (voir pages 172–179).

LES MALADIES DU TROISIÈME ÂGE

Maladie d'Alzheimer

Amnésie, sautes d'humeur, idées confuses et régression mentale sont autant de manifestations possibles de la maladie d'Alzheimer ou d'une démence sénile. L'opinion des médecins diverge quant aux causes de cette pathologie dégénérative. Certains chercheurs pensent que le responsable est un virus ou un autre agent infectieux, tandis que d'autres penchent davantage pour une déficience biochimique du cerveau, une prédisposition génétique ou l'exposition à des substances toxiques présentes dans l'environnement, comme l'aluminium ou le mercure. Quelle que soit la cause, il en résulte une dégénérescence progressive des cellules cérébrales commandant l'intellection, c'est-à-dire la façon dont le cerveau reçoit et traite l'information qui lui parvient. La maladie d'Alzheimer est irréversible.

Les symptômes apparaissent petit à petit. On remarque tout d'abord des oublis. La personne paraît un peu désorientée et semble avoir de plus en plus de mal à accomplir ses tâches quotidiennes. Elle n'a plus son discernement habituel, manque d'initiative et paraît déprimée. À mesure que la maladie progresse, ces symptômes s'accompagnent de divagations, d'agitation, notamment la nuit, d'actions répétitives, de tics nerveux et de secousses musculaires. En phase terminale, le malade, décharné, ne sait plus qui il est, ne reconnaît plus ses proches, peut perdre l'usage de la parole, manifeste le besoin de porter n'importe quel objet à sa bouche et de toucher tout ce qu'il voit. Il perd enfin toute maîtrise de son corps.

Il est important qu'un diagnostic précis soit établi, car les symptômes de la maladie d'Alzheimer peuvent être identiques à ceux de plusieurs autres maladies, qui elles, sont curables. Une fois le diagnostic confirmé, le traitement a pour but de préserver la qualité de vie du malade. La plupart des traitements médicamenteux aujourd'hui proposés n'en sont qu'au stade expérimental.

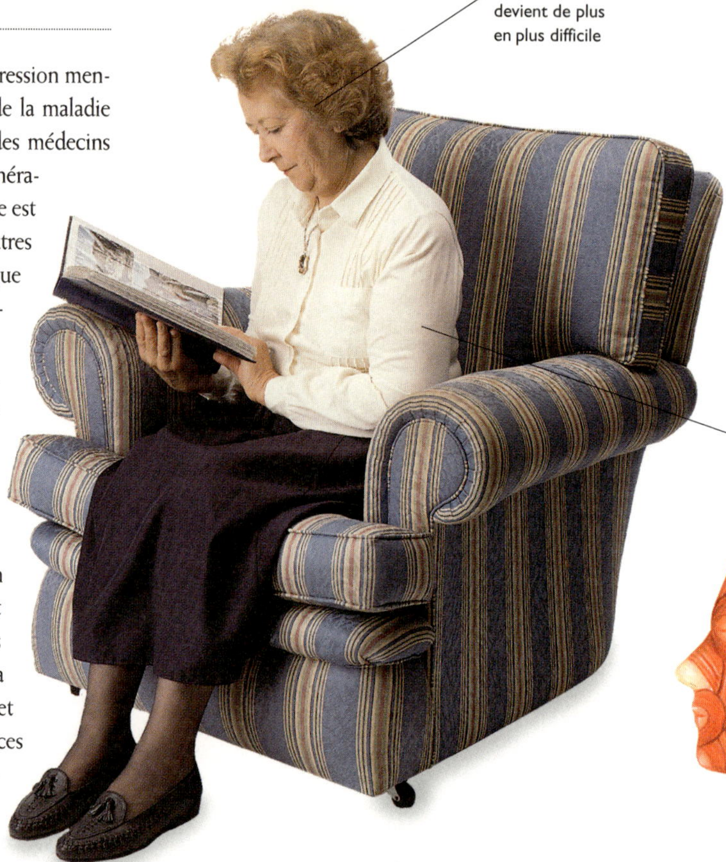
La concentration devient de plus en plus difficile
Tout ce que peuvent faire les traitements actuels vise à améliorer la qualité de vie des malades

CI-DESSUS *Les personnes qui souffrent de la maladie d'Alzheimer ou de démence sénile deviennent de moins en moins capables de faire face aux problèmes de la vie quotidienne. Un environnement familier et le soutien des proches peuvent les aider à se sentir moins déboussolées.*

MISE EN GARDE

SI, CHEZ UNE PERSONNE ÂGÉE, L'AMNÉSIE S'ACCOMPAGNE DE CONFUSION MENTALE, DE DIFFICULTÉS DE CONCENTRATION OU D'ALTÉRATION DU COMPORTEMENT, IL FAUT CONSULTER UN MÉDECIN AU PLUS VITE POUR S'ASSURER QU'IL NE S'AGIT PAS DE LA MALADIE D'ALZHEIMER.

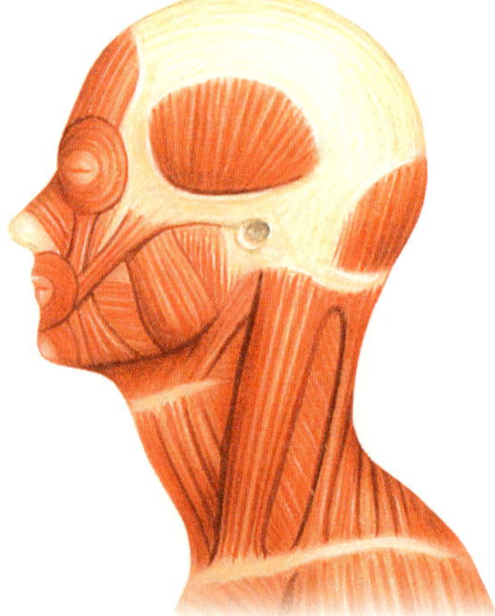

CI-DESSUS *La dégénérescence du cerveau liée à l'âge affecte nos facultés intellectuelles et locomotrices et peut déboucher sur des troubles de la mémoire et une forme ou une autre de démence sénile.*

Symptômes

• *amnésie* • *sautes d'humeur* • *idées confuses* • *régression mentale* • *difficulté à se concentrer* • *altération du comportement*

LE SAVIEZ-VOUS ?

- La maladie d'Alzheimer touche 10 % de la population des plus de 85 ans.
- Le risque de développer la maladie d'Alzheimer augmente avec l'âge, mais l'affection elle-même ne semble pas forcément liée au vieillissement. Elle est généralement longue à se déclarer et évolue lentement.
- Les tumeurs au cerveau, les caillots de sang dans les artères cérébrales, l'hyperthyroïdie et la dépression sont souvent confondus dans un premier temps avec la maladie d'Alzheimer, mais contrairement à cette dernière, ces affections peuvent se guérir.
- Les problèmes de mémoire à court terme constituent le premier symptôme de la maladie.

THÉRAPIES

QI-GONG • D'après les praticiens, cette méthode chinoise combinant exercices de respiration et mouvements lents peut stimuler le cerveau et favoriser la concentration (*voir* pages 44–45).

RELAXATION ET RESPIRATION • Le thérapeute vous fera faire des exercices pour améliorer la mémoire en relaxant le corps et l'esprit (*voir* pages 158–165 et pages 166–171).

TAÏ-CHI-CHUAN • D'après les spécialistes, le Taï-chi-chuan, avec ses mouvements lents et coordonnés, peut rendre à l'esprit une partie de son agilité (*voir* pages 46–51).

YOGA • En détendant le corps, le yoga rend la respiration plus régulière et éclaircit les idées. Différentes postures vous seront indiquées, qui permettent de parvenir à ce résultat (*voir* pages 52–59).

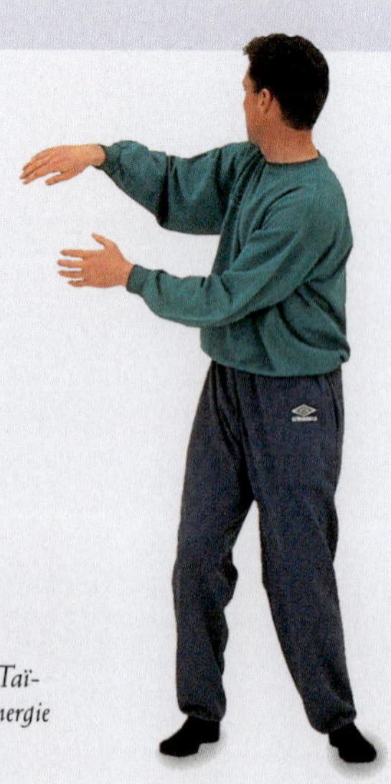

À DROITE *D'après les spécialistes, le Taï-chi-chuan stimule la circulation de l'énergie vitale dans le corps et le cerveau.*

Dépression des personnes âgées

La plupart des gens font, de temps à autre, une petite dépression, mais les personnes âgées semblent particulièrement sujettes à cette affection. En vieillissant, elles ont souvent l'impression de ne plus compter, d'être complètement dépendantes et de ne plus pouvoir être utiles à quoi que ce soit. À ce sentiment, souvent conforté par le refus de l'entourage de les faire participer aux activités quotidiennes, s'ajoute celui de l'isolement. Le cercle des amis se rétrécit progressivement et les occasions de sortir se font de plus en plus rares. Les stimulations intellectuelles et affectives viennent à manquer. De cette situation découle presque toujours un repli sur soi et un état dépressif.

Pour combattre une dépression légère et inexpliquée, plusieurs mesures s'offrent à vous. Vous pouvez, par exemple, essayer de remplacer systématiquement vos pensées négatives par des pensées positives., de faire chaque jour un peu d'exercice, de vous fixer de nouveaux objectifs, d'aider les personnes moins bien loties que vous, de faire des choses susceptibles de vous détendre ou de parler de vos problèmes à quelqu'un qui saura vous écouter. Évitez par contre de recourir aux tranquillisants ou à l'alcool, car vous risqueriez de devenir dépendant et d'aggraver au bout du compte les symptômes de dépression.

Si vous êtes très dépressif, votre médecin pourra vous prescrire des antidépresseurs et vous adresser à un psychologue. Toutefois, attendez-vous à ce que ce traitement mette un certain temps à produire les effets escomptés.

Symptômes

- *irritabilité ou agressivité* • *idées confuses et désorientation*
- *chez les personnes âgées, l'incontinence fécale peut être un signe de dépression*

MISE EN GARDE

CONSULTEZ UN MÉDECIN SI LA DÉPRESSION VOUS EMPÊCHE DE VAQUER À VOS OCCUPATIONS HABITUELLES PENDANT PLUS DE TROIS SEMAINES, SI LA DÉPRESSION VOUS PARAÎT ÊTRE CONSÉCUTIVE À UN TRAITEMENT MÉDICAMENTEUX OU SI ELLE EST LIÉE AU MAUVAIS TEMPS ET AUX RIGUEURS DE L'HIVER. DANS CE DERNIER CAS, IL PEUT S'AGIR D'UNE DÉPRESSION SAISONNIÈRE. SI VOUS RUMINEZ DES IDÉES SUICIDAIRES, CONSULTEZ UN MÉDECIN IMMÉDIATEMENT.

TRAITEMENT CLASSIQUE

EN CAS DE DÉPRESSION GRAVE, DES ANTIDÉPRESSEURS ET UNE PSYCHOTHÉRAPIE POURRONT ÊTRE PRESCRITS. LES DÉPRESSIONS LÉGÈRES PEUVENT SE TRAITER PAR UNE PETITE CURE DE TRANQUILLISANTS OU DE SOMNIFÈRES.

CI-DESSOUS *Le sport est un moyen facile de combattre la dépression. Si vous êtes en bonne condition physique, il y a des chances que vous vous sentiez également mieux dans votre tête.*

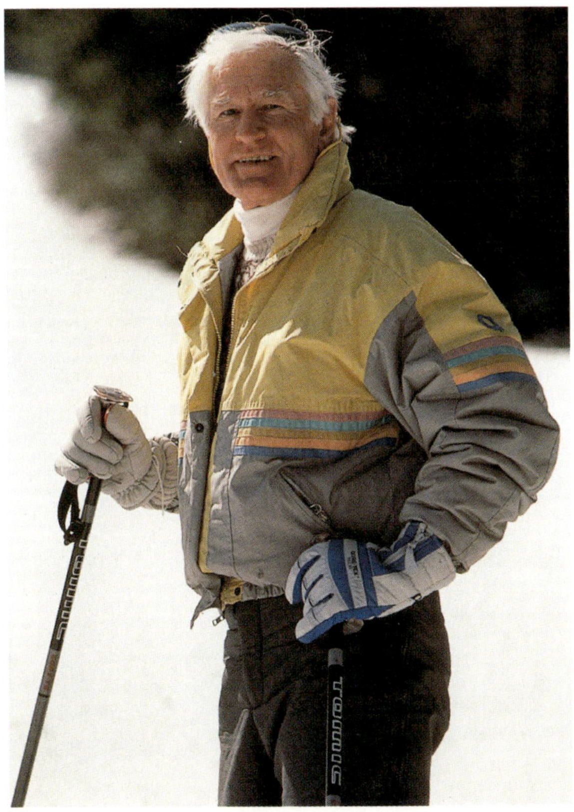

THÉRAPIES

AROMATHÉRAPIE • Les massages thérapeutiques aux huiles essentielles antidépressives peuvent être bénéfiques. Vous pouvez utiliser de l'huile de bergamote, de camomille, de sauge sclarée, de jasmin, de géranium, de lavande, de mélisse, d'orange, de rose, de bois de santal ou d'ylang-ylang, seules ou en combinaison (*voir* pages 104–105).

HYDROTHÉRAPIE • Le sauna, le hammam et les frictions vigoureuses s'avèrent parfois efficaces (*voir* pages 172–179).

ACUPUNCTURE • Les acupuncteurs rangent la dépression au nombre des troubles hépatiques. Le traitement se concentre par conséquent sur les méridiens du foie, de la vésicule biliaire, de la vessie, du Maître du Cœur, de la rate et de l'estomac (*voir* pages 20–28).

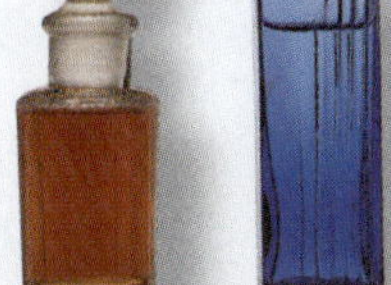

CI-DESSUS *Les aromathérapeutes recommandent l'application d'huiles essentielles euphorisantes et harmonisantes* (voir *ci-dessus*).

HYPNOTHÉRAPIE • Les hypnothérapeutes affirment obtenir de bons résultats avec les personnes dépressives. L'autosuggestion produirait également des effets bénéfiques (*voir* pages 218–223).

MASSAGE • Les massages doux et relaxants semblent pouvoir soulager les symptômes de la dépression et stimuler le sentiment de bien-être (*voir* pages 96–103).

RELAXATION ET RESPIRATION • Les exercices respiratoires et les exercices de relaxation musculaire peuvent soulager la dépression et réduire l'anxiété (*voir* pages 158–165 et pages 166–171).

ART-THÉRAPIE • En encourageant l'expression des sentiments, le thérapeute peut aider son patient à prendre confiance et à avoir une meilleure opinion de soi. Les dessins et peintures peuvent contenir des symboles susceptibles d'être interprétés de la même façon que les rêves en psychanalyse (*voir* pages 236–239).

PSYCHOTHÉRAPIE • De l'avis des spécialistes, le soutien psychologique et l'écoute active peuvent aider à surmonter la dépression (*voir* pages 188–191).

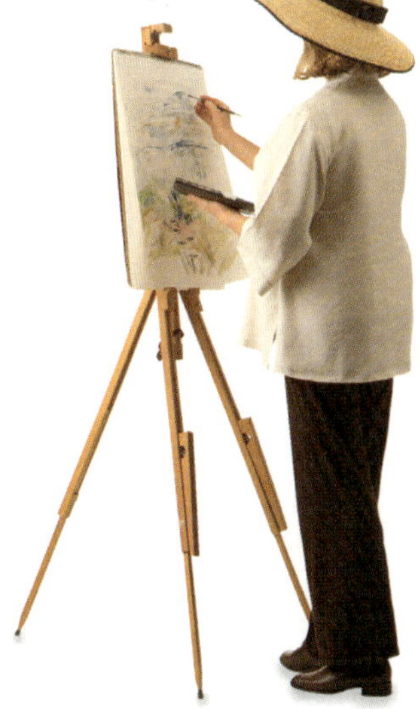

CI-DESSUS *La dépression est souvent soit la cause soit la conséquence de l'isolement affectif et du dénigrement de soi. En vous permettant de vous exprimer de manière créative, l'art-thérapie peut vous aider à combattre les pensées négatives.*

Ostéoporose

L'ostéoporose est une affection débilitante caractérisée par une fragilisation du tissu osseux, qui devient friable. N'importe quel os peut être atteint., mais les hanches, les vertèbres et les poignets y sont particulièrement exposés. Les femmes sont quatre fois plus sujettes à l'ostéoporose que les hommes, surtout après la ménopause. Cela est dû à l'interruption de la production ovarienne d'œstrogène, hormone féminine garante de la solidité du squelette.

La fréquence de l'ostéoporose augmente avec l'âge. Les carences en calcium sont considérées comme le principal facteur déclenchant. Au nombre des facteurs aggravants, notons le tabagisme, la consommation excessive d'alcool, une mauvaise alimentation et le manque d'exercice. La tendance aux fractures peut aussi être en partie héréditaire. Certains problèmes de santé ou la prise prolongée de certains médicaments, comme les stéroïdes, peut en outre prédisposer à cette maladie. Bien qu'elle se manifeste souvent par un mal de dos persistant, l'ostéoporose est difficile à détecter dans les premiers temps. Le premier signe est souvent une fracture consécutive à une petite chute. À mesure que les os se fragilisent, la colonne vertébrale se tasse et ses courbes s'accentuent. Il en résulte une diminution de la taille et une gibbosité caractéristique dans le haut du dos.

De nombreuses mesures préventives peuvent être adoptées pour réduire le risque d'ostéoporose ou pour en minimiser les effets. Il est notamment recommandé d'arrêter de fumer et de réduire sa consommation d'alcool. Surveillez votre alimentation – il est important de veiller à un apport suffisant en calcium et en vitamine D, l'organisme ne pouvant pas absorber le premier sans l'aide de la seconde. En ce qui concerne le calcium, les médecins préconisent en général un apport journalier de 1 ou 1,5 g pour les femmes ménopausées. Le lait, le fromage, le yaourt, le pain, les sardines, le brocoli, les œufs, le saumon, les épinards, le soja et les cacahuètes sont riches en calcium. Faire régulièrement de l'exercice, surtout lorsque l'on est jeune (au moment ou la masse osseuse se forme) peut aussi aider à prévenir la raréfaction du tissu osseux au cours de la vieillesse – mais soyez prudents au début, surtout si vous n'avez pas fait de sport depuis longtemps.

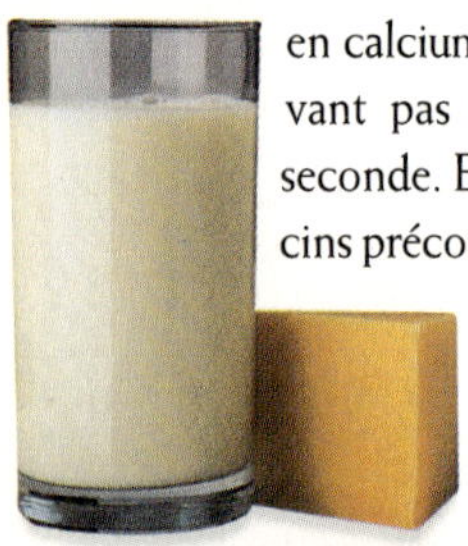

À GAUCHE *Manger beaucoup d'aliments riches en calcium, comme le lait ou le fromage, permet de renforcer ses os.*

Si votre alimentation n'est pas suffisamment riche en calcium, votre médecin pourra vous indiquer des compléments appropriés. Les femmes ménopausées se voient souvent prescrire un traitement hormonal substitutif à base d'œstrogène, mais cela n'étant pas sans danger, discutez-en avec votre médecin. Il existe des traitements de substitution convenant aussi bien aux femmes qu'aux hommes.

Symptômes

• *mal de dos persistant* • *fracture du poignet, de l'avant-bras, des cervicales ou du col du fémur consécutive à une chute non spectaculaire* • *diminution de la taille due à une atrophie de la colonne vertébrale* • *dos voûté*

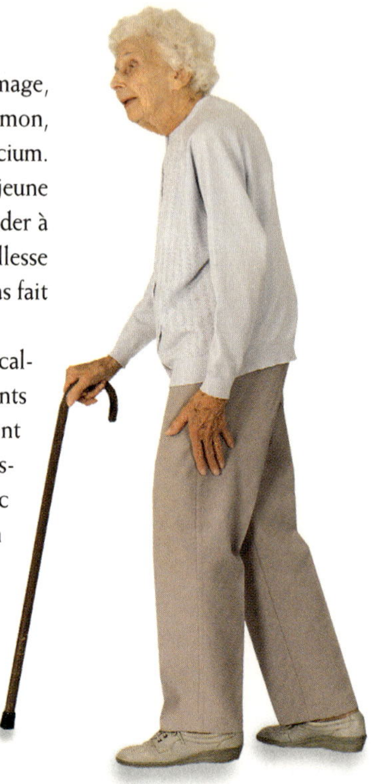

CI-DESSUS *Ce sont les femmes ménopausées qui sont les plus exposées au risque d'ostéoporose. Surveiller son alimentation et son hygiène de vie lorsqu'on est jeune joue un rôle important dans la prévention de la maladie.*

LE SAVIEZ-VOUS ?

• Parmi une population de100 femmes françaises atteignant aujourd'hui l'âge de 50 ans, 40 présenteront avant la fin de leur vie une fracture par fragilité touchant les vertèbres, l'extrémité supérieure du fémur ou le poignet.

• Une ostéoporose comportant de multiples tassements vertébraux peut faire perdre de 15 à 20 cm.

• En cas d'ostéoporose, le risque de fracture du col du fémur encouru par les femmes est égal au risque combiné de cancer du sein, de cancer de l'utérus et de cancer des ovaires.

• Les femmes de petite taille ou ayant une ossature légère sont plus sujettes que les autres à l'ostéoporose. Il en va de même pour les femmes dont les règles se sont arrêtées avant l'âge normal de la ménopause en raison de troubles de l'alimentation, tels que l'anorexie mentale ou la boulimie, ou d'une pratique sportive intensive.

THÉRAPIES

YOGA • D'après les spécialistes, apprendre à mieux respirer et à se servir du diaphragme peut aider le corps à faire face aux changements de la structure osseuse. Plusieurs postures permettent en outre de renforcer les muscles et de s'assouplir (*voir* pages 52–59).

TAÏ-CHI-CHUAN • Les mouvements lents et gracieux du Taï-chi seraient capables de stimuler le flux de l'énergie vitale, et permettraient ainsi une utilisation optimale des énergies mentales, émotionnelles et physiques. Ils améliorent en outre le maintien et la souplesse corporelle (*voir* pages 46–51 et Qi-gong, pages 44–45).

RÉFLEXOLOGIE • Selon les réflexologues, la manipulation des zones réflexes situées sur le pied peut détendre les muscles et réduire les inflammations articulaires (*voir* pages 66–71).

CHIROPRACTIE • La manipulation des articulations vertébrales aide à soulager le mal de dos persistant associé à l'ostéoporose (*voir* pages 118–125).

OSTÉOPATHIE • Le toucher et les manipulations ostéopathiques peuvent soulager le mal de dos aigu et les autres problèmes musculo-squelettiques. Cette méthode est considérée comme particulièrement efficace pour augmenter la mobilité (*voir* pages 106–113).

ACUPUNCTURE • Le pouvoir antalgique de l'acupuncture est désormais universellement reconnu. D'après les acupuncteurs, le fait de stimuler ou d'apaiser le flux du Qi afin de le stabiliser est essentiel à la santé (*voir* pages 20–28).

PHOTOTHÉRAPIE • La lumière naturelle du soleil encourage l'organisme à produire de la vitamine D, processus indispensable à l'absorption du calcium et donc au renforcement des os (*voir* pages 240–241).

TRAITEMENT CLASSIQUE

LE MÉDECIN VOUS FERA PEUT-ÊTRE PASSER DES RADIOGRAPHIES ET DES TESTS SANGUINS POUR CONFIRMER LE DIAGNOSTIC ET VOUS PRESCRIRA DES ANTALGIQUES, DE LA VITAMINE D ET DU CALCIUM. DES EXERCICES SPÉCIFIQUES SONT PARFOIS RECOMMANDÉS. DES MÉDICAMENTS EN COURS D'ÉLABORATION PERMETTRAIENT D'AIDER LES OS À RÉABSORBER LES FIBRES OSSEUSES ET LE CALCIUM.

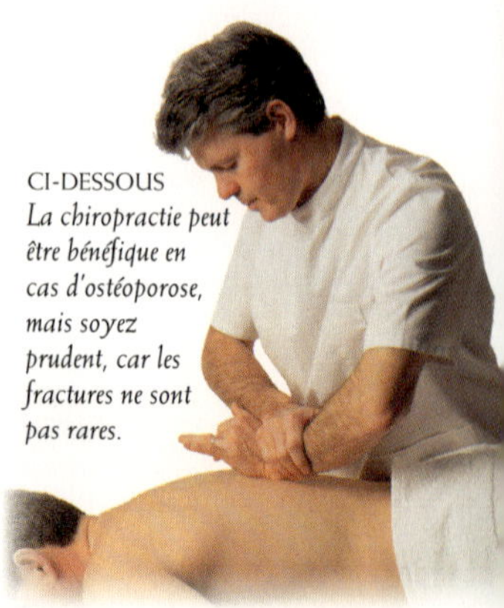

CI-DESSOUS *La chiropractie peut être bénéfique en cas d'ostéoporose, mais soyez prudent, car les fractures ne sont pas rares.*

Attaque d'apoplexie

Souvent appelée par les médecins accident vasculaire cérébral (A.V.C.), l'attaque d'apoplexie fait suite à une interruption de l'afflux de sang dans une partie du cerveau. Elle a le plus souvent pour cause la présence d'un caillot qui obstrue l'une des artères alimentant le cerveau ou une hémorragie cérébrale. L'ampleur des dommages varie en fonction de la cause de l'attaque et de la région touchée.

L'attaque d'apoplexie est rare avant l'âge de 55 ans. Après, le risque augmente avec l'âge. Le tabagisme, le diabète, l'hypertension artérielle et l'athérosclérose sont autant de facteurs prédisposants. Il existe deux types principaux d'accident vasculaire cérébral : l'attaque complète, qui peut conduire à une paralysie, met du temps à guérir et laisse des séquelles, et ce que les médecins appellent l'accident ischémique transitoire (AIT). Ce second type est généralement moins violent et passe en quelques minutes, mais constitue un signal annonciateur d'une attaque plus grave à venir. Pour diminuer le risque, arrêtez de fumer, évitez les hausses de pression artérielle, mangez maigre et peu salé, perdez du poids et faites régulièrement de l'exercice.

L'attaque d'apoplexie peut survenir brutalement et sans signes avant-coureurs. Elle doit être traitée comme une urgence médicale. Les symptômes habituels sont un engourdissement soudain, une sensation de faiblesse, une paralysie de la face, du bras ou de la jambe, généralement d'un seul côté, des difficultés à parler et à comprendre, une perte soudaine d'acuité visuelle, des étourdissements et une perte du sens de l'équilibre, des difficultés à avaler ainsi que des céphalées violentes sans cause apparente. Le traitement classique, qui a pour but de réduire le risque de récidive, comprend généralement des anticoagulants destinés à fluidifier le sang et à empêcher la formation de nouveaux caillots. Prise régulièrement à petites doses, l'aspirine peut avoir un effet préventif. Des séances de rééducation pourront être nécessaires au malade pour retrouver toutes ses facultés. Les thérapies complémentaires peuvent jouer ici un rôle important, mais il est préférable de toujours demander l'avis de son médecin avant d'entreprendre quoi que ce soit dans ce domaine.

Symptômes

• une moitié du visage ou du corps devient insensible • baisse de l'acuité visuelle touchant un œil • difficultés d'élocution et de compréhension • étourdissements et vertiges • violentes céphalées avec obscurcissement du champ visuel • perte de conscience

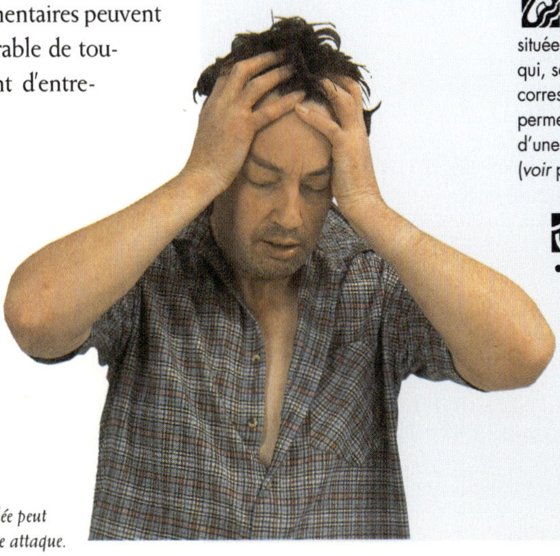

À DROITE *Une violente céphalée peut être le signe avant-coureur d'une attaque.*

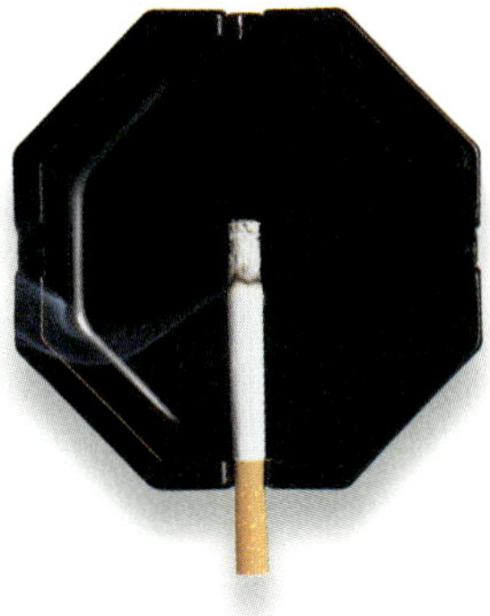

CI-DESSUS *Le fait de beaucoup fumer augmente considérablement le risque d'attaque d'apoplexie.*

TRAITEMENT CLASSIQUE

UNE FOIS LE PROBLÈME DE L'ATTAQUE RÉSOLU (CE QUI NÉCESSITE UNE HOSPITALISATION), DES SÉANCES DE RÉÉDUCATION POURRONT ÊTRE PRESCRITES POUR PERMETTRE AU MALADE DE RETROUVER TOUT OU PARTIE DE SES FACULTÉS.

MISE EN GARDE

L'ATTAQUE D'APOPLEXIE CONSTITUE UNE URGENCE MÉDICALE. IL CONVIENT DONC D'AGIR LE PLUS VITE POSSIBLE, CAR IL EN VA DE LA VIE DU PATIENT. IL EST DÉCONSEILLÉ AUX PERSONNES À RISQUE OU AYANT DÉJÀ EU UNE ATTAQUE DE SE LANCER DANS UNE THÉRAPIE COMPLÉMENTAIRE SANS EN AVOIR D'ABORD INFORMER LEUR MÉDECIN.

LE SAVIEZ-VOUS ?

- L'attaque d'apoplexie est à l'heure actuelle la troisième cause de mortalité dans les pays développés.
- 75 % des personnes atteintes ont plus de 75 ans.
- L'hypertension artérielle mal maîtrisée, le tabagisme, le diabète et les cardiopathies sont les principales causes d'attaque d'apoplexie.
- Le nombre d'accidents cérébraux a nettement diminué au cours des 15 dernières années.
- Les femmes sont plus exposées que les hommes au risque d'attaque d'apoplexie.
- Certains contraceptifs oraux accroissent le risque d'attaque d'apoplexie.

THÉRAPIES

HYDROTHÉRAPIE • Nager dans un bassin chauffé peut aider à retrouver mobilité, force et coordination, mais les exercices doivent être faits sous la direction d'un thérapeute qualifié (*voir* pages 172–179).

BIOFEEDBACK • D'après les spécialistes, l'apprentissage des techniques de biofeedback pourait favoriser la rééducation, et notamment améliorer la marche et la préhension (*voir* pages 212–213).

MÉDITATION • Cette méthode peut aider le malade à combattre la dépression qui fait souvent suite à l'attaque d'apoplexie. Elle permet de réduire le stress, de faire baisser la tension artérielle et de soulager les douleurs (*voir* pages 60–63).

MASSAGE • Les massages peuvent stimuler la circulation sanguine, améliorer l'état des membres atteints, diminuer les tensions et soulager les douleurs (*voir* pages 96–103).

RÉFLEXOLOGIE • Masser la zone réflexe située au sommet du gros orteil, qui, selon les réflexologues, correspond au cerveau, permettrait de se remettre plus vite d'une paralysie (*voir* pages 66–71).

MÉTHODE FELDENKRAIS • Le thérapeute tentera par des manipulations douces de faire retrouver à son patient l'usage du membre paralysé (*voir* pages 142–145).

ACUPUNCTURE • D'après les acupuncteurs, l'implantation d'aiguilles peut aider le malade à recouvrer ses facultés physiques et mentales (*voir* pages 20–28).

TAÏ-CHI-CHUAN • Le Taï-chi aide à rééquilibrer le flux du Qi et à réguler la circulation des fluides corporels (*voir* pages 46–51 et Qi-gong, pages 44–45).

PSYCHOTHÉRAPIE • L'attaque d'apoplexie peut avoir des conséquences dévastatrices et il se peut qu'un soutien psychologique soit nécessaire au malade et à son entourage pour accepter la situation (*voir* pages 188–191).

APPROCHE TRAGER • Après avoir détecté toutes les zones de tension dans le corps, le thérapeute manipulera délicatement les tissus superficiels afin de soulager et d'apaiser le patient (*voir* pages 154–155).

GLOSSAIRE

A

Abcès
poche de pus résultant d'une infection bactérienne et provoquant l'inflammation des tissus environnants.

Accident vasculaire cérébral (AVC)
accident neurologique localisé causé par une lésion cérébrale (apoplexie).

Acide
une des six saveurs fondamentales de l'ayurvéda, que l'on retrouve dans les graisses, les acides aminés, les produits fermentés, les fruits et les légumes.

Adénoïdes (ou végétations)
hyperthrophie d'une nappe de tissu lymphoïde de la muqueuse du rhynopharynx, survenant chez l'enfant.

Adrénaline
hormone secrétée par les glandes surrénales en réponse à un stress physique ou émotionnel.

Aggravation
augmentation des symptômes qui peut se produire lors d'un traitement par des remèdes naturels, notamment dans le cas de maladies chroniques.

Agni
le « Feu » en médecine indienne ; force qui assure le métabolisme des aliments.

Aiguë
qualifie une crise soudaine et de courte durée.

AIT
accident ischémique transitoire : accident cérébral léger , qui ne laisse pas de séquelles mais annonce un AVC à plus ou moins court terme.

-algie (suffixe)
de « algos » signifiant « douleur » : par exemple arthralgie, douleur siégeant dans les articulations.

Allergène
substance causant une réaction allergique.

Allergie
réaction anormale de l'organisme au contact d'une substance étrangère (allergène) qui ne provoque aucun trouble chez la plupart des sujets. Parmi les allergies les plus répandues on trouve la rhinite saisonnière, l'eczéma, l'asthme et les dermatites de contact, inflammations de la peau par contact avec une substance à laquelle le sujet est sensible, le sumac vénéneux par exemple.

Allopathie
approche médicale dominante dans les pays occidentaux, consistant à combattre les symptômes de la maladie au moyen de traitements médicamenteux.

Ama
selon la médecine indienne, substance toxique qui s'accumule dans les régions affaiblies de l'organisme et provoque la maladie. L'Ama est généré par un déséquilibre de l'Agni qui perturbe le métabolisme.

Aménorrhée
absence de règles.

Amer
liqueur aux propriétés toniques et apéritives, qui augmente la production de salive et de sucs gastriques tout en stimulant les papilles gustatives. C'est l'une des six saveurs fondamentales de l'ayurvéda que l'on retrouve dans les écorces, les tanins et les résines.

Analgésique
qui supprime ou apaise la douleur.

Anaphylaxie
réaction allergique aiguë au contact d'une substance étrangère. Une exposition ultérieure peut entraîner une réaction violente appelée choc anaphylactique.

Anémie
déficience quantitative ou qualitative de globules rouges dans le sang.

Angioplastie
intervention chirurgicale qui consiste à réparer ou à remodeler un vaisseau déformé, rétréci ou dilaté.

Anorexie mentale
trouble psychologique caractérisé par la perte de l'appétit et le refus de s'alimenter et pouvant conduire à un amaigrissement extrême et parfois à la mort.

Antiacide
médicament ou remède destiné à diminuer la sécrétion d'acide chlorhydrique par la muqueuse de l'estomac.

Antibactérien
substance active qui combat et prévient l'invasion des bactéries.

Antibiotique
substance utilisée contre les infections d'origine bactérienne.

Anticonvulsivant
principe actif permettant de prévenir ou de stopper les convulsions.

Anticorps
protéine secrétée par les globules blancs en réaction à l'introduction d'une substance étrangère dans l'organisme.

Antidépresseur
utilisé dans le traitement de la dépression.

Antidote
contrepoison utilisé pour annuler les effets toxiques d'une autre substance.

Antiémétique (ou antivomitif)
qui permet de réduire la fréquence et l'intensité des nausées et des vomissements.

Antifongique
utilisé dans le traitement des mycoses.

Antihistaminique
substance qui prévient ou traite les réactions allergiques (*voir* Allergies, pages 338–339).

Antihypertenseur
médicament destiné à abaisser la tension artérielle.

Antiseptique
aide à lutter contre l'infection en détruisant les bactéries et autres micro-organismes sur la peau.

Antispasmodique
qui prévient et soulage les spasmes musculaires.

Antiviral
qui détruit les virus ou empêche leur multiplication.

Aponévrosite
inflammation d'une aponévrose (membrane fibreuse).

Articulation
ensemble des éléments qui unissent les os les uns aux autres.

Asana
posture de yoga.

Associations libres (technique des)
technique utilisée en psychanalyse qui consiste pour le patient à s'exprimer le plus librement possible.

Asthme (crise d')
gêne respiratoire due à la contraction brutale des muscles commandant l'ouverture et la fermeture des bronches associée à une augmentation des sécrétions bronchiques.

Astigmatisme
défaut optique provoquant une déformation de la vision.

Astringent
substance qui resserre les tissus et les vaisseaux sanguins, utilisée pour réduire les irritations ou les inflammations et qui agit en général sur les muqueuses et protège de l'invasion d'agents irritants ou infectieux. C'est l'une des six saveurs fondamentales de l'ayurvéda ; les pommes de terre, les haricots et l'hamamélis ont des propriétés astringentes.

Athérosclérose
maladie dégénérative des artères due à l'accumulation de graisses sur leurs parois.

Atopie
prédisposition aux allergies.

Aura
sorte de halo ou de champ magnétique qui envelopperait toute les formes de vie et renseignerait sur l'état de santé physique, psychique et émotionnel.

Auto-immunité
état pathologique d'un organisme qui crée des anticorps s'attaquant aux cellules saines.

B

Bactéricide
qui détruit les bactéries. Parmi les bactéricides, on trouve les antibiotiques, les antiseptiques et les désinfectants.

Bactéries
classe de micro-organismes dont certains sont pathogènes.

Bénin
sans gravité ; caractérise une tumeur non cancéreuse et qui ne présente pas de risque de dissémination.

Bêtabloquant
médicament qui permet de réguler le rythme cardiaque.

Biopsie
prélèvement de liquide ou de tissu à des fins d'examen microscopique.

Boulimie
trouble du comportement alimentaire consistant en un besoin irrépressible d'ingérer de la nourriture en grande quantité, souvent suivi de vomissements volontaires.

Bourse séreuse
petite poche remplie de liquide.

Bronchodilatateur
substance qui dilate les bronches, lesquelles permettent le passage de l'air vers les poumons.

Brûlures d'estomac
douleur ou inconfort caractérisé, en général, par une sensation de brûlure, localisée sous le sternum.

C

Calmant
qui a un effet sédatif.

Candida
Candida albicans, champignon levuriforme affectant les muqueuses et la peau, à l'origine des candidoses et du muguet.

Carcinogène
substance susceptible de provoquer un cancer.

Cardiaque
qui se rapporte au cœur.

Cartilage
tissu conjonctif souple présent en petite quantité au niveau des surfaces osseuses de certaines articulations.

Cataplasme
préparation thérapeutique humide (à base d'herbes fraîches par exemple), appliquée sur la peau afin de stimuler la circulation locale ou de soulager la douleur. Ils sont contre-indiqués en cas de dermatose ou de lésion en raison des risques d'irritation et d'infection.

Catécholamines
substances comprenant l'adrénaline et la noradrénaline, neurotransmetteurs intervenant dans le fonctionnement du système nerveux central et du système nerveux autonome.

Catharsis
en psychologie, libération soudaine de l'anxiété ou de la tension provoquée par l'extériorisation de traumatismes refoulés.

Césarienne
incision chirurgicale permettant d'extraire un nouveau-né de l'utérus maternel.

Chakras
d'après la médecine indienne, centres énergétiques situés le long de la colonne vertébrale.

Choc
impression physique ou psychologique de malaise violent ; désigne également un état caractérisé par une chute sévère de la tension artérielle accompagnée de sueurs, par une peau pâle et froide, un pouls faible, des vertiges et des nausées.

Cholestérol
substance lipidique essentiellement synthétisée par le foie à partir d'aliments riches en cholestérol, comme les œufs ; un taux trop élevé de cholestérol dans le sang peut provoquer une athérosclérose et entraîner une crise cardiaque.

Chronique
de longue durée, sans évolution apparente ou d'évolution très lente.

Cinq Éléments
dans la médecine traditionnelle chinoise, système fondé sur l'observation de la nature. Le Feu, l'Eau, le Bois, le Métal et la Terre sont ces cinq éléments.

Coagulant
qui aide à coaguler ou à épaissir le sang.

Complémentaire
terme utilisé à propos des traitements prescrits par les médecines alternatives, qui insiste sur le fait qu'il s'agit de traitements d'appoint qui ne se subsituent en aucun cas aux traitements traditionnels.

Complexe d'infériorité
sentiment d'infériorité exagéré et inconscient qui se traduit par une attitude défensive ou un comportement de compensation poussé à l'extrême (agressivité).

Compresse
tissu ou tampon, en général imbibé d'eau chaude ou glacée, que l'on applique sur une zone enflée ou douloureuse afin de la soulager, ou dans le but d'exercer un pression localisée.

Compulsion
trouble du comportement caractérisé par une envie irrésistible d'accomplir certains actes.

Conditionnement
décrit un processus d'apprentissage au terme duquel un stimulus déclenche une réponse conditionnée.

Congestion
accumulation anormale de sang ou de lymphe dans un organe.

Contre-indication
dans un traitement, tout facteur susceptible d'entraîner un risque pour le patient.

Contrôle primaire
notion clé de la technique Alexander d'après laquelle le rapport tête-cou-dos gouvernerait le fonctionnement du reste du corps.

Corps cétoniques
substances apparentées à l'acétone, produites au cours du processus de dégradation des graisses dans l'organisme, et dont l'accumulation provoque l'acidocétose. Celle-ci peut s'observer au cours d'un jeûne prolongé ou dans les cas de diabète sucré, lorsque le glucose n'est plus disponible comme source d'énergie : la cellule essaie alors de transformer les acides gras sanguins, ce qui provoque l'augmentation des corps cétoniques. Cette augmentation se manifeste par une haleine caractéristique, des nausées et des vomissements, et peut provoquer une confusion, une perte de connaissance et un coma.

Cortex cérébral
partie périphérique de l'encéphale, impliquée dans le traitement de l'information, divisée en deux hémisphères. L'hémisphère gauche est couramment associé à la pensée logique, au langage et au mathématiques, tandis que l'hémisphère droit est lié à la créativité, à l'imagination et à l'intuition.

Corticostéroïdes
hormones sécrétées par les glandes surrénales. Des substances corticostéroïdes sont utilisées dans le traitement des affections inflammatoires, comme l'arthrite, et ont aussi un effet comme immunosuppresseurs.

Cortisol
hormone stéroïde secrétée par les glandes surrénales, qui joue un rôle important dans la réponse au stress.

Croûtes de lait
squames jaunes ou blancs formant des croûtes sur la tête des nourrissons.

Cryothérapie
traitement utilisant le froid sous forme de glace ou d'eau glacée.

Cymatique
technique utilisée en sonothérapie consistant à transmettre des ondes sonores au corps par l'intermédiaire d'une machine. Cette technique permettrait d'harmoniser les rythmes internes.

D

Dan Tien
Les Trois Foyers de la médecine traditionnelle chinoise, centres récepteurs et distributeurs d'énergie dans le corps : le Foyer supérieur (situé entre les sourcils), le Foyer moyen (au niveau du plexus) et le Foyer inférieur (partie basse de l'abdomen). Ces foyers concentrent le Qi.

Décongestif
qui atténue ou fait disparaître une congestion, celle des muqueuses encombrées de sécrétions, par exemple.

Dégénérescence
altération physique ou chimique d'une cellule, d'un tissu ou d'un organe entraînant un dysfonctionnement ; l'usure et la destruction des cartilages osseux à la surface des articulations dans le cas de l'arthrose.

Dépression
état psychologique caractérisé par une humeur triste ou mélancolique. L'état dépressif peut faire suite à un événement spécifique ou se manifester sans raison particulière ; dans ce dernier cas, si les symptômes persistent et s'aggravent, il peut signaler une maladie psychiatrique.

Dermatite
inflammation de la peau, souvent provoquée par un allergène, mais qui peut aussi se produire sans cause apparente.

Désensibilisation
méthode destinée à diminuer la sensibilité allergique d'un sujet en lui injectant des doses croissantes d'allergène sur une période de plusieurs années, jusqu'à ce qu'il développe une tolérance à la substance incriminée. Le terme désigne également un type de thérapie comportementale visant à traiter les phobies : on habitue progressivement le patient à l'objet de sa phobie, d'abord en imagination puis de manière réelle.

Détoxiquant
qui détoxique, ou aide l'organisme à se débarrasser des toxines.

Dhatus
dans la médecine indienne, les sept composantes organiques fondamentales (plasma, sang, muscles, tissus graisseux, os, moelle et sperme).

Dialogue
entretien entre le praticien et le patient permettant de mieux cerner le profil psychologique et physiologique de ce dernier.

Diaphragme
muscle large et mince, en forme de voûte irrégulière, qui sépare le thorax de l'abdomen et joue un rôle important dans la respiration.

Diurétique
qui augmente l'excrétion urinaire.

Doshas
les trois principes fondamentaux de la constitution du corps dans la médecine indienne : vata, pitta et khapa (désignés sous le terme de « tridoshas »).

Douleur irradiante
se dit d'une douleur qui est ressentie dans un endroit du corps différent de la zone affectée.

Dysfonctionnement
fonctionnement anormal ou imparfait d'un organe, d'un système ou d'une articulation..

Dysménorrhée
règles douloureuses.

Dyspepsie
inconfort digestif accompagné de douleurs, de flatulences, de brûlures d'estomac et de nausées.

E

ECG (électrocardiogramme)
examen destiné à enregistrer l'activité électrique du muscle cardiaque.

Ectopique
qui n'est pas situé à sa place normale ; on parle ainsi de grossesse ectopique lorsque l'embryon se trouve ailleurs que dans l'utérus, dans une trompe de Fallope, par exemple.

Édu-kinésiologie
exercices destinés à améliorer la communication entre les deux hémisphères du cerveau.

Éducation somatique
une forme de thérapie physique.

Effleurage
massage lent et régulier.

Émétique
qui provoque des vomissements.

Émollient
qui adoucit et assouplit la peau.

Endométriose
affection courante chez les femmes âgées de 25 à 40 ans, qui touche la muqueuse utérine (endomètre) : les fragments de muqueuse qui se développent pendant le cycle menstruel et qui sont normalement évacués en l'absence de grossesse s'échappent alors de l'utérus pour migrer dans la cavité pelvienne, où ils peuvent se fixer et où ils continuent à obéir aux fluctuations du cycle hormonal et peuvent former des kystes.

Endorphines
substances produites par le système nerveux central qui ont un effet analgésique.

ENT
électrostimulation neurologique transcutanée effectuée à l'aide d'un dispositif générant un courant de faible intensité dans le but de soulager la douleur.

Énurésie
incontinence nocturne.

Épisiotomie
incision des muscles superficiels du périnée (la région comprise entre le vagin et l'anus) permettant d'éviter un déchirement de ces tissus lors de l'accouchement.

Essence
d'après la médecine traditionnelle chinoise, énergie pure tirée de l'alimentation et transformée en Qi (énergie vitale) par l'organisme. Désigne également la substance d'une plante, utilisée dans les remèdes à base de fleurs, la phytothérapie et l'aromathérapie.

États du moi
terme utilisé en Analyse Transactionnelle pour décrire l'enfant, l'adulte et le parent cohabitant en chacun de nous.

Exfoliant
substance qui enlève les cellules mortes de la peau.

Expectorant
qui facilite l'expulsion des mucosités encombrant les voies respiratoires.

F

Fascia
membrane fibreuse qui recouvre les muscles et soutient les organes.

Fatigue chronique (syndrome de)
syndrome d'origine inconnue, caractérisé par une fatigue extrême et permanente, aggravée par l'exercice physique ou mental.

Fèces
excréments.

Fièvre
élévation anormale de la température du corps (normalement égale à 37 °C).

Friction
petits mouvements de massage circulaire.

G

Ganglion
petit renflement situé sur le trajet d'un nerf (ganglion nerveux) ou de la lymphe (ganglion lymphatique).

Glandes surrénales
glandes endocrines, situées aux pôles supérieurs des reins, sécrétant des hormones corticostéroïdes, de l'adrénaline et de la noradrénaline.

Globules blancs (leucocytes)
les globules blancs sont impliqués dans la défense de l'organisme contre les micro-organismes pathogènes et dans la production des anticorps.

Gunas
dans la médecine indienne, caractéristiques qui servent à qualifier les animés et les inanimés, les pensées et les idées.

H

Halitose
mauvaise haleine.

Hallucination
perception d'un objet non réel. Une hallucination peut être visuelle, auditive, tactile, gustative ou encore olfactive.

Hara (diagnostic)
diagnostic par palpation de l'abdomen : une technique importante dans la médecine japonaise, couramment utilisée par les shiatsuki.

Harmoniser
équilibrer ou encourager les différents systèmes de l'organisme à travailler en synergie en vue d'un fonctionnement optimal.

Hémorragie
perte de sang due à la rupture d'un vaisseau.

Hémorroïdes
varices situées autour de l'anus.

Hépatique
relatif au foie ; substance qui tonifie le foie et stimule ses fonctions.

Hernie
saillie d'un organe ou d'un tissu hors de la cavité dans laquelle il est normalement logé.

Holistique
du grec *holos* signifiant « entier », qui traite l'individu comme un tout, en prenant en compte ses particularités physiques, psychiques et spirituelles.

Homéostasie
processus de régulation par lequel l'organisme maintient le milieu intérieur (ensemble des liquides de l'organisme) à un niveau constant en dépit des conditions externes.

Hormone
substance chimique sécrétée par une glande endocrine, destinée à agir de façon spécifique sur un ou plusieurs organes cibles afin de modifier leur activité.

Hormonothérapie
traitement à base d'hormones qu'elles soient naturelles ou de synthèse visant à soigner les affections liées à la déficience d'une hormone. Ce terme fait en général référence au recours aux œstrogènes et à la progestérone (progestérone de synthèse) dans le traitement des symptômes de la ménopause.

Huile essentielle
liquide aromatique et volatile (parfois semi-solide) qui concentre la substance aromatique de la plante. On procède par distillation d'une seule espèce afin d'extraire de la plante une essence pure et concentrée.

Humeurs
la théorie des humeurs cardinales (le sang, la lymphe, la bile et la bile noire) constituait le fondement de la médecine médiévale. Dans la médecine traditionnelle chinoise la disposition physique et émotionnelle est toujours rapportée aux humeurs.

Hydrothérapie du côlon
lavement qui consiste à introduire de l'eau stérilisée dans le rectum afin de drainer les matières fécales.

Hypertension artérielle
élévation anormale permanente ou paroxystique de la tension artérielle au repos.

Hyperton-X
méthode de relaxation des muscles hypertoniques utilisée en kinésiologie, notamment en médecine sportive.

Hyperventilation
augmentation de la fréquence des mouvements respiratoires entraînant une diminution du taux de gaz carbonique dans le sang, et qui peut se traduire par des vertiges et une sensation de fourmillement dans les membres.

Hypnotique
qui provoque le sommeil.

Hypophyse (ou glande pituitaire)
petite glande endocrine située à la base du cerveau qui joue un rôle très important ; elle produit plusieurs hormones, parmi lesquelles l'hormone de croissance et des hormones qui commandent la sécrétion d'autres hormones par d'autres glandes endocrines.

Hypothalamus
glande de petite taille située à la base du cerveau, qui contrôle les sécrétions hormonales de l'hypophyse et le système nerveux végétatif : l'hypothalamus contrôle les sensations de faim et de soif, le comportement sexuel, la thermorégulation et le niveau de stress.

I/J

Immunodéficience
incapacité du système immunitaire à défendre l'organisme contre les infections.

Immunostimulant
substance qui stimule le système immunitaire et les défenses de l'organisme.

Immunosuppresseur
substance qui atténue ou supprime les réactions immunitaires de l'organisme.

Inconscient
partie du psychisme impliquant des souvenirs, des motifs et des intentions dont le sujet n'est pas conscient, mais que l'on peut faire ressurgir à l'occasion d'une psychothérapie.

Incontinence
incapacité à retenir les besoins naturels, se dit généralement de la perte involontaire d'urine (incontinence urinaire) ou de la perte partielle ou totale de contrôle du sphincter anal (incontinence fécale).

Incubation
période qui s'écoule entre la contamination de l'organisme par un agent pathogène (à l'origine de la maladie) et l'apparition des premiers symptômes.

Infection
invasion de micro-organismes pathogènes dans l'organisme.

Inflammation
réaction d'un tissu à la suite d'une agression (blessure ou destruction des cellules) caractérisée par la chaleur, la tuméfaction, la rougeur et en général la douleur.

Infusion
immersion de plantes dans de l'eau bouillante. Désigne également le liquide obtenu par macération de plantes dans l'eau chaude ou froide.

Inhalation
absorption de vapeurs (décongestionnantes ou désinfectantes) par les voies respiratoires.

Insomnie
trouble du sommeil.

Ions négatifs
particules chargées négativement censées avoir un effet bénéfique sur la santé.

-ite (suffixe)
signifie « inflammation de » ; par exemple arthrite, inflammation des articulations.

Jeûne
privation volontaire de nourriture, totale ou partielle, pendant une période déterminée.

K

Kapha
en médecine ayurvédique la force lunaire, l'une des forces vitales fondamentales.

Ki
graphie japonaise de Qi.

Kundalini
dans l'hindouisme, énergie ascendante qui circule dans les chakras et favorise la connaissance spirituelle.

L

Laxatif
substance qui favorise l'évacuation des selles.

Lésion
modification de la structure normale d'une partie de l'organisme, suite à une agression extérieure ou à une maladie.

Libido
pulsions sexuelles. En psychologie, on considère la libido comme une pulsion de vie et l'une des sources d'énergie fondamentale de l'activité psychique.

Liquide céphalo-rachidien
liquide clair et fluide qui entoure, protège et nourrit le système nerveux central.

Lymphe
liquide translucide contenant de nombreux globules blancs. La lymphe est issue du sang ; elle s'accumule dans le secteur interstitiel (secteur de passage entre les tissus et les vaisseaux sanguins), puis circule dans le système lymphatique. C'est une composante importante du système immunitaire.

M

Mahabhutas
les éléments en Sanskrit.

Maladie psychosomatique
maladie caractérisée par des troubles organiques dont l'origine est psychique.

Malaise
sentiment général d'inconfort.

Malas
dans la médecine indienne, terme désignant les déchets corporels (fèces, urine et sueur).

Maligne
se dit d'une tumeur cancéreuse, potentiellement mortelle.

Mantra
syllabe, mot ou phrase répété sans cesse à voix haute pour aider à la méditation.

Marmas
dans l'ayurvéda, points où siège l'énergie vitale et où se rencontrent plusieurs fonctions importantes.

Méditation
exercice de l'esprit en état de contemplation.

Mélatonine
hormone sécrétée par l'épiphyse et intervenant dans les mécanismes du sommeil.

Méninges
enveloppes, au nombre de trois, qui recouvrent le système nerveux central (cerveau et moelle épinière).

Ménopause
interruption naturelle des cycles menstruels de la femme.

Ménorragie
augmentation anormale des pertes de sang pendant les règles.

Méridiens
réseau de canaux invisibles parcourant le corps sous la peau et le long desquels circule le Qi selon la médecine traditionnelle chinoise. On dénombre 12 méridiens principaux qui traversent le corps des extrémités (mains et pieds) au sommet du crâne.

Métabolisme
ensemble des réactions biochimiques qui se produisent au sein de l'organisme et dans un sens plus restreint, processus de transformation des nutriments en énergie permettant de couvrir les dépenses énergétiques.

Microbe
micro-organisme vivant pathogène, comme les bactéries, les virus et les champignons microscopiques.

Moxa
plantes ou feuilles d'armoise que l'on brûle en les appliquant sur la peau (moxibustion) au bout d'une aiguille ou en les roulant en cigares dans le but de réchauffer le Qi et de le stimuler.

MTC
Médecine Traditionnelle Chinoise.

Muqueuse
membrane tapissant les organes et sécrétant du mucus.

Musculo-squelettique
relatif au squelette et aux muscles.

Myopie
anomalie de la vision qui entraîne une mauvaise vue des objets éloignés sans affecter la vision de près.

N

Nadis
désigne dans la doctrine du yoga les réseaux d'énergie invisibles le long desquels circule le prana, la force de vie.

Narcotique
substance chimique provoquant un assoupissement.

Nerf trijumeau
nerf moteur et sensitif qui se divise en trois branches distinctes : nerf ophtalmique, nerf maxillaire supérieure et nerf maxillaire inférieur.

Névralgie
terme générique qui désigne toute douleur provoquée par une irritation ou une lésion d'un nerf sensitif.

Noradrénaline
hormone secrétée par les fibres nerveuses périphériques sympathiques, le système nerveux central et les glandes médullo-surrénales.

O

Obsession
idée récurrente qui finit par envahir la pensée du sujet.

Œdème
gonflement provoqué par une rétention pathologique de liquide dans les tissus de l'organisme.

Œstrogène
hormone sécrétée par l'ovaire nécessaire au développement des caractères sexuels secondaires.

Ondes alpha
Ondes cérébrales correspondant aux états de calme et de réceptivité, produites en grande quantité pendant la méditation.

Orchite
inflammation du testicule, le plus souvent d'origine infectieuse.

Orthodoxe
terme utilisé pour qualifier la médecine conventionnelle (allopathie).

P

Palpation
méthode d'examen clinique du malade qui se pratique avec les doigts ou la main afin de recueillir des informations utiles au diagnostic.

Panacée
remède universel censé guérir toutes les maladies.

Panchakarma
en médecine ayurvédique, méthode de purification destinée à prévenir les maladies et à rééquilibrer l'organisme. Elle comprend cinq types de traitements : vomissements, purges, inhalations et deux formes de lavement.

Parasite
organisme qui vit aux dépens d'un autre organisme. Certains parasites détruisent les tissus de leur hôte et libèrent des toxines qui peuvent être à l'origine de certaines maladies.

Parodontite
inflammation du parodonte (ensemble des tissus qui assurent la fixation de la dent) pouvant provoquer le déchaussement et la perte des dents.

Pathogène
tout agent capable de provoquer une maladie.

Peptique
relatif aux secrétions gastriques (pepsine) et aux régions concernées.

Percussion
technique de massage qui consiste à donner des petits coups secs, en martelant, en pétrissant ou en tapotant les tissus de manière répétée en changeant de main. Désigne également une méthode d'examen des organes fondée sur l'analyse de la résonance par le tapotement des doigts sur l'abdomen ou le thorax.

Péridurale (anesthésie)
une anesthésie péridurale consiste à injecter une solution anesthésique dans l'espace péridural (ou épidural), situé entre les vertèbres et la dure-mère, enveloppe méningée la plus externe.

Personnalité
disposition à sentir ou à agir caractéristique d'un individu. Ces traits de comportements, qui peuvent avoir une origine biologique ou être acquis au fil des expériences de la vie, sont souvent rapportés à des personnalités-types : personnalité introvertie (calme et réservée), ou extravertie (ouvert et sociable), par exemple.

Pétrissage
manœuvre de massage qui consiste à soulever la peau pour former un pli et le masser.

Phobie
crainte persistante et angoissante, en général irrationnelle, d'un événement ou d'un objet spécifique.

Piquant
une des six saveurs répertoriées par la médecine indienne. Elle caractérise notamment l'oignon, l'ail et le poivre noir.

Pitta
en médecine ayurvédique, la force solaire, une des trois forces de vie qui contrôlent tous les processus mentaux et physiques. Elle correspond à l'élément Feu.

Placebo
préparation dépourvue de tout principe actif, mais qui peut aider à soulager les symptômes si le patient croit en son efficacité thérapeutique.

Placenta
organe d'échange entre le système sanguin de la mère et le fœtus, qui se développe pendant la grossesse. Sa fonction essentielle est de permettre l'apport des éléments nutritifs et l'expulsion des déchets, ainsi que les échanges d'oxygène et l'expulsion du gaz carbonique. Il produit en outre les hormones nécessaires au bon déroulement de la grossesse.

Plaque dentaire
film collant et lisse qui se dépose à la surface des dents et des gencives, composé de bactéries, de salive et de débris alimentaires.

Plasma
liquide jaunâtre et translucide du sang dans lequel baignent les cellules sanguines.

Point d'acupuncture
point situé sur les méridiens qui canalisent le Qi (l'énergie vitale). L'acupuncteur stimule ces points par implantation d'aiguilles ou par pression. Au Japon, on les appelle Tsubos.

Points réflexes
points sensibles présents dans les muscles et formant souvent de petits nodules durs.

Points de tension
points des fascias tendus et douloureux.

Points Marma (stimulation des)
dans la médecine indienne, technique qui consiste à stimuler les points vitaux (marmas) par piqûre.

Post-partum
période qui s'étend de l'accouchement au retour de couches (premières règles après l'accouchement).

Poussée brusque
en ostéopathie, manipulation d'une articulation qui, bien qu'indolore, peut provoquer un craquement spectaculaire.

Prakriti
en médecine indienne, constitution d'un individu déterminée par l'équilibre des trois « doshas ».

Prana
en médecine indienne, l'énergie vitale qui circule dans le corps, ou force de vie.

Prayanama
technique de contrôle du souffle en yoga

Pression intracrânienne
la pression intracrânienne correspond à la pulsation du liquide céphalo-rachidien ; on estime que le « pouls cérébral » est de 6 à 15 battements par minute.

Progestérone
hormone sécrétée par le corps jaune et le placenta. Son rôle est de favoriser la nidification de l'ovule fécondé et la poursuite de la grossesse.

Prolapsus
déplacement d'un organe dû au relâchement de ses moyens de fixation, prolapsus de l'utérus, ou d'un disque intervertébral par exemple.

Proprioception
capacité à avoir conscience des différentes parties de son corps (position des membres, des mains...) sans avoir besoin de les regarder.

Prostaglandine
substance hormonale dérivée d'acides gras synthétisée dans la plupart des tissus de l'organisme. Elle intervient dans de nombreux processus ; elle a, entre autres, un effet protecteur sur la muqueuse gastrique et est impliquée dans le phénomène inflammatoire et la douleur en cas de lésion des tissus.

Psychisme
ensemble des faits concernant l'esprit et la pensée d'un individu (par opposition au physique).

Psychodrame
thérapie qui invite le sujet à extérioriser, par le biais du jeu, des émotions, des situations douloureuses, des sentiments qu'il aurait du mal à exprimer autrement.

Purgatif
substance qui favorise l'évacuation des selles.

Purwakarma
en médecine ayurvédique, méthode de purification faisant appel à des huiles et à des bains de vapeur.

Q

Qi
dans la médecine traditionnelle chinoise, l'énergie universelle, essentielle à tous les êtres vivants. Elle circule dans l'organisme le long des méridiens.

Quatre examens
dans la médecine traditionnelle chinoise, technique de diagnostic en quatre étapes : questions, observation, auscultation (et appréciation des odeurs) et palpation.

R

RAST (radio allergo sorbent test)
test sanguin destiné à déterminer si le patient est allergique à une substance donnée.

Rayons-X
ondes électromagnétiques aux propriétés de pénétration importantes qui sont utilisées pour établir le diagnostic des fractures, par exemple, ou dans le traitement contre le cancer.

Réaction de défense ou de fuite
réaction physiologique involontaire à un élément perçu comme menaçant, qui prépare l'organisme à la fuite ou au combat.

Réalisation de soi
en psychologie, désigne le développement optimal des possibilités de l'individu et l'actualisation de son potentiel.

Réflexe automatique
réponse automatique à un stimulus sans conditionnement préalable.

Réflexe conditionné
réponse automatique à un stimulus qui se produit quand une action ou une séquence est répétée un nombre de fois suffisant. Certains réflexes conditionnés sont inutiles et nuisibles.

Relaxant
substance qui favorise la décontraction (relâchement du tonus musculaire et de la tension nerveuse).

Rémission
disparition ou atténuation temporaire des symptômes d'une maladie.

Restructuration cognitive
forme de psychothérapie au cours de laquelle on demande au patient de modifier son rapport au monde en abandonnant défaitisme et dénigrement de soi au profit de pensées positives.

Rhinite
inflammation (souvent chronique) de la muqueuse des fosses nasales.

RICE
acronyme qui désigne une forme de traitement obéissant à quatre principes : repos (en anglais Rest), glace (Ice), appliquée sur la blessure afin de résorber l'inflammation, compression (Compression) à l'aide d'un bandage, élévation (Elevation) du membre atteint pendant et entre les applications.

Rishi
dans l'Inde ancienne, sages qui méditaient et possédaient la connaissance de l'ayurvéda.

S

Salé
une des six saveurs de l'ayurvéda, que l'on retrouve dans le sel gemme, le sel marin et les légumes.

Sclérose (ou fibrose)
épaississement d'un tissu ; par exemple athérosclérose, épaississement de la paroi d'une artère.

Scoliose
incurvation latérale de la colonne vertébrale.

Sébum
substance sécrétée par les glandes sébacées, essentiellement constituée de lipides, qui lubrifie et protège la peau.

Sédatif
substance qui calme l'activité d'un organe ou du psychisme.

Septique
qui produit l'infection, par contamination de germes pathogènes.

Sérotonine
substance synthétisée par les cellules de l'intestin et stockée dans la plupart des tissus ; elle joue le rôle de neurotransmetteur et aurait une influence sur l'humeur.

Shad Rasa
les six saveurs fondamentales décrites par l'ayurvéda : le sucré, l'acide, le salé, le piquant, l'amer et l'astringent.

Spasme
contraction musculaire involontaire, brutale et violente.

Stéroïdes
substances organiques liposolubles dérivées des stérols, très répandues dans le règne végétal et animal, où elles jouent un rôle décisif dans un certain nombre de processus.

Stimulant
augmente l'activité de certains organes ou de certains systèmes de l'organisme ; accroît l'énergie.

Streptocoque
bactérie à l'origine de nombreuses infections.

Stress
effet réactionnel de l'organisme soumis à des agressions qu'il ne peut éviter ou auxquelles il ne peut mettre fin. Un stress permanent provoque des bouleversements hormonaux et peut nuire à la santé physique et mentale de l'individu. Néanmoins, une dose de stress modérée est un facteur de motivation important.

Stress géopathique
théorie selon laquelle les perturbations de l'environnement, les champs électromagnétiques notamment, produiraient une énergie néfaste et seraient dangereux pour la santé.

Subluxation (ou luxation partielle)
luxation incomplète : déplacement des deux extrémités osseuses formant l'articulation ; terme également employé par les chiropracteurs pour désigner les déplacements vertébraux entraînant une détérioration de la fonction nerveuse normale.

Sucré
une des six saveurs fondamentales de l'ayurvéda, que l'on retrouve dans le sucre, les féculents, les produits laitiers.

Swish (fondu enchaîné)
méthode utilisée en thérapie de visualisation qui consiste à remplacer des images négatives par des images positives.

Symptômes
changements ou dysfonctionnements physiques ou mentaux qui révèlent une maladie ou une lésion.

Synapse
espace minuscule entre deux cellules nerveuses qui assure la transmission des impulsions de l'une à l'autre.

Syncope
terme médical pour évanouissement.

Syncope vagale
malaise provoqué par une trop grande activité des nerfs vagues, ou pneumogastriques, provoquant un ralentissement du rythme cardiaque, une chute de tension et enfin une brève perte de connaissance.

Syndrome
combinaison particulière de signes ou de symptômes qui révèle la présence d'une maladie.

Syndrome hyperkinétique de l'enfant
trouble du développement qui associe une hyperactivité apparemment incontrôlable à une difficulté à maintenir l'attention (également appelé syndrome de l'enfant hyperactif, ou instabilité psychomotrice).

Synovial
relatif à la synovie, liquide incolore d'aspect filant qui lubrifie les articulations.

Système endocrinien
le système endocrinien est constitué de glandes réparties en différents endroits de l'organisme. Ces glandes sécrètent diverses hormones qui transmettent des informations à des organes cibles.

Système lymphatique
ensemble des vaisseaux et des ganglions lymphatiques qui drainent la lymphe et participent à la défense immunitaire de l'organisme.

Système nerveux autonome (ou système nerveux végétatif)
régule les fonctions qui ne demandent pas d'intervention consciente, comme la respiration, la digestion et la circulation (battements cardiaques, pression artérielle). Le système nerveux autonome est divisé en système nerveux parasympathique et système nerveux sympathique, dont les activités s'équilibrent afin de coordonner le fonctionnement de toutes les viscères.

Système nerveux central
le système nerveux central, qui comprend le cerveau et la moelle épinière, reçoit et traite les informations sensorielles avant de décider de la réponse adaptée.

Systémique
se dit d'une maladie qui affecte l'ensemble de l'organisme.

T

Tachycardie
accélération excessive de la fréquence des battements cardiaques (au delà de 100 pulsations par minute chez l'adulte).

Thalassothérapie
forme d'hydrothérapie utilisant l'eau de mer et l'air marin.

Thérapie comportementale
méthode de traitement des troubles mentaux, reposant sur le déconditionnement et l'apprentissage, qui invite le sujet à remplacer des pensées négatives par des pensées positives.

Thérapie des zones réflexes
synonyme de réflexologie : forme de thérapie qui se fonde sur la division du corps en dix zones, chacune correspondant à un point réflexe situé sur les mains ou les pieds et qui consiste à manipuler ces points afin de soulager les zones correspondantes.

Thérapie manuelle
terme désignant certaines techniques comme le massage ou l'ostéopathie.

Thérapie par aversion
type de thérapie comportementale qui vise à décourager des habitudes nocives auxquelles le patient prend plaisir, comme le tabagisme ou l'alcoolisme, en les associant à des expériences désagréables.

Thérapies de l'énergie vibratoire
formes de thérapies qui, comme la sonothérapie ou le toucher thérapeutique, considèrent le corps comme une source de vibrations. Elles se proposent de rééquilibrer la fréquence vibratoire des champs énergétiques du corps dans un but thérapeutique.

Tissus mous
tissus de l'organisme ; muscles, tendons, ligaments et organes.

Tolérance
accoutumance ou adaptation de l'organisme à une substance chimique provoquant normalement une réaction. Le développement d'une tolérance à un médicament peut entraîner la nécessité d'administrer des doses plus fortes pour obtenir l'effet voulu.

Tonique
qui stimule, équilibre, nourrit et favorise le bien-être ; renforce et stimule l'ensemble de l'organisme ou un organe spécifique.

Topique
relatif à un médicament (crème, teinture, onguent) qui agit localement.

Toxine
substance toxique, nocive pour l'organisme.

Traction
manœuvre qui consiste à soumettre une partie du corps à une tension afin de réaligner deux structures accolées ou de soigner une lésion de la colonne vertébrale.

Transe
état d'altération de la conscience, souvent associé à l'hypnose.

Transfert
processus selon lequel, en psychanalyse, le patient est conduit à projeter certains affects sur l'analyste afin de pouvoir les analyser et les résoudre.

Trauma
lésion ou blessure physique ; également expérience désagréable ou perturbation provoquant un bouleversement psychologique.

Triangle de la santé
équilibre entre l'aspect physique, l'aspect chimique et l'aspect émotionnel de la santé, terme utilisé en kinésiologie.

Trimestre
chacune des trois périodes de trois mois qui divisent la durée de la grossesse.

U

Ulcère
lésion superficielle ou profonde qui ne cicatrise pas normalement.

Ultrasons
ondes sonores de très haute fréquence, inaudibles pour l'oreille humaine, qui peuvent être utilisés pour pulvériser des calculs rénaux ou dans certaines techniques d'imagerie médicale.

Urétéral
relatif à l'uretère, conduit qui permet à l'urine de s'écouler des reins à la vessie.

Urétral
relatif à l'urètre, canal excréteur qui conduit l'urine de la vessie vers l'extérieur.

V

Vaccination
technique qui vise à protéger l'organisme d'une maladie en créant une immunité par inoculation d'une préparation d'origine microbienne ; celle-ci provoque la formation d'anticorps permettant de lutter contre l'agent incriminé.

Vaginite
inflammation ou infection des parois vaginales.

Vasoconstricteur
substance qui provoque un resserrement des vaisseaux sanguins.

Vasodilatateur
substance qui dilate les vaisseaux sanguins, améliorant ainsi la circulation sanguine.

Vata
dans l'ayurvéda, force qui correspond à l'élément Air – une des trois forces vitales, ou Doshas, qui doivent s'équilibrer pour assurer l'harmonie physique et psychique de l'individu.

Védique
qui se rapporte aux védas, textes anciens et sacrés de l'hindouisme.

Ventouses
technique utilisée en médecine traditionnelle chinoise consistant à appliquer sur la peau des ventouses chauffées et à les laisser refroidir, afin de créer un vide provoquant un afflux de sang.

Vertèbre
chacun des os, de forme cylindrique et comportant un arc osseux, formant la colonne vertébrale. On compte 24 vertèbres articulées (7 vertèbres cervicales, 12 vertèbres dorsales, 5 vertèbres lombaires) et 9 vertèbres soudées entre elles, qui forment le sacrum et le coccyx.

Vertige
sensation erronée de déplacement du corps ou de l'environnement.

Virulent
très infectieux, aux effets violents.

Virus
agent infectieux de très petite taille, capable de pénétrer dans les cellules vivantes et de s'y reproduire.

Vitamines
C'est l'alimentation qui apporte ces substances organiques nécessaires à la croissance et au bon fonctionnement de l'organisme, lequel ne les fabrique pas en quantité suffisante ou ne peut pas les synthétiser.

W/Y

Wei Qi
en médecine traditionnelle chinoise, énergie défensive qui protège l'organisme contre l'invasion d'agents pathogènes et circule juste sous la peau.

Yang
un des deux principes complémentaires de la philosophie chinoise, qui correspond à l'activité et à l'énergie.

Yin / Yang
dans la philosophie chinoise, principes opposés et complémentaires qui forment l'essence universelle des éléments de la nature. Pour parvenir à la santé et au bien-être, ces deux pôles de l'esprit et du corps doivent s'équilibrer. Le Yin est associé au féminin, et le Yang au masculin.

Yin
un des deux principes complémentaires de la philosophie chinoise, qui correspond à la passivité, à l'immobilité et à l'intériorisation.

ADRESSES UTILES

Acupuncture

Association européenne d'acupuncture
167, rue de la Convention
75015 Paris

Association française d'acupuncture
Tour CIT
3, rue de l'Arrivée
75749 Paris Cedex 15

Association française pour l'étude des réflexothérapies et de l'acupuncture
4, rue de la Couronne
30000 Nîmes

Association nationale des sages-femmes acupuncteurs Domus Medica
60, boulevard de la Tour-Maubourg
75340 Paris Cedex 07

Association scientifique des médecins acupuncteurs de France
2, rue du Général-Larminat
75015 Paris

Centre de développement de la médecine traditionnelle chinoise (CDMTC)
69, rue Dunois
75013 Paris

Centre de recherche et d'études en acupuncture traditionnelle
18, rue d'Ouessant
75015 Paris

Dispensaire Hahnemann
99, boulevard Auguste-Blanqui
75013 Paris

École de médecine traditionnelle chinoise
54, rue de la Clé
75005 Paris

Hôpital Hôtel Dieu
(Assistance Publique - Hôpitaux de Paris)
Consultation d'acupuncture
1, rue de la Cité
75004 Paris

Hôpital Saint-Jacques
Consultation d'acupuncture
37, rue Saint-Jacques
75014 Paris

Hôpital Tenon
(Assistance Publique - Hôpitaux de Paris)
Consultation d'acupuncture
4, rue de la Chine
75020 Paris

Université Paris-Nord
Faculté de médecine de Bobigny
Département universitaire de médecines naturelles
74, rue Marcel-Cachin
93012 Bobigny Cedex

Art-thérapie

Institut de recherches et de formation en Art-thérapie (IRFAT)
1, rue de la Balance
84000 Avignon

Aromathérapie

Association de défense et d'information des utilisateurs de médecines douces (ADIMED)
2, rue d'Ilsy
75008 Paris

Société française de phytothérapie et d'aromathérapie
19, boulevard Beauséjour
75016 Paris

Ayurvéda

APMA Paris
(Association pour la promotion du massage ayurvédique)
(Régie par la loi de 1901)
24, avenue Jean-Moulin
75014 Paris

Ayur Védic Médecine
BP 12
86140 Scorbe

Biofeedback

Association pour l'enseignement du biofeedback thérapeutique
6, rue Scipion
75005 Paris

Chiropractie

sur le minitel : 3615 CHIRO

Association française chiropratique (AFC)
24, rue de Monttessuy
75007 Paris

Institut franco-européen de chiropratique (IFEC)
24, rue Paul Vaillant-Couturier
94200 Ivry-sur-Seine

Chromothérapie

Centre d'études et de recherches sur l'énergie et la couleur
28, rue du Château
77000 Melun

Feldenkrais

Accord mobile
62, boulevard Garibaldi
75015 Paris

Hypnose

Institut français d'hypnose
22, rue Rambuteau
75003 Paris

Société française d'hypnose
19, rue d'Eylau
75016 Paris

Société française d'hypnose clinique
3, rue des Patriarches
75005 Paris

Ostéopathie

Association internationale de promotion de l'ostéopathie - AIPOKE
7, avenue Pasteur
74100 Annemasse

Registre des ostéopathes de France
Siège social :
8, rue Emile Zola
33000 Bordeaux
Le R.O.F est doté de deux institutions syndicales qui assurent la relation avec les pouvoirs publics et les institutions nationales :

L'association française des ostéopathes (AFDO)
Secrétariat
9, boulevard. du 1e R.A.M.
10000 Troyes

L'union fédérale des ostéopathes de France (UFOF)
Secrétariat
64/71, avenue Foch
94100 St-Maur-des-Fossés

La collégiale académique
4, rue Georges Barnoyer
34470 Pérols
(est chargée de la formation des professionnels au sein d'un groupement d'établissements appliquant un programme strictement défini ; elle supervise l'enseignement de l'ostéopathie et délivre un diplôme d'ostéopathie qui permet de devenir membre du R.O.F.)

Psychothérapies

Association française de psychanalyse et psychothérapie analytique (AFPSY)
19, rue Fabre d'Églantine
75012 Paris

Société de psychanalyse freudienne
23, rue Campagne Première
75014 Paris

Société française de psychologie
28, rue Serpente
75006 Paris

Société psychanalytique de Paris (SPP)
187, rue Saint-Jacques
75005 Paris

Qi-gong

Académie nationale de Kung-Fu Wushu et Qi-gong
24, rue de l'Aubrac
75012 Paris

Dojo du centre
3, rue Bouquerie
84000 Avignon

Fédération de Taï-chi-chuan et Chi-gong
17, rue du Louvre
75001 Paris

Réflexologie

Fédération française des réflexologues
8, rue Jean Rameau
40130 Capbreton

Shiatsu

Fédération française de shiatsu
48, rue Jean-Pierre-Timbaud
75011 Paris

Fédération française de shiatsu et disciplines associées
15, rue Esquirol
75013 Paris

Fédération française de shiatsu médical
3, rue Bargue
75015 Paris

Taï-chi-chuan

Association Aurore Taï chi chuan
1, rue Ernest-Lefévre
75020 Paris

Association europérenne de médecine esthétique et de diététique - A.E.M.E.D.
5, square Adanson
75005 Paris

Fédération française de Taï-chi-chuan
59, avenue de Saxe
75007 Paris

Fédération de Taï-chi-chuan et Chi-gong FTCCQ
17, rue du Louvre
75001 Paris

Fédération des Taï-chi-chuan traditionnels
78, rue de Rennes
75006 Paris

Technique Alexander

Alexander Technique International France (ATI)
10, rue Froidevaux
75014 Paris

Association des professeurs de la technique Alexander (APTA)
42, terrasse Iris
La Défense 2
92400 Courbevoie

Thérapie cognitive

Association française de thérapie comportementale et cognitive (A.F.T.C.C.)
100, rue de la Santé
75674 Paris cedex 14

Yoga

Centre de relations culturelles franco-indien
50, rue Vaneau
75007 Paris

Fédération française de Hatha-yoga
50, rue Vaneau
75007 Paris

Fédération française de Yoga viniyoga (S.F.Y.V)
2, rue de Valois
75001 Paris

Fédération nationale de Yoga et syndicat national des professeurs de Yoga
3, rue Aubriot
75004 Paris

Maison du yoga
68, rue de la Folie-Méricourt
75011 Paris

L'atelier de yoga
137, avenue de Choisy
75013 Paris

BIBLIOGRAPHIE

Acupuncture

Acupuncture et médecine traditionnelle chinoise
• Jean Bossy
SATAS, 1999

Acupuncture : le défi par l'aiguille ; un praticien répond à vos questions
• Dr Jacques Amoyel
DANGLES, 1990

L'acupuncture
• Collectif
Collection Que sais-je ?
PUF, 1991

Les canons de l'acupuncture
• Claude Brun
DE L'AIRE, 1988

Manuel d'acupuncture fondamentale
•Dr Maurice Rubin
MERCURE DE FRANCE, 1988

Pharmacopée chinoise et acupuncture
• Philippe Sionneau
TRÉDANIEL, 1996

Se soigner par l'acupuncture
• Dr Jean-Pierre Kauffmann
DE VECCHI, 2000

Traité d'acupuncture auriculaire
• Levy Grobglas
MALOINE, 1996

Aromathérapie

Aromathérapie
• Dr Jean Valnet
LE LIVRE DE POCHE, 1995

Aromathérapie spirituelle
• Patricia Davis
DE MORTAGNE, 1997

L'Aromathérapie
• Mark Evans Holmes
MANISE, 1998

L'aromathérapie : massages aux huiles essentielles
• Christine Wildwood
MEDICIS/ENTRELACS, 1996

L'Aromathérapie, santé et bien-être par les huiles essentielles
• Nelly Grosjean
ALBIN MICHEL, 1993

L'aromathérapie simple et tellement efficace
• Marie-Amélie Picard
TRAJECTOIRE, 1999

Le bien-être par les huiles essentielles
• Maxwell Hudson
HACHETTE PRATIQUE, 1998

Les bienfaits de l'aromathérapie
• C. Hopkins
HACHETTE PRATIQUE, 1998

Les huiles essentielles, l'aromathérapie
• Danielle Huard
QUÉBECOR, 1994

Les huiles essentielles pour votre santé : traité d'aromathérapie
• Guy Roulier
DANGLES, 1990

Massages, aromathérapie et yoga
• Collectif
MANISE, 1996

La nouvelle aromathérapie
• P. Mailhebiau
JAKIN, 1994

La phyto-aromathérapie pratique
• Marcel Fernabet
DANGLES, 1990

Art-thérapie

L'adolescent en art thérapie
• Jean-Luc Sudres
DUNOD, 1998

L'art-thérapie
• Jean-Pierre Klein
Collection Que sais-je ?
PUF, 1998

Ayurvéda

Ayurvéda, la médecine hindoue traditionnelle
• Ramaswany Dash
LA MAISNIE/TRÉDANIEL, 1998

Ayurvéda, science de l'auto-guérison
• L. Vasant
TRÉDANIEL, 1997

L'ayurvéda au quotidien : pratique de santé de l'Inde
• Vyas Kiran
RECTO-VERSEAU, 1996

Le B.A.- BA de l'ayurvéda
• Gérard Edde
PARDES, 1999

Constitution et santé selon la médecine ayurvédique
• Gérard Edde
TRÉDANIEL, 1989

Le massage ayurvédique
• Johari Harish
COURRIER DU LIVRE, 1997

La médecine indienne
• Collectif
Collection Que sais-je ?
PUF, 1995

Traité d'Ayurvéda : médecine naturelle de l'Inde
• Gérard Edde
TRÉDANIEL, 1996

Chiropractie

Chiropractie
• Dubarry
ATLAS

La chiropractie
• R. Besancon Matil
ÉQUILIBRES D'AUJOURD'HUI, 1995

Chromothérapie

Chromodiagnostic et chromothérapie
• Collectif
SERVRANX, 1999

Les couleurs pour votre santé : manuel de chromothérapie
• Gérard Edde
DANGLES, 1990

Manuel pratique de chromothérapie
• Jean-Claude Nobis
L'INCONNU, 1996

Manuel pratique de chromothérapie, médecine énergétique. Principes, techniques et indications
• Dr C. Agrapart,
M. Agrapart-Delmas
DANGLES

Se soigner par la chromothérapie
• Martine Gay
DE VECCHI

Digitopression

Dictionnaire pratique de l'acupuncture et de l'acupressure
• Pierre Crepon
RETZ, 1980

La digitopuncture
• Collectif
SAEP, 1997

Manuel pratique de digitopuncture
• Gérard Edde
DANGLES, 1990

Le massage assis : l'art traditionnel japonais d'accupression
• Tony Neuman
JOUVENCE, 1999

Do-in

Do In, la voie de l'énergie
• Anne-Béatrice Leygues
POCKET, 1994

Le Do In Hara
• L. Jolly
DE VECCHI, 1999

Le livre du Do In
• Michio Kushi
LA MAISNIE/TRÉDANIEL

Les techniques du toucher : Do In
• Jean-Louis Abrassart
ELLEBORE, 1995

Tout sur le Do In
• Lorini
DE VECCHI, 1995

Eutonie

Le corps retrouvé par l'eutonie
• Alexander Gerda
SAND & TCHOU, 1996

Eutonie
• Jacqueline Meunier-Fromenti
COURRIER DU LIVRE

Pédagogie et thérapie en eutonie Gerda Alexander
• Gunna Brieghel-Muller, Anne-Marie Winkler
DELACHAUX ET NIESTLE, 1994

Gestalt-thérapie

Gestalt
• Marie Petit
ESF, 1984

La gestalt
• Ervin Polster
DE L'HOMME, 1984

La gestalt, l'art de contact
• Serge Ginger
MARABOUT, 1997

Gesalt-thérapie : la construction du soi
• Jean-Marie Robine
L'HARMATTAN, 1998

Kinésiologie

Le corps connaît la solution : la kinésiologie harmonique
• Jean-Pierre Bourguet
JOUVENCE, 1997

Initiation à la kinésiologie
• Marie Desjardins
TRAJECTOIRE, 1999

Kinésiologie facile
• D. Bernascon
JOUVENCE, 1998

Kinésiologie : le plaisir d'apprendre
• Dr Paul Dennison
LE SOUFFLE D'OR, 1997

Kinésiologie pratique : tests, techniques, corrections
• D. Bernascon, John Thie
FRISON ROCHE, 1999

Manuel pratique de la kinésiologie
• Jean-Claude Guyard
LE SOUFFLE D'OR, 1998

Toute la kinésiologie
• Freddy Potschka
LE SOUFFLE D'OR, 1990

Massages

Le livre du massage
• Clare Maxwell Hudson
SOLAR, 1997

Les 8 merveilles du massage chinois
• Hinkan Kuan
SAND & TCHOU

Massages et massothérapie : effets, techniques et applications
• M. Dufour
MALOINE, 1999

Massage et polarité
• Gilles Morand
DE MORTAGNE, 1999

Le massage minute
• Joël Savatofski
RECTO-VERSEAU, 1993

Le massage des zones réflexes : réveil de l'énergie vitale, la méthode douce
• F. Wagner
VIGOT, 2000

Les massages de la médecine traditionnelle chinoise
• Darakchan Siavoch, Michel Angles, Huan Wu Ding
DU ROUERGE, 1999

Les massages en médecine traditionnelle chinoise
• Wong Ming
MASSON, 1984

Toutes les techniques du massage
• Mario-Paul Cassar
SOLAR, 1999

Pratique des massages chinois
• Gérard Edde
COURRIER DU LIVRE

Pratique du massage chinois
• You Wa Chen
LAFFONT

Les secrets du massage chinois
• Mueller Wang
LA MAISNIE/TRÉDANIEL

Tuina, le véritable massage traditionnel chinois : les bases théoriques / la pratique
• Jean-Pierre Krasensky
L'ORIGINEL-CHARLES ANTONI, 1997

Méditation

Art de la concentration
• Pierre Feuga
ALBIN MICHEL

Approches de la méditation
• A. Desjardins
LA TABLE RONDE, 1999

L'aube du Mahamoudra : esprit, méditation et absolu
• Bokar Rimpotche
CLAIRE LUMIÈRE, 1991

Corps du méditant
• Michel Random
ALBIN MICHEL, 1992

Douze formes de méditation
• Daniel Goleman
FAYARD, 1977

Guide de la méditation
• Charles Groc de Samiech
DE VECCHI

Guide de la méditation créatrice
• Farida Benet
RECTO-VERSEAU, 1995

La méditation dans l'action
• Jigme Rinpoche
DZAMBALA, 1996

La méditation véritable
• Robert Linssen
COURRIER DU LIVRE, 1992

Maîtrise du mental
• Sadhu Mouni
DANGLES, 1990

Méditation
• Easwaran Eknathe
BELLARMIN, 1996

Méditation bouddhique
• Jean-Pierre Schnetzler
ALBIN MICHEL, 1979

Méditation bouddhique tibétaine : pratique du calme mental
• Thrangou Khenchen
DANGLES, 1996

Méditation et action
• Chogyam Trungpa
FAYARD

Méditation et psychologie
• Jacques Vigne
ALBIN MICHEL, 1999

Méditation : sa pratique, ses buts
• Clara Codd
ADYAR

Prière bouddhique et méditation
• Henri Bourgeois ,
Jean-Pierre Schnetzler
DESCLEE DE BROUWER, 1998

Musicothérapie

Manuel de musicothérapie
• Rolando Benenzon
PRIVAT, 1981

La Musicothérapie
• Edith Lecourt
PUF, 1988

L'oreille et le langage
• Alfred Tomatis
SEUIL, 1991

Ostéopathie

Bases physiologiques de l'ostéopathie
• Lionel et Marielle Issartel
LAFFONT, 1983

L'ostéopathie exactement
• M. Korr Irvin
FRISSON ROCHE, 1982

Psychanalyse et psychologie

Cinq leçons sur la psychanalyse
• Sigmund Freud
PAYOT, 1978

Clefs pour la psychanalyse
• G.-P. Bragant
SEGHERS, 1971

Essais sur la psychanalyse. Au-delà du principe du plaisir
• Sigmund Freud
PAYOT, 1967

Histoire de la psychanalyse
• Elisabeth Roudinesco
FAYARD, 1994

Introduction à la psychanalyse
• Sigmund Freud
PAYOT, 1978

Pour être des parents acceptables
• Bruno Bettelheim
LAFFONT, 1988

La psychanalyse de l'enfant
• Victor Smirnoff
PUF, 1966

Psychanalyse des contes de fées
• Bruno Bettelheim
LAFFONT, 1976

La psychanalyse hier, aujourd'hui et demain
• Dr D. Stafford-clark
MONTAIGNE, 1957

La psychologie de A à Z
• Collectif
CEPL, 1967

Psychologie, psychanalyse et psychologie médicale
• Denis Huisman
NATHAN, 1972

Les psychothérapies
• André Berge
PUF, 1968

Les psychothérapies brèves
• Edmond Gillieron
PUF, 1983

Psychothérapie par le jeu
• Klinkhamer-Steketee
DESSART, 1968

Psychothérapie sans psychothérapeute
• Jacques Durand- Dassier
EPI, 1970

Psychanalyse de la famille
• Richter Horst-Eberhard
MERCURE DE FRANCE, 1971

La séance de psychanalyse
• Dr Pierre David
ARMAND COLIN, 1981

Les triomphes de la psychanalyse
• Pierre Daco
MARABOUT, 1965

Le rêve et son interprétation
• Sigmund Freud
GALLIMARD, 1978

Vos rêves et leur interprétation
• Dr Guy De Gans
FAMOT, 1979

Qi-Gong

ABC du Qi Gong
• Liu Dong
GRANCHER, 1995

Qi Gong. Le vol sur la grue
• Astrid Schillings
ENTRELACS, 1993

Réflexologie

Le bien-être par la réflexologie
• Pauline Wills
HACHETTE, 1996

Découvrons la réflexologie
• Madeleine Turgeon
DE MORTAGNE, 1980

Énergie et réflexologie
• Madeleine Turgeon
DE MORTAGNE, 1985

Manuel pratique et progressif de réflexologie
• Ann Gillanders
COURRIER DU LIVRE, 1995

Réflexologie du pied et de la main
• Dalia Piazza
DE VECCHI, 1990

Reiki

L'énergie vitale, canalisée par vos mains
• Paula Horan
ENTRELACS, 1991

Reiki, force universelle de vie
• Barbara Chinta Strubin
RECTO-VERSEAU, 1991

Reiki, guéris toi-même
• Gunther Muller
COURRIER DU LIVRE, 1994

Reiki pour la vie
• Blaszok Von Rohr
TRÉDANIEL, 1995

Shiatsu

Do In, shiatsu, trouver le bien-être
• Clara Truchot
COURRIER DU LIVRE, 1980

Initiation au shiatsu
• Elaine Liechti
DU ROCHER, 1995

Le Livre du shiatsu
• Ohashi Wataru
L'ÉTINCELLE, 1977

Le shiatsu aux pieds nus
• Shizuko Yamamoto
LA MAISNIE, 1990

Zen shiatzu. Comment équilibrer le yin et le yang pour une meilleure santé
• Shizuto Masunaga
TRÉDANIEL,1985

Thalassothérapie

Bien choisir sa thalassothérapie
• Nicole Priollaud
HACHETTE, 1998

Yoga

À la recherche de soi. Adhyatma yoga
• Arnaud Desjardins
LA TABLE RONDE, 1977

Comprendre la vie... Vivre yoga
• Jacques T. Raout
A.E.L., 1989

Le guide du yoga
• Shri Aurobino
ALBIN MICHEL, 1970

Guide pratique de hata-yoga
• Yvonne Millerand
CALMANN-LÉVY, 1979

La leçon de Hata-yoga
• Joseph Garnier
DEBRESSE, 1960

Votre santé par le yoga chinois
• Jocelyne Mahé
ALBIN MICHEL, 1983

Yoga
• Michael Tara
SEUIL, 1995

Yoga et diététique d'Extrême-Orient. Manuel pratique
• Robert Lasserre
LASSERRE, 1961

Le yoga, le couple et la société
• Denis Boyes
DERVY, 1988

Yoga, maîtrise du corps et de l'esprit
• Mir Shemesh
DE VECCHI, 1976

Yoga pour soi
• E. Longue
MCL, 1962

Yoga pour tous
• D. Dunne
MCL, 1967

Le yoga, un art de vivre heureux
• Maud Forget
FLEURUS, 1976

INDEX

A

B

U

V

W

Y

Z